3STEP

ADDITIVE PROSTHODONTICS

三步法

牙齿磨耗微创修复

主　编　（瑞士）弗朗西丝卡·瓦莱塔
（Francesca Vailati）
（瑞士）厄斯·贝尔瑟
（Urs Belser）

主　审　谭建国
主　译　刘明月　杨　洋　杨　振　郑　苗
副主译　马欣蓉　齐　璇　杨　洋　叶心仪

北方联合出版传媒（集团）股份有限公司
辽宁科学技术出版社

图文编辑

杨 帆 刘 娜 张 浩 刘玉卿 肖 艳 刘 菲 康 鹤 王静雅 纪凤薇 杨 洋

图书在版编目（CIP）数据

三步法牙齿磨耗微创修复 /（瑞士）弗朗西丝卡・瓦莱塔（Francesca Vailati），（瑞士）厄斯・贝尔瑟（Urs Belser）主编；刘明月等主译. —沈阳：辽宁科学技术出版社，2024.3
ISBN 978-7-5591-3200-0

Ⅰ. ①三… Ⅱ. ①弗… ②厄… ③刘… Ⅲ. ①牙体—修复术 Ⅳ. ①R783.3

中国国家版本馆CIP数据核字（2023）第155774号

出版发行：辽宁科学技术出版社
（地址：沈阳市和平区十一纬路25号 邮编：110003）
印 刷 者：深圳市福圣印刷有限公司
经 销 者：各地新华书店
幅面尺寸：210mm×285mm
印 张：32
插 页：4
字 数：640 千字
出版时间：2024 年 3 月第 1 版
印刷时间：2024 年 3 月第 1 次印刷
出 品 人：陈 刚
责任编辑：杨晓宇
封面设计：袁 舒
版式设计：袁 舒
责任校对：李 霞

书 号：ISBN 978-7-5591-3200-0
定 价：498.00 元

投稿热线：024-23280336
邮购热线：024-23280336
E-mail:cyclonechen@126.com
http://www.lnkj.com.cn

将本书献给我的父亲Mimmo Vailati，他曾说过“为什么只是第四名？”这句话一直激励着我不断进步。

致Lauro Dusetti，一位杰出的先生，他是第一位说服我编写本书的人。致Fortunato Alfonsi，他让我意识到三步法不仅是一项临床技术。

Francesca Vailati

致我的孙女Alicia和Camille，她们都是Francesca漫画的忠实粉丝，并且点亮了我的退休生活。

Urs Belser

审译者名单 REVIEWER & TRANSLATORS

主　审

谭建国

主　译

刘明月　杨洋（女）　杨　振　郑　苗

副主译

马欣蓉　齐　璇　杨洋（男）　叶心仪

译　者（以姓氏笔画为序）

马欣蓉　叶心仪　朱晓鸣　刘明月　刘晓强　齐　璇　杜　阳　李德利
杨洋（女）　杨洋（男）　杨　振　陆　丞　陈　立　罗　旭　周建锋
郑　苗　钟　波　廖　宇　谭　瑶

主审简介　REVIEWER

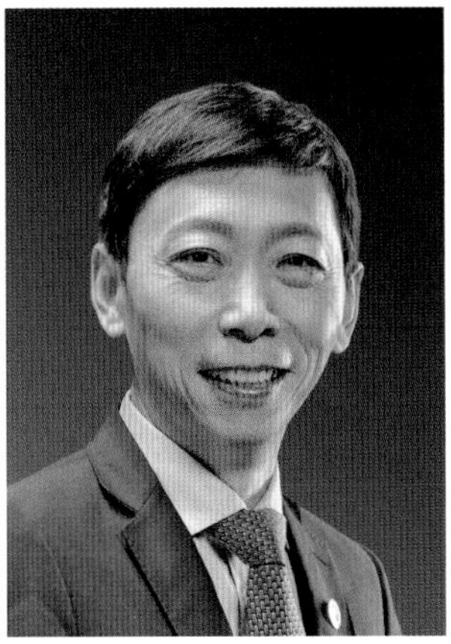

谭建国

北京大学口腔医学院教授，博士研究生导师，北京大学口腔医院修复科主任医师。中华口腔医学会继续教育部主任，中华口腔医学会口腔美学专业委员会创会主任委员。中国整形美容协会牙颌颜面医疗美容分会候任会长。北京口腔医学会口腔美学专业委员会主任委员。北京医师协会医疗美容专科医师分会常务理事。美国固定修复学会（AAFP）会员。担任《中国口腔医学继续教育杂志》编委，《中国实用口腔科杂志》编委。

擅长口腔美学修复、粘接修复、牙齿重度磨耗的咬合重建、牙周病的修复治疗等临床工作。研究方向为口腔美学、牙本质粘接、口腔修复生物力学、种植体软组织界面等。致力于口腔美学教育，设计并负责北京大学口腔医学院本科生和研究生“口腔美学”专业课以及“口腔美学缺陷疾病的多学科融合诊断和治疗”专业课。设计并开展中华口腔医学会“一步一步”口腔临床实用技术规范化培训系列继续教育项目。

主译简介 CHIEF TRANSLATORS

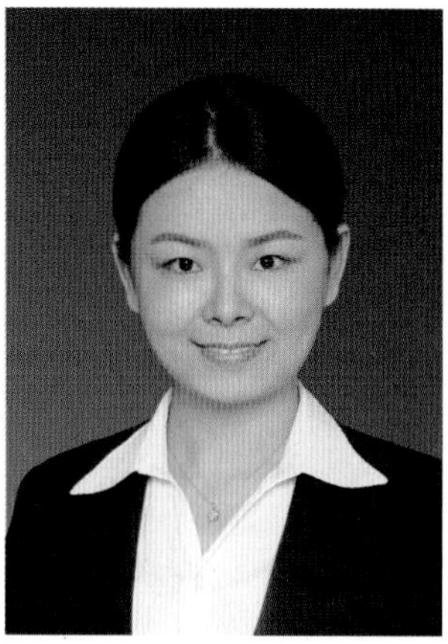

刘明月

口腔医学博士，北京大学口腔医院第一门诊部副主任医师。2015年毕业于北京大学口腔医学院，获口腔修复学博士学位。中华口腔医学会口腔美学专业委员会青年委员、青年讲师。擅长口腔美学修复及多学科联合美学治疗。研究方向为口腔生物材料、种植体软组织界面研究及人工智能于口腔医学领域的应用。主持国家自然科学基金、北京市自然科学基金、北京大学口腔医院临床新技术新疗法等多个科研项目。发表SCI及中文核心期刊论文10余篇，副主编口腔美学专著2部，参编口腔美学专著1部。曾荣获“北京大学医学部优秀住院医师”称号。

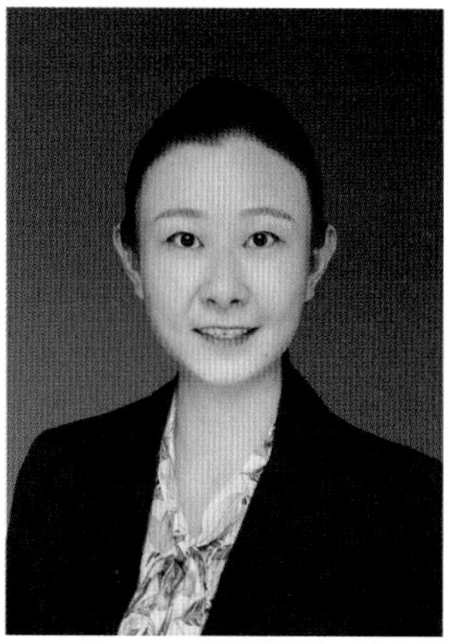

杨　洋

口腔医学博士，北京大学口腔医学院副教授，北京大学口腔医院修复科副主任医师。2014年毕业于北京大学口腔医学院，获口腔修复学博士学位。中华口腔医学会口腔美学专业委员会青年委员、青年讲师。擅长前牙美学修复及多学科联合美学治疗等。研究方向为氧化锆材料的表面改性。主持国家级、省部级等多个科研项目。发表SCI论文20余篇，参编口腔美学修复专著2部。多次参加中华口腔医学会口腔美学专业委员会优秀病例展评，并荣获金奖。

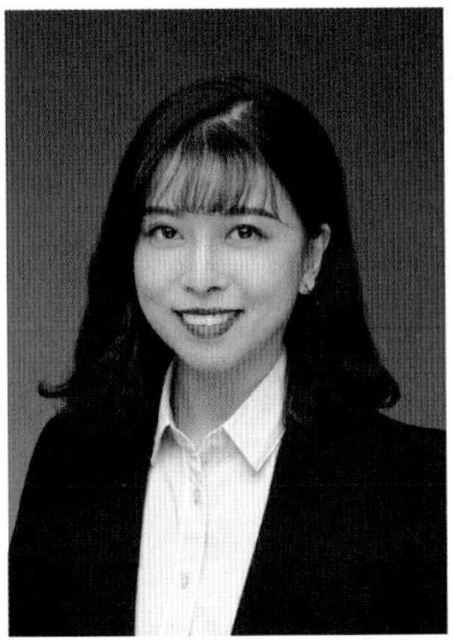

杨 振

口腔医学博士，北京大学口腔医院修复科主治医师。中华口腔医学会口腔美学专业委员会青年委员、青年讲师，中华口腔医学会颞下颌关节病学及𬌗学专业委员会青年委员。擅长口腔美学修复。研究方向为口腔种植材料表面改性及纳米材料骨再生相关基础研究。发表SCI论文10篇。以第一申请人、第一发明人身份拥有国家发明专利2项、实用新型专利1项。2018年、2019年连续两年获中华口腔医学会口腔美学专业委员会第四届、第五届CSED口腔美学优秀病例展评一等奖。

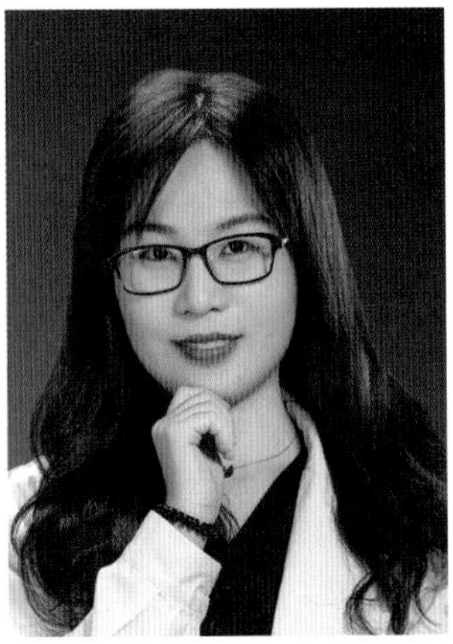

郑 苗

口腔医学博士，北京大学第三医院口腔科主治医师。中华口腔医学会全科口腔医学专业委员会青年委员，中华口腔医学会口腔美学专业委员会青年讲师。北京口腔医学会全科口腔医学专业委员会学术秘书。擅长以口腔美学为特色的口腔全科诊疗及口腔修复诊疗。研究方向为大气压放电冷等离子体在口腔医学领域的应用、口腔全瓷材料、种植体周病的预防与治疗等。主持国家自然科学基金等课题多项。发表SCI及中文核心期刊论文10余篇。曾荣获“北京大学医学部优秀住院医师”称号。

主编简介一 AUTHORS

弗朗西丝卡·瓦莱塔（Francesca Vailati）， MD, DMD, MSc

弗朗西丝卡·瓦莱塔博士于1996年在巴里大学（意大利）获得医学学士学位后离开欧洲，在美国继续接受口腔医学教育。

2000年，弗朗西丝卡·瓦莱塔博士毕业于宾夕法尼亚大学（美国），并于2003年在康涅狄格大学（美国）获得口腔修复学博士学位及认证。

2004年，弗朗西丝卡·瓦莱塔博士回到欧洲后，加入了厄斯·贝尔瑟教授所在的日内瓦大学（瑞士）口腔固定修复科直至2020年。在日内瓦拥有自己的私人诊所，致力于秉承微创粘接修复理念诊治磨耗牙列。

2005年，弗朗西丝卡·瓦莱塔博士发明了三步法，使全口咬合重建患者的治疗变得更具可预期性。为了给临床医生讲授三步法，她创办了秉承微创修复理念、从理论到实践的三步法学会，治疗因酸蚀症及口腔副功能造成的需全口咬合重建的患者。

近期，弗朗西丝卡·瓦莱塔博士又推出了三步法的线上教学平台（www.3stepacademy.com），以向全球的口腔医生传播该技术。

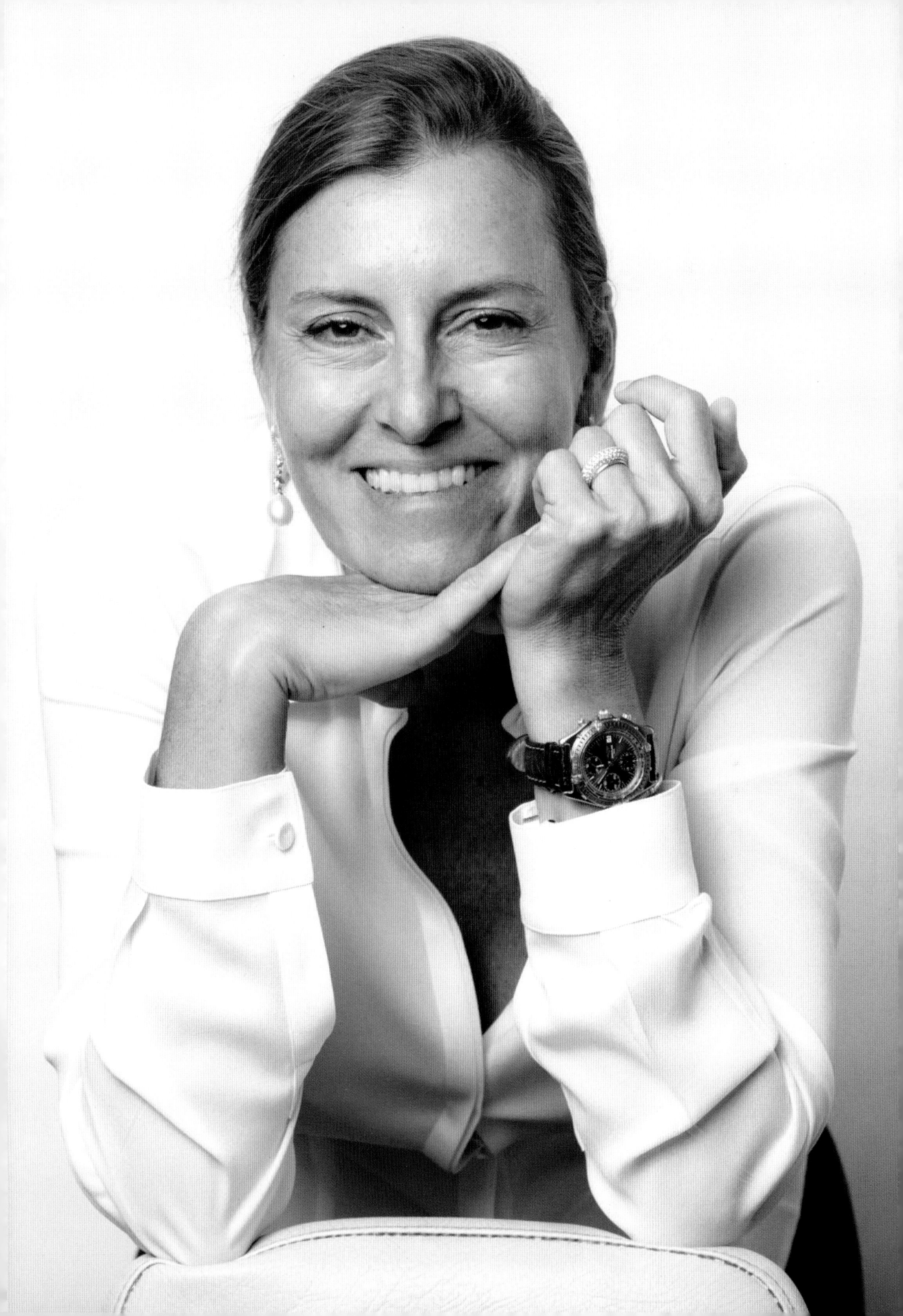

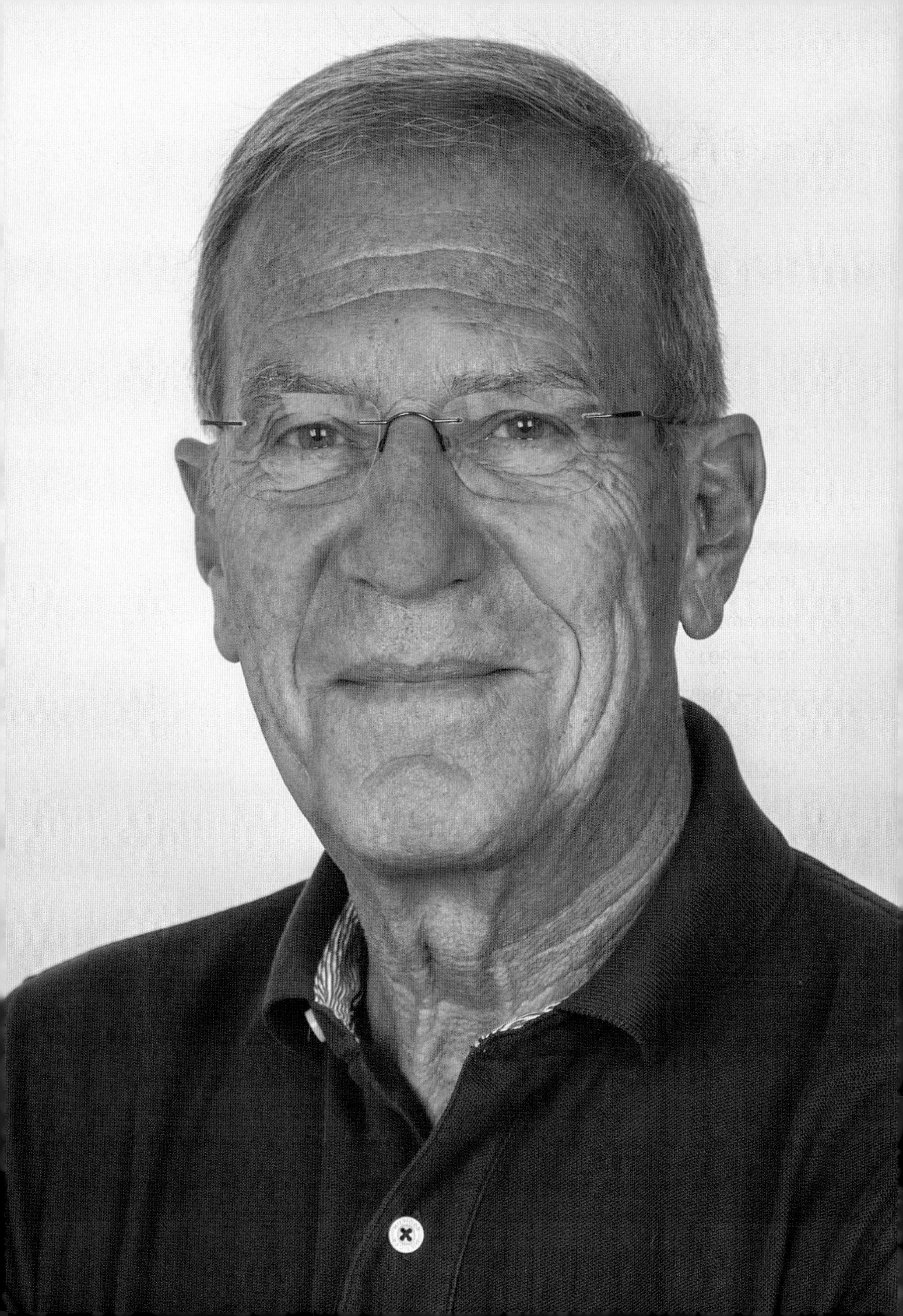

主编简介二　AUTHORS

厄斯・贝尔瑟（Urs Belser）， DMD, Prof. emer. Dr. med. dent.

厄斯・贝尔瑟从苏黎世大学（瑞士）牙科学院毕业并获得口腔医学博士学位后，接受了咬合重建技术培训（并获得专家认证）。1976—1980年，苏黎世大学固定修复学及牙科材料学系（主任：Peter Schaerer教授）高级讲师。1980—1982年，不列颠哥伦比亚大学（加拿大）口腔生物学系（主任：A.G. Hannam教授）及临床牙科技术学系（主任：W.A. Richter教授）客座副教授。1983—2012年，日内瓦大学（瑞士）口腔固定修复学及殆学教授兼主任。1984—1988年，瑞士口腔咬合重建学会主席。2002年，获得纽约口腔修复学会（美国）科学研究奖。2006年，哈佛大学口腔医学院（美国）口腔修复学及口腔生物材料学院（H.P. Weber教授）客座教授。2012—2020年，伯尔尼大学（瑞士）口腔医学院（D. Buser教授）口腔固定修复系（U. Braegger教授）客座教授。2013年，ITI荣誉学者。2013—2017年，美国口腔修复学会（ACP）年度荣誉学者、讲师。2018年，Morton Amsterdam跨学科教育奖。2021年，出版《Biomimetic Restorative Dentistry》（Pascal Magne和Urs Belser；第2版；Quintessence出版社）。长期致力于口腔种植学及粘接重建修复学相关研究。

中文版前言 PREFACE

牙齿磨耗是临床常见的牙齿硬组织非龋性疾病。近年来，随着社会经济、文化的发展，饮食习惯的变化和人口老龄化的加剧，牙齿磨耗的发生率逐年增加，且呈现低龄化趋势。重度牙齿磨耗严重影响患者的口腔美观和功能，其治疗不仅涉及口腔医学的多个交叉学科，还需要殆学、美学等理论和各种复杂修复技术的综合应用，是口腔临床的复杂疑难疾病。

本书作者具有丰富的咬合重建及微创修复经验，早在2012年就从微创理念出发，创新性地提出了牙齿磨耗的三步法技术。本书详尽地阐释了三步法所包含的治疗原则、方法与技术细节，与时俱进地提出了三步法相关的数字化解决方案。相较于咬合重建中使用传统类型修复体所对应的相对有创的治疗方式，基于微创粘接修复理念的三步法技术为牙列重度磨耗的功能美学重建提供了一条新思路。本书还深入、全面地讲解了牙齿磨耗相关的病因、诊断、分类、演变等。

本书作者具有丰富的想象力和非凡的创造力，不仅将复杂的咬合重建治疗简化为分步式程序，还“创造”了很多特有的名词（详见“名词释义”）。本书通过大量生动的比喻、有趣的实例，甚至哲学的思考，帮助读者在轻松、愉快的氛围下理解殆学中晦涩难懂的内容。本书中大量精美图片及视频使读者能更好地理解三步法的治疗理念和临床应用。

译者团队长期从事牙列重度磨耗功能美学重建相关的临床与科研工作，有丰富的临床诊疗经验，发表过多篇牙列重度磨耗相关论文与病例报告，建立了“八步法”牙列重度磨耗功能美学重建治疗体系。中文版力求在确保准确传达原著表述的基础上，精练措辞，使其简明易读。

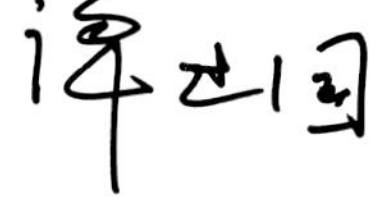

2024年1月

序一 FOREWORD

每当有改变现状的人出现时，现存的思想都将被改变，新的视角逐渐被认可和接受，并产生了深远的影响。

弗朗西丝卡·瓦莱塔具有远见卓识，并凭借出众的性格、外貌、能力及天赋脱颖而出。她是新一代女性临床医生的杰出代表，对工作全情投入并充分激发自身潜能。

大范围牙体缺损患者的治疗首先需要给予正确诊断，治疗大多涉及多颗牙齿（常为全口修复），过程复杂多样，常耗费医生大量的时间及精力。

粘接技术的发展给口腔修复学带来了巨大革新，微创理念不断深入并已迅速成为治疗评判标准之一。

牙体缺损的原因有很多，包括酸蚀、磨损及磨耗。这给后续治疗方案的选择及实施造成了困难，并存在相应的生物学风险。

患者通常只会在牙体组织明显缺损时，才会意识到口腔疾病的发生。传统的治疗方案包含较大量的牙体预备、牙髓治疗以及传统类型修复体的制作。

因此，修复所造成的生物学代价较大，患牙的长期预后不佳。上述问题在患有酸蚀症的年轻患者中表现得更为明显，而保留更多牙体组织、更为微创的修复方式是更佳选择。

本书介绍的三步法以创新性地治疗患牙大面积牙体组织缺损的临床方案为重点，将复杂且难度高的治疗方案简化为分步式程序。

临床指南、技工室步骤以及医技沟通流程均以兼具系统性及指导性的方式呈现，便于读者理解并即刻应用于临床实践。

本书从正确的诊断开始，包含治疗计划的制订、医技沟通以及具体的执行步骤，一步一步具体、详细地进行讲解。

我仍清楚地记得第一次聆听弗朗西丝卡·瓦莱塔在2009年英国伦敦欧洲美学牙科学会（EAED）会议上关于新颖、有别于常规的酸蚀症及重度咬合异常治疗方法的讲座。那是对我们以往针对上述疾病诊断及治疗流程的一次革新。彼时，我便意识到医生都应紧随弗朗西丝卡·瓦莱塔的脚步，口腔修复的未来将掀起一场“伟大的变革”。

我很荣幸自己能加入其中，为这场“变革”做出贡献。

Mirela Feraru，DMD

序二　FOREWORD

用一个词形容弗朗西丝卡·瓦莱塔——“EXPLOSIVE”（具有爆发性的）。

一种自然的力量！这是一个形容弗朗西丝卡·瓦莱塔爆发性的情感、智慧、活泼、个性以及魅力的最适合词汇。

弗朗西丝卡·瓦莱塔是一位具有革命性及勇气的先锋。

在我看来，她的理念包含了过去20年间口腔医学最具创新性的技术，真正代表了现代微创修复理念。同样，为现代医学做出了很大贡献。

弗朗西丝卡·瓦莱塔的三步法涵盖了诊断到治疗，包含多个临床步骤，是一套全新的诊疗理念。

对于那些口腔情况比较复杂的患者，三步法能给医生提供清晰、完整的诊疗思路，并帮助医生制订适当的治疗方案。

在我的日常修复临床工作中，针对每个计划和目标，都会使用三步法。

每当面对需要咬合重建、重新考虑功能、重建垂直距离以及功能异常的患者时，我都会尽早在诊断阶段就开始选择使用三步法。因为这可以让我在治疗前发现、理解并寻找造成损害的原因。

三步法指引我们全面分析口内及口颌系统的情况，并制订出不仅考虑美观也同时兼顾功能的治疗方案。

本书将成为一本畅销书。

弗朗西丝卡·瓦莱塔勇于打破常规，虽然曾因此受到非议，但仍坚持革新。因此，她作为一个人、一位女性，以及一名专家，配得上这一切。

她的热情令她抛弃了一切妥协及束缚，而这让她变得独特。

她是能够激励所有医生的偶像，特别是那些能够接受新思想的洗礼、对改变与美有着更高追求的女性牙医。

我想由衷地对弗朗西丝卡·瓦莱塔表示感谢，特别是她对我以及我的观点所给予的、在当今时代少见的、开放性姿态的无条件信任。

希望各位读者能够享受阅读本书的过程。

Ignazio Loi，DMD

引言 INTRODUCTION

三步法
不仅是
一项技术……

将三步法技术从头至尾完整地进行描述并同时展现其突破之处是一项极具吸引力但又复杂的挑战。

被喜爱、被批评、被争论、被追随、被模仿，更是独特的，这项技术是近20年来最具挑战性的临床新视角。

由于当今对于“程序/步骤”的定义是依据2005年提出的在口腔修复专业内的一项规划。因此，如果以传统的观点审视，三步法技术存在不妥。

这项技术是依据“粘接修复”理念以及新的“垂直距离”概念，针对因酸蚀症引起的口腔美学及功能缺陷的重建病例而产生的。

如今，它代表了一种途径、一种视角以及一种方法，包含了一系列新的口腔修复学概念。更是一种哲学性的思考方式。

这项技术具有独特的、清晰的、可重复的并且适用于从传统修复到种植体支持的咬合重建的所有修复方式的步骤。

在口颌系统的动力学研究及复杂性研究中，三步法技术已被勾勒清晰。

为何选择这项技术？其优势及独特性何在？

为了解答上述问题，我们需要深入了解三步法技术并理解其精要。

首先，需要理解的是，我们在讨论的不是一项“反对牙体预备”的技术，也不是一项单纯通过“加法”修复缺损牙体组织的技术，更不是一项功能𬌗学技术。

三步法技术是一项聚焦于修复体的技术。

三步法技术并不是对学校教授的经典𬌗学的颠覆，也并不与传统的修复方式相对立。相反，它可作为替代或补充为传统修复方式服务，并提供新颖的临床新视角。

其次，我们一定要将三步法技术与近期其他学者提出的技术加以区分。

三步法技术并不是以与其他技术竞争为目标，而是提供一种完整且先进的临床操作流程，其中包含：通过直接观察患者进行细致的临床检查及诊断；先进的蜡型制作方法；通过持续性的医技沟通而实现动态性及现代化的诊断过程。

三步法技术的首要目标是为临床医生提供一种更加深入的审视病例的思路，以新的重建理念首先着眼于引起组织结构损伤的病因。

因此，应训练医生**探究**为何会出现相应的症状及体征。

同时，应探究为何产生了组织结构或功能等的“破坏”。

溯源寻因，找到问题的症结，通过新的视角进行口腔全面检查，并时刻保持好奇心。三步法技术将临床照片拍摄及病史采集的方法进行创新，在传统思想的基础上以全新的视角阐释口腔美学。

三步法作为一种全新的理念，提出了许多新概念——垂直距离、下颌运动、咀嚼类型、牙齿磨耗类型、治疗步骤。

三步法技术的核心是“思维方式”，这种思维方式将基础知识与临床应用相结合，将“大师”视角融入临床医生的日常工作。

三步法技术还包含另一个标准：**简化**。换言之，就是将已经最精练的、高水平的思想进一步转化为合理的步骤。诊疗程序的简化使三步法更加实用、简便，但包含其中的思考与其内在的价值并没有因此被削弱。简化即实用主义，而不仅是空谈理论。可让理论的支持者去创造、去实践，并回过头来再去评价。

三步法技术是一项**可逆**的技术，即这项技术可以在不造成不可逆的生物学损伤的前提下进行尝试。以一种开放性的重建方式检验每位患者出现的症状，尊重个体特征且具个性化。

响应当代医学界著名的9个思想。三步法具有“4P”原则：

三步法技术是一项**预防性**（Prevention）的医学技术，因其能预测功能退化、限制生物损伤、减缓功能性损伤。

三步法技术是一项**参与性**（Participatory）的医学技术，因其着眼于患者、具有同理心、可提供沟通及互动性强的诊断与治疗方案。

三步法技术是一项**可预见性**（Predictive）的医学技术，这在其所有的准则中均有所体现。

三步法技术是一项**个性化**（Personalized）的医学技术，将患者视为一个个体并作为最重要的因素进行思考。

每一位患者都千差万别。

每一个治疗方案也各有不同。

但是，对疾病的思考和诊疗的分析却是相通的。

三步法技术是一项对精确性有着较高要求的技术，对临床医生的操作能力和针对不同病例个性化地选择治疗步骤及使用材料的能力具有较高的要求。

综合上述原因并秉承着创新的理念，三步法技术试图打破传统口腔医学禁忌并为临床医生打开未来口腔医学新技术的视野。

微创理念及治疗过程的可预见性已逐渐成为当今口腔医学的基础，三步法技术进一步服务于临床医生，将临床医生推向全球化、多学科联合的“舞台”。

最后，也是最重要的，三步法技术颠覆了传统、简化了**咬合重建修复的疗程**，使患者的生活质量及医生的工作状态均得到了提升。

三步法技术通过微创理念减少了对患者组织的损害及功能的损伤，减轻了传统治疗技术给患者带来的不适体验，以及降低了紧急事件发生的概率。

三步法技术将对患者传统的复查步骤延展成对患者新的口颌系统功能、修复体以及口内结构的长期维护。

三步法技术可结合口腔正畸学及口腔种植学，以改善最为复杂的修复病例的口腔功能及程序。

三步法技术凭借其诸多优势可为患者提供更简单、更便捷、更经济的治疗方案，呈现一种更友好的治疗方法。

这将是一个崭新的世界。请仔细阅读本书，以便更全面地了解这项技术。

Fortunato Alfonsi，DDS（口腔外科专家）

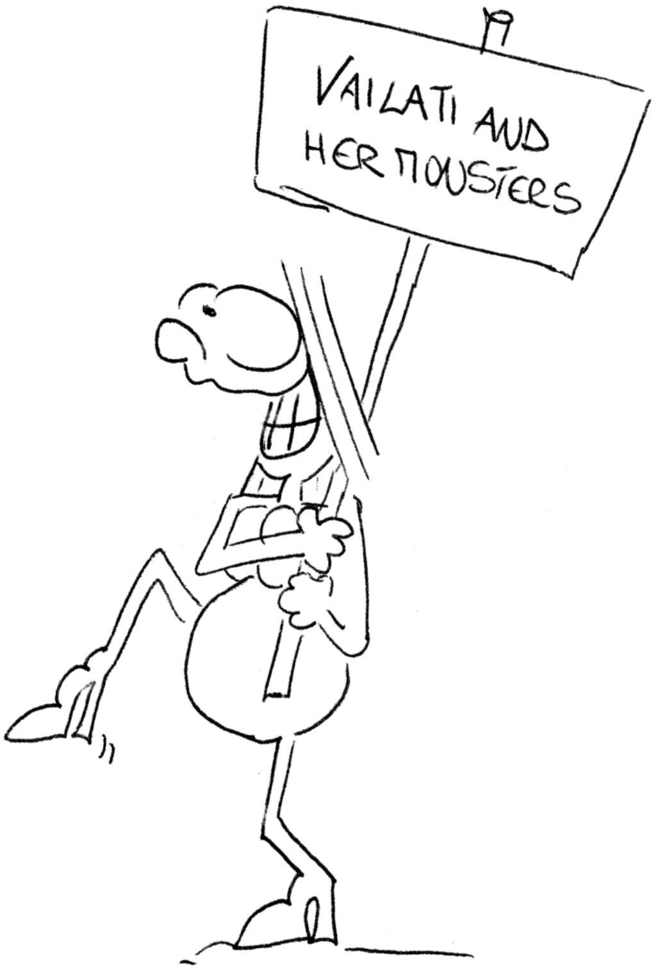

如果您存在以下疑问……

在本书所展示的临床病例照片中，橡皮障不够整洁、紧密，牙齿表面沾有唾液……但是您需要了解全口重建治疗会耗费非常长的时间，笔者无法为了拍摄精美的临床照片而进一步延长临床治疗时间。临床时间永远不够，我们不要在细枝末节上浪费太多的时间。

尽管本书中三步法的病例有一些不完美之处，但更重要的是它能为患者提供长久的、稳定的治疗效果。

我们要做的是在有限的诊疗过程中进行复杂的咬合重建修复，并让患者满意。

这正是笔者编写此书的初衷，也希望本书的读者能从中有所收获，着眼于大局，而不是舍本逐末。

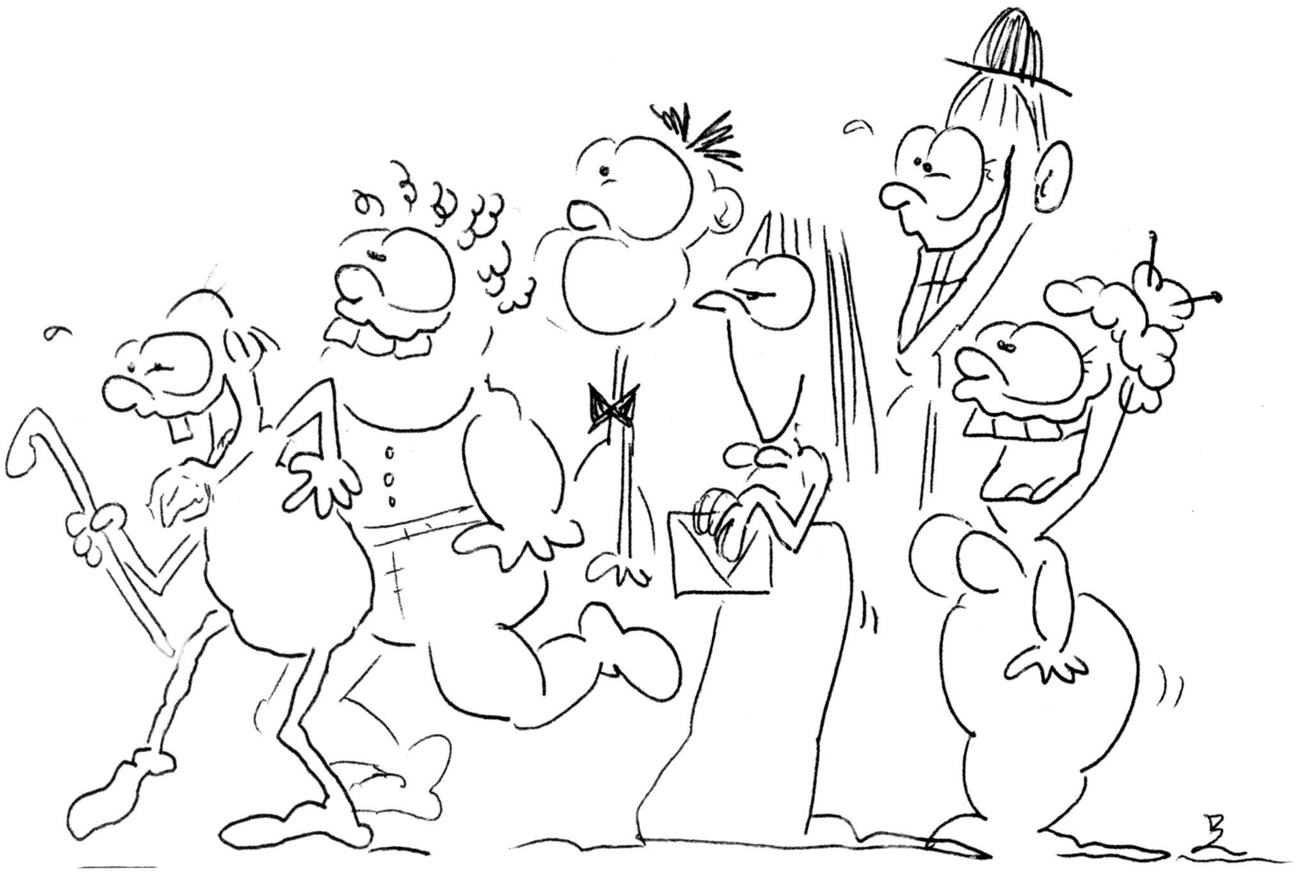

在本书中……

- 不会以商业目的推荐所使用的产品
- 除极少数照片外，其他临床照片均由我个人拍摄
- 每一张照片都真实、可信，未经任何后期处理
- 并未挑选临床效果最佳的病例进行展示
- 并未因追求美学效果而进行过度治疗
- 除极少数病例在日内瓦大学（瑞士）完成治疗外，其他病例均在我的私人诊所接受治疗
- 患者的病历均由我以相同的方式进行书写记录
- 并未因个别病例花费额外时间
- 临床照片均在日常诊疗过程中或占用午餐时间拍摄
- 最后需要强调的是，**所有的漫画均由我本人绘制**

请尽兴阅读！

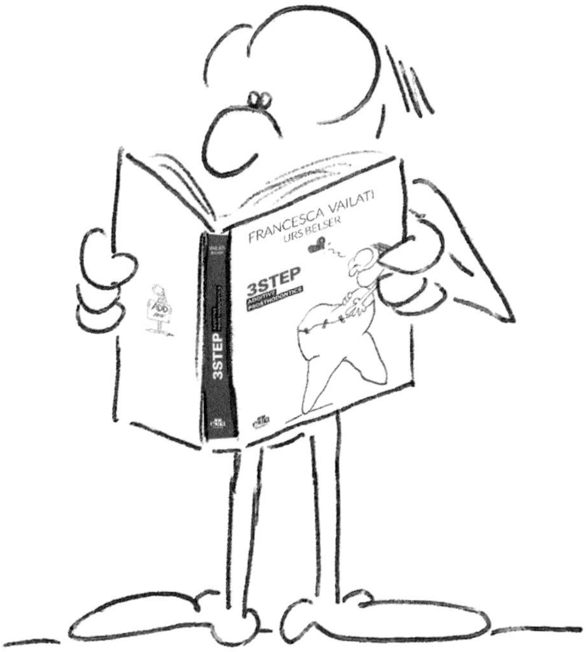
FRANCESCA VAILATI
URS BELSER
3STEP

目录 CONTENTS

第1章

要探寻什么

WHAT TO LOOK FOR

牙齿磨耗的全局诊断

The global diagnosis of tooth wear

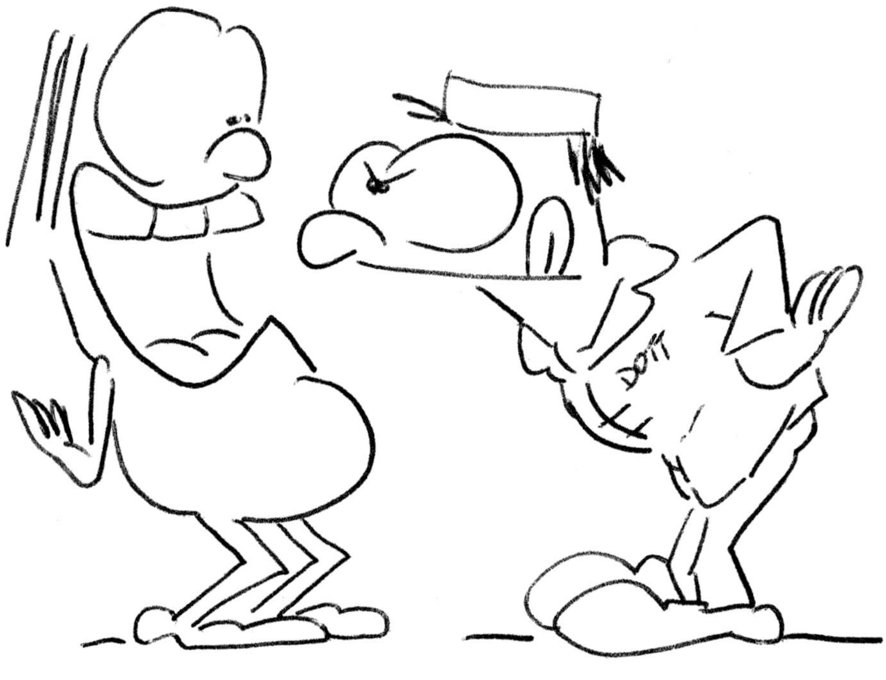

牙齿磨耗和衰老

DENTAL WEAR AND AGEING

Antonello Pavone, DMD, PhD

永葆青春是人类的梦想之一。但是，随着时间的推移，**没有**任何身体部位能保持完好无损。由于牙齿拥有坚硬的内在本质，它们应该比身体的其他部分更结实，所以我们希望牙齿没有磨耗的表现。然而，由于牙齿的主要功能是通过切割和撕裂（前牙）来处理食物，并通过咀嚼（后牙）来减小食物团块，因此口腔可以被视为一台摩擦学机器。由于每台摩擦学机器都会受到磨耗，因此**磨耗量不足**才是真正需要关注的问题，这是机器停止工作的标志[1]。

在口腔的“摩擦学机器”中，牙齿既是切割、研磨和捣碎不同类型食物（底物）的部件，又是作用对象。对于“摩擦学机器”的磨耗，重要的是明确涉及的底物类型（从食物到指甲），还包括润滑剂（唾液）、环境的pH（酸性或中性）和施加力的类型（不同患者的咀嚼肌激活情况不同）[2-3]。

有多种因素会打破口腔生理性磨耗的平衡，加速牙齿磨损：

部位：牙齿和修复材料

天然牙与修复牙齿之间或不同修复材料之间的*表面硬度和磨损性的差异*可能会导致摩擦现象的增加，从而对系统产生病理影响❶。

运动：咀嚼或副功能习惯

在静止或运动状态下殆干扰导致的*咬合力的增加*可能会促进磨耗的进程❷。

底物

根据其硬度和表面磨损性，*咀嚼的食物类型*会对牙齿表面产生很大影响。咀嚼植物与生肉、古代典型的富含二氧化硅的面粉，沙漠地区居民不断咀嚼沙子，以及柑橘类水果等酸性食物，这些都会导致牙齿病理性磨耗[4–9]。

润滑剂：唾液，酸性pH

唾液的变化（数量、浓度或酸度）也会打破系统的平衡，发生病理性磨耗。唾液量的减少被称为“少涎症”，可由多种不同的病理因素引起：它可以极大地加速机械磨耗的过程，不仅因为唾液量的减少，还因为唾液的pH缓冲作用降低（导致化学性酸蚀增加）❸。

*口腔中过多的酸*可能会使口腔环境的pH向酸性状态转变，从而对硬组织造成损害[5]。

由于口腔就像一台摩擦学机器，牙齿磨损是口腔中**不可避免的事件**，在牙齿萌出后立即开始。它表现为硬组织的累积性、适应性和不可逆性丧失[10]。这是一个多因素的过程，是4种主要相互作用机制的结果：酸蚀（erosion）、磨耗（attrition）、磨损（abrasion）和楔状缺损（abfraction）。

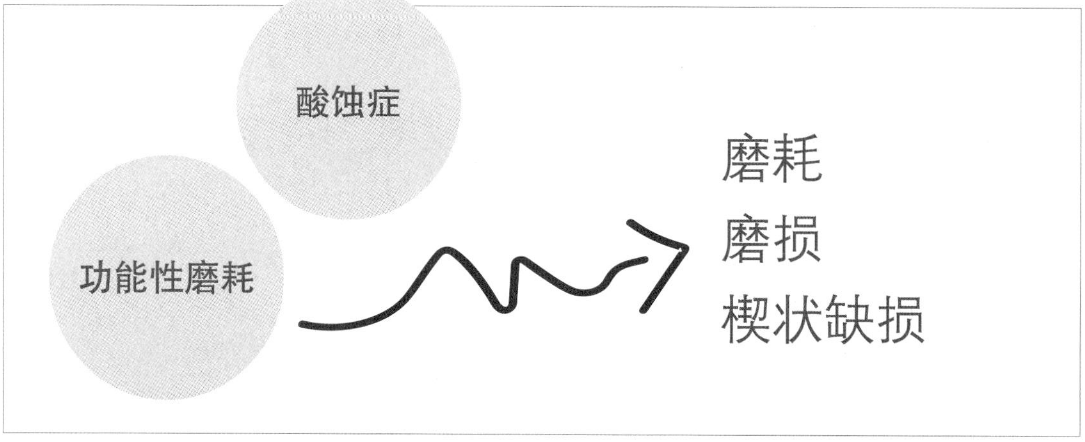

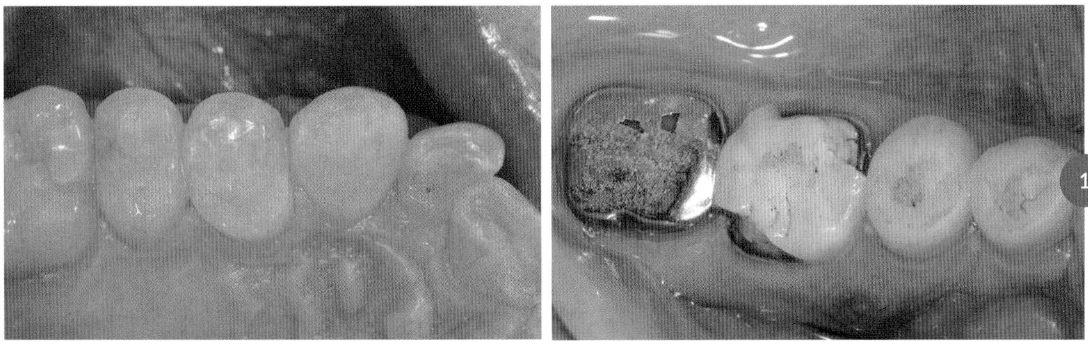

1

牙釉质和牙本质磨耗以及各种不同的修复材料。

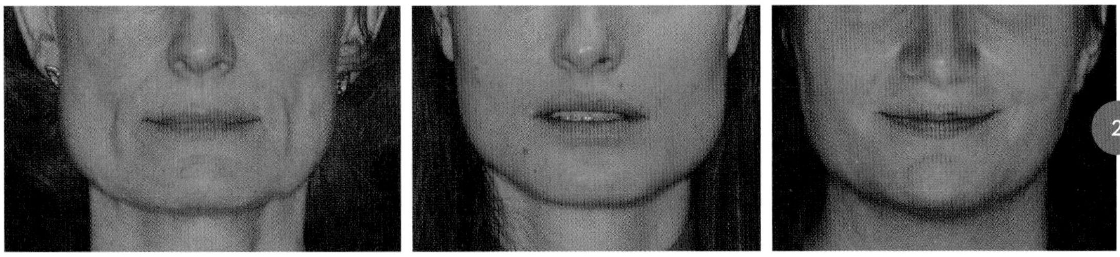

2

非常发达的咀嚼肌，不仅在副功能习惯中被激活，在咀嚼时也会被激活。

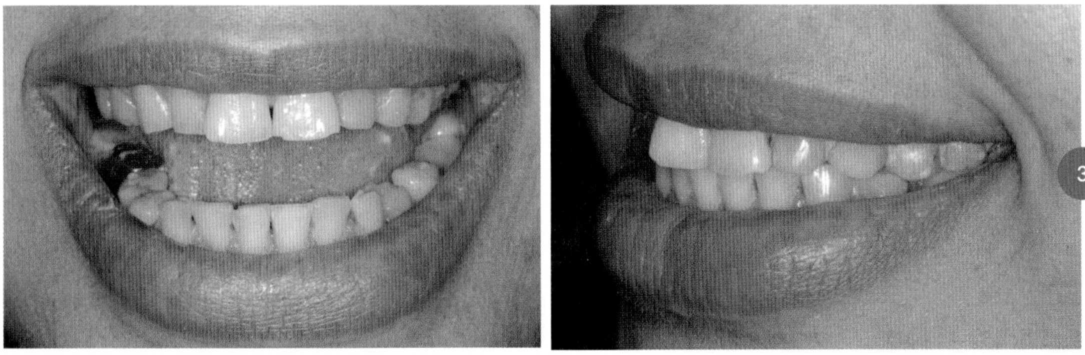

3

受唾液分泌不足影响的患者。注意唾液的白色条纹，这是唾液越来越黏稠的标志。

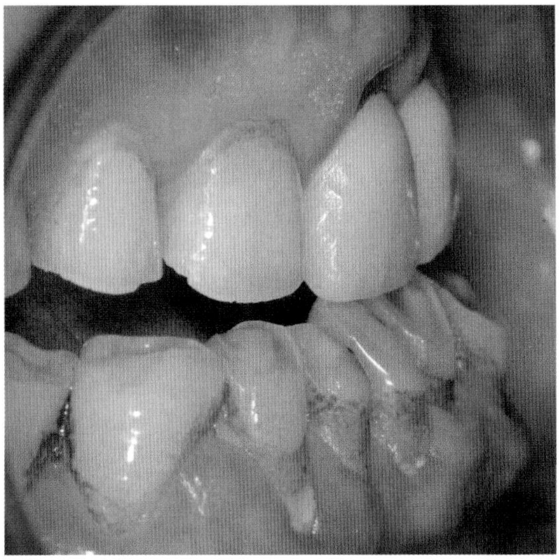

这是病理性磨耗吗?
患者多大年龄?
加速磨耗的风险因素有哪些?
瓷修复体? 少涎症? 口腔副功能运动?
正确的诊断通常是困难的，但却是必要的。

酸蚀症

酸蚀症是指在没有细菌情况下牙齿结构的化学溶解。由于酸蚀（erosion）是指动态液体作用于固体材料的磨损[6,12]，所以从词源上看，“化学腐蚀（corrosion）”一词更为准确；然而，目前牙科文献中没有广泛使用“化学腐蚀”这个名称，因此在本书中将使用“酸蚀症”一词 ❹。

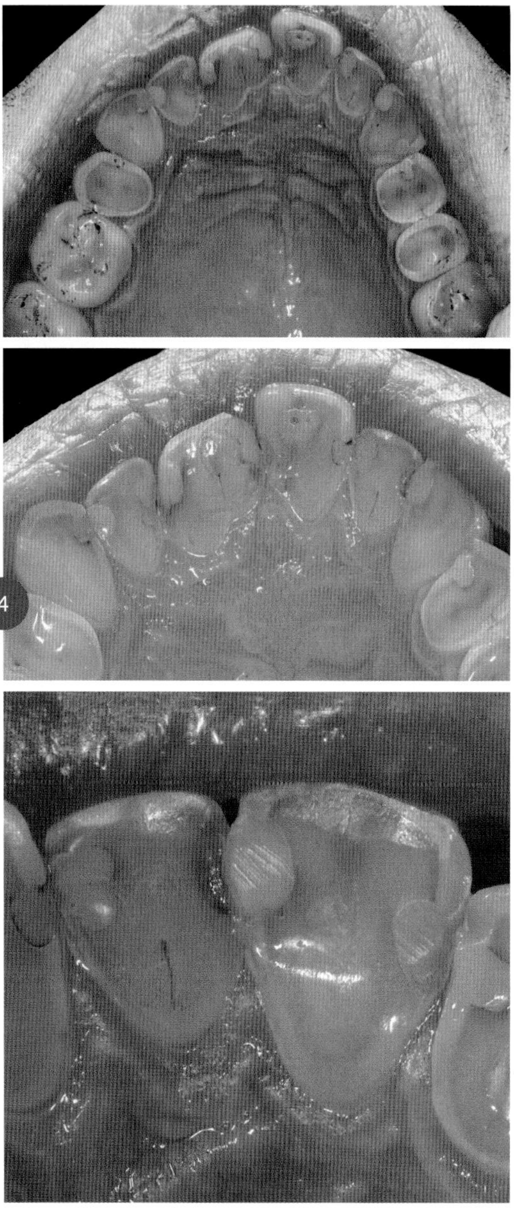

4

功能性磨耗

磨耗

磨耗是指牙齿之间接触时产生的摩擦性牙体硬组织丧失。牙齿磨耗只发生在咀嚼或副功能运动时牙齿相互接触的殆面或邻面，以及前牙（切缘）的AB段。持续萌出、近中漂移和前牙轴角的改变会补偿牙体硬组织丧失，牙齿仍会保持相互接触的状态[3,11]。磨耗区表现为平坦、有光泽的磨损面，并有明确的边缘 ❺。

磨损

磨损是指牙齿与食物或牙刷这类外物接触而造成的牙体硬组织丧失。食物可能含有一些粗糙的成分，有些以加工技术污染物的形式存在（许多植物含有研磨材料，如植硅体、小型水合二氧化硅沉淀物或草酸钙晶体与二氧化硅石英颗粒），有些则来自环境本身（风沙）。过去，发生在牙齿殆面上的磨损更为普遍，随着现代饮食中的食物越来越软且无沙砾存在，这一现象有所减少。刷牙导致的牙齿唇颊侧磨损需进一步鉴别诊断来判断其是否也涉及楔状缺损和/或酸蚀症 ❻。

楔状缺损

楔状缺损是一类进行性的牙体硬组织丧失。牙齿在咬合过程中受到侧向负荷，牙颈部弯曲产生应力，使得釉牙骨质界处的釉柱移位或断裂，导致一颗或多颗牙齿的颈1/3处出现典型的楔状缺损[13-14] ❼。

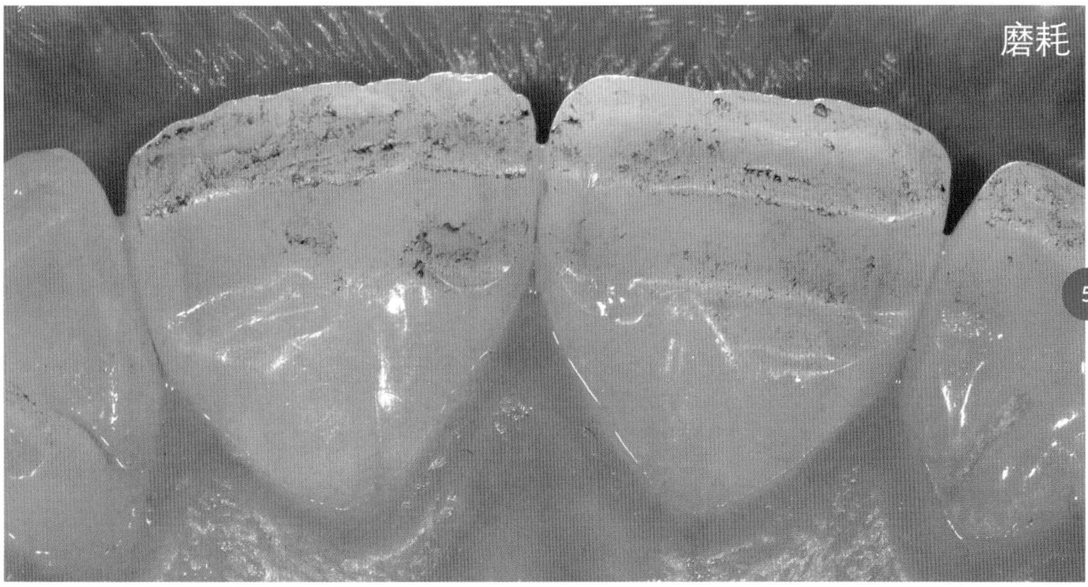

5

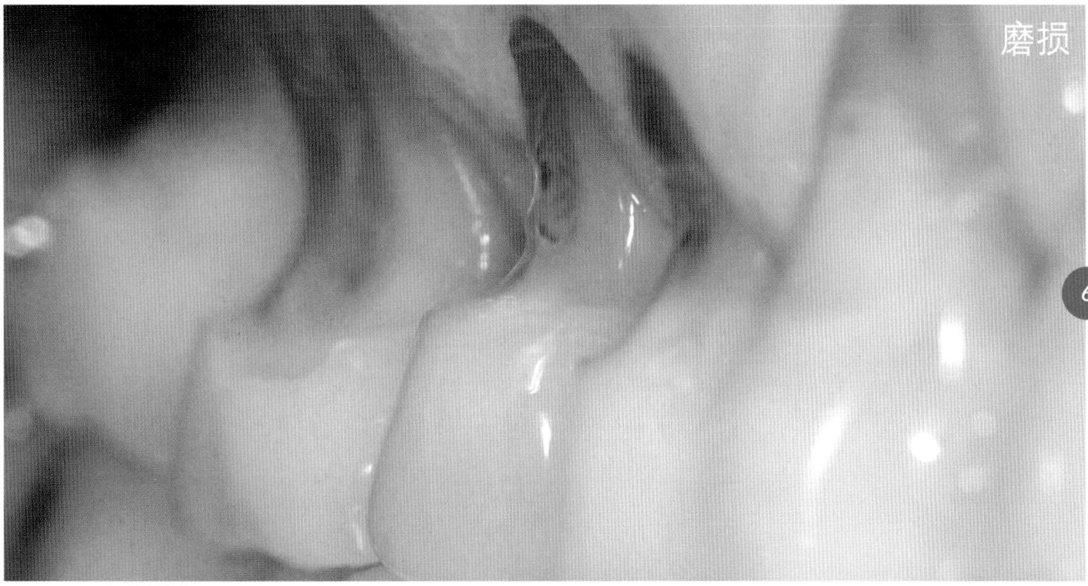

6

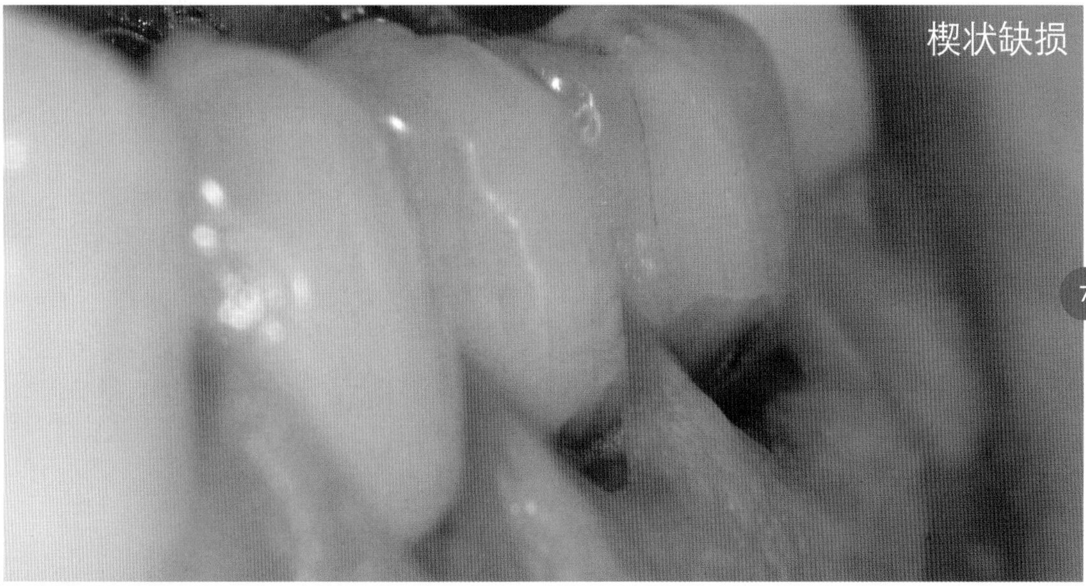

7

8

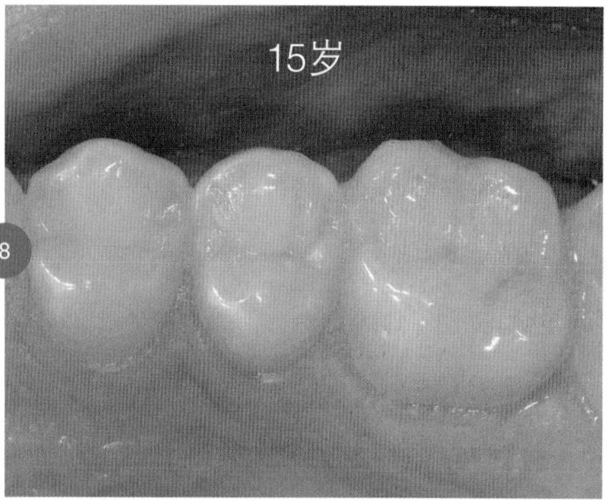

牙齿老化

病理性磨耗

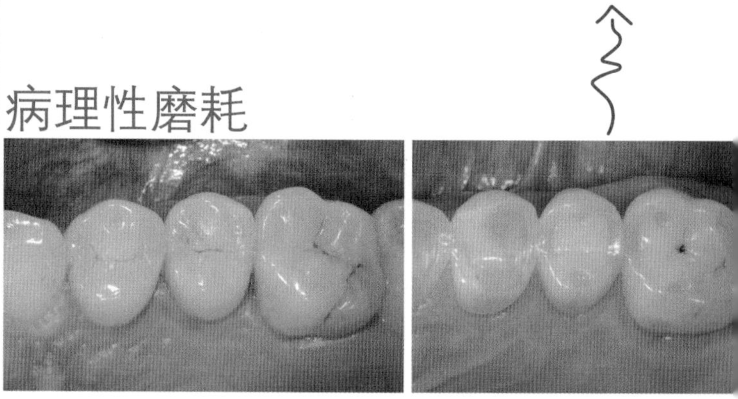

牙齿生理性磨耗可以被定义为**牙齿老化**，以区别于快速、进展性的**牙齿病理性磨耗** ⑧。

“牙齿病理性磨耗”一词在最近的一份欧洲共识中被定义为一种以患者当前年龄来说非典型水平的牙齿磨耗，会引起疼痛、不适，引发功能或美学问题[15-16]。因此，为了区分牙齿老化和牙齿病理性磨耗，我们首先要了解对于**患者当前年龄**来说，牙齿磨耗量是多少时可以被认为是正常的情况。对于现代人类，在口腔生物摩擦系统正常工作的情况下，每年最少将有几微米数量级的牙体硬组织微量损失。

Lambrechts和Mundhe[17-18]观察到，前磨牙每年的磨耗量约为15μm，磨牙每年的磨耗量约为29μm。因此，牙齿老化发生得十分缓慢，在50~60年的功能期内，磨牙殆面厚度平均减少1.5~2mm ⑨。

覆盖牙齿的牙釉质厚度在磨牙和前磨牙水平约为2.5mm，在切牙边缘水平约为2mm。这意味着，在70岁之后，如果只有牙釉质丧失，牙本质暴露应被视为生理性牙齿老化。

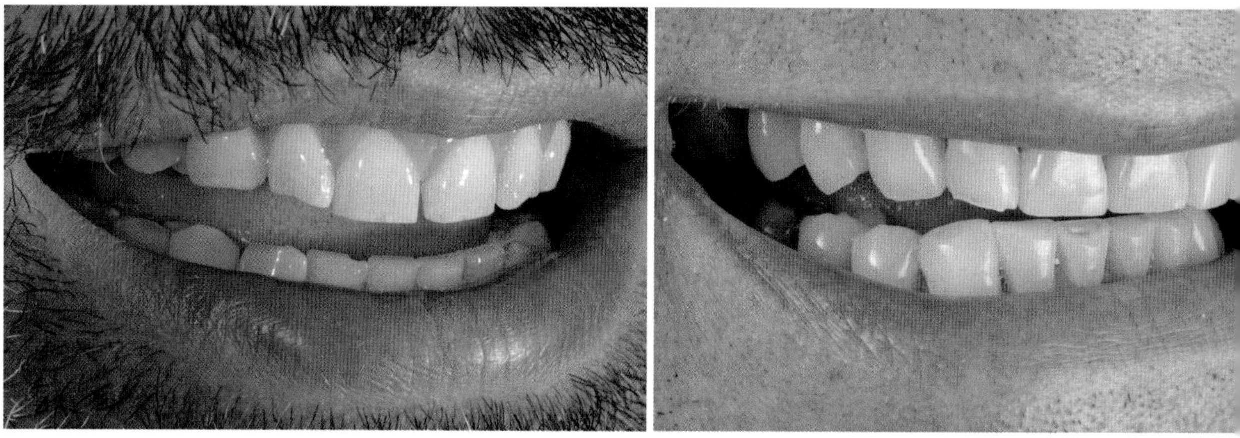

从完好到严重磨耗的牙齿。重要的是将牙齿缺损程度与患者的年龄相关联。

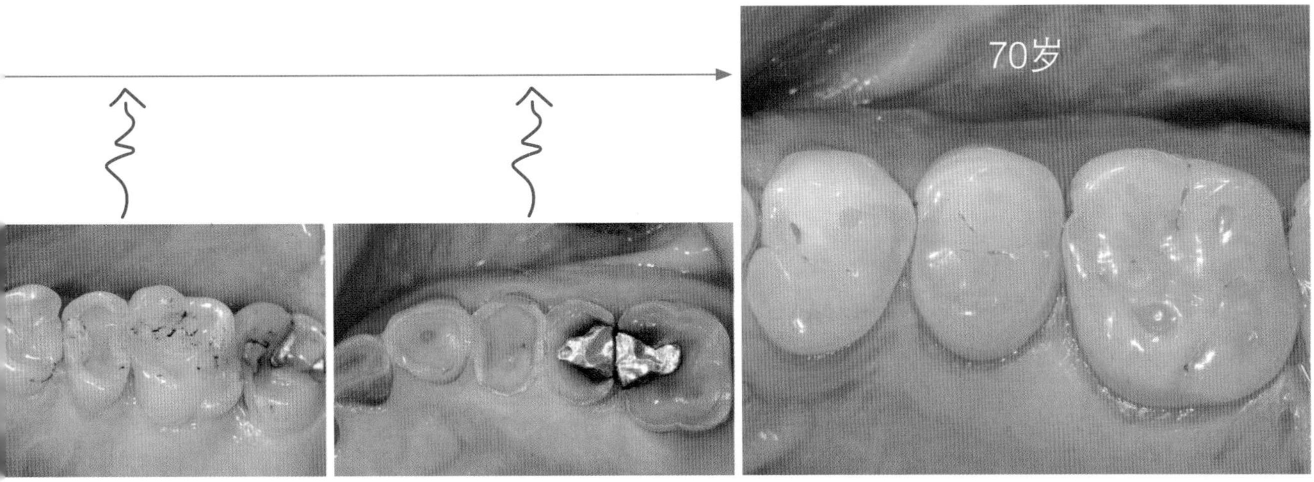

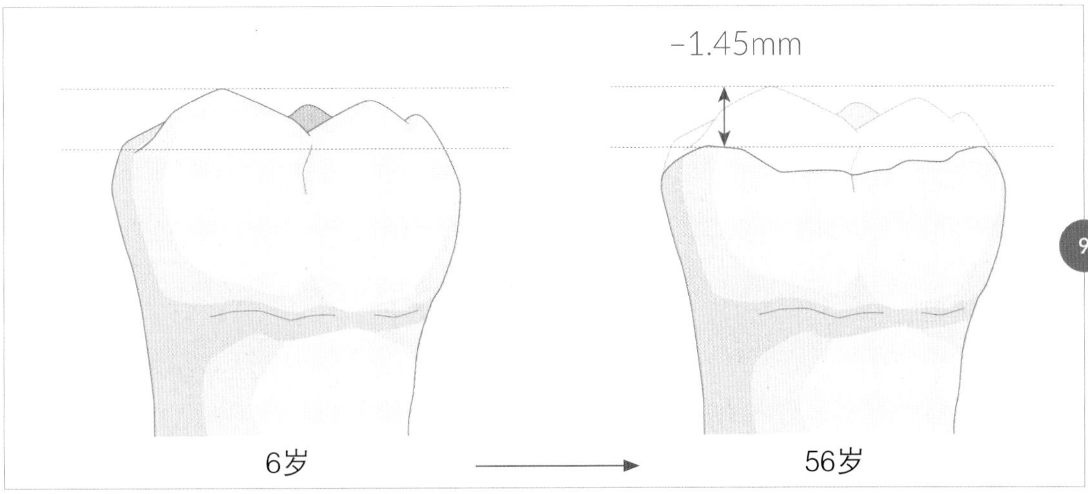

9

牙齿位于体内绝不是一成不变的。当受到刺激时会发生一些代偿机制，这也恰好证明了牙齿老化的生理学理论[19-22]。

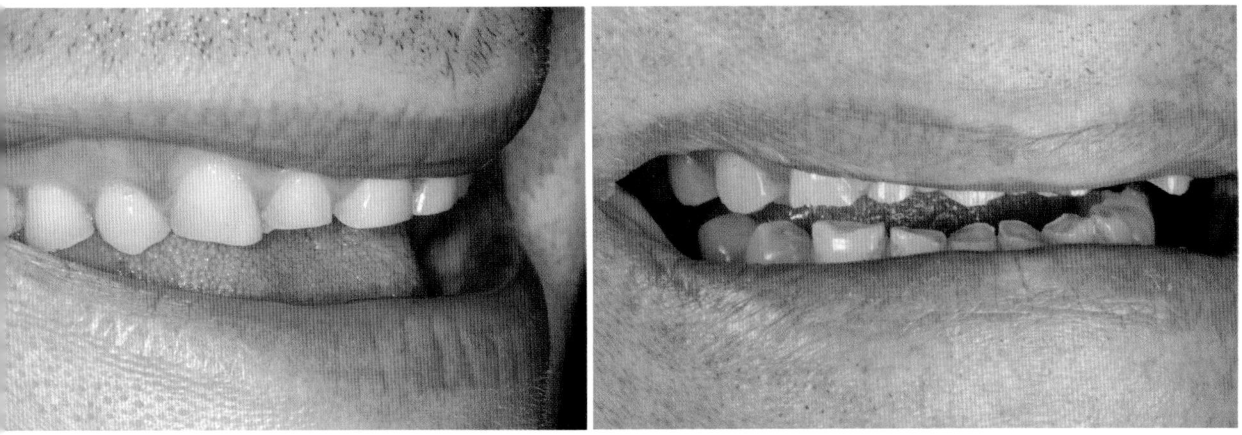

牙齿老化的生理机制

1. 牙本质碟状凹陷（反向牙尖）和剪刀式切割点效应：磨耗的牙齿仍然能够切割食物

为了补偿牙尖变平，随着时间的推移，殆面会变得更粗糙和尖锐，以提高反刍动物的咀嚼效率。

2. 第三期或硬化牙本质：比我们想象的更坚硬

通常存在于因牙齿磨耗而暴露的牙本质中，且由于其牙本质小管尺寸减小的同时矿化程度增加，耐磨性比原发性牙本质高25%[23-26]。在刺激性机械应力下的老化过程中以及牙釉质逐渐磨耗的同时，牙本质会发生各种变化。

原发性牙本质在最外层区域开始矿化，成牙本质细胞向心退缩，形成小管内第三期反应性牙本质。

罩牙本质是第一个出现小管闭塞和组织过度矿化的牙本质。在牙本质髓腔侧，第三期反应性牙本质随后积聚，导致髓腔在刺激性负荷过重的方向上缩小。因此，最先接触口腔环境的牙本质会过度矿化，被称为“反应性硬化牙本质”。

在某些情况下，这种牙本质在透射光下会显得非常暗，甚至呈黑色，在反射光下会变得清晰，被称为“死区”“不透明牙本质”“变质牙本质”[27] ⑩。

当受到过大压力时，在牙本质小管中，产生第三期牙本质的成牙本质细胞可能会退缩甚至死亡，留下的空牙本质小管不能充分矿化并充满管内第三期牙本质。这些区域的特征是管周牙本质矿化过度，但是在最初的最外层矿化区域中有充满空气的空牙本质小管。牙齿随着年龄的增长会发生一系列变化，包括牙釉质的磨耗、透明牙本质的形成、成牙本质细胞数量的减少、牙本质厚度的增加以及反应性牙本质的产生[28]。

研究表明，30岁之后，牙本质的微观结构发生了变化，在这个过程中，牙本质小管逐渐充满无机物质[29]。在大量的牙本质小管被填满后，牙体组织看起来是透明的，通常认为其是“硬化的”。这一过程导致牙本质中矿物质含量的增加，而不像在骨骼中那样，矿物质含量在很大程度上

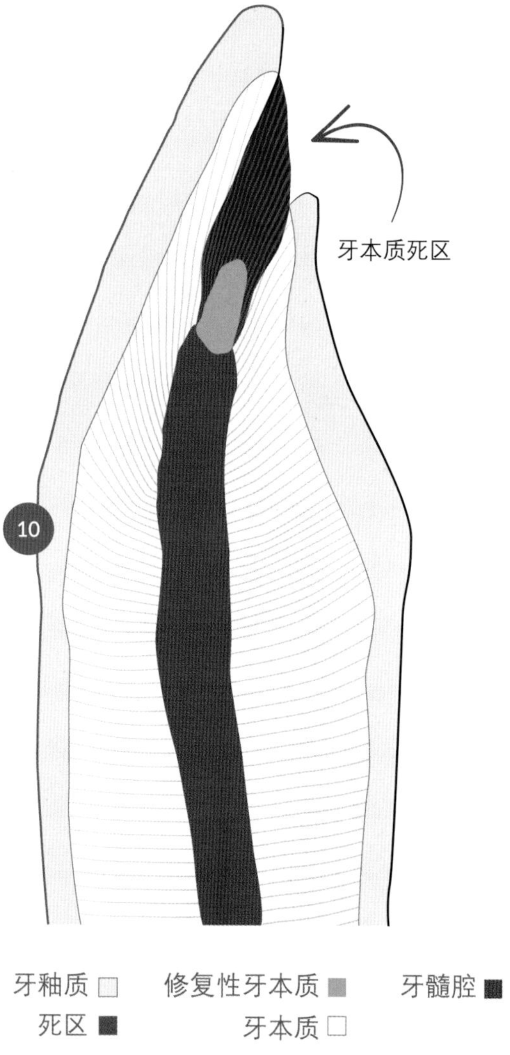

是随着年龄的增长而下降的[30]。此外，矿物质含量的增加通常与牙本质脆性的增加有关，因此导致其机械性能的变化[31-32]。随着年龄的增长，牙本质的力学性质发生了变化，这在很大程度上归因于牙本质小管充填阻塞导致矿化程度的增加。

3. 代偿性萌出：牙齿磨损时的咬合稳定性

这使对颌牙在变薄的同时能够保持咬合接触。

4. 近中漂移

后牙近中移动，以补偿邻面接触区的磨耗，使其保持接触。

如前所述，对于如何应对牙齿老化，还没有达成共识。尤其是在现代社会，人们都希望牙齿永远不会老化、永远不会出现磨耗。因此，患者和临床医生发现没有磨耗的牙列时通常很高兴，认为这是牙齿应该有的情况。

由于在西方国家存在口腔功能减退的普遍趋势，这些没有磨耗的牙列变得非常普遍，从而产生了牙列应该如此老化的错误想法。帮助定义老化的一个方法是观察古代人类头骨。事实上，**人类学研究**有助于发现牙齿在数千年中是如何老化的，直到工业化时代才出现重大变化。如今，颌骨发育不良是一种正常现象，因此牙列拥挤比牙齿磨耗更为常见。

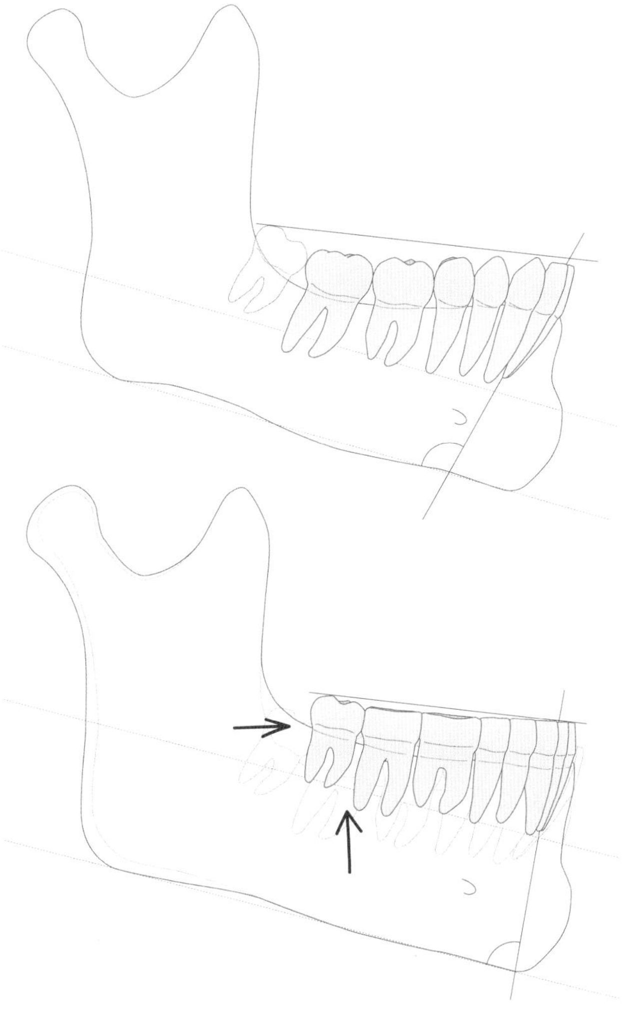

在口腔生理老化过程中，有几种明显的代偿机制：
殆面变平
对刃滑动
持续萌出
下颌前旋
切牙舌倾和近中漂移

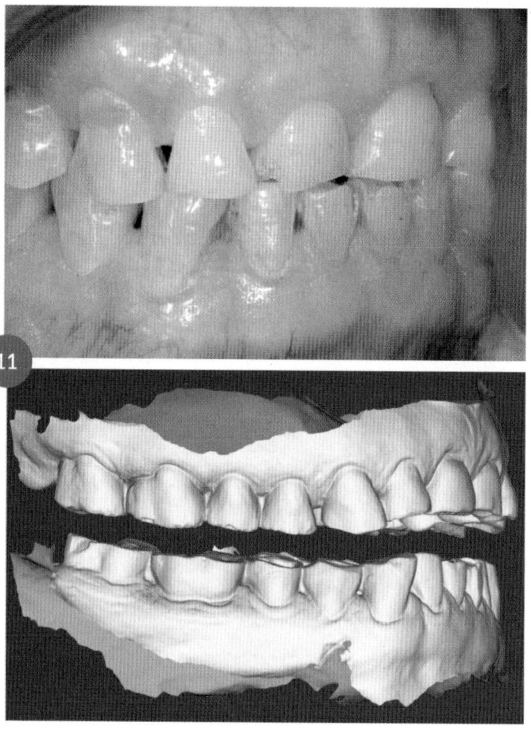

11

牙齿磨耗导致的逐渐增大和水平化的咀嚼周期，这使得咀嚼趋向于“反刍式”。
这一生理现象在乳牙列过渡到混合牙列的过程中也很明显。

当观察工业化时代之前的头骨时，可以看到两种变化：

1. 补偿曲线的减小

咬合平面逐渐演变为平衡殆，Spee曲线和Wilson曲线变得不明显。渐进性非医源性平衡殆对老年患者更为舒适，随着时间的推移可能会保护颞下颌关节。

2. 向前滑动

前牙向对刃的位置移动，同时伴有下前牙舌倾及下颌逆时针旋转[11,19] ⑪。

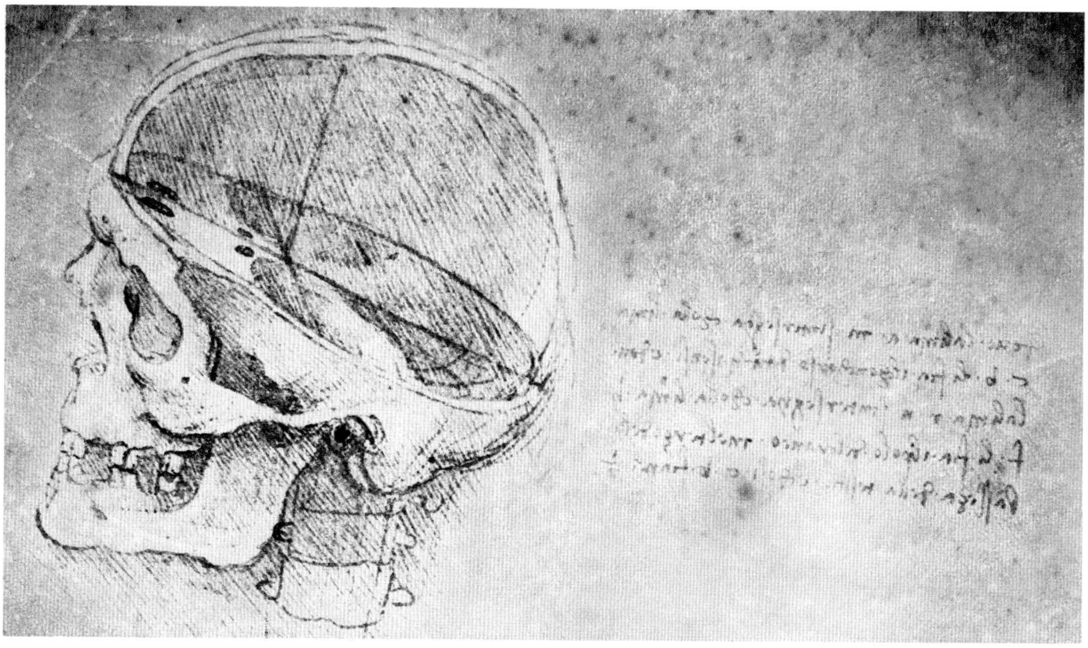

在列奥纳多·达·芬奇的解剖图中，经常出现前牙对刃的现象。

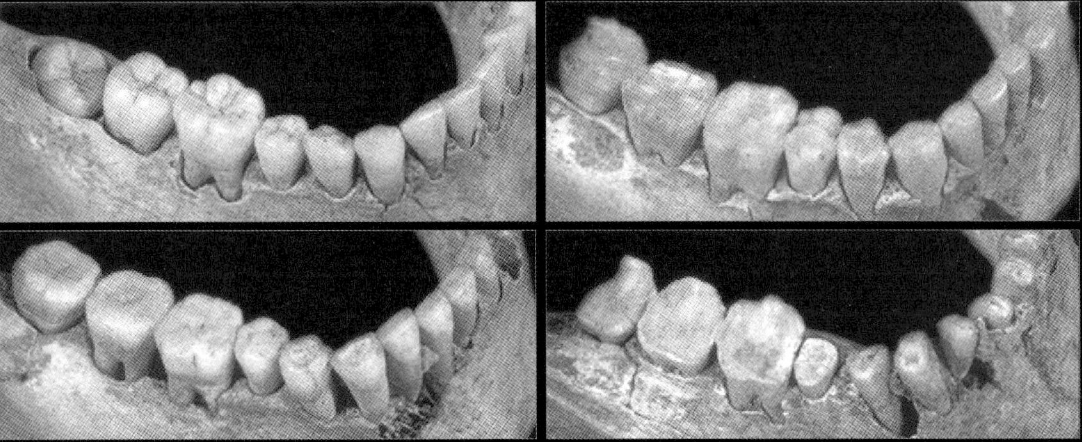

在日本全新世史前狩猎采集者中观察到牙齿磨耗的进展（绳文时代，2300～12000年前）。上排右图是从下颌牙列近乎完美的成年人样本中选取的牙列磨耗的典型示例[11]。

两例日本全新世史前狩猎采集者的磨耗牙列

对重度磨耗环境中的各种人群的公开描述和照片表明，在这些人群中具有中度或广泛牙齿磨耗的个体表现出几个共同的咬合特征。这些特征包括牙齿的平坦磨耗的𬌗面、后牙中反补偿曲线的发展（向下倾斜至颊侧𬌗面）、广泛的邻面磨耗和前牙对刃。同时也包括前牙更加直立和侧面观中几乎平坦的𬌗面[11]。

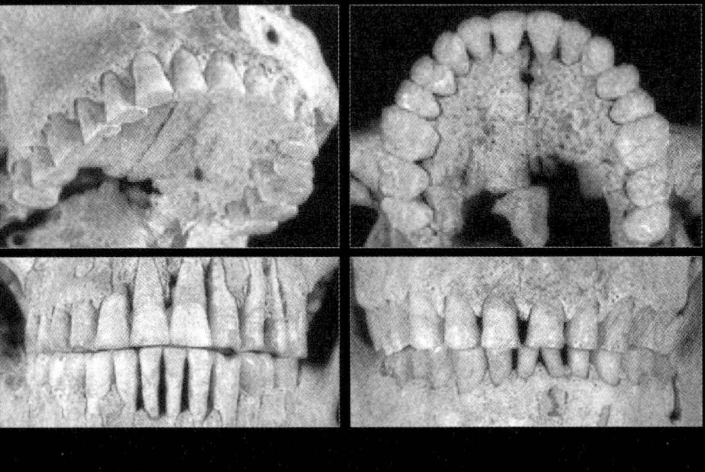

1. 来自绳文时代考古遗址中度磨耗的牙列（日本西部，6000～7000年前）。

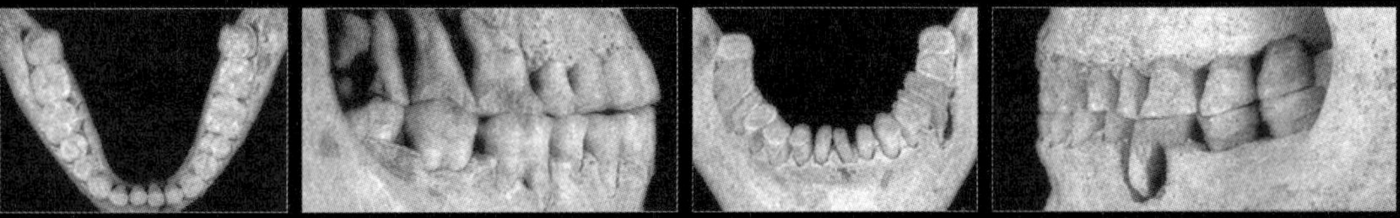

2. 来自鄂霍次克文化考古遗址中广泛磨耗的牙列（日本最北部，公元5世纪至公元12世纪）。

牙齿持续萌出的证据

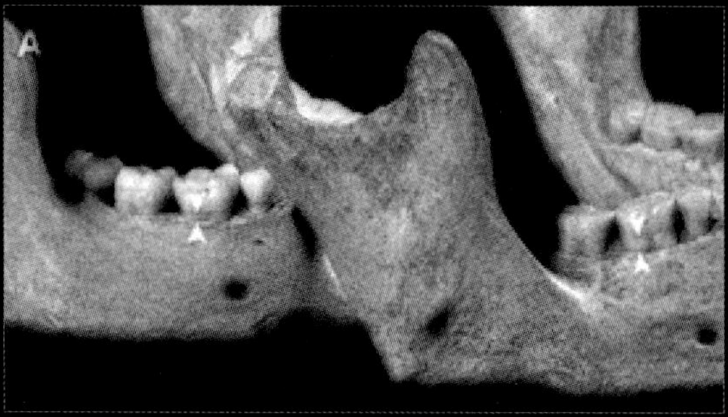

A. 年轻成年人（左）和中年人（右）的下颌骨显示出牙根暴露程度的差异（箭头）（绳文时代）。这可以用持续萌出而不是牙槽骨丧失来合理解释（见正文）。

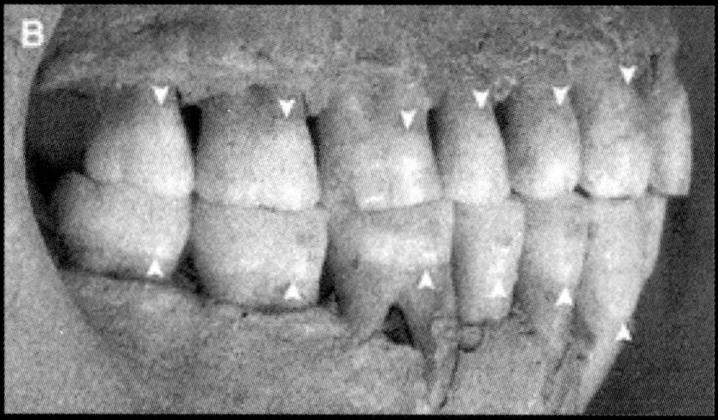

B. 病例显示第一磨牙与其他牙齿萌出程度不一致（19世纪，匈牙利）。箭头表示釉牙骨质界。注意第一磨牙的牙冠高度较小，这表明相对于其他牙齿，𬌗面磨耗程度更重。
如果像人群中常见的那样，这个人的第一磨牙的原始牙冠高度大于第二磨牙和第三磨牙，只有持续萌出才能解释这一现象。

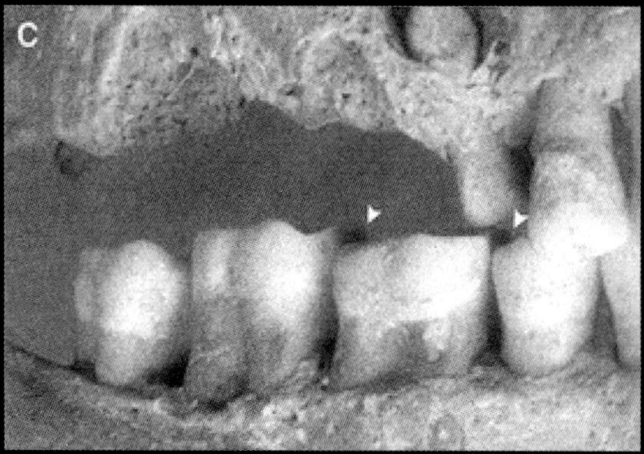

C. 牙齿过度萌出的案例（19世纪，匈牙利）。上颌牙槽骨表明生前缺失了上颌第二磨牙，其次是第一磨牙和第三磨牙。上颌第二前磨牙由于某些原因已经失去了大部分牙冠。
需要注意的是，下颌磨牙已经过度萌出了，可以看到第一磨牙与第二磨牙的近中邻面（箭头）现在位于原始𬌗平面之上[11]。

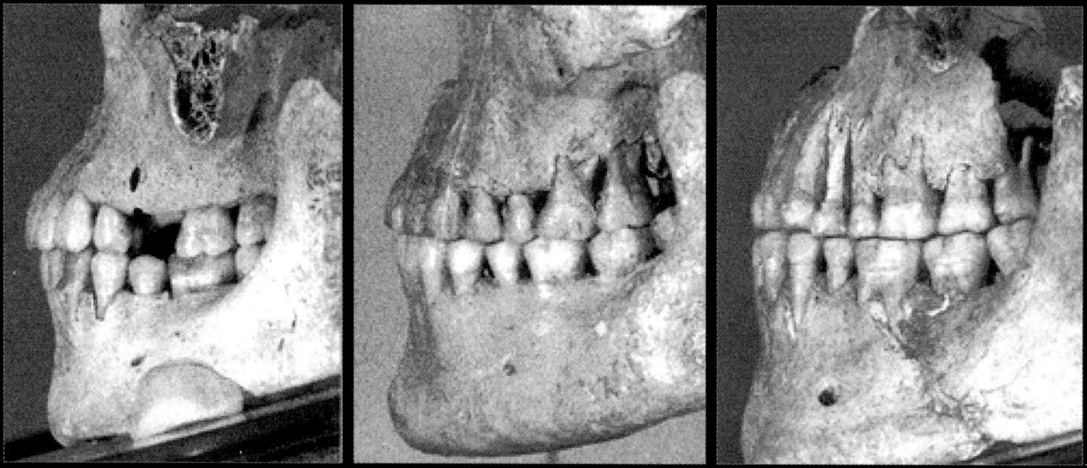

在日本史前绳文人群体中观察到的前牙及其周围牙槽骨的磨耗相关变化。
牙列发育中的青少年个体（左）、中度磨耗的成年个体（中）和过度磨耗的成年个体（右）。可以看到由牙根角度代表的切牙倾斜度的变化，以及前牙咬合的改变[11]。

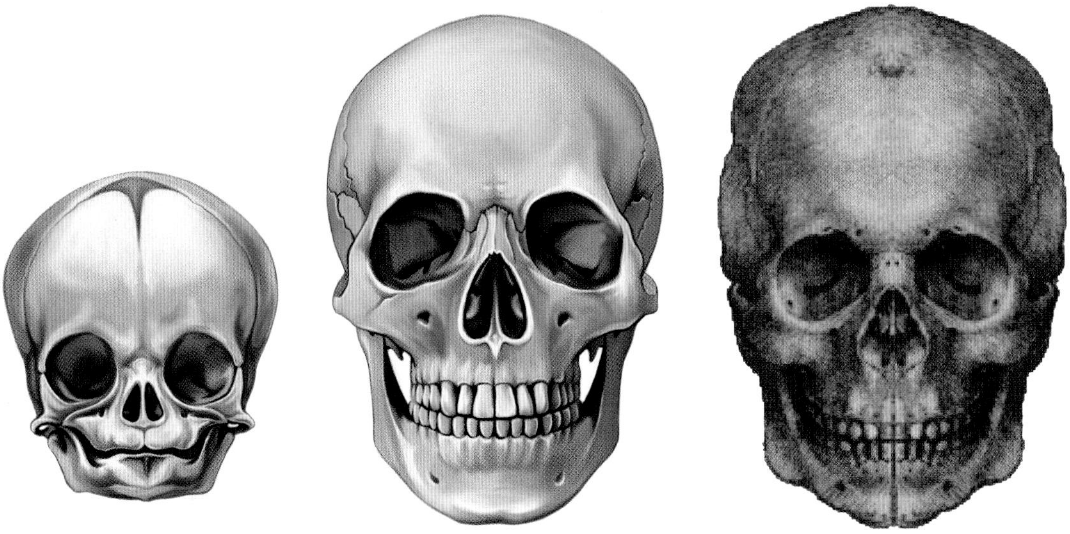

颅脑发育主要受环境和功能的影响。

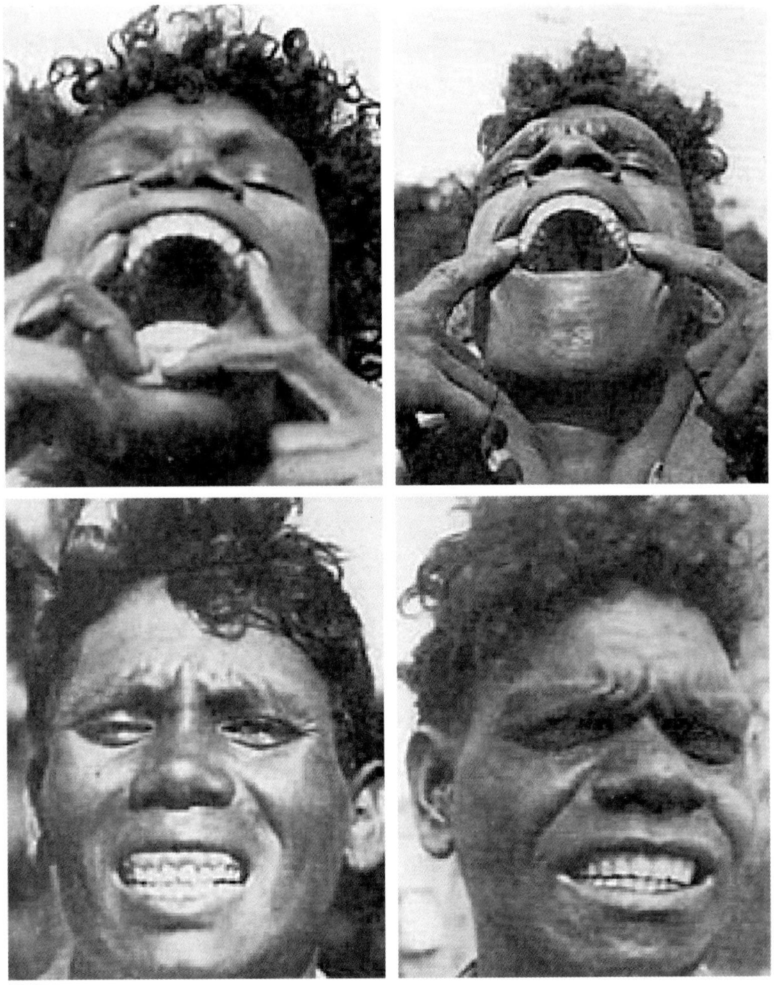

一组研究人员研究了当代澳大利亚原住民的牙齿磨耗，他们的饮食很原始，也很粗糙。研究人员发现，到25岁时，这些原住民磨牙磨耗程度很高，牙尖变平，以致牙本质暴露至接近牙髓的水平[26,33-34]。

现代人：缺乏功能刺激

现代人非常关心牙齿磨耗。人们对任何磨耗迹象的关注都在增加，主要是从美观方面考虑，害怕损伤前牙切缘和所谓的“短牙综合征”[35]。尽管副功能习惯的增加会使口颌系统负担过重，特别是伴有牙齿酸蚀症时，但牙齿磨损、磨耗造成的牙体硬组织缺损总量是在显著减少的。在现代人中由于缺乏功能性刺激导致的“下颌萎缩流行病”十分常见[36-38] ⓬，它与以下原因有关：

（1）较软的食物，不需要咀嚼。

（2）龋病与牙周病发病率增加，后牙负担加重。

（3）口呼吸与上颌牙弓发育不良（卵圆形，横径狭窄）。

（4）母乳喂养受限和下颌骨生长减少（牙齿拥挤）。

（5）医源性损伤（正畸和修复治疗）。

12

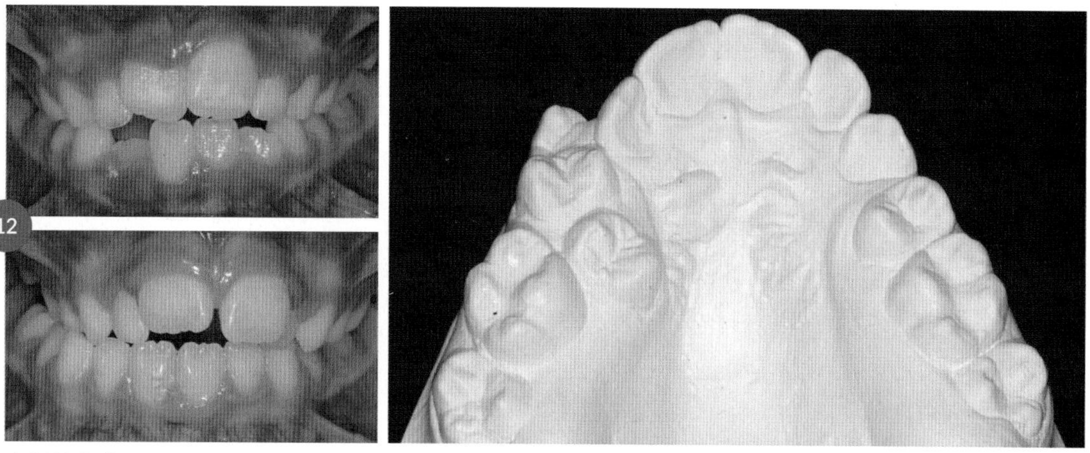

上颌骨宽度不足。

上下颌弓发育不全不是由于遗传进化，而是由于在相对较短的时间内体内诱导的表观遗传修饰[39-42]。这种“现代文明病”由于营养变化而呈现出表型变化，其特征是：颌骨变小，面部和口咽肌肉张力减弱，牙齿错位，不同类型的错㱍畸形，智齿空间不足，气道狭窄，睡眠相关压力，舌后坠，口呼吸倾向，上呼吸道阻力综合征（UARS）和阻塞性睡眠呼吸暂停综合征（OSAS）。

除了营养之外，我们还必须提到，长跑运动员是强制性的口呼吸者，由于过度分散的生长趋势，会导致长脸综合征。此外，颌骨的缩窄在语音方面也有一定的优势[43-44]。

很显然，人类在地球近代史上扮演着重要的角色，并且有着至关重要的作用。人类头骨及面部的变化正是明显的佐证。但是，医学界并没有对此给予重点关注[45]。

酸蚀症

DENTAL DROSION

西方国家的年轻人口中，牙齿酸蚀症正在蔓延。根据流行病学研究，在英国很高比例的青少年（约37%）[1]显示出上颌牙釉质酸蚀的迹象，甚至有牙本质暴露的情况。这意味着临床医生面临着越来越多的年轻患者的全口磨耗病例，需要更长时间的随访。不仅第一次修复体的寿命很重要，它们的维护和长期更换也很重要。当面临牙齿磨耗时，临床医生必须首先确定这是生理性磨耗的一部分（老年患者的牙齿老化），还是病理过程的结果。如果对于患者当前年龄来说是病理性磨耗，那么临床医生应该研究其相关的病因。由于鉴别诊断没有那么简单，最好先排除牙齿酸蚀症的存在。本章提供了牙齿酸蚀症的诊断指南。

酸蚀症的临床表现

口腔的pH约为7。当pH低于5.2时，牙釉质开始脱矿并变得更薄。随着酸蚀症的进展，牙齿的形状会发生变化，特别是切牙边缘和后牙牙尖处，临床牙冠会变得更平。由于唇侧牙釉质也可能变薄，牙齿将呈现黄色。如果发生长期、严重和/或频繁的酸蚀，成牙本质细胞将无法通过堵塞牙本质小管来进行抵抗，牙髓可能会失去活力。基于前牙酸蚀症的进展，笔者建立了一个具体的分类，前牙酸蚀临床分级（ACE分级）见第35页。

在任何类型的牙齿磨损中，牙本质暴露是最容易检测的迹象。然而，必须指出的是，当诊断是基于明显的牙本质暴露时，牙体硬组织的缺损已经处于一个较严重的阶段了⑬。

13

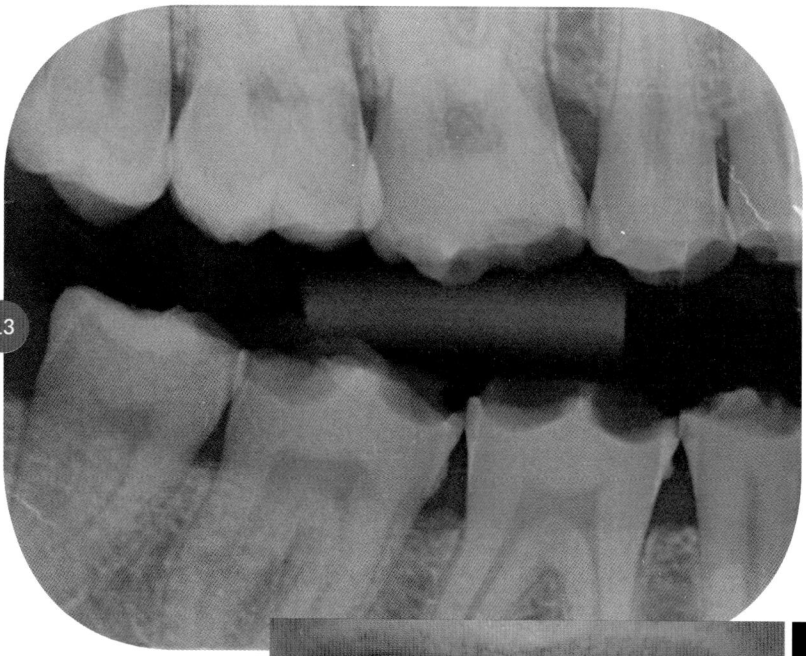

晚期检查

牙本质暴露

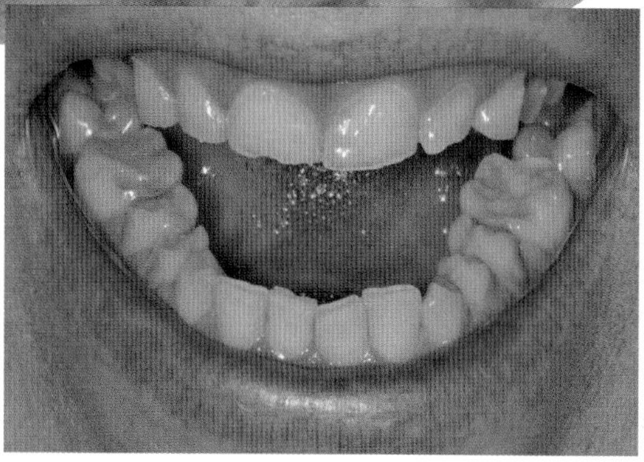

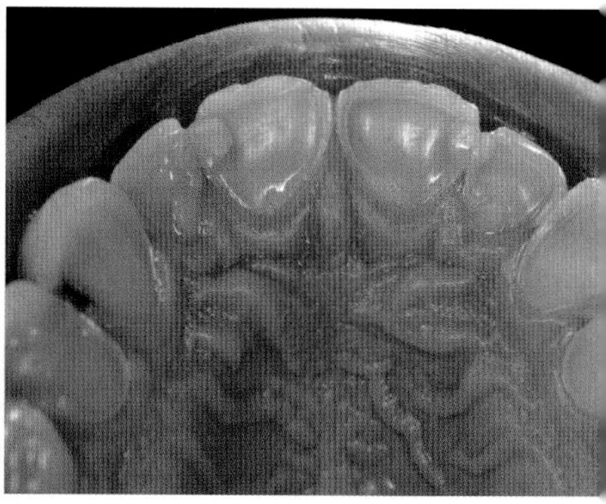

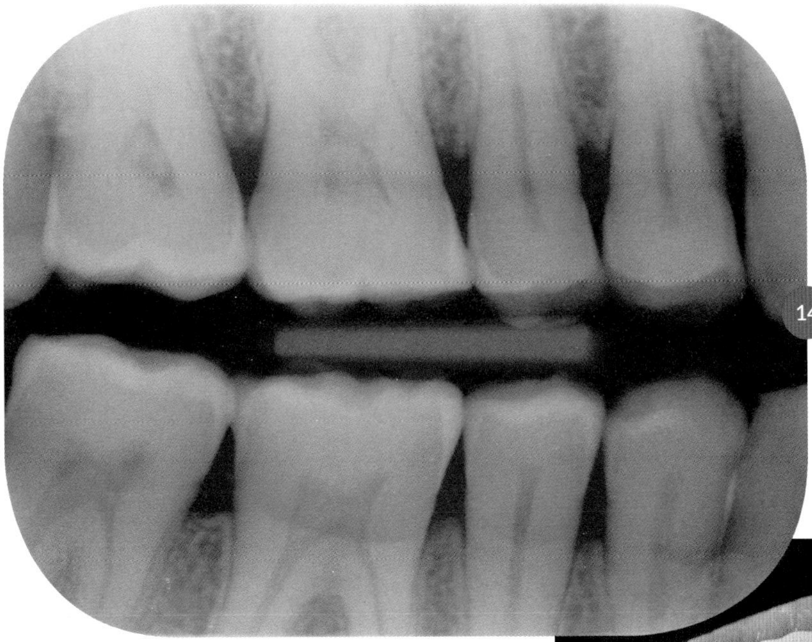

14

早期检查

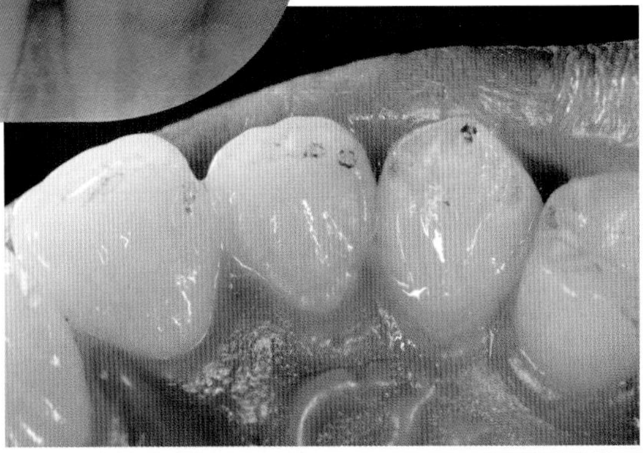

牙釉质变薄

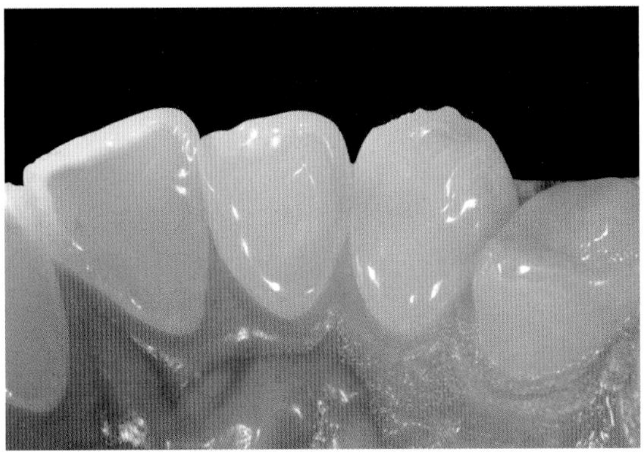

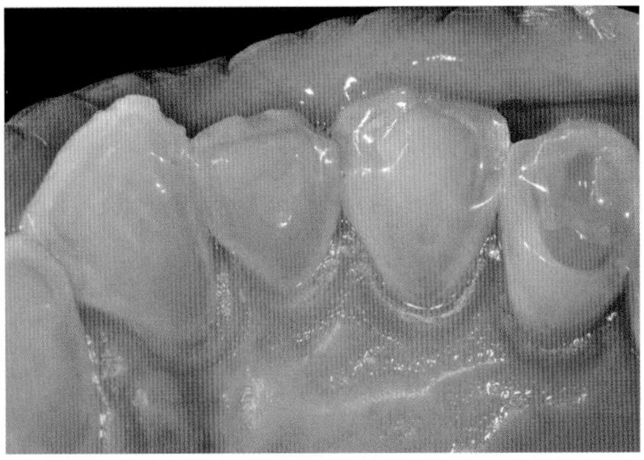

牙釉质酸蚀

理想情况下，口腔中酸的过度存在应在牙釉质变薄的早期阶段解决（ACE Ⅰ级患者），以防止牙本质暴露。

按照这种干预策略，应通过检查青少年舌隆突的形状来精确评估牙釉质变化。当这些牙齿标志变平，同时伴有更偏黄的颜色、牙齿敏感和喜饮酸性饮料这些特征时，临床医生就应该考虑牙齿酸蚀症了。然而，牙釉质酸蚀很少能在早期就被发现，而对其进行治疗的可能性则更低⑭。

患者的角度

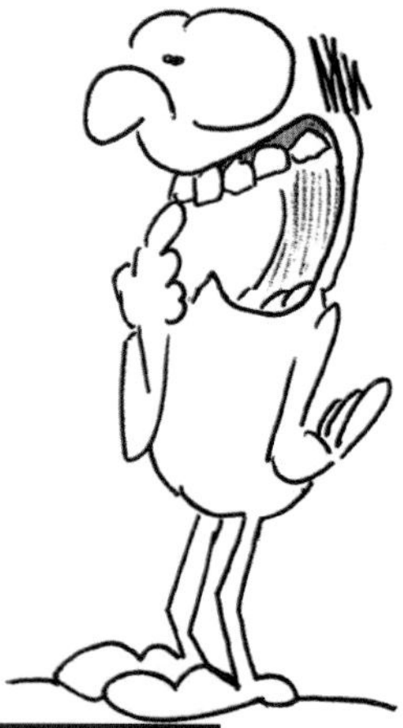

如果患者因自己发现牙齿磨耗而就医，那么通常牙齿缺损已经很严重了。因为患者只有在缺损严重时才会发现并认为需要进行治疗，例如：

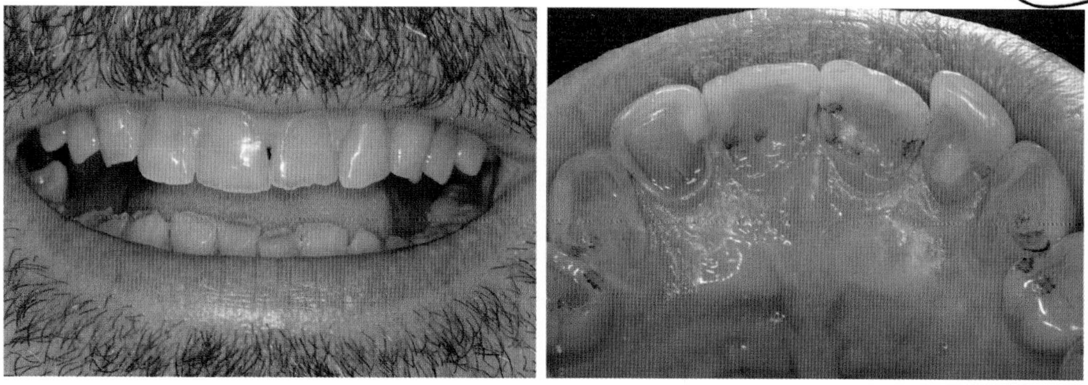

（1）由于前牙腭侧酸蚀后切缘变短、变薄，出于美观考虑时。

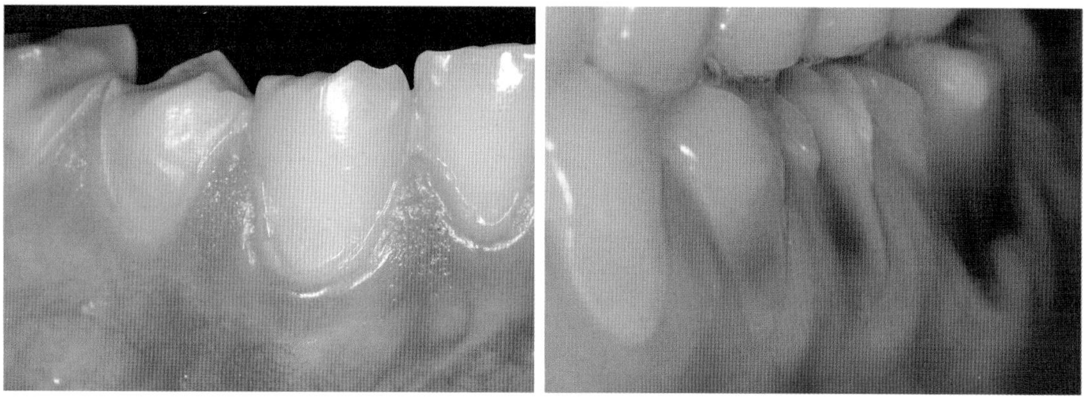

（2）牙颈部缺损导致敏感，常被误认为是牙龈退缩或者由刷牙导致的牙齿磨损。

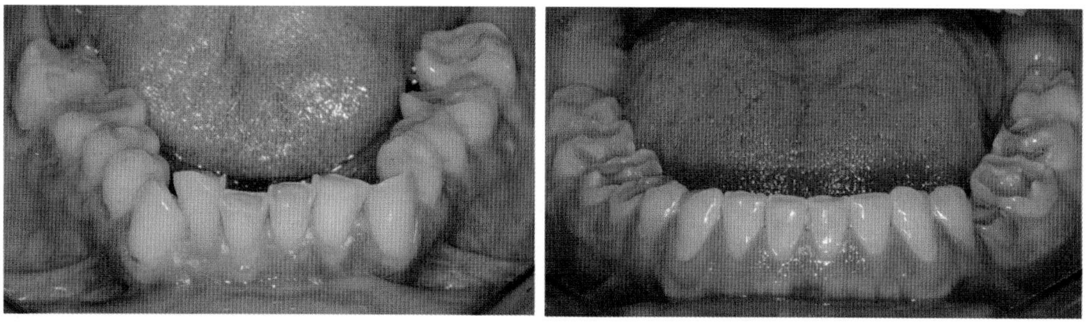

（3）殆面大量牙本质暴露，导致咬合疼痛。

医生的角度

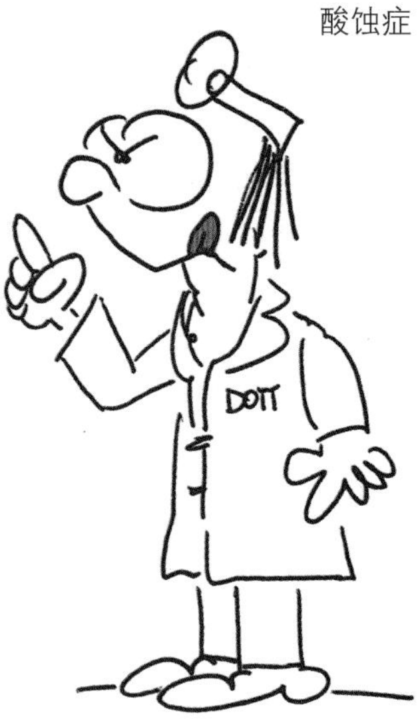

由于导致牙齿磨耗的因素众多，许多临床医生做出了错误的诊断，将酸蚀症与磨牙症患者混淆。最简单的鉴别方法是在酸蚀症的特征部位寻找牙体缺损，因为在这些位置出现的缺损通常与咬合无关（例如磨耗、磨损、楔状缺损）[2]。

酸蚀症的特征性位置

上颌

下颌

前牙

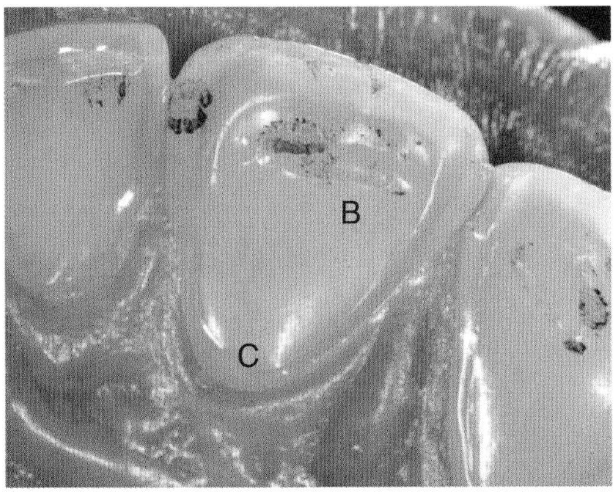

腭侧BC段

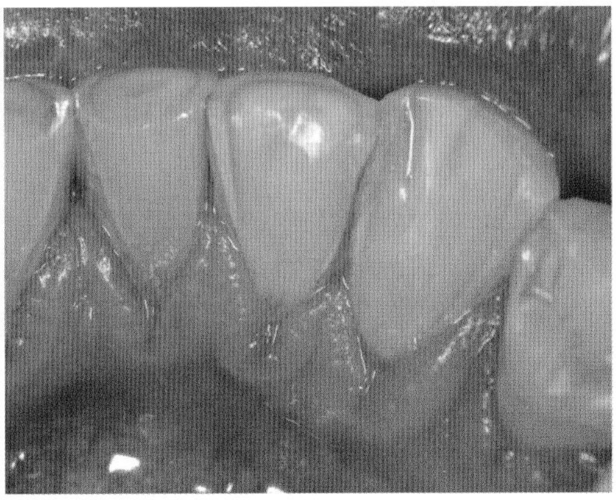

舌面

后牙

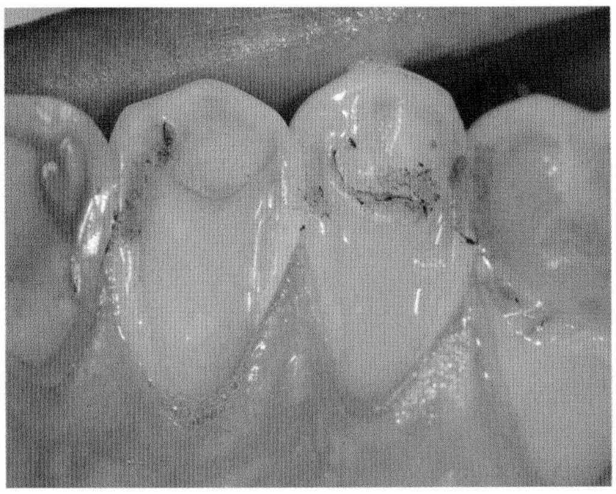

腭面

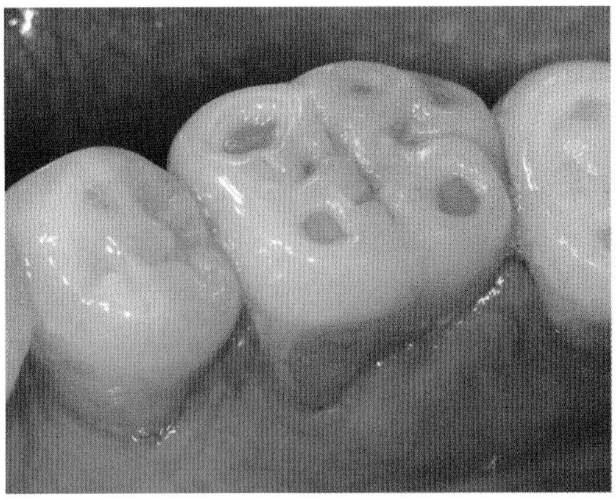

舌面

酸蚀症的病因学

一旦确定酸蚀症的存在，临床医生必须通过询问患者来寻找酸的**来源**。这并不是为了在开始治疗之前解决酸蚀问题。相反，如果发生牙齿酸蚀，尤其是当酸蚀强烈且持续时间较长时，无论酸蚀原因是否消除都应**尽快**进行额外的干预。

与患者讨论酸的来源很重要，了解消除或减少酸刺激的可能性，有助于确定牙齿损伤的发展。

酸可以是患者自身产生的，来自胃酸（**内源性**）或是随食物或饮料进入口腔的（**外源性**）。常见的外源性酸的来源是酸性食物及饮料，包括柑橘类水果、果汁、苏打水和葡萄酒[2–6]。

尽管两种情况下的最终结果都是唾液pH的降低和与牙齿相关的矿物质成分的化学溶解，但在以下方面可能存在差异：

- 控制酸刺激的方法
- 加重因素
- 酸刺激的强度
- 牙齿损伤的位置

如果患者依从性好，外源性酸刺激可以被完全控制。另外，导致酸蚀症的内在因素，包括胃食管反流或进食障碍引起的胃酸反流，尤其是对于医生来说，则不太容易控制[6–10]。

如果是内源性酸导致的酸蚀症的病例，临床医生在试图阻止酸蚀进展时不应期待奇迹的发生，因为患者往往会忽视可能存在的胃肠道问题（例如无症状的胃食管反流），或者他们还有其他更重要的问题需要解决（例如进食障碍）。

内源性酸

- 进食障碍
- 神经系统疾病
- 代谢和内分泌紊乱
- 药物副作用
- 胃食管括约肌功能不全
- 腹内压增加
- 胃内容积增加

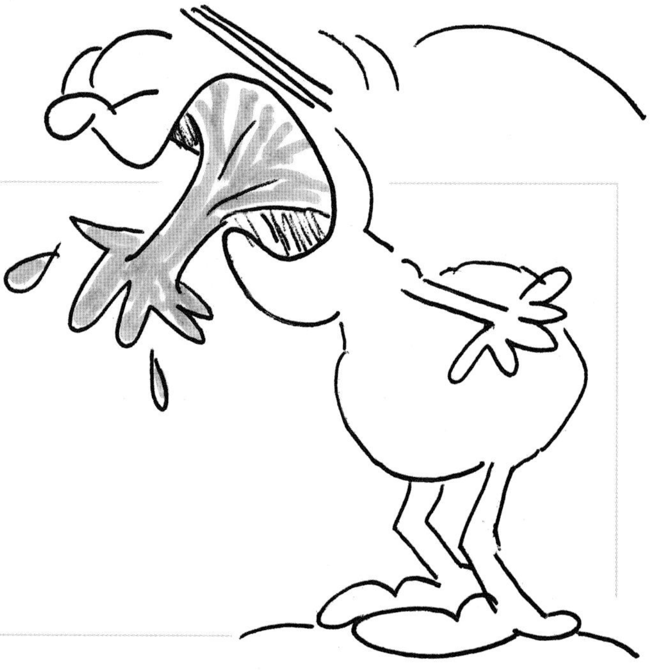

如前所述，可以认为口腔像一台摩擦学机器，牙齿磨耗的原因可以分为4个层次：

（1）口内其他组成部分/对颌牙。

（2）底物食物/饮料/指甲。

（3）运动咀嚼/副功能。

（4）润滑剂唾液/酸。

牙齿酸蚀会加重牙齿磨耗。临床医生应该认识到在低pH环境中可能加剧磨耗的其他因素：

（1）**口内其他组成部分/对应物**：各种具有较高研磨性的表面，如未抛光的瓷修复体。

（2）**运动力**：各种副功能习惯，从磨牙到紧咬牙。

（3）**润滑剂**：缺乏唾液，降低了缓冲酸的作用及润滑作用。

在酸和其他加重因素的存在下，牙齿磨耗加剧，牙齿缺失的进展加快。

加重因素

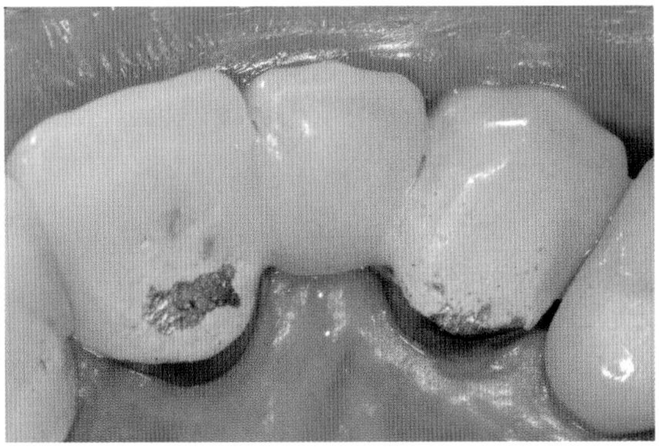

瓷修复体

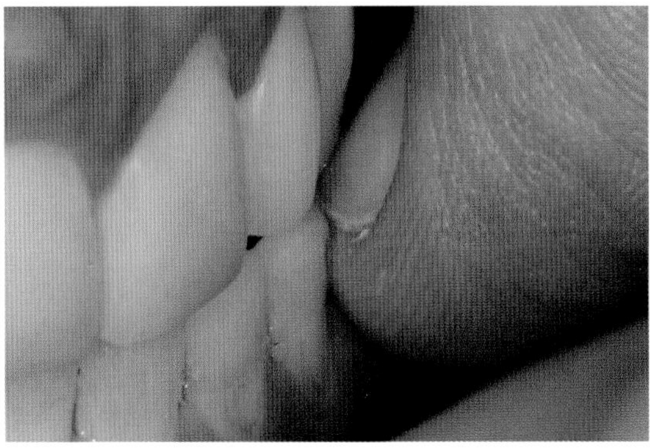

咬指甲

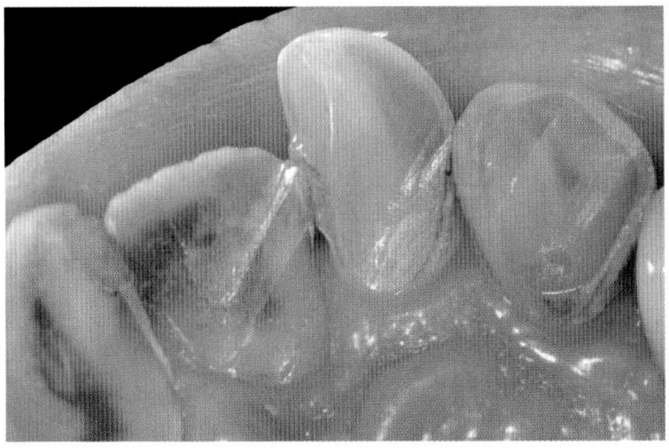

副功能

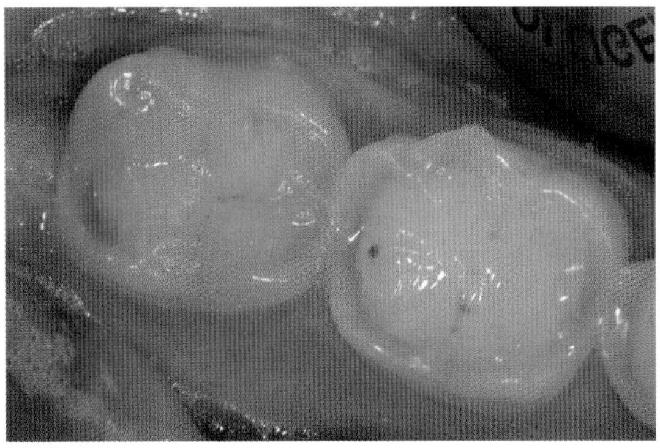

少涎症

在内源性酸中，可以根据酸刺激的强度分为两个亚组。这也将影响三步法治疗方法。

1. **侵袭性酸刺激**。
2. **缓慢性酸刺激**。

在**侵袭性**酸刺激时，大量胃酸到达口腔，例如在呕吐时，或在严重胃反流的情况下。暴露的牙本质呈黄色，像刚切下的牙本质，对空气刺激非常敏感。

这些被认为是**活跃**的酸蚀性病变，**必须**进行治疗干预，以解决牙齿敏感问题，保护牙齿的完整性，尤其是在前牙接触较浅的情况下维持前牙切缘的完整和/或保存牙齿的活力。

在笔者看来，即使在牙本质暴露之前，也要尽可能多地用修复体覆盖牙齿表面，这不是一种过度治疗，而是一种必要的干预。有些暴食症患者一天可能会呕吐4次以上，而且这种习惯可能会持续几十年。他们的牙列也应该用修复体来保护。

在开始三步法治疗之前，应在第一次会诊期间确定**活跃**的酸蚀性病变。牙本质小管硬化是牙本质外露时保护牙髓的机制。如果酸刺激的侵袭性太强，这种保护机制就没有时间发展，牙齿敏感就会出现，这会导致在未进行麻醉的情况下戴入树脂殆贴面时出现患牙的敏感问题。必须始终在不麻醉的情况下进行咬合调整，这样才能完全依靠患者的反馈来达到良好的后牙咬合支持。在活动性敏感病变的情况下，临床医生必须记住在三步法开始前安排一次就诊，用直接复合修复覆盖所有敏感牙齿表面（全口脱敏）⑮。

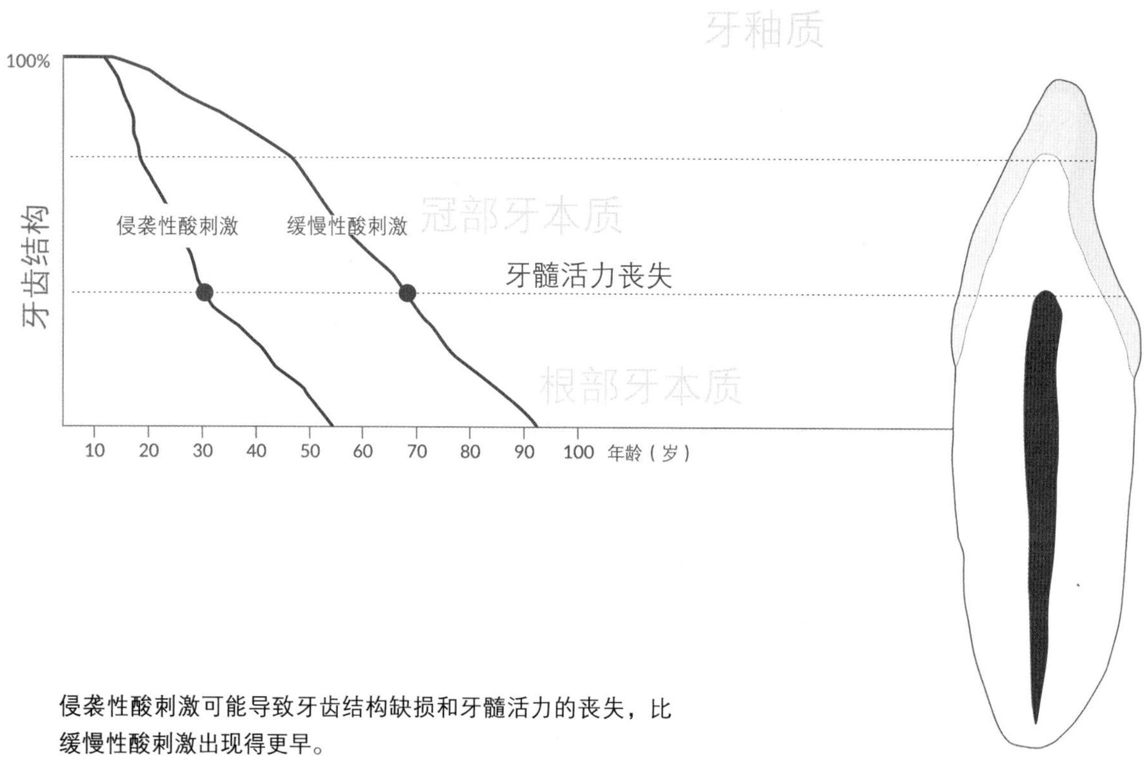

侵袭性酸刺激可能导致牙齿结构缺损和牙髓活力的丧失，比缓慢性酸刺激出现得更早。

全口脱敏

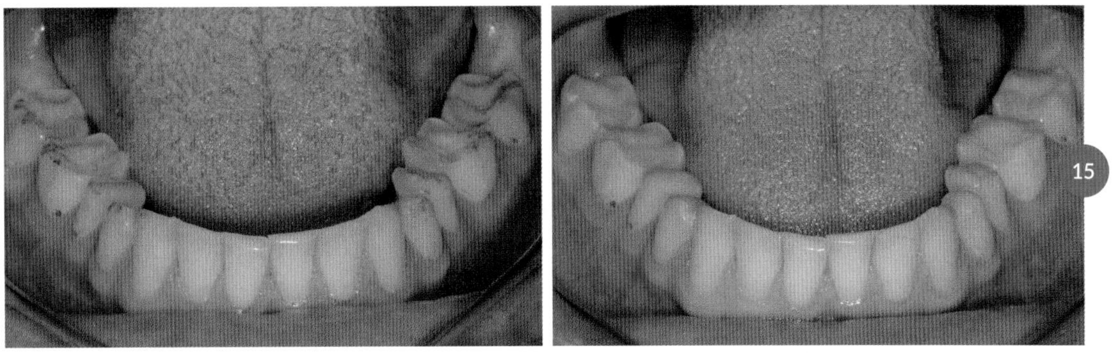

所有敏感损伤均采用复合树脂直接修复，以避免在树脂𬌗贴面修复过程中进行麻醉。

在**缓慢性**酸刺激的情况下，胃酸会导致更微妙的损伤，使得牙髓可以通过产生第三期牙本质保护自己。因缓慢攻击而暴露的牙本质的特征是对空气刺激不敏感且有色素沉着。暴露的牙本质上的色素越多，越可以认为酸蚀是缓慢的或已不再存在的，尽管还无法确认其是否完全停止。不应低估这种**缓慢性**酸刺激，因为从长期来看，它会影响后牙的强度，通过软化后牙𬌗面来加速咬合面的磨耗。

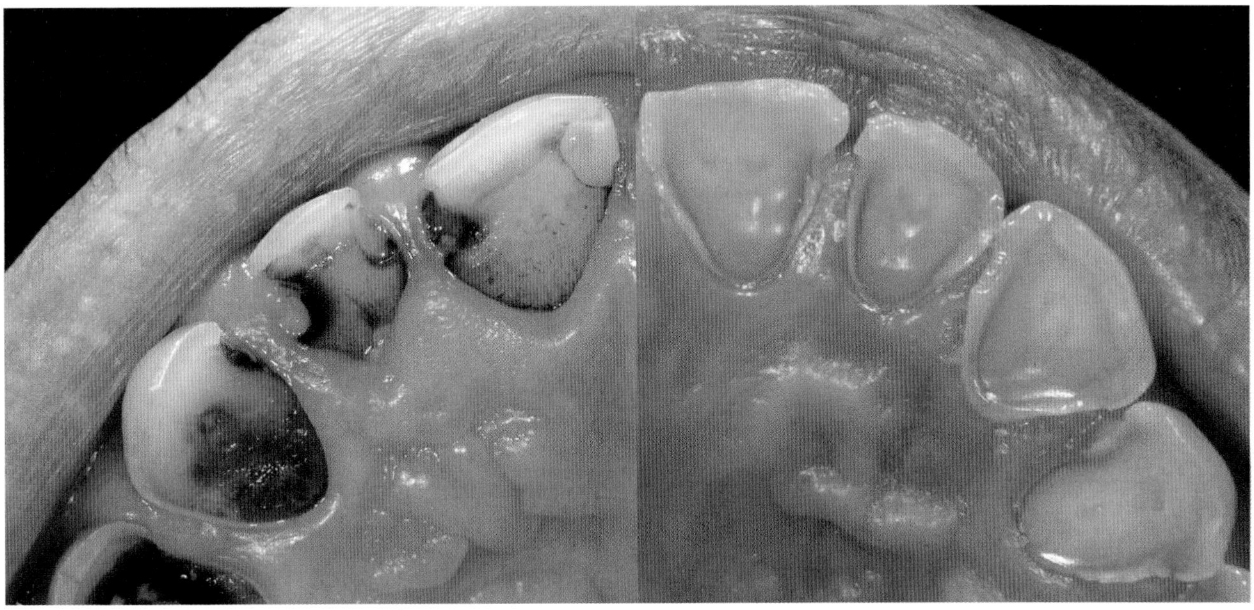

牙本质颜色

黄色 → 活跃和侵袭性的
深色 → 不活跃和缓慢性的

酸蚀刺激下的前牙

如前所述，前牙有两个位置不会发生功能性磨耗，即下颌舌侧和上颌腭侧的BC段。

下前牙**舌侧**很少受到酸蚀的影响，主要是由于舌体的保护，另外唾液腺导管的开口也在附近。

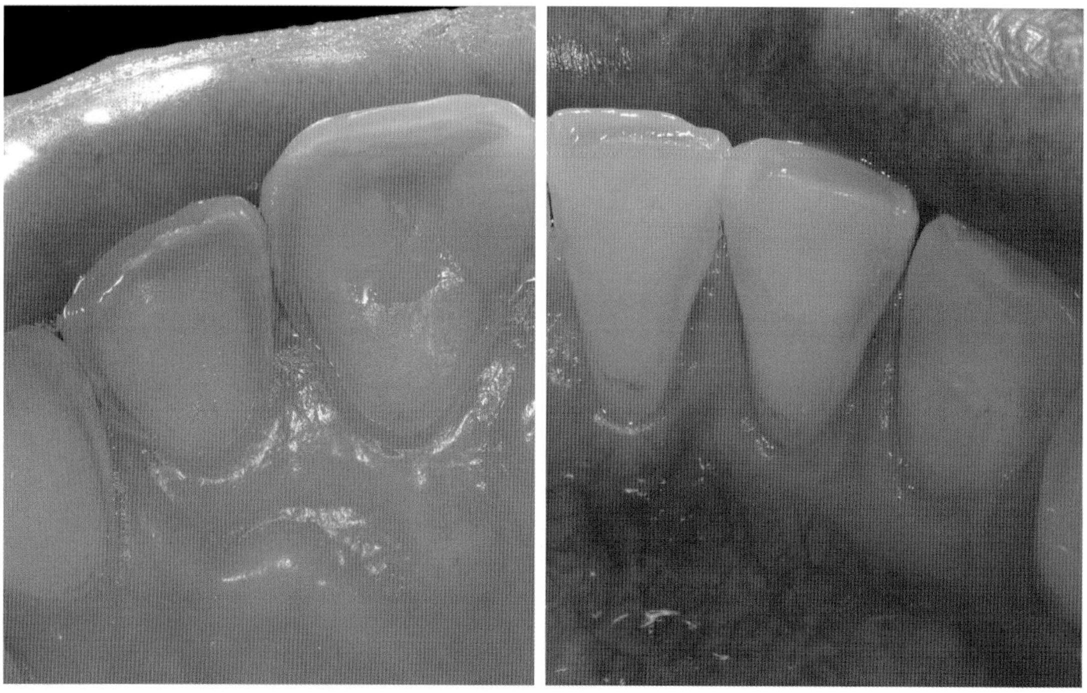

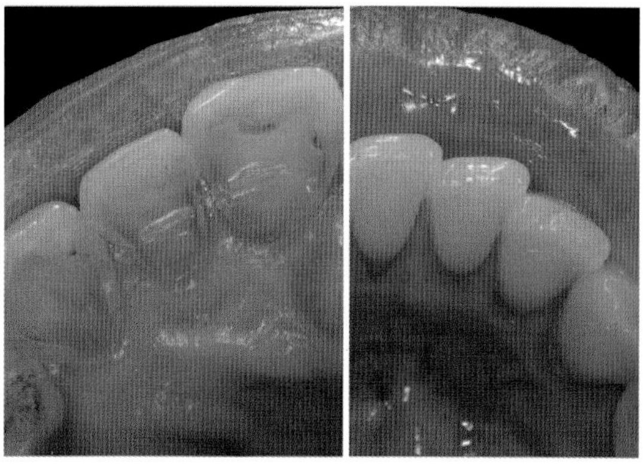

下颌舌侧更能抵抗酸的刺激

上颌腭侧总是比较脆弱的

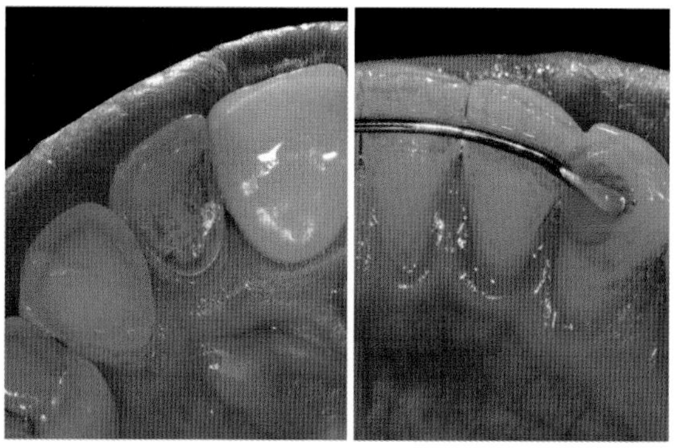

上前牙**腭侧**通常是牙列中受影响最严重的部分[2]，或者至少是酸蚀症最容易发生的部位。

特别是在呕吐期间，酸会影响所有腭侧表面，造成牙釉质丧失。然而，最初的牙本质暴露是不均匀的，因为它在牙釉质较薄且与相对牙齿接触的区域更明显。此外，受影响较小的下前牙会保持其锋利的牙釉质边缘，凿击相对牙齿暴露的腭侧牙本质（**局部磨耗**）。由于局部磨耗和酸蚀引起的牙齿软化，当牙列覆殆覆盖较小的情况下，切牙边缘容易断裂。

相反，在咬合较深的情况下，较多的颈部接触点可以避免切缘折断，上前牙的临床冠高度能在较长时间内保持完整，而腭侧则会出现缺损。

切缘折断的风险

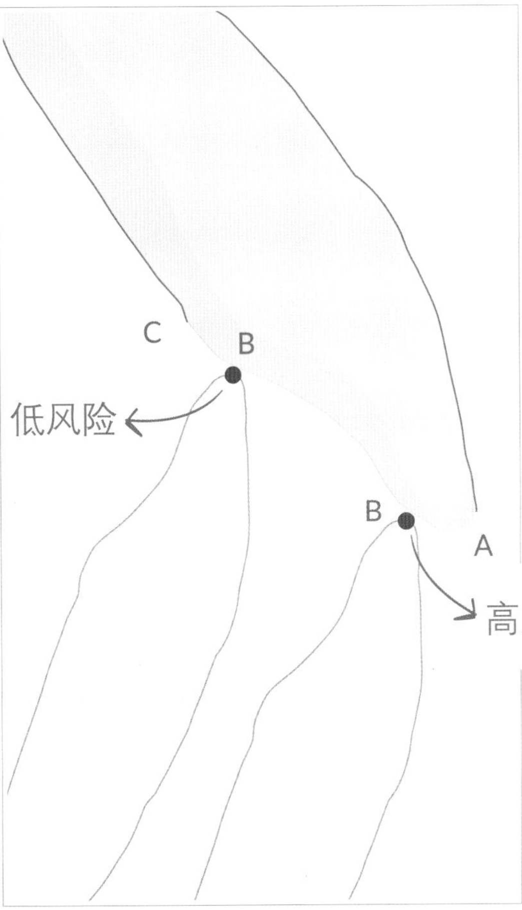

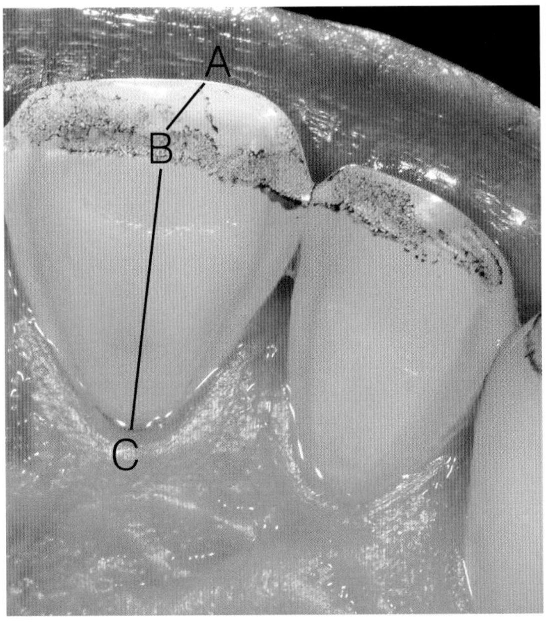

B接近A
↓
切缘折断的风险更高

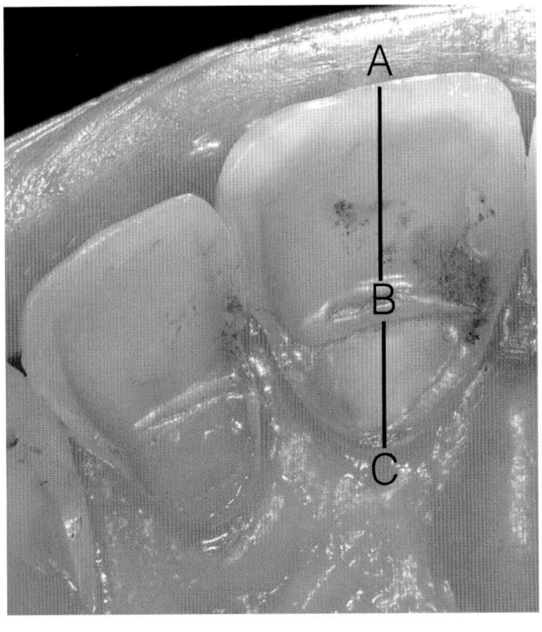

B接近C
↓
切缘折断的风险更低

随着酸蚀性损伤的加重，牙釉质逐渐减少，最终完全丧失。牙颈部的牙釉质由于菌斑的覆盖和龈沟液的缓冲，对酸性攻击抵抗力相对较强⑯。

最后，当酸性攻击具有侵袭性（例如频繁呕吐）时，即使牙齿结构没有明显的损失也可能发生牙髓活力的丧失，这是牙齿腭侧损伤的生物学并发症⑰。

最后受损的是颈缘的牙釉质

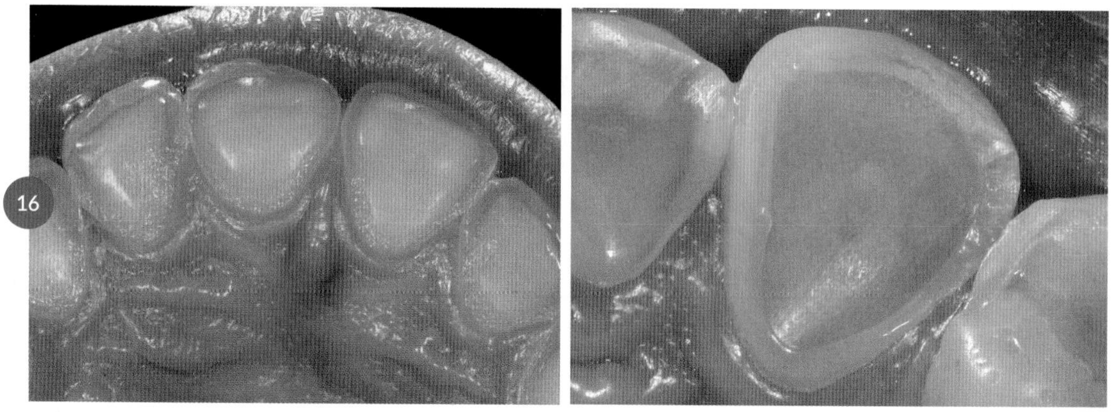

腭侧损伤可导致牙髓丧失活力

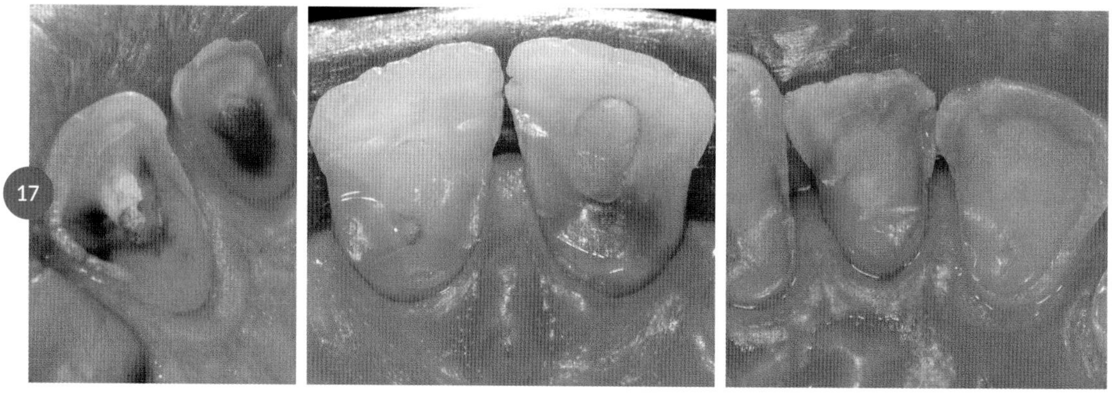

如前所述，上前牙腭侧是牙齿酸蚀的特有位置之一。在最大牙尖交错位中识别前牙接触点有助于确定BC段，即接触点向牙颈部方向延伸的区域，在该区域不会出现磨损。如果此区域牙釉质较薄，或者牙本质暴露在BC段，则酸蚀可能是牙齿磨耗的重要原因。如果该区域牙釉质完整，则可以认为在切缘缺损中酸的作用微乎其微，临床医生应该在功能异常性磨耗和前牙功能干扰方面寻找原因（见第53页）。

虽然对于BC段，酸蚀症的鉴别诊断很容易，但在AB段（从接触点到切缘），还应综合考虑磨损、磨耗的作用。咬合纸将首先标记B点，然后标记咀嚼过程中的动态接触（例如口香糖测试）。磨耗（例如封闭型“前牙车库”）、磨损（例如咬指甲）和酸蚀症（牙齿表面软化）的综合作用会加速前牙的损伤，极大地增加了前牙切端折断的风险⑱。

酸蚀症

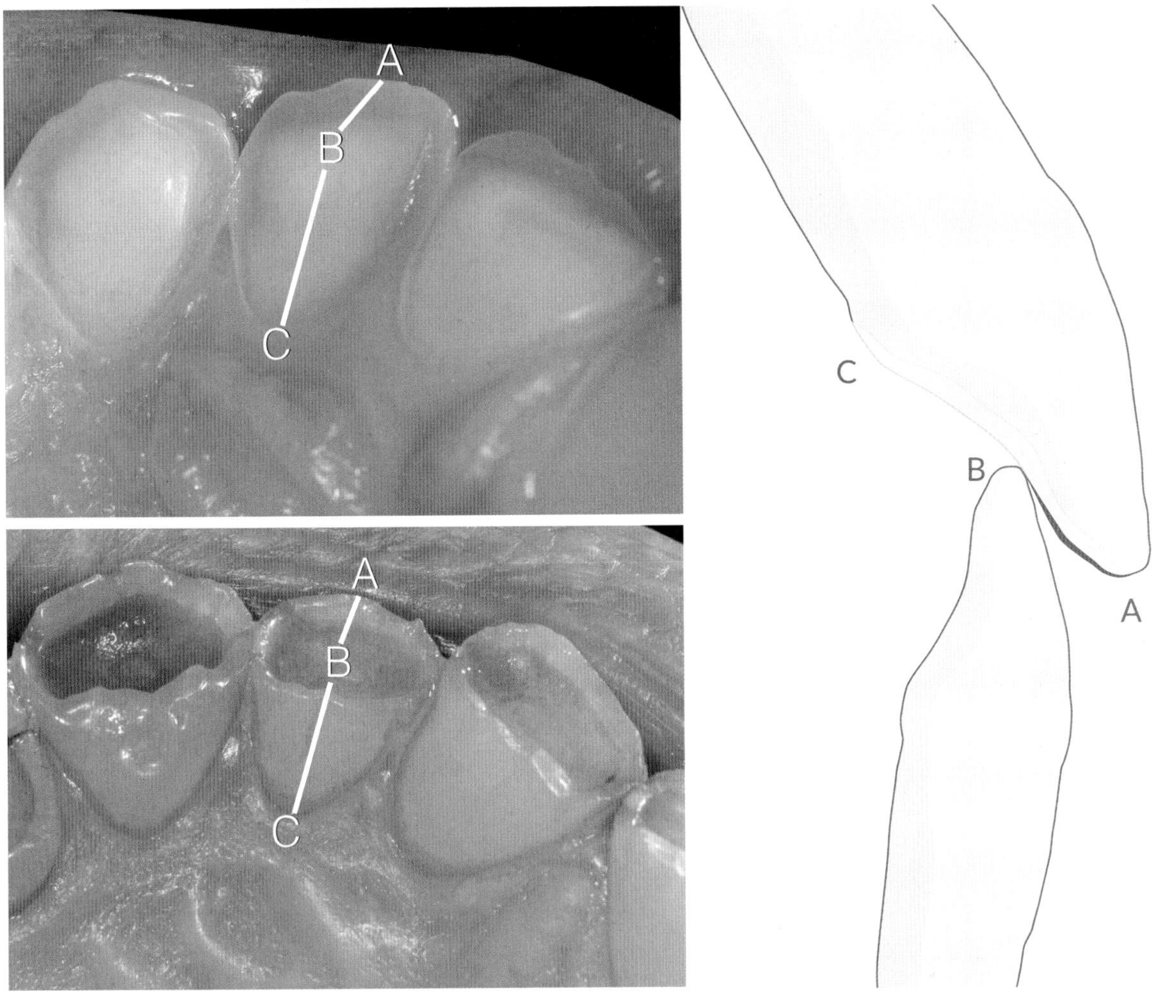

100%

功能障碍

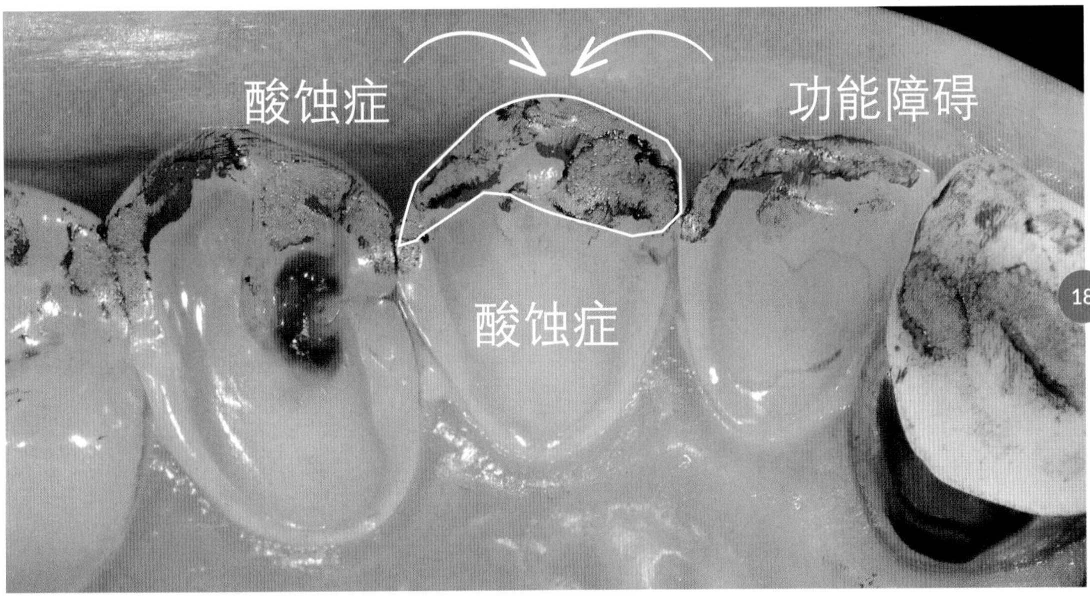

酸蚀刺激下的后牙

在笔者看来，可能有更大的患者群体因为缓慢性酸刺激而使牙齿受到酸蚀，却未被发现。因为损伤涉及后牙，更微小，没有临床症状，并且不涉及美观问题。

Selye在1936年描述的应力综合征[3]突出了现代人类的特征，这其中有许多相关的疾病共存，他同时也解释了不同症状可能共存，包括严重和快速破坏性的摩擦酸蚀性磨耗：

- 胃食管反流病
- 进食障碍（厌食症和神经性贪食症）
- 磨牙症和口腔副功能
- 睡眠障碍和睡眠觉醒周期的改变（增强磨牙症和口腔副功能）
- 富含酸性物质的食物
- 吸烟和精神药品（增加磨牙症和口腔副功能的负面影响）
- 治疗精神疾病的药物（改变口腔润滑交替流涎的质量）

存在修复体和平坦的殆面 → 难以鉴别诊断

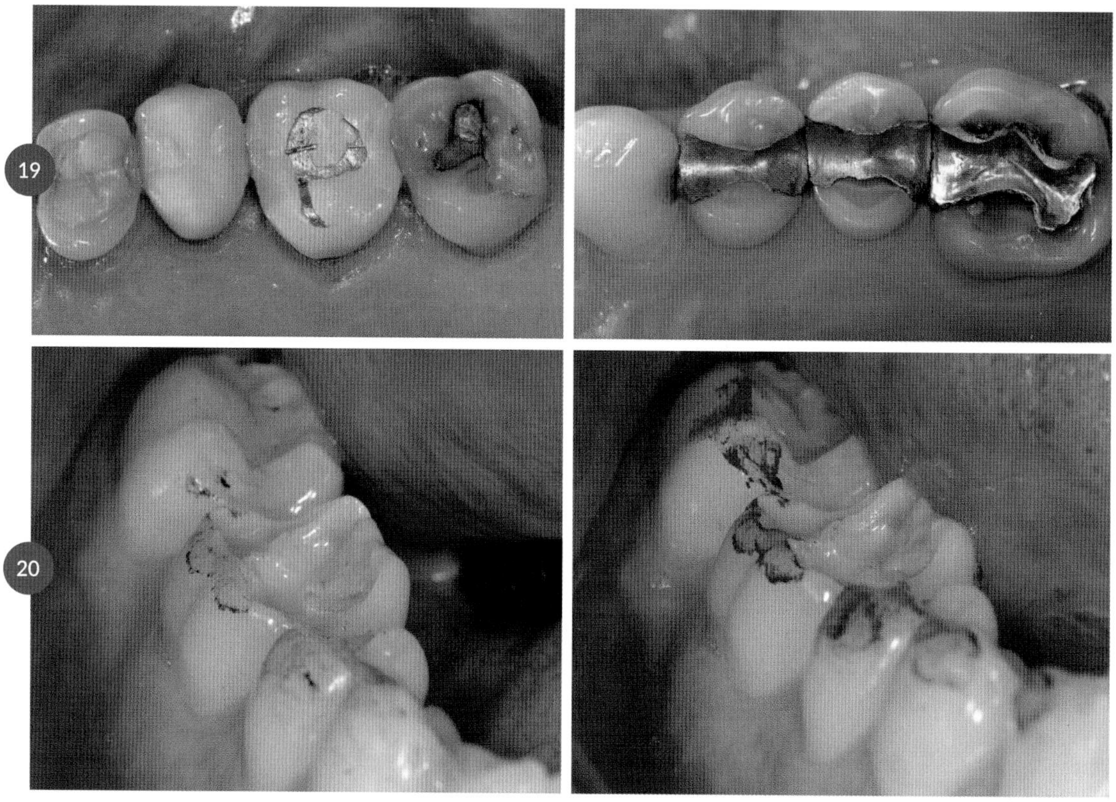

殆面锐利，但缺少与对颌的接触点 → 更多的酸蚀性破坏

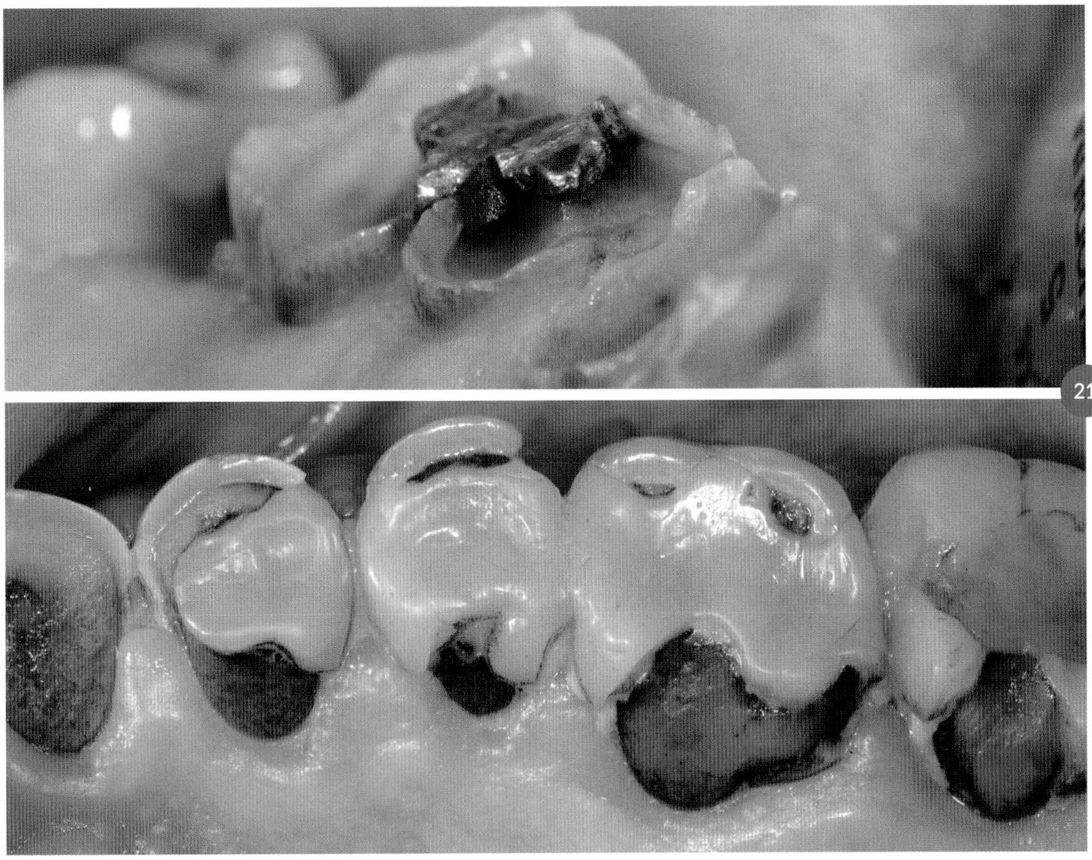

21

在酸性环境中，修复体比牙体组织更能抵抗酸蚀，修复体的凸起形态就是酸蚀症的特征表现。

对于𬌗面而言，由于磨耗和现有的修复体可能掩盖了暴露的牙本质的原始形状，牙齿酸蚀症的明确诊断更加困难 ⑲。此外，杯口状和凹坑样改变可能不是磨耗的特征之一，但它们是牙尖变平的结果，将使牙本质的中央核心暴露。这一过程会导致**反向**牙尖的形成，即使在更平咬合状态下（例如反刍动物的牙列），也能保证食物被碾碎。如果受损𬌗面出现尖锐的牙釉质边缘，而与之相对的牙齿没有相应的磨耗面，则可以更倾向于诊断为酸蚀症。通过咬合纸的检查可以证实暴露的牙本质上没有咬合接触 ⑳。此外，牙本质敏感更多地与酸蚀症有关（例如活跃的酸蚀性病变），因为典型磨耗导致第三期牙本质硬化，并不会发生牙本质敏感。

如果后牙牙本质暴露在酸蚀的特有部位，那么临床医生可以明确口内存在过量的酸。与下前牙受酸蚀影响较小的原因一样，后牙的舌面也较少受到酸的刺激（舌部和唾液腺）。相反，上颌前磨牙可能会受到严重影响，尤其是在呕吐时，由于局灶性咬合及酸蚀，其功能尖会受到严重损坏。最后，现有的后牙修复体也可以帮助医生判断酸蚀症。汞合金/复合材料/陶瓷充填物的抗酸性能优于天然的牙齿结构。它们可以在酸性环境下仍然保持完好形态。修复体的凸起形态是酸蚀症的特征表现 ㉑。

训练你的眼力

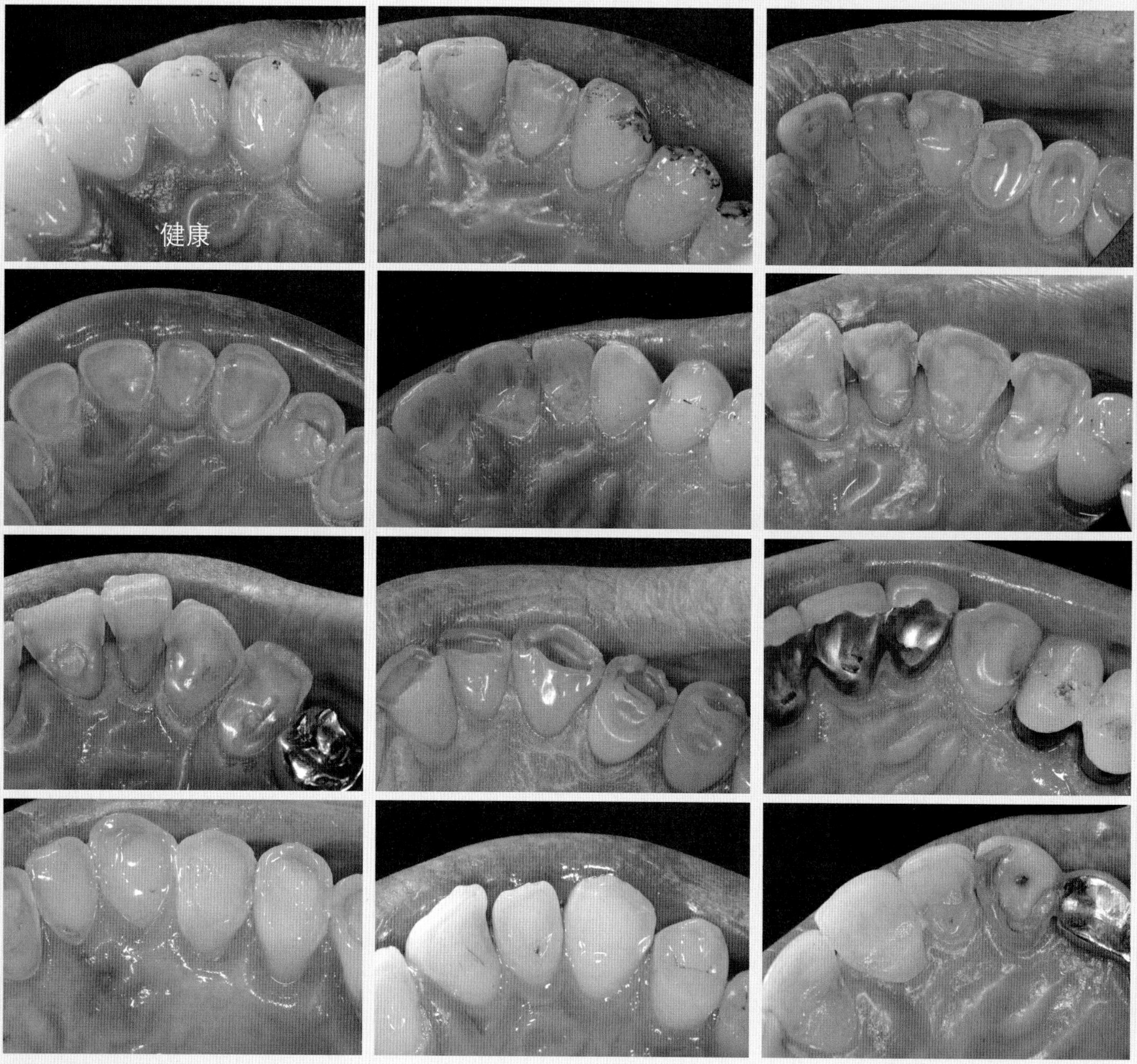

识别并判断酸蚀症、机械性磨耗，BC段有无牙釉质丧失，切缘有无折断风险。

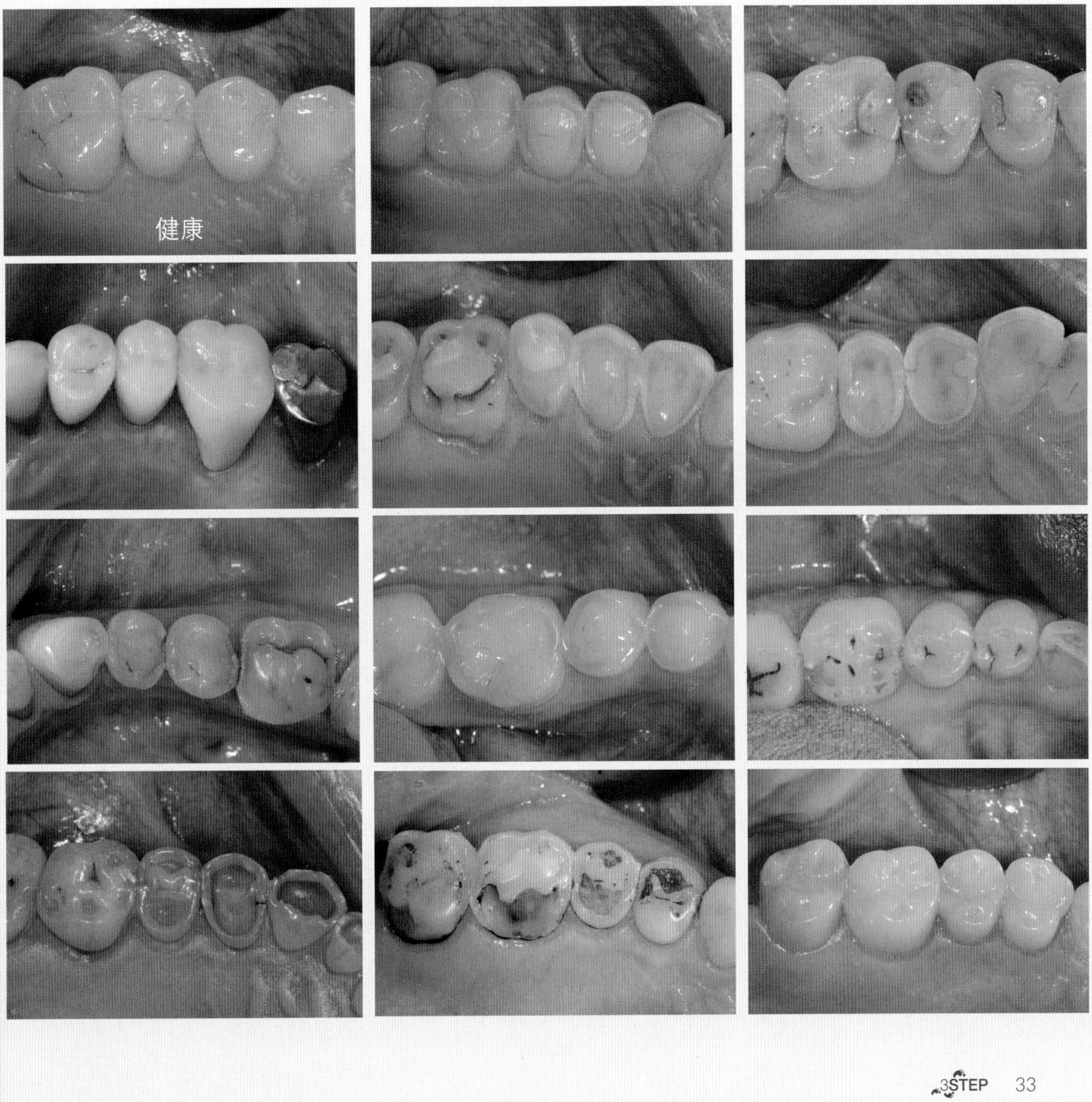

综述

当前酸蚀症诊断标准的有效性如何？

Carolina Ganss

摘要：原则上，对牙齿酸蚀症的临床诊断标准是一致的，基本定义为𬌗面/切端的杯口状和凹坑样改变，位于釉牙骨质界冠方的光滑表面上的浅层凹陷，使牙颈部呈肩台状且修复体高于邻近牙齿表面。这种损害特征是从临床经验中和观察已知受酸刺激的一小部分受试者而确立的，而不是从系统研究中确立的。与不特别暴露于酸的受试者相比，牙齿酸蚀风险组的患病率更高，但随机或整群抽样的分析性流行病学研究往往无法发现病变的发生或严重程度与任何病因因素之间的关系。除其他因素外，这一结果可能是由缺乏有效的诊断标准导致的。特别是杯口状和凹坑样改变，可能是由磨损造成的，也可能是酸蚀的作用，因此必须怀疑它们对酸蚀症的具体诊断价值。目前对不同形式的牙齿磨耗诊断标准的有效性认识不完全，需要进一步的研究。

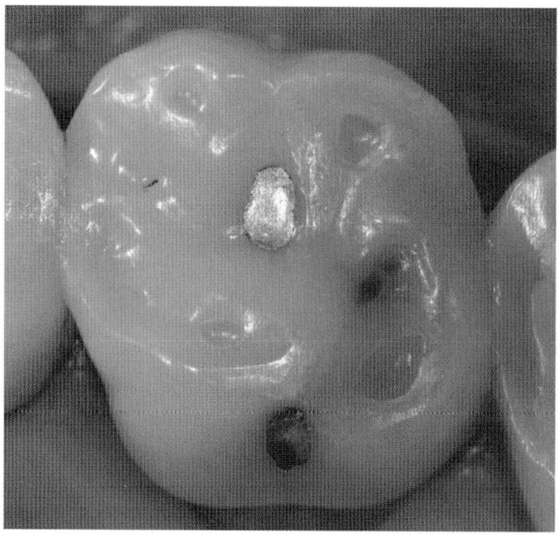

Ganss C. Clin Oral Investig 2008;12(suppl 1):S41–49.

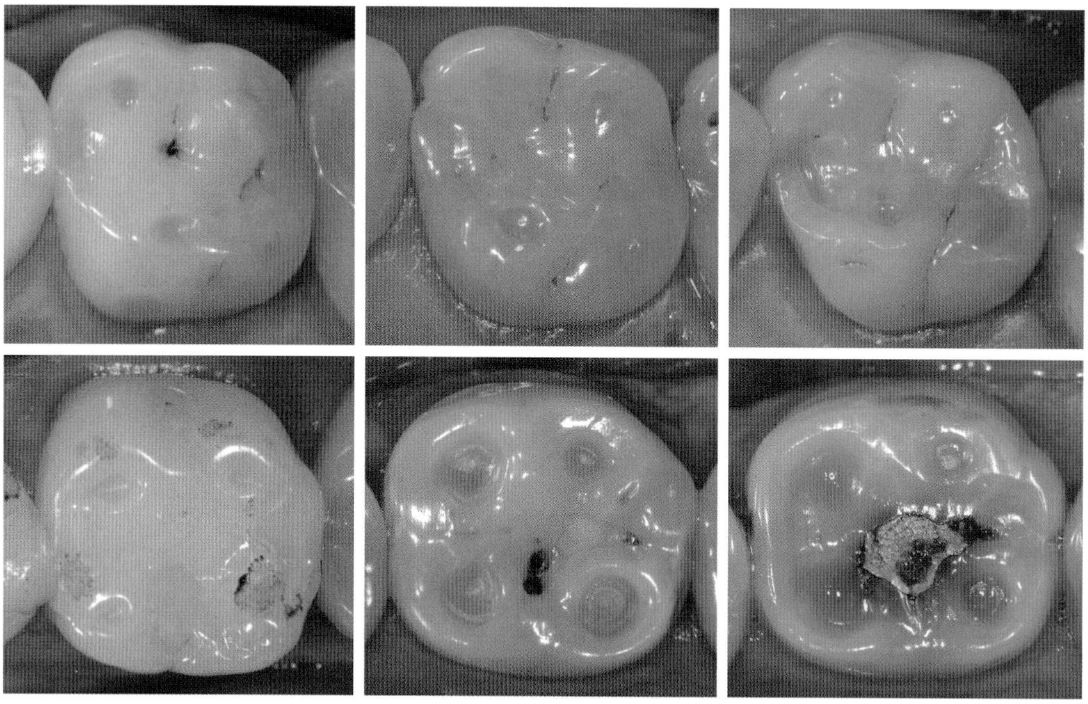

仅仅通过观察咬合面，无法确定所有这些牙齿的磨耗是否与酸蚀症或功能异常有关。

前牙酸蚀临床分级（ACE分级）

ANTERIOR CLINICAL EROSIVE (ACE) CLASSIFICATION

牙齿酸蚀一般分为2个阶段：起初，牙齿磨耗进展缓慢，因为牙釉质的抵抗力更强；后来，当牙本质暴露时，硬组织丧失速度加快，特别是如果有其他相关原因（水平型咀嚼模式、少涎症、陶瓷等粗糙表面）。根据年龄和酸蚀症病因，可以推测不同类型患者的进展模式。与60岁受控胃食管反流病（GERD）患者相比，20岁贪食症患者的牙齿磨耗会有更快、更夸张的变化。

许多学者建议，在开始任何牙科治疗之前，应首先消除牙齿酸蚀症的病因[1-5]。理想情况下，这当然是必要的，但这样并不能快速阻止牙齿的进一步损伤。控制贪食症或厌食症患者的酸蚀症发作绝非易事[6-13]。在活动进展性牙齿酸蚀的情况下，在治疗前应当立即采取干预措施，保护和保存剩余的牙齿结构，这才是更明智的做法[14]。这样做不仅能阻止酸蚀的进展，还能在治疗中进一步评估牙齿酸蚀演变的风险[15-20]。

即使有明显的迹象表明牙列正在被酸蚀，临床医生也常常不确定如何对酸蚀性损伤进行分级。难以进行客观评估可能与评估牙齿酸蚀症的现有方法有关。事实上，许多方法都是为流行病学研究而设计的，涉及组织厚度测量，这使得它们在日常牙科中的临床应用更加复杂，收集的数据也很难向患者解释。因此，需要一种更简单的方法，快速分类牙齿酸蚀的严重程度，向患者解释，并有助于选择最合适的干预措施[21-23]。考虑到这一点，笔者设计了前牙酸蚀临床分级（ACE分级）[24]。ACE分级可用于评估受酸蚀影响的上前牙的临床状况。之所以仅通过上前牙进行分级是因为它们对患者来说最有价值，也是临床医生最容易评估的。

根据以下参数将牙齿损伤的严重程度分为6个等级（Ⅰ～Ⅵ级）：

- **腭侧牙釉质丧失**
- **腭侧牙本质暴露量**
- **切缘缺损**
- **唇侧牙釉质丧失**
- **牙髓活力丧失**

针对上述分级，每级都对应着不同的治疗方案。

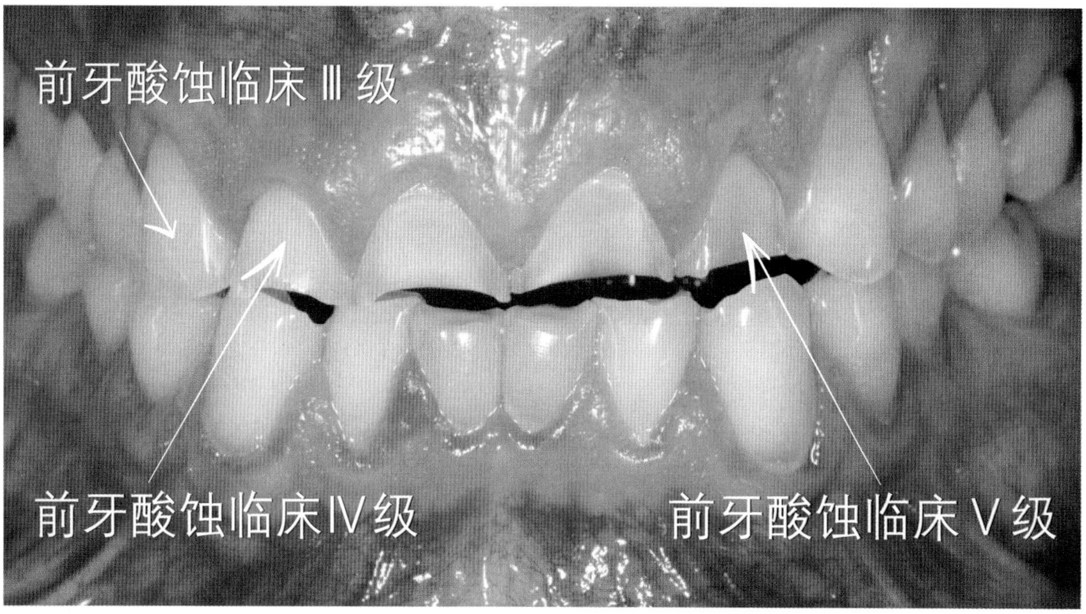

在同一位患者中，6颗前牙可能属于不同的等级，因为它们可能表现出不同程度的酸蚀（例如尖牙可能比侧切牙酸蚀程度轻）。

腭侧牙釉质	腭侧牙本质	切缘	唇侧牙釉质	牙髓活力	
减少	无暴露	保存	保存	保存	Ⅰ级 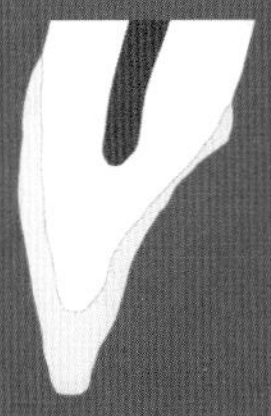
丧失 在咬合接触区	**最小暴露**	保存	保存	保存	Ⅱ级 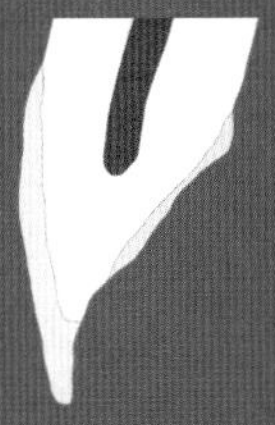
丧失	明显暴露	**损失 < 2mm**	保存	保存	Ⅲ级 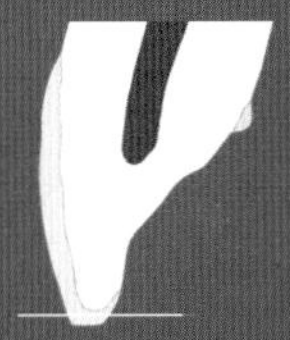
丧失	暴露扩展	**损失 > 2mm**	保存	保存	Ⅳ级 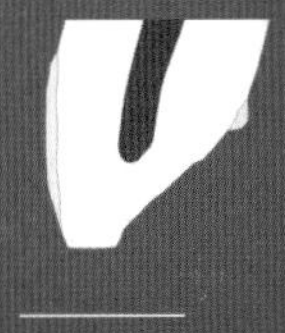
丧失	暴露扩展	损失 > 2mm	**丧失**	保存	Ⅴ级 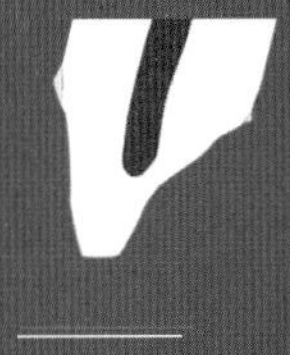
丧失	暴露扩展	损失 > 2mm	丧失	**丧失**	Ⅵ级 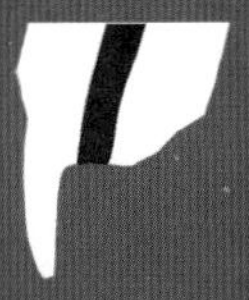

Vailati F, Belser UC. Classification and treatment of the anterior maxillary dentition affected by dental erosion: the ACE classification. Int J Periodontics Restorative Dent. 2010 Dec;30(6):559-71.

ACE Ⅰ级

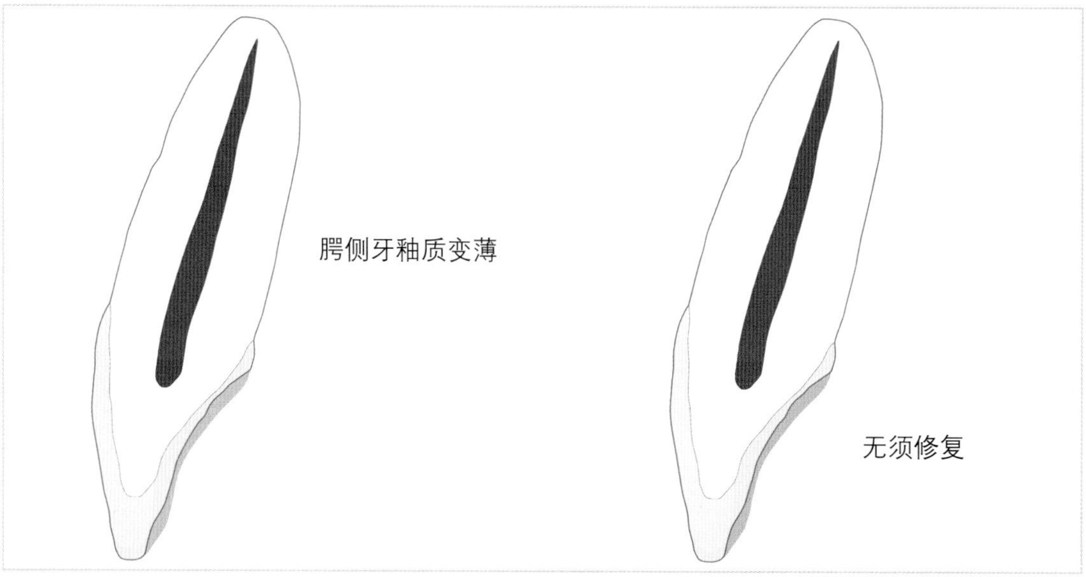

表现

腭侧平坦，无牙本质暴露。

治疗

需要严格的预防干预和严密随访，避免酸蚀的进展。

ACE Ⅰ级代表牙齿酸蚀症的早期阶段：腭侧牙釉质仍然存在，但比正常情况薄；腭侧中央可能有一个黄色区域（对应于较薄的牙釉质，下面有牙本质）和一个蓝白色的边缘（对应于周边更厚的牙釉质）。上前牙腭侧的解剖特征（例如舌隆

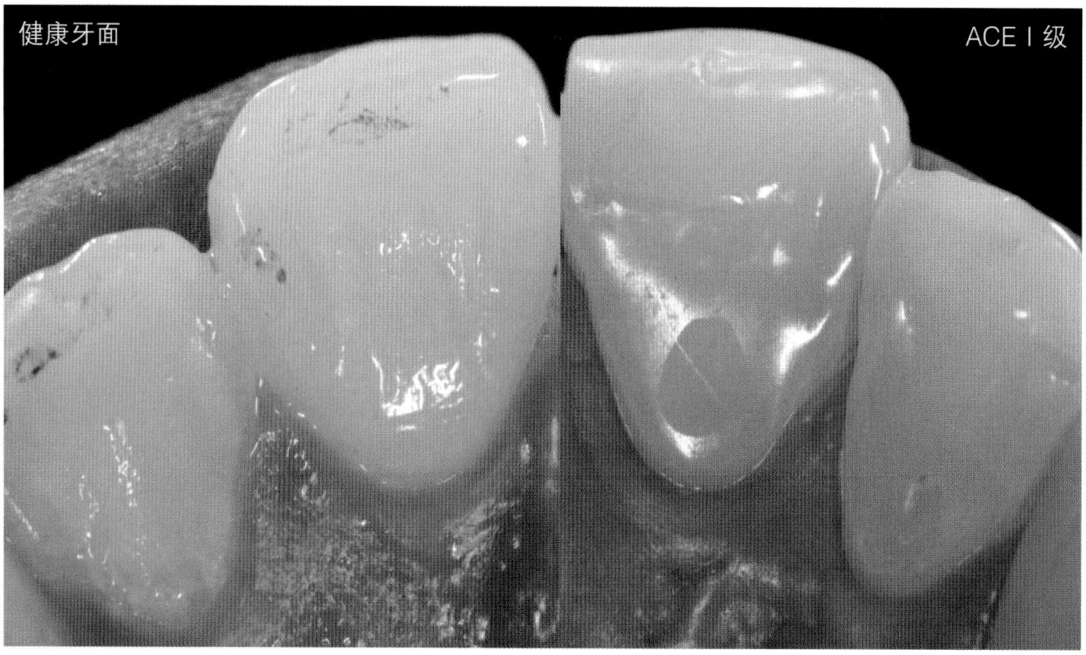

被酸蚀的表面看起来平坦，有光泽，呈黄色。腭侧牙釉质仍然存在，无牙本质暴露。

突），变得平坦或消失。

牙齿酸蚀症处于此阶段的患者不需要任何修复治疗，因为牙本质没有暴露，但需要为他们制订预防计划并定期检查，以控制酸蚀的进展。随着时间的推移，对ACE Ⅰ级患者进行严格监测至关重要，尤其是当酸蚀症的病因具有侵袭性时（例如厌食症或贪食症），因为这会在短时间内加速酸蚀㉒。

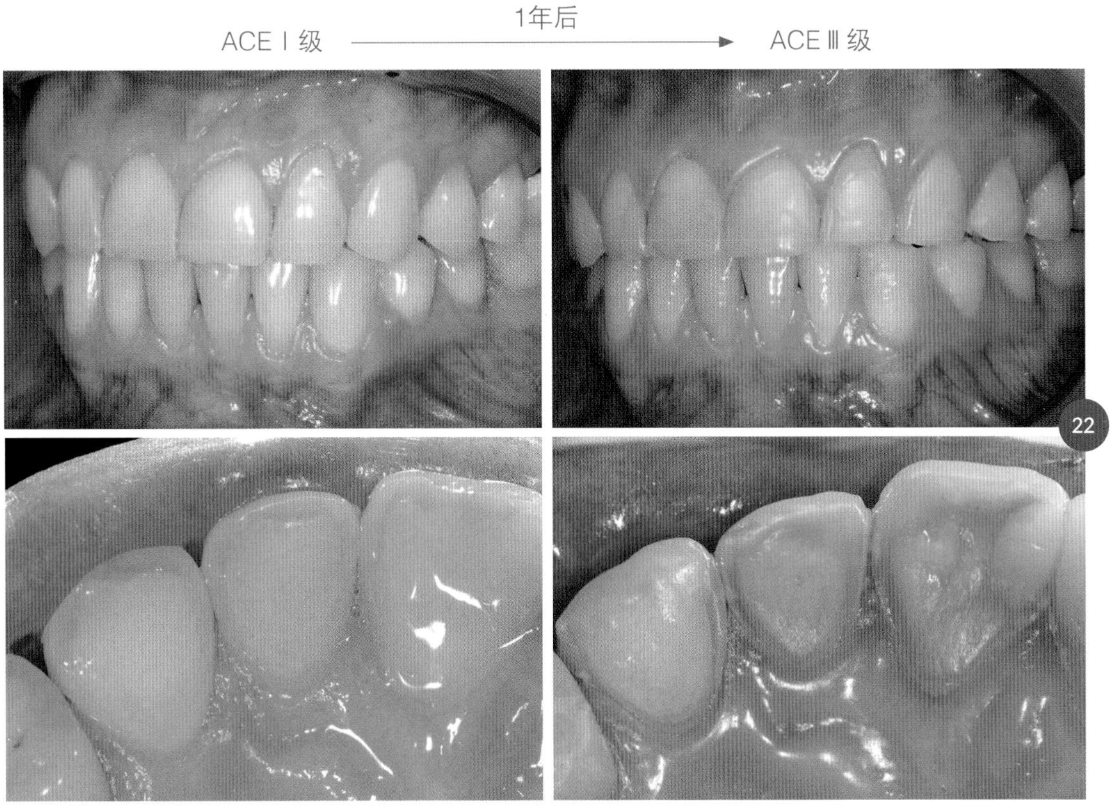

未经治疗的ACE Ⅰ级患者受饮食障碍的影响，在1年内酸蚀进展为ACE Ⅲ级。

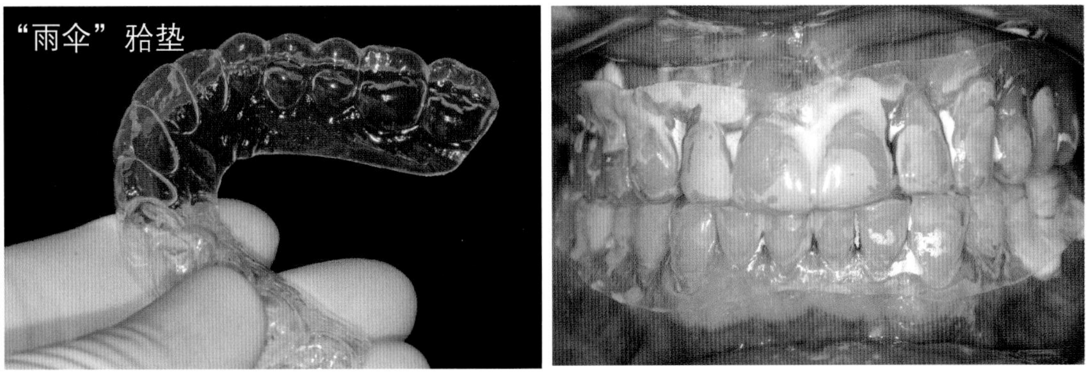

热成型殆垫可延伸至颈部边缘，以在呕吐时保护牙齿，同时可以放入再矿化牙膏（例如护牙素，GC）到位，这是ACE Ⅰ级患者的唯一治疗方法。

ACE Ⅱ级

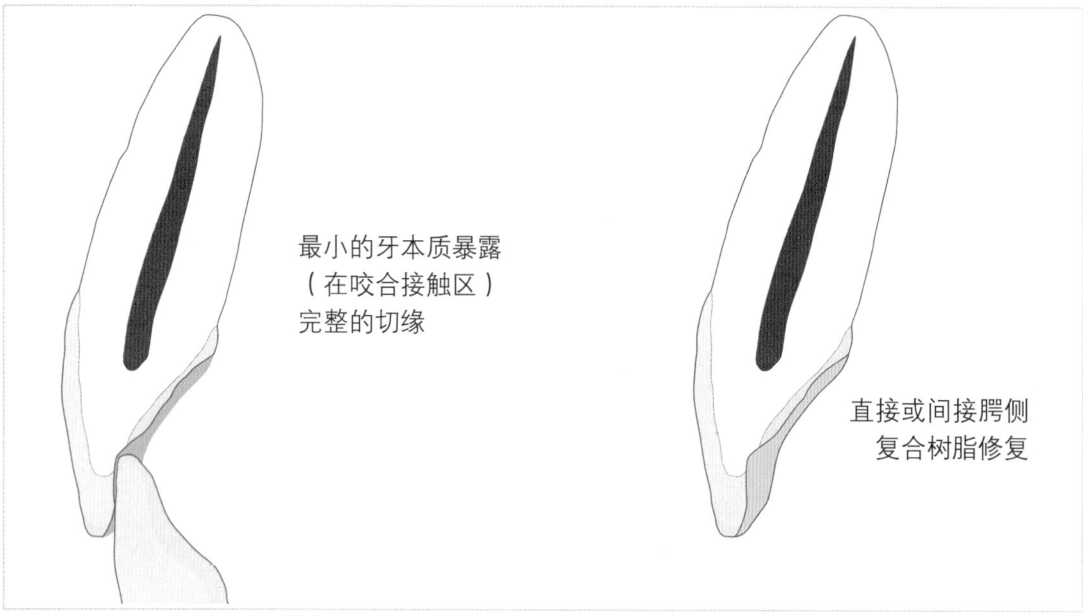

表现

在咬合接触区有小范围的牙本质暴露，切缘仍然完好。

治疗

在足够的修复空间下（例如升高垂直距离或正畸治疗后）进行直接复合树脂修复或舌贴面。

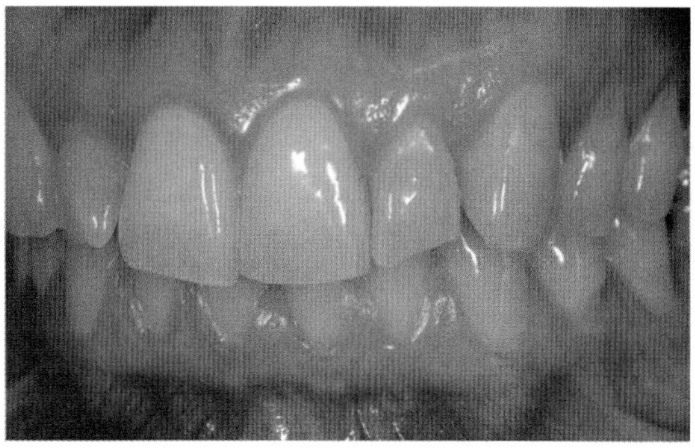

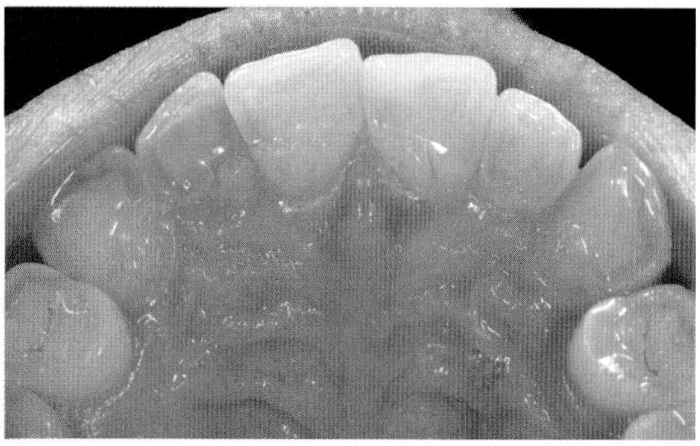

在ACE Ⅱ级患者中，腭侧牙釉质变得非常薄。在与下前牙的接触点（B点）周围可见小面积的牙本质暴露。

在酸蚀症的最初阶段，下前牙并没有显示出酸蚀的迹象，它们完整而锋利的切缘就像凿子一样，进一步破坏上颌腭侧已受损的牙釉质。这种现象被称为“牙本质磨损”，加速了牙本质在静态（B点）和动态功能（AB段）状况下的磨耗缺损。

ACE Ⅱ级患者在覆𬌗较浅的情况下，切缘损伤的风险较高，早期控制更为重要。然而，为了避免牙体预备，这类患者需要通过其他方法来获得修复空间。可以考虑两种不同的治疗方法：

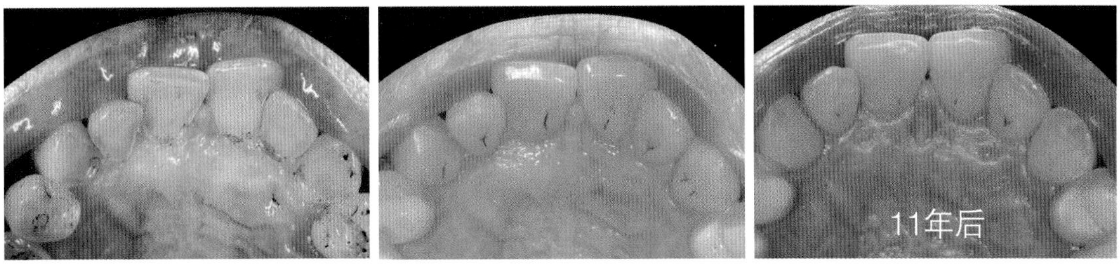

ACE Ⅱ级患者用6个舌贴面修复。

1. 正畸治疗

可以在治疗中仅打开前牙的咬合间隙而不改变后牙咬合。

2. 升高垂直距离

通过在后牙上制作无预备的、微创的修复体来升高垂直距离。

这两种方法的费用都很高，而且正畸治疗也很耗时，因此很少被患者接受。此外，许多临床医生不建议这种早期拦截，认为这是一种过度治疗。他们也不倾向于使用薄型修复体，认为这种修复体的寿命较短。大多数患者对临床医生最初诊断出的牙齿酸蚀损伤毫不在意，并任其发展。有些医生推荐采用“等待和观察”的方法，让酸蚀进展，导致进一步的牙齿损伤，直到可以建议患者接受全口咬合重建。但是，目前还没有长期的随机临床试验来评估这两种方法中的哪一种（早期微创修复或“观望”）更具有优势。然而，最后的决定权应该留给患者，并让患者对治疗方案充分知情。ACE分级有助于对牙齿损伤的阶段进行更充分的说明与沟通。

例如，在ACE Ⅱ级患者中，覆殆覆盖减少，切缘折断的风险很高。患者在充分知情后将决定是在切缘受损之前开始治疗（ACE Ⅱ级）还是推迟治疗（ACE Ⅲ级及以上）23。

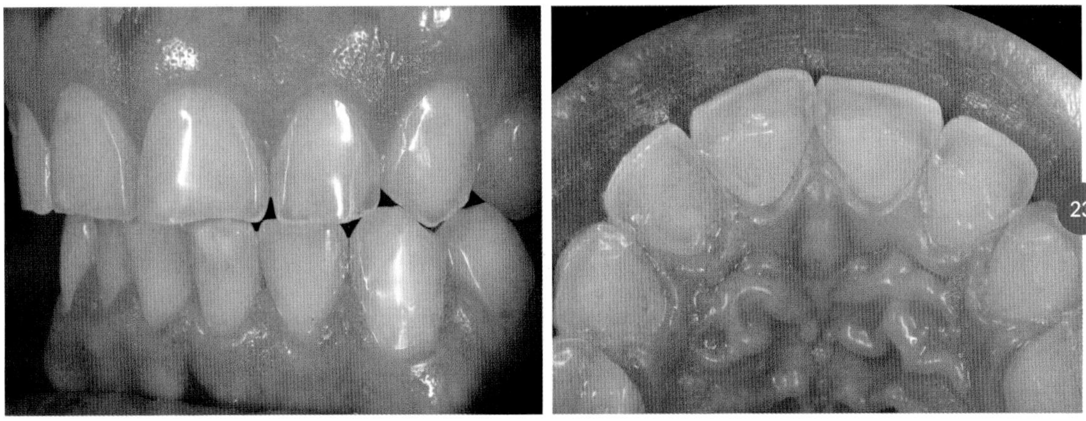

ACE Ⅱ级患者未经治疗，其切缘折断变为ACE Ⅲ级。咬合浅和进展期的酸蚀表明其切缘折断的风险很高。

ACE Ⅲ级

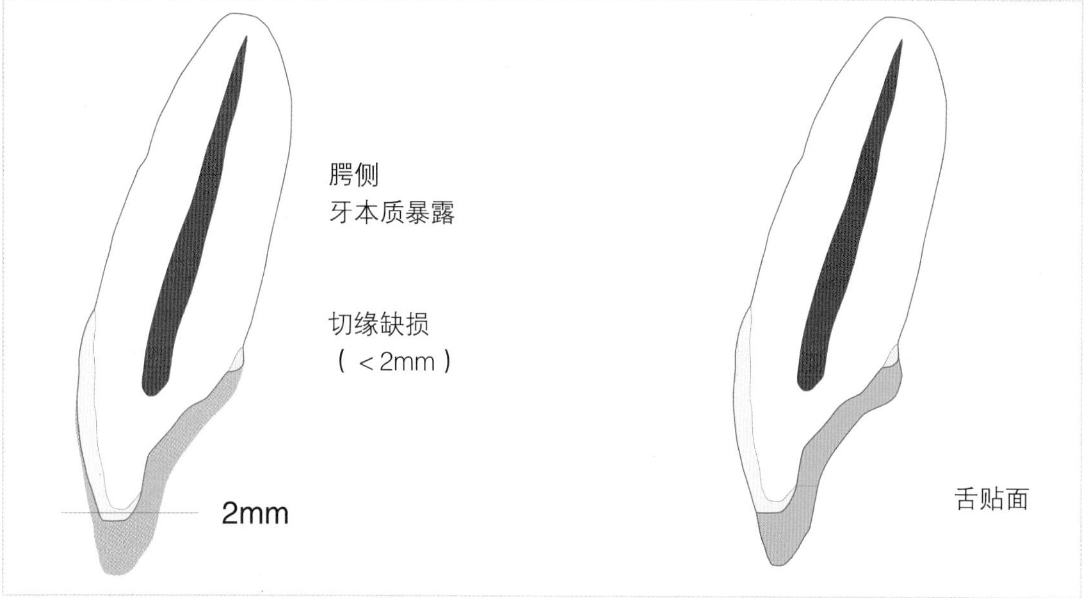

表现

腭侧牙本质中度暴露，切缘缺损＜2mm。

治疗

舌贴面。

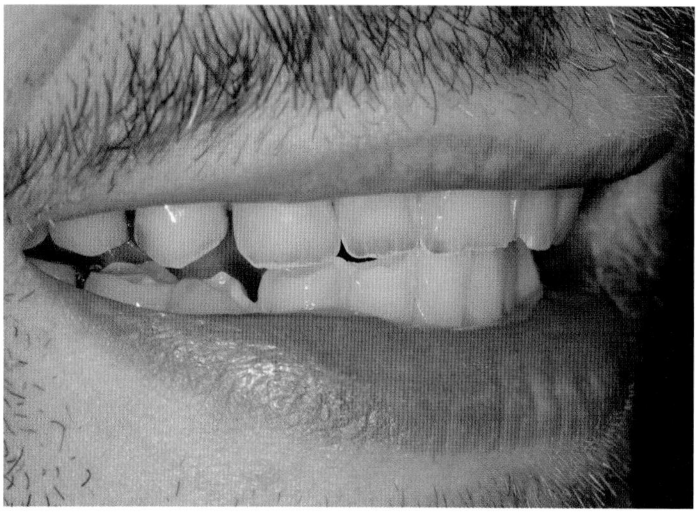

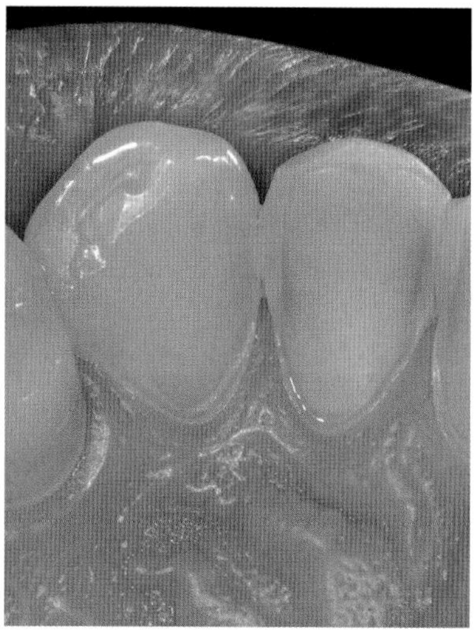

在ACE Ⅲ级患者中，牙齿酸蚀已经影响到腭侧，以至于切缘变得非常薄，并在行使功能期间开始断裂。但其切缘的缺损仅限于2mm以内。

当切缘变薄、变半透明、变短或变不规则时，患者可能会开始发现问题；他们关注的主要是美学，而忽略了更广泛的腭侧缺损。如果临床医生也没有注意到腭侧缺损，而只注意到切缘磨耗，那么他们可能会考虑使用复合树脂、贴面甚至全冠修复上颌6颗前牙。这种局部治疗方案是最简单、经济的，很容易被患者接受。然而，这种方案忽略了牙齿的腭侧，牙齿仍然容易受到局部磨耗和酸蚀㉔。

此外，在不考虑“汽车”（下颌）动态功能的情况下，前牙修复体会使“前牙车库门”（见第53页）更厚、更长。这将增加前牙早接触和殆干扰的风险，并对修复体的寿命产生负面影响。

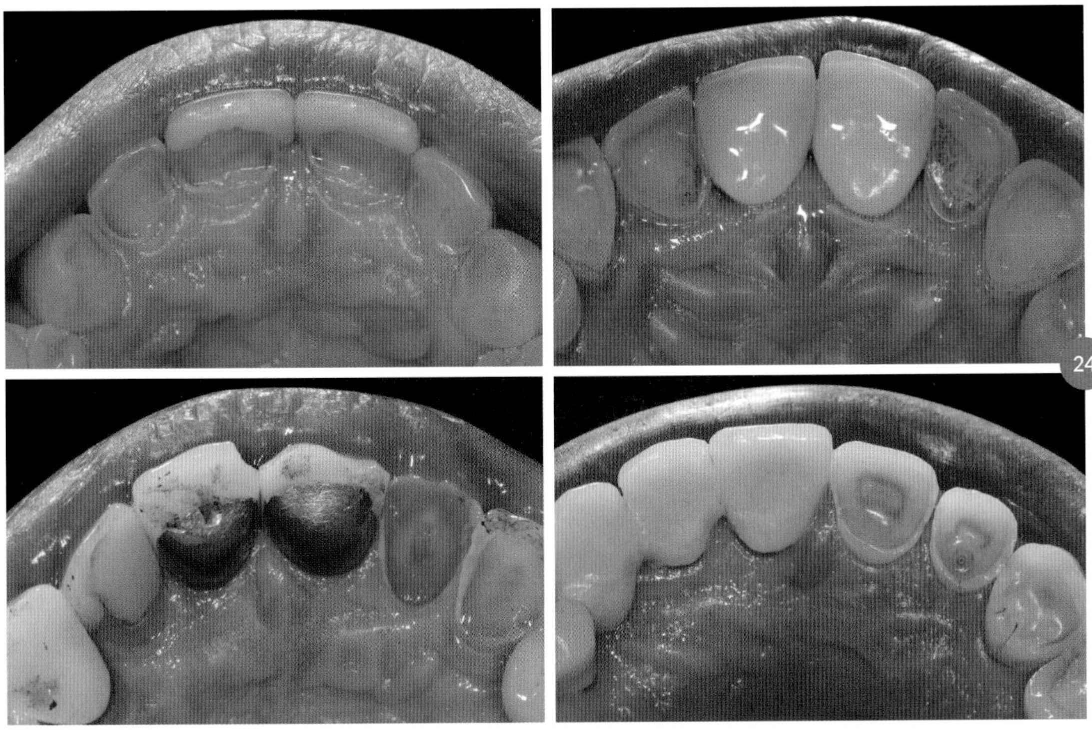

24

未对腭侧缺损进行全局检查，仅修复切缘的病例。

与ACE Ⅱ级一样，在解决前牙损伤之前，只有两种正确的治疗选择：正畸治疗或升高垂直距离。考虑到许多成年患者经常拒绝正畸治疗，笔者更建议选择升高垂直距离。

此外，ACE Ⅲ级患者的后牙经常表现出更多的磨耗迹象，因此可以使用后牙修复体来升高垂直距离㉕。间接或直接修复（使用透明硅橡胶阴模）之间的选择取决于后牙可用的修复空间和患者的预算。对于上前牙，复合树脂舌贴面是最合适的修复体。为了改善舌贴面与完整牙体表面之间的结合，三步法建议将修复体覆盖至唇面，隐藏潜在的边缘。切削加工的CAD/CAM复合材料是最佳的选择。由于其低孔隙率、更好的颜色匹配和无预备的唇侧包绕（见第333页），这类微创粘接修复体加强了牙齿的切缘，具有优异的临床效果。

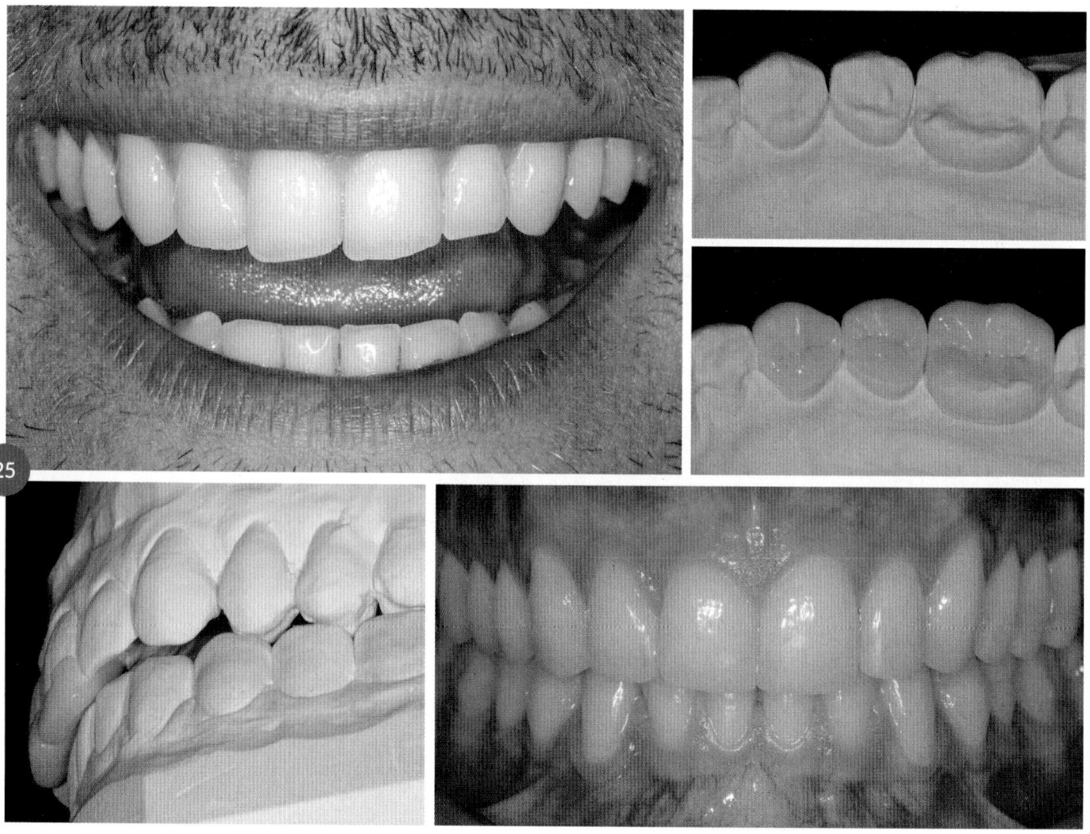

25

通过后牙的CAD/CAM复合树脂嵌体，ACE Ⅲ级患者咬合垂直距离增加，前牙切缘和腭侧获得修复空间。治疗过程既不需要牙体预备也不需要麻醉。然后对前牙进行6个CAD/CAM复合树脂舌贴面修复。

即使没有CAD/CAM材料，而是使用传统的复合树脂材料，用舌贴面治疗ACE Ⅲ级患者也可获得意外的良好效果。即使使用强度较低的修复材料制作修复体也能收获较长的使用寿命，这也可能与上前牙的特点有关。我们通常认为无基釉是无用的。然而，对于前牙和施加在其上的力来说，延伸的面积比厚度更重要。在这种情况下，不应该去除无基釉，使临床牙冠变短。相反，应使用直接复合树脂材料对其进行保存和加厚，从而为舌贴面提供必要的支撑。出于同样的原因，应保留边缘嵴及其相邻的邻接触点。

这种保守的方法是基于**“网球拍理论”**[25]。根据这一理论，将前部磨损的牙齿与网球拍的框架进行比较。由于牙齿结构的缺失，它们看起来很薄弱；然而，当通过粘接性微创修复体的正确修复，在无前牙殆干扰时，这些牙齿可以表现出良好的机械性能。与360°均有牙釉质缺损的牙齿（例如准备全冠修复的牙齿）相比，即使是唇侧牙釉质缺失的牙齿，其所有侧面（切端、牙颈部、近中和远中）的完整牙釉质边缘的存在也会增加牙齿抗力。根据“网球拍理论”，前牙的近中和远中牙釉质嵴可能在保持牙齿对应力的抵抗方面起着至关重要的作用，应予以保护。

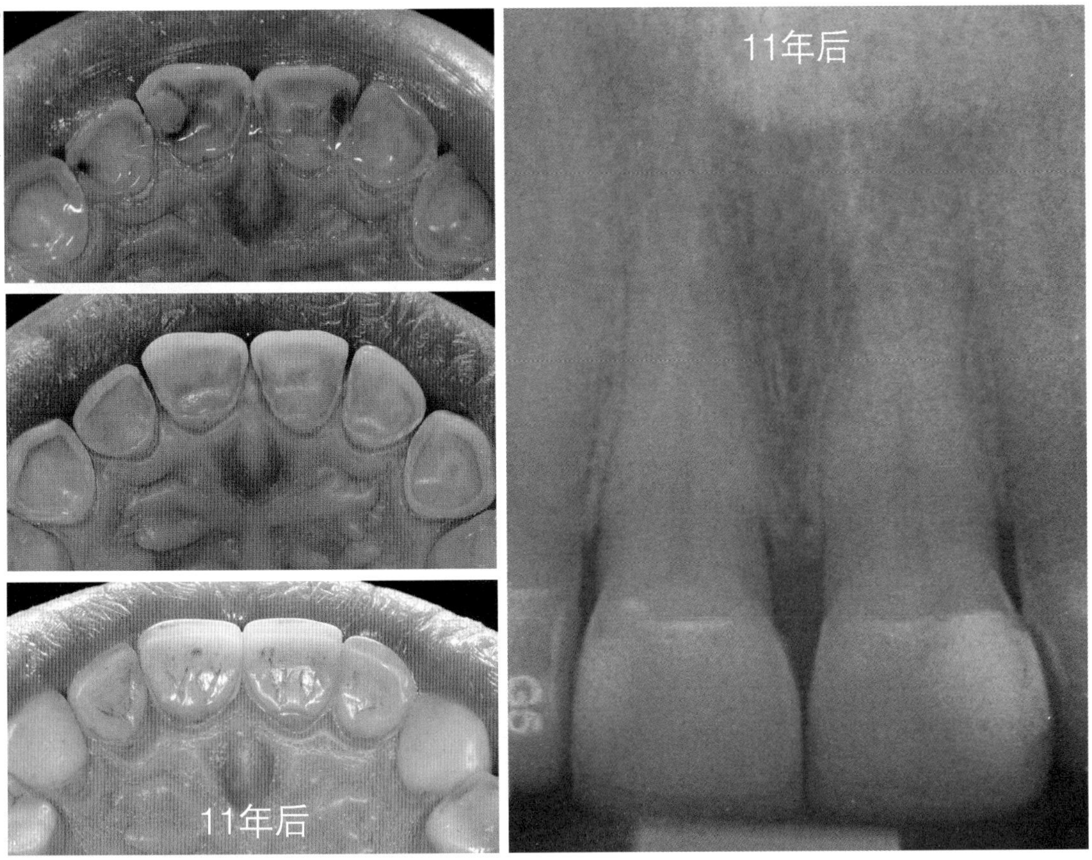

复合树脂舌贴面（11年后），原始无基釉完全保存。
这些修复体的寿命证实了“网球拍理论”，只要修复后的前牙没有䝟干扰，这个理论就有效。

网球拍理论

磨损的上前牙可以比作网球拍，其中剩余的牙釉质代表球拍框架。即使在腭侧严重受损的情况下，只要尽可能完整地保存框架，也能够抵抗应力。根据这一理论，无基釉应始终得到保护和加固，因为决定修复体长期存活的更多是其延展面积而非厚度[25]。

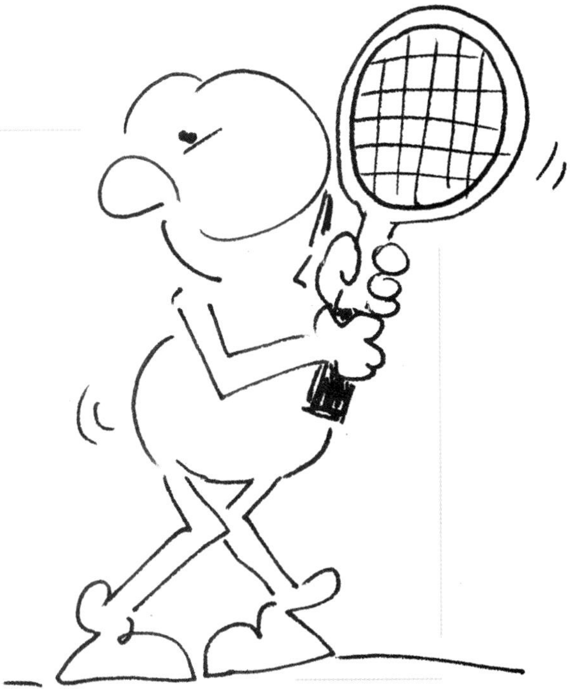

ACE Ⅳ级

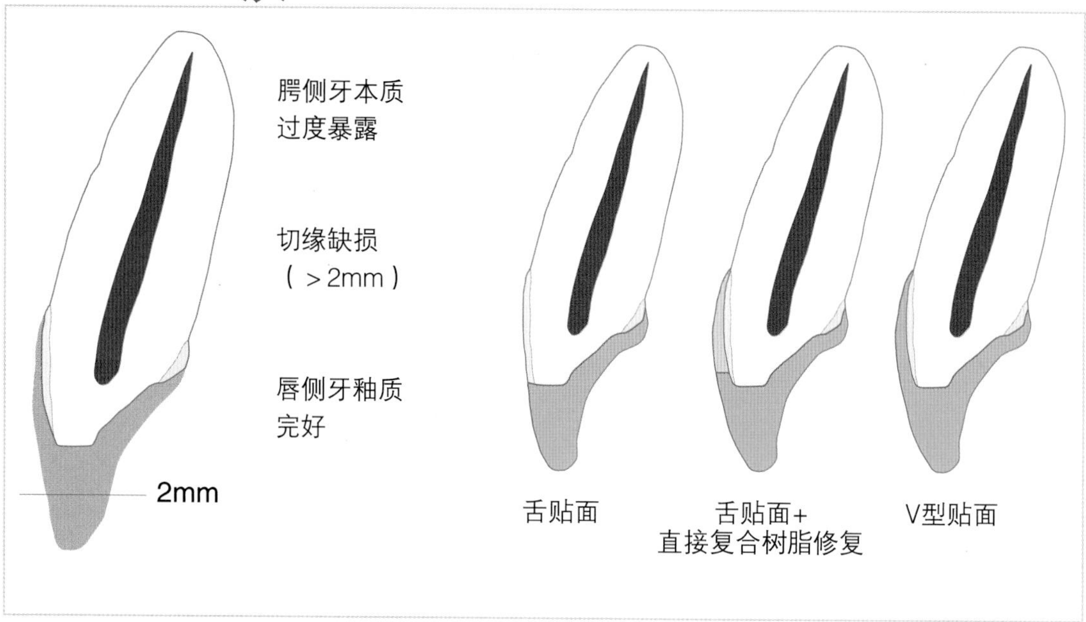

表现

腭侧牙本质暴露范围增大，临床冠高度损失>2mm。唇侧牙釉质完好。

治疗

舌贴面、舌贴面联合唇侧直接复合树脂修复或V型贴面。

如果需要，可以再使用唇侧贴面来改善美学效果（双重贴面）。

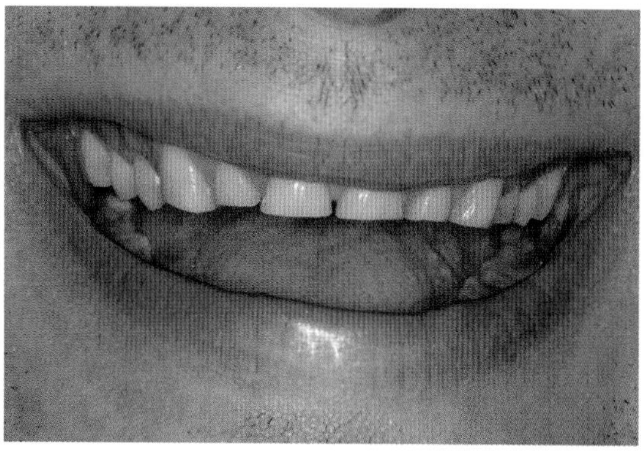

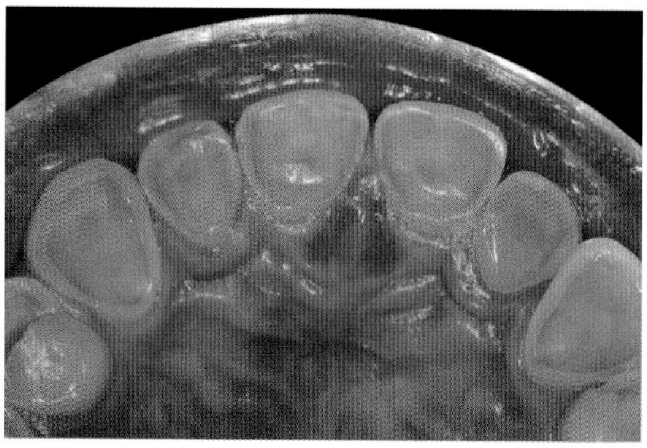

许多ACE Ⅳ级患者因为发现上前牙变短才意识到自己的病情；然而，他们往往忽略了酸蚀性损伤也影响后牙。为了获得前牙和后牙修复所需的咬合空间，对于这些患者来说，必须升高垂直距离。当医生指出后牙也存在磨耗后，患者更能接受升高垂直距离。

ACE Ⅳ级患者的剩余临床冠高度损伤>2mm，但唇侧牙釉质仍然完整。需要舌贴面来解决腭侧损伤并加厚上前牙。但由于修复体边缘位于唇面，颜色匹配更为关键。

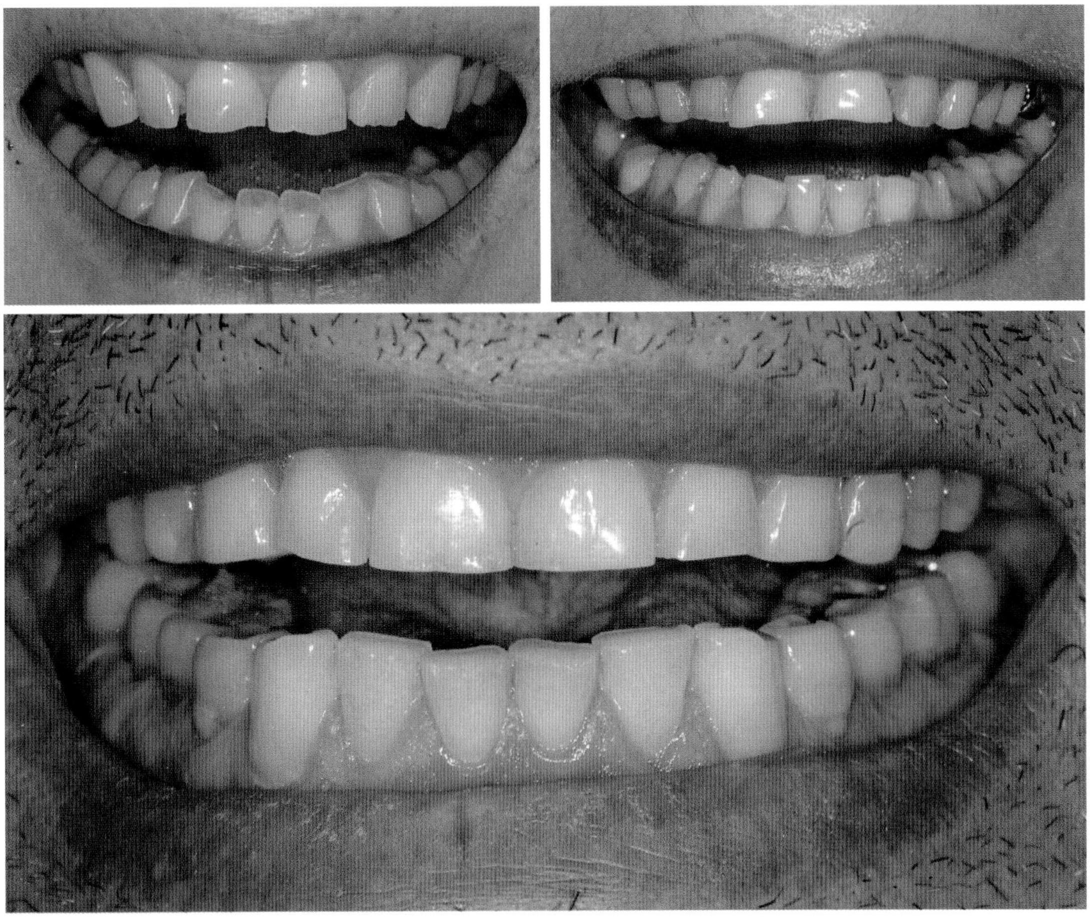

ACE Ⅳ级与更明显的后牙损伤相关。

过去对于这些患者，通常建议用双重贴面来解决以下4个问题：

（1）舌贴面与牙齿唇侧之间过渡不自然。

（2）使用标准复合树脂材料难以匹配颜色。

（3）树脂舌贴面本身太薄弱，无法修复较长的临床牙冠。

（4）由于复合树脂材料存在孔隙，会随时间变化而变色。

由于采用了CAD/CAM单层复合树脂，这些问题得以解决。事实上，颜色的融合性变得更好，尤其是如果舌贴面有唇侧包绕时，其孔隙率和染色减少，机械性能提高。除了所有这些改进外，用一种复合树脂前牙粘接性微创修复体治疗ACE Ⅳ～Ⅵ级患者，能降低治疗成本并避免在咬合功能异常患者中使用全瓷材料。在三步法稳定了患者的咬合后，仍然可以提出前牙升级选项，使用全瓷贴面来增强舌贴面修复后的美学效果。由于舌贴面和V型贴面的临床效果较好，接受双重贴面治疗的患者较少。在考虑唇侧贴面修复的情况下，提倡使用最少的牙体预备。过度的牙体预备可能会去除唇侧牙釉质，并使患者酸蚀症分级转移到下一级（ACE Ⅴ级）。笔者鼓励采用微创方法来保护唇侧牙釉质，必要时可以增加唇侧突度或使用超薄瓷贴面。

ACE V级

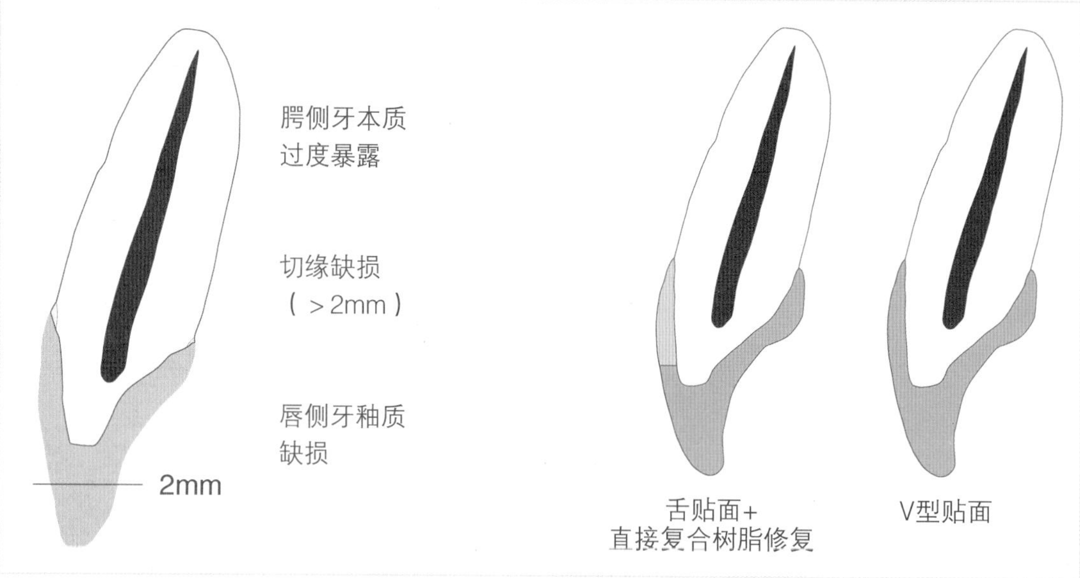

表现

腭侧牙釉质与牙本质的严重、广泛损失，临床牙冠长度缺损＞2mm，唇侧牙釉质缺损。

治疗

直接复合树脂的V型贴面或舌贴面。可采用双重贴面进行升级。

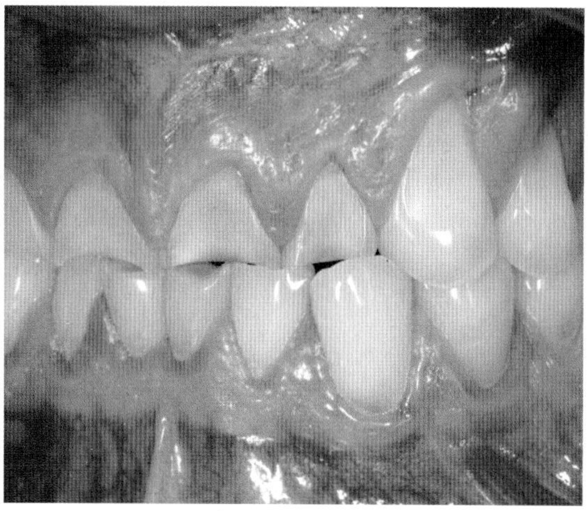

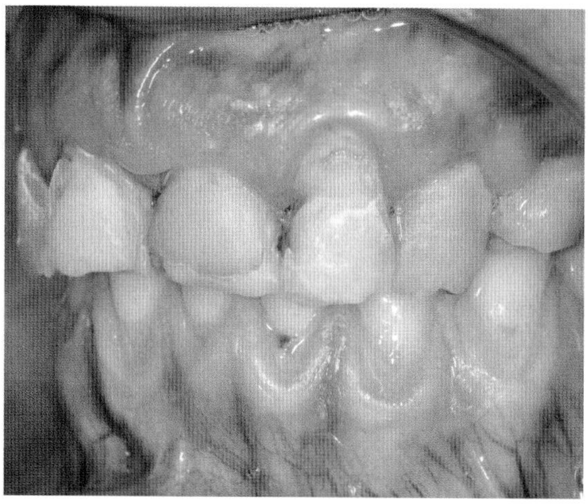

ACE V级患者出现严重的牙齿组织损失，但前牙仍然有牙髓活力。这类疾病的特点是唇侧牙釉质由于酸蚀而大量丧失。

临床牙冠长度的减少和牙釉质的大量损失（或缺失）可能会影响修复体的粘接寿命。必须特别注意，在治疗计划阶段应仔细分析患者的咬合模式，并精确、谨慎地进行粘接。在ACE V级患者中，主要目标是不仅要保存剩余的牙体组织，还要保持牙髓活力。对于这一级患者，建议使用双重贴面来修复受损的唇侧。复合树脂舌贴面可以在不损坏全瓷唇侧贴面的情况下进行开髓。然而，截至2020年，采用三步法修复的患者中没有出现需要根管治疗的病例。如今，这一群体更常用的修复方法是V型贴面——一种“V”形CAD/CAM复合树脂舌贴面，其唇边缘延伸至牙颈部。ACE Ⅴ级受损的唇侧表面是V型贴面修复的理想选择，不会像ACE Ⅳ级那样有增厚牙齿的风险。

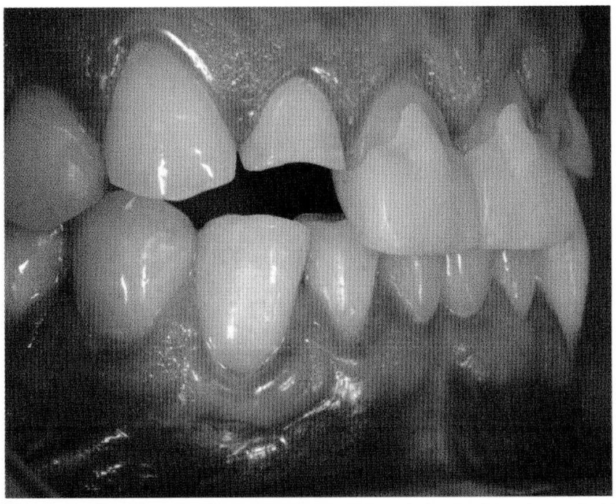

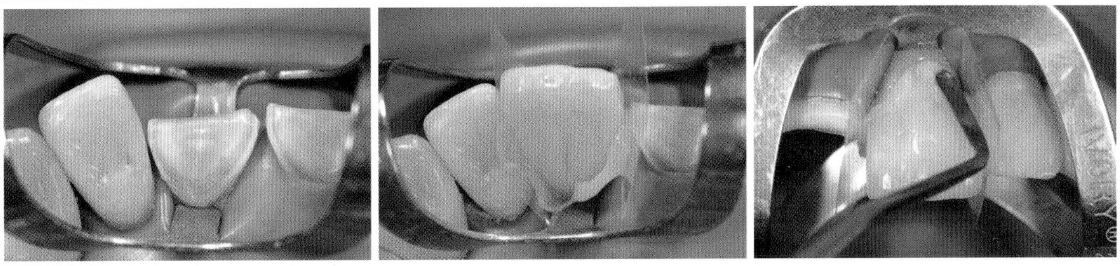

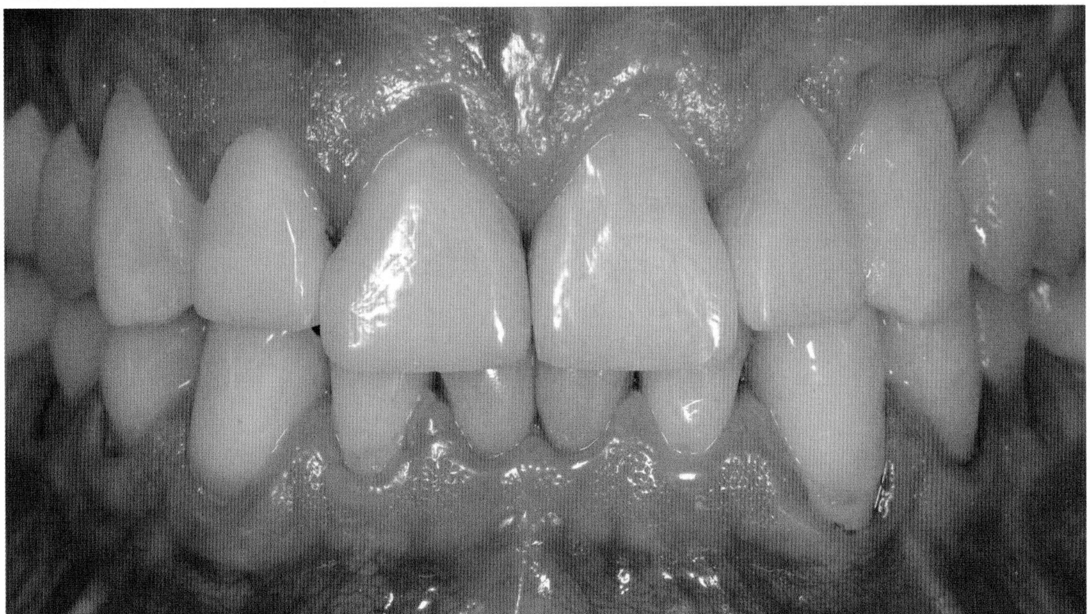

ACE Ⅴ级患者。2007年，CAD/CAM复合材料尚未出现，也没有考虑到舌贴面的唇侧包绕。因此，该患者没有采用V型贴面，而是选择舌贴面和唇侧直接复合树脂修复来完成三步法。在此基础上，采用全瓷唇侧贴面进行了前牙升级。

ACE Ⅵ级

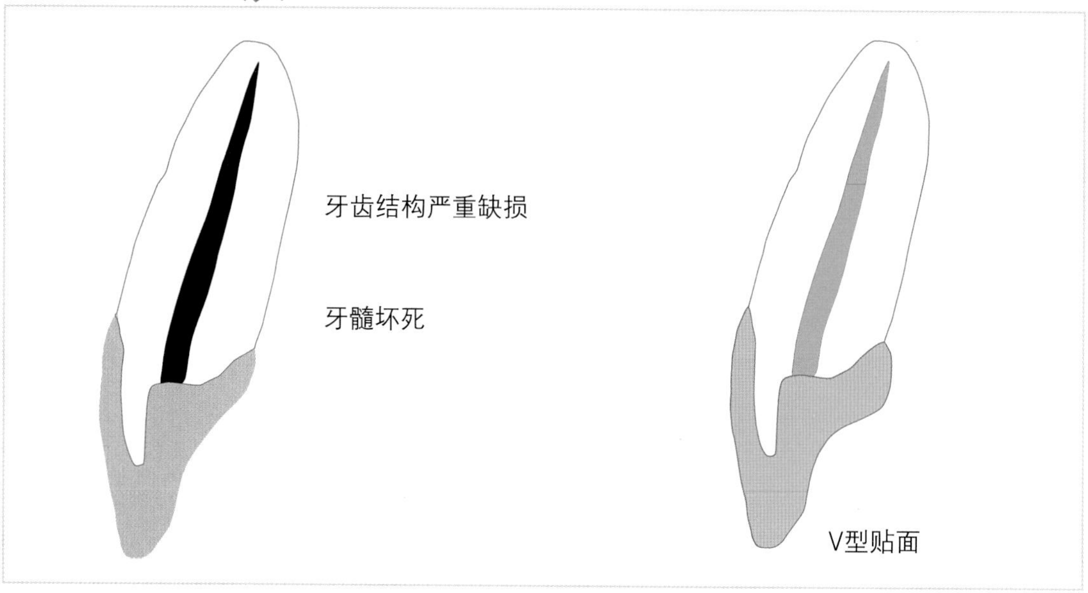

表现

牙髓坏死，牙齿结构严重缺损。

治疗

V型贴面。

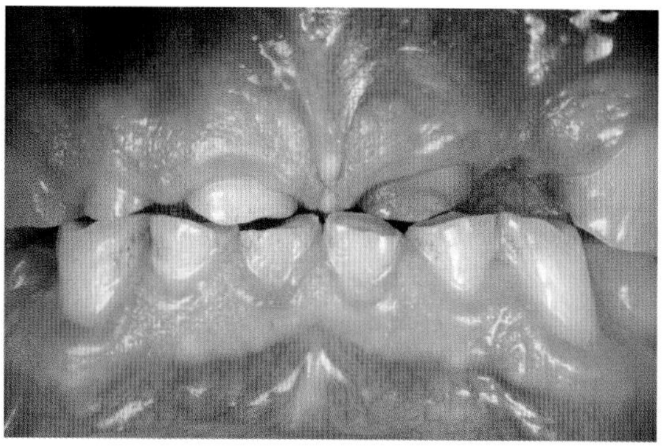

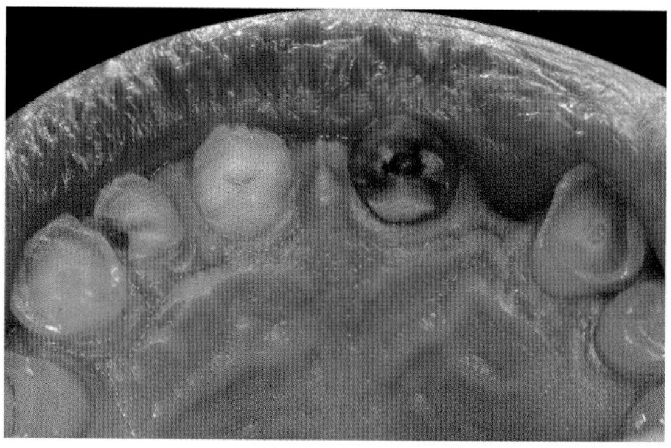

ACE Ⅵ级患者的牙列严重受损，在6颗上前牙中，至少有一颗牙髓活力丧失。缓慢而温和的酸刺激可能会给牙髓足够的时间钙化及收缩，即使在牙齿结构广泛丧失的情况下也能防止牙髓坏死。但如果发生剧烈的酸刺激，即使牙齿受损程度较轻的患者，牙髓活力也可能丧失。即使这类患者剩余的牙齿结构类似于较低级别的患者，但仍被视为ACE Ⅵ级 26。

ACE Ⅵ级牙齿曾被认为过于脆弱，无法仅采用粘接修复。然而，当咬合垂直距离（VDO）增加后，患者咬合功能趋于稳定，这些牙齿可以进行前牙粘接性微创修复（见第310页）。保护修复的牙齿免受殆干扰是成功的关键。此外，前牙粘接性微创修复体可以最大限度地保护牙体组织和牙髓活力，这一点非常重要，因为ACE Ⅵ级患者的6颗上前牙并非全部都是活髓牙。

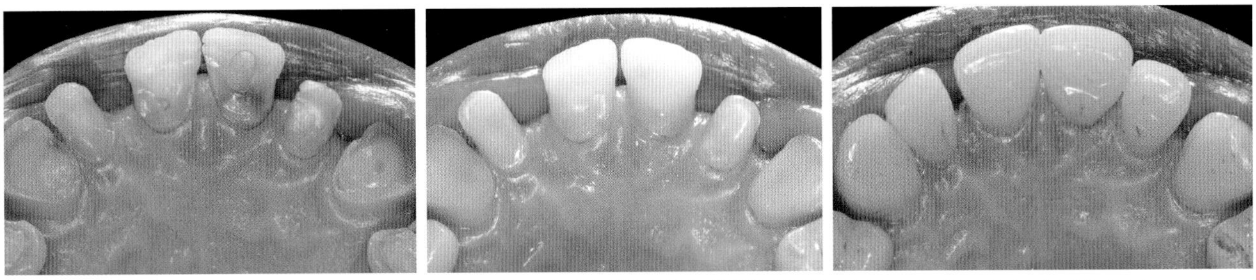

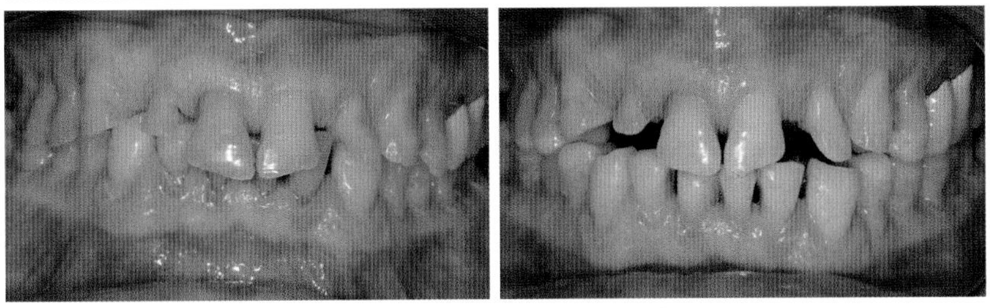

舌贴面+唇侧直接复合树脂修复。

V型贴面是更好的选择，但该患者拒绝为了使用V型贴面修复而进行牙体预备。

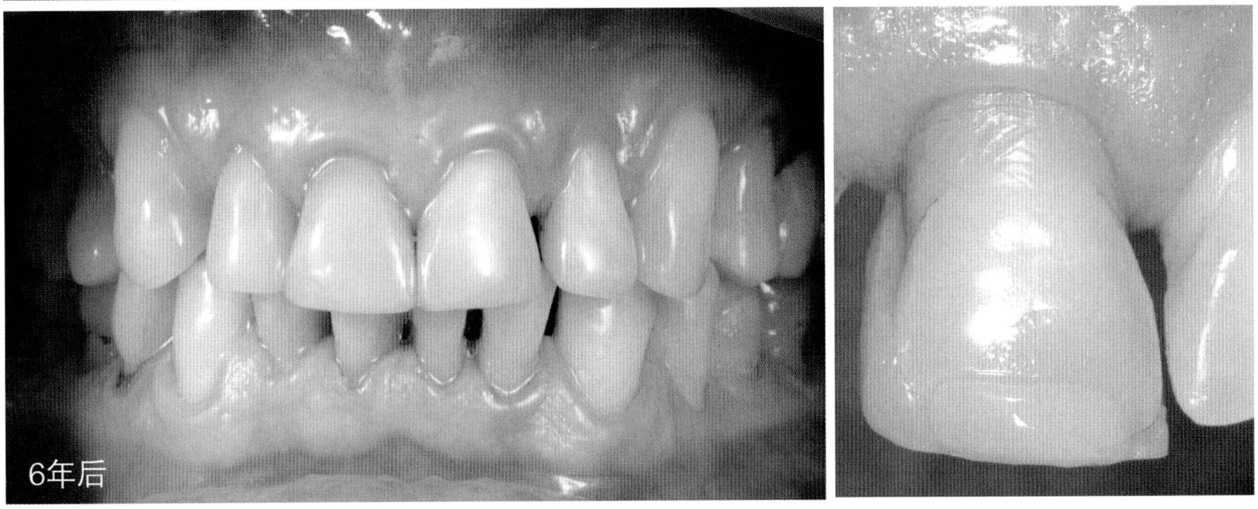

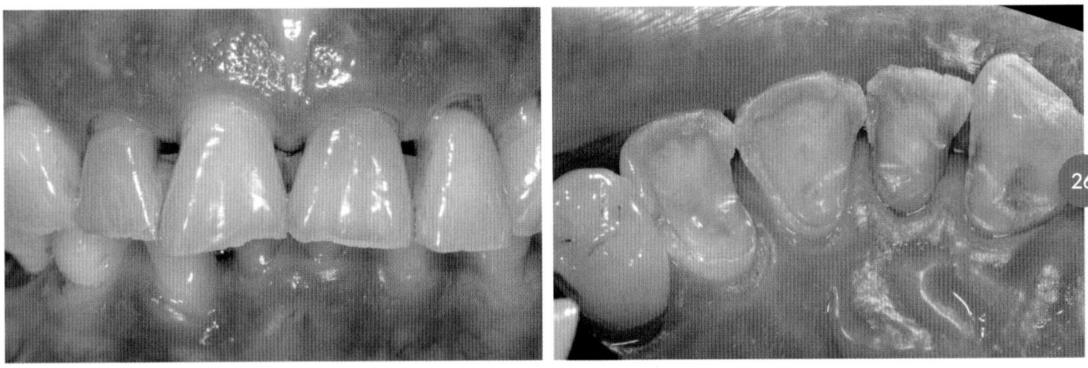

26

ACE Ⅵ级患者。由于咬合较深，为垂直型咀嚼，切缘基本保留。其中一颗牙齿牙髓活力丧失，因此该患者被归类为ACE Ⅵ级。修复治疗方案应考虑这些更接近ACE Ⅲ级的牙齿，舌贴面将是理想的修复选择。

前牙升级

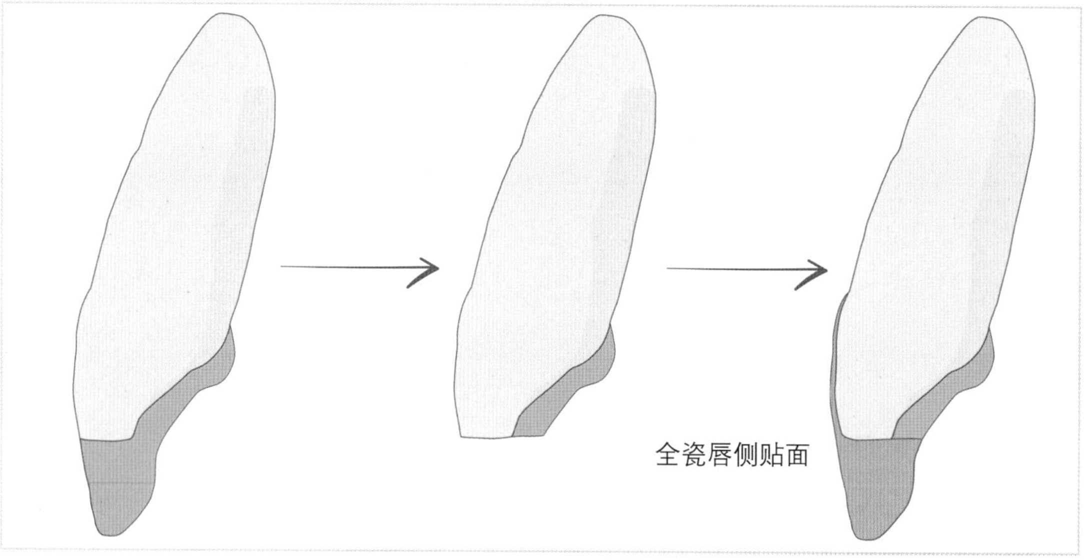

如果患者对前牙粘接性微创修复体的美学效果不满意，可以考虑进行前牙升级，尤其是Ⅳ～Ⅵ级。如第4章所述，前牙升级包括使用额外的贴面（双重贴面）修复上前牙的唇侧。然而，该治疗费用加倍，并且可能使患者在更重要的后牙升级（例如用最终修复体替换临时冠）上停止投入时间和金钱，临床医生应努力仅用前牙粘接性微创修复体来满足美学要求，而无须进行前牙升级（见第420页）。

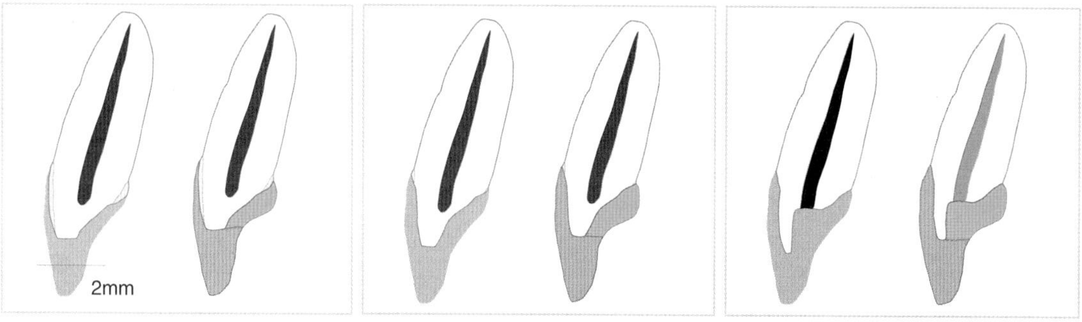

ACE Ⅳ级　　ACE Ⅴ级　　ACE Ⅵ级

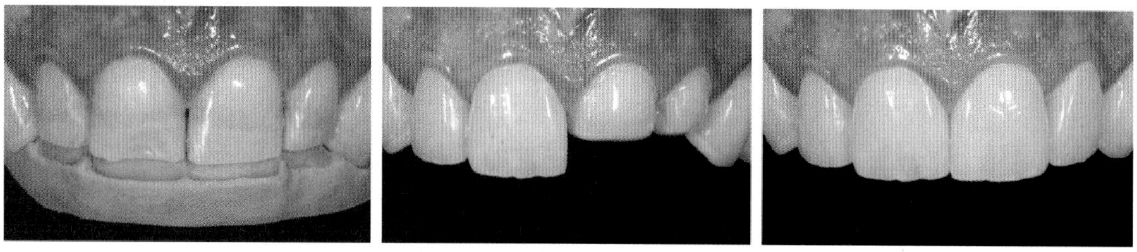

前牙升级：4个全瓷唇侧贴面，2个仅用复合树脂舌贴面修复。

前牙功能干扰（AFC）

ANTERIOR FUNCTIONAL CONFLICTS (AFC)

基于其最终结果，牙科治疗可以被归纳为重建或修复。

重建，意味着解决牙列的结构性损伤，例如修复磨损的前牙切缘。

修复，意味着实现一个更复杂的目标，因为它不仅涉及重建程序，而且还涉及修复体的功能整合，改善患者的功能。

正确的重建和修复是颌面病理学的目标。但是，在过去的几十年里，特别是与医生对其治疗的美学价值的关注相比，颌面病理学在临床医生中变得不那么受欢迎了。一个完美重建的牙列如果没有达到修复的目标，就有很高的失败风险。忽略咬合功能的临床医生，低估了其在任何牙科治疗的长期成功中的决定性作用。

患者身心状况分区

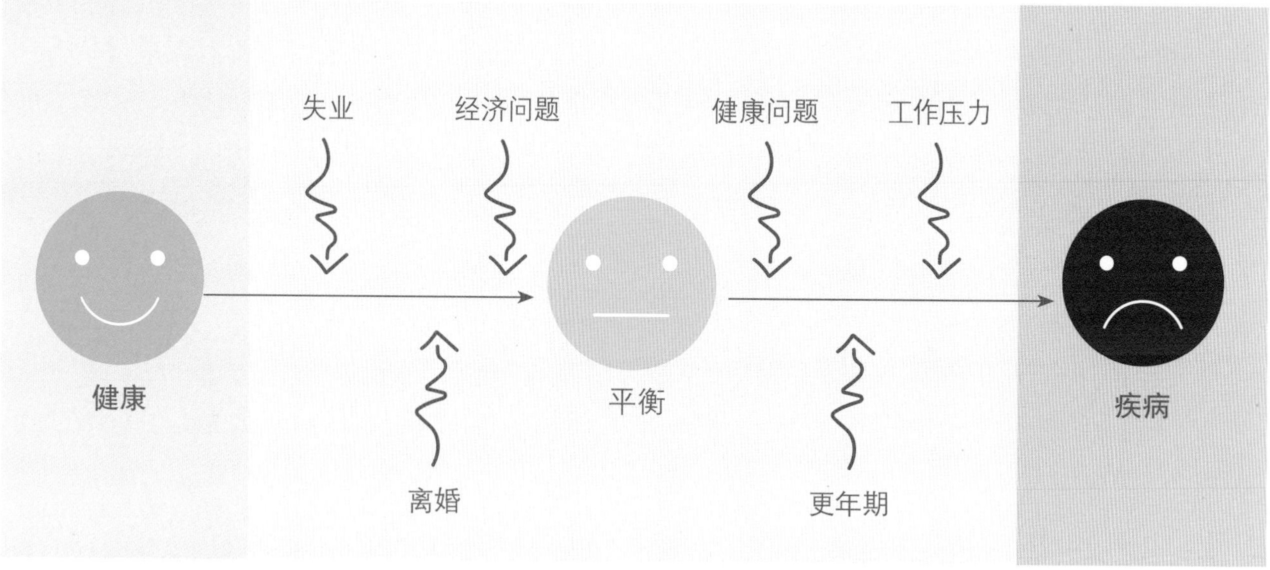

负面事件将患者推向红色区域（疾病）。不正确的牙科治疗可能是其中之一。

为什么临床医生越来越少进行功能分析和相关的治疗？我们需要认识到，在日常临床实践中，许多颌面病理学方法是非常复杂的。

为了让更多的临床医生熟悉颌面病理学，笔者提出了一种不同的观察口腔功能的方法。首先，根据患者的牙齿功能障碍，应区分两大类患者：

（1）黄色区域的患者，他们仍然可以代偿一些功能异常。

（2）红色区域的患者，他们无法应对功能异常。

理想状态下，临床医生能够在开始治疗前确定每位患者所处的位置。如果临近红色区域的患者没有被及时阻止，一个“单牙治疗”也可能是让他们失去平衡的“最后一根稻草”。红色区域的患者更难治疗，并非每位医生都准备好应对这种疑难情况。

三步法的目标是提供一些病理学征兆，这些征兆提醒临床医生患者在向红色区域漂移，同时提供牙科治疗，使患者在功能上稳定在黄色区域。

“车库”和“汽车”的类比完美地简化了一些象形学概念。上颌可以比作“**车库**”，下颌可以比作“**汽车**”。临床医生必须考虑到，在每天的**吞咽**过程中，从休息位到最大牙尖交错位（MIP），“汽车”在“车库”里会停2000次左右。此外，通过食物的进入，下颌骨可能以不同的**咀嚼模式**（例如水平、垂直）、角度和力进入“车库”。

最后，“前牙车库门”（前牙切缘）在**发音**过程中（例如“S”音）会更靠近对颌牙。在所有的生理运动中，任何牙齿或牙重建后都不应发生干扰。如果存在任何功能干扰，即使牙列重建良好，也不能认为患者已康复。未康复的患者迟早会在其**薄弱环节**出现问题。

薄弱环节可分为口内和口外两种。通常，口腔医生更熟悉牙齿层面的问题，如现有修复体的磨损或断裂。当薄弱环节处于牙周支持水平时，口腔医生很少会发现问题，而对于所有口外薄弱环节，则更难被发现。因此，一些患者被归类为牙病患者、受牙周病影响的患者或精神疾病患者，而事实上，他们这些表现是牙齿、牙周支持和口外结构受到干扰的结果。

薄弱环节

口内

牙齿磨耗过度
修复体折断
根折

→ 磨牙症?

牙齿松动
牙周附着丧失

口外

肌肉紧张
颞下颌关节紊乱
颈椎错位

→ 精神疾病患者?

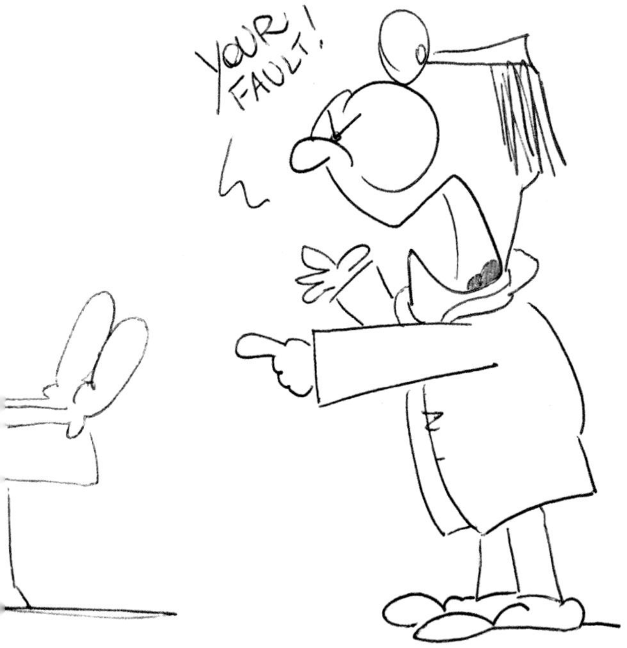

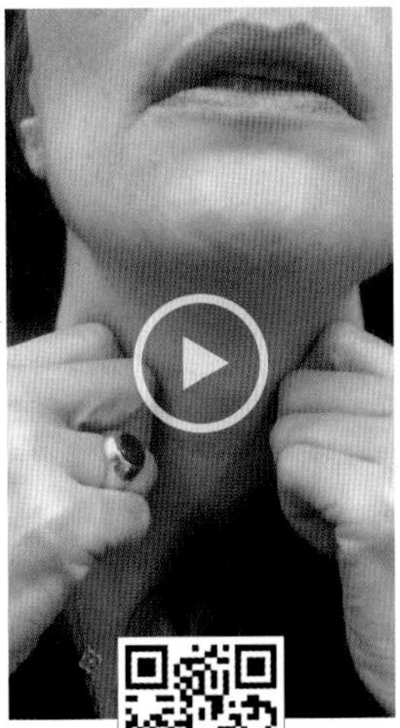

精神疾病患者?
（扫码观看视频V1）

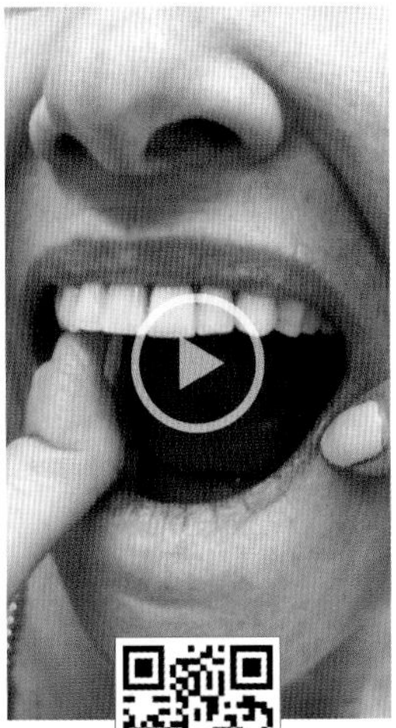

高度警惕的患者?
（扫码观看视频V2）

牙齿薄弱环节

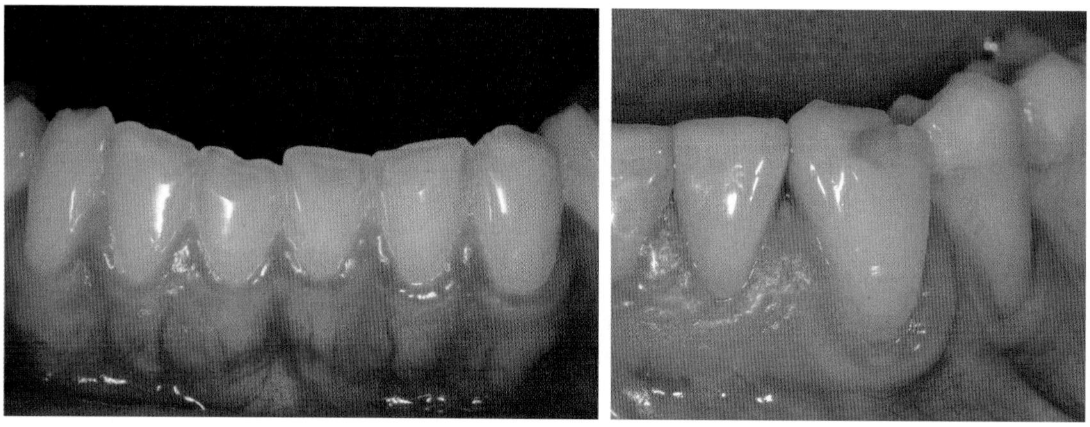

口内薄弱环节，如前牙殆干扰，可能涉及牙齿及其修复体。

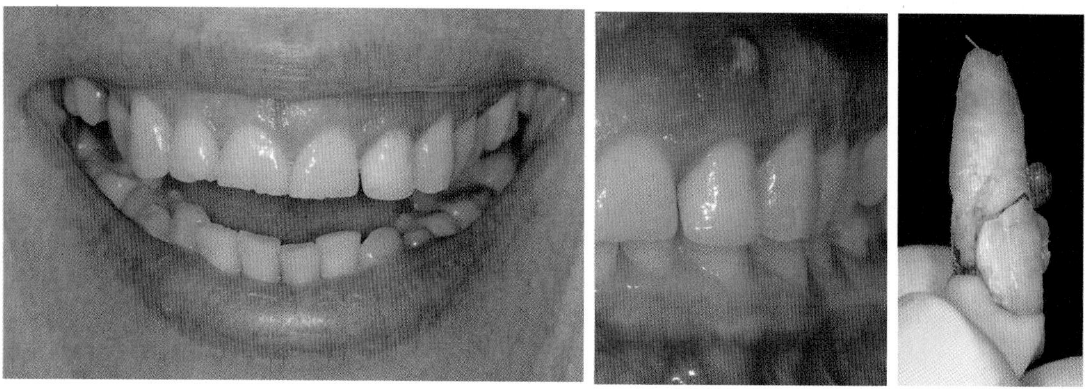

用全瓷冠修复左侧切牙，但没考虑到此处原有的殆干扰，修复时也未去除干扰。薄弱环节变成了牙根，由于牙根断裂，必须拔除牙齿。

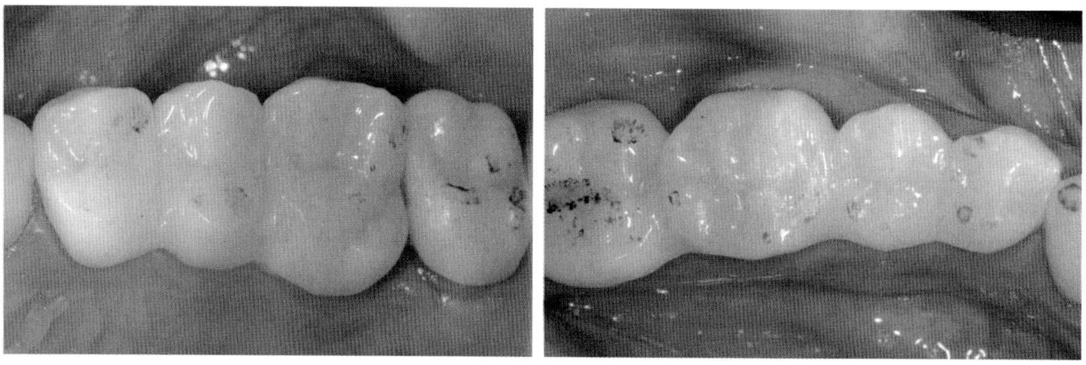

一体式氧化锆全口重建。所有的冠都做成联冠，采用夹板式固定，来抵抗后牙的殆干扰。由于修复后的牙列强度增加，薄弱环节被转移到口外，患者的健康可能在牙科治疗后受损（患者被推入红色区域）。

牙周薄弱环节

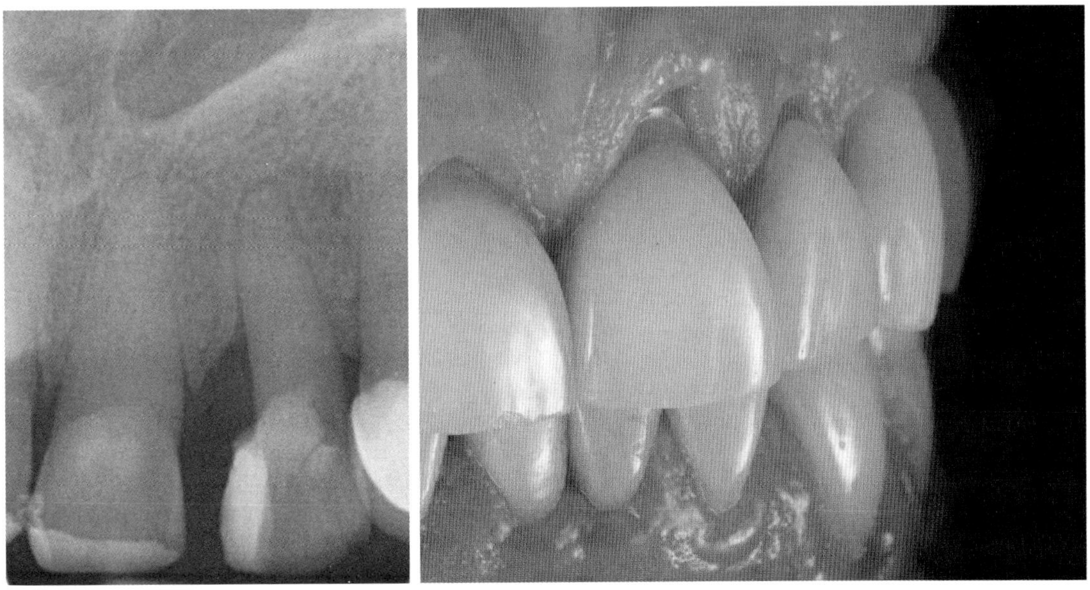

咬合创伤会影响牙齿的牙周状况。前牙区附着丧失可能是上前牙咬合过紧和殆干扰的标志。

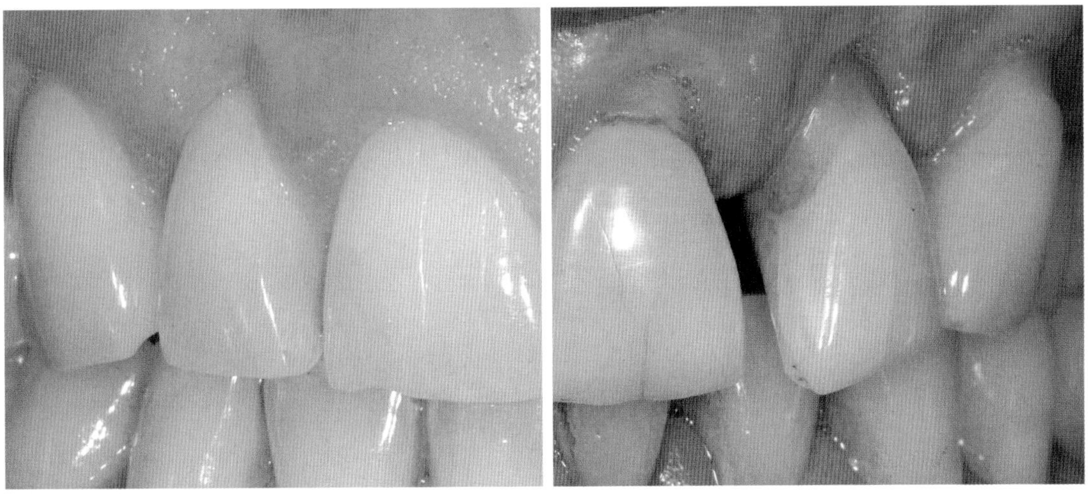

对于任何可疑的附着丧失，特别是在上颌侧切牙水平，应使用口香糖测试检查殆干扰（见第102页）。

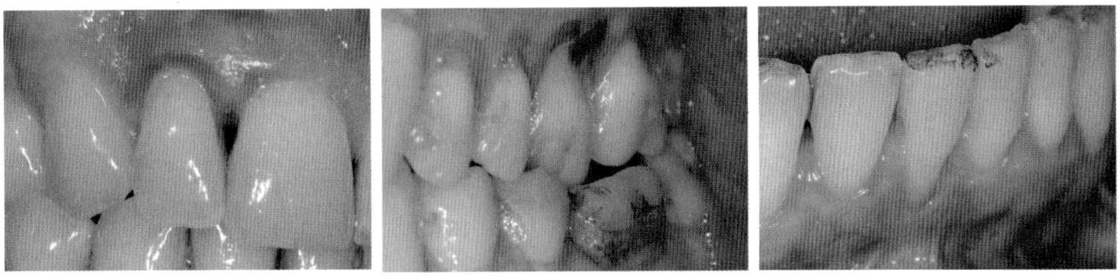

“牙龈水肿、发红”是由咬合创伤造成的薄弱环节。可能表现为牙龈炎症或牙龈退缩，在前牙区或后牙区均可发生。

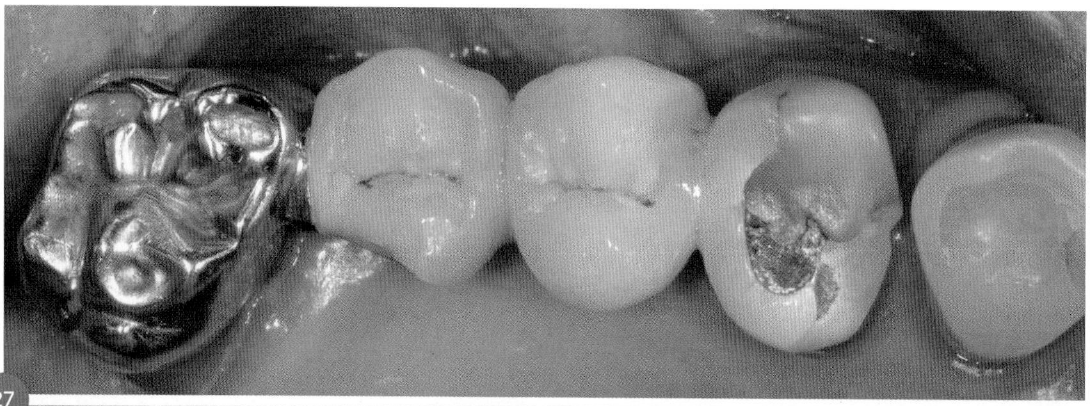

27

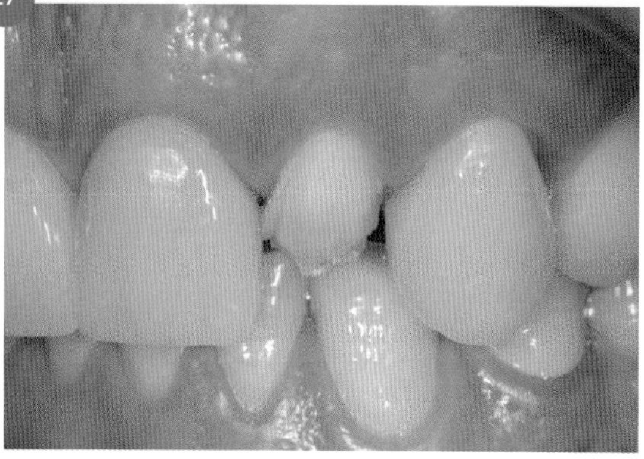

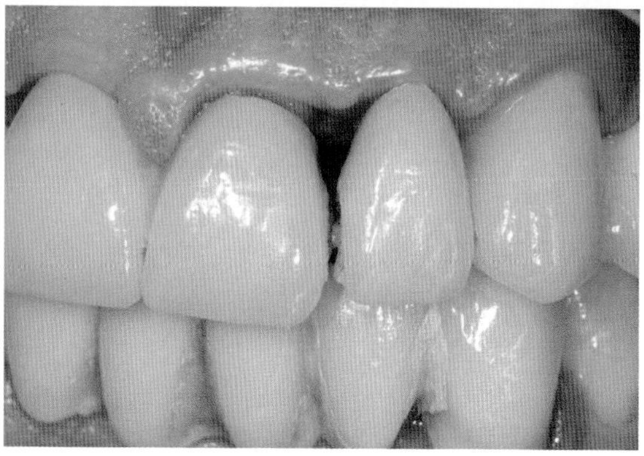

医生应该仔细检查每一处天然牙的缺损和修复体的失败，不仅要修复缺损，还要消除原因。与后牙相比，前牙的殆干扰更容易被识别。它们通常是由修复时过度追求美观，或者后牙咬合支持不足造成的。

在本节中，将讨论前牙的殆干扰，因为它们最容易被发现，也是最常见的医源性干扰。越来越多的医生在修复磨耗牙列时会从微笑美学出发，着重进行美学的重建。这样的修复很容易忽略前牙的咬合功能，造成殆干扰。最常见的薄弱环节是天然牙以及修复体的**切缘断裂**。但是，很少有临床医生在进行修复前**停下来思考**切缘缺损的原因，特别是当戴牙不久后就发生缺损时 27。

停下来思考

面对薄弱环节的失败，临床医生首先应该花时间分析其背后可能的功能原因，而不是急于修复。

如果干扰仍然存在，甚至加重，修复后情况只会更糟。

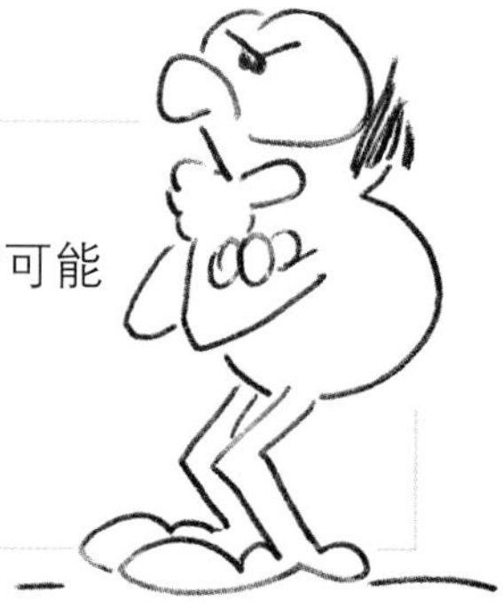

有时，医生会急于重新修复，并且通常倾向于选择更强的牙科材料，希望新的修复体不会遭受同样的失败。但是，不仅潜在的功能干扰没有被消除，而且新的修复使切缘更长、更厚，加剧了干扰。此外，选择强度更高的牙科材料（例如陶瓷、氧化锆）可能会将问题从切缘转移到更难修复的薄弱环节，例如断裂的牙根 28。

这就相当于把原本有弹性且具减震作用的汽车保险杠换成坚硬的材料……结果是当另一辆汽车撞上保险杠时，会对汽车和司机造成更大的伤害。很明显，最好的解决方案是降低未来车祸的风险（殆干扰），并保持保险杠为薄弱环节。强烈建议在修复任何薄弱环节时，首先检查并消除与之相关的殆干扰。

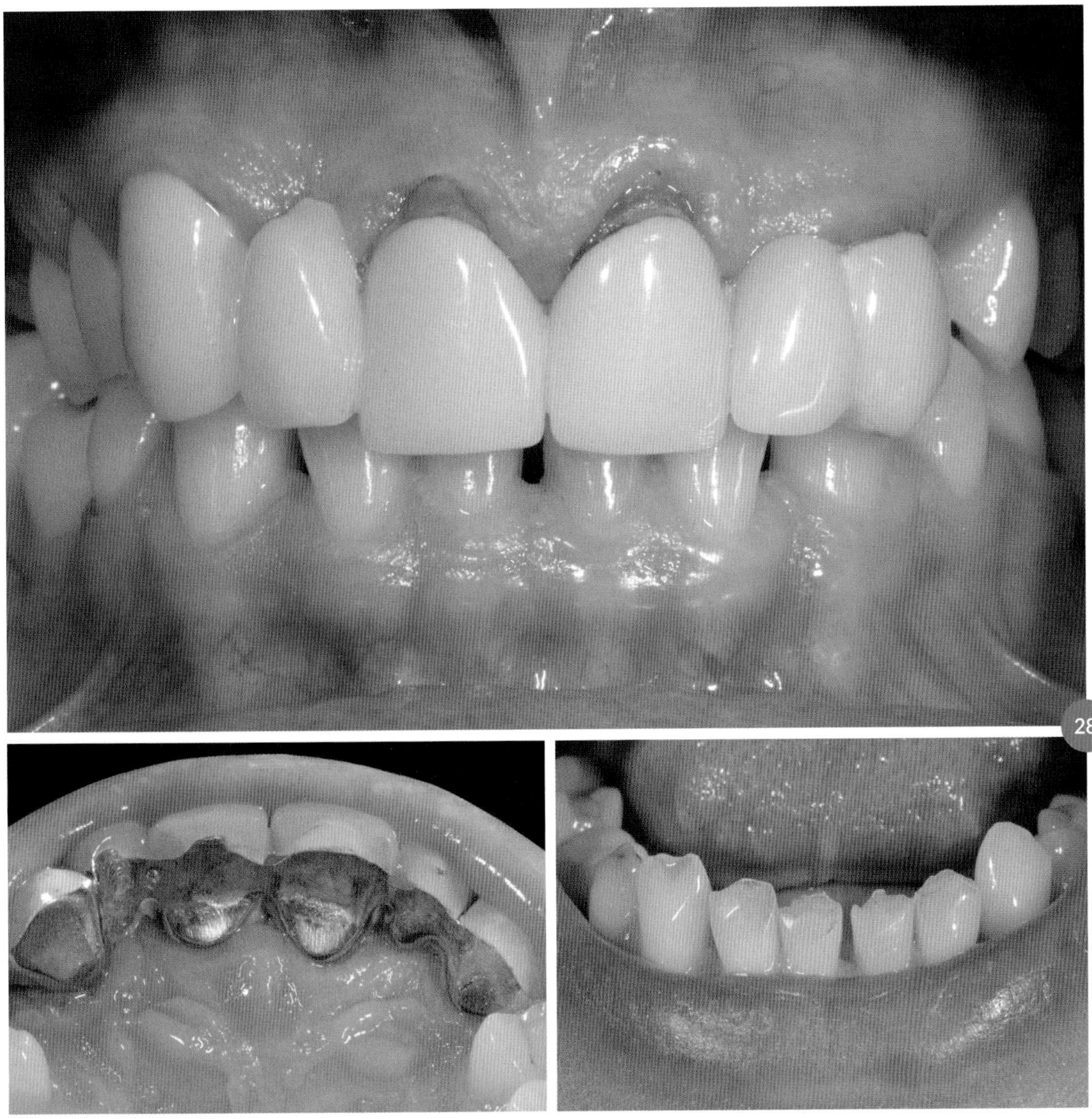

28

医生为了恢复上前牙的切缘，选择了一种坚固的材料（陶瓷）。然而，切缘的加长反而加重了前牙殆干扰。于是薄弱环节转移到下前牙的切缘。

三步法通过升高咬合垂直距离，打开了前牙的咬合，这样就有空间对上前牙切缘进行加长和修复。三步法技术使用的较弱的复合树脂材料具有额外“试驾”的作用，它可充当“保险杠”，以防上下颌之间仍有“碰撞”的可能 29 30 31。

29

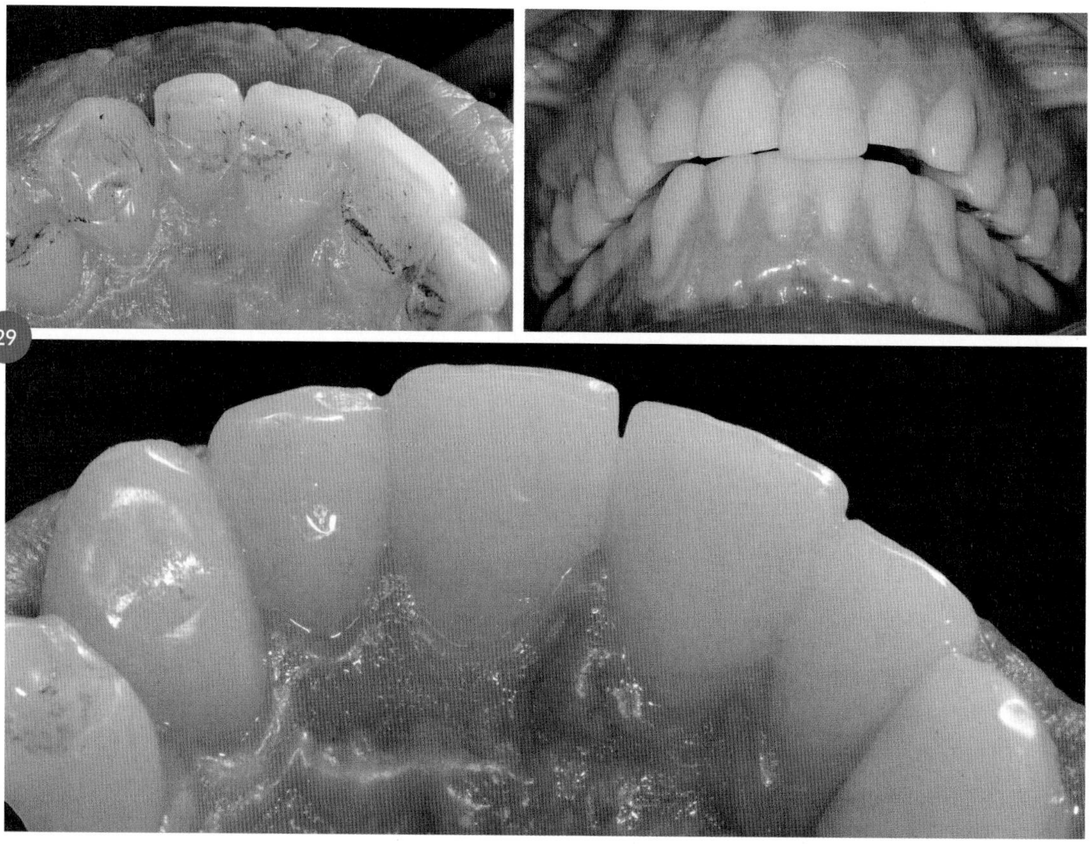

通过后牙树脂殆贴面增加上前牙咬合垂直距离后，采用CAD/CAM复合树脂舌贴面修复前牙腭侧的缺损。

30

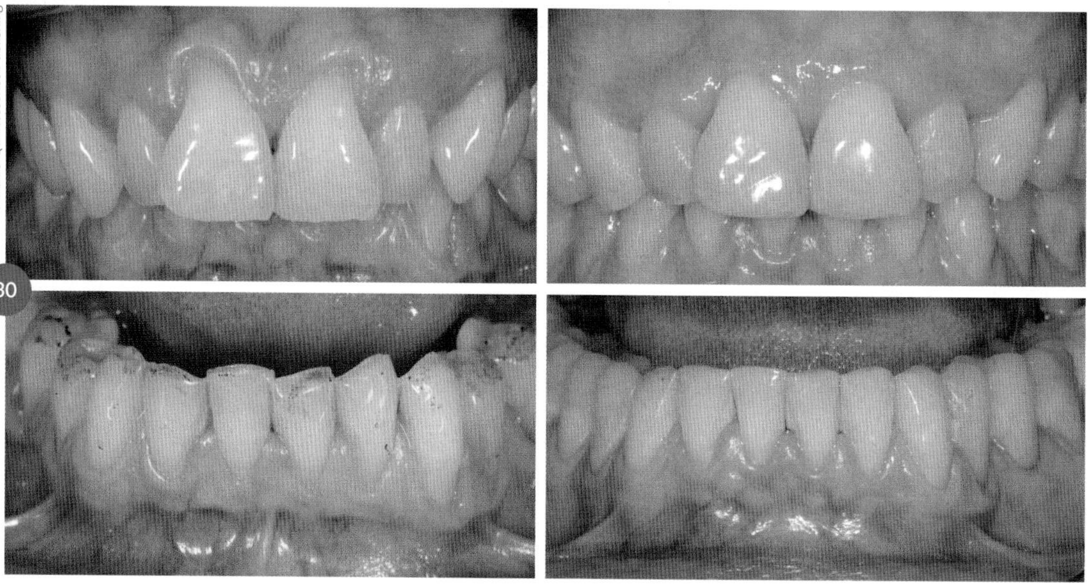

经过三步法的治疗，前牙殆干扰得以消除，严重的牙龈退缩在没有任何牙周治疗的情况下自行改善。

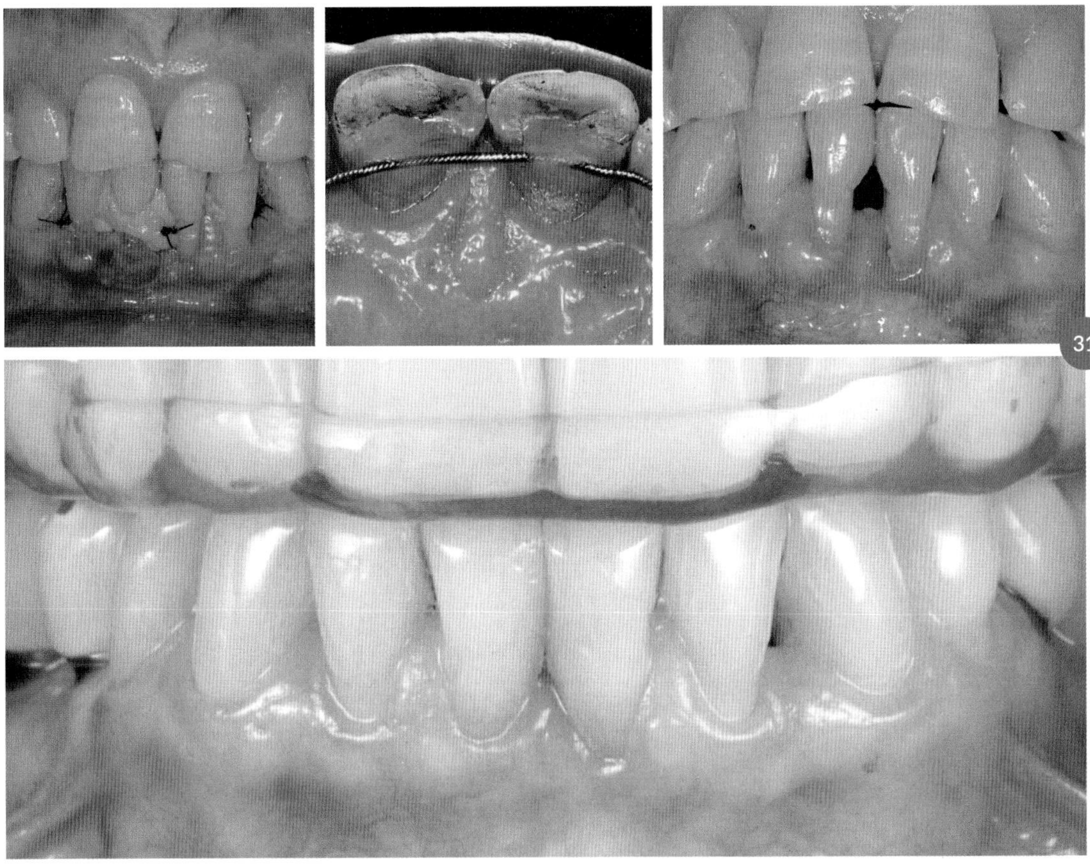

31

前牙殆干扰导致牙周支撑组织受损，植骨材料无法与之结合。经过三步法消除殆干扰、修复缺损的切缘。下中切牙则进行复合树脂直接修复，关闭“黑三角”。

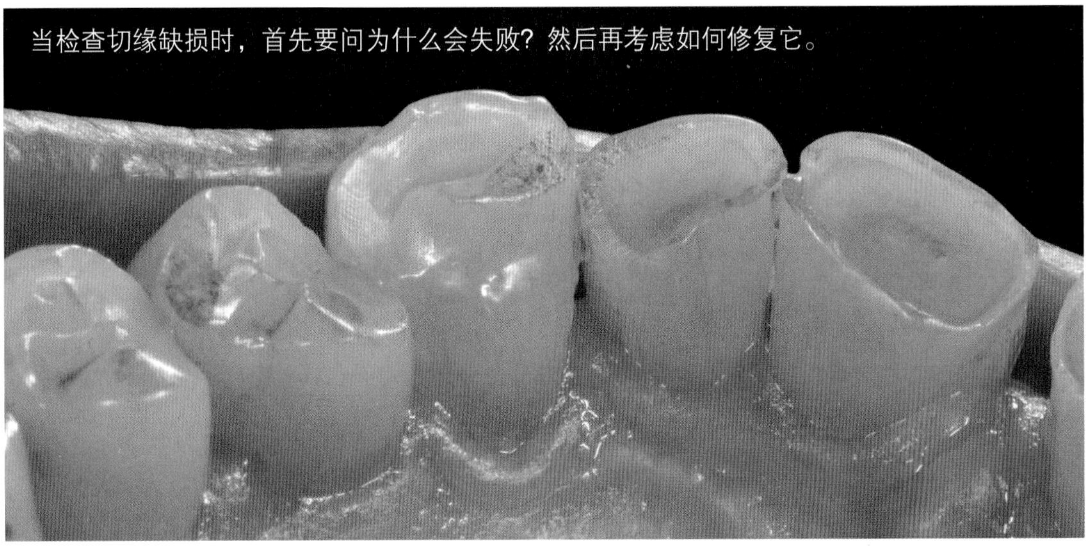

当检查切缘缺损时，首先要问为什么会失败？然后再考虑如何修复它。

基于三步法的解剖学设想，笔者提出了一种创新的功能诊断。前牙功能干扰（AFC）基于：

（1）牙齿特征。

（2）损伤的位置。

（3）可能的病因：Nobrux分类。

前牙功能干扰的牙齿特征

观察前牙，有两个主要的牙齿特征可以指示前牙功能干扰：移位和/或磨耗。

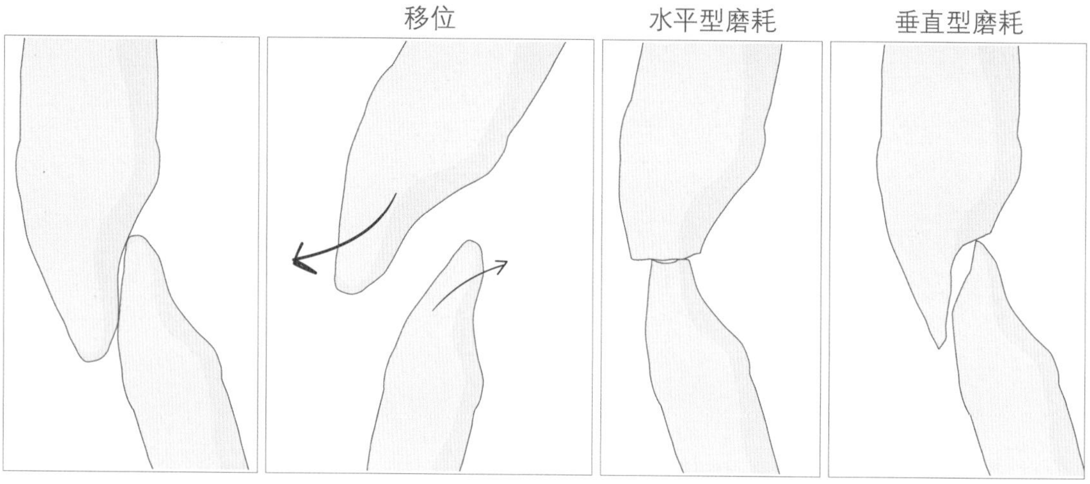

	上颌牙	下颌牙	
位置	扇形移位	拥挤	
水平型磨耗	短	短	厚
垂直型磨耗	勺状	斜面状	薄

前牙可以通过唇倾和唇侧移位（上颌牙）或舌倾和舌侧移位（下颌牙）来远离功能干扰。此外，如果牙齿没有相互远离，它们就有磨耗的危险。主要有两种磨耗模式：水平型和垂直型。前牙磨耗可以呈现厚且平坦的切缘（水平型磨耗）或薄而粗糙的边缘（垂直型磨耗）。两种模式都有不同的功能原因[1]。

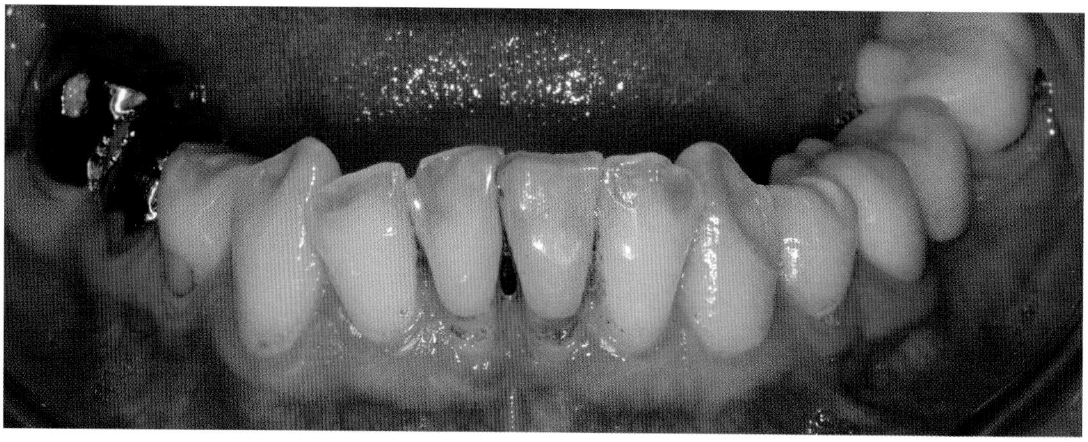

移位

前牙可能通过移位来避开殆干扰，因此那些发生扭转和移位的牙齿都可以认为是为了避免功能干扰而处于代偿的位置。不应该忽视邻面接触点的丢失或牙缝增宽，以及下颌牙列拥挤和尖牙间距离的减少。此外，任何牙齿从**舌侧丝保持器**上脱落都应被视为前牙功能干扰的征兆 32 33。确认功能干扰的最后一步应该使用口香糖进行动态测试（见第102页）。患者从最大牙尖交错位向侧方滑动时，下颌的运动轨迹与其真实咀嚼时的轨迹并不完全一致。

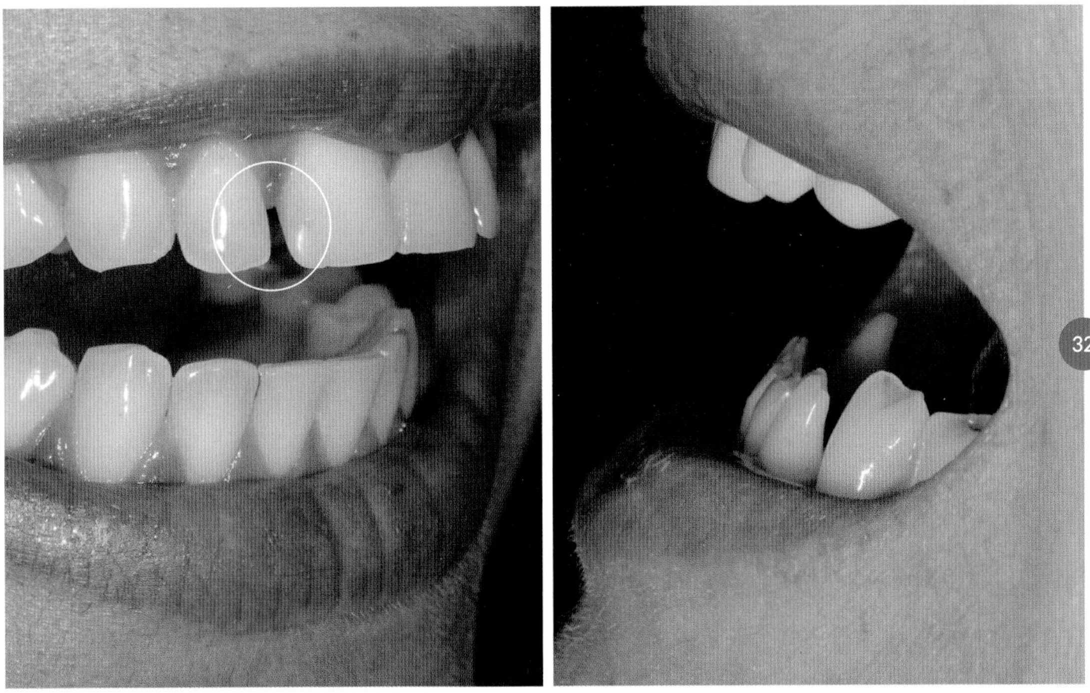

32

任何牙齿的移动都应该进行仔细分析，有的表现为牙齿从舌侧丝保持器上脱离，有的表现为牙齿缝隙增宽。

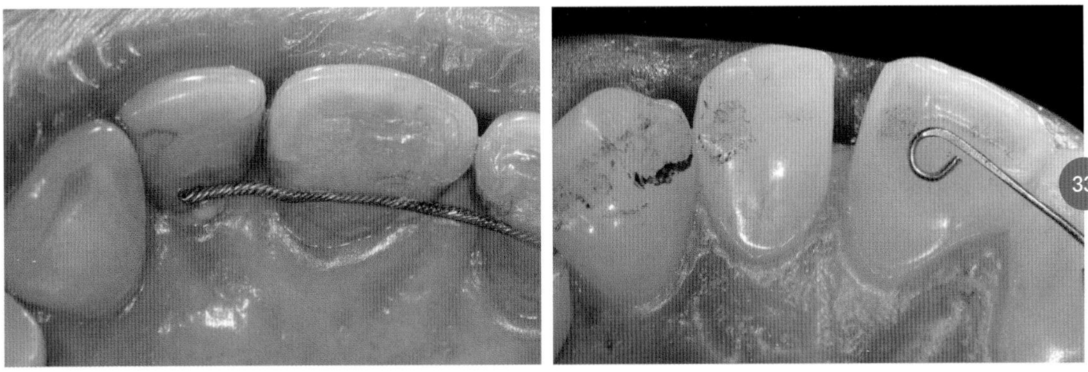

33

上颌牙扇形移位通常是前牙干扰的表现。如果仅关闭间隙，正畸治疗后仍会复发。我们还需要解除前牙功能干扰。

磨耗

在同时存在良好牙周支持和耐磨牙科材料（例如陶瓷）的情况下，功能失调或无法移位的牙齿（例如切牙存在弓丝）则会出现磨耗缺损。在前牙切缘处可识别2种磨耗模式：

1. **水平型磨耗**，临床牙冠变短，前牙切缘**变厚、变平**。
2. **垂直型磨耗**，下颌牙切缘变斜、变薄，而上前牙腭侧被磨耗呈勺状。

变化更多的是牙冠厚度的减少，而不是临床牙冠的缩短。边缘变得脆弱，呈现**不规则的外观**。垂直型磨耗的前牙切缘整**体薄而粗糙**[2-5]。

磨耗模式

厚

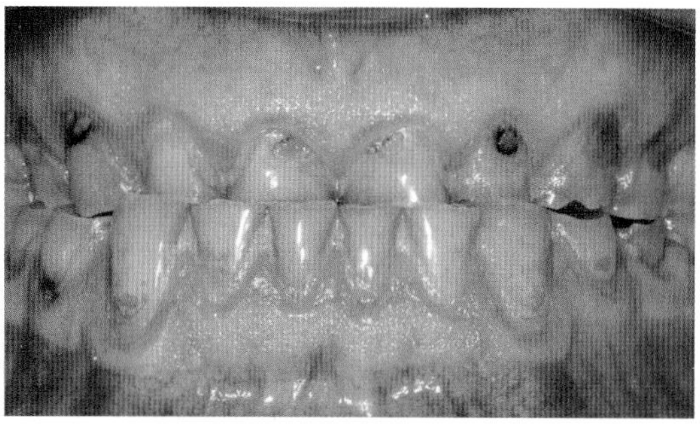

水平型

薄

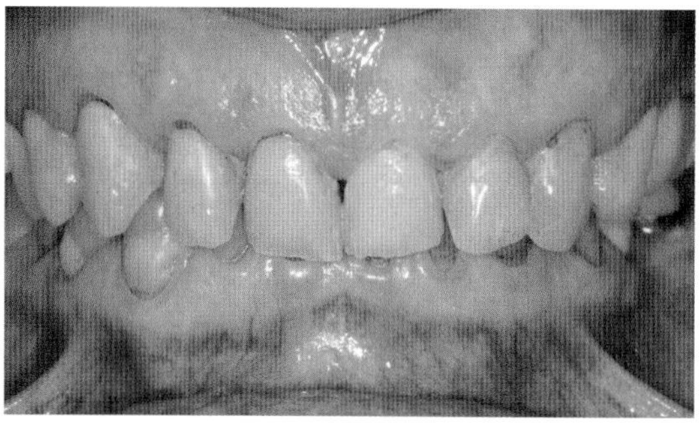

垂直型

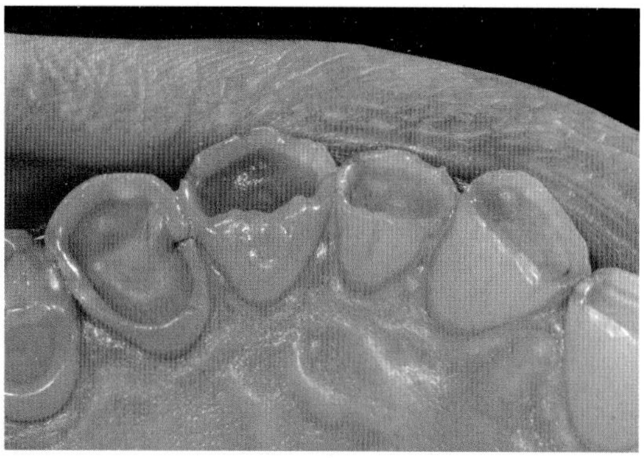

平坦

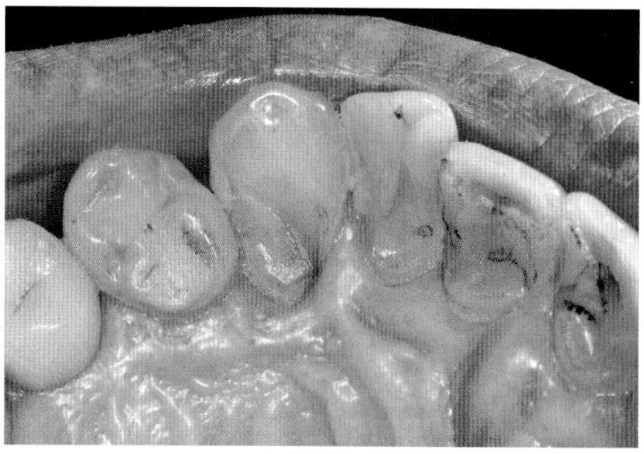

粗糙

训练你的眼力

区分厚且平坦的切缘与薄而粗糙的切缘。

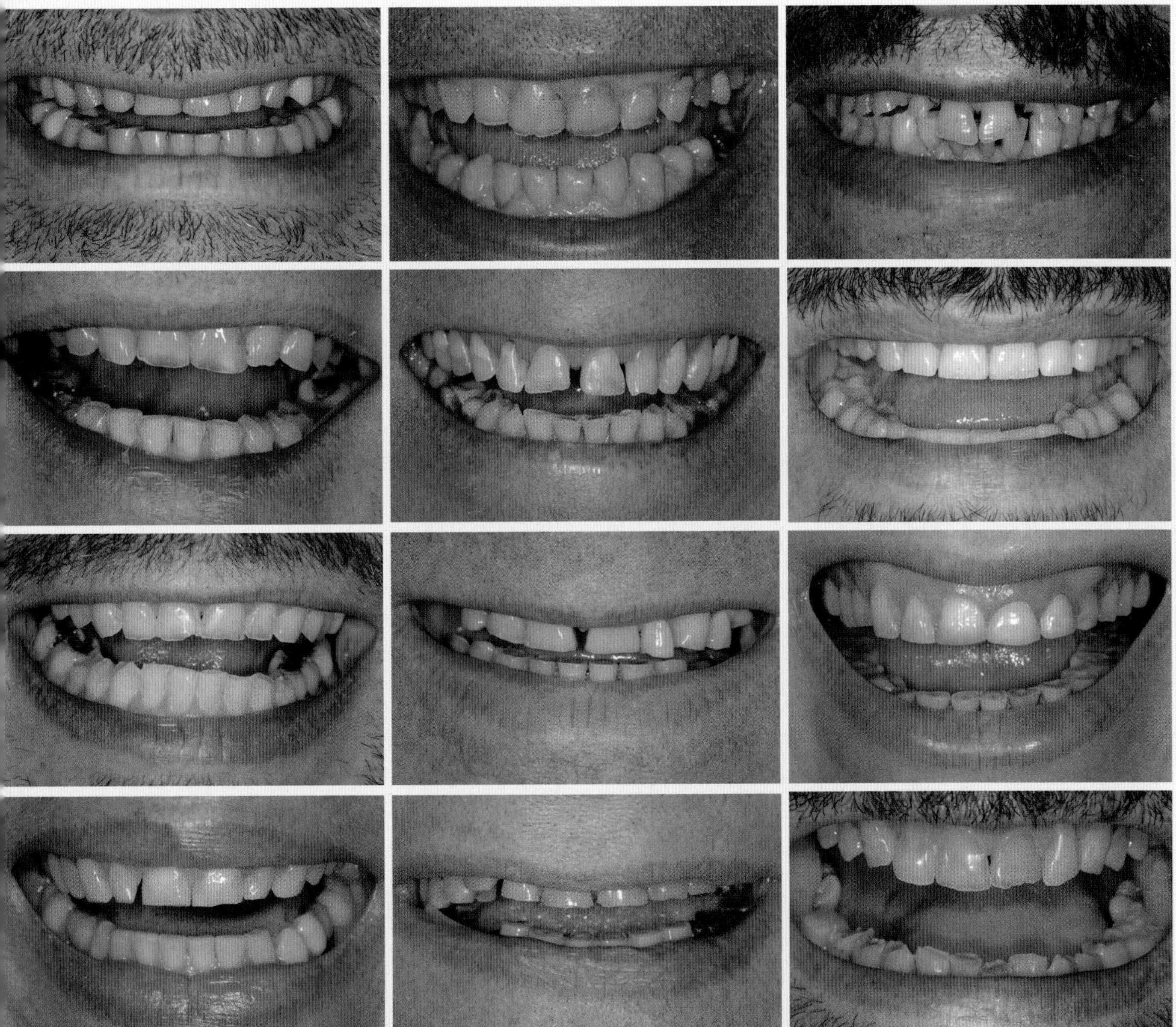

在**水平型磨耗**中，B点非常接近A缘，覆𬌗覆盖减小。暴露的牙本质明显硬化。即使牙齿明显变短，患者也并未表现明显的牙本质敏感症状，对颌牙呈现相同的磨损模式，切缘厚且平坦。

这些切缘发生突然断裂的风险小。事实上，它们比预期的更强，因为与其他类型的暴露牙本质（例如酸蚀性牙本质）相比，硬化牙本质具有很强的抗力，并且边缘宽度随着时间的推移而增加。这种磨耗模式多数伴有厚而健康的牙龈。

水平型磨耗可能会出现露龈笑。在进行任何牙冠延长手术之前，临床医生必须确认釉牙骨质界（CEJ）的位置。

厚且平坦

水平型磨耗

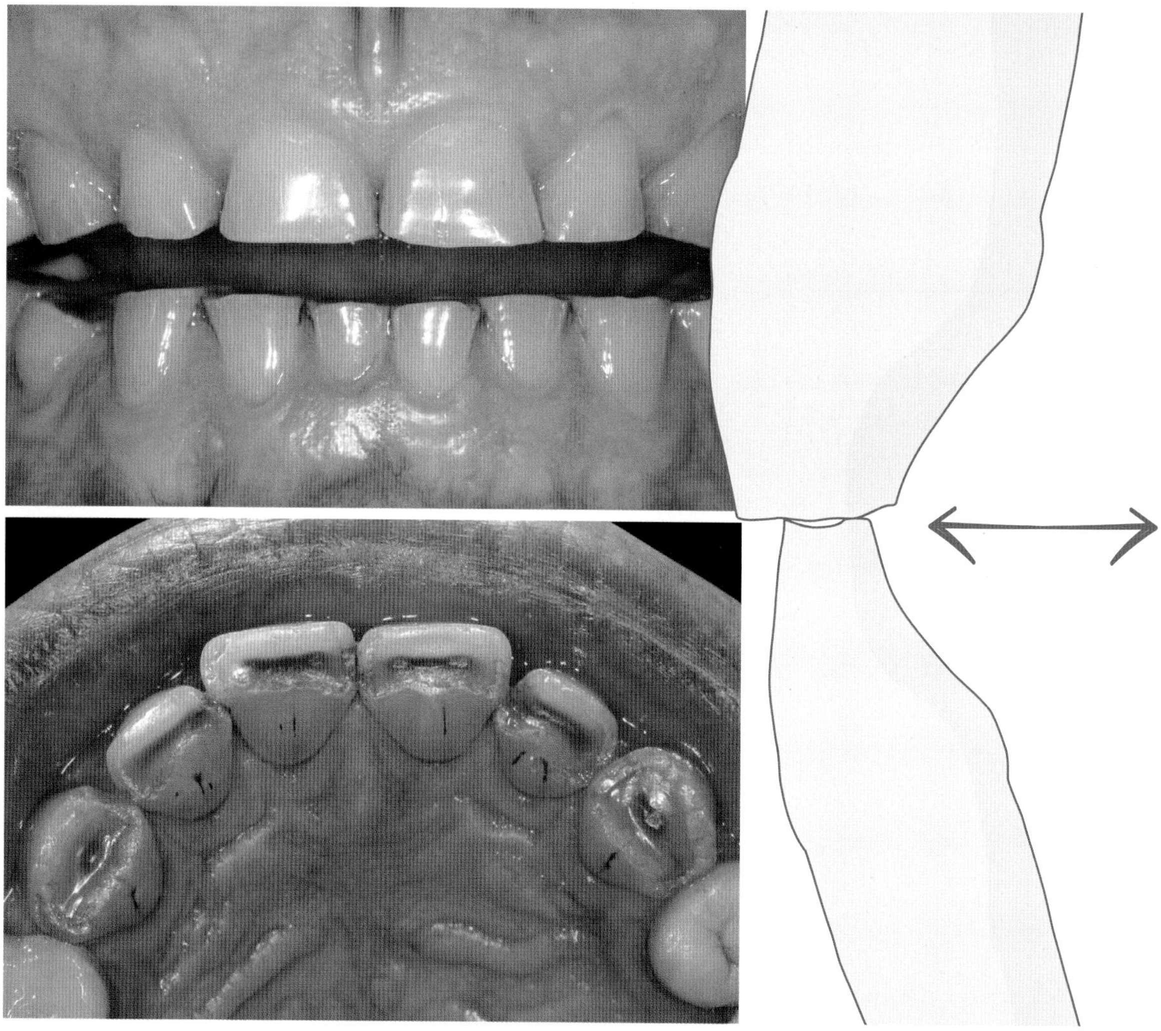

前牙较短，切缘厚且平坦。

薄而粗糙

垂直型磨耗

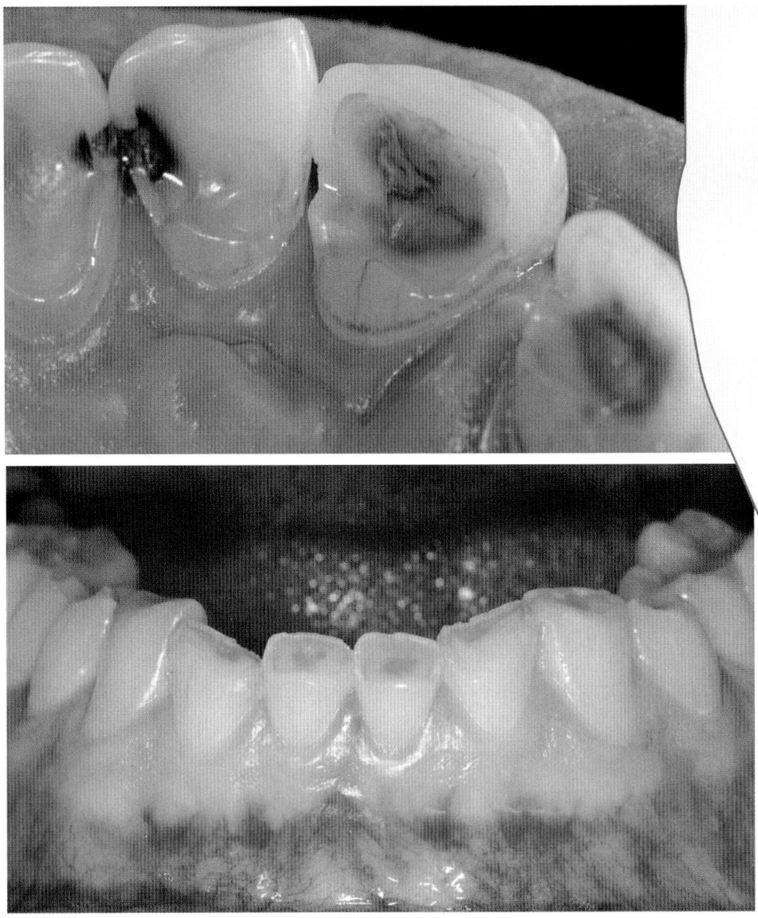

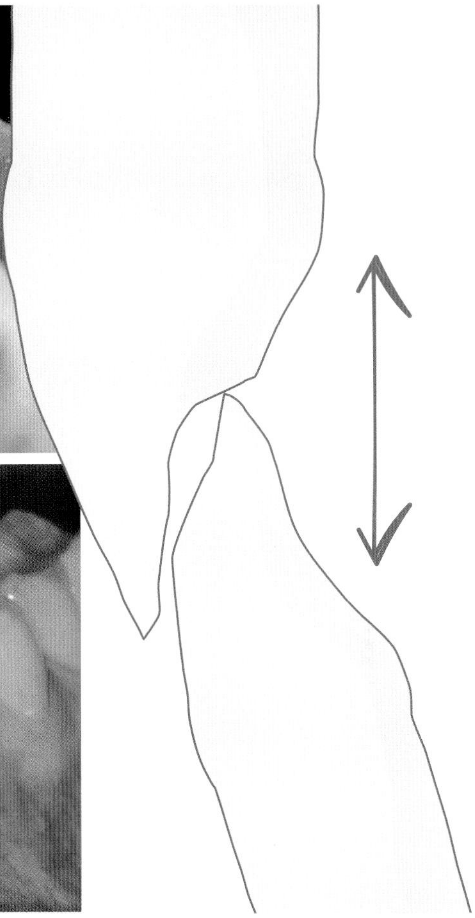

上颌腭侧勺状凹陷，下颌切缘磨耗呈斜面状。

在**垂直型磨耗**中，上前牙多表现为腭侧勺状缺损，其中B点向C点移动（覆殆增加），形成非常薄的切缘。由于无基釉碎片不断脱落，这些切缘有不规则的外观。对颌牙可能会出现切缘磨耗，表现为特征性斜面。

面对这些半透明的边缘，临床医生可能倾向于用修复体使其恢复。然而，仅处理这些缺损是**错误的**，虽然在最大牙尖交错位时，AB段存在修复空间。但事实上，在动态运动（咀嚼、说话）时，AB段与对颌牙发生接触。直接修补腭侧的缺损会加重前牙功能干扰。由于很少有临床医生将患者的咀嚼能力（例如，通过口香糖测试）作为常规咬合测试进行评估，当患者在进行咀嚼活动时，如果上前牙功能受限，会导致修复后的前牙切缘断裂，这时干扰才会显现，但为时已晚。这时，临床医生会给患者贴上“磨牙症患者”的标签，却不知道，如果没有修复，切缘反而能保持更长的时间。

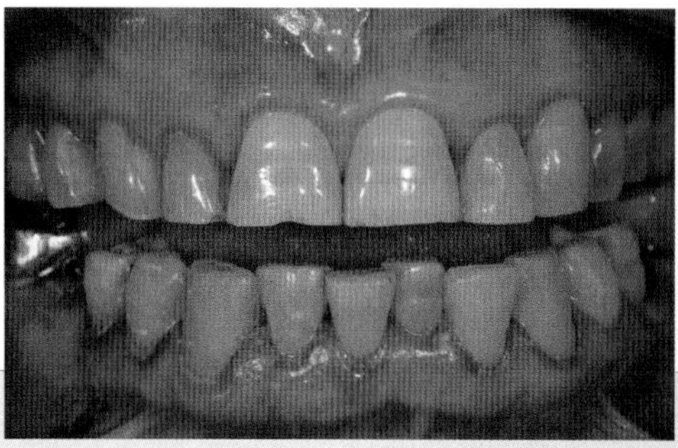
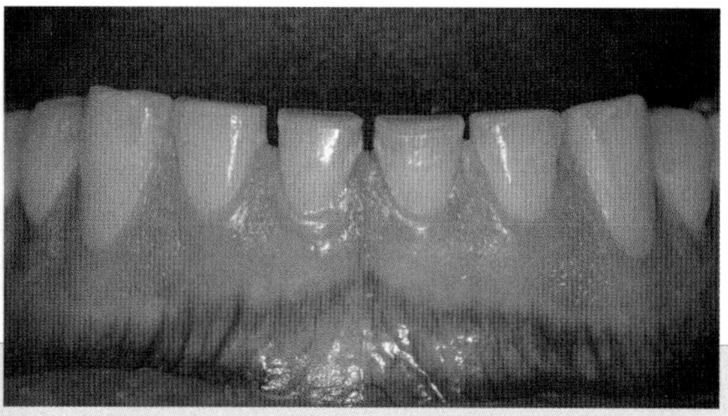

厚且平坦

水平型磨耗

前牙开始与后牙相似。
由于牙髓腔硬化，活力测试可能不准确。

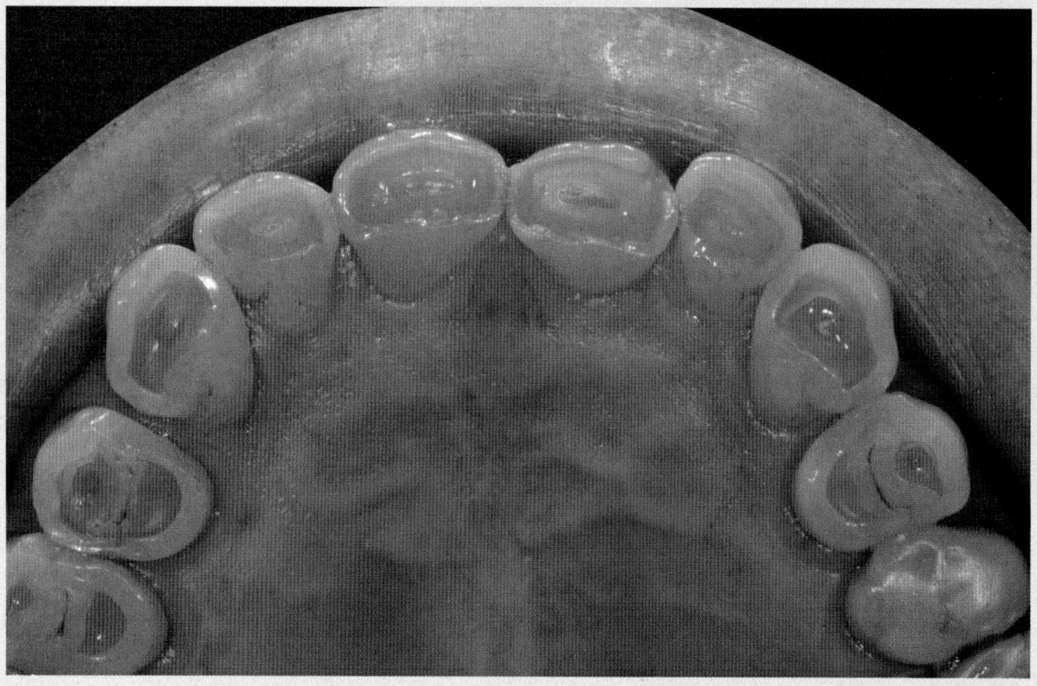

前牙切缘不透明

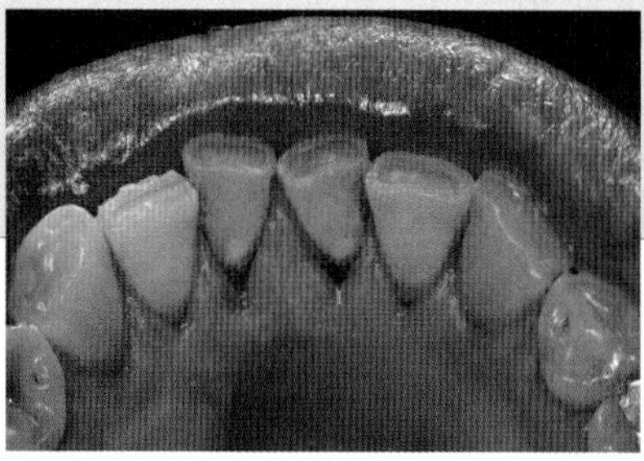
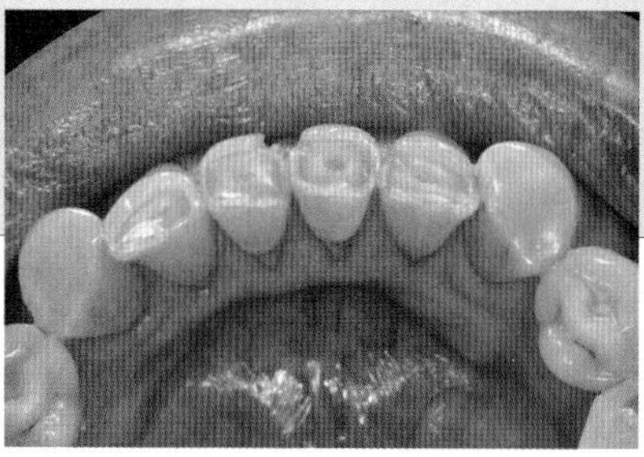
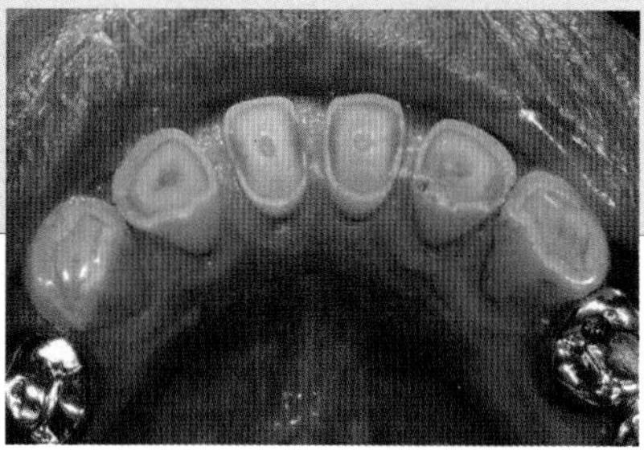

薄而粗糙

垂直型磨耗

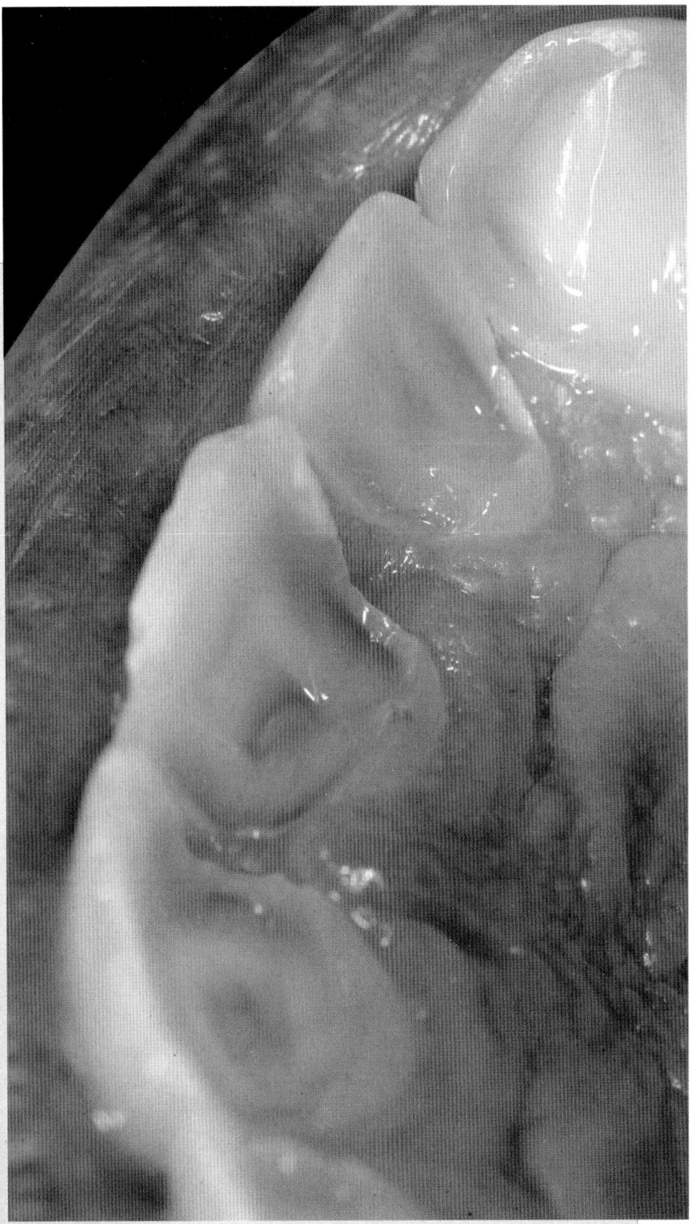

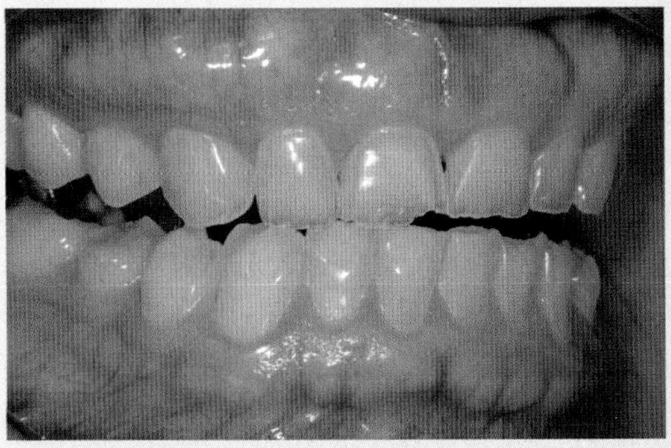

切缘透明

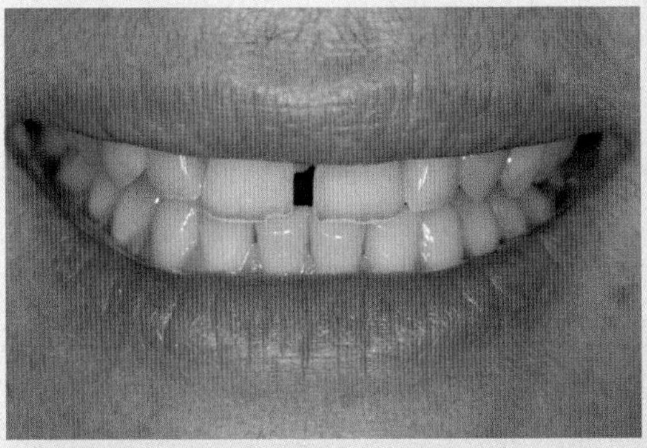

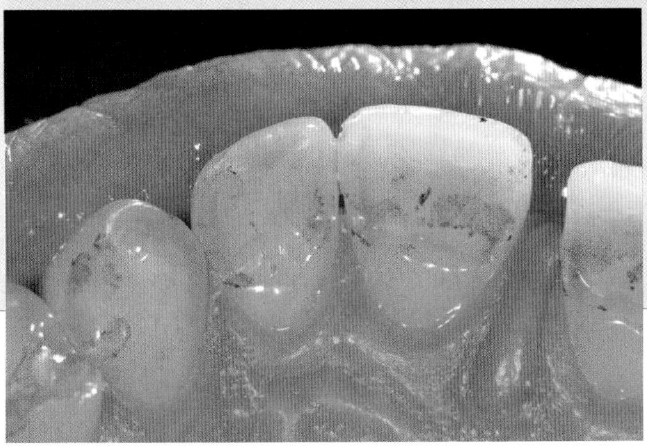

半透明的切缘是薄弱的标志。此时，必须在打开前牙咬合的基础上进行修复（例如增加前牙的咬合垂直距离或正畸治疗），否则不能进行修复治疗。

前牙功能干扰的损伤位置

在寻找前牙磨耗缺损的原因时，临床医生还应考虑损伤的位置。由于前牙功能干扰是基于牙齿对牙齿的接触，根据定义，牙齿磨耗不能位于咬合接触的龈方。因此，BC段与功能干扰的磨损无关，这一部位的任何缺损只与酸蚀症有关。

前牙功能干扰只有3个可能的磨耗部位：

1. B点（接触点）

这种干扰发生在最大牙尖交错位（MIP），因此被称为“**静态**干扰”。如果静态干扰持续存在且涉及其他加剧因素（例如酸蚀、紧咬牙），则可能出现动态干扰（例如AB段损伤）。

2. AB段

这种干扰被称为“**动态**干扰”，因为下颌骨向远离最大牙尖交错位（MIP）的方向移动，影响AB段。

3. A缘（切缘）

这种干扰也是一种动态干扰，因为下颌骨必须远离最大牙尖交错位（MIP）；然而，由于AB段是完整的，下颌是“靠”在切缘上的，而不是向切缘滑动的。

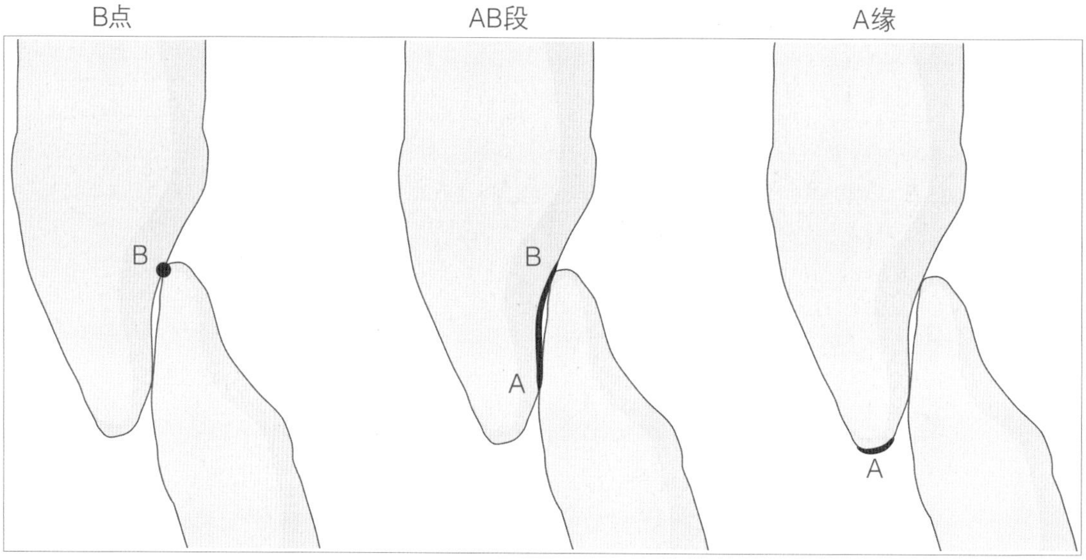

根据定义，当对颌牙发生接触时，才可能发生功能干扰。另外，对于功能干扰来说，多种原因可能同时存在，损伤的位置可能同时涉及B点、AB段和A缘。

Nobrux分类

NOBRUX CLASSIFICATION

与压力相关的口腔副功能习惯正在西方社会中蔓延[1-4]。患者长期紧咬牙、磨牙，并积极寻求解决美学缺陷的治疗方法。然而，按照美学标准进行修复后，这些切缘与原始功能（或功能异常）不能互相适应，甚至加重现有的前牙干扰。因此，在新修复体带来最初的“完美”效果之后，许多修复的牙齿开始出现故障，如脱粘接、断裂和碎裂等[5-7]。面对这些并发症，临床医生常常忽略修复体的咬合问题，而倾向于寻找粘接、牙科材料及其质量、技师甚至患者的配合问题。事实上，有些医生会将所有前牙修复失败的患者都归为**“磨牙症”**。

“磨牙症”是一个过于笼统的术语，它对诊断、治疗方案的选择或修复体切缘的寿命都没有指导意义。磨牙症的诊断也会使临床医生感到畏惧，并把未来治疗失败的所有责任都推到患者身上。

文献表明，各种类型的口腔副功能与牙齿磨耗之间并没有明确的关联

磨牙症与修复治疗：一项综述

Anders Johansson DDS, PhD[a,*], Ridwaan Omar BSc, BDS, LDSRCS, MSc, FRACDS, FDSRCSEd[b], Gunnar E. Carlsson DDS PhD[c]

摘要

目的：根据文献中发表的关于磨牙症和修复治疗的现有研究结果，试图得出两者之间可能存在的关系及其临床相关性的结论。

研究选择：MEDLINE/PubMed搜索使用关键词“磨牙症”和“修复治疗”，以及这些关键词与相关关键词的组合。对相关少数研究进行了文献回顾，此外还对选定文章内的参考文献列表进行人工检索时发现的论文进行了回顾。

结果：根据现有磨牙症和修复治疗研究的结果发现，磨牙症是一种常见的副功能习惯，在睡眠和清醒时都会发生。通常情况下不会造成严重的影响，但在一些患者中则不然。病因是多因素的。目前还没有已知的治疗方法可以阻止磨牙症，包括修复治疗。磨牙症在牙齿磨耗过程中的作用尚不清楚，但不认为是其主要原因。根据目前的证据，磨牙症与修复治疗之间的关系主要表现在前者对后者的*影响*。

结论：磨牙症可能属于修复治疗风险因素之一，并且与机械和/或技术并发症的增加有关，尽管它似乎不会影响种植体的存活率。当磨牙症患者需要进行修复干预时，应努力减少修复体上过重的咬合负担，有助于维持修复体结构的完整性。如果不这样做可能会导致修复失败的状况比正常情况下出现得更早。

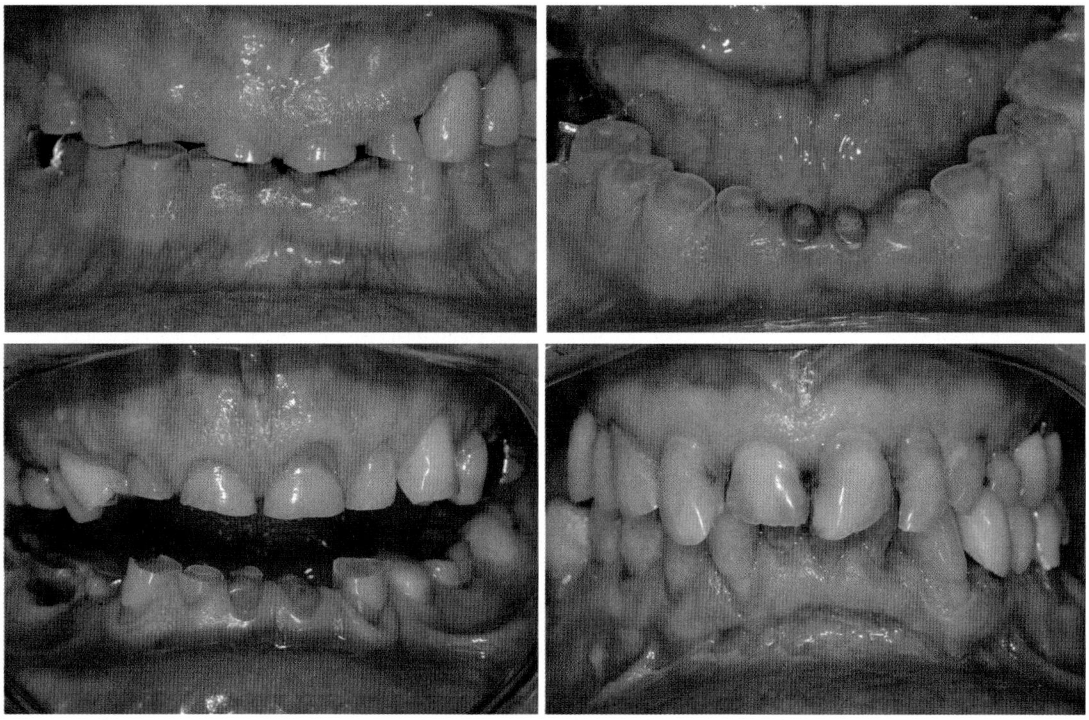

除牙列重度磨耗外，还有一组存在多发性修复失败的患者，通常被定义为“磨牙症”。然而，许多由美学驱动的修复重建会加剧殆干扰，并导致多次修复失败。

为了帮助临床医生正确诊治咬合功能异常的问题，了解其起源并预见其发展，笔者开发出了一种新的临床分类，即**Nobrux分类**。“Nobrux”一词的意思就是不要将每位功能障碍患者都定义为“磨牙症”。Nobrux分类将前牙功能异常导致磨耗的特征及位置与可能的病因相关联。

根据前牙功能干扰发生时下颌骨的位置，将干扰分为两种主要类型：

（1）**静态干扰**，下颌处于最大牙尖交错位时前牙负荷过重。

（2）**动态干扰**，下颌不在最大牙尖交错位时存在过度的牙齿接触。

每种类型又有4个子分类。

Nobrux分类

静态干扰
- 骨骼差异
- 牙齿差异
- 后牙支持丧失
- 衰老

动态干扰
- 外物因素
- 下颌习惯性前伸
- 水平型咀嚼
- 特发性磨牙症

由于同一位患者可能同时存在不同的功能干扰，临床医生应首先确定最明显的干扰，即在最大牙尖交错位时前牙负荷过重造成的静态干扰。然后，应继续检查更复杂的动态干扰。考虑到动态干扰的确定难度很大，Nobrux分类包含了最后一类——特发性磨牙症，适用于无法用前7个分类解释的病例。

静态干扰

1. 骨骼差异。
2. 牙齿差异。
3. 后牙支持丧失。
4. 衰老。

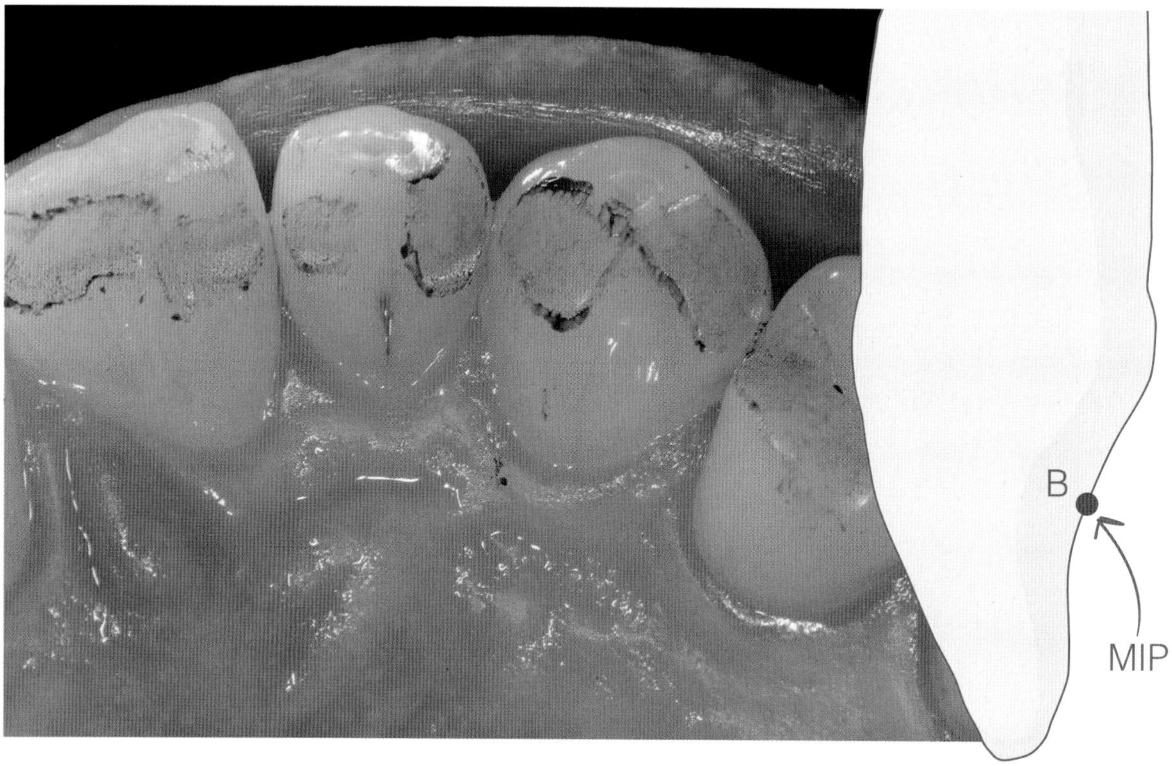

在物理学上，物体之间的不可穿透性定律表明，两个物体不能同时占据同一空间。这正是静态干扰背后的原因：**缺乏空间**。对于临床医生来说，识别静态干扰是一项关键技能。嘱患者在最大牙尖交错位时轻咬咬合纸并比较咬合标记的强度，这是咬合调整的基础。理想情况下，前牙与后牙相比应该有**更轻的咬合接触**（薄咬合纸放在前牙之间，可较容易通过）。尽管结构变化可能尚未出现，较重的前牙咬合接触也是前部殆干扰的征兆。每次处于最大牙尖交错位时，负荷过重的牙齿都会受到咬合创伤。吞咽时施加的力很小，但如果加上紧咬牙甚至咀嚼，咬合创伤的迹象很快就会出现，如牙痛、牙齿移动、邻接触丧失、牙龈炎症/退缩/牙周支持丧失和B点出现牙齿磨耗。最大牙尖交错位时上下前牙之间空间的缺乏可能与骨骼或牙齿的差异有关，或者与下颌的前伸滑动有关。

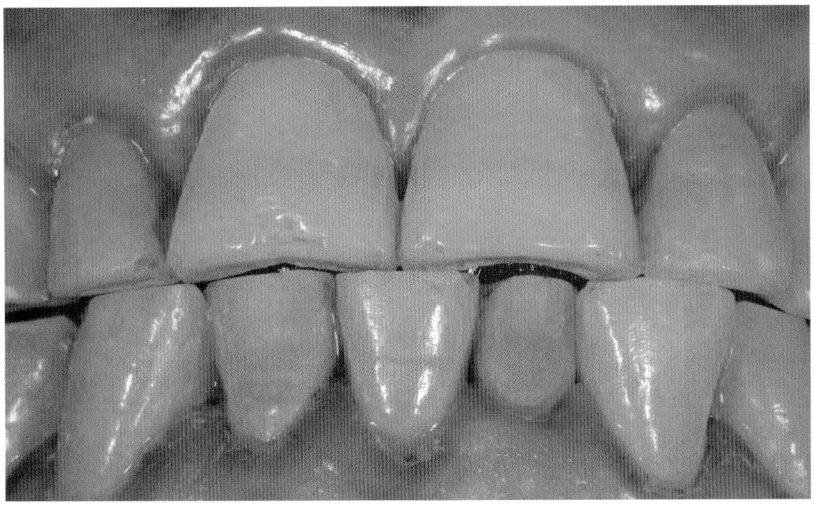

前牙对刃咬合会导致切缘缺损，特别是当后牙支持不足时。

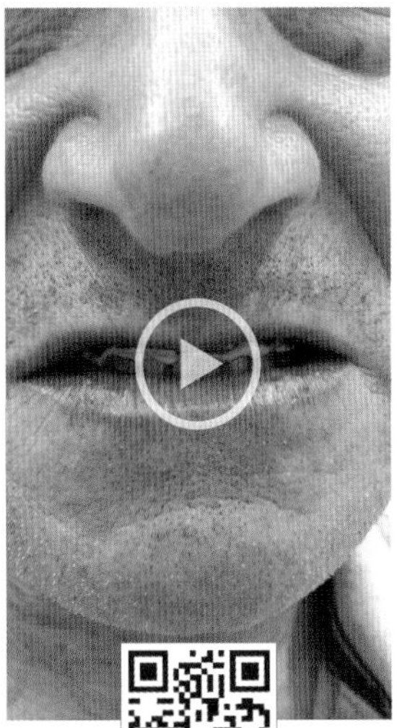

对刃干扰
（扫码观看视频V3）

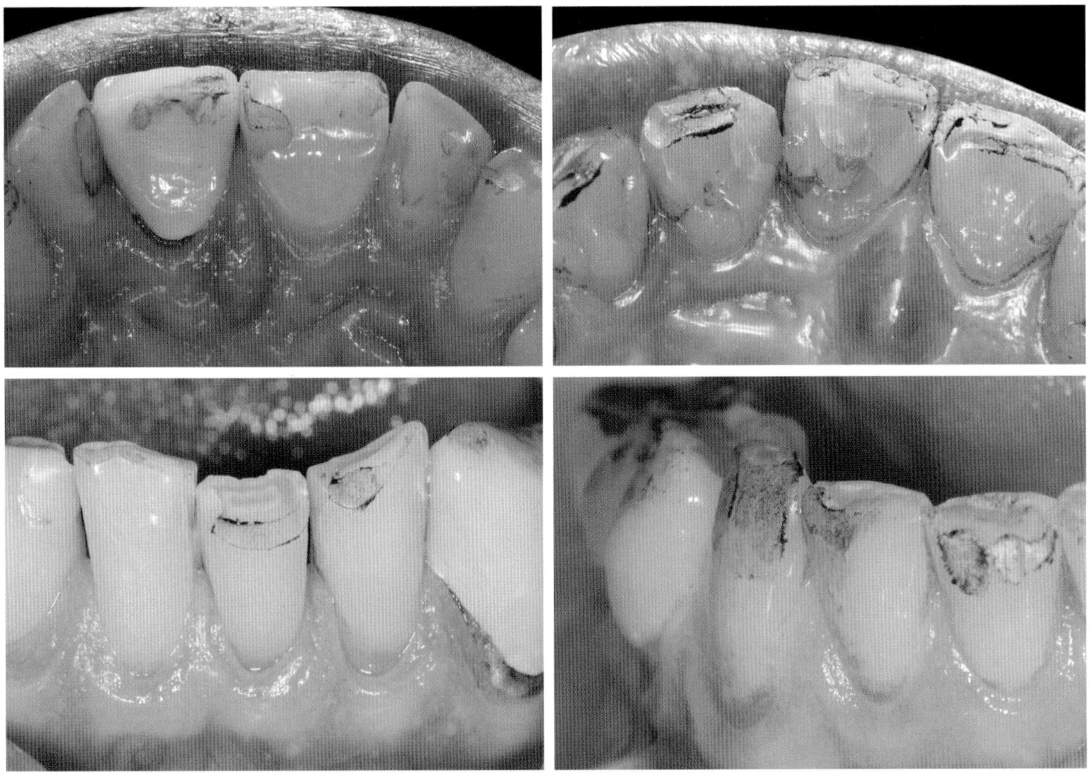

最大牙尖交错位时前牙咬合过重。

前牙负荷过重常与
后牙支持不足或丧失有关

骨骼差异

这里并非要列出所有可能造成创伤性咬合的骨骼问题。然而，临床医生应始终观察牙槽突，以指出**“汽车”**是否过大（例如突出的Ⅲ类下颌骨）或“车库门”是否过小（例如发育不全的前部上颌骨）。

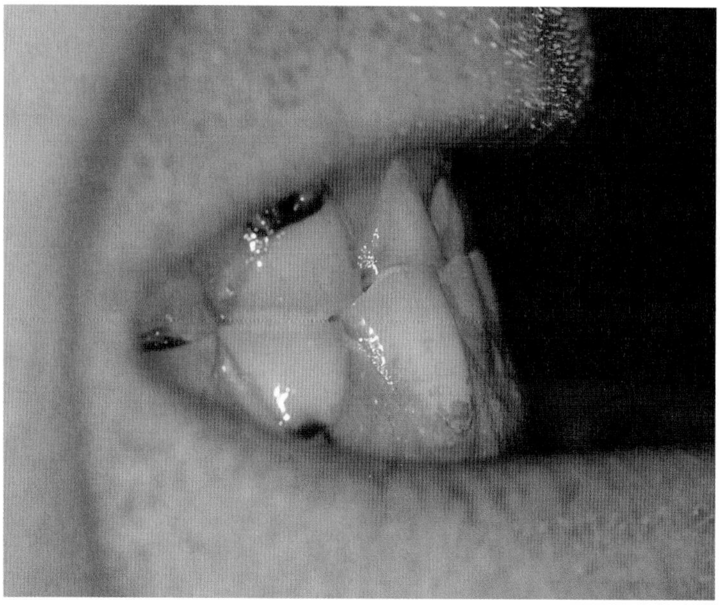

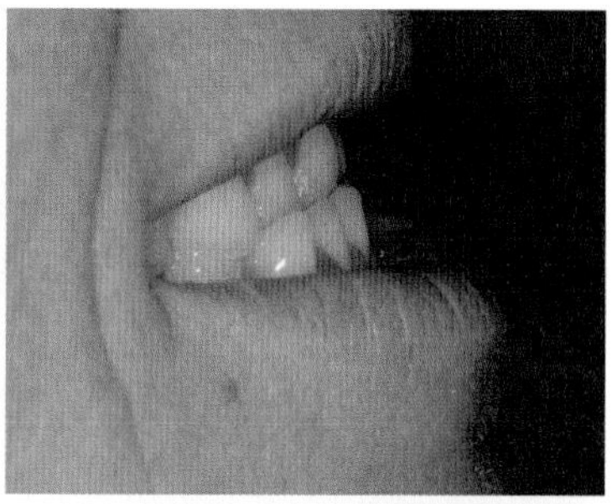

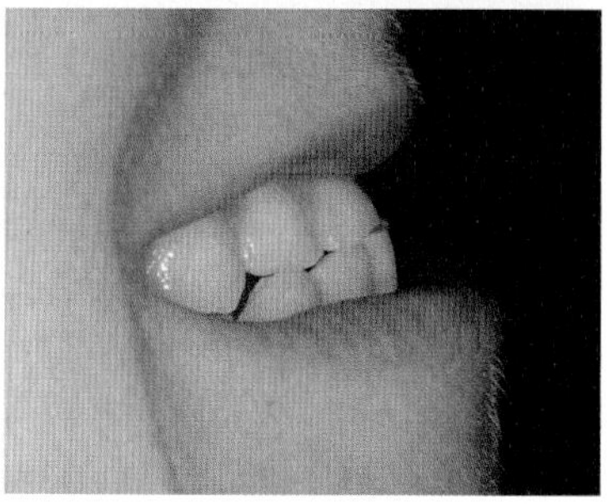

牙齿差异

在这一类型中，干扰更多地与牙齿位置有关，而不是与骨骼有关。临床医生应注意分析前牙的大小、数量和倾斜度。由于Bolton比例不调、上颌牙缺失（例如侧切牙）或上前牙过大的腭向转矩，导致“前牙车库”不足，咬合过紧。

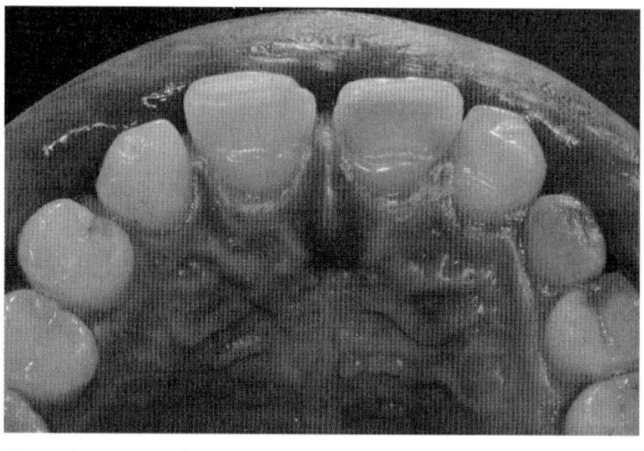

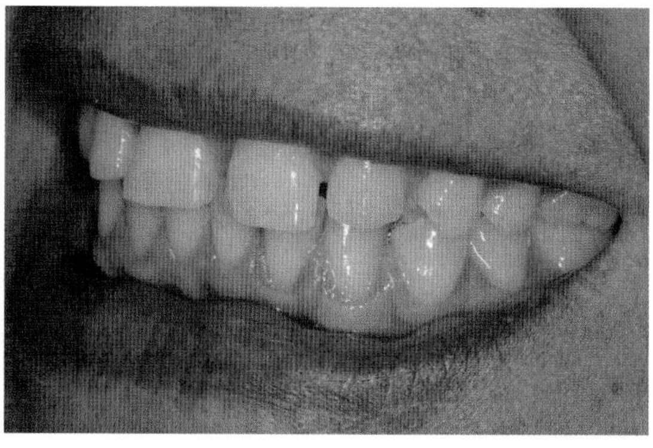

先天性侧切牙缺失，上颌骨前部宽度不足。上前牙腭侧倾斜造成前导受限。存在静态冲突。

后牙支持丧失

当后牙支持减少时，患者被迫将食团转移到前牙。前牙超负荷，它们的切缘会被磨耗以获得更宽的咀嚼面。临床冠的缩短使咀嚼力造成的杠杆力减小，因此对牙周支持组织的压力也会减小 34。

在这一分类中，有些患者“明显存在”后牙支持。然而，他们在**低殆**条件下进行过多次牙齿修复，后牙的咬合垂直距离逐渐丧失。不充分的后牙支持、前牙咬合过重和向前滑动的最大牙尖交错位是需要关注的功能干扰征兆 35。

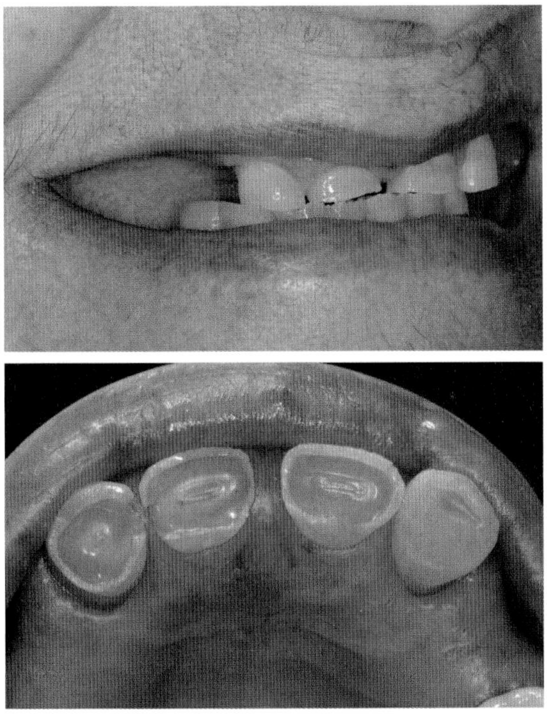

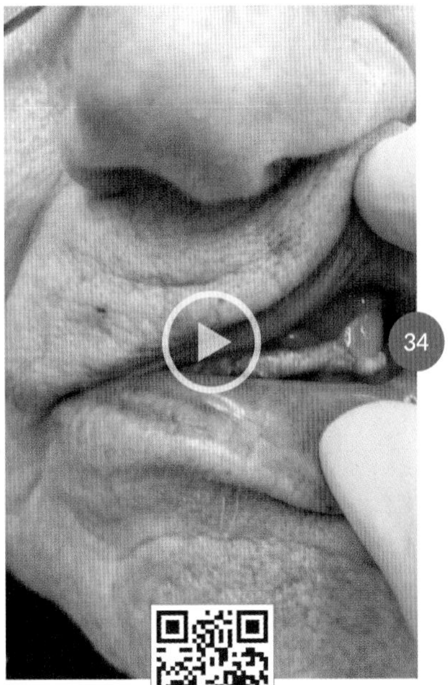

前牙咀嚼

（扫码观看视频V4）

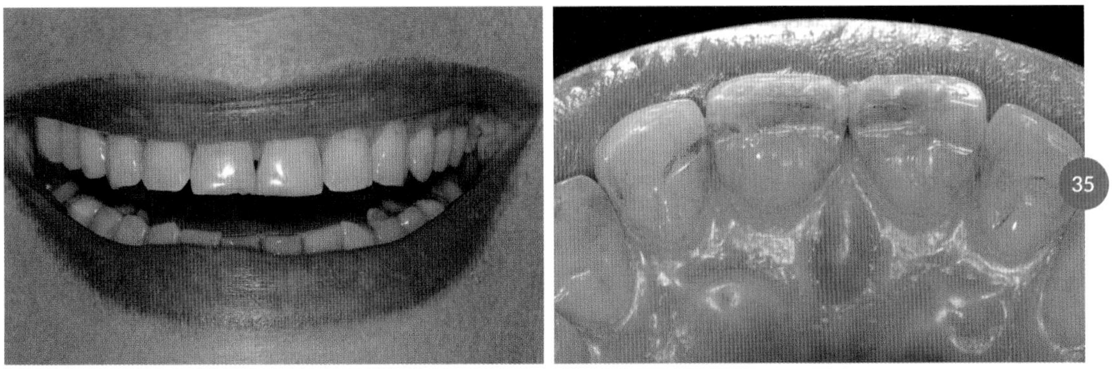

即使后牙没有缺失，后牙支持也可能不足，这是由多次后牙修复导致咬合接触非常轻（如果有的话）造成的。

衰老

如前所述，Pedro Planas关于牙齿老化的临床思考没有被广泛接受。在Pedro Planas的结论中，**生理老化**表现为咬合平面的成熟、髁突引导的重塑和下颌骨的向前滑动。下颌向前移位会产生静态干扰和切缘磨耗。对古代头骨的人类学研究发现，前牙对刃位最常见，这一点支持了Planas的说法。然而，在过去的几个世纪里，牙齿老化的进程发生了巨大的变化，特别是考虑到食物变软，以及安氏Ⅱ类患者的数量增加。现在老年人的前牙对刃位不像过去那样常见，Planas的结论并没有得到广泛的认可[8,15-16]。

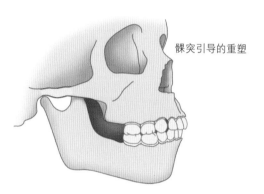

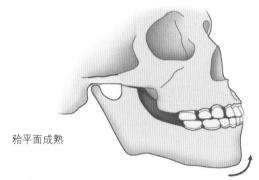

髁突引导的重塑
殆平面成熟

Pedro Planas认为牙齿生理老化导致下颌前伸，形成前牙对刃位，这将导致前牙静态冲突（经许可修改自Angelo Confaloni博士的原始图纸）。

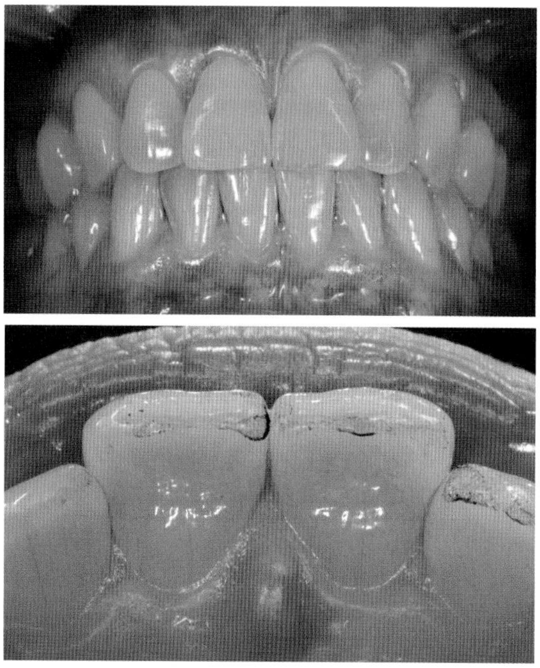

65岁患者，牙列完整，自诉下颌向前滑动，在最大牙尖交错位时前牙咬合过重。

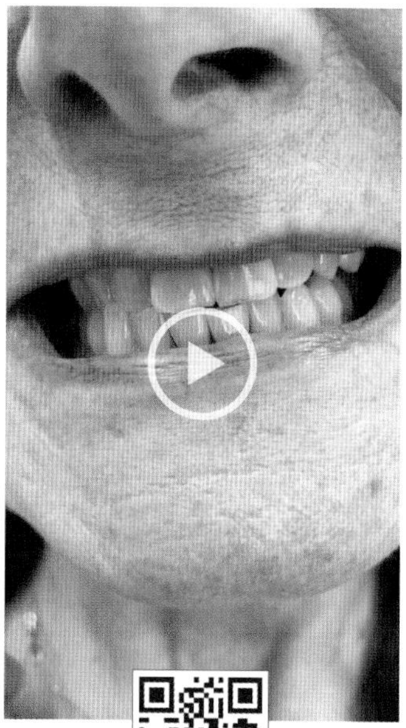

前伸衰老
（扫码观看视频V5）

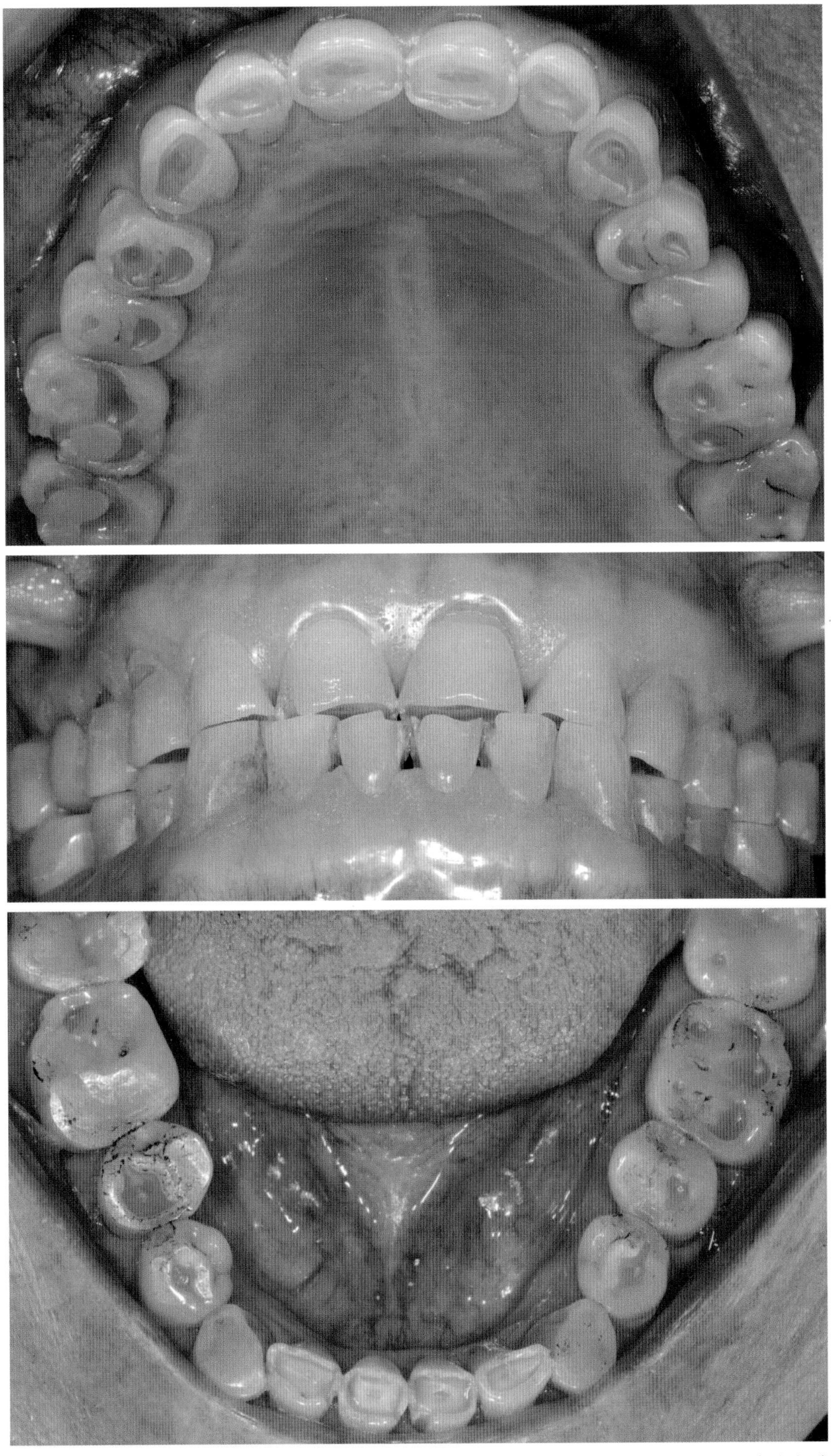

75岁男性患者，后牙咬合支持正常，但下颌也出现了前伸对刃滑动，随之而来的是切缘咬合过重，出现磨耗。

动态干扰

与静态干扰相比，动态干扰可能更难识别。由于不同原因可能重叠，它们的分类也很复杂。所有的动态干扰都是以发生干扰时下颌骨**不在最大牙尖交错位**为特征的。静态干扰也可能同时存在。磨耗的主要位置有两个：

1. A缘（切割或“靠”在切缘时）。
2. AB段（咀嚼或研磨时）。

1. 外物因素

外物造成的干扰，又被称为“磨损”，是由另一个物体位于牙齿之间用力摩擦导致的。

2. 下颌习惯性前伸

下颌习惯性前伸是一种前牙动态干扰，患者的下颌习惯性地位于在只有前牙切缘接触、后牙不接触的位置。

A缘

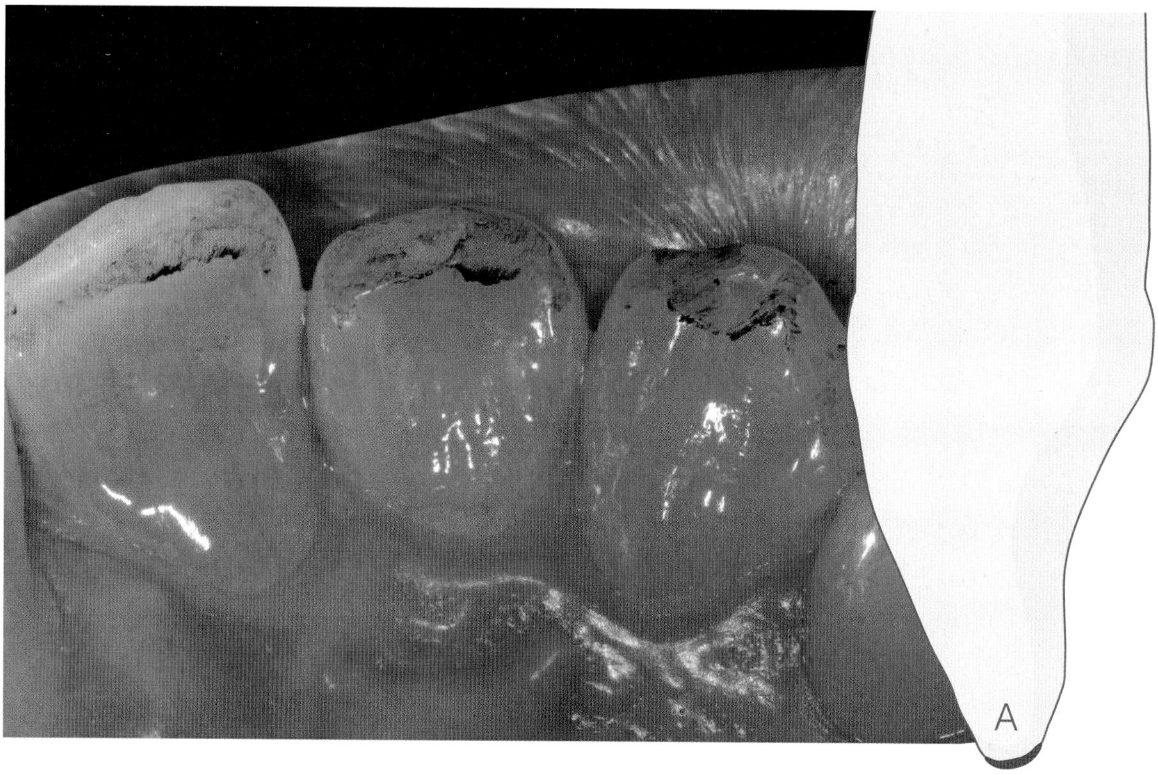

在给患者贴上“牙齿过度磨耗”或“修复失败”的标签之前，应检查是否存在动态干扰

3. 水平型咀嚼

在水平型咀嚼模式中，下颌向对侧前伸滑动（滑出）。如果前牙咬合过紧，AB段会产生干扰，尤其是在侧切牙的水平。

4. 特发性磨牙症

不符合Nobrux分类中其他7类的患者可以被归入这一类。这意味着问题的根源还不清楚，需要进一步调查。

AB段

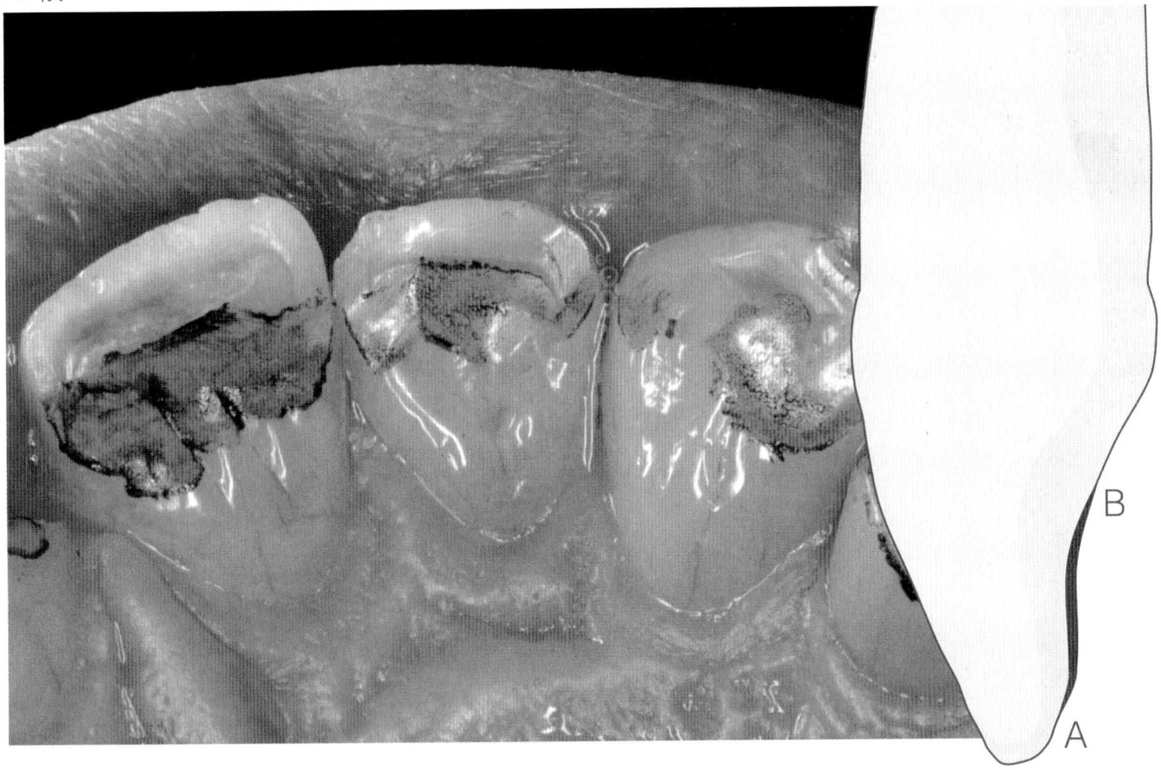

外物因素

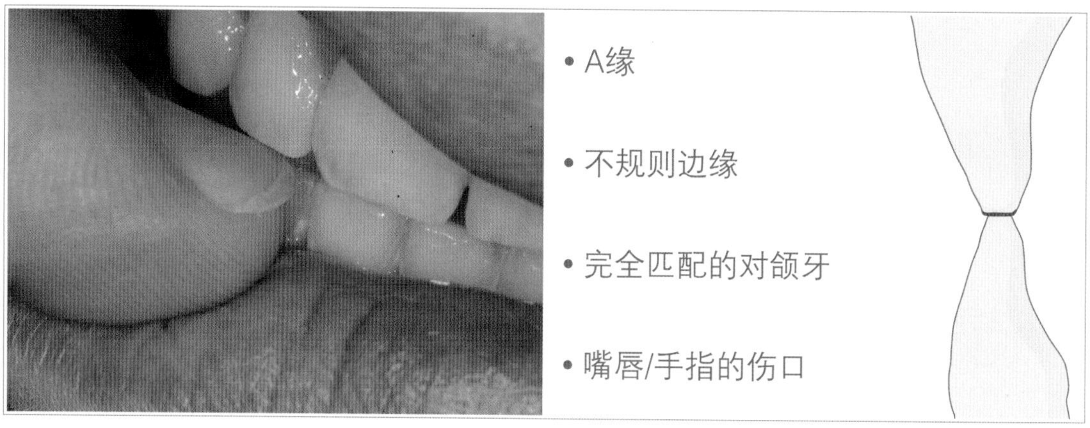

能够导致牙釉质切缘磨损的物体应该非常粗糙，或者在一个非常小的表面施加一个很大的力（压力=表面上的力），并通过外物的传递撞击牙齿。咬指甲就是如此，就好比高跟鞋踩到脚。

即使外物是柔软的，如手指或嘴唇的角质层，A缘也有可能损坏。因为为了切割小块皮肤，上颌切缘需要经常与对颌牙发生摩擦。

与这种干扰相关的磨损呈现出不规则的边缘，不过这种边缘与对颌牙切缘完全匹配。为了确诊，患者必须能够重现导致切缘缺损的牙齿接触，医生应该让患者做出同样的啃咬动作。患者手指状况的记录对于跟踪这种副功能习惯也至关重要[9-10]。

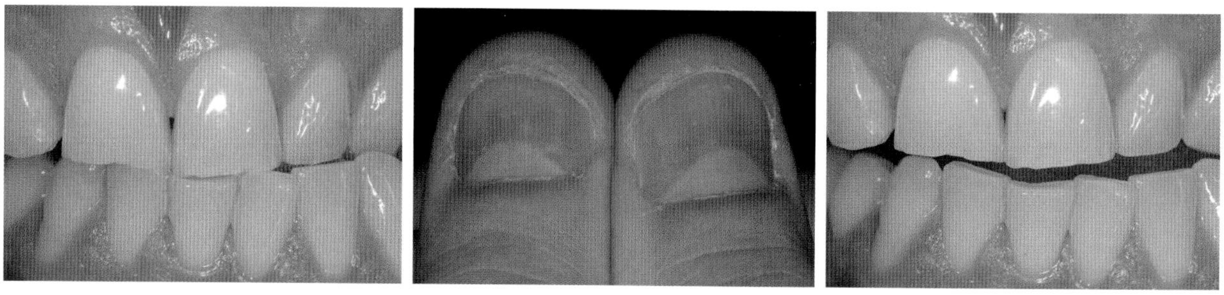

观察患者的手指，以确定患者是否有口腔副功能习惯，如咬指甲。然后，要求患者在临床医生面前模仿这个动作，让他们充分意识到问题的根源，通过检查可以发现对颌牙切缘缺损与上前牙切缘完美匹配。

下颌习惯性前伸

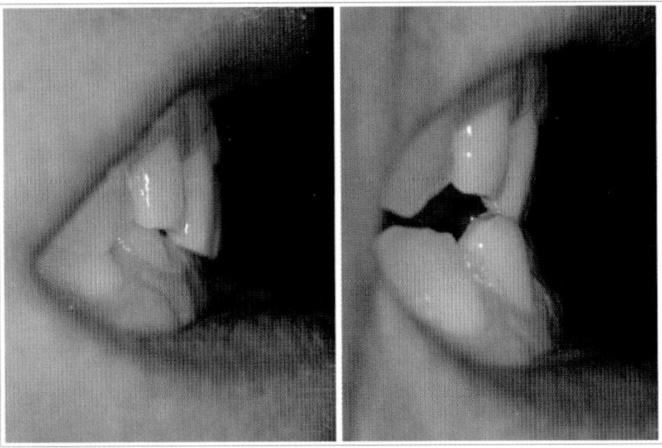

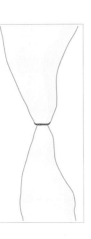

- 不适的最大牙尖交错位
- 通常下颌后缩或偏斜
- 前牙对刃的姿势

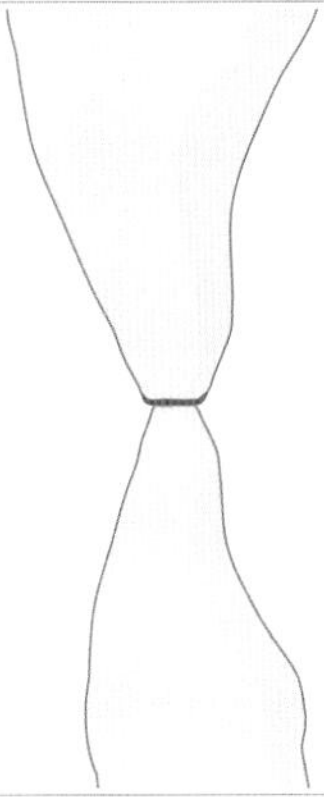

这是一种动态干扰，因为它不发生在最大牙尖交错位，但它有一个“静态”因素，因为下颌骨在这个**姿势位**上刚好靠在切缘上。前牙AB段相对完整，可以说明前伸过程中没有发生磨耗。我们需要调查为什么患者更喜欢这种前伸对刃位置。这种干扰通常发生在下颌后缩或偏斜，或后牙咬合垂直高度缺失的患者中。当被问及这种前伸的姿势习惯时，一些患者并没有意识到他们的下颌前伸。另一些患者则说，他们这样做是为了减少下颌和牙颈部的肌肉张力。关于这个问题还需要进一步研究，以阐明为什么患者在最大牙尖交错位不适时会下颌前伸，而不是简单地张口，将舌放在牙弓之间呈“咬舌”状态。如果A缘受损，在排除外物干扰后，应注意下颌的姿势。当被要求咬牙时，这些患者会直接咬住前牙切缘，只有当被要求咬住后牙时，他们才会后移下颌骨到最大牙尖交错位。当下颌骨处于这种前伸时，临床医生应询问患者的肌肉舒适度，以了解他们为什么更喜欢这种会损伤切缘的位置（通常这里并不是一个舒适的位置）而不是最大牙尖交错位[11-13]。

咬牙！　　不，后牙咬上

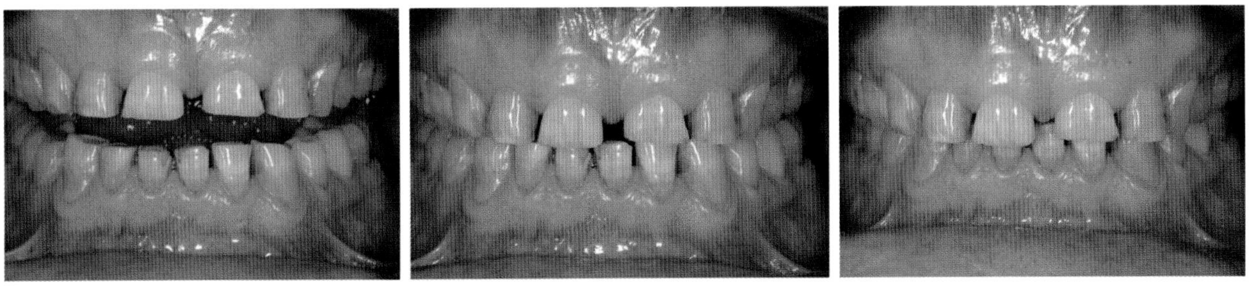

当医生嘱患者咬牙时，可以观察到“下颌习惯性前伸”的现象。

下颌偏斜

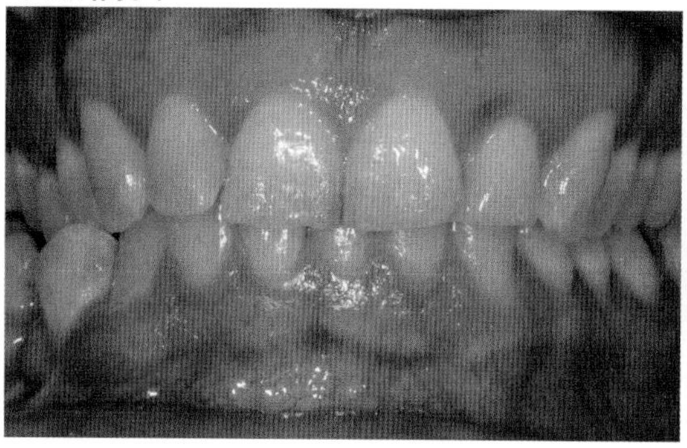

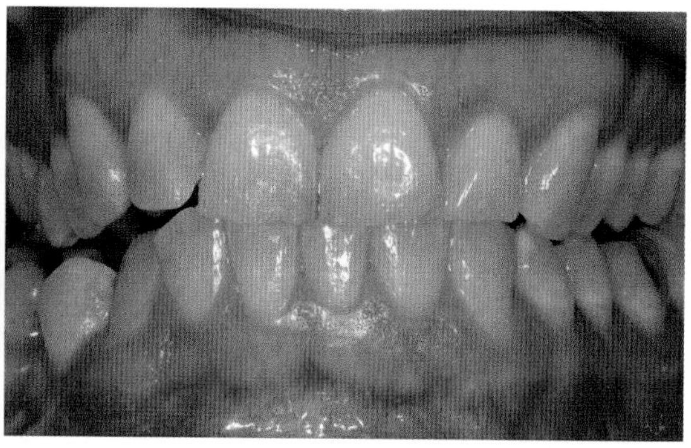

深覆殆

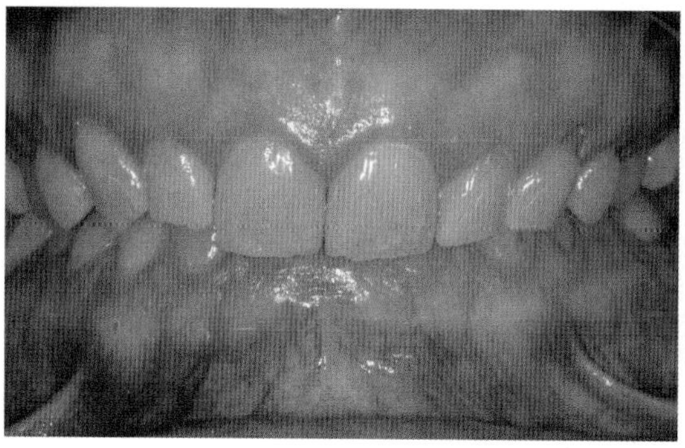

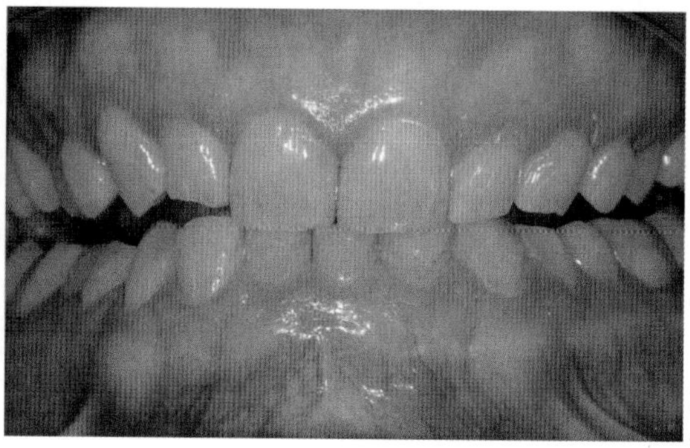

后牙支持丧失

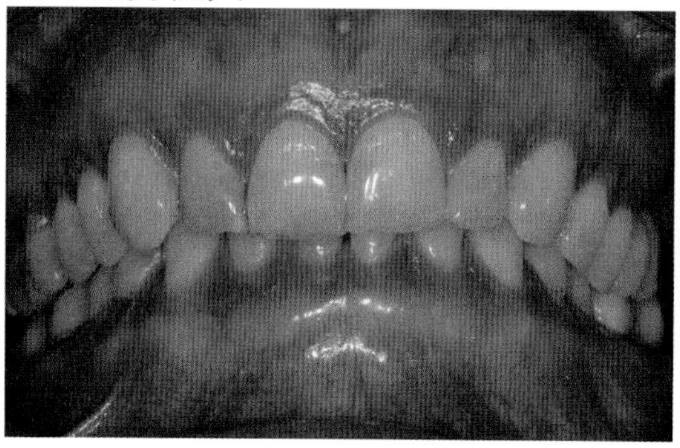

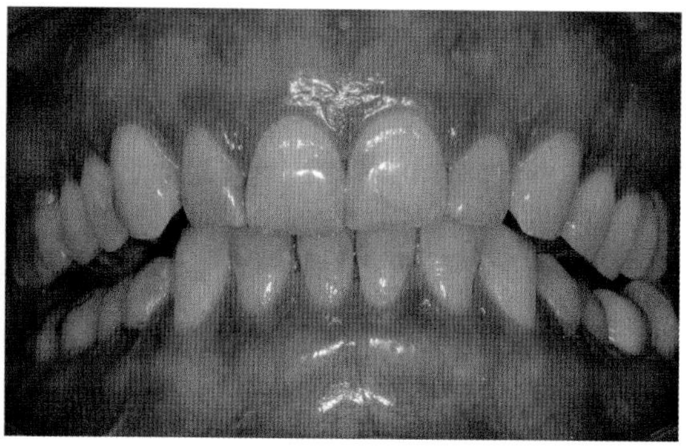

下颌习惯性前伸

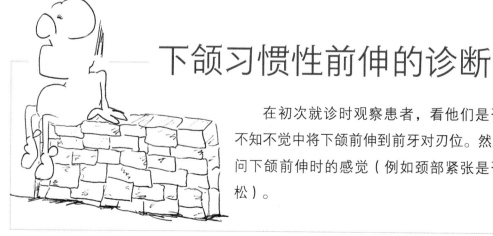

下颌习惯性前伸的诊断

在初次就诊时观察患者，看他们是否会在不知不觉中将下颌前伸到前牙对刃位。然后，询问下颌前伸时的感觉（例如颈部紧张是否能放松）。

水平型咀嚼

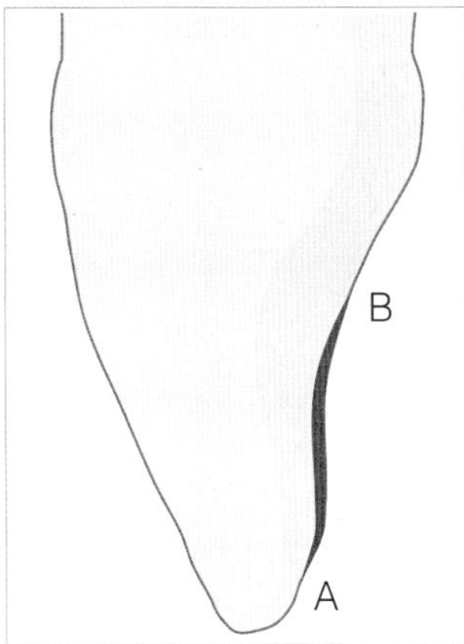

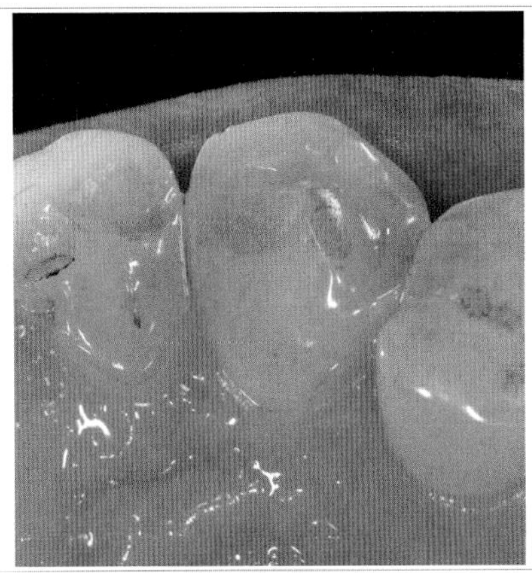

最大牙尖交错位

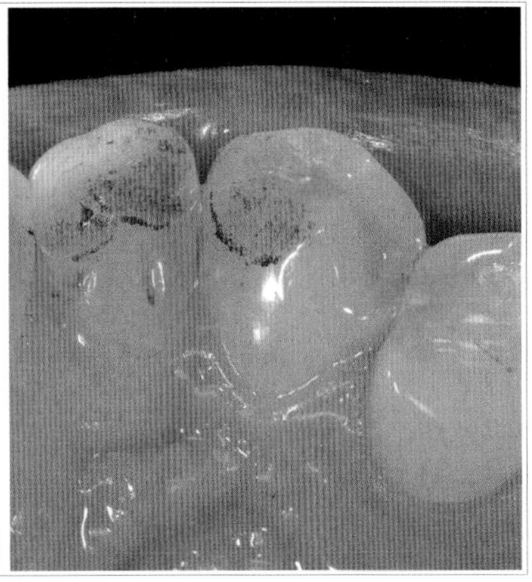

口香糖测试

这种动态干扰多涉及AB段，发生在一种被称为“水平型咀嚼者”的人群中（见第90页）。这种干扰只有在咀嚼过程中才能被正确检测到（例如口香糖测试），因为在水平型咀嚼者中，每次咀嚼时下颌都会向侧方滑出。如果上前牙咬合过紧，不允许这种运动，AB段将受到𬌗干扰。临床医生可以在患者咀嚼时利用咬合纸来确认这种干扰。对于未麻醉的患者，可以收集关于牙齿过度接触的反馈（由于咬合纸的厚度而加重），以确认前牙动态干扰的诊断。

最后，在口香糖测试中，当牙齿发生接触时，将手指轻轻地放在上颌牙上，可以感受到牙齿震动。通过口香糖测试和临床医生对水平型咀嚼者存在前牙动态干扰风险的检查，可以立刻发现和纠正上前牙过长或AB段咬合过紧的问题，并进行美学重建。

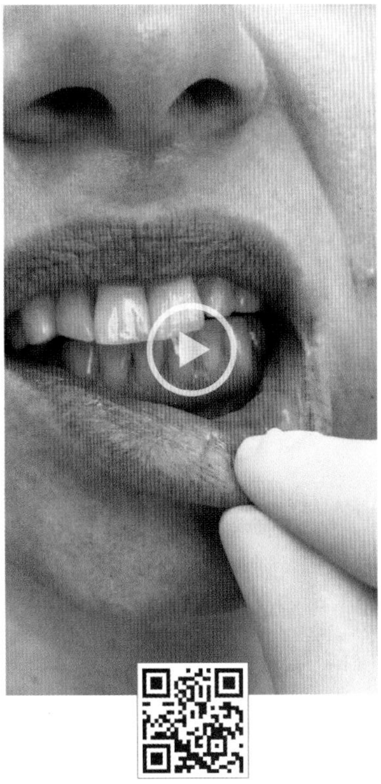

水平型咀嚼者
（扫码观看视频V6）

特发性磨牙症

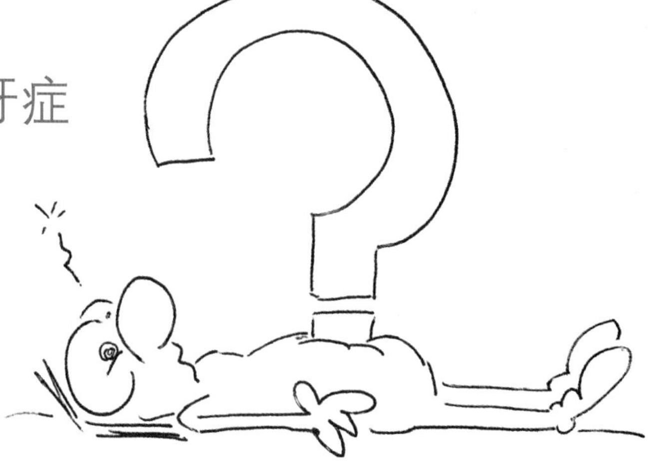

由于牙齿病理性磨耗背后机制的复杂性，Nobrux分类中的最后一类为特发性牙齿磨损的患者。临床医生可以将无法分类为其他3类的动态干扰（在AB段和/或A缘有磨耗缺损）归于此类。特发性磨牙症可能在睡眠中无意识地发生，每小时30～60秒，与睡眠呼吸暂停相关。还有一种与压力相关的半有意识的磨牙症，通常发生在白天。在过去30年中，不同程度磨牙症的人数显著增加。几项横断面研究估计，工业化国家磨牙症的患病率约为20%。由于Nobrux分类的主要目的是增加对功能障碍患者的了解，因此需要进一步的临床研究为该分类添加新的亚组，并减少分类为特发性磨牙症的数量[14]。

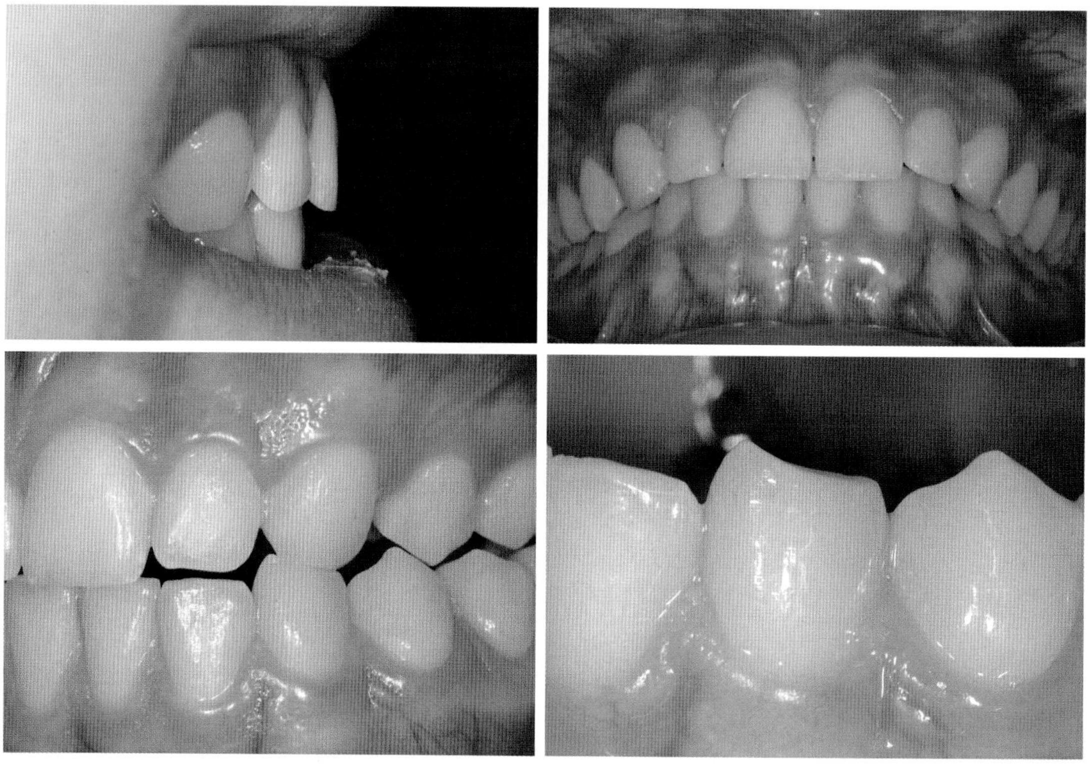

16岁患者尖牙有磨耗缺损。由于排除了下颌习惯性前伸和外物干扰，并且在咀嚼过程中没有尖牙接触，因此被诊断为“特发性磨牙症”。

咀嚼模式和口香糖测试

CHEWING PATTERNS AND GTEST

在调𬌗过程中，除了评估在最大牙尖交错位时接触点的分布和强度以外，患者还需要进行下颌运动，将牙齿向一侧滑动，回到最大牙尖交错位，再向另一侧滑动。临床医生通常依靠自己的想法为患者选择尖牙保护𬌗或是组牙功能𬌗。医生通常嘱患者进行侧方运动，在运动过程中检查𬌗干扰并通过调𬌗去除这些干扰。这样的咬合调整其实并不充分，下颌单纯地“滑入”或“滑出”，就像在𬌗架上模拟的动作一样，它们并不能反映真实咀嚼循环的完整过程。

当下颌从最大牙尖交错位水平滑出时，临床医生应该意识到，这个动作只由对侧翼外肌的激活产生，而其他咀嚼肌此时并没有发挥作用。

医生通常只能通过下颌左右运动来**检查潜在的动态殆干扰**，但我们要知道，在咀嚼过程中下颌的运动方式可能与之**不同**

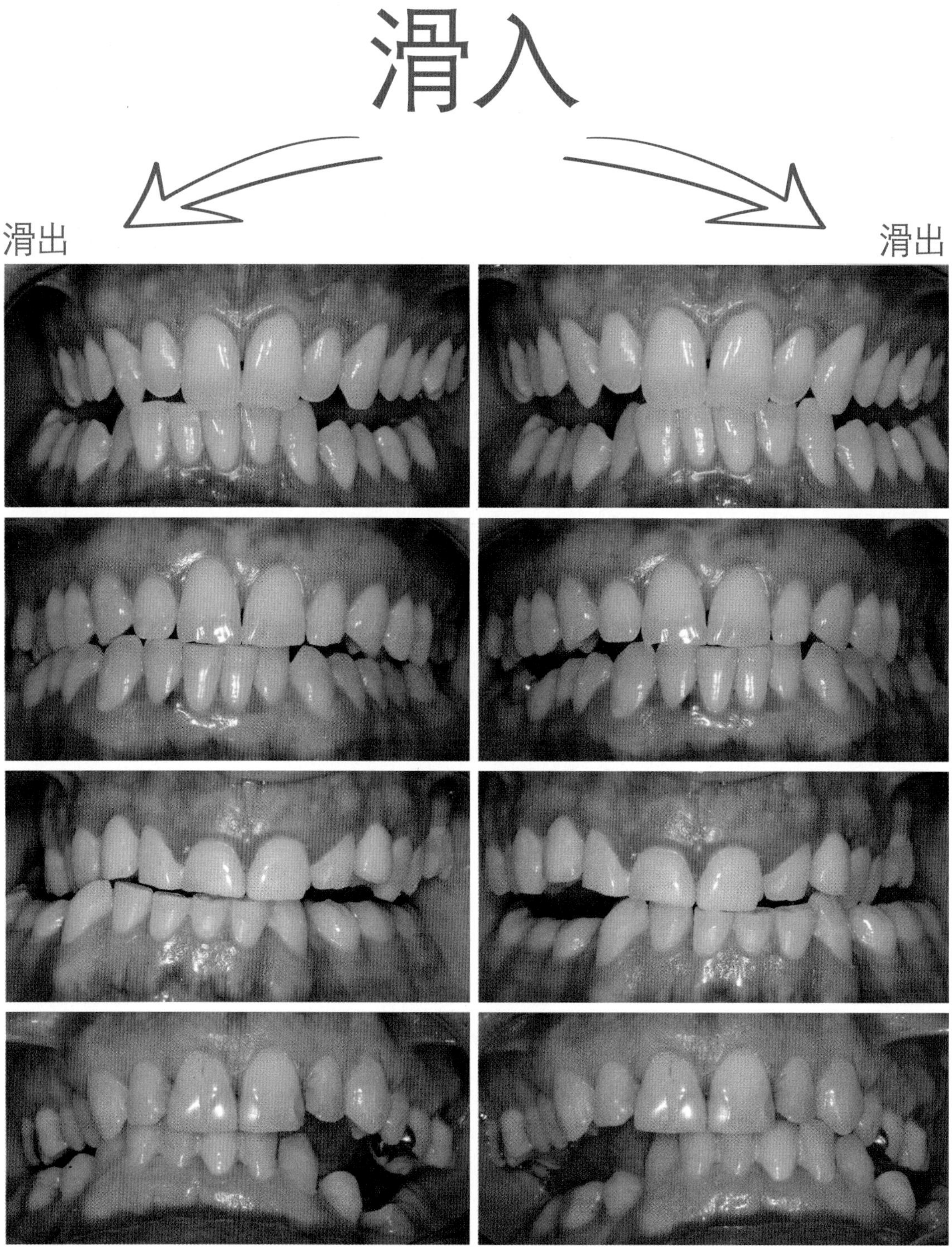

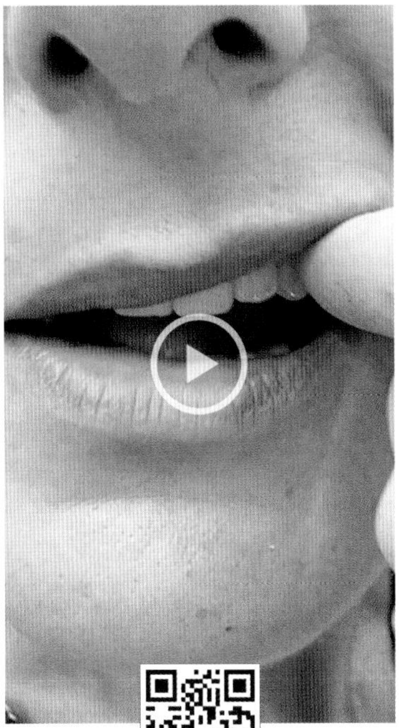

水平型
（扫码观看视频V7）

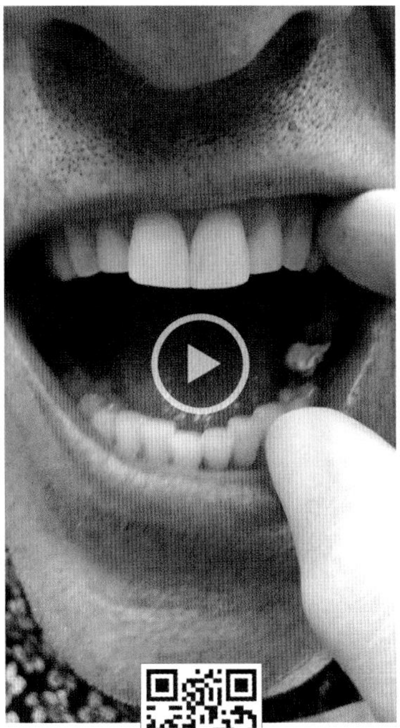

垂直型
（扫码观看视频V8）

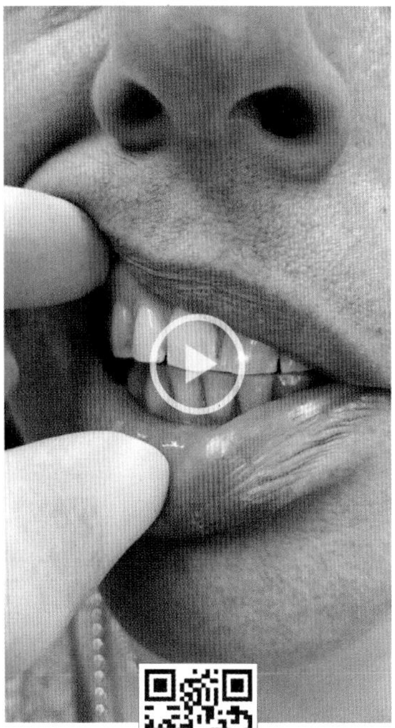

水平–垂直型
（扫码观看视频V9）

在咀嚼过程中，有食团一侧的所有咀嚼肌都被激活，当下颌以**由外向内**运动的方式接近上颌时，不同的肌肉将下颌引导至**不同的**位置（如Lauret博士和Le Gall博士所解释的[1]）。如果牙齿的形状和位置在特定患者的咀嚼模式中没有进行功能性整合，则可能会在后牙和/或前牙的水平上发生动态干扰，并导致咬合创伤。

很少有临床医生会观察患者在进行牙齿修复治疗前后的咀嚼情况。但尤其是在全口重建的病例中，评估初始的咀嚼模式以确定其应该保留或改变是至关重要的。主要的咀嚼模式有两种：水平型和垂直型。在一些患者中，如果同时考虑到口腔两侧，这两种咀嚼模式可能会同时存在（水平–垂直型）。

医生可以通过口香糖测试和三步法咬合重建（见第3章），评估咀嚼运动时“汽车”（下颌），“靠近”“停车”和“离开”，上下颌之间的动态相互作用[2–9]。

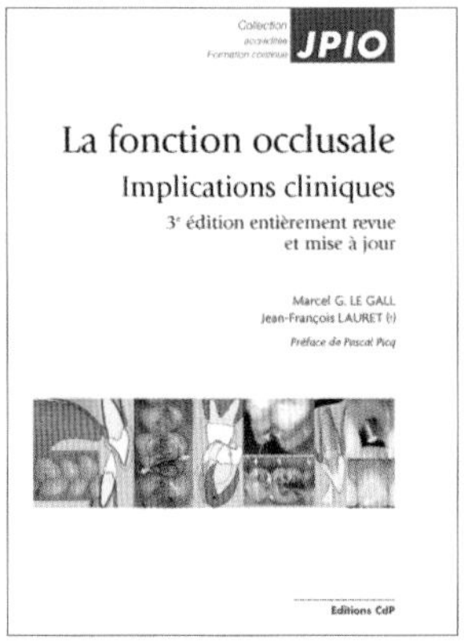

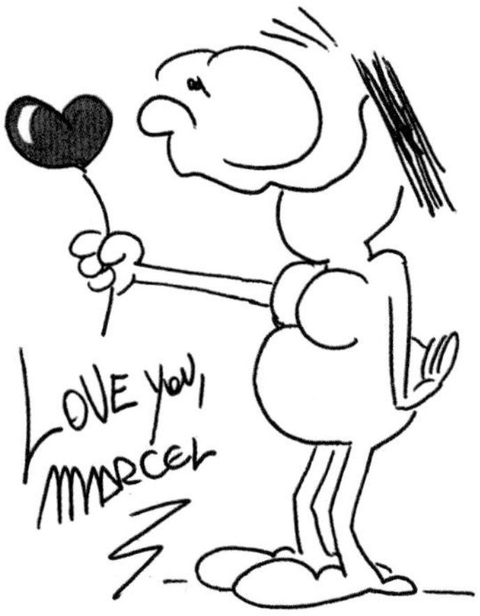

水平型咀嚼

水平型咀嚼的特点是周期性运动，一次只涉及口腔的一侧。在每个循环中，包含一次**水平滑入**和一次**水平滑出**。

水平滑入

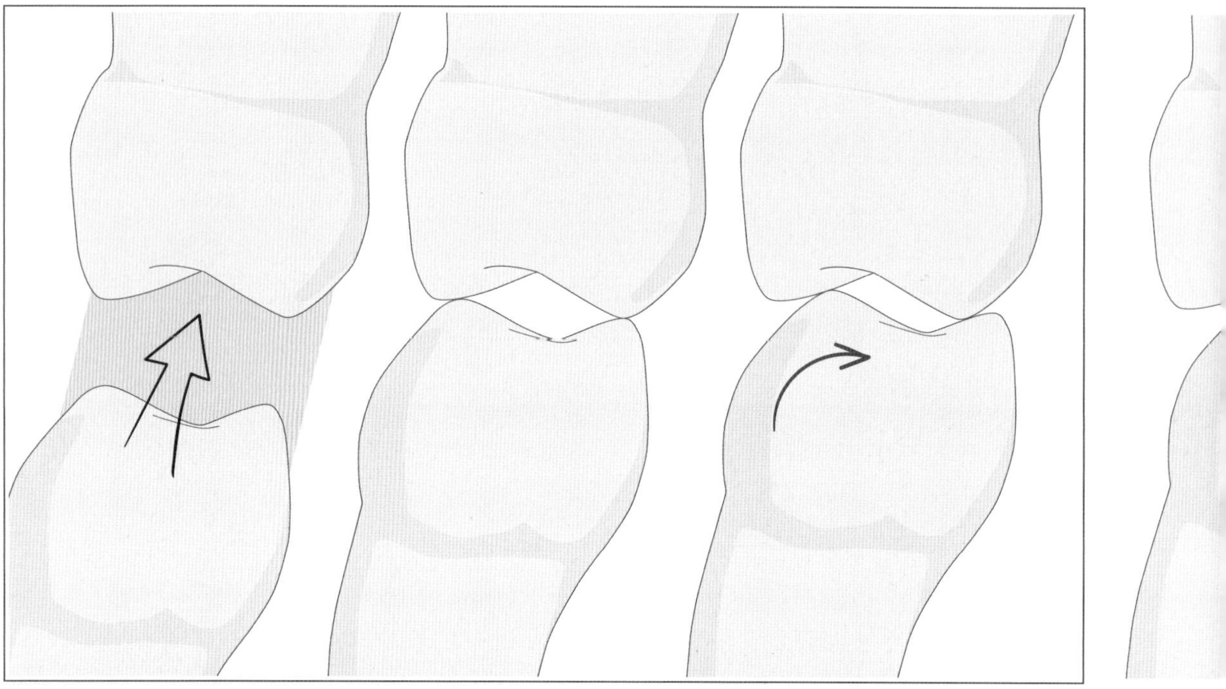

在水平**滑入**时，下颌在非支持尖（上颌颊尖和下颌舌尖）的引导下进入，并向中间的支持尖滑动。牙齿达到适当的咬合垂直距离及最大牙尖交错位或非常接近它时，下颌由支持尖引导再次滑动（水平**滑出**）。每个循环中都有一个向近中和前伸运动的组成部分，这是由上颌第一磨牙（殆面斜嵴和近中腭尖）和对侧上尖牙的相互作用产生的，但针对每位患者也因人而异。

对于水平型咀嚼者，
发生前/后牙功能干扰的风险更高

最大牙尖交错位

水平滑出

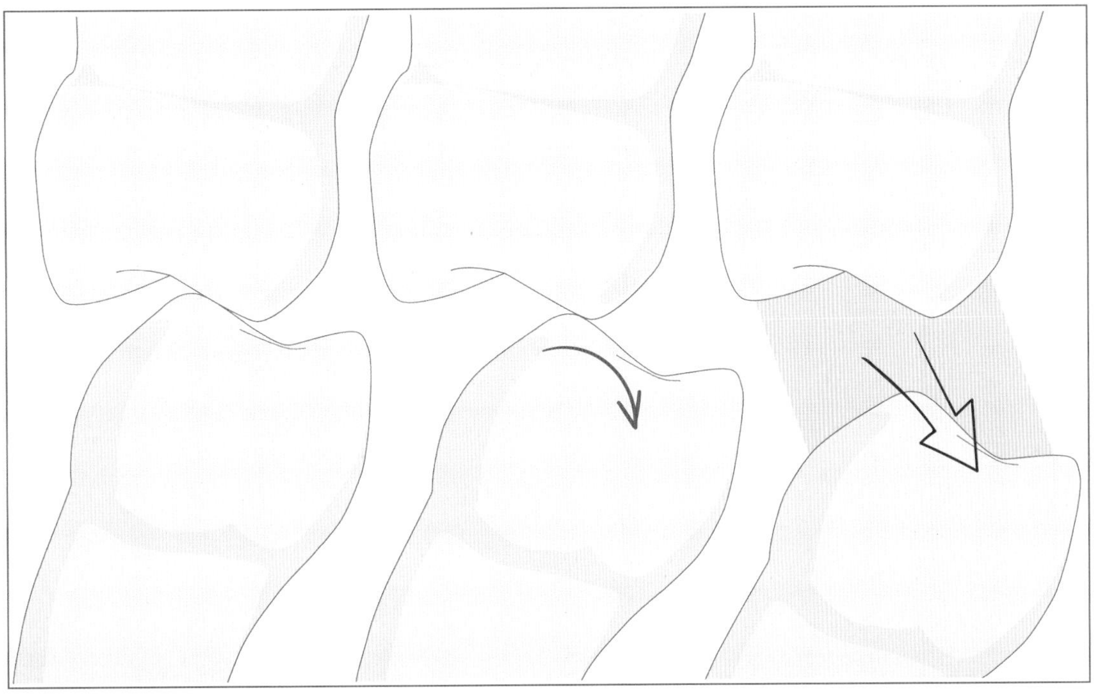

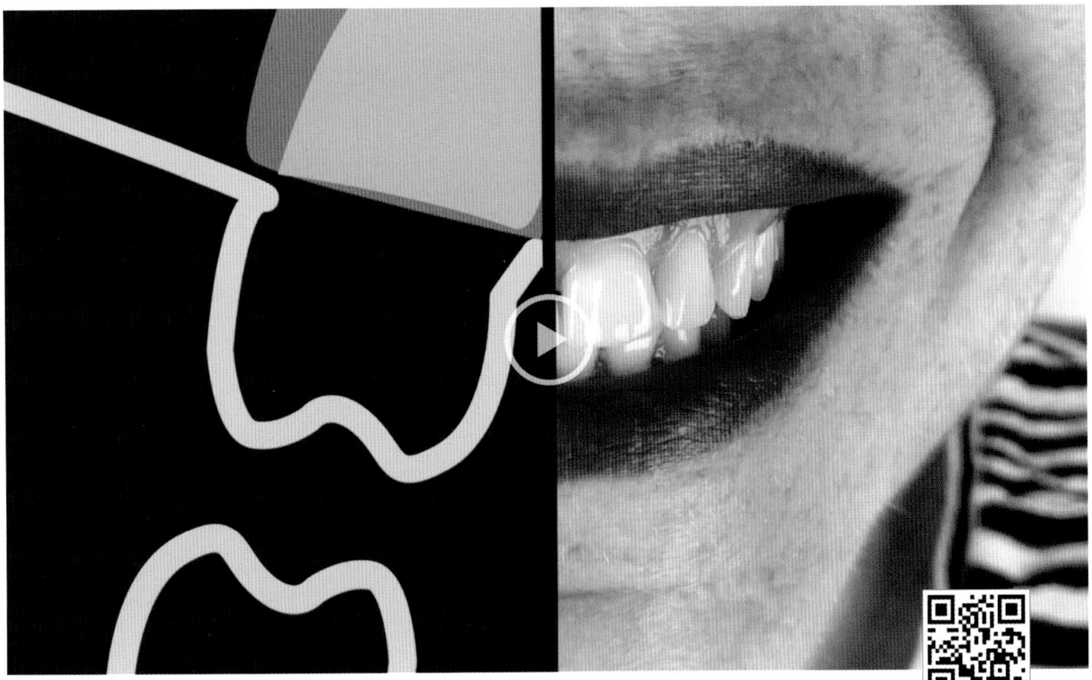

医生可以通过口香糖测试识别水平型咀嚼模式，它曾被戏称为"洗衣机"式咀嚼。

"洗衣机"式咀嚼
（扫码观看视频V10）

垂直型咀嚼

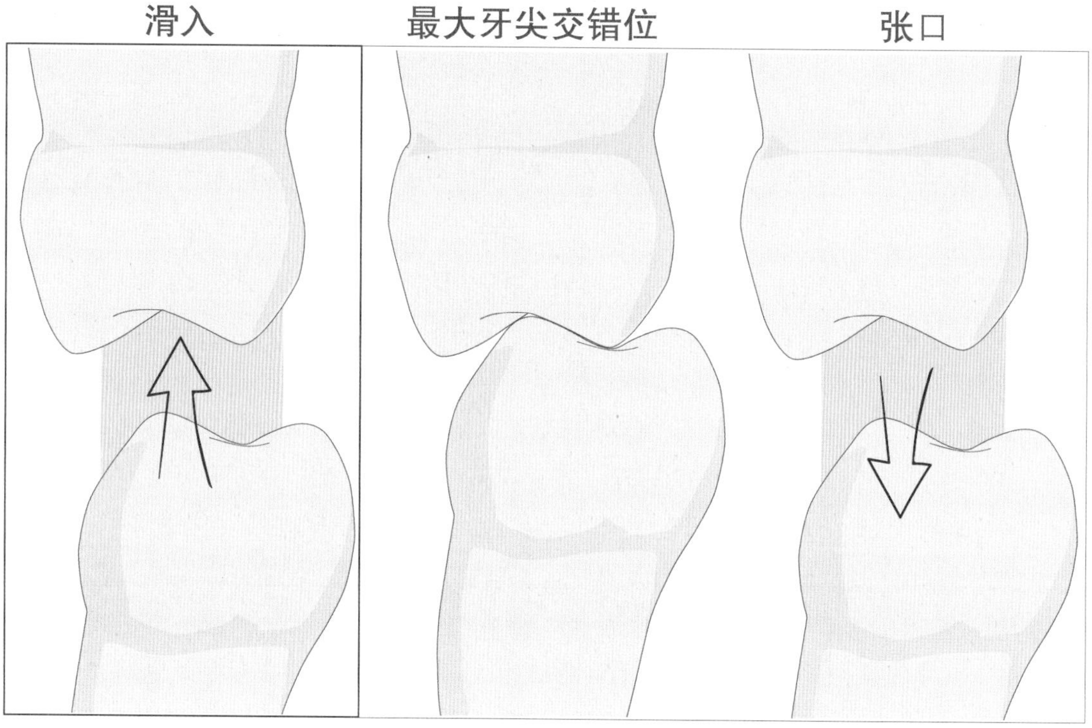

在水平型咀嚼中，下颌向前水平滑出，而在**垂直型咀嚼**中，则**不存在水平滑出**。垂直型咀嚼模式更像是一个“打开-关闭”的运动，不存在水平方向的滑动。患者是把食物切碎而不是磨碎。

垂直型咀嚼中有两个主要模式：

1. **直线咀嚼**。非常垂直的开合运动。这些患者能够毫不费力地同时咀嚼口腔两侧的2个口香糖，因为他们是通过下颌的铰链轴运动来咀嚼食物的。
2. **对角线咀嚼**。这些患者每次只咀嚼一侧（就像水平型咀嚼一样）。事实上，循环的开始看起来像水平型咀嚼一样，下颌向一侧滑动，同时接近上颌（水平滑入）。

然而，在到达最大牙尖交错位后，下颌不会向近中前伸方向滑出，而是垂直打开甚至原路返回（与水平滑入的方向相同）。

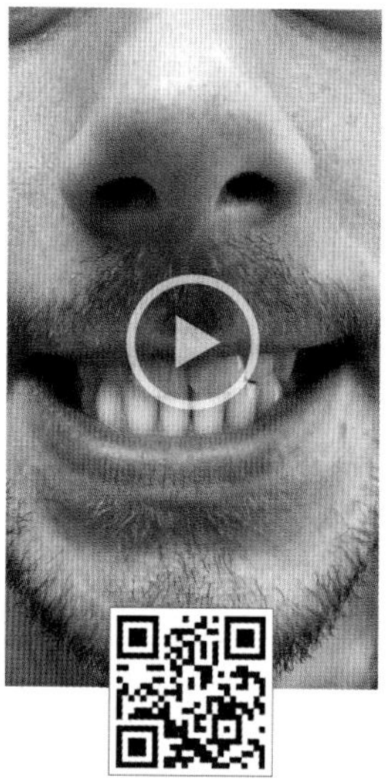

直线咀嚼
（扫码观看视频V11）

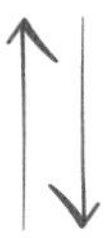

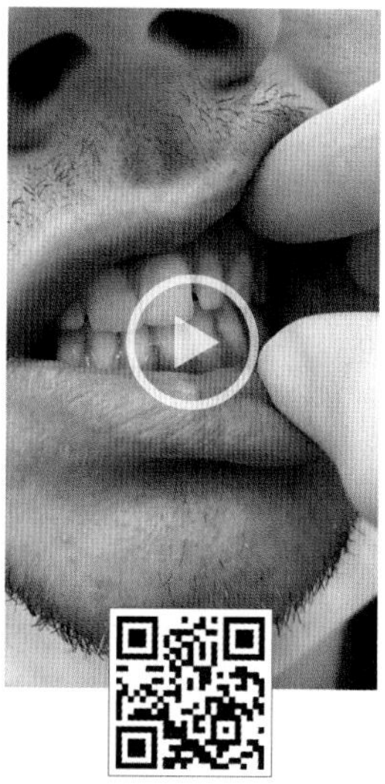

对角线咀嚼
（扫码观看视频V12）

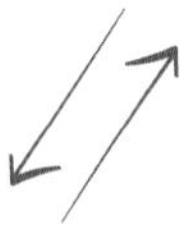

功能干扰的风险

如果患者是**原发性垂直型咀嚼者**，并且咀嚼肌和牙齿已经适应了上前牙闭合状态（例如自然的深覆殆），则垂直型咀嚼者出现**前牙动态干扰**的风险是有限的，因为不存在前伸或侧方的干扰。然而，有些人在咀嚼时可能会表现出非常强的力量，会出现B点咬合过重和AB段缺损这样的静态干扰。对于水平型咀嚼者，在咬合重建时要非常小心，因为很难在殆架上完全复制他们独特的咀嚼循环。咬合重建的重点是维持下颌水平方向上的运动，不产生干扰。实际上对于这些患者来说，原来的咀嚼模式很**舒适**，他们也不会轻易适应变化。水平型咀嚼是一种更符合人体工程学的模式，这一说法可以在水平-垂直型咀嚼者身上得到证实。当被要求选择哪一边嚼得更好时，水平-垂直型咀嚼者通常会指出水平型咀嚼模式的一边。可以认为，如果在牙科治疗后将水平型咀嚼转变为垂直型咀嚼，患者会感到非常不适。因此，他们将需要更多的咬合调整，或者会自己进行调整，通过破坏修复体来消除干扰。许多由水平型咀嚼转变为垂直型咀嚼的人都被贴上了“磨牙症”的标签。由于担心殆干扰，临床医生最后会使用过平的牙尖进行修复，这样就排除了后牙斜面引导的可能性。因此，患者在咀嚼时可能会感到无力。此外，当下颌没有被后牙腭尖锁住时，水平滑出的同时会发生更明显的前伸运动（**反刍动物风格**），这甚至会对上前牙造成殆干扰。最后，即使在最佳的情况下，有完整的后牙支持及咬合正常的上前牙，水平型咀嚼者也会显示出明显的老化性磨耗，特别是如果他们有活跃的咀嚼肌（爆炸性水平型咀嚼者见第96页）。因此，其切缘始终存在功能干扰的风险，在患者的整个生命周期中，都应监测其咬合情况[10-13]。

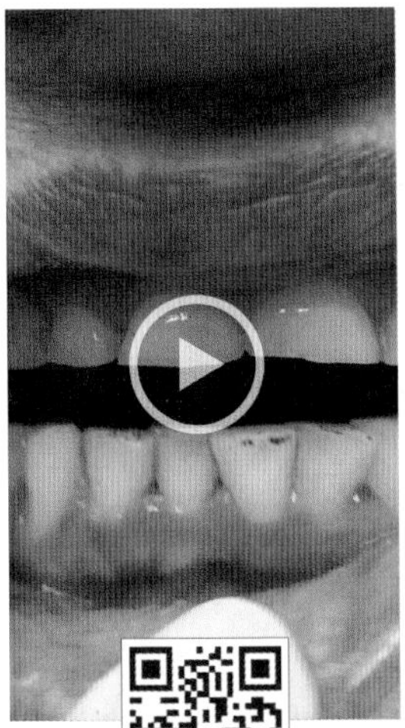

反刍动物风格
（扫码观看视频V13）

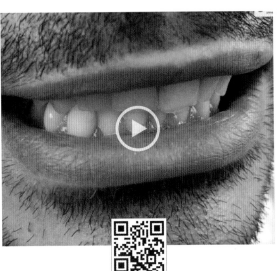

殆干扰
（扫码观看视频V14）

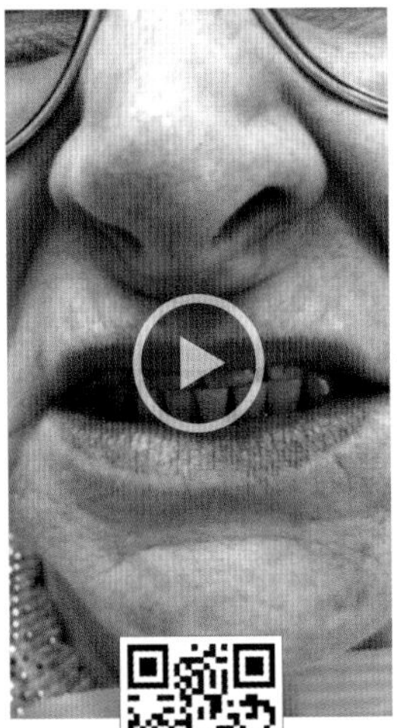

反刍动物风格
（扫码观看视频V15）

通过修复粗壮的上尖牙来治疗**水平-垂直型咀嚼者**以阻止其水平滑出是一种常见的治疗手段，因为通常水平型咀嚼者会因为前伸而损害切缘，造成牙齿磨耗或修复体损坏。

尖牙的存在将帮助患者更“垂直”地活动。然而，从长远来看，只依靠尖牙并不能阻止下颌前伸，尤其是在咀嚼肌发达的**水平型**咀嚼者中（见第98页）。前牙功能干扰将使尖牙及其他修复体咬合过重，导致修复失败。面对前牙局限性的修复体损坏，这些水平型咀嚼者更有可能被贴上“磨牙症”的标签，而实际上他们只是进行了“修复”而不是“重建”36。

36

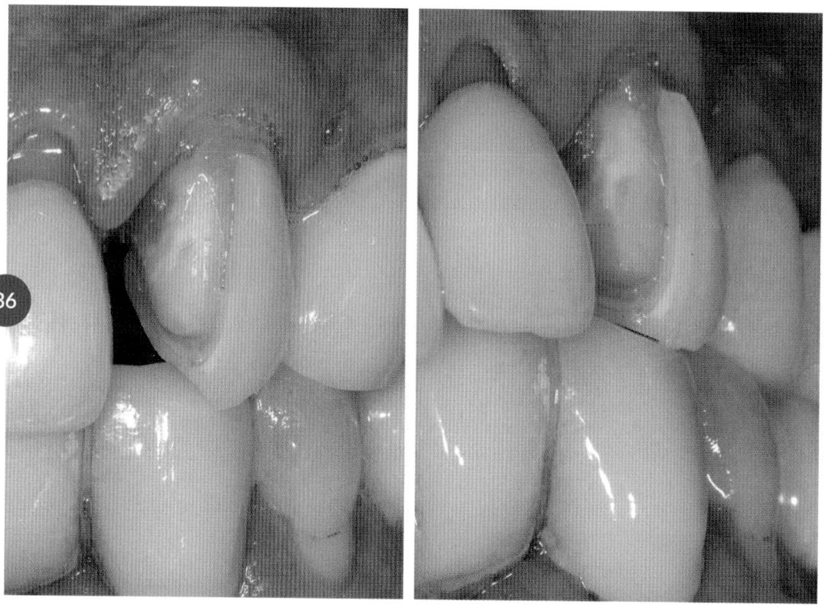

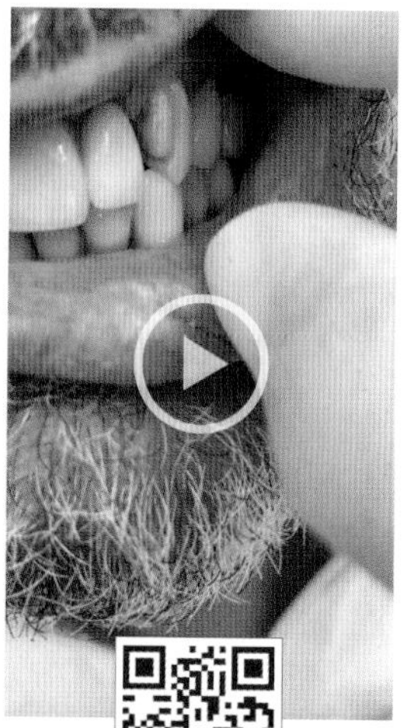

尖牙咬合过重

（扫码观看视频V16）

医源性垂直型咀嚼者存在较高的动态干扰的风险。这些患者原本是水平型咀嚼者，后来由于各种修复性治疗，使他们失去了原有的咀嚼循环模式，例如：

- 上颌第一磨牙腭尖扁平 37
- 上切牙过长、过粗
- 上尖牙过长、过粗

37

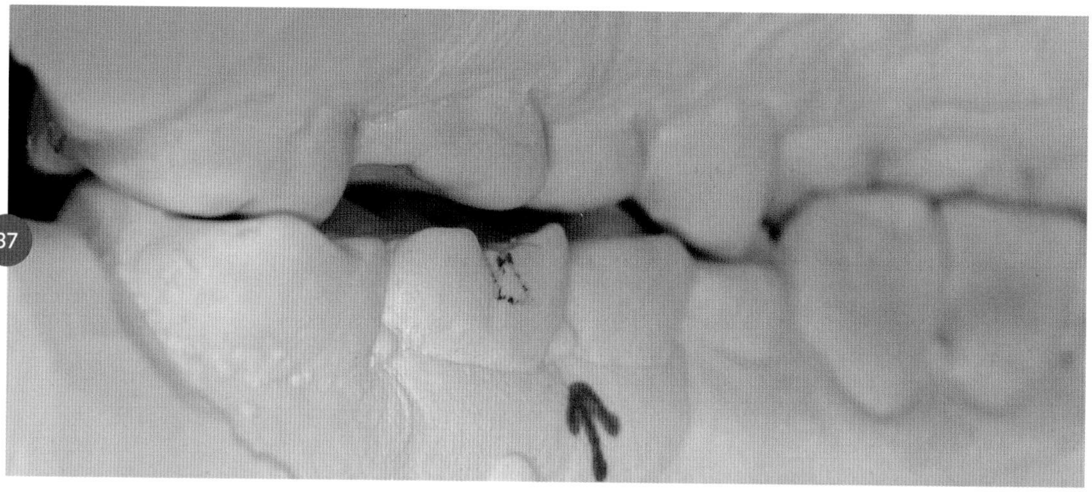

需要记住的要点

关于水平型咀嚼者要记住什么

（1）这些患者即使在牙齿磨耗的情况下咀嚼也很舒适。

（2）他们的下颌依靠牙齿接触来引导水平滑入和滑出。

（3）他们的后牙位置和形状是保证水平运动的基础。

（4）水平型咀嚼者发生前牙干扰的风险很高，因为他们可能会因老化磨耗而导致前牙对刃。

需要改变他们的后牙咬合时

（5）Hanau五因素中的以下几个因素（牙尖高度、殆平面倾斜度、补偿曲线）可能会降低咀嚼效率（无力咀嚼）或出现后牙干扰。

（6）不可能在半可调殆架上为水平型咀嚼者构造一个完美的后牙咬合。

（7）咬合调整以达到“牙引导式咀嚼”是必要的。

需要改变他们的上前牙时

（8）水平型咀嚼有前伸老化的趋势。

（9）由于患者的肌肉性质，永远不要设计咬合具有限制性的上前牙，因为切缘缺损的风险很高。

（10）重建的尖牙过于粗壮，无法实现垂直型咀嚼模式，将受到咬合力过大的影响。

（11）上颌第一磨牙腭尖变平，会增加下颌前伸出现动态干扰的风险。

为了恢复水平型咀嚼者受损的切缘，必须通过抬高咬合垂直距离或正畸治疗来提供修复空间，并长期复查，检查其咀嚼模式。水平型咀嚼者必须保持水平模式，以避免动态干扰，临床医生必须记住，前牙切缘总是有磨耗的风险，因为正如Pedro Planas的研究[14–15]所描述的那样（见第78页），水平型咀嚼的本质是老化磨耗形成前牙对刃咬合。

前牙干扰的演变

如果没有及时消除或减少干扰，情况可能越来越糟，特别是存在恶化因素的情况下。其中，肥大和活跃的咀嚼肌（例如咬肌和颞肌）是功能干扰的消极演变（MM ACTIVE）中最重要的因素。

因此，如果这些肌肉非常发达，当患者紧咬牙或咀嚼口香糖时，医生只要简单地把手放在这些肌肉上，就可以随时检查这些肌肉是否有过度激活。基于2种主要的咀嚼模式，功能干扰可能有不同的演变：

1. 水平型 ——→ 开放式进展。
2. 垂直型 ——→ 闭锁式进展。

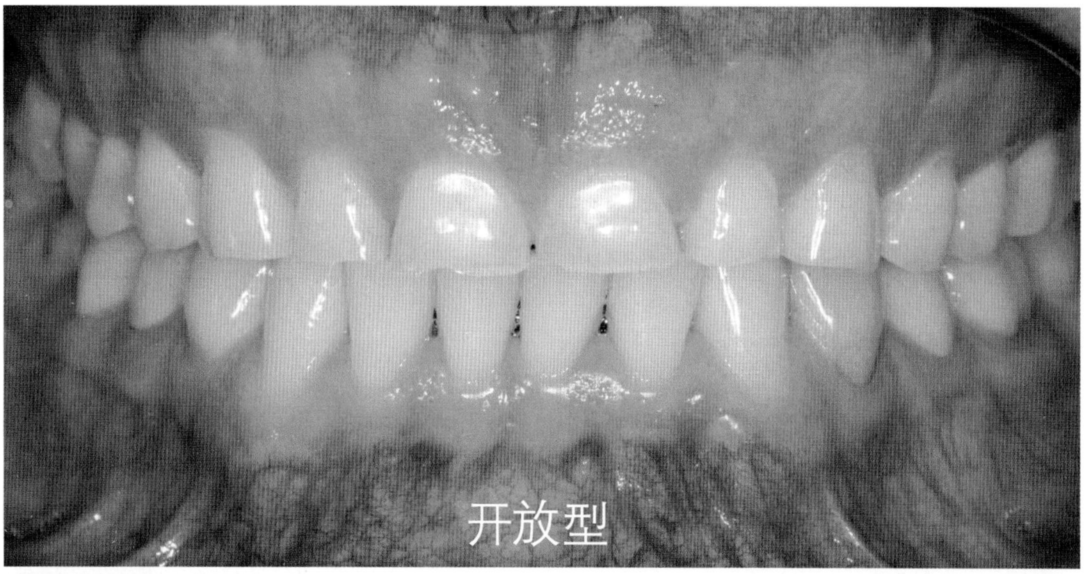

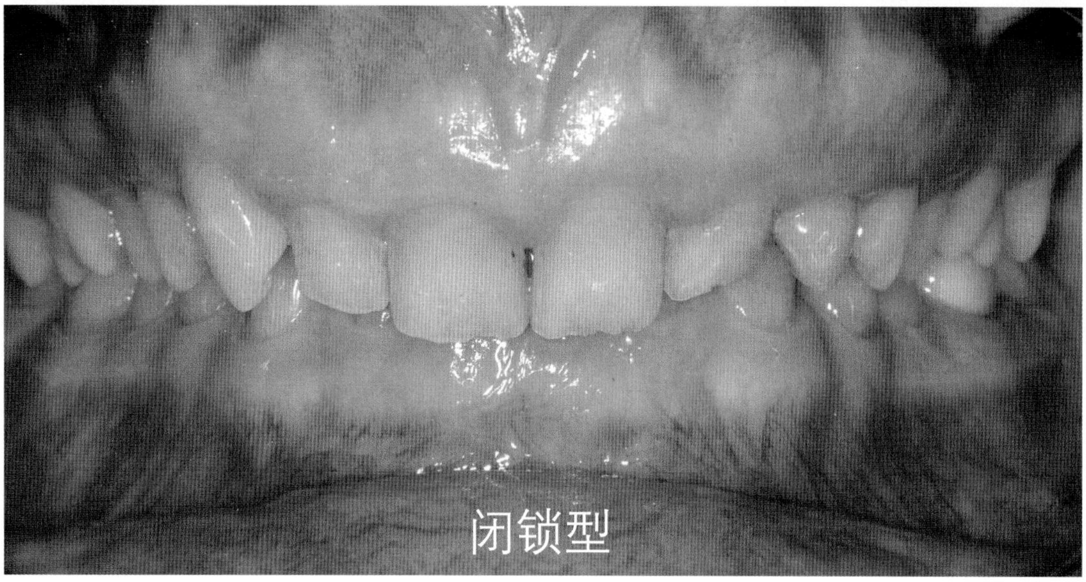

在**开放式**进展的情况下，下颌在咀嚼甚至说话时的前伸冲击会持续破坏上前牙的AB段。

一般来说，经过水平型磨耗，B点会向A缘移动，临床冠变短，切缘变厚、变平。Spee曲线变平，横殆曲线倒置，可出现牙根纵裂。

在多数病例中，牙周组织都很健康，附着龈较厚，呈浅粉色。患者的舌也可能位于前伸的位置，甚至在说话时也是如此，这可能是这种暴发式进展的一种表现。水平型磨耗患者的肌肉特性会导致切缘磨耗。

开放式进展中的薄弱环节是前牙切缘。

在**闭锁式**进展的情况下，紧咬牙能让下颌“嵌入”上颌。即使在正常的咀嚼过程中，一些人可能在每次咬合时都表现出过大的下颌冲击，因为没有牙周本体感受器反馈来帮助避免干扰。前牙损伤会遵循垂直型磨耗的模式，其中B点向龈方C点移动，加重深覆殆。通常情况下，切缘变薄，临床冠高度很少降低，因为A缘不会因垂直型咀嚼模式而受到损伤。

在伴有**酸蚀症**时，舌隆突的牙釉质变薄，可以加速前牙的过长。Spee曲线和横殆曲线也会变陡。垂直型磨耗患者可能会有非常强壮的唇部。总的来说，他们的肌肉特性决定了随着年龄增长下颌会逐渐后缩。

闭锁式进展中的薄弱环节将更多地发生在颞下颌关节和牙颈部。

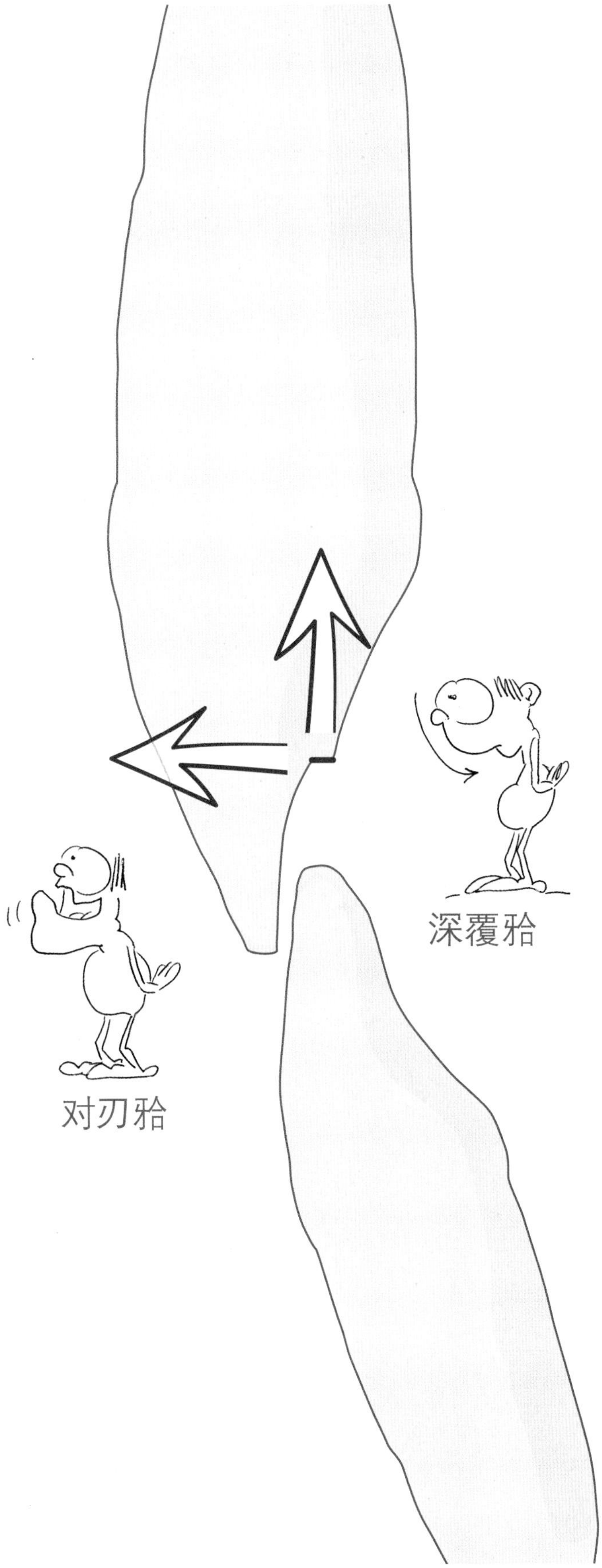

开放型磨耗迹象

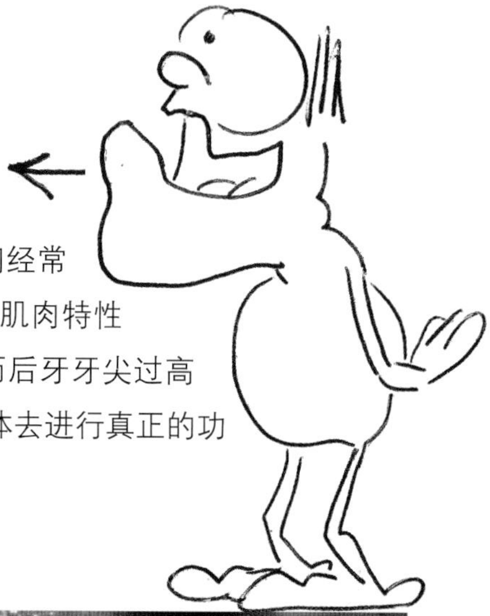

开放型磨耗患者经常被称为“磨牙症”患者，因为他们经常会出现修复体缺损。这些修复体很少能正确地与患者的神经肌肉特性相适应。通常，他们的前牙（出于美学原因）咬合过紧，而后牙牙尖过高或过平。这种不正确的牙齿设计的原因是缺乏使用临时修复体去进行真正的功能性试戴。

前牙间隙

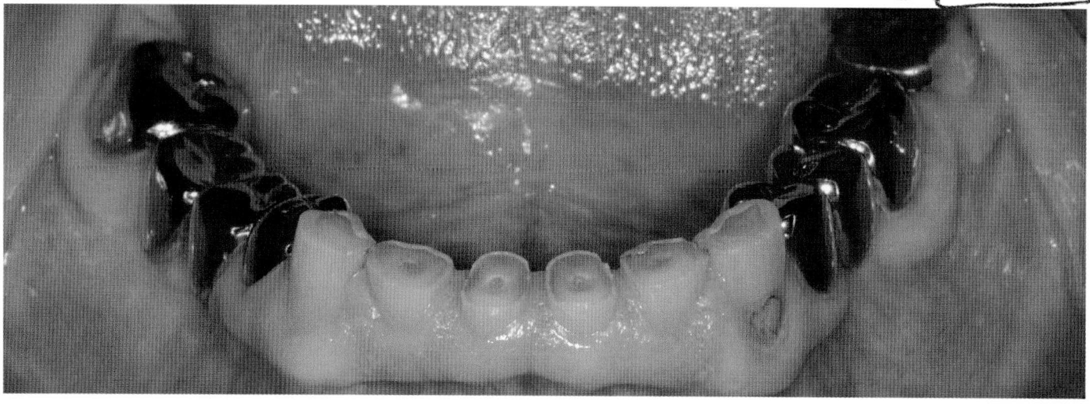

厚且平坦的磨耗

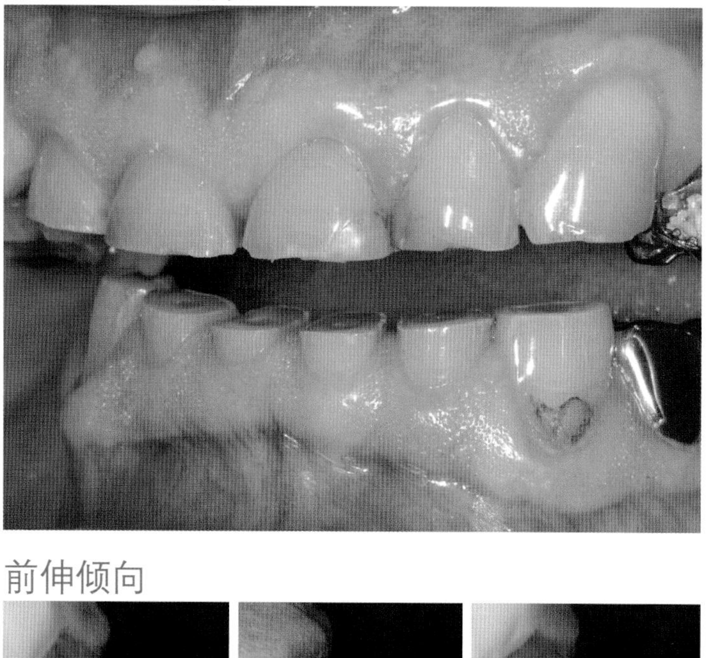

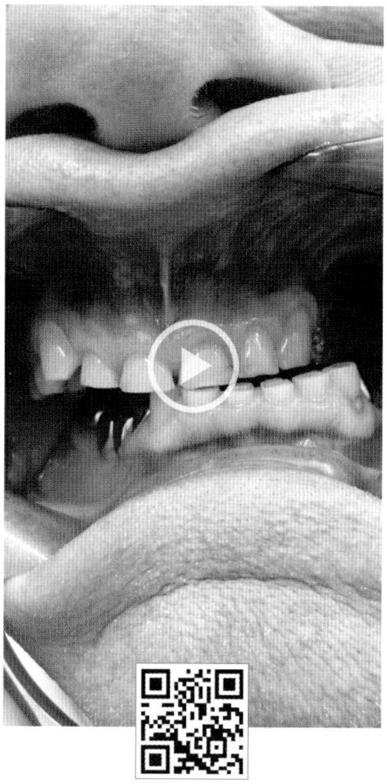

前伸倾向

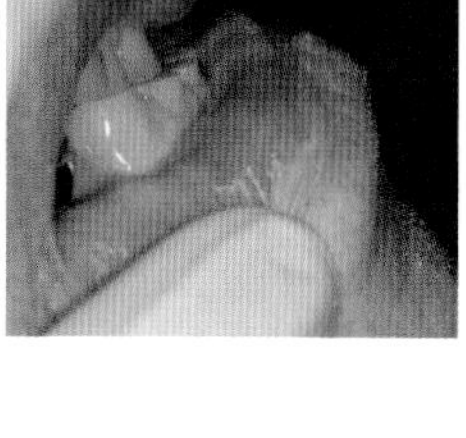

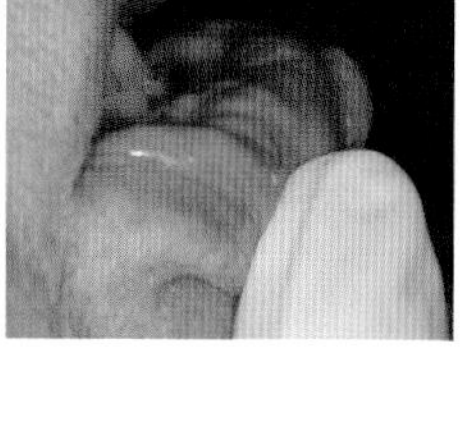

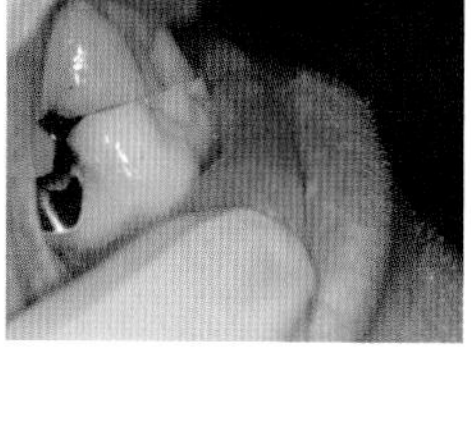

开放型磨耗
（扫码观看视频V17）

闭锁型磨耗迹象

闭锁型磨耗患者不太受临床医生的关注，因为他们的切缘不会折断。另外，这些人群存在许多口外的薄弱环节，通常认为这些环节不是医生的诊治范围（颞下颌关节紊乱病、颈部疼痛、颈椎僵硬、呼吸问题等）。最终，导致闭锁型磨耗患者经常在沉默中独自忍受痛苦。

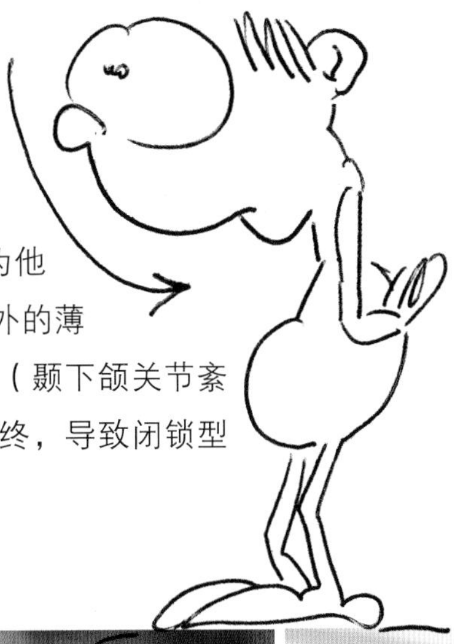

深覆𬌗

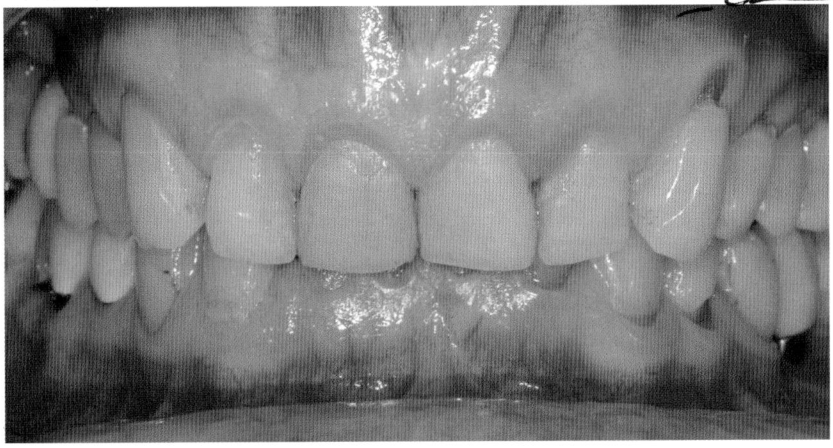

锐利的牙尖

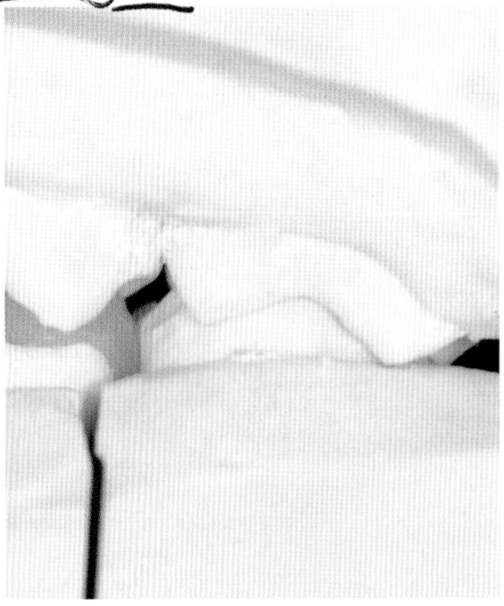

加深的Spee曲线

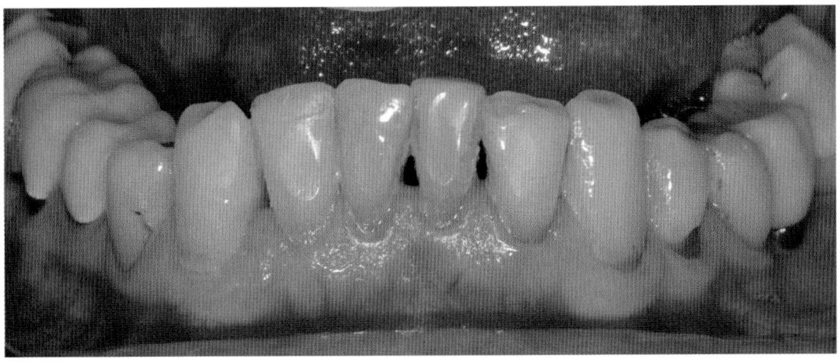

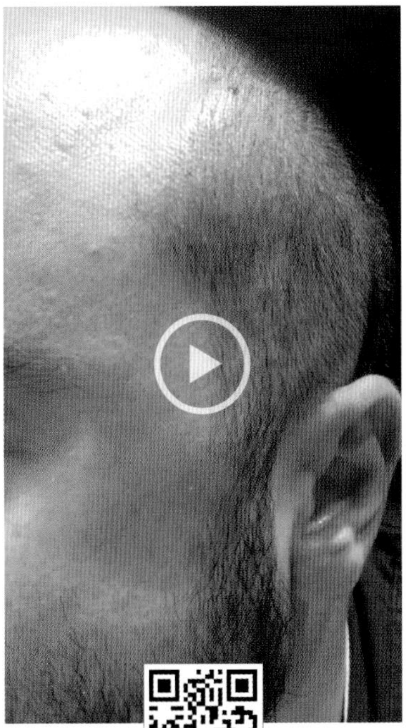

闭锁型磨耗
（扫码观看视频V18）

牙齿劈裂

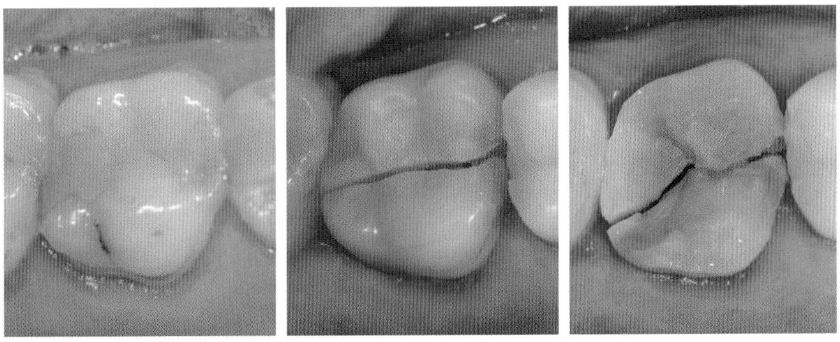

危险进展的初步迹象

医生可以通过检查咀嚼肌是否过度激活来评估患者是否会向开放型和闭锁型进展。

开放型磨耗患者的前牙由于丧失原有高度而看起来更方正，而闭锁型磨耗患者则会保持牙齿原有的形状。

在潜在的闭锁型磨耗患者中，尖牙间隙减少，深覆𬌗增加。在软组织和骨组织也可以检测到闭锁型磨耗带来的变化，这些组织看起来不太健康，附着龈发红。水平型和垂直型磨耗初始损伤都是以B点开始的，这是前牙咬合过重的征兆（例如紧咬牙）。随后，B点将朝相反的两个方向移动。

潜在的闭锁型磨耗患者的下颌牙逐渐聚拢，下前牙开始拥挤。潜在的开放型磨耗患者的切缘更平坦、更厚，而闭锁型患者的切缘可能已经表现出厚度减少和斜面磨耗。

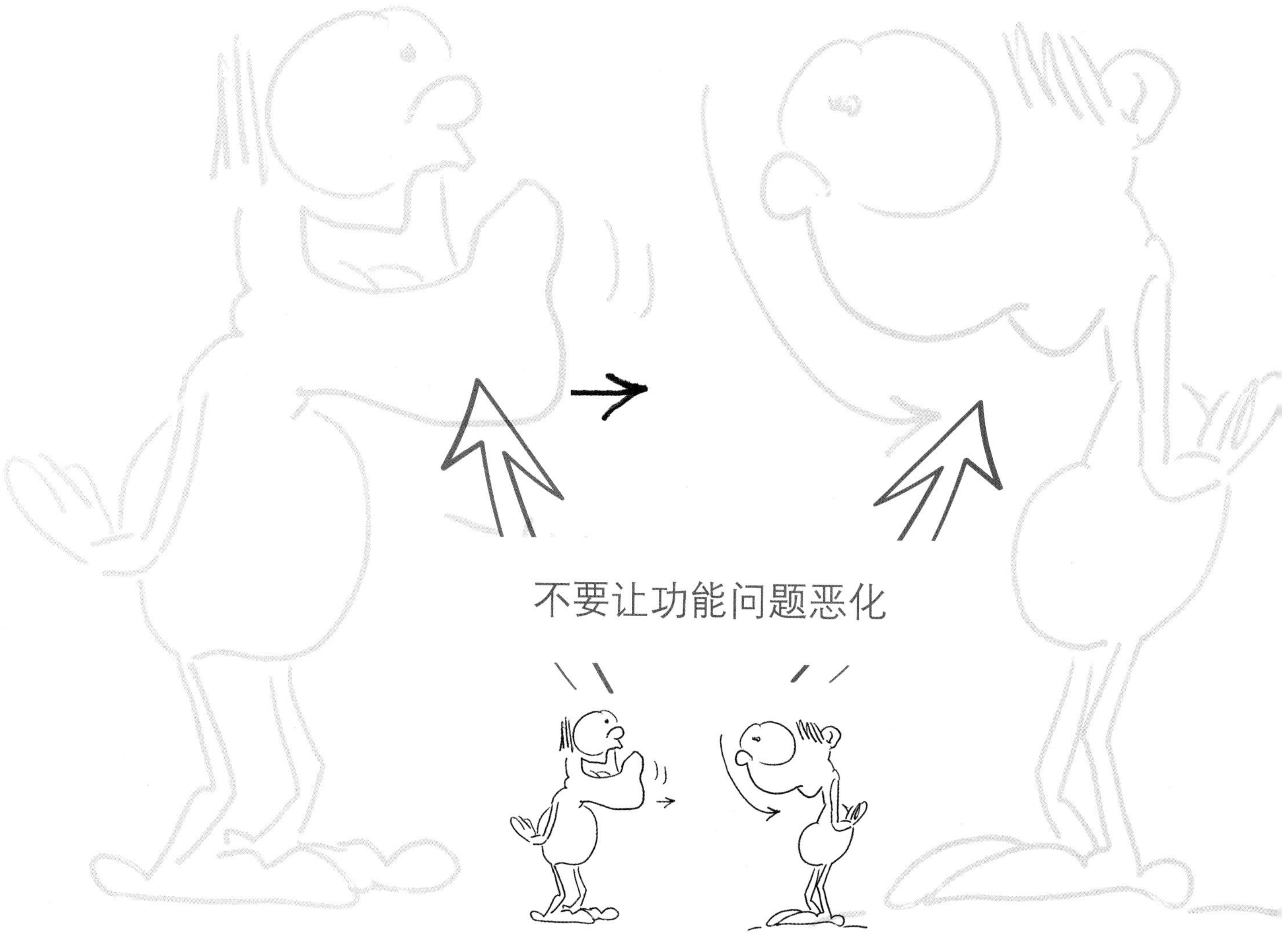

开放型 进展 闭锁型

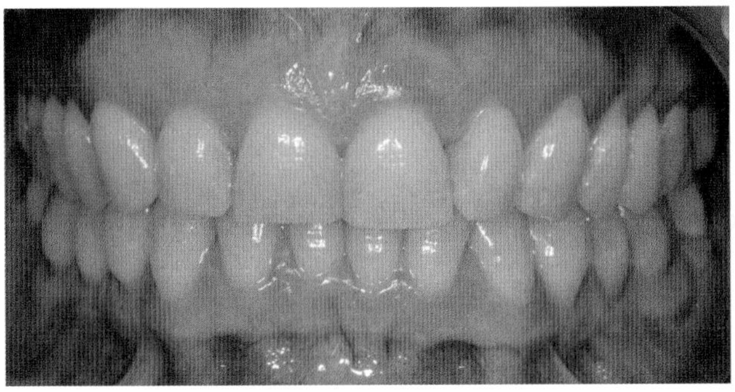
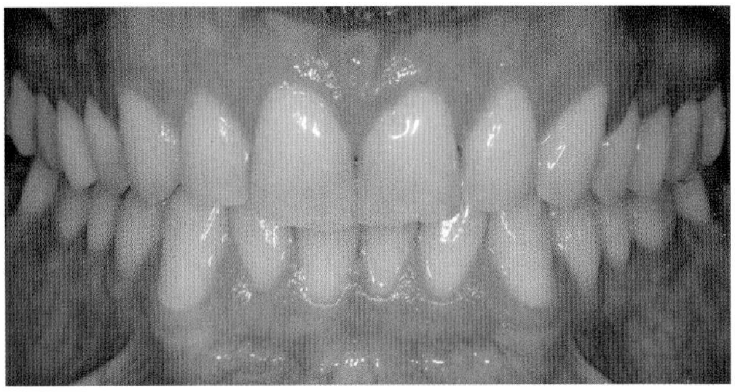

存在间隙 尖牙间隙 咬合过紧

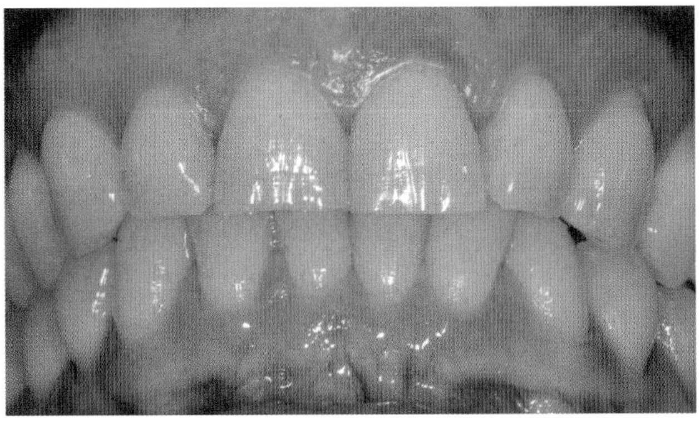
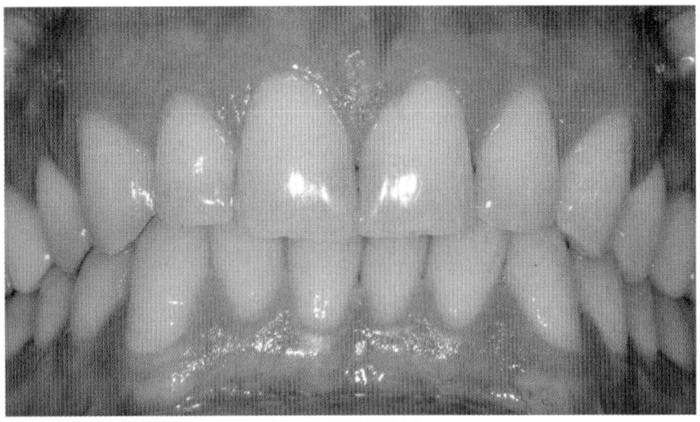

A缘 ←—— B点移动 ——→ C点

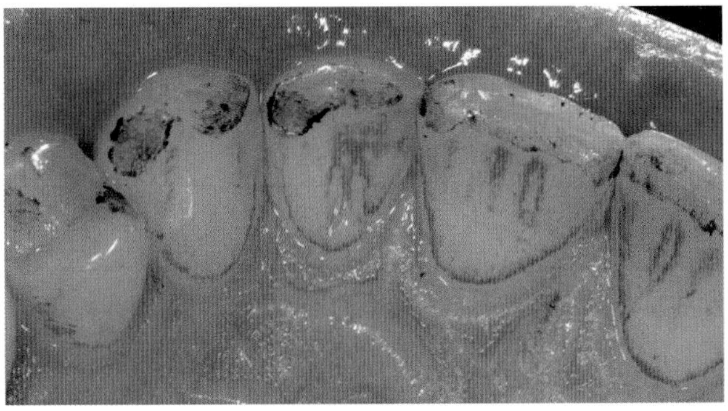
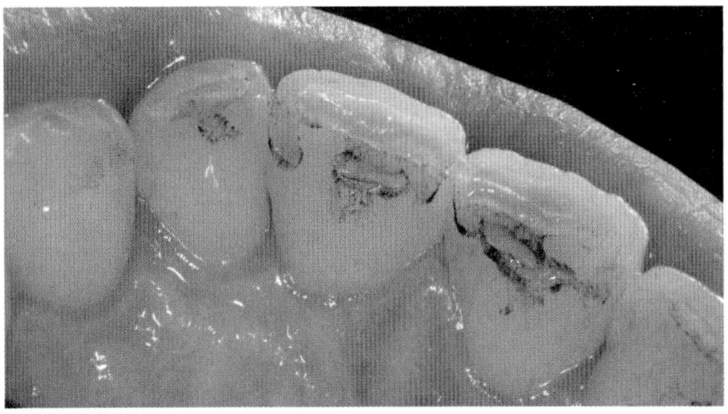

平坦 下颌切缘 斜面

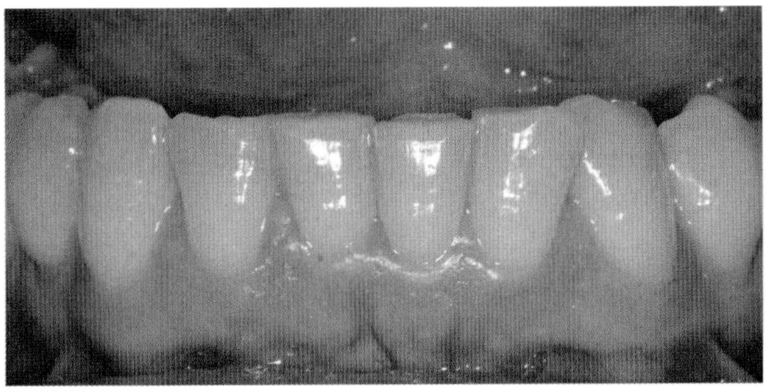
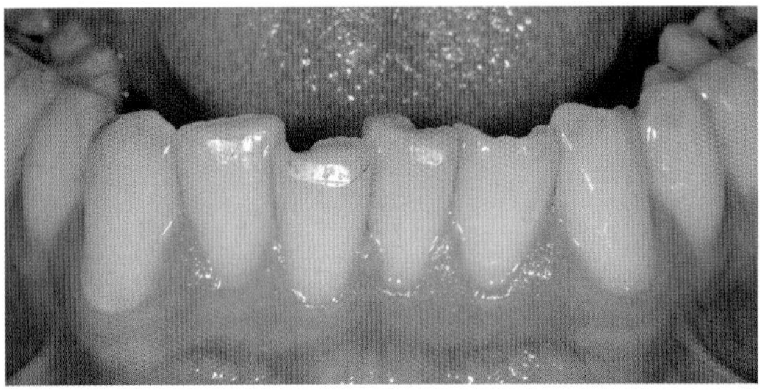

口香糖测试

口香糖测试是三步法中评估患者咀嚼能力最重要的测试。令人难以置信的是，许多患者在没有现场测试的情况下，无法回答关于咀嚼的简单问题[16-17]。这证实了口香糖测试的重要性。临床医生可以在患者嚼口香糖时仔细观察。理想情况下，医生可以通过口香糖测试验证每个修复体的运动模式。但是，如果患者被麻醉，则无法进行口香糖测试，因为患者无法正确咀嚼，咬伤面颊或舌的风险很高。

此外，麻醉还会改变牙齿本体感受器和患者的基本反馈。

使用口香糖有多种优点：

（1）口香糖是一种非常柔软的食物，可以促使患者进行**最广泛的运动**，在运动过程中可以识别出更多的动态干扰。

（2）它允许对颌牙彼此**非常接近**。

（3）在发生后牙干扰时口香糖可能会**被穿透**，因此患者可以轻松识别相对应的牙齿（牙齿接触前）。

（4）与其他类型的食物相比，口香糖是卫生的，可以**重复使用**。

（5）口香糖能**去除**接触点痕迹，比任何其他方法都好。

（6）由于患者无法吞咽，与其他食物相比，嚼口香糖可以持续更长的时间，患者不用去思考他/她在咀嚼什么，**这种模式**更像是无意识的、自发的咀嚼行为。由于患者没有意识到他们是如何咀嚼的，因此可以诊断出更多干扰。

（7）咀嚼时间越长，就越能确认患者是否开始**感到疲劳**和/或咀嚼肌无力。

如果口香糖粘在现有的修复体上（例如临时修复体），可以使用一小块橡胶。然而，由于它不能在咀嚼时被咬穿，所以它对后牙殆干扰的检测能力较差。

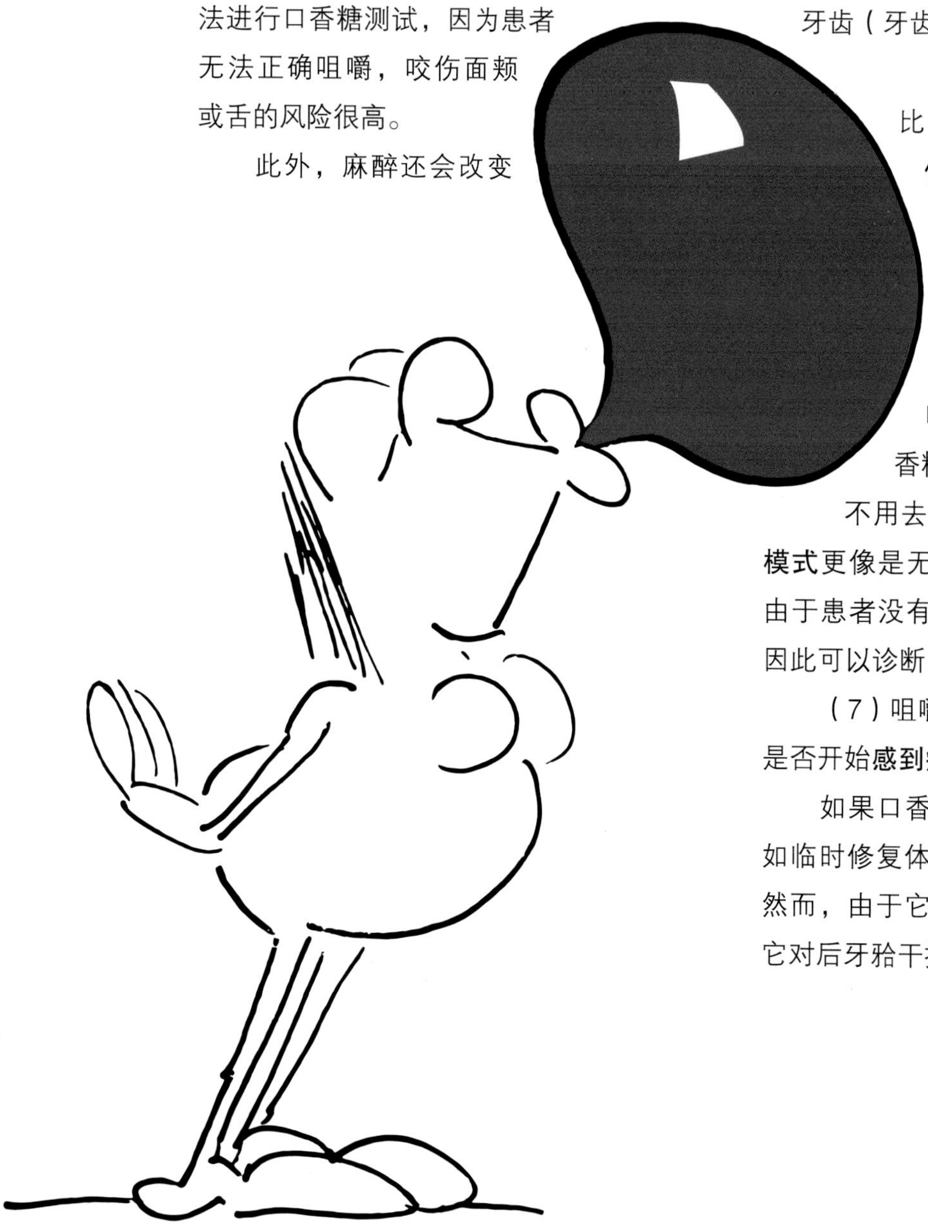

“前牙车库”：水平滑出分析

由于上前牙的位置靠前，在口香糖测试期间可以很容易地对其进行分析，并且与上后牙相比，上前牙不会对咀嚼造成太多干扰。

我们的目标是观察上下颌的切缘，因为在每次咀嚼时它们会相互靠近。但是，很少有患者可以在不改变咀嚼方式的情况下同时微笑和咀嚼；他们中的大多数在咀嚼时更喜欢闭口。为了看到切缘，临床医生应该拉开嘴唇，但不干扰咀嚼。

使用颊侧拉钩是一个错误的方法，因为唇颊肌会防止口香糖掉进前庭，而使用拉钩会妨碍唇颊肌的功能。正确暴露切缘的方法是医生轻轻地使用手指。第一根手指放于上尖牙的位置，验证咀嚼可以继续进行。通常，抬起上唇是很容易的。然而，拉开下唇比较困难。确定唇部肌肉对每位患者的重要性是诊断的一部分。肌肉收缩越强烈（例如，临床医生越难分开患者嘴唇），患者的功能障碍就越严重。在任何情况下，下唇都不应该不必要地张开。一些患者即使下唇只是被轻轻地碰了一下也可能会停止咀嚼。

如前所述，使用口香糖测试进行动态评估的第一个目标是通过观察滑出过程定义每位患者的咀嚼模式。如果在水平滑出时下颌向对侧上颌侧切牙和尖齿方向前伸，则患者为水平型咀嚼者。如果没有，则患者为垂直型咀嚼者。如果口腔一侧垂直型咀嚼，另一侧水平型咀嚼，则患者为水平–垂直型咀嚼者。

此外，因为大多数干扰发生在水平滑出的时候，所以识别水平滑出过程可以让临床医生控制可能涉及前部动态干扰的牙齿。

强烈建议拍摄口香糖测试过程。然而，临床医生必须在正确操作智能手机的同时，将手指放在患者唇部。

临床医生应始终通过智能手机屏幕观察患者的口腔。相机的角度应为“咬合仰视像”（见第160页），以减少上下颌牙的重叠。视图的角度也应该从中切牙向尖牙移动，以更好地捕捉侧切牙与尖牙之间的水平滑出过程。

每个咀嚼侧应拍摄足够长的时间，以记录至少4次咬合，识别节律中可能的异常（例如，牙病性节律失常=垂直型咀嚼中的不规则循环）。为了更好地牵拉嘴唇，临床医生的手不应该交叉在患者的脸上。如果想要通过口香糖测试检测动态功能干扰（例如AB段的接触），那么应该在患者咀嚼时将咬合纸放置在前牙之间来记录咬合痕迹。

修复切缘会造成前部功能干扰

口香糖在右侧

观察左上前牙（水平滑出）

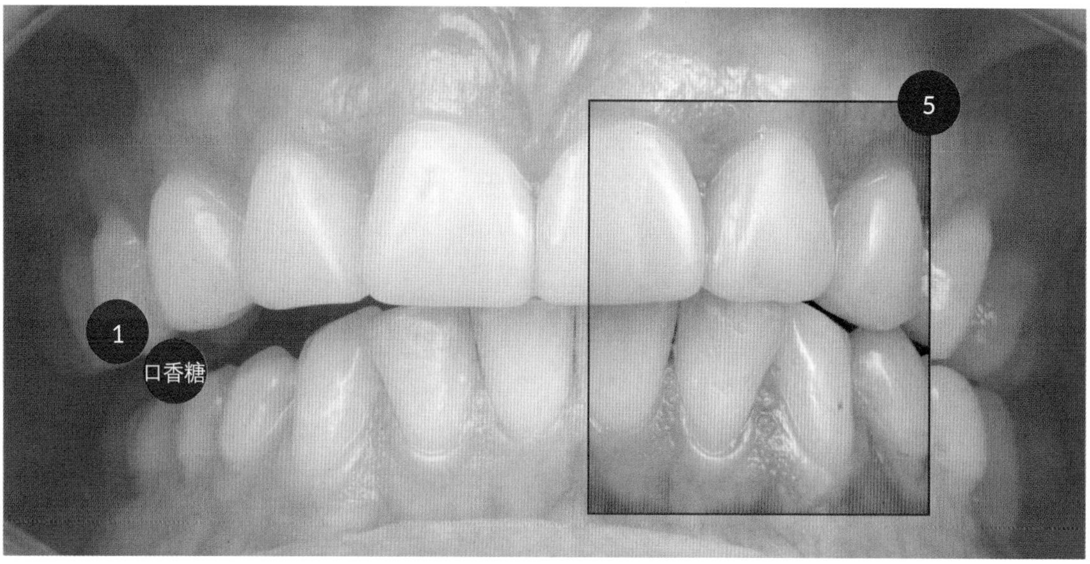

（1）指示患者右侧咀嚼。

（2）临床医生用左手握住智能手机。

（3）临床医生的右手食指位于左上尖牙的上方。

（4）临床医生的右手拇指用于向下推下唇并观察下前牙（这是最可能产生干扰的部分）。

（5）着重观察左上侧切牙/尖牙，以检测右侧咀嚼时的水平滑出。

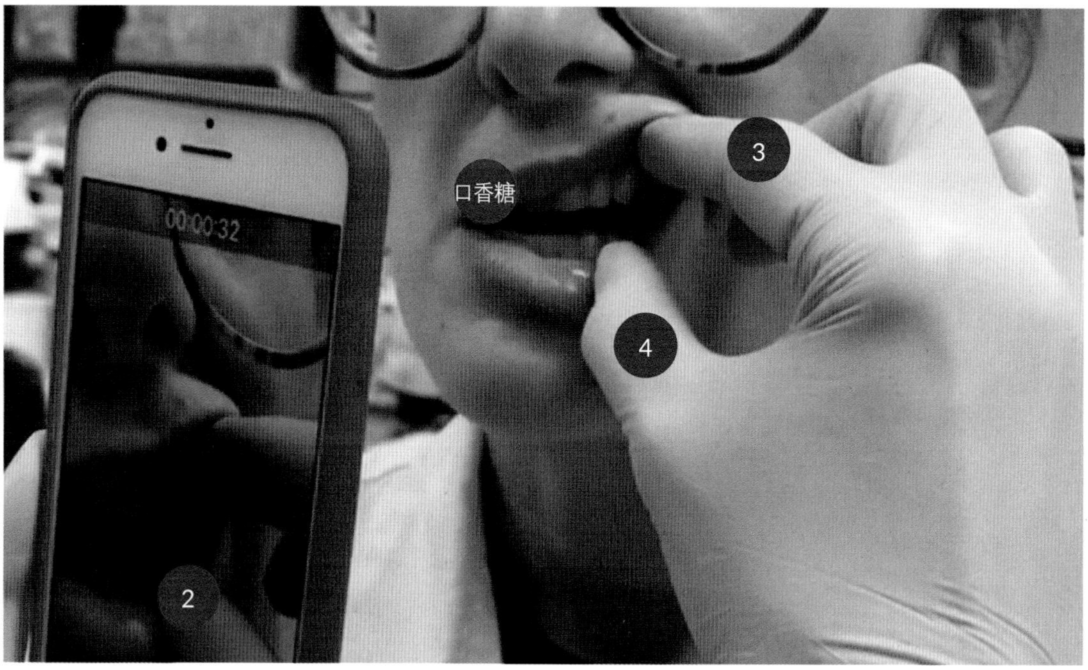

口香糖在左侧

观察右上前牙（水平滑出）

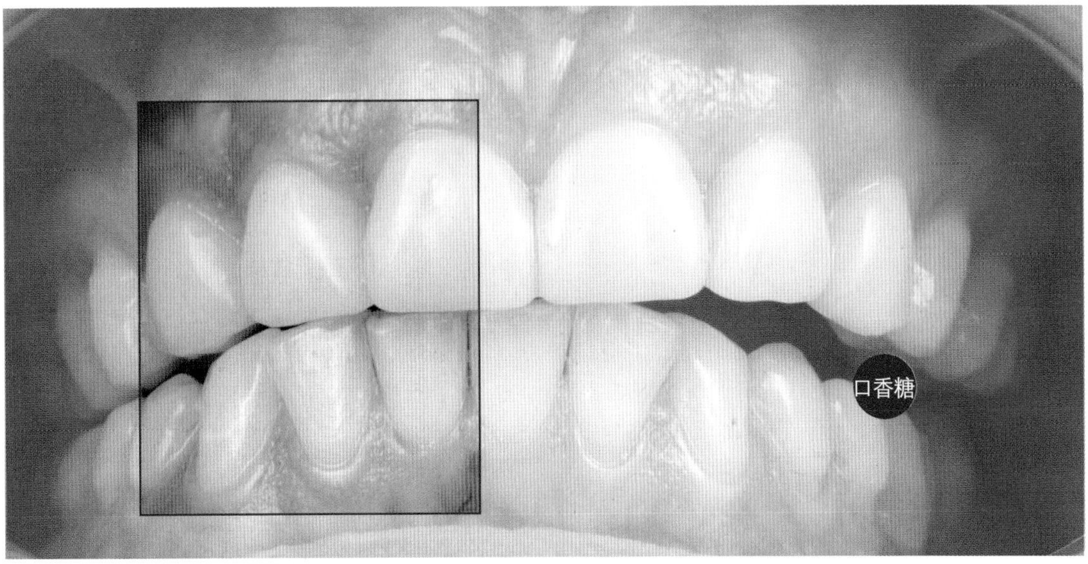

患者更换咀嚼侧，医生交换手

对口腔的另一侧重复该程序，要求患者改变咀嚼侧，同时临床医生改用右手握住智能手机。

临床医生的左手食指和中指（或拇指）用于牵拉嘴唇并拍摄左侧咀嚼时的水平滑出。

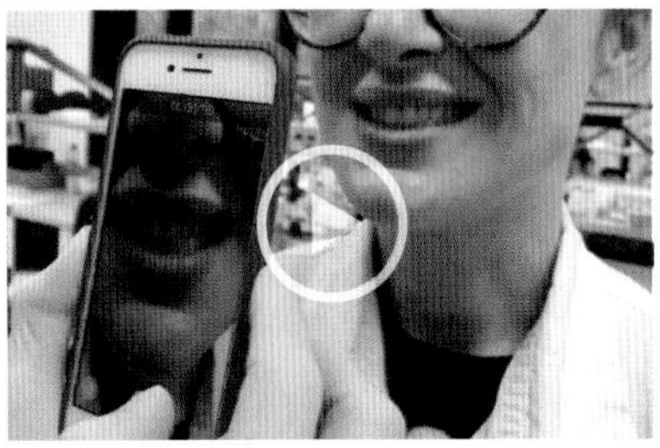

口香糖测试1
（扫码观看视频V19）

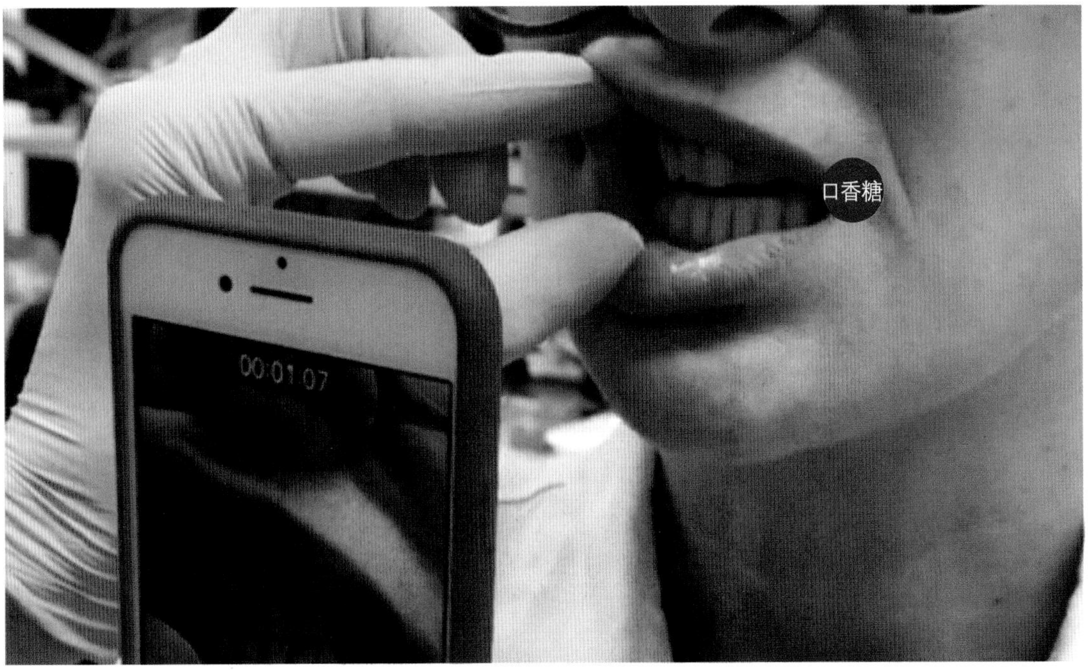

口香糖测试的过程中临床医生也需要向患者询问咀嚼问题：

1. 咀嚼的乐趣

患者喜欢咀嚼口香糖吗？（不喜欢口香糖可能是咀嚼方式不符合人体工程学的表现）

2. 双侧舒适性

左右侧咀嚼时是否具有相同的舒适度（例如对称或单侧功能）？

3. 为什么患者不喜欢用某一侧咀嚼

如果喜欢单侧咀嚼，为什么用另一侧咀嚼会感到不适（例如咀嚼无力或存在干扰）？

4. 牙列变化

在明显单侧咀嚼的情况下，患者是否记得有什么诱因（例如牙齿脱落、修复），或者它是自然发生的?

5. 后牙干扰

在咀嚼时，牙齿是否发出噪音或颤音（就像要咬碎牙齿一样）？

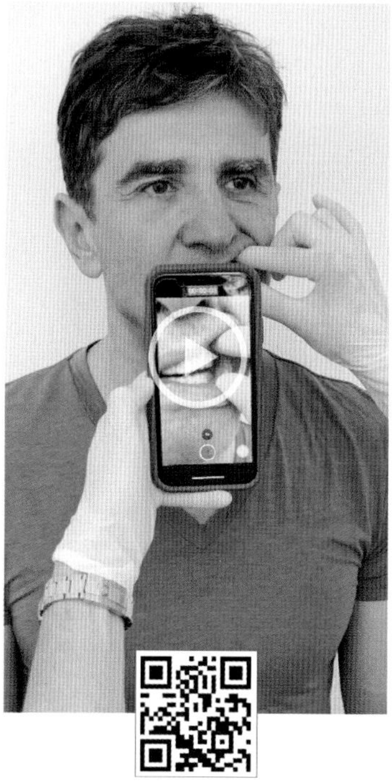

口香糖测试2
（扫码观看视频V20）

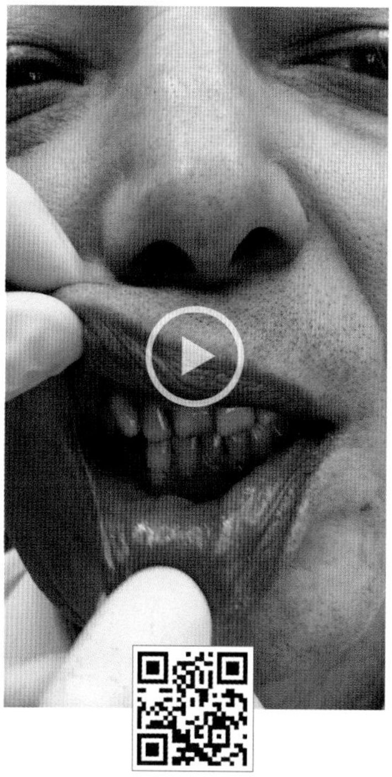

勿牵拉唇部
（扫码观看视频V21）

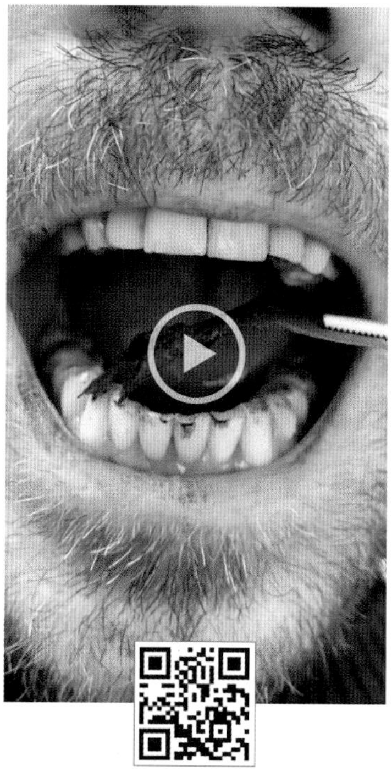

口香糖测试3
（扫码观看视频V22）

牙齿磨耗治疗，对还是错？

TOOTH WEAR THERAPY YES OR NO?

由于牙齿磨耗并不是急症，患者可能不会寻求治疗。虽然是否开始治疗是由患者决定的，但临床医生应该了解开始或暂缓治疗的利弊。在牙齿磨耗的病例中，这种意识非常重要。

当首次发现牙齿磨耗时就进行正确的诊断，对于预测未经治疗或未修复牙列的发展至关重要。此外，应与患者讨论修复体需要终身维护，以便他们决定是否采取早期治疗。

通常，临床医生与患者不会讨论修复体的寿命。临床医生经常不知道修复后的牙齿能持续多久，他们不愿意提供令患者失望的消息或错误的期望。另外，患者会一厢情愿地认为修复效果会比原来更好，并不在意自己对修复体寿命的期望是否正确。

如果口腔功能（或功能障碍）导致最好的材料——牙釉质出现缺损。那么很明显，如果不消除障碍，同样的力也会导致修复失败，这种失败肯定会在某个时刻以某种形式表现出来。

酸蚀症的治疗

面对酸蚀症，医生应该调查和消除病因：如果患者依从性高，不仅可以通过消除外部因素（过度食用酸性食物和饮料），还可以通过使用“保护殆垫”及其配套的磷酸钙和氟化物膏（含氟泡沫、GC护牙素）来阻止酸蚀。

保护殆垫是一种薄而柔软的热塑化殆垫，类似于牙齿美白的殆垫。然而，保护殆垫，尤其是在腭部具有更大的延伸范围，因此甚至可以在呕吐时期用来保护牙齿（例如，在食欲不振和暴食症等进食障碍中）。

如果牙齿磨耗**仅**与酸蚀症有关，这对于修复体的寿命是非常有利的。事实上，酸不会像影响牙齿结构那样影响修复性牙科材料。陶瓷、复合树脂材料、汞合金等，在酸蚀性环境中比牙釉质和牙本质表现更好。因此，强烈建议对牙齿表面进行树脂或微创修复，尤其是在非常频繁和侵蚀性酸刺激的情况下（例如暴食症）。

开始治疗的时间依据酸蚀情况不同而不同：侵袭性或缓慢性、酸蚀损害的类型，以及活跃的或不活跃的。

侵袭性酸蚀导致暴露的牙本质呈现极黄的颜色，即使用三用枪吹气也会引发疼痛。而缓慢性酸蚀暴露的牙本质表面会有色素沉着，对吹气没有反应。甚至在粘接操作前轻轻磨除表层牙本质，也不会引起敏感。因为在缓慢性酸蚀的情况下，牙髓具有自我保护的能力，所以温度或机械刺激造成的敏感症状较不常见。

当牙齿损伤有限且没有切缘断裂或丧失牙髓活力的风险时，可对患者进行监测。然而，必须采取预防措施，例如使用

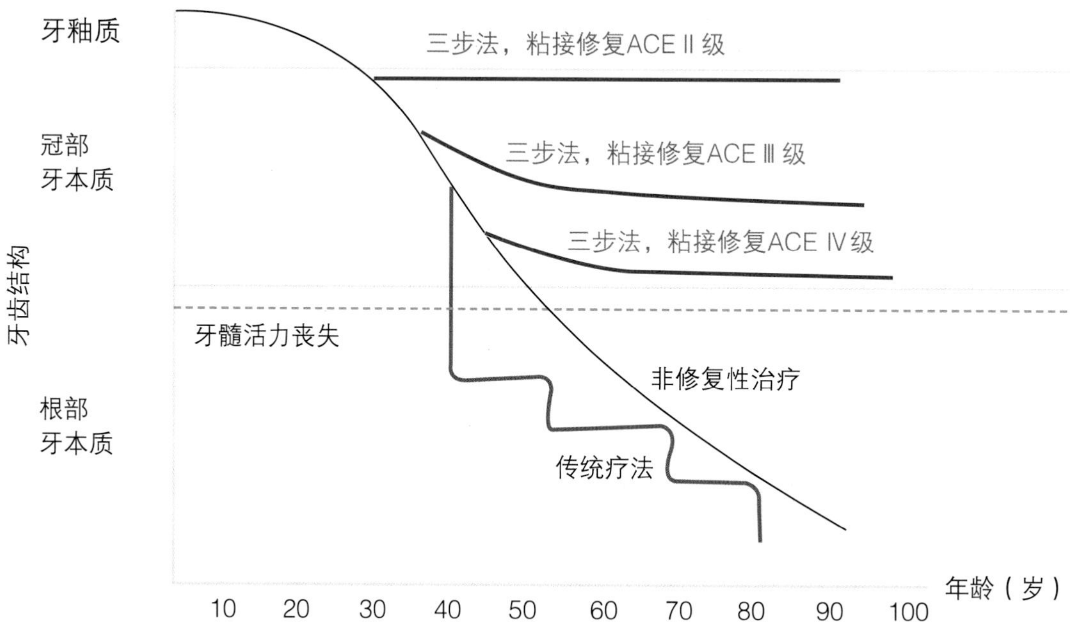

保护殆垫。这类患者对应ACE Ⅰ级。

在所有其他情况下，建议进行微创修复，尤其是当酸蚀症伴有功能性磨耗时。修复治疗应尽快开始，以防止牙列进一步退化。第108页的图显示了酸蚀性磨耗会随年龄增加而减缓，该图是笔者10多年前绘制的，介绍了不同ACE等级患者的阻断及其粘接修复的情况。当时，没有临床证据支持早期干预可以阻止牙齿结构丧失的进展。观察按照三步法粘接治疗的患者的临床结果，没有一位患者的酸蚀分级有改变，修复后的前牙没有一颗失去活力，前牙修复体的寿命也非常长[1-9]。

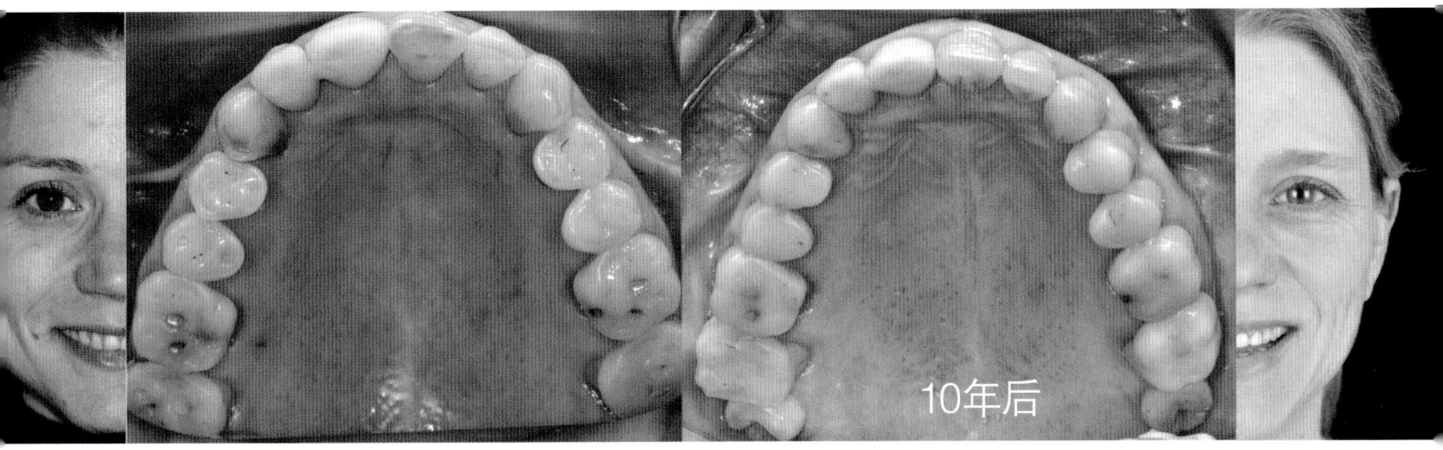

患者受全牙列磨耗（包括酸蚀症和功能障碍）影响的初始状态。微创粘接修复10年后，牙齿结构没有变化，患者准备进行第二次全口微创粘接修复。

酸蚀性磨耗需要尽早开始修复重建的因素有：

（1）无法消除/减少酸刺激。

（2）患者年龄较小（40岁以下）。

（3）不严重的前部深覆殆/深覆盖伴切缘折断的风险。

（4）牙髓活力丧失的风险高。

（5）存在前部干扰。

（6）非常活跃的咀嚼肌（VAMM）。

（7）唾液不足。

（8）对美观要求较高。

（9）后牙咬合支持不足。

功能异常磨耗的治疗

为了简化向功能异常患者解释牙齿磨耗治疗方案，临床医生可以从前牙的形状开始，其中有两种类别：厚且平坦的或薄而粗糙的。这种分类是基于对患者最重要的牙齿，但不包括后牙磨耗，后牙磨耗的诊断可能会变得更加复杂。

1. 前牙切缘厚且平坦的患者。
2. 前牙切缘薄而粗糙的患者。

前牙切缘厚且平坦的患者

轻度到中度的**厚且平坦**的磨耗不会导致切缘变得薄弱或失去牙髓活力（硬化牙本质保护牙髓）。因此，临床医生不必急于治疗。相反，在这些患者中，在开始治疗之前应该更加关注修复体的寿命。

对牙釉质造成水平缺损需要非常强大的力量。这是患者肌肉本身具有的力量，很难消除它们。在治疗切缘厚且平坦的患者时，临床医生必须假设，在切缘重建后，导致牙齿磨损的功能性原因将持续存在，也将使修复的切缘在患者的整个生命周期中处于危险之中。因此，治疗的目标不能仅仅是重建受损的切缘，也要消除导致开放型磨耗的功能干扰。由于咬合垂直距离的增加和前牙干扰的控制，可以减少修复后切缘所受的咬合力。有必要对患者进行终身随访监测，因为患者真正的肌肉性质有重现趋势。如果患者因为美观原因和/或担心加重而进行修复，**应告知患者：**

（1）新切缘的形状必须与患者的功能相协调。前牙过长或后牙牙尖斜度过大会增加修复失败的风险。

（2）通过升高咬合垂直距离打开上前牙咬合，切缘就可以延长。如果咬合垂直距离的增加随时间减少，修复后的切缘将再次处于危险中。增高后咬合垂直距离的逐渐丧失不仅可以由后牙修复体的磨耗（例如复合树脂修复）造成，也可以由牙

切缘厚且平坦的患者多数会发生
下颌前伸到对刃位的增龄性变化，
这将使切缘咬合负担更大

齿的撞击（例如紧咬牙）造成。这意味着即使有瓷修复体的后牙支持，增加的咬合垂直距离保持长久稳定。必须在一开始就对患者进行监测，以确定他/她是否为紧咬牙患者（非常活跃的咀嚼肌）。

（3）如果在未来检测到前牙干扰，需要进一步抬高垂直距离以重新打开上前牙咬合，来作为修复体维护的一部分，以补偿由于患者肌肉性质导致的切缘缩短的趋势（开放型磨耗）。还有一种方法是缩短修复体的切缘。

虽然由后牙磨耗引起的咬合垂直距离降低不能被完全控制，但临床医生应该：

（1）保证粘接修复体的最佳粘接质量。如果修复体承受较重咬合力，它们必须有良好的粘接。不能因粘接程序处理不当而导致修复体脱落。

（2）寻找有效的后牙支持（至少到第一磨牙）。为了防止因经济原因或种植骨量不足而无法实现有效的后牙支持，临床医生必须记住，后牙支持不足时，前牙会取代后牙的作用。如果患者依靠前牙咀嚼，其切缘就会变得像殆面一样宽。这些牙齿不能恢复到原来的形状，因为新的切缘会由于前牙咀嚼而受到过大的压力，在咀嚼过程中冠/根的比例不佳，有牙周损伤的危险。

（3）规划重建上前牙的正确功能形状，使修复体不发生功能干扰，例如避免深覆殆和减少覆盖。

（4）不要磨除健康的牙齿结构。对于这些患者来说，微创牙科治疗是必需的，因为剩余的牙体组织更多，将更好地抵抗功能负荷。

（5）保持牙髓活力。牙髓失活牙齿的断裂是这类患者的常见问题。

（6）在每次随访时用口香糖测试控制/检查前牙干扰。

（7）检查后牙支持，检测咬合垂直距离降低或后牙支持丧失的迹象（例如下颌前伸）。

（8）排除其他加重病情的因素，例如咬指甲。

（9）要求患者在夜间佩戴咬合防护装置（例如在睡眠呼吸暂停和伴有磨牙症的情况下）。

即使有严密随访，随着时间推移，上述因素也并不能被完全控制。医生应该认识到这类患者治疗的局限性，尽量避免任何不必要的牙齿磨除。

为了延长修复体的寿命，
医生不应仅仅修复牙齿，
更要重新建立协调的口腔系统

这种模式的转变是为了促进剩余牙体组织的保存，而不仅仅是增加修复体的寿命。临床医生的目标通常是修复的10年随访成功。与人的一生相比，10年是非常有限的一段时间。如果患者在20岁时进行第一次修复，则应在30岁时进行第二次修复。到80岁时，将会有多个修复体需要替换。如果每次改变都磨除更多的牙体组织，牙齿就会变得脆弱，后续就会遇到更多的失败。三步法提出了一种新的思维方式，了解到修复失败不可避免，临床医生必须尽量保护潜在的牙齿结构。就像汽车轮胎一样，需要定期更换，临床医生无法预测轮胎修复能持续多长时间（诚实地承认）；然而，他们可以肯定地说，当轮胎发生故障时，修复将很容易解决，快速且更便宜。最重要的是，它不需要磨除更多牙体组织。医生只需要将失败的修复体拆除，更换成新的贴面，而不是拔除患牙。修复失败是在预料之中的，只有在修复体的受力保持在低水平时，修复失败才能尽可能推迟。

临床医生需要一种审视牙齿修复体的新视角。不再磨除健康的牙体组织来提供抗力更强的修复，而是提供非侵入的微创修复，并尽可能地避免功能障碍。

如果切缘厚且平坦的患者想要新的切缘，并要求得到终身的保证，且不需要进行任何维护，明智的做法是拒绝治疗。

如果出现以下情况，则**不应治疗**切缘厚且平坦的患者：

（1）患者的美学要求不现实（切缘过长，与肌肉性质不协调）。

（2）不认为厚且平坦的切缘存在美观问题。

（3）后牙支持足够，即使有硬化牙本质暴露。

（4）剩余的临床牙冠至少为原始长度的2/3。

（5）患者不想支付维护和可能的修理费用。

（6）患者只想修复前牙。

毫无疑问，修复厚且平坦的前牙切缘将改善美观问题。

但对于这一特定类别的患者，修复体的寿命存在疑问。

由于患者通常不知道切缘缺损所涉及的前牙干扰，因此与全口修复相比，考虑到时间和金钱的投资减少，患者希望仅修复6颗前牙。让这类患者相信**部分修复**不是正确的治疗选择成为一个巨大的挑战，因为部分修复注定会失败。事实上，当磨耗的前牙切缘通过美学修复而变长、变厚时，不改变最初导致阻止牙体组织损伤的因素，将加剧前牙干扰，导致修复失败。

> 为了**保证修复体的真正寿命**
> （相对于患者的寿命），
> 无预备或微预备的修复治疗很有必要

前牙切缘薄而粗糙的患者

与切缘厚且平坦的患者相比，切缘薄而粗糙的患者切缘破损的风险更高。

无基釉将呈现为半透明的边缘。由于其脆弱性，边缘也呈现出粗糙、不规则的形状，因为小的牙体组织碎片不断缺损。

这种脆弱牙釉质的存在其实可以让临床医生放心，因为这些前牙受到的力更小（与切缘厚且平坦的患者相比），修复也不会受到咬合力过大的影响（修复体的存活率更高）。上前牙的修复不会造成前牙功能干扰。

此外，这类患者不会趋向于前牙对刃式老化。相反，前牙会咬得很深，并且会随着时间的推移而越咬越深。这意味着修复体必须有一个良好的静态接触，以避免前牙过长，所以夜间保护殆垫不是为了保护切缘免受功能过载，而是为了防止前牙过长。

考虑到修复体寿命较长，对于切缘薄而粗糙的患者应该**积极治疗**，特别是：

（1）患者有美观方面的需求。

（2）有活跃且侵袭性的酸刺激出现。

（3）切缘薄弱。

（4）咬合较浅。

（5）有丧失牙髓活力的风险。

（6）后牙支持不足。

对于切缘厚且平坦的患者，如果没有后牙的支持，临床医生应该拒绝修复前牙，而对于切缘薄且粗糙的患者，脆弱的切缘受损风险太大，不能置之不理。如果后牙支持不足且无法改善，则应将切缘改造为厚且平坦的，使患者可以继续使用切缘咀嚼，而不加速其磨耗或导致牙周损伤。因此，牙齿修复后的外观是短而平的，可能不太美观。

咬合功能异常的磨耗治疗策略

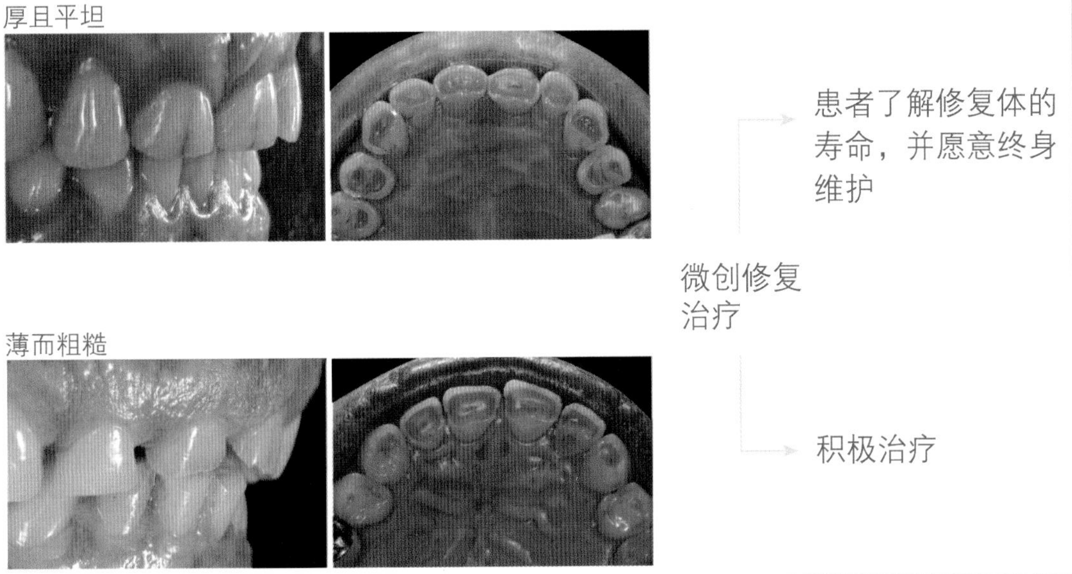

参考文献

牙齿磨耗和衰老

[1] Jost HP (ed.). Lubrication (Tribology) – A report on the present position and industry's needs. Department of Education and Science, H. M. Stationary Office, London, UK, 1966.

[2] Zhou ZR, Zheng J. Tribology of dental materials: a review. J Phys D: Appl Phys 2008;41:113001, 22p.

[3] d'Incau E, Couture C, Maureille B. Human tooth wear in the past and the present: tribological mechanisms, scoring systems, dental and skeletal compensations. Arch Oral Biol. 2012 Mar;57(3):214-29.

[4] Pindborg JJ. Pathology of the dental hard tissues. 1970 Philadelphia: Saunders.

[5] Lussi A, Jaeggi T. Dental Erosion: Diagnosis, Risk Assessment, Prevention, Treatment. 2011 Quintessence Publishing.

[6] Grippo JO, Simring M. Dental 'erosion' revisited. J Am Dent Assoc. 1995 May;126(5):619-20, 623-4, 627-30.

[7] Ungar PS. Teeth. 2015 Oxford University Press.

[8] Ungar PS. Evolution's bite. 2017 Princeton University Press.

[9] Scott GR, Turner II CG, Townsend GC, Torres MM. The Anthropology of Modern Human Teeth. Second Edition. 2018 Cambridge University Press.

[10] Smith BG, Knight JK. An index for measuring the wear of teeth. Br Dent J. 1984 Jun 23;156(12):435-8.

[11] Kaifu Y, Kasai K, Townsend GC, Richards LC. Tooth wear and the "design" of the human dentition: a perspective from evolutionary medicine. Am J Phys Anthropol 2003; Suppl 37:47–61.

[12] Eisenburger M. Degree of mineral loss in softened human enamel after acid erosion measured by chemical analysis. J Dent 2009 Jun;37(6):491-4.

[13] Grippo JO, Simring M, Coleman TA. Abfraction, abrasion, biocorrosion, and the enigma of noncarious cervical lesions: a 20-year perspective. J Esthet Restor Dent. 2012 Feb;24(1):10-23.

[14] Nascimento MM, Dilbone DA, Pereira PN, Duarte WR, Geraldeli S, Delgado AJ. Abfraction lesions: etiology, diagnosis, and treatment options. Clin Cosmet Investig Dent. 2016 May 3;8:79-87.

[15] Banerji S, Mehta SB, Opdam N, Loomans B. Practical Procedures in the Management of Tooth Wear. 2020 Wiley Blackwell.

[16] Loomans B, Opdam N, Attin T, Bartlett DW, Daniel Edelhoff, et al. Severe Tooth Wear: European Consensus Statement on Management Guidelines. J Adhes Dent 2017;19(2):111-119.

[17] Lambrechts P, Braem M, Vuylsteke-Wauters M, Vanherle G. Quantitative in vivo wear of human enamel. J Dent Res. 1989 Dec;68(12):1752-4.

[18] Mundhe K, Jain V, Pruthi G, Shah N. Clinical study to evaluate the wear of natural enamel antagonist to zirconia and metal ceramic crowns. J Prosthet Dent. 2015 Sep;114(3):358-63.

[19] Kaifu Y. Tooth Wear and Compensatory Modification of the Anterior Dentoalveolar Complex in Humans. American Journal of Physical Anthropology 2000;111:369–392.

[20] Margvelashvili A, Zollikofer CPE, Lordkipanidze D, Peltomäki T, Ponce de León MS. Tooth wear and dentoalveolar remodeling are key factors of morphological variation in the Dmanisi mandibles. Proc Natl Acad Sci U S A. 2013 Oct 22;110(43):17278-83.

[21] Irish JD, Scott GR. A Companion to Dental Anthropology. 2016 John Wiley & Sons, Inc.

[22] Kaidonis JA. Tooth wear: the view of the anthropologist. Clin Oral Investig. 2008 Mar;12 Suppl 1 (Suppl 1):S21-6.

[23] Chun KJ, Choi HH, Lee JY. Comparison of mechanical property and role between enamel and dentin in the human teeth. J Dent Biomech 2014;5:1758736014520809.

[24] Chun KJ, Lee JY. Comparative study of mechanical properties of dental restorative materials and dental hard tissues in compressive loads. J Dent Biomech 2014 Oct 11;5:1758736014555246.

[25] Every RG. A new terminology for mammalian teeth: founded on the phenomenon of thegosis. Parts 1 & 2. 1972 Pegasus Press, Christchurch, New Zealand.

[26] Corruccini RS. Australian aboriginal tooth succession, interproximal attrition, and Begg's theory. Am J Orthod Dentofacial Orthop 1990 Apr;97(4):349-57.

[27] Fish EW. Dead Tracts in Dentine. Proc R Soc Med 1928 Dec;22(2):227-36.

[28] Nanci A. Ten Cate's Oral Histology Development, Structure, and Function, 8/e. 2012 Elsevier India.

[29] Kinney JH, Nalla RK, Pople JA, Breunig TM & Ritchie RO. Age-related transparent root dentin: mineral concentration, crystallite size, and mechanical properties. Biomaterials 2005;26(16):3363-3376.

[30] Rosen CJ, Glowacki J & Bilezikian JP (Eds.). The aging skeleton. Academic Press, 1999.

[31] Koester KJ, Ager JW & Ritchie RO. The effect of ageing on crack growth resistance and toughening mechanisms in human dentin. Biomaterials 2008 Apr;29(10):1318-28.

[32] Nazari A, Bajaj D, Zhang D, Romberg E, & Arola D. Aging and the reduction in fracture toughness of human dentin. Journal of the Mechanical Behavior of Biomedical Materials 2009;2(5):550-559.

[33] Begg P. Stone age man's dentition. Am J Orthod. 1954;40:298-312.

[34] Price W. Nutrition and Physical Degeneration: A Comparison of Primitive and Modern Diets and Their Effects. 1939 Price-

Pottenger Foundation.

[35] Pavone AF, Ghassemian M, Verardi S. Gummy Smile and Short Tooth Syndrome-Part 1: Etiopathogenesis, Classification, and Diagnostic Guidelines. Compend Contin Educ Dent 2016 Feb;37(2):102-7.

[36] Kahn S, Ehrlich P, Feldman M, Sapolsky R, Wong S. The Jaw Epidemic: Recognition, Origins, Cures, and Prevention. BioScience 2020 Sep; 70(9).

[37] Lieberman DE. The Evolution of the Human Head. 2011 Harvard University Press.

酸蚀症

[1] Salas MM, Nascimento GG, Huysmans MC, Demarco FF. Estimated prevalence of erosive tooth wear in permanent teeth of children and adolescents: an epidemiological systematic review and meta-regression analysis. J Dent. 2015 Jan;43(1):42-50. Epub 2014 Nov 8.

[2] Järvinen V, Rytömaa I, Meurman JH. Location of Dental Erosion in a Referred Population. Caries Res 1992;26:391-396.

[3] Selye H. A syndrome produced by diverse nocuous agents. Nature 1936;138:32

[4] Järvinen VK, Rytömaa II, Heinonen OP. Risk factors in dental erosion. J Dent Res 1991 Jun;70(6):942-7.

[5] Lussi A, Hellwig E, Zero D, Jaeggi T. Erosive tooth wear: Diagnosis, risk factors and prevention. Am J Dent 2006;19:319–325.

[6] Holbrook WP, Ganss C. Is diagnosing exposed dentine a suitable tool for grading erosive loss? Clin Oral Investig 2008;12(suppl 1):S33–39.

[7] Nota A, Pittari L, Paggi M, Abati S, Tecco S. Correlation between Bruxism and Gastroesophageal Reflux Disorder and Their Effects on Tooth Wear. A Systematic Review. J Clin Med. 2022 Feb 19;11(4):1107.

[8] Entezami S, Peres KG, Li H, Albarki Z, Hijazi M, Ahmed KE. Tooth wear and socioeconomic status in childhood and adulthood: Findings from a systematic review and meta-analysis of observational studies. J Dent. 2021Dec;115:103827.

[9] Qian J, Wu Y, Liu F, Zhu Y, Jin H, Zhang H, Wan Y, Li C, Yu D. An update on the prevalence of eating disorders in the general population: a systematic review and meta-analysis. Eat Weight Disord. 2022 Mar;27(2):415-428. doi: 10.1007/s40519-021-01162-z. Epub 2021 Apr 8.

[10] Picos A, Badea ME, Dumitrascu DL. Dental erosion in gastro-esophageal reflux disease. A systematic review. Clujul Med. 2018 Oct;91(4):387-390. Epub 2018 Oct 30.

前牙酸蚀临床分级（ACE分级）

[1] Ahmed KE, Murbay S. Survival rates of anterior composites in managing tooth wear: systematic review. J Oral Rehabil. 2016 Feb;43(2):145-53. doi: 10.1111/joor.12360. Epub 2015 Oct 5. PMID: 26440584.

[2] Vajani D, Tejani TH, Milosevic A. Direct Composite Resin for the Management of Tooth Wear: A Systematic Review. Clin Cosmet Investig Dent. 2020 Nov 3;12:465-475.

[3] Kassardjian V, Andiappan M, Creugers NHJ, Bartlett D. A systematic review of interventions after restoring the occluding surfaces of anterior and posterior teeth that are affected by tooth wear with filled resin composites. J Dent. 2020 Aug;99:103388. Epub 2020 Jun 1.

[4] Jaeggi T, Grüninger A, Lussi A. Restorative therapy of erosion. Monogr Oral Sci 2006;20:200–214.

[5] Lussi A. Dental erosion clinical diagnosis and case history taking. Eur J Oral Sci 1996; 104:191–198.

[6] Nota A, Pittari L, Paggi M, Abati S, Tecco S. Correlation between Bruxism and Gastroesophageal Reflux Disorder and Their Effects on Tooth Wear. A Systematic Review. J Clin Med. 2022 Feb 19;11(4):1107

[7] Entezami S, Peres KG, Li H, Albarki Z, Hijazi M, Ahmed KE. Tooth wear and socioeconomic status in childhood and adulthood: Findings from a systematic review and meta-analysis of observational studies. J Dent. 2021 Dec;115:103827. Epub 2021 Sep 30.

[8] Qian J, Wu Y, Liu F, Zhu Y, Jin H, Zhang H, Wan Y, Li C, Yu D. An update on the prevalence of eating disorders in the general population: a systematic review and meta-analysis. Eat Weight Disord. 2022 Mar;27(2):415-428. Epub 2021 Apr 8.

[9] Salas MM, Nascimento GG, Huysmans MC, Demarco FF. Estimated prevalence of erosive tooth wear in permanent teeth of children and adolescents: an epidemiological systematic review and meta-regression analysis. J Dent. 2015 Jan;43(1):42-50. Epub 2014 Nov 8.

[10] Picos A, Badea ME, Dumitrascu DL. Dental erosion in gastro-esophageal reflux disease. A systematic review. Clujul Med. 2018 Oct;91(4):387-390. Epub 2018 Oct 30.

[11] Yip K, Lam PPY, Yiu CKY. Prevalence and Associated Factors of Erosive Tooth Wear among Preschool Children-A Systematic Review and Meta-Analysis. Healthcare (Basel). 2022 Mar 7;10(3):491.

[12] Bartlett D. A new look at erosive tooth wear in elderly people. J Am Dent Assoc 2007;138(suppl):21S–25S.

[13] Nunn JH. Prevalence of dental erosion and the implications for oral health. Eur J Oral Sci 1996;104:156–161.

[14] Lussi A, Hellwig E, Zero D,J aeggi T. Erosive tooth wear: Diagnosis, risk factors and prevention. Am J Dent 2006;19:319–325.

[15] Bartlett D, Ganss C, Lussi A. Basic Erosive Wear Examination (BEWE): A new scoring system for scientific and clinical needs. Clin Oral Investig 2008;12(suppl 1):S65–68

[16] Young A, Amaechi BT, Dugmore C, et al. Current erosion indices—Flawed or valid? Clin Oral Investig 2008;12(suppl 1):S59–63.

[17] Holbrook WP, Ganss C. Is diagnosing exposed dentine a suitable tool for grading erosive loss? Clin Oral

Investig 2008; 12(suppl 1):S33–39.

[18] Ganss C. How valid are current diagnostic criteria for dental erosion? Clin Oral Investig 2008;12(suppl 1):S41–49.

[19] Smith BG, Knight JK. An index for measuring the wear of teeth. Br Dent J 1984; 156:435– 438.

[20] Magne P, Belser UC. Novel porcelain laminate preparation approach driven by a diagnostic mock-up. J Esthet Restor Dent 2004;16:7–16.

[21] Vailati F, Vaglio G, Belser UC. Full-mouth minimally invasive adhesive rehabilitation to treat severe dental erosion: a case report. J Adhes Dent. 2012 Feb;14(1):83-92.

[22] Vailati F, Belser UC. Palatal and facial veneers to treat severe dental erosion: a case report following the three-step technique and the sandwich approach. Eur J Esthet Dent. 2011 Autumn;6(3):268-78.

[23] Gerdolle D, Mortier E, Richard A, Vailati F. Full-mouth adhesive rehabilitation in a case of amelogenesis imperfecta: a 5-year follow-up case report. Int J Esthet Dent. 2015 Spring;10(1):12-31.

[24] Vailati F, Belser UC. Classification and treatment of the anterior maxillary dentition affected by dental erosion: the ACE classification. Int J Periodontics Restorative Dent. 2010 Dec;30(6):559-71.

[25] Vailati F. Composite palatal veneers to restore a case of severe dental erosion, from minimally to no invasive Dentistry: a 5 year follow-up case report. Italian Journal of Dental Medicine 2017 vol. 2/1;24-34.

前牙功能干扰（AFC）

[1] Spear F. Approaches to Vertical dimensions. Advanced Esthetics & Interdisciplinary Dentistry. 2006 Vol. 2, No. 3.

[2] Malerba M. Occlusione integrata. Youcanprint 2017.

[3] Oltramari-Navarro PV, Janson G, de Oliveira RB, et al. Tooth-wear patterns in adolescents with normal occlusion and Class II Division 2 malocclusion. Am J Orthod Dentofacial Orthop. 2010 Jun;137(6).

[4] Janson G, Oltramari-Navarro PV, de Oliveira RB, et al. Tooth-wear patterns in subjects with Class II Division 1 malocclusion and normal occlusion. Am J Orthod Dentofacial Orthop. 2010 Jan;137(1).

[5] Agnani S, Bajaj K, Mehta S, Pandey L. Tooth wear patterns in subjects with class II division 1 and class II division 2 malocclusion. Int J Adolesc Med Health. 2019 Jul 10;33(4).

Nobrux分类

[1] Goldstein G, DeSantis, Goodacre C. Bruxism: Best Evidence Consensus Statement. Prosthodont J. 2021 Apr;30(S1):91-101.

[2] Melo G, Duarte J, Pauletto P, Porporatti AL, Stuginski-Barbosa J, Winocur E, Flores-Mir C, De Luca Canto G. Bruxism: An umbrella review of systematic reviews. J Oral Rehabil. 2019 Jul;46(7):666-690.

[3] Wetselaar P, Vermaire EJH, Lobbezoo F, Schuller AA. The prevalence of awake bruxism and sleep bruxism in the Dutch adolescent population. J Oral Rehabil. 2021 Feb;48(2):143-149.

[4] Levartovsky S, Msarwa S, Reiter S, Eli I, Winocur E, Sarig R. The Association between Emotional Stress, Sleep, and Awake Bruxism among Dental Students: A Sex Comparison. J Clin Med. 2021 Dec 21;11(1):10.

[5] Demarco FF, Collares K, Coelho-de-Souza FH, Correa MB, Cenci MS, Moraes RR, Opdam NJM. Anterior composite restorations: A systematic review on long-term survival and reasons for failure. Dent Mater. 2015 Oct;31(10):1214-24.

[6] Gresnigt MMM, Cune MS, Jansen K, van der Made SAM, Özcan M. Randomized clinical trial on indirect resin composite and ceramic laminate veneers: Up to 10-year findings. J Dent. 2019 Jul;86:102-109.

[7] Gresnigt MMM, Cune MS, Schuitemaker J, van der Made SAM, Meisberger EW, Magne P, Özcan M. Performance of ceramic laminate veneers with immediate dentine sealing: An 11-year prospective clinical trial. Dent Mater. 2019 Jul;35(7):1042-1052.

[8] Planas P. Riabilitazione Neuro-Occlusale R.N.O. Seconda edizione. 1998 Muzzolini.

[9] Dettori S, Confalone A. RNO. Evoluzione del rapporto dinamico funzionale tra occlusione ed ATM. Mercurio 2001

[10] Carvalho TS, Lussi A. Age-related morphological, histological and functional changes in teeth. J Oral Rehabil. 2017 Apr;44(4):291-298. Epub 2017 Jan 28.

[11] Macfarlane TV, Blinkhorn AS, Davies RM, Worthington HV. Association between local mechanical factors and orofacial pain: survey in the community. 2003 Nov;31(8):535-42.

[12] Leung AK, Robson WL. Nailbiting. Clin Pediatr (Phila). 1990 Dec;29(12):690-2.

[13] Gkantidis N, Dritsas K, Gebistorf M, Halazonetis D, Ren Y, Katsaros C. Longitudinal 3D Study of Anterior Tooth Wear from Adolescence to Adulthood in Modern Humans Biology (Basel). 2021 Jul 13;10(7):660.

[14] Neiburger EJ. The evolution of human occlusion-ancient clinical tips for modern dentists. Gen Dent. Jan-Feb 2002;50(1):44-9; quiz 50-1.

[15] Clement AF, Hillson SW. Intrapopulation variation in macro tooth wear patterns--a case study from Igloolik, Canada. J Phys Anthropol. 2012 Dec;149(4):517-24.

[16] Lobbezoo F, Ahlberg J, Raphael KG et al. International consensus on the assessment of bruxism: Report of a work in progress. J Oral Rehabil. 2018 Nov;45(11):837-844. Epub 2018 Jun 21.

咀嚼模式和口香糖测试

[1] Le Gall MG, Lauret JF. La fonction occlusale : Implications cliniques. 3° ed. Cahiers de prothèses éditions, 2011.

[2] Wickwire NA, Gibbs CH, Jacobson AP, Lundeen HC. Chewing patterns in normal children. Angle Orthod. 1981.

[3] Gibbs CH, Wickwire NA, Jacobson AP, Lundeen HC, Mahan PE, Lupkiewicz SM. Comparison of typical chewing patterns in normal children and adults. J Am Dent Assoc. 1982.

[4] Pröschel P, Hofmann M. Frontal chewing patterns of the incisor point and their dependence on resistance of food and type of occlusion. J. Prosthet Den.1988 May;59(5):617-24.

[5] Rilo B, Fernandez J, Da Silva L, Martinez Insua A, Santana U. Frontal-plane lateral border movements and chewing cycle characteristics. Journal of Oral Rehabilitation. 2001(28): 930-936.

[6] Ahlgreen HJ. Mechanisms of mastication. Acta Odontologica, Scandinavica, 24(Suppl. 44), 1, 1966.

[7] Gibbs CH, Mahan PE, Lundeen HC, Brehran K, Walsh EK, Sinkowiz SL and Ginsberg SB. Occlusal Forces during chewing: influences of biting strength and food consistency. J Prosthet Dent. 1981(46)46:561-567.

[8] Spear F. Approaches to Vertical dimensions. Advanced Esthetics & Interdisciplinary Dentistry. 2006 Vol. 2, No. 3.

[9] Spear F. A patient with severe wear on the anterior teeth and minimal wear on the posterior teeth. J Am Dent Assoc. 2008 Oct; 139(10):1399-403.

[10] Kaifu Y, Kasai K, Townsend GC, Richards LC.Tooth wear and the "design" of the human dentition: a perspective from evolutionary medicine. Am J Phys Anthropol. 2003;Suppl 37:47-61.

[11] Kaifu Y. Tooth wear and compensatory modification of the anterior dentoalveolar complex in humans. Am J Phys Anthropol. 2000;111:369–392.

[12] Neiburger EJ. The evolution of human occlusion-ancient clinical tips for modern dentists. Gen Dent. 2002;50:44-9

[13] Kaidonis JA, Ranjitkar S, Lekkas D, Brook AH, Townsend GC. Functional dental occlusion: an anthropological perspective and implications for practice. Aust Dent J. 2014 Jun;59 Suppl 1:162-73. Epub 2014 Jan 21.

[14] Planas P. Riabilitazione Neuro-Occlusale R.N.O. Seconda edizione. 1998 Muzzolini.

[15] Dettori S, Confalone A. RNO. Evoluzione del rapporto dinamico funzionale tra occlusione ed ATM. Mercurio 2001.

[16] Kiliaridis S, Tzakis MG, Carlsson GE. Effects of fatigue and chewing training on maximal bite force and endurance. Am J Orthod Dentofacial Orthop. 1995 Apr; 107(4):372-8.

[17] Hama Y, Hosoda A, Komagamine Y, Gotoh S, Kubota C, Kanazawa M, Minakuchi S. Masticatory performance-related factors in preschool children: establishing a method to assess masticatory performance in preschool children using colour-changeable chewing gum. J Oral Rehabil. 2017 Dec; 44(12):948-956.

牙齿磨耗治疗，对还是错?

[1] Vailati F, Gruetter L, Belser UC. Adhesively restored anterior maxillary dentitions affected by severe erosion: up to 6-year results of a prospective clinical study. Eur J Esthet Dent 2013(8);4:506-530.

[2] Vailati F. Composite Palatal Veneers to Restore a Case of Severe Dental Erosion, from Minimally to non Invasive Dentistry: a 3 Year Follow-Up Case Report. Dentanyt. 2015 Jan;6-13.

[3] Vailati F. Composite palatal veneers to restore a case of severe dental erosion, from minimally to non invasive Dentistry: a 5 year follow-up case report. Italian Journal of Dental Medicine 2017 vol. 2/1;24-34.

[4] Grütter L, Vailati F. Full-mouth adhesive rehabilitation in case of severe dental erosion, a minimally invasive approach following the 3-step technique. Eur J Esthet Dent 2013(8):3:358-75.

[5] Vailati F, Vaglio G, Belser UC. Full-mouth Minimally Invasive Adhesive Rehabilitation to Treat Severe Dental Erosion: A Case Report. J Adhes Dent 2012;14(1):83-92

[6] Vailati F, Bruguera A, Belser UC. Minimally Invasive Treatment of Initial Dental Erosion Using Pressed Lithium Disilicate Glass-Ceramic Restorations: A Case Report. QDT 2012;1-14.

[7] Vailati F, Belser UC. Palatal and Facial Veneers to Treat a Case of Severe Dental Erosion: A Case Report Following the Three-Step Technique and the Sandwich Approach. Eur J Esthet Dent 2011(6);3:268-78.

[8] Torosyan A, Vailati F, Mojon P, Sierra D, Sailer I. Retrospective clinical study of minimally invasive full-mouth rehabilitations of patients with erosions and/or abrasions following the "3-step technique". Part 1: 6-year survival rates and technical outcomes of the restorations. Int J Prosthodont. 2022 March/April;35(2):139–151.

[9] Sierra D, Vailati F, Mojon P, Torosyan A, Sailer I. Biological outcomes and patient-reported outcome measures (PROMs) of minimally invasive full-mouth rehabilitations of patients with erosions and/or abrasions by means of the "3-step technique": part 2 of the 6-year outcomes of a retrospective clinical study. Int J Prosthodont. 2022 March/April;35(2):152–162.

第2章

如何开始

HOW TO START

实现有力的、高效的初诊

The initial consultation persuasive and efficient

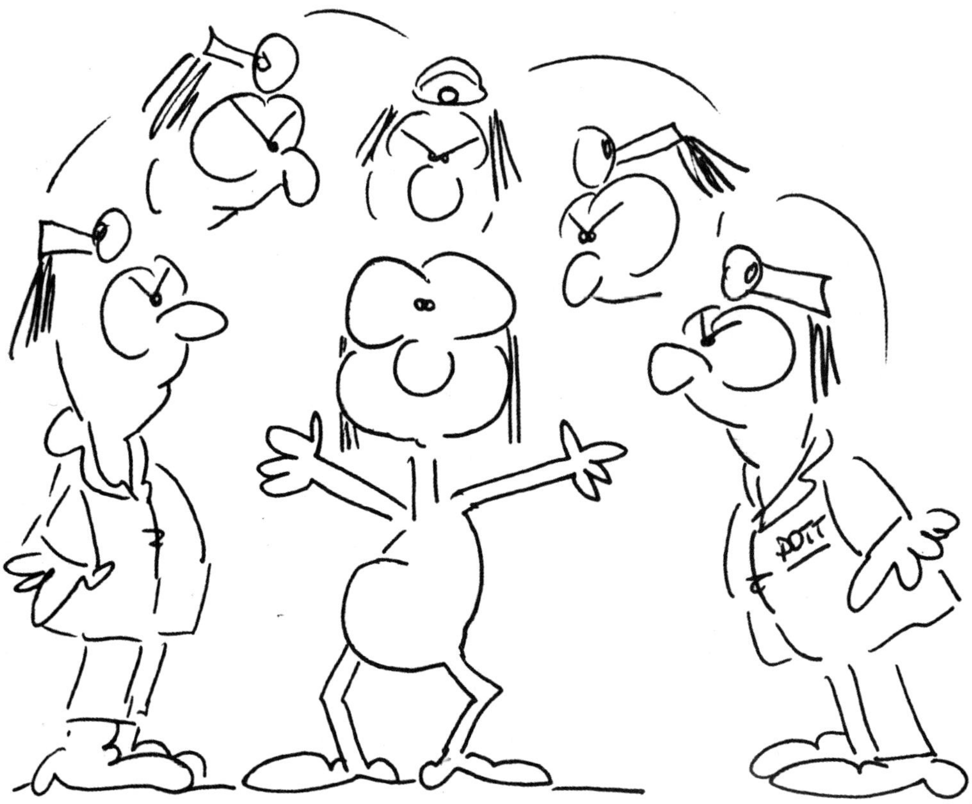

“医疗模式大概可以归为两类：一类瞄准症状（Symptomatic），这种模式适用于奴隶，因为只有让症状迅速消失才能让奴隶尽快重返岗位；另一类则更看重病因（Etiopathogentic），这种模式适用于自由人，医生会为患者讲解症状相关的知识，并强调这一症状对全身健康的影响，同时关注疾病对个人平衡和家庭平衡的影响。”

——柏拉图（古希腊哲学家），公元前4世纪

观察

OBSERVING

患者通常并不清楚自己的口腔状况。他们可能只会在发生修复体破损、牙周脓肿、龋坏和牙髓病等紧急情况时，才会向医生求助，寻求“**单颗牙齿治疗**”、治疗出现症状的那些牙齿。

患者决定寻求治疗时通常为时已晚，并且认为医生总能迅速解决他们的牙齿问题。然而，患者没有意识到的是，为了处理这些紧急情况，医生只能在早已排满的预约表中挤出时间。正因如此，医生几乎没有时间来分析和解决隐藏在这些紧急症状背后的、真正的病因。正如柏拉图所说：“那种瞄准症状的医疗模式适用于**奴隶**，目标在于使症状迅速消失、让奴隶尽快重返岗位；而另一种更看重病因的医疗模式是适用于**自由人**的，这种模式需要**更多的时间和知识**，目标在于了解和消除隐藏在症状背后的根源问题”。这段2000多年前描述的“适用于自由人的医疗模式”，与本书三步法理论强调的“整体”理念不谋而合。

临床医生需要投入大量时间来“教育”患者，才能将心态是“奴隶”的患者变成“自由人”，心态的转变会让患者寻求更详细的沟通和更全面的治疗，这是理想的状态。虽然这种理想状态并不总是能实现的，但掌握三步法的诊断方法至少可以使医生对病因有更为全面、清晰的认识。

这便是**三步法意识**。

三步法意识

三步法意识是从临床医生自身的转变开始的，治疗方案的目标必须从“解决紧急情况”转变为“预防问题”。根据三步法诊断的方法，临床医生可以更好地了解患者，即使是在急症期间，依然可以判断在接下来的治疗中，是继续进行“单颗牙齿治疗”的方案，还是逐渐转向更为全面的治疗计划。

不管是常规口腔维护治疗，还是接诊新患者，抑或是评估复诊患者及面对转诊患者，三步法意识都可以帮助临床医生用新的视角来观察患者。

临床医生必须能够判断在何时需要投入更多的时间来分析患者，并制订一个综合平衡了美学、生物学和功能要求的治疗计划。

当医生决定进行更为全面的治疗时，可以将患者分为两种情况进行考虑：

（1）患者自身**能够意识到**更广泛的口腔问题（例如转诊患者）。

（2）患者自身**没有意识到**口腔问题，但在常规口腔治疗中受到了临床医生或口腔卫生士等的提醒。

转诊患者是较容易治疗的类型，因为之前已经有医生向他们谈到了更严重的口腔问题，需要进行全面的诊治。此外，如果患者决定再次预约就诊，则表明他/她承认问题，并认为你（而不是任意一位医生）具有解决其问题的专业知识。

如果患者并未完全意识到自身的口腔问题，医生最好不要一次性进行过多的检查或操作，以免患者感觉被过多的细节或记录“淹没”。一张简单的照片，记录当下发现的问题，就足够了。医患沟通应是迅速而有效的。

预判前牙切缘破损的风险可能是促使患者意识到更多口腔问题的良好开端。拍摄一张患者微笑时的照片，再同时询问一些问题，例如：“您注意到您的笑容最近有什么变化吗？您是否觉得您的前牙变得脆弱了？如果您想了解更多，那我们可以再约个时间，这样可以更好地分析您的笑容。”有时患者需要数年时间才能决定开始治疗，此时，最初的照片对于展示病损的演变就非常重要了。

修复之前，**自问病因！**

WHY WAS

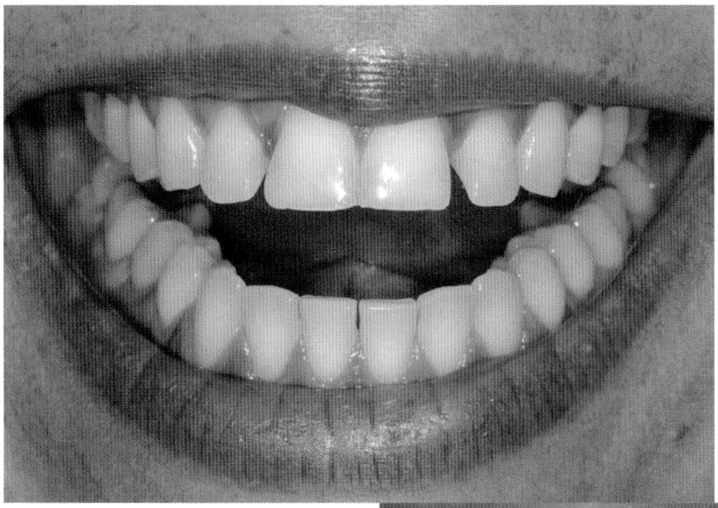

医生注意到该患者存在上前牙切缘变薄、牙间隙变大、腭侧牙本质暴露等情况，并通过口香糖测试证实了患者具有水平型咀嚼模式，同时前牙存在功能干扰。医生在此时为患者拍摄了这张微笑的照片，并告知患者存在上前牙切缘破损等风险，但患者没有接受治疗。

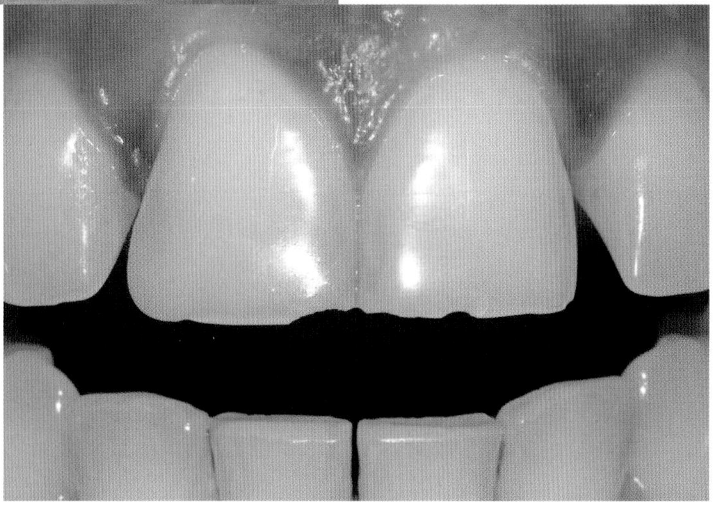

1年后，患者因上前牙切缘破损而复诊。医生拿出1年前拍摄的照片，患者面对明显的前后对比，最终接受了更为全面的治疗。

1年后

牙冠脱落?

牙根纵裂?

贴面脱粘接?

崩瓷?

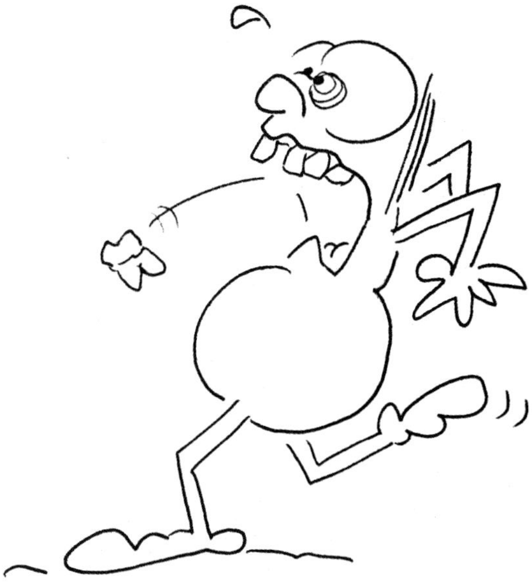

三步法初诊有两个目标：

1. 明确诊断。
2. 开启三步法治疗步骤。

诊断

1

影像检查

视频

图片

临床检查

2

印模

面弓

咬合记录

治疗计划

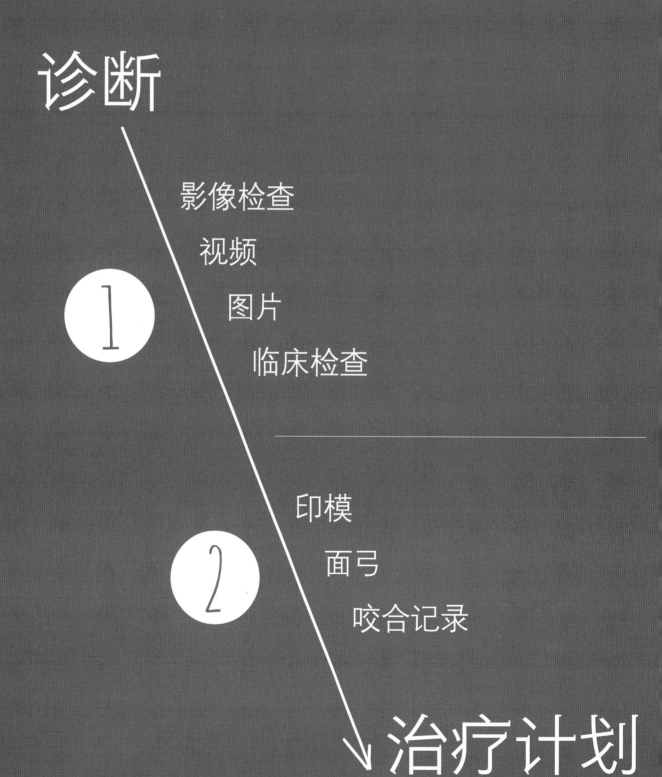

当患者做好准备去了解更多信息时，医生应该单独安排一次约诊时间来进行三步法初诊，在这次约诊中不进行其他任何治疗程序。事实上，在向患者解释整体治疗计划时，最好不要进行任何其他操作，因为正在接受治疗的患者通常比较紧张，无法集中注意力，不能理解或完全记住所讨论的内容。

完美的三步法初诊是什么样的

初诊最重要的是留下好的第一印象。为此，临床医生应遵循“3E”原则：

（1）**重视**（Emphatic）：给患者足够的时间来描述情况，说明恐惧和期望。

（2）**道德**（Ethical）：临床医生为患者制订的治疗方案应符合道德的要求，假设自己面对相同的处境也会选择同样的方案。

（3）**高效**（Efficient）：收集制订治疗计划所需的所有数据，避免收集不全而导致患者反复就诊。

特别是对于转诊患者，在初诊会谈时可以先问患者一个简单的问题：“我能为您做些什么？”这个问题应该让患者能够自如地表达他的主要担忧和期望，医生要准确地记录患者本身对所需治疗效果的描述。通常，大多数患者担心的问题是前牙切缘正在不断发生破损（美学问题），而非功能问题（例如咀嚼问题）。

初诊一般需要多长时间

医生是难以提前判断每位患者最合适的初诊时间的，如果遵循三步法的流程，一般1小时是比较合适的。对于不能收取初诊咨询费的医生来说，这可能会占用大量临床时间而没有任何收入。但如果考虑到后续工作的时间与收入，这1小时所占的比例其实并不大；此外，如果医生能够遵循精确的指导原则，就可以充分利用这1小时。在初诊时有一些基本任务需要完成，包括收集诊断所需的所有数据，获取患者的信任（患者确信临床医生充分了解自己的病史与诉求），并解释治疗方案及相关费用。

为了提高初诊的效率，我们可以将三步法诊疗步骤划分为**3个阶段**：

第1阶段：美学评估；

第2阶段：修复需要；

第3阶段：功能分析。

有些医生可能会在某一阶段花费更多的时间，但实际上，这3个阶段对于制订最终治疗计划都是十分关键的。

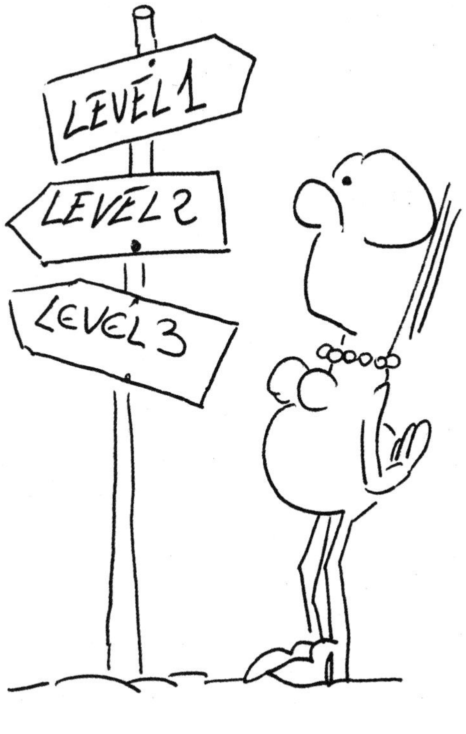

第1阶段：美学评估

与其他阶段相比，这一阶段最为简单，也最有“回报”，因为患者往往只要在计算机屏幕上看到他们新的笑容，就会立即被说服。虽然良好的美学效果是治疗成功的重要方面，但临床医生也不要把初诊时间全部用于收集美学信息。美学评估可以在初诊时开始，但还需要通过诊断饰面（见第206页），才能完成得更好、更全面，并提出综合考虑美学和功能的治疗计划。

在第1阶段的诊断为**“切缘受损”**。

快速诊断饰面

在初诊时，对于非常注重美学效果的患者，可以为缺损的患牙制作快速诊断饰面。如果临床医生具有良好的美学修复技术，便可能在短时间内改善患者的微笑美学效果。但如果需要较大的改动，最好事先请技师制作蜡型或进行数字化设计，以便制作诊断饰面。

在制作诊断饰面时，无须对基牙进行酸蚀等处理，直接使用树脂充填材料（例如加长切缘、关闭牙间隙等“加法”修改）或黑色记号笔（例如需要缩短牙齿长度等“减法”修改）来完成。可以使用照片记录患者确认修改后的效果，以便于指导技师制作蜡型（见第200页）。此外，通过制作诊断饰面，医生还可对患者的美学需求是否容易满足进行判断。

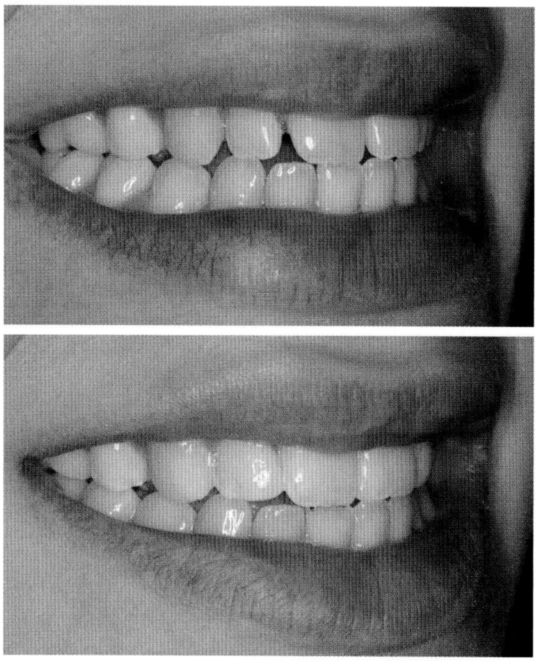

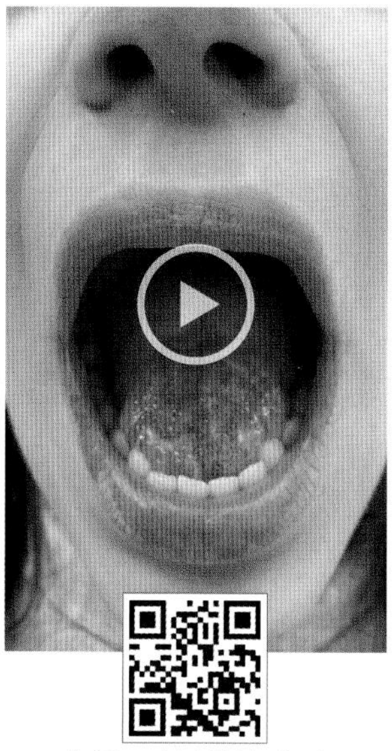

功能不协调的患者
（扫码观看视频V23）

该年轻患者要求改善微笑的美观，但由于患者有颞下颌关节紊乱的症状，因此除了进行快速诊断饰面外，还需要在咬合和关节的层面上进一步进行功能分析。

快速诊断饰面和口香糖测试

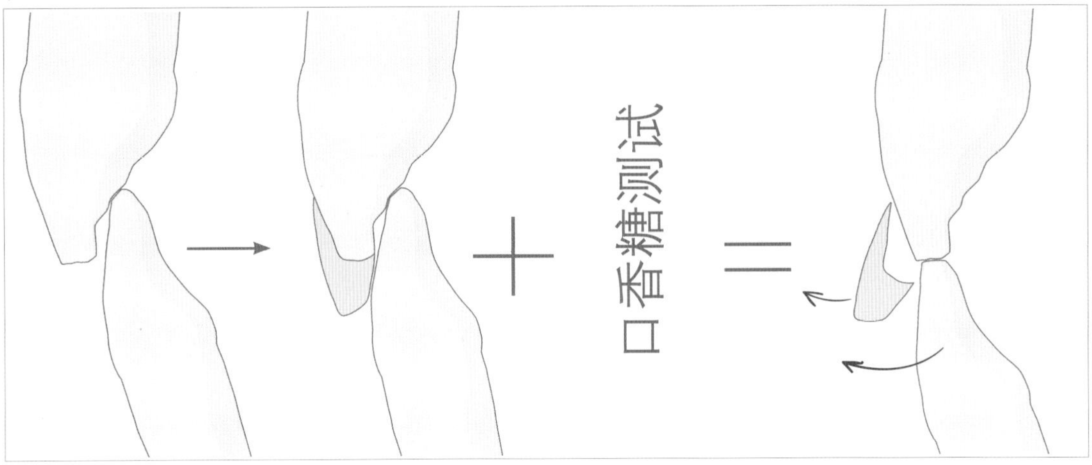

在制作快速诊断饰面时，注意不要加长切缘或封闭“前牙车库”，尤其是对于开放型磨耗患者。为了使患者的外貌显得更年轻而使牙齿与咀嚼模式不协调是有很大风险的，要尽量避免。如果担心改变前牙形态会导致口腔功能不调，最好使用快速诊断饰面向患者说明这种美学与功能的冲突。

实际上，快速诊断饰面还可以作为一种功能测试方法，向患者说明，如果不进行更全面的治疗（不限于6颗前牙），仅延长切牙切缘是不可能的。不粘接、直接使用复合树脂对上颌侧切牙的切缘进行临时性的加长，封闭“前牙车库”可以向患者展示这一改动是如何影响下颌的功能运动范围的。

患者在静态咬合或下颌滑动时，可能不会意识到这个问题，但当患者用加长牙齿的另一侧咀嚼时（口香糖测试），会立即感觉到加长切缘的阻挡❶。

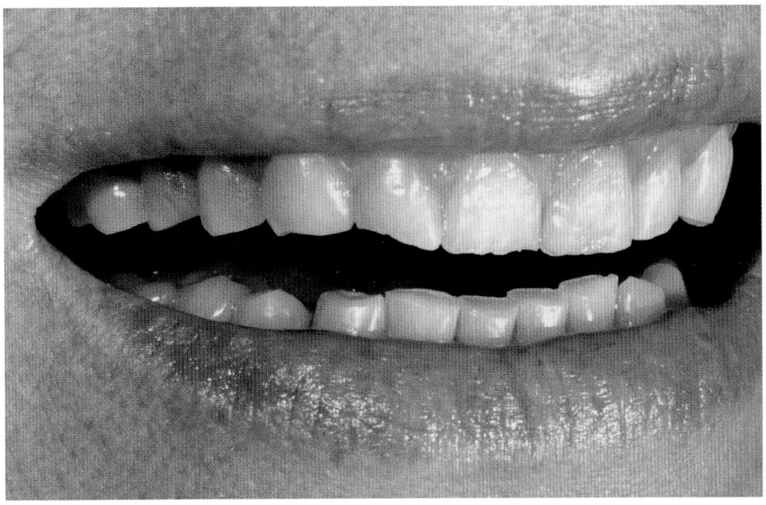

通过复合树脂制作快速诊断饰面，加长右上侧切牙切端，再进行口香糖测试。发现诊断饰面阻挡了下颌运动并脱落，患者因此被说服并接受了更全面的治疗。

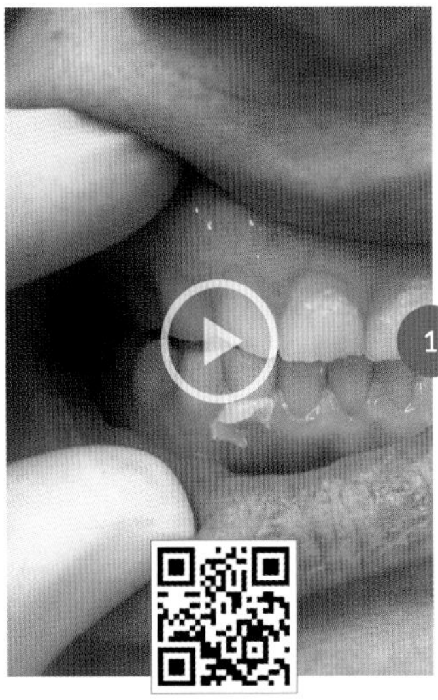

快速诊断饰面检查
（扫码观看视频V24）

第2阶段：修复需要

在初诊时，临床医生应该完成第2阶段。向患者说明，在修复前牙切缘之前，还需要进行咬合垂直距离的抬高和/或正畸治疗以获得前牙修复空间❷。

在第2阶段的诊断为“**修复空间不足**”。

患者并不知道咬合垂直距离是什么，医生不需要使用或者向患者解释这个词。相反，医生可以向患者说明的是，目前缺乏加长前牙的空间，修复后牙可以为前牙创造空间并减缓后牙的磨损（就像换轮胎一样）。还应强调三步法治疗方法是微创的、保守的治疗。在第2阶段，医患沟通的难度会较第1阶段更高，因为需要向患者解释一些看似与患者无关的问题，例如：

（1）牙齿的结构，以及牙釉质与牙本质之间的差异。

（2）牙齿的形态、健康或磨损。

（3）后牙支持的重要性。

（4）前牙过度接触的风险。

在进行医患沟通时，临床医生应该避免使用复杂的语言，最好用类比的方式（例如“汽车”“车库”“轮胎”等）去解释上述问题。使用照片等直观的方式来辅助沟通是十分重要的，例如给患者看一些其他患者牙齿的照片，让他们了解健康的和磨耗的牙齿分别是什么样的。

第2阶段是比较复杂的，临床医生必须向患者传达许多“**坏消息**”，例如：

（1）不仅前牙需要修复，后牙也需要修复。

（2）修复费用更高。

（3）治疗时间更长。

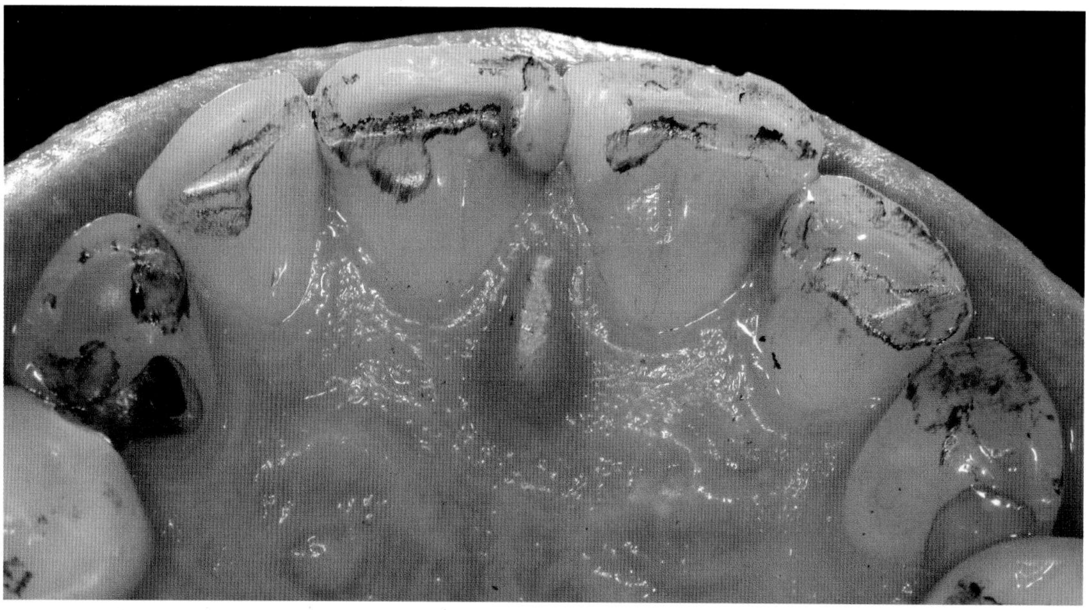

临床医生可以使用之前美学分析（第1阶段）中提到的诊断饰面来辅助与患者的沟通，强调三步法治疗方案的特点，即为一种微创的、可逆的治疗方式，并且与正式修复相比成本更低（例如，可以利用口内原有的修复体）。

最后，如果是功能失调的患者，临床医生应迅速进入第3阶段。因为在此分析过程中，患者会越来越清楚自己的功能问题，并更愿意接受治疗。

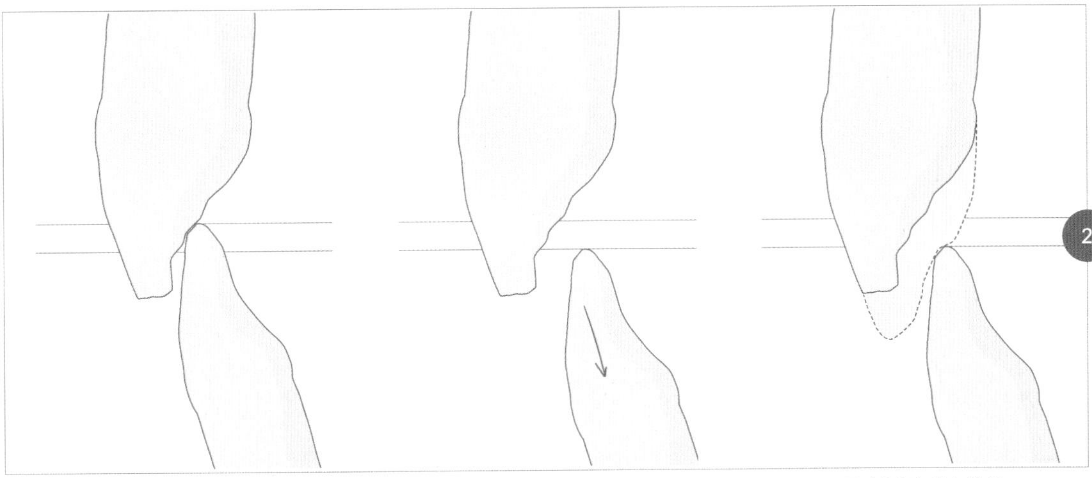

修复空间不足　　抬高咬合垂直距离　　同时修复切端与唇侧

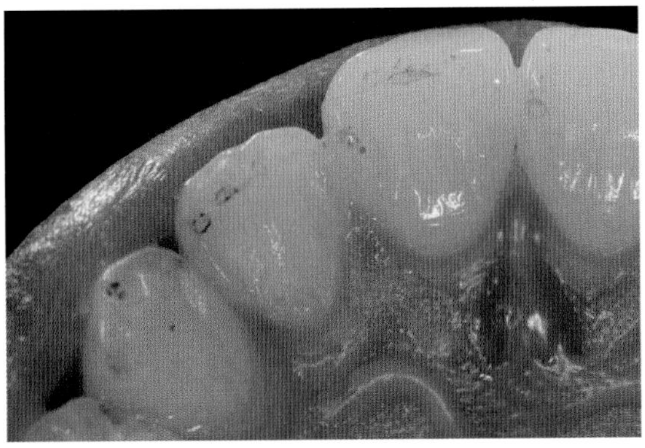

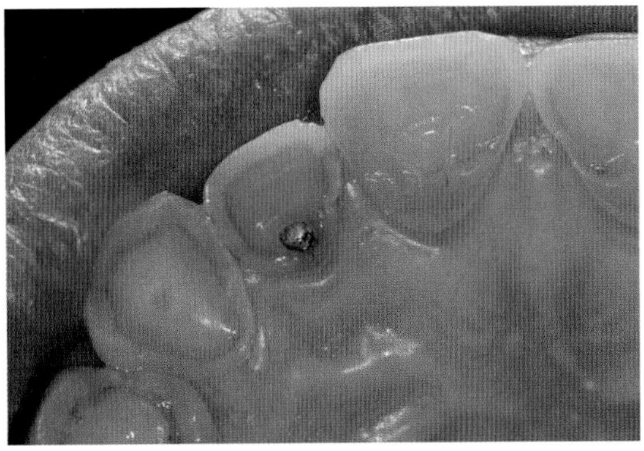

牙体完整　　牙本质暴露

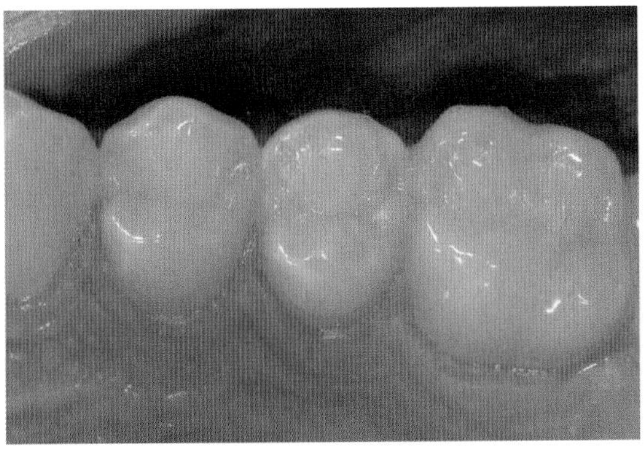

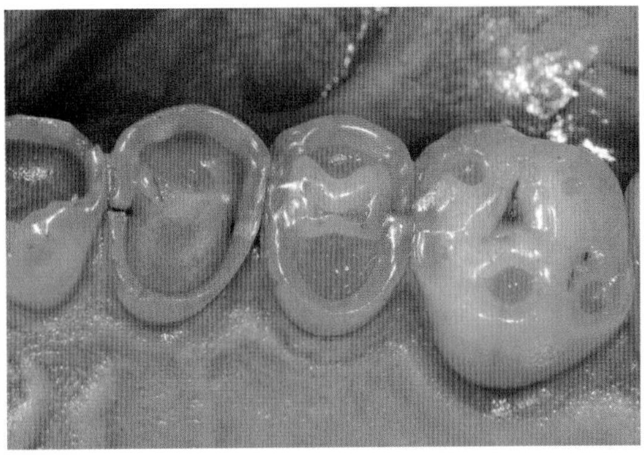

第3阶段：功能分析

在第3阶段，医生不仅要评估静态咬合（第2阶段），还要评估动态咬合，因此需要医生具备更多功能分析的技能与知识。第3阶段的诊断是**“咀嚼运动异常”**，这也是导致前牙和/或后牙不协调以及加速磨耗的病因。可以使用一些简单、有效的测试来评估咀嚼系统，甚至检查下颌位置与颈椎之间的关系。

Planas测试

医生可以对患者下颌移动能力进行动态分析。要求患者先将下颌滑到一侧，然后再滑到另一侧，检查下颌侧方运动。下颌能够自由滑动是一种较好的动力学表现，而功能失调患者则通常会有运动障碍，他们可能无法滑动，或者在滑动时上下牙列分开过大。

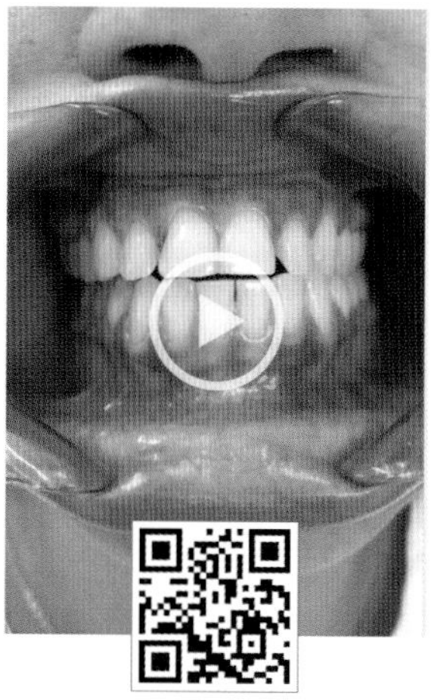

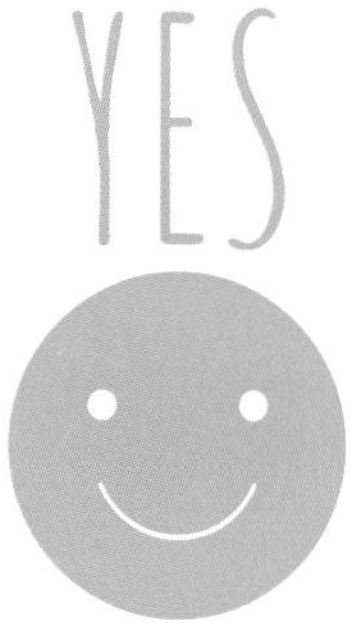

正确
（扫码观看视频V25）

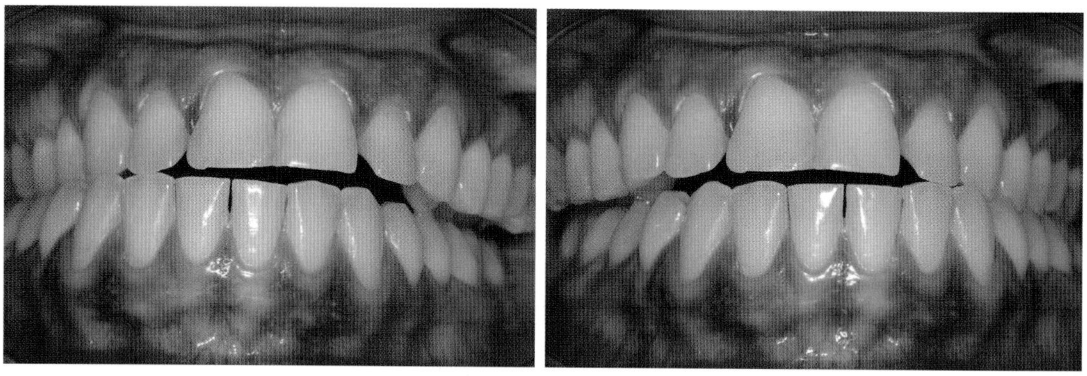

下颌在侧方运动时，应当左右对称、平滑移动。

NO

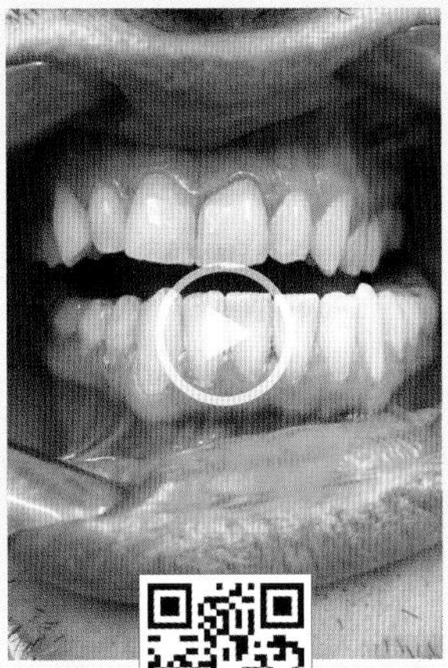

侧方运动时
没有牙齿接触
（扫码观看视频V26）

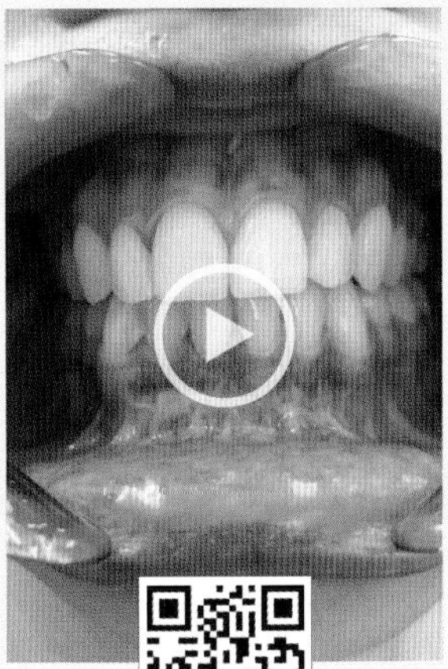

无法滑动
（扫码观看视频V27）

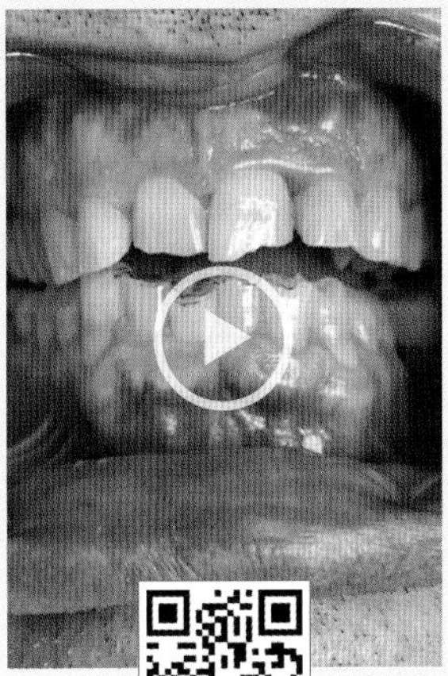

左右不对称
（扫码观看视频V28）

口香糖测试

口香糖测试是一种利用口香糖观察下颌运动的动态测试方法，临床医生可以借此分析患者的咬合情况。

理想情况下，患者应双侧交替咀嚼，均无不适。通过观察，医生可以确定不同的咀嚼模式（例如垂直型和/或水平型咀嚼模式），以及是否存在殆干扰或缺乏引导。第3阶段的检查常常有助于说服一些患者接受更为全面的治疗。

通过口香糖测试，许多患者可能第一次意识到自己的咀嚼能力或咀嚼运动存在异常。

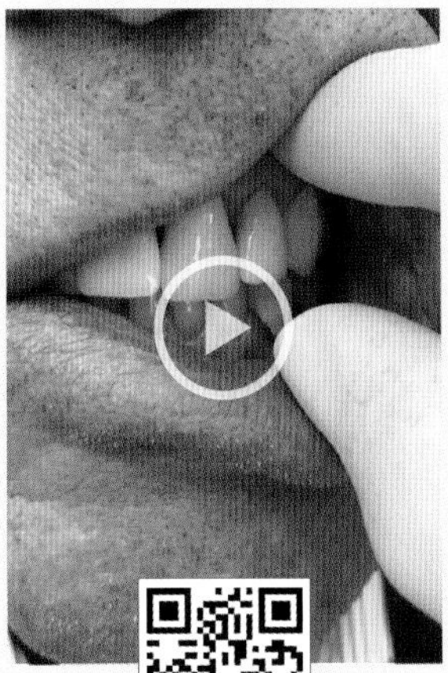

口香糖测试1
（扫码观看视频V29）

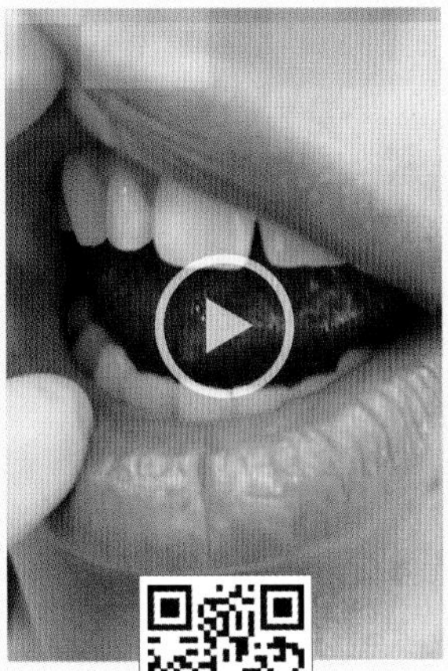

口香糖测试2
（扫码观看视频V30）

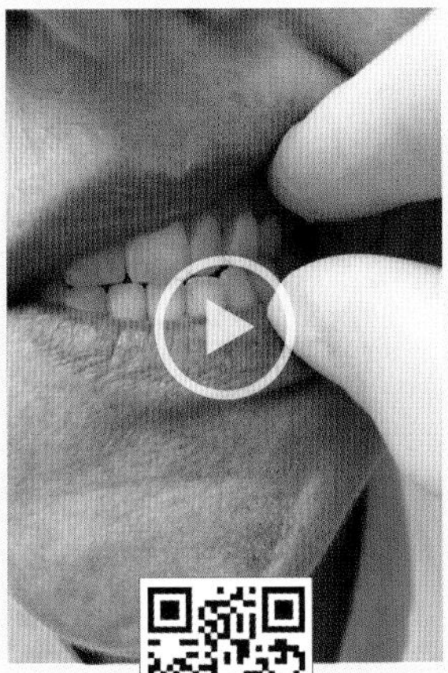

口香糖测试3
（扫码观看视频V31）

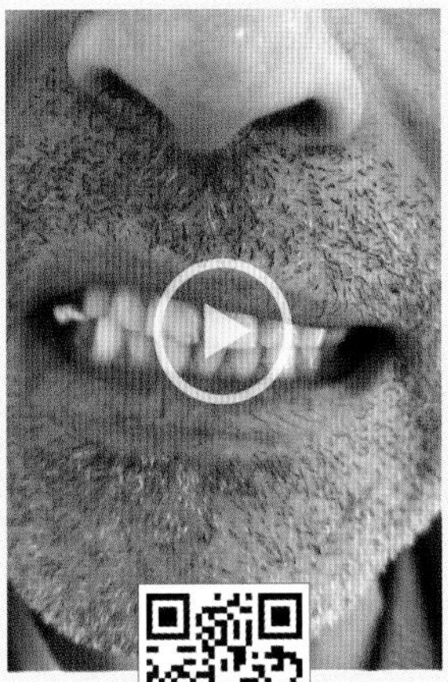

口香糖测试4
（扫码观看视频V32）

当然，有时还需要更为复杂的、不限于牙齿的功能检查。理想情况下，应始终对颞下颌关节、咀嚼肌和颈椎进行检察（第4阶段），但要求全科医生常规进行这些检查是非常不现实的。三步法诊断步骤提出了一系列检查方法以便进行更快速的筛查和更全面的记录。

咀嚼肌兴奋性检查

过度亢奋的咀嚼肌是功能障碍的表现，应在初诊会谈时指出。咀嚼肌过度活跃（Very Active Masticatory Muscles，VAMM）可以表现为肌肉肥厚，还可以在口香糖测试时评估其激活的情况。临床医生可将手放在颞肌、咬肌上，嘱患者咀嚼，感觉肌肉的收缩，并在每次收缩时使用1～10的分级来评价肌肉收缩强度。也可以让患者自己将手放在肌肉上，感受咀嚼时肌肉的收缩，从而意识到自己咀嚼肌亢进的问题。

小指测试

医生将两根小指插入患者的外耳道，并轻轻地向前推，抵至髁突头部，然后令患者进行大幅度开闭口运动，记录关节是否有弹响。之后进行口香糖测试，在患者咀嚼过程中，可以观察两侧关节是否存在关节盘与髁突之间的不协调。

颈部测试

这个简单的症状测试原理在于下颌具有重新定位的可能性，在进行颈部测试时，医生在患者双侧后牙同时放置两个棉卷以使下颌得以重新定位和纠正错位。医生可以比较患者在使用和不使用棉卷的情况下，转动头部的能力。由于下颌偏斜与翼外肌不对称收缩有关，因此在C1、C2椎骨层面上存在颅骨的错位。如果下颌的错位得以纠正，那么肌肉收缩也将更均衡，颅骨也将更加居中，头部转动也会变得更自如。放置棉卷时患者头部应保持直立、不偏斜，在此之前，患者需要左右最大范围转动头部，如果出现运动受限和/或肌肉疼痛应示意医生。然后，医生将两个棉卷放在后牙区，使系带居中，患者再次转头，比较两次的结果。

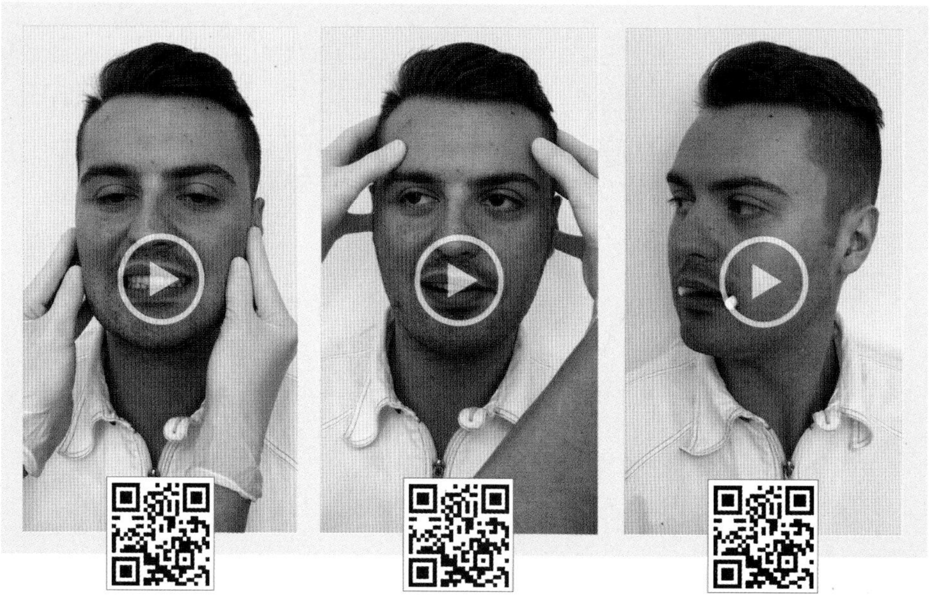

咀嚼肌兴奋性检查（MMA）
（扫码观看视频V33）

小指测试
（扫码观看视频V34）

颈部测试
（扫码观看视频V35）

注意

第1阶段

当谈到通过加长前牙来改善美观时，要注意：

（1）患者是否已存在前牙功能干扰。

（2）患者是否具有水平型咀嚼模式。

（3）患者是否存在长期的、难以纠正的口腔副功能运动（例如因咀嚼肌亢奋导致的紧咬牙）。

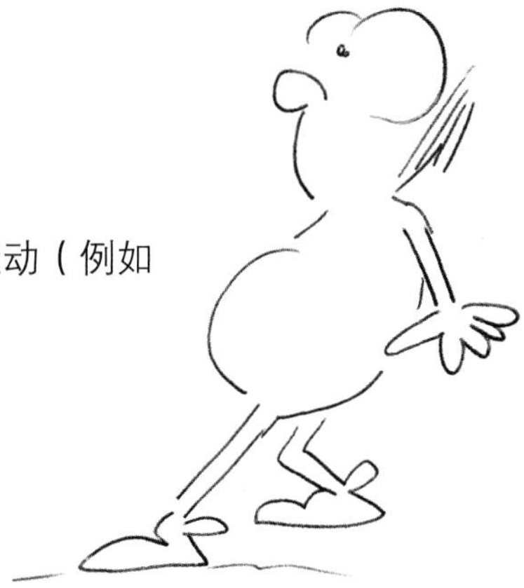

第2阶段

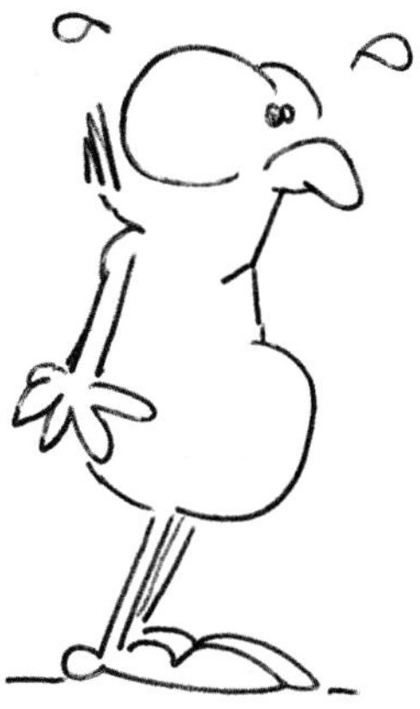

当谈到在新的咬合垂直距离下建立后牙支持时，要注意：

（1）患者对原有的后牙支持非常满意（例如水平型咀嚼者）。在这种情况下，患者戴入树脂𬌗贴面，可能会觉得后牙咬合变差。

（2）患者的患龋风险较高。在这种情况下，长时间戴用临时的树脂𬌗贴面可能会导致龋坏，因此必须尽快进行后续的后牙升级，而正式修复无法分期进行就会使得整体治疗费用显得更加高昂。

第3阶段

当医生承诺解决患者所有功能问题时，要注意：

（1）患者是否对咬合高度敏感。

（2）患者是否咀嚼肌非常活跃。

（3）患者是否具有垂直型咀嚼模式。

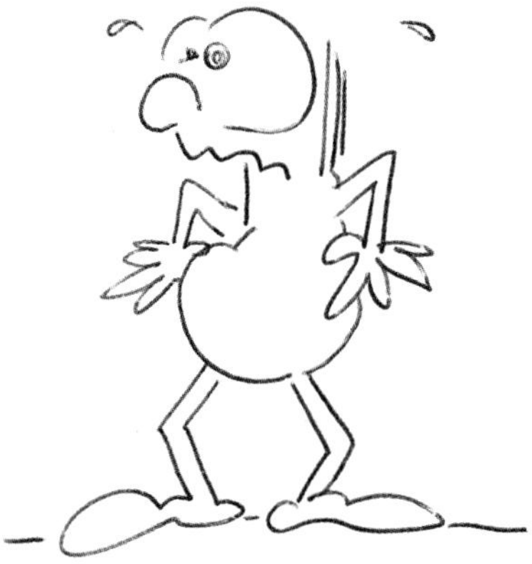

转给技师的初印模

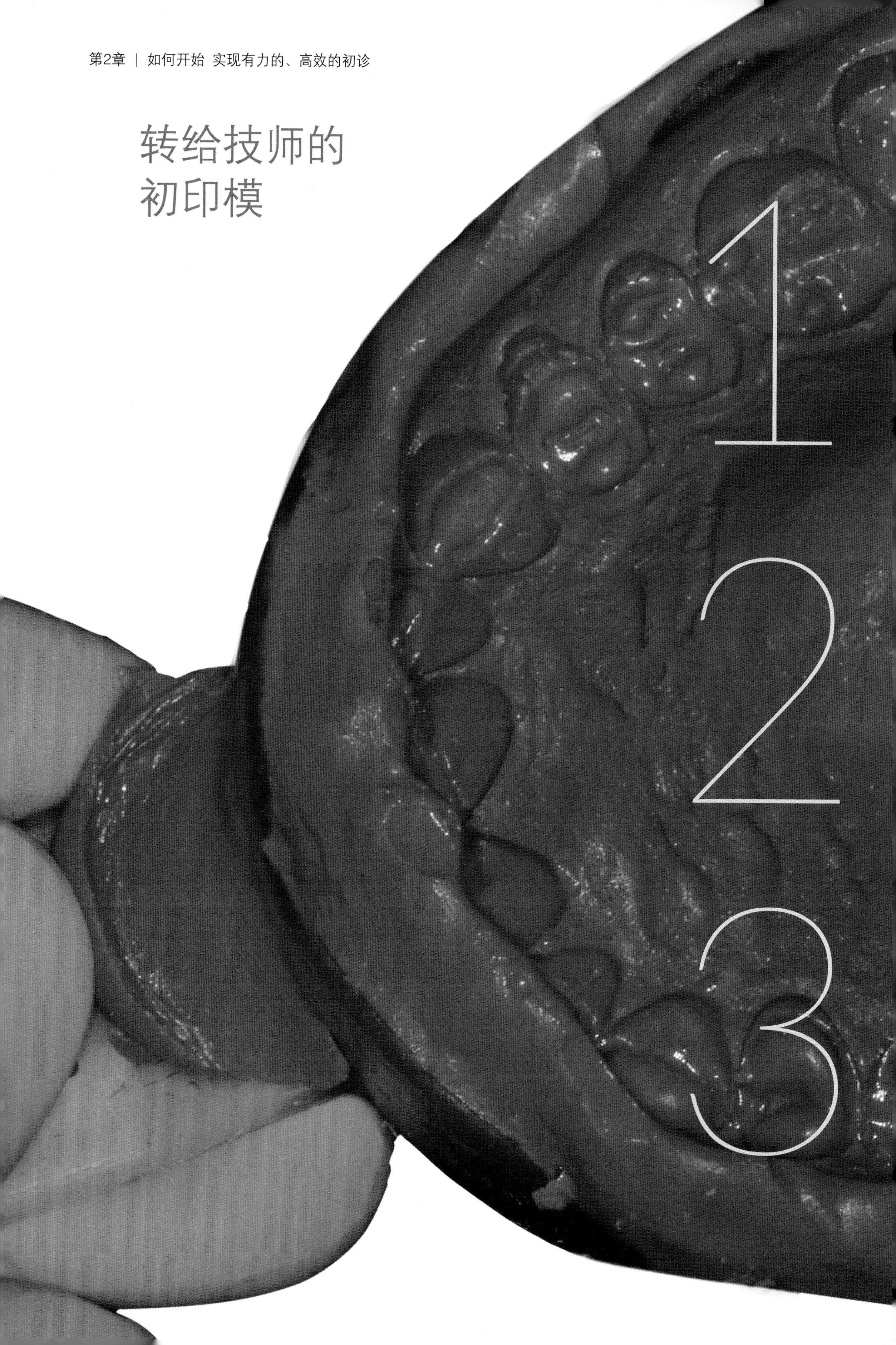

在初诊完全结束之前，临床医生还应询问患者是否希望了解针对其病情的附加治疗选项。如果答案是肯定的，医生还应收集更多的资料，制取模型并上𬌗架，以便深入分析病例并制订治疗计划。

印模

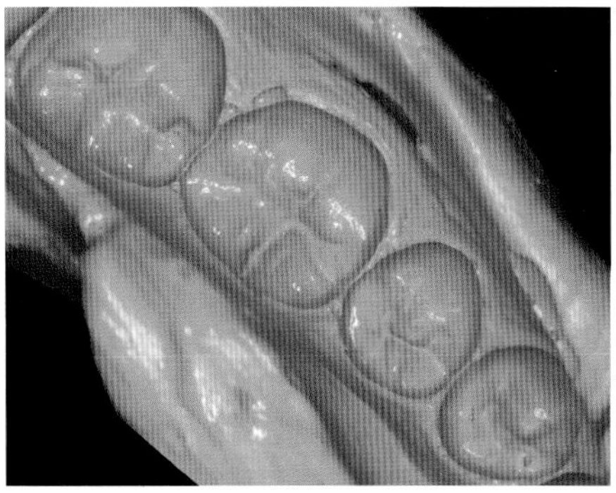

强烈建议使用藻酸盐制取印模，这一方面是因为藻酸盐比其他印模材料（例如硅橡胶）操作时间短，另一方面是因为，如果在初诊取印模时将患者口内的不良修复体粘掉一定会留下不好的初印象，而藻酸盐粘掉修复体的风险比较小。此外，新一代的藻酸盐材料（例如Zhermack）性能已经得到了提高，允许放置较长时间（最长可达4天）后再灌注印模。但需要强调的是，必须使用混合机来调拌材料，还需要医生用手指将一些藻酸盐材料抹在牙齿上，以减少气泡。

面弓转移

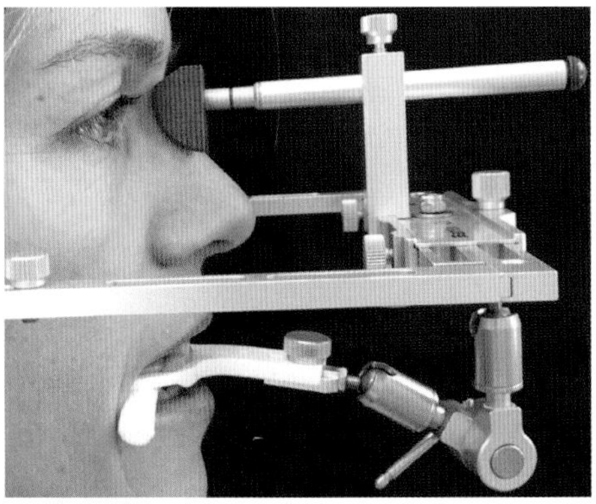

上颌模型需要借助面弓转移才能上𬌗架。在半可调𬌗架中，模型的定位可能并不准确，还需要通过对诊断饰面的检查来避免严重的偏差。

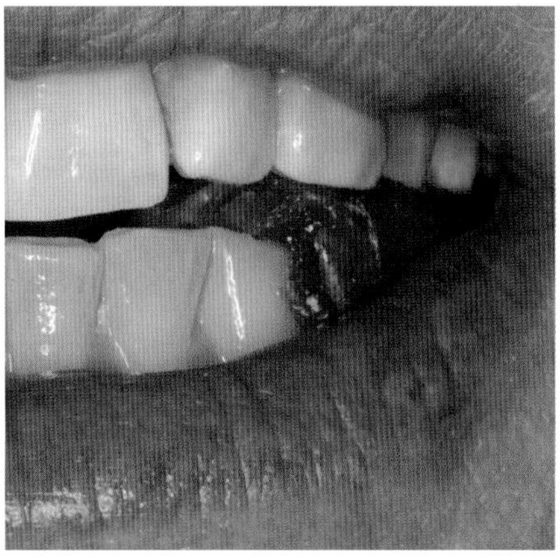

咬合记录

在初诊后，下颌模型上𬌗架只有两种方法：一个是在最大牙尖交错位（MIP）上𬌗架，一个是利用抬高垂直距离后的位置上𬌗架，后者需要借助咬合记录。

如何将下颌模型上殆架

除了制取印模，临床医生还必须决定如何将模型上殆架。

上颌模型借助面弓完成，而下颌模型在上殆架时有两种选择：

1. 在最大牙尖交错位（MIP）上殆架。
2. 在抬高咬合垂直距离后的位置上殆架。

在最初的三步法中，最大牙尖交错位是唯一的选择，因为当时接受治疗的患者大多存在牙体缺损。但如今，三步法被更多地用于治疗具有功能障碍的患者，全部采用最大牙尖交错位是不合适的，尤其是在治疗伴有不对称咬合垂直距离丧失的下颌偏斜的患者时。在检查患者是否存在下颌偏斜的问题时，可以观察上下颌解剖学标志的位置关系，如上下颌牙列中线、系带和尖牙间隙等。如果存在差异或不对称，还应鉴别诊断结构性下颌偏斜或功能性下颌偏斜。

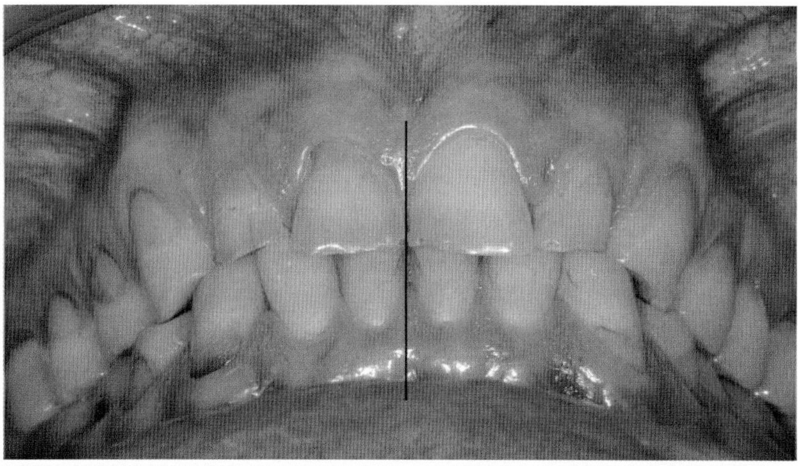

正中

上下颌牙列中线
尖牙间隙
系带
后牙覆盖
牙槽突

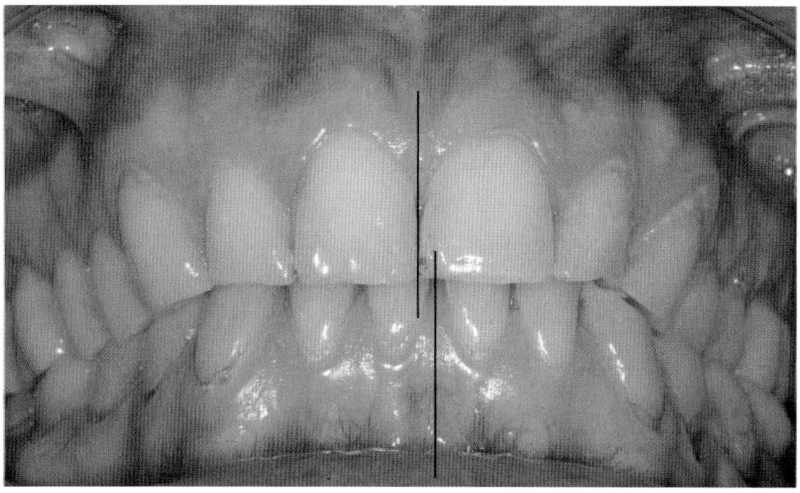

偏斜

结构性下颌偏斜

由于各种原因，原本应对称的下颌可能呈现结构性的不对称。在这种情况下，不建议也不可能重新摆正中线，而要遵循结构性的不对称。但要记住的是，这种情况下也可能存在功能性的影响因素，必须对此进行检查和纠正❸。

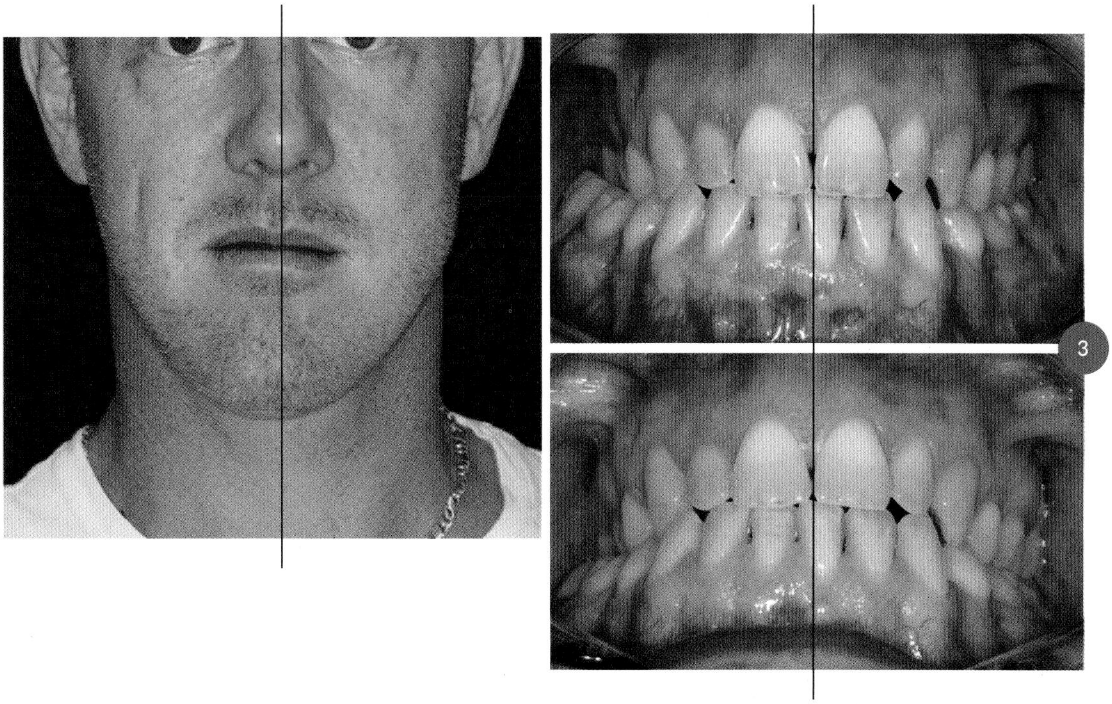

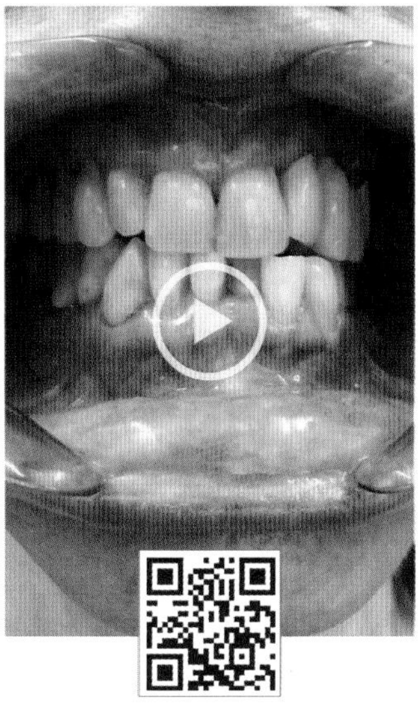

功能性下颌偏斜

偏移的咬合接触可以导致下颌偏离其神经肌肉引导的正中位置，从而导致功能性下颌偏斜。为了克服牙齿的殆干扰、下颌偏移，咀嚼肌会呈现不对称的亢进状态，以便在吞咽时（最大牙尖交错位）有更多的接触点来支撑下颌。随着时间的推移，身体会适应这种殆干扰。大脑的目标是以符合人体工程学的方式工作，因此下颌将直接按照偏斜的轨迹来运动，而不是撞击干扰的牙齿并滑动。尽管肌肉可能会持续紧张以保持不对称的位置，但患者自身并不能意识到这种移位。对于功能性的因素，医生在临床中应始终注意检查和纠正。

功能性下颌偏斜
（扫码观看视频V36）

结构性下颌偏斜与功能性下颌偏斜之间的鉴别诊断应基于对升颌肌群的放松与否及对干扰牙齿的识别。**下颌去程序化**意味着使大脑忘记牙齿的干扰。在文献中，有几种方法可以实现下颌去程序化。

三步法采用**“咬棉卷散步法”**。将两个棉卷（大小和硬度相同）放在患者后牙区，并嘱患者一边散步、一边用正常的力量咬棉卷，约4分钟后取下棉卷，嘱患者咬合并确定咬合接触点。

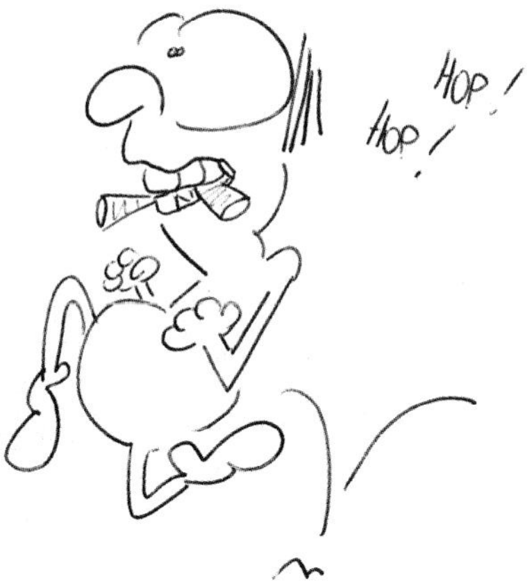

“咬棉卷散步法”

在初诊中对下颌进行去程序化

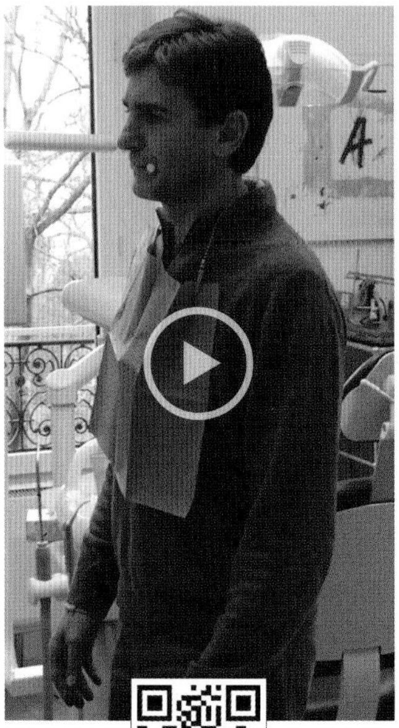

“咬棉卷散步法”
（扫码观看视频V37）

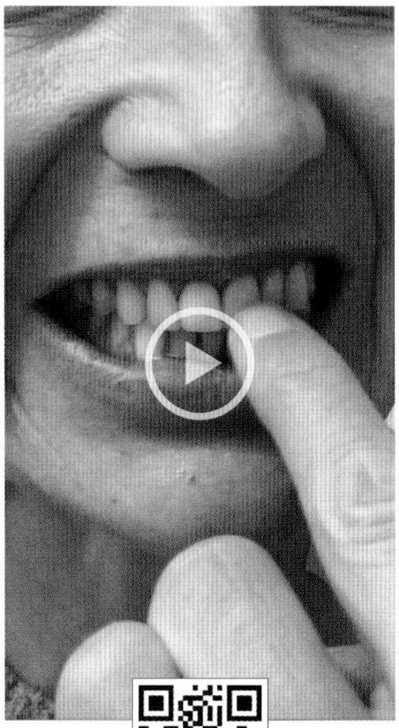

前牙𬌗干扰
（扫码观看视频V38）

“咬棉卷散步法”有5种可能的结果：

（1）下颌居中。最大牙尖交错位与去程序化后的下颌位置一致。患者咬合时未检测到任何牙齿干扰。

（2）右侧𬌗干扰。下颌想要回到最大牙尖交错位，则必须向左滑动。

（3）左侧𬌗干扰。下颌想要回到最大牙尖交错位，则必须向右滑动。

（4）前牙𬌗干扰，后牙无接触。下颌必须后退以使后牙接触。

（5）后牙个别位置存在𬌗干扰（通常为过长的磨牙）。为了获得稳定的咬合接触，下颌必须向前滑动。

由于该测试是一种非常快速的下颌去程序化方法，一些临床医生可能会怀疑其有效性，但这项检查可以作为识别下颌偏斜的筛查方法，每位医生都可以进行。

“咬棉卷散步法”总是可靠的吗

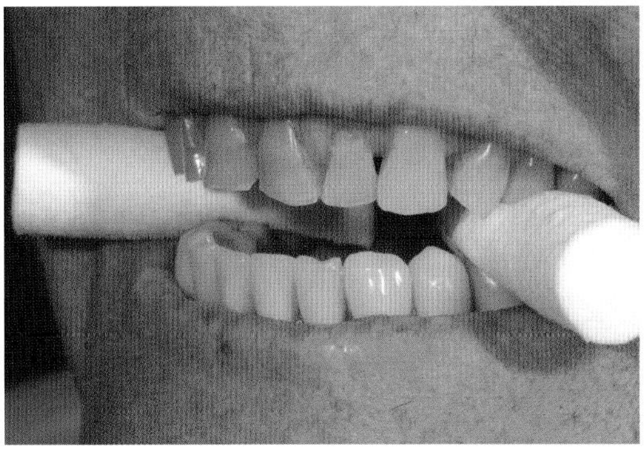

没有任何医学测试是100%可靠的，“咬棉卷散步法”的结果也需要结合其他检查来综合应用。通过本测试确定的下颌更佳位置（下颌更居中，咬合垂直距离也得到了抬高）可以通过其他检查（例如颈部测试）在临床上进行验证（咬棉卷后，头部转动范围得到改善）。

医生在取出棉卷并嘱患者咬合之前，应先判断患者的下颌是否通过“咬棉卷散步法”得到了去程序化。为此，医生可以将棉卷置于患者上后牙骀面，嘱患者以较小幅度快速开闭口，下牙列轻轻敲击棉卷，同时医生将棉卷在前磨牙和磨牙之间前后移动，并观察下颌的运动（开闭口的路径）。如果下颌已经完成了去程序化，那么下颌的运动路径不会随着棉卷的移动而改变；反之，则说明该方法没有获得可靠的去程序化效果。在这种情况下，初诊后则必须在最大牙尖交错位上骀架，在随后的复诊中选择其他方法进行去程序化。

如果“咬棉卷散步法”实现了下颌去程序化，且下颌偏斜被诊断为“功能性”的，那么就不应在最大牙尖交错位上骀架，而应通过咬合记录，在抬高垂直距离后的位置上骀架。

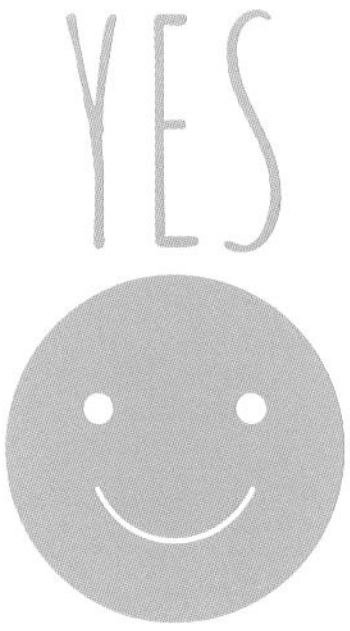

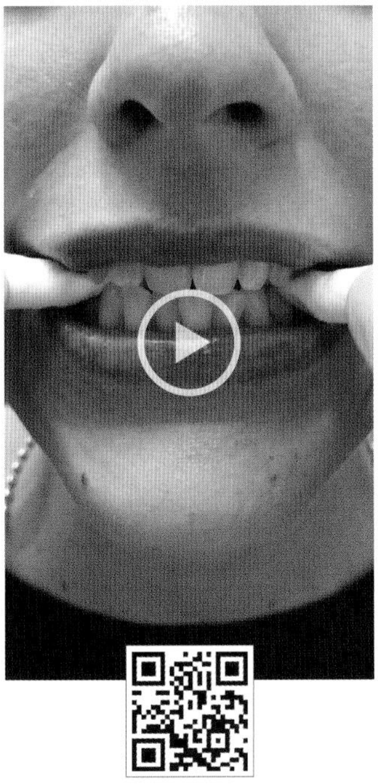

正确
（扫码观看视频V39A）

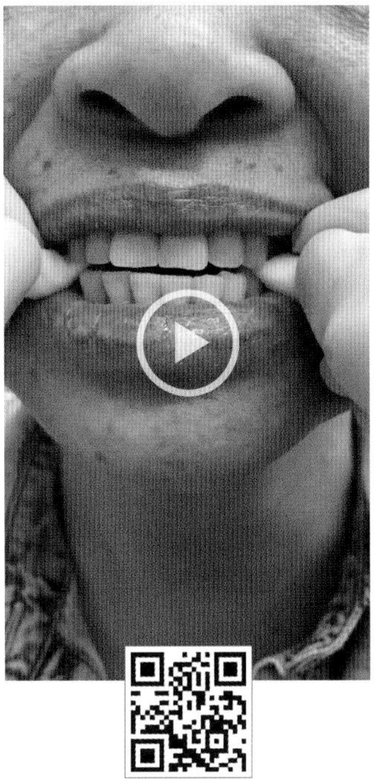

错误
（扫码观看视频V39B）

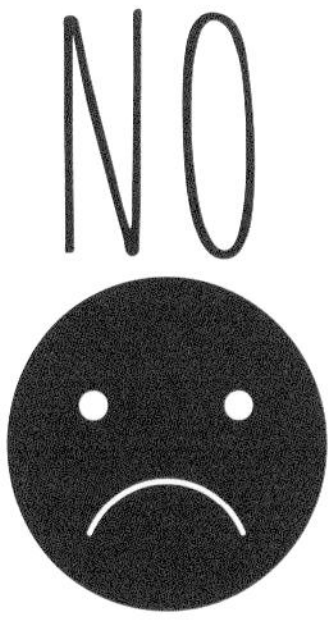

后牙区𬌗蜡

在初诊时，可以通过**后牙区𬌗蜡**来记录抬高咬合垂直距离后的下颌位置。

在确定牙齿的𬌗干扰后，将棉卷重新放置在患者的口内以避免上下颌牙列接触（后牙接触会失去下颌去程序化的效果），医生同时加热两条𬌗蜡（Tenatex蜡，Kemdent UK）。然后，嘱患者取下棉卷（患者坐位，上身及头部保持直立），医生将𬌗蜡放在尖牙远中、下颌后牙区。此时请注意，𬌗蜡不要干扰舌的空间，患者的咬合力也不要过大（加热后的𬌗蜡应非常柔软）。嘱患者轻轻咬牙，但不要让上下颌牙有接触。医生预先估计后续治疗所需要的垂直距离，并通过“目测”来大致判断应记录的咬合垂直距离。当然，这个下颌位置只是一个近似值，技师必须考虑到这一点，因为最终的下颌位置将在下次复诊（制作诊断饰面）时再次确认。

应拍摄正面和矢状面共两张戴入后牙区𬌗蜡的照片，以评估随着咬合垂直距离增加而获得的前后牙的上下颌分开距离❹。

即使在下颌对称的情况下，当修复计划大幅抬高咬合垂直距离时，使用后牙区𬌗蜡记录下颌位置也比在最大牙尖交错位上𬌗架更好。

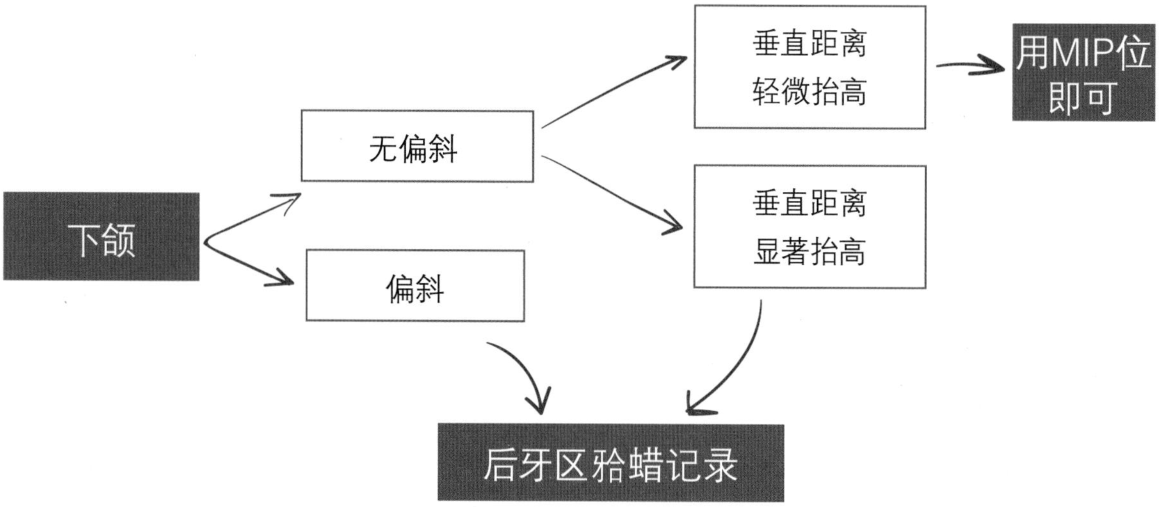

总之，在以下情况下，初诊后可以在最大牙尖交错位将模型上𬌗架：

1. 无功能性下颌偏斜，咬合垂直距离最小幅度抬高（例如切导针抬高2mm）。
2. “咬棉卷散步法”没有实现下颌去程序化。
3. 没有足够的时间让患者实现下颌去程序化。

在所有其他情况下，建议使用后牙区𬌗蜡记录上下颌位置关系。

正面校对

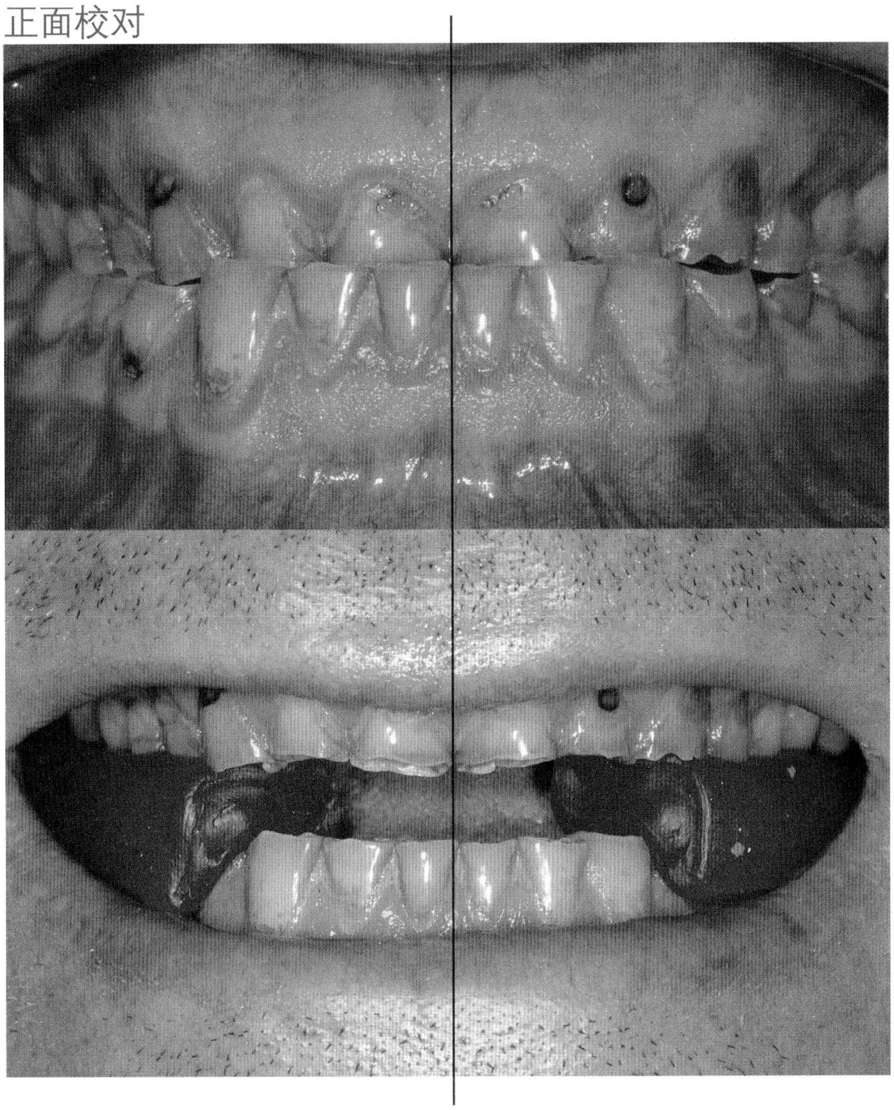

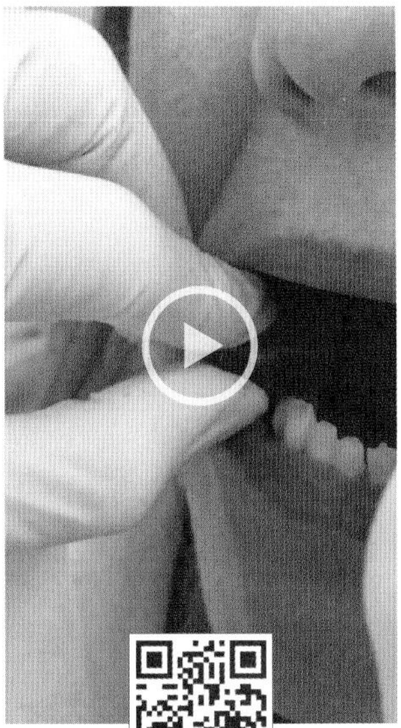

后牙区𬌗蜡
（扫码观看视频V40）

矢状面校对

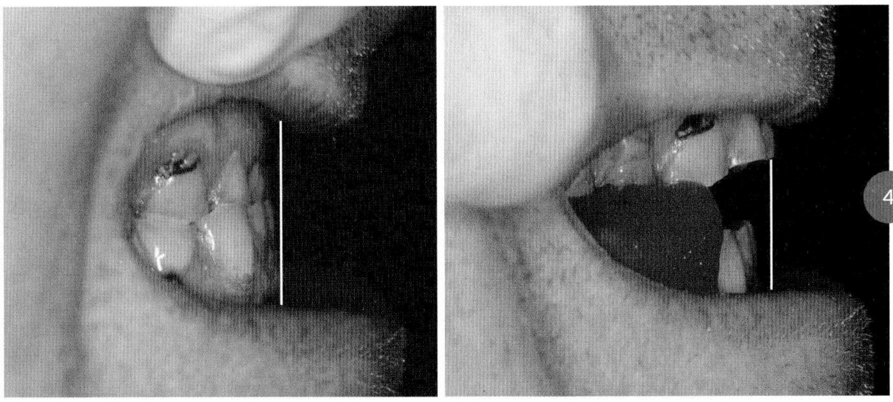

应拍摄正面和矢状面共两张戴入后牙区𬌗蜡的照片。如果患者戴入𬌗蜡后下颌显著前伸则应引起注意，矢状面照片可以帮助识别这一错误。

三步法初诊

<table>
<tr><th></th><th>第1阶段</th><th>第2阶段</th><th>第3阶段</th></tr>
<tr><td rowspan="5">评价</td><td>上中切牙十字</td><td>牙本质暴露</td><td>下颌偏斜</td></tr>
<tr><td>上颌切缘连线</td><td>酸蚀和/或功能不协调
导致的磨耗</td><td>Planas侧方运动</td></tr>
<tr><td rowspan="2">3条上颌参考线
唇颊面协调</td><td rowspan="2">后牙支持</td><td>垂直型或水平型咀嚼模式</td></tr>
<tr><td>单侧或双侧咀嚼</td></tr>
<tr><td>牙齿颜色</td><td>前牙静态干扰
（最大牙尖交错位）</td><td>动态干扰</td></tr>
<tr><td rowspan="4">记录</td><td>美学照片</td><td>两对藻酸盐印模</td><td rowspan="3">“咬棉卷散步法”去程序化
Planas测试
口香糖测试
咀嚼肌兴奋性检查
小指测试
颈部测试</td></tr>
<tr><td>美学录像</td><td>面弓转移</td></tr>
<tr><td></td><td>记录最大牙尖交错位</td></tr>
<tr><td></td><td></td><td>后牙区殆蜡</td></tr>
</table>

记录

CAPTURING

在三步法初诊时，拍摄影像资料应达到以下3个目标：

（1）协助**临床医生**对牙齿受损现状进行结构、功能和美学诊断。

（2）说服**患者**接受治疗。

（3）帮助**技师**制订计划。

拍摄照片时应注意以下两点：

（1）高效：知道在哪个最佳视角、捕捉哪些临床参数。

（2）道德：不要使患者不安，不要轻易指出一些不易修正的美学缺陷。

在初诊时，一般最长只有10分钟用来拍摄照片，因此三步法流程有助于提醒医生哪些照片是最基本的以及拍摄的理由。照片可以分为基本照片（C1～C15）和其他附加照片，其中前者是三步法诊断和制订治疗计划的基础。

3STEP | 面部微笑像 C1

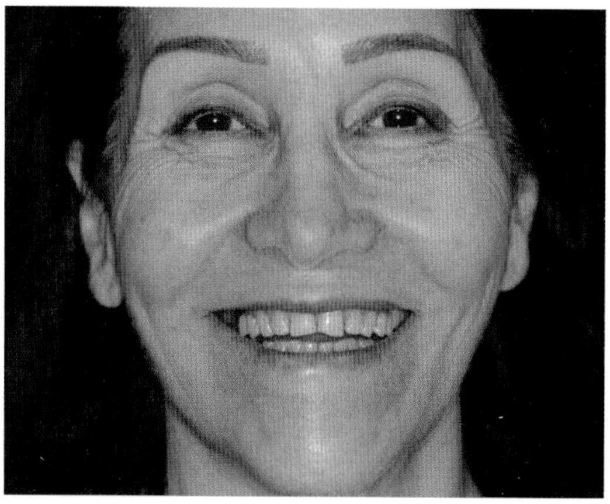

- 水平面
- 瞳孔连线
- 上颌切缘连线
- 上中切牙十字
- 上后牙颊尖连线
- 唇颊面协调

小贴士
- 取景范围包括头部和颈部
- 患者视线保持水平
- 放大口唇部后，牙齿清晰可见

面部微笑像对技师来说是最基本的照片。这张照片的取景范围包括了眼睛，而眼睛可以帮助验证照片是否拍摄正确（患者视线应保持水平），拍摄正确的照片才可以使用。如果需要向患者着重展示微笑时的口唇部，也可以再拍摄一张取景范围只包括口唇部的照片，以免去每次放大面部微笑像的麻烦。拍摄面部微笑像时患者头部保持直立，该照片对于验证上颌模型上𬌗架是否正确也很重要。

在现代社会，追求完全对称成为一种趋势，这甚至会让牙列显得不自然。为了适应这一趋势，可以绘制水平和垂直参考线，以确定患者目前面部的对称性，从而便于将牙齿的对称性与面部的对称性进行匹配。完美的**水平向协调**要求水平线、瞳孔连线、切缘连线互相平行❺。

而**垂直向协调**则要求鼻、人中和牙齿中线互相平行❻。重要的是了解面部和牙齿的不协调是否容易纠正，不要轻易指出这些问题，这会让患者不安。如果确实存在难以纠正的不对称性，那么减少对完美对称的关注则更为明智。虽然患者自身可能没有意识到，但临床医生应注意检查这些不对称的表现是否提示功能不协调（例如下颌偏斜、单侧咀嚼）。

如果患者头部明显倾斜，临床医生应明确要求患者确定两颗中切牙的长度，是保持长度一致还是某颗牙更长一些。同样，还要评估其他可能导致姿势问题的功能因素，因为它们可能也会影响下颌的位置。

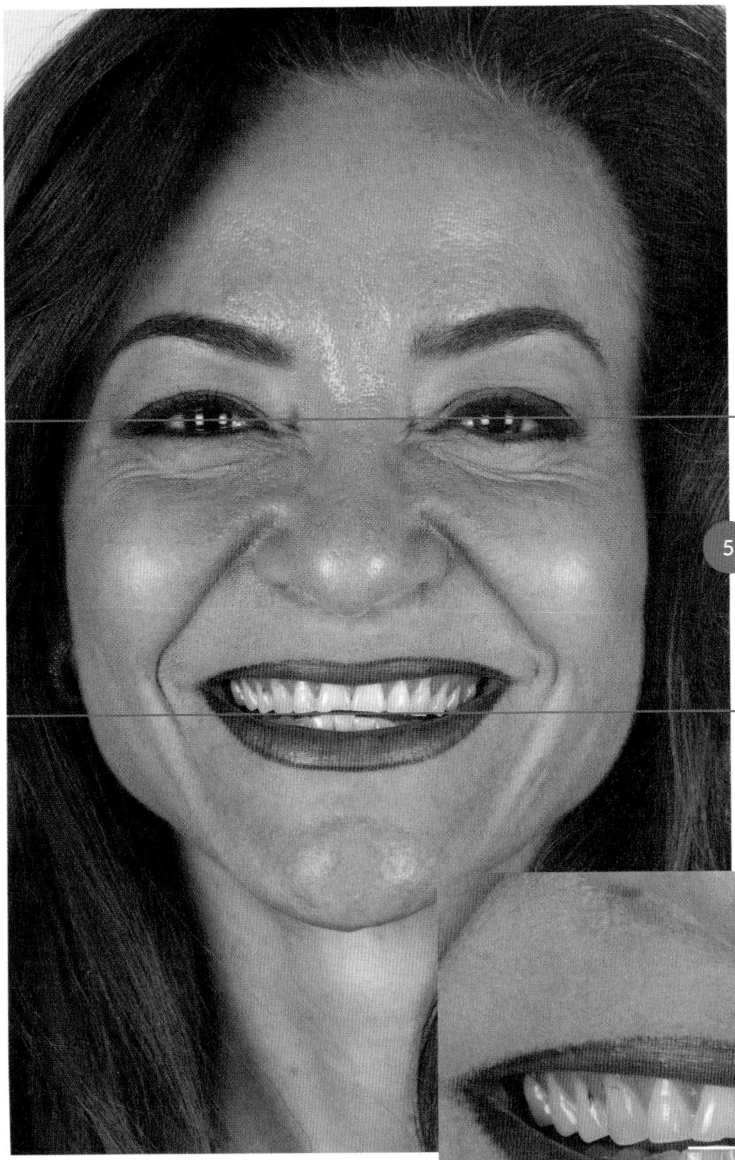

5

水平向协调

- 水平线
- 瞳孔连线
- 上颌切缘连线
- 下颌切缘连线

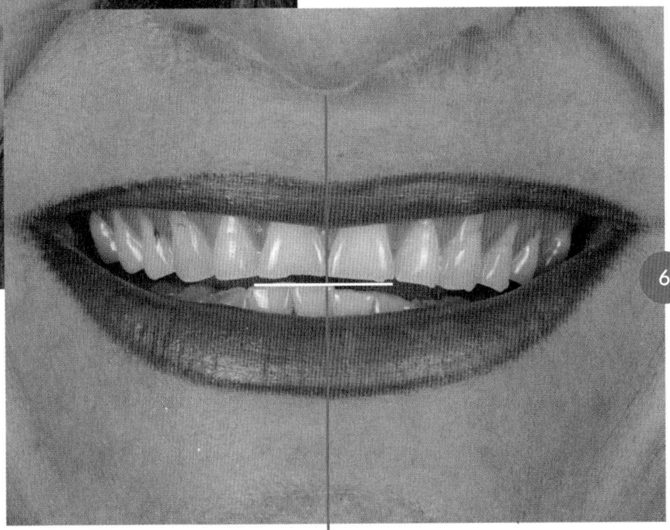

6

垂直向协调

- 鼻
- 人中
- 上中切牙十字

3STEP | 正面微笑像 C2

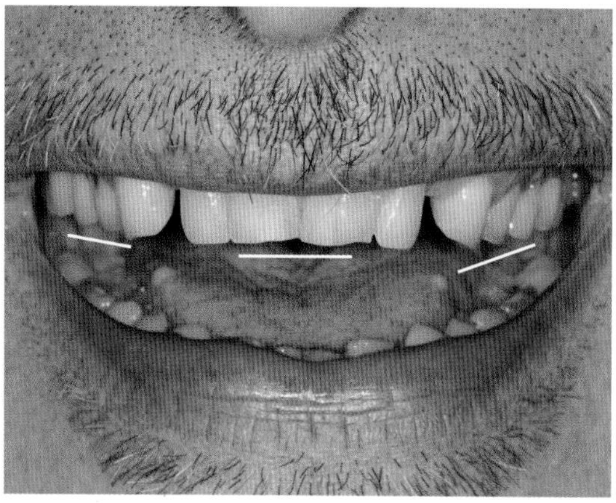

- 上中切牙十字
- 上颌切缘连线
- 上后牙颊尖连线
- 下唇
- 唇颊面协调

小贴士
- 取景范围应包括微笑时的双侧口角
- 下唇呈宽“U”形
- 尽可能暴露上切牙的顶点
- 可见第一磨牙
- 患者头部保持直立

这张照片是所有美学评估的起点。拍摄正面微笑像时，患者应直视前方，不仅头部位置很重要（不要前后或左右倾斜），唇部位置和上下牙列的分开程度也很重要。

（1）理想情况下，上唇位置应暴露至第一磨牙，牙龈边缘可见（也可以看到牙龈位置是否协调）。

（2）下唇不应因下颌开口过大而被拉伸，应保持宽“U”形。

（3）牙齿应稍微分开，以避免上下颌牙重叠。

唇部、开口和露牙可能很难同时实现。例如，在牙齿磨损的情况下，一些患者学会了隐藏自己的笑容，唇部尽可能多地覆盖牙齿，这样在很多年后，一个自然、放松的微笑几乎是不可能实现的。

但是，不能正确显露上颌牙的图片是无法使用的。因此，为了让唇部位置更自然且正确地显露牙齿，可以让患者发“A”音❼；如果需要显露更多的牙龈，也可以发“E”音。

如果一些患者仍有困难，医生可以用手指帮助患者上提上唇❽。在下次就诊制作诊断饰面时，临床医生将能够再次判断唇部在自然状态下能否显露更多的牙齿，或者这确实是患者的一个特征。

在正面微笑像中，应该识别出3条上颌参考线，包括上颌切缘连线和双侧上后牙颊尖连线（E线）。

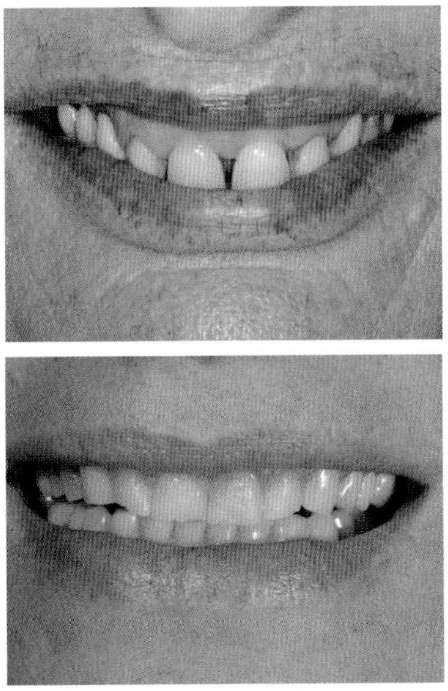

笑容暴露较少

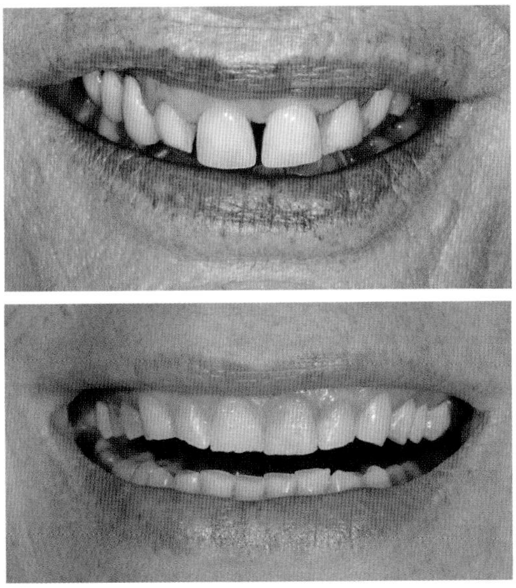

笑容暴露合适

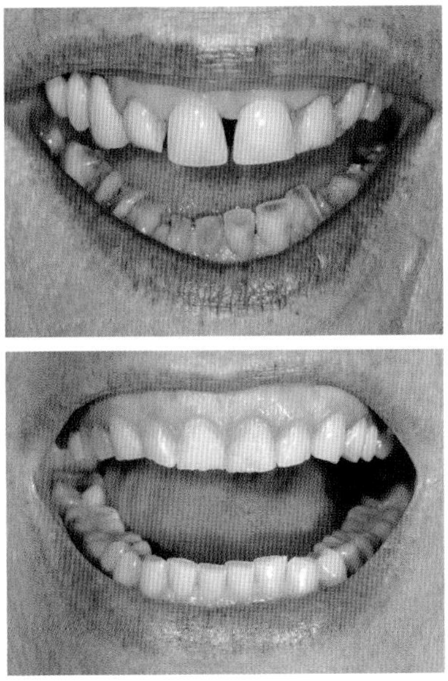

笑容暴露过大

AAAH

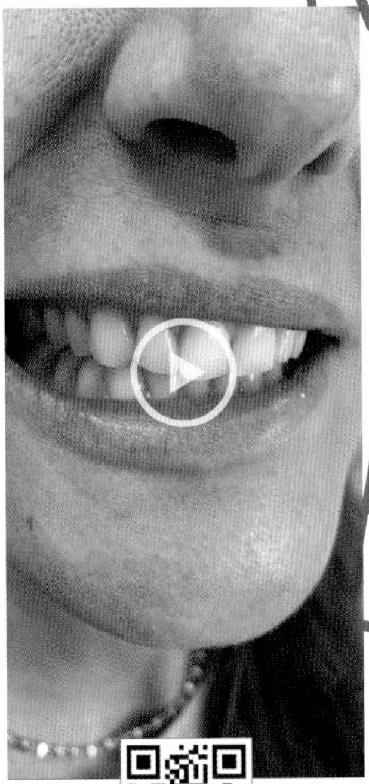

发“A”音
（扫码观看视频V41）

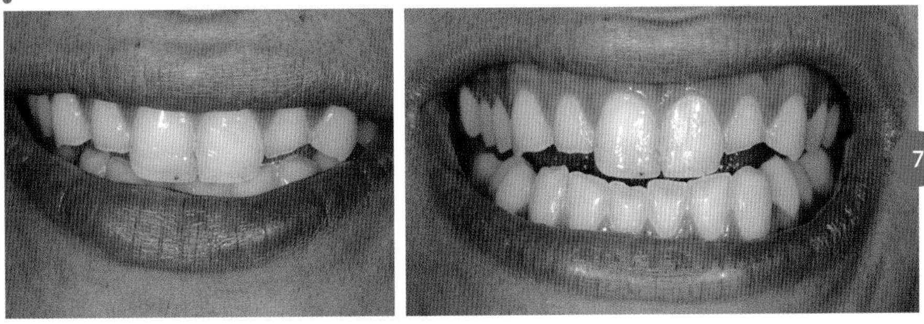

7

发“E”音可帮助患者上提上唇、露出牙龈缘。

EEEH

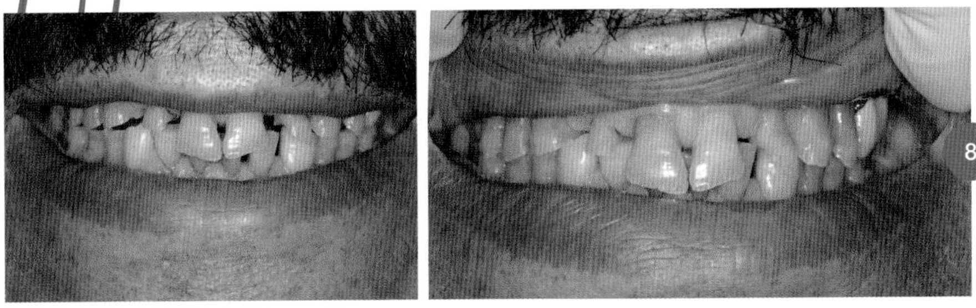

8

临床医生可以用手指帮助患者上提上唇，更多地显露牙齿。

3条上颌参考线

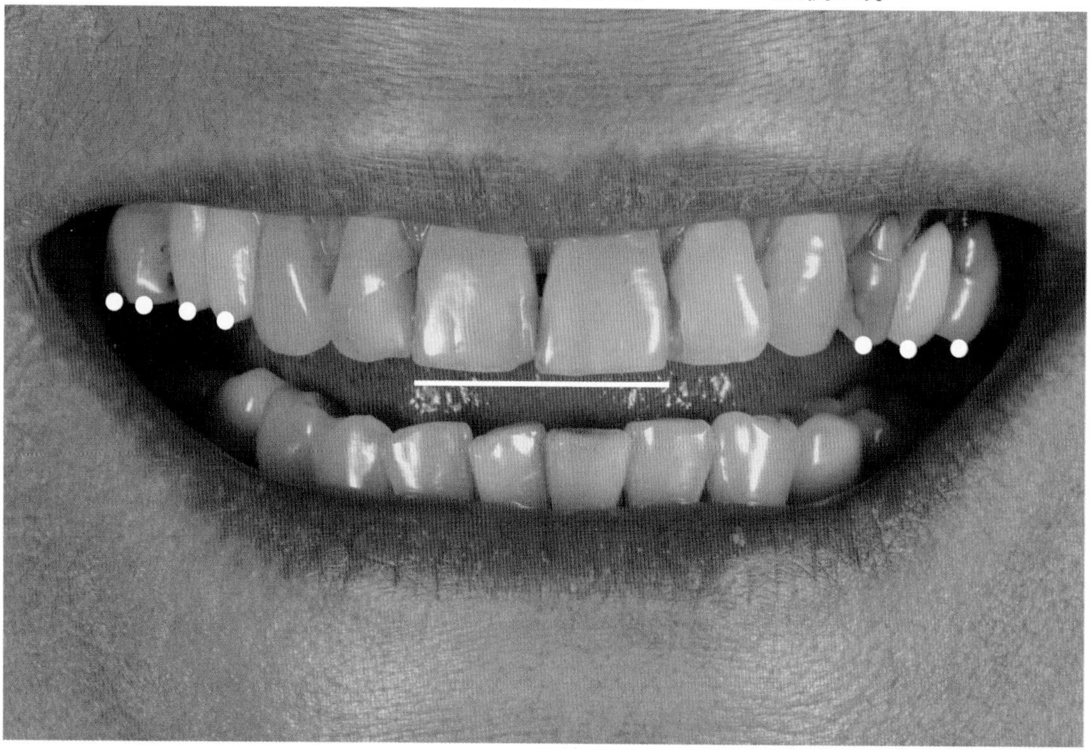

上颌切缘连线是指两颗上中切牙切缘的连线。在西方人群中，美丽的微笑应是前者低于后者的，如果相反，后者低于前者，笑容就会显得比较老态（反向微笑曲线）。

虽然患者可能无法在初诊时就明确表述他们希望如何改善3条上颌参考线，但临床医生可以询问他们如何看待现有的上颌切缘连线。它可以是水平的，也可以是倾斜的。如果是倾斜的，患者会指出哪颗牙更长一些；如果患者的判断与医生的观察不一致，也可能是直接观察（例如医生面对患者观察）与间接观察（例如患者用镜子观察）之间存在差异。直接观察时如果左上中切牙略显短，在间接观察时可能显得较长。

由于治疗的美学效果必须基于患者对上颌切缘连线的认可，因此如果直接观察与间接观察之间存在差异，则必须遵循间接观察的结果，因为这是患者唯一可以用来观察的视角。

上中切牙十字是位于两颗上中切牙的美学分析假想线，沿着两颗上中切牙邻面接触区画一条竖线，即为**上中切牙十字**的垂直臂。在最终修复时，如果这条线是倾斜的，那么美学效果将大打折扣。

倾斜的上中切牙十字需要纠正，因为它会影响所有上前牙轴向的确定。

正确的上中切牙十字和上颌切缘连线是最基本的，由此可以确定两颗上中切牙的轴向。理想情况下，两颗中切牙的牙长轴应相互平行（或者以相等的角度略聚拢），并垂直于上颌切缘连线。牙长轴偏斜是非常影响美观的。

三步法美学治疗计划将上颌切缘连线和上中切牙十字视为最重要的美学参数，在确定其他微笑设计之前，必须首先正确设计这两个参数。正面微笑像应能够记录上中切牙现有的轴向，这就是为什么拍摄时上唇应该尽量上提、暴露上中切牙顶点。如果上唇位置确实较低，那么医生可以在拍摄“使用拉钩的上颌牙列正面像”（见第156页）时记录上中切牙现有轴向。

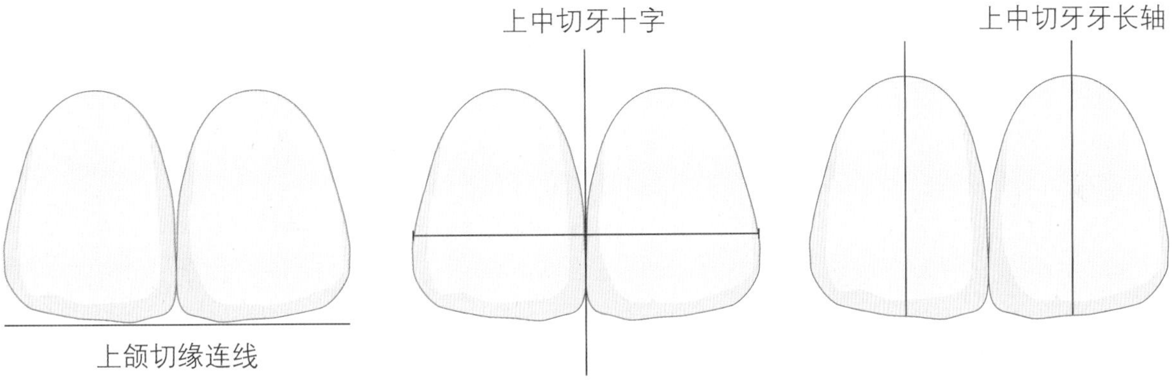

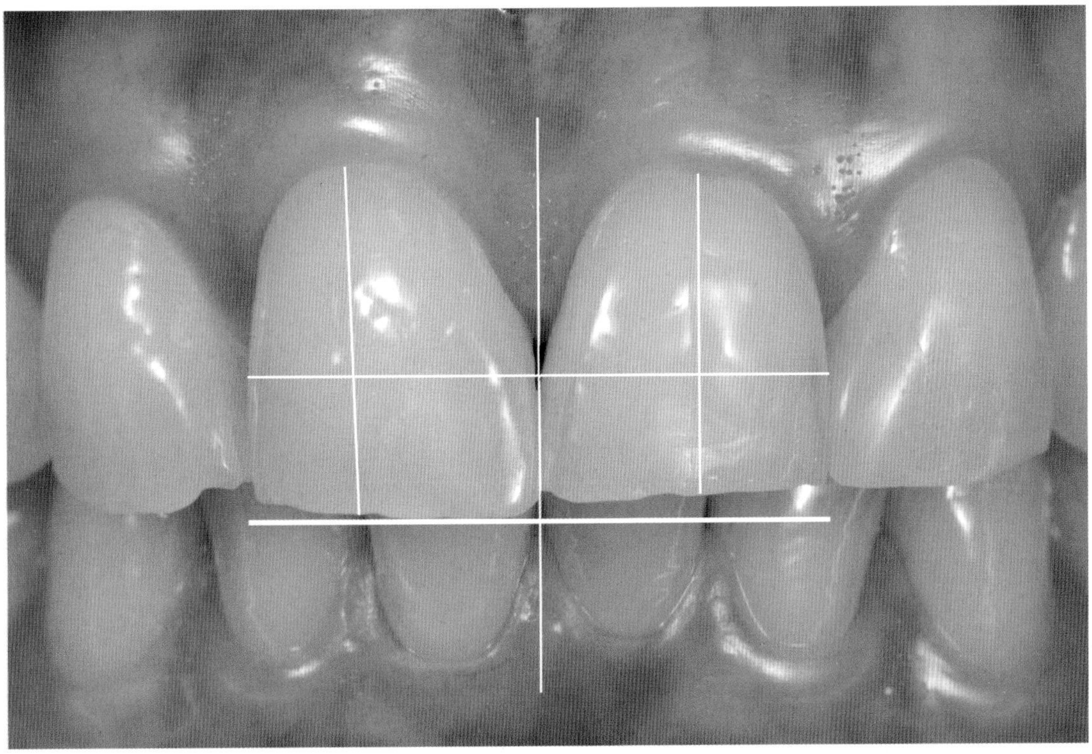

训练你的眼力

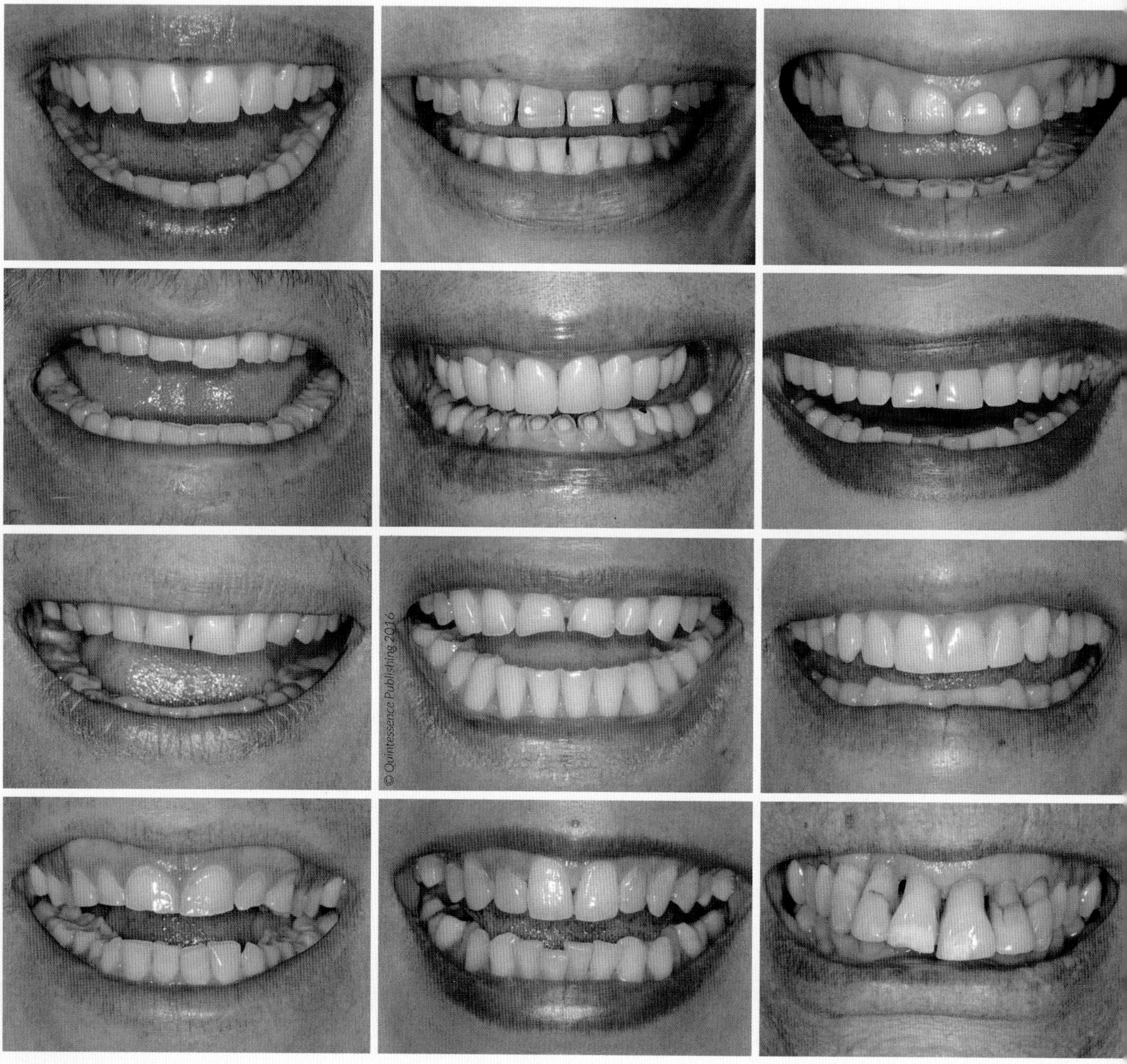

请画出三步法美学参考线：上中切牙十字、上颌切缘连线、E线、3条上颌参考线。

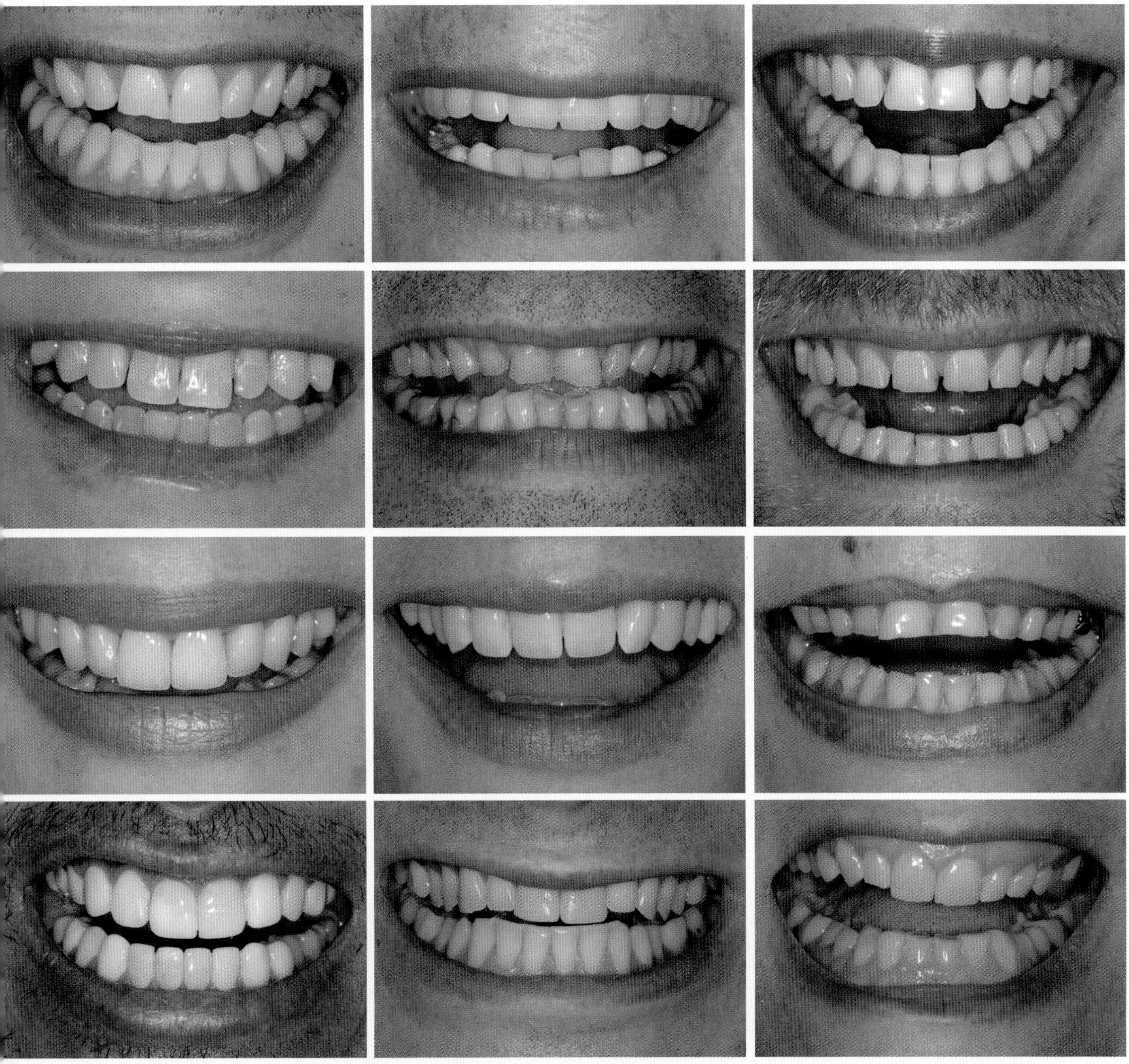

3STEP | 45° 张口微笑像 C3

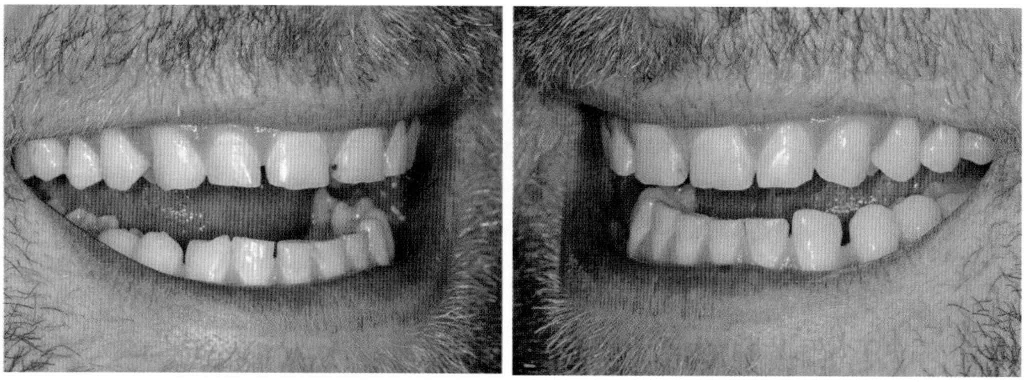

• 上颌切缘连线　• 上后牙颊尖连线　• 第一磨牙显露量

小贴士
- 尖牙和侧切牙位于画面中央
- 患者小张口以避免上下牙重叠
- 勿大张口
- 显露第一磨牙
- 患者头部保持直立

两侧的45° 张口微笑像可以记录上颌切缘连线和两侧上后牙颊尖连线。拍摄时，尖牙和侧切牙应位于画面中央，嘱患者小张口以避免上下牙重叠；但也要避免张口过大，因为这可能会扭曲下唇并导致患者头部姿势倾斜，从而导致上颌的倾斜。

如果患者上唇无法上抬至露出上颌第一磨牙，临床医生必须用手指协助，因为这张照片的目的是以更为矢状向的视角来观察上颌牙列在空间中的位置。

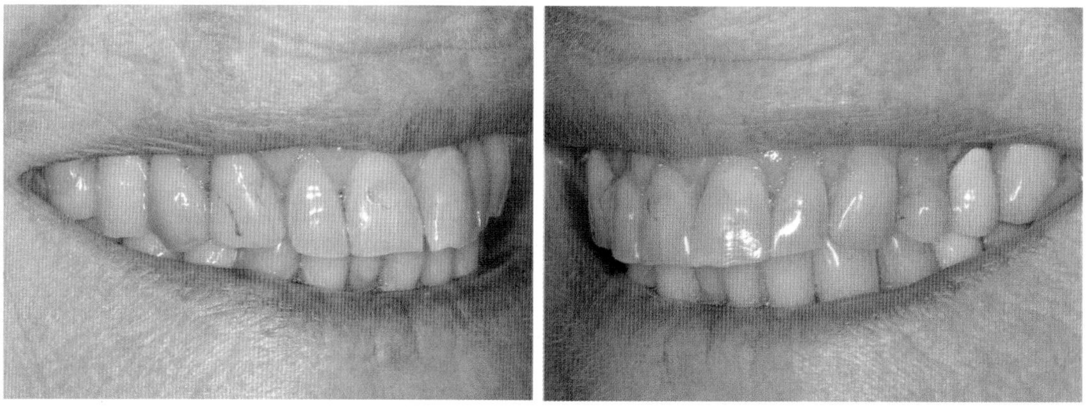

最好让患者在微笑时小张口并分开上下颌牙列，这样可以更清晰地看到上后牙颊尖连线。

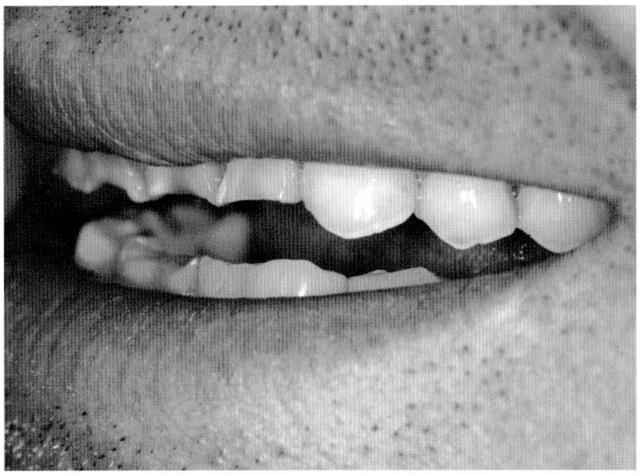
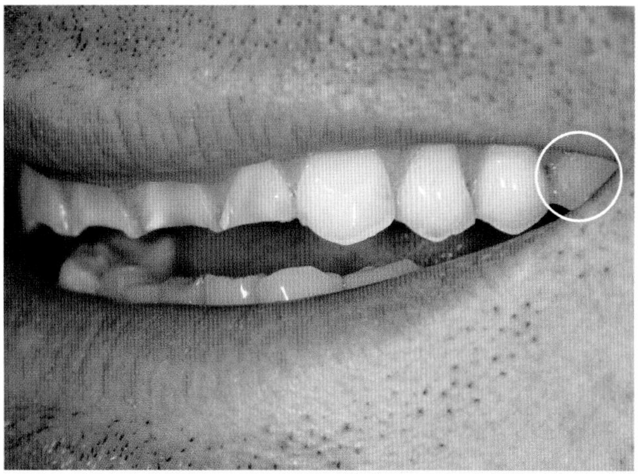

上颌第一磨牙的显露量非常重要，应让患者保持头部直立下尽可能大笑。

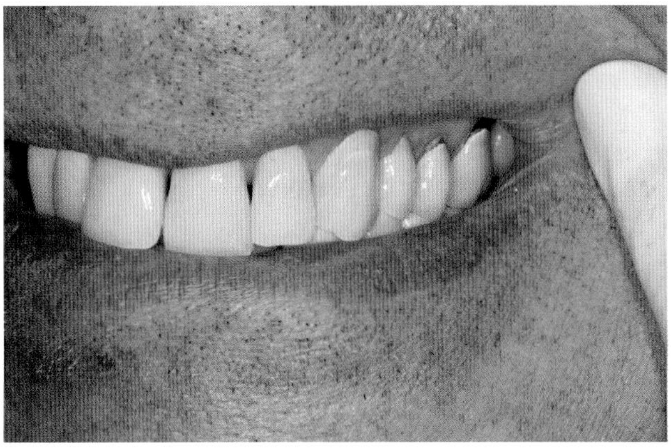
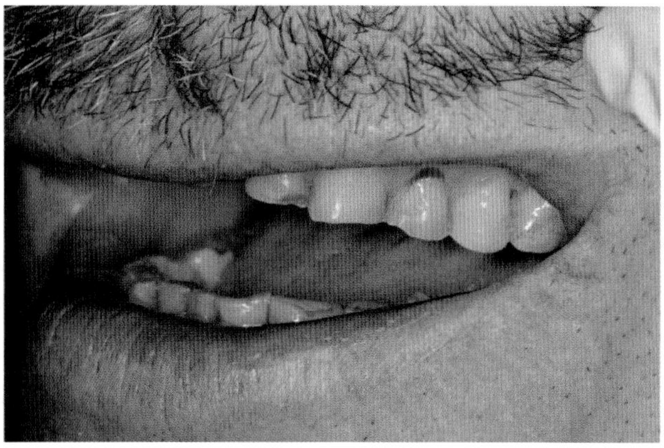

医生可以用手指帮助患者抬高嘴角，露出上颌第一磨牙。这张照片很难拍摄，最好通过让患者发“A”和“E”音来练习微笑。

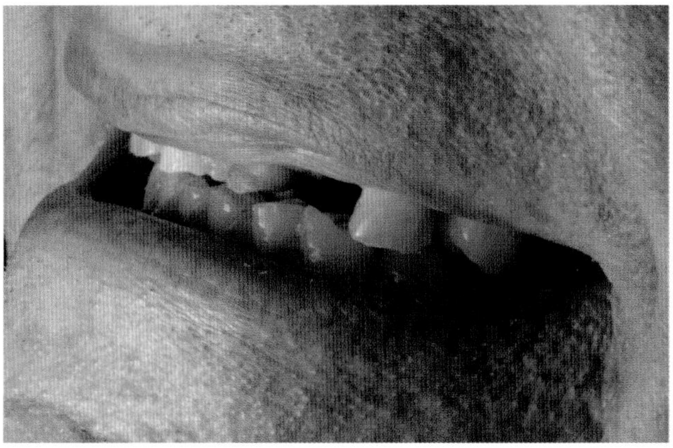
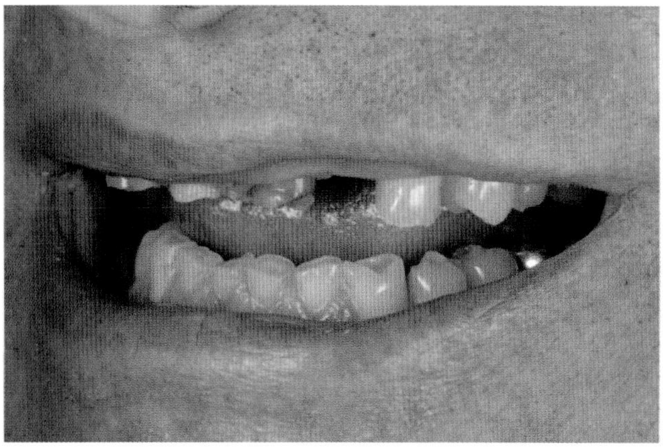

患者头部的正确位置至关重要。应在患者直视前方的情况下去观察上后牙颊尖连线。

覆盖

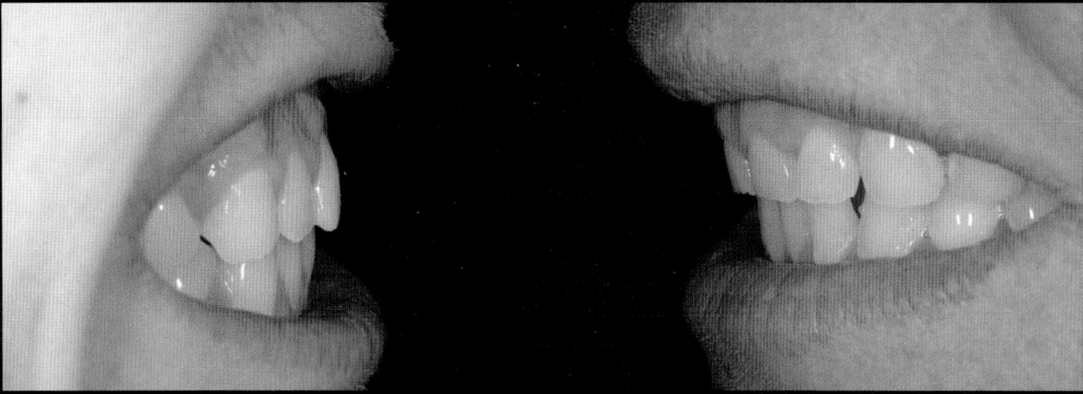

如果照片拍摄角度正确，那么只能显露一颗上中切牙。

倾斜度

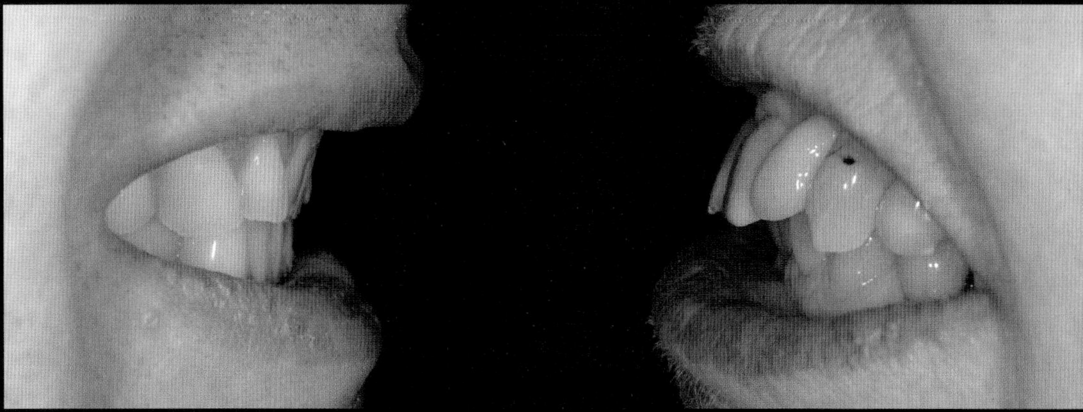

不同的初始牙齿倾斜度决定了是否可以在不形成“龅牙”的前提下让前庭轮廓更丰满。

咬合垂直距离

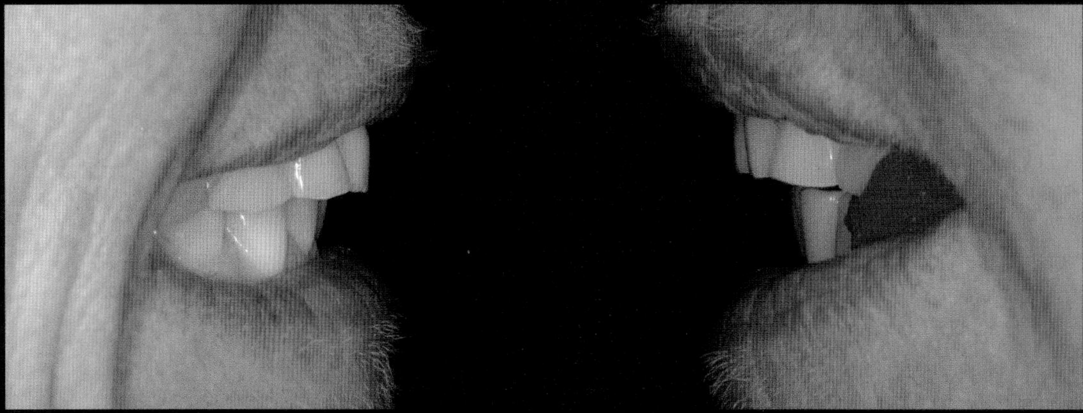

可以看出，戴着咬合记录时，前牙覆盖更大。因此，通过这张照片，临床医生可以观察到咬合垂直距离的变化对前牙覆盖的影响，并与患者进行沟通。

3STEP | 侧面像 C4

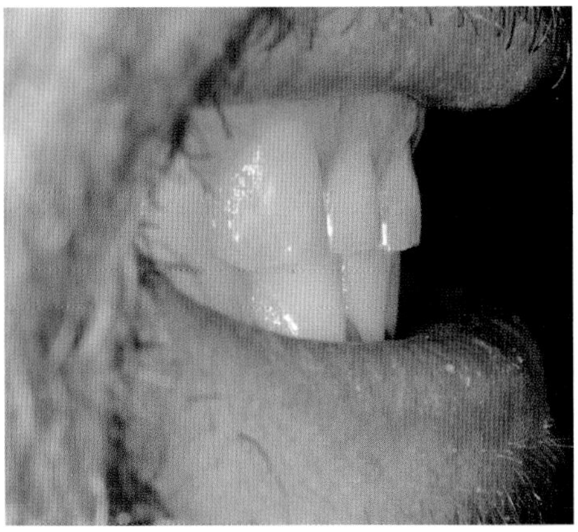

- “前牙车库”
- 切牙倾斜度
- 前牙覆盖

小贴士

- 最大牙尖交错位
- 引导患者尽量多地暴露牙龈
- 只能看到一颗上中切牙
- 患者头部保持直立

侧面像显示了中切牙水平的上下前牙关系。在这张照片中，应该只能看到一颗上中切牙。为了标准化评价下颌的位置，上下颌牙应该保持接触（在最大牙尖交错位）。还可以在上下颌牙稍分开的位置上再拍摄一张照片，模拟咬合垂直距离增加后上下前牙关系的变化情况。

在这张照片上可以看到上前牙的倾斜度（唇倾或舌倾），有时甚至可以看到下切牙的倾斜度，并且可以确定中切牙的AB段（从上前牙腭侧正中咬合接触点到上前牙切端之间的区域）。

通过照片评估上下前牙关系还有助于帮助患者理解，这是非常有意义的，可以通过照片与患者讨论3个主要问题：

（1）如果**上下前牙对刃**，那么如果不抬高咬合垂直距离就没有足够的空间来延长前牙切缘。

（2）如果**前牙覆盖较大**，那么抬高咬合垂直距离后重建上下前牙接触的难度就会增加。

（3）如果**存在潜在的下颌前伸习惯**，那么注意可能需要“教育”患者破除前伸的习惯。

侧面像也有助于确定能否通过在唇面“加法”的修复来恢复前牙。在前牙舌倾的情况下，这很容易；但在前牙唇倾的情况下，在唇面进行“加法”的修复是禁忌证，因为这会使侧貌过突。

如果制取了后牙区殆蜡咬合记录，那么也可以在初诊的最后再拍摄这张侧面像。对于那些抬高后会显著增加前牙覆盖的患者，这张照片也可以让其明确意识到修复后重建上下前牙接触的难度。

3STEP | 上颌牙列与面部像 C5

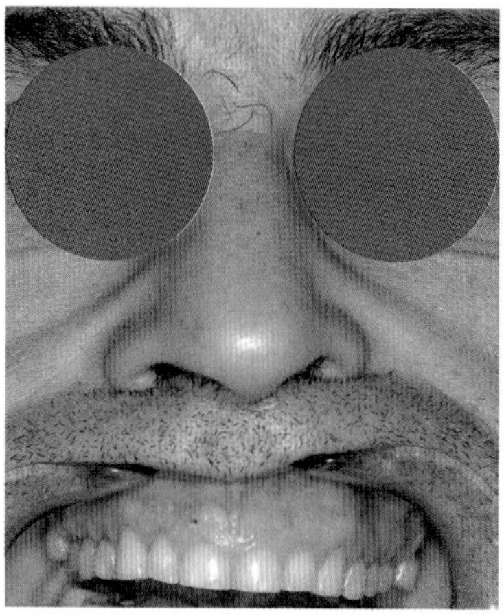

- 瞳孔连线
- 上颌切缘连线
- 上中切牙十字
- 上后牙颊尖连线

小贴士
- 照片范围应包括眉毛、内外眼角、上颌牙列
- 拍摄本照片是为了记录3条上颌参考线
- 患者头部保持直立

为了正确记录上颌的位置并传达给技师，照片中眼睛的存在是至关重要的（视线应水平）。然而，即使照片包括眼睛，患者头部仍有可能左右或前后倾斜，特别是当患者被要求大笑时。而医生有时会因为离得太远而无法捕捉这些头部动作，因此应让相机靠近患者，去除不必要的细节。拍摄这张照片时，取景范围可以只包括到上颌牙列和眉毛，将屏幕底端作为水平参考线。对称的微笑要求上颌切缘连线水平、上后牙颊尖连线倾斜角度与高度一致。如果上述参考线是倾斜的，那么在判断是否需要纠正之前，务必要明确其背后的功能性因素（例如偏侧咀嚼或颅骨发育问题等）。在使用拉钩拉开面颊后，可以清楚显露两颗中切牙的完整形态，也可以评估现有的上中切牙十字、上颌切缘连线和中切牙牙长轴。

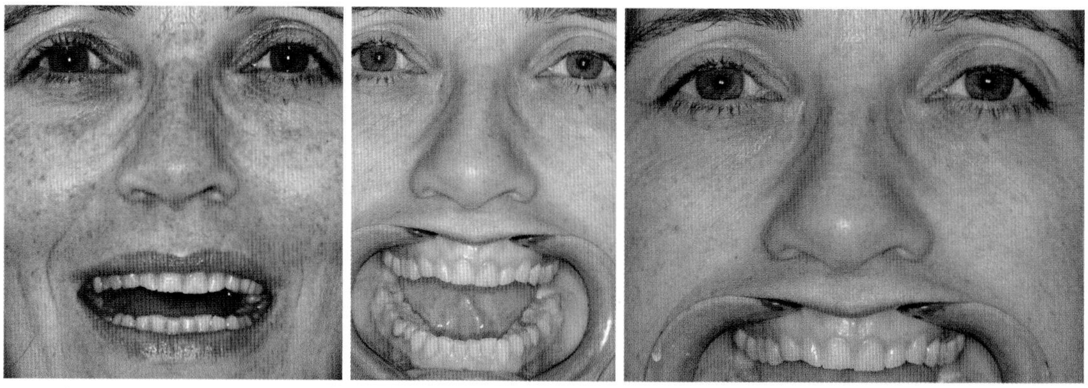

在拍摄这张照片时，关注上颌牙列和眼睛，去除不必要的细节是优化照片质量的关键。

3STEP | 正面咬合像 C6

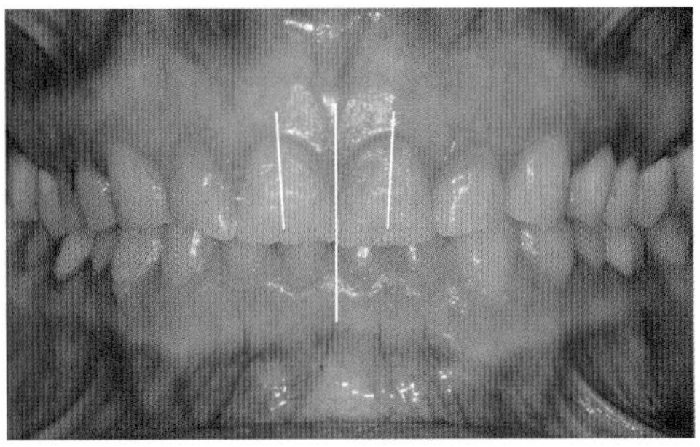

- 龈缘水平
- 上中切牙十字与上颌切缘连线
- 前牙覆𬌗
- 后牙倾斜度
- 修复体唇颊侧止点

小贴士

- 第二磨牙也在拍摄范围内
- 最大牙尖交错位
- 暴露前庭
- 患者保持头部直立

正面咬合像只聚焦于牙齿。如果患者的头部位置正确，可以将上颌切缘连线与上中切牙十字、中切牙牙长轴相关联进行评价，并与其他上下牙的轴线进行比较。这张正面像也非常适合分析治疗前的前牙覆𬌗。此外，还可以将牙列左右侧进行对比分析，例如尖牙的AB段（但使用后文介绍的“咬合仰视像”分析更佳）等。

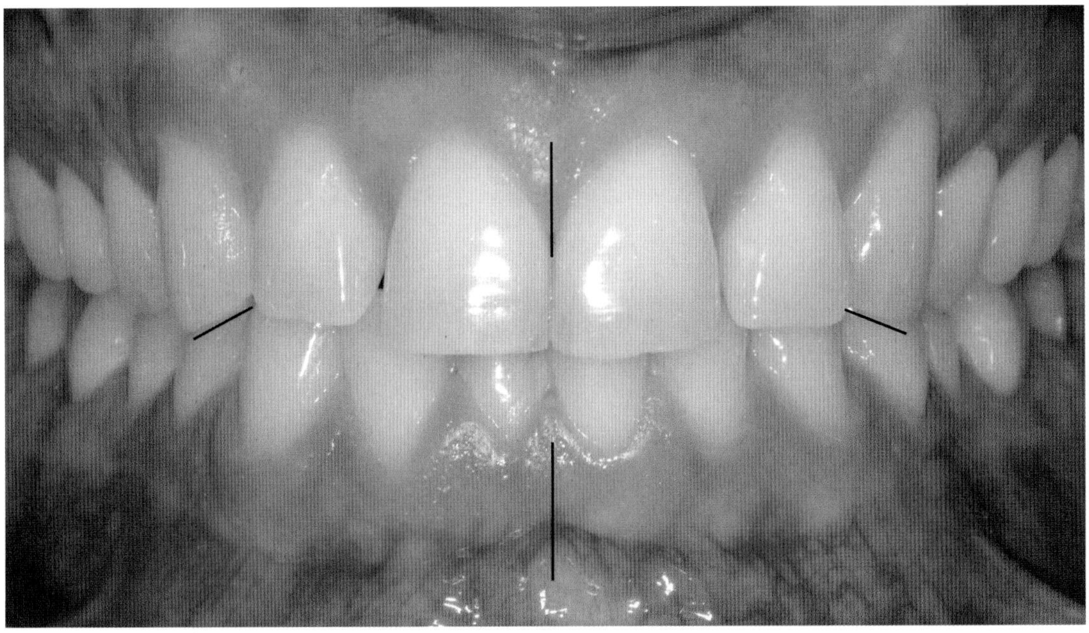

3STEP | 正面小张口像 C7

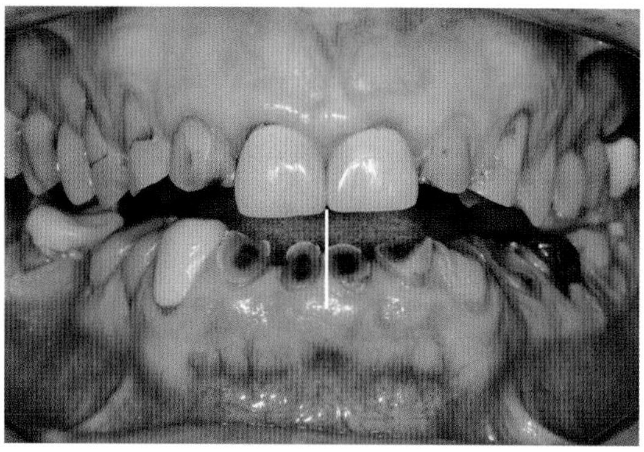

- 上下牙列的对齐关系
- 下颌切缘连线

小贴士

- 将上颌弓保持在最大牙尖交错位
- 小张口
- 暴露下前牙区前庭
- 患者保持头部直立

保持与“正面咬合像”相同的拍摄角度，嘱患者放松下颌、小张口。这张图片可以帮助判断由于功能性因素而偏斜的下颌再定位的可能性，因此具有功能性诊断的意义。与“下颌牙列正面像”一样，小张口像也可以记录下颌在接近最大牙尖交错位时的空间位置，尤其对于没有深覆殆的患者。

这张正面小张口像甚至可以与戴入后牙区殆蜡后正面像（见第141页）进行比较，观察在正面观时下颌是否可能有不同的定位。当然，这种比较是在牙齿的水平（上下颌牙列中线），因为在拍摄戴入后牙区殆蜡后正面像时，为了避免下颌位置变化和殆蜡的变形，并没有使用拉钩，只有牙齿能够显露出来。

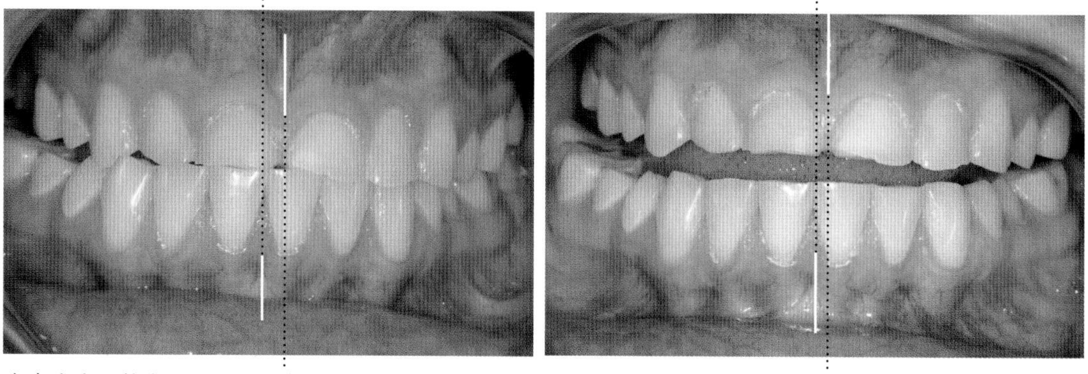

患者小张口状态下，可以观察功能性下颌偏斜能否再定位和重新对齐。

3STEP 下颌牙列正面像 C8

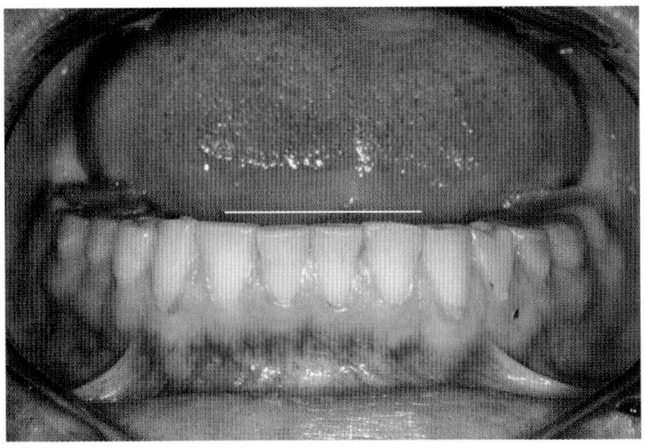

- 下前牙切缘状态
- 下颌切缘连线
- B线
- 舌体
- Wilson曲线
- Spee曲线

小贴士

- 下颌位置靠近最大牙尖交错位
- 嘱患者轻抬颏部、大张口
- 暴露下前牙区前庭

拍摄这张照片的目的是记录下颌在靠近最大牙尖交错位时的状态。当上下颌牙尖交错时，由于上颌的存在，无法拍摄下颌的照片，只有两种方法可以克服这个问题：

（1）患者小开口、上下颌牙列轻微分开（正面小张口像）。

（2）患者大张口，医生通过向上抬患者的颏部，将下颌重新定位到较接近最大牙尖交错位的位置。这种方法开口时不应出现下颌髁突的偏移。

在拍摄良好的下颌牙列正面像中，下颌殆面应比下颌唇面更不可见，以更好地显示3条下颌参考线，包括下颌切缘连线和双侧B线（下后牙颊尖连线）。

如果患者张口过大、没有抬高颏部，那么这张照片就不能用来分析3条下颌参考线。

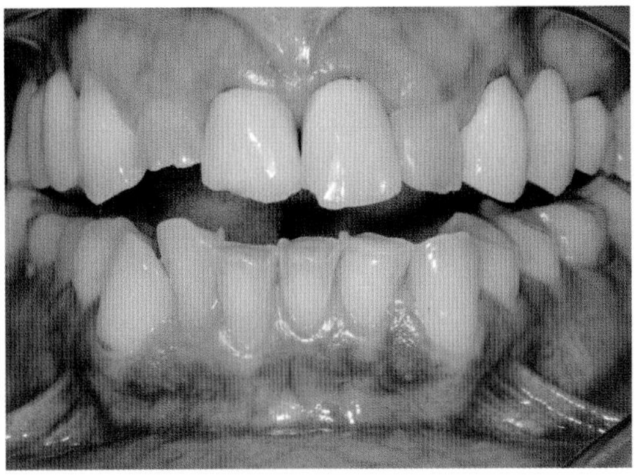

下颌位置正确

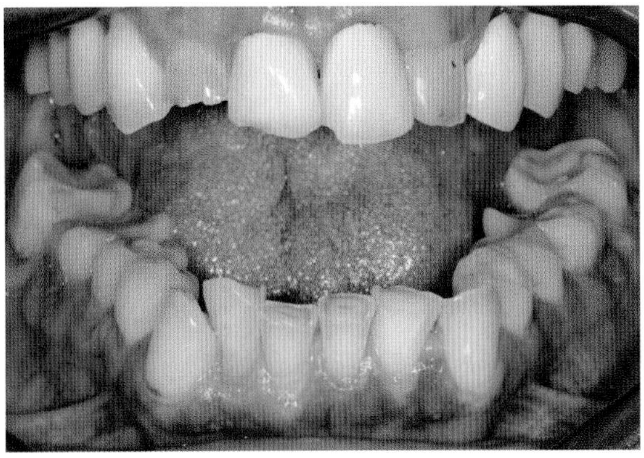

张口过大

3STEP | 咬合仰视像　C9

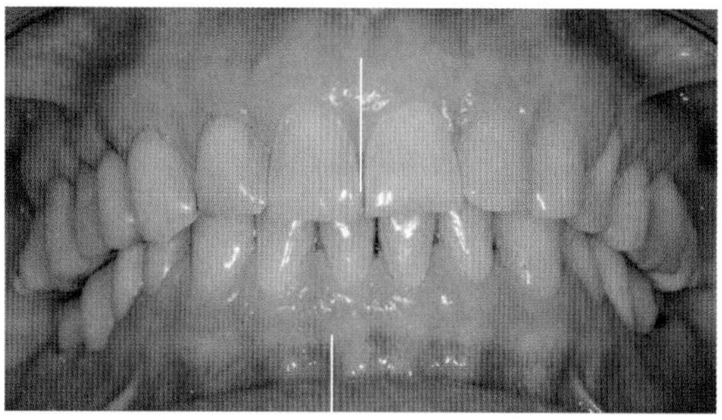

- 中线校对
- 尖牙间隙
- “颊侧车库”
- 后牙倾斜度

小贴士
- 观察尖牙间隙和“颊侧车库”
- 嘱患者抬颏部
- 暴露下前牙区前庭
- 第二磨牙也在拍摄范围内

拍摄这张照片时，需要患者处于最大牙尖交错位并抬起颏部，医生从低角度仰拍，记录咬合时下颌与上颌的相对位置。

这张照片有助于评价上下前牙的覆殆覆盖关系，特别是尖牙间隙，即上尖牙腭侧与对颌牙之间的间隙。医生需要观察此间隙是否存在且双侧基本对称，这对于分析偏侧咀嚼、下颌偏斜甚至功能运动模式都有很重要的帮助。

这张照片还有助于观察后牙的“颊侧车库”（例如后牙是否深覆盖）以及后牙倾斜度。

对口唇肌肉比较紧张的患者，可能难以同时拍摄到前牙和两侧的后牙，此时可以分别拍摄3张照片：1张反映前牙区上下颌关系的照片和左右各1张反映后牙区上下颌关系的照片。

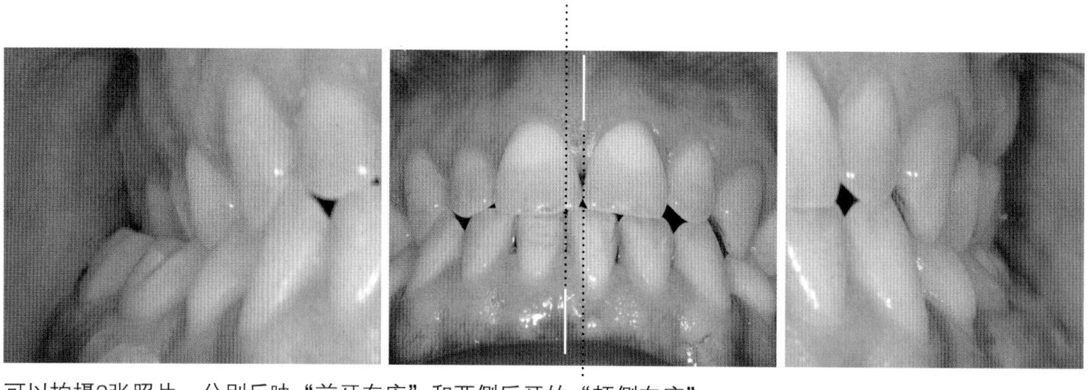

可以拍摄3张照片，分别反映“前牙车库”和两侧后牙的“颊侧车库”。

咬合仰视像可以观察到一系列解剖结构，如牙齿中线、上唇系带、尖牙间隙、V型切迹和后牙覆盖等，因此可以非常好地帮助评价下颌牙列的排列。

上述解剖结构的偏斜都可以辅助医生判断是否存在下颌偏斜，如果存在，医生还要再通过使患者咀嚼肌去程序化来进一步诊断（功能性偏斜/结构性偏斜）。在这张照片中，充分显露下前牙区前庭是非常重要的，对于口角肌肉紧张的患者，要注意将患者的下唇充分向下牵拉。

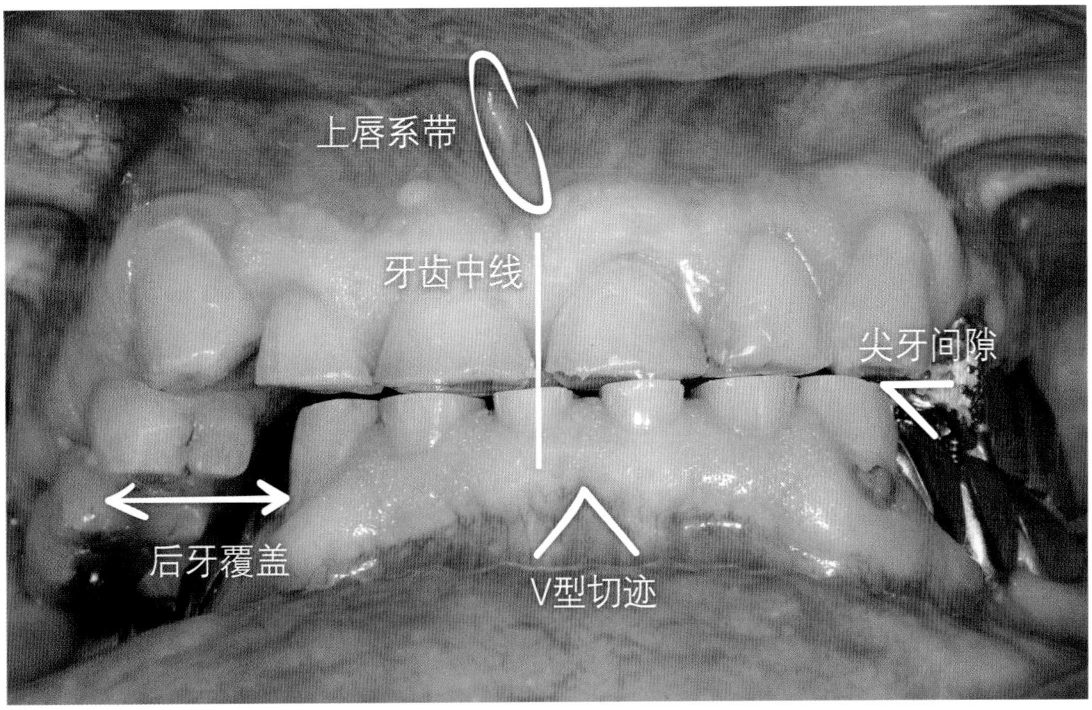

从照片中的解剖结构可以看出，患者下颌向左偏斜，那么临床医生必须进一步诊断这种偏斜是结构性的还是功能性的。

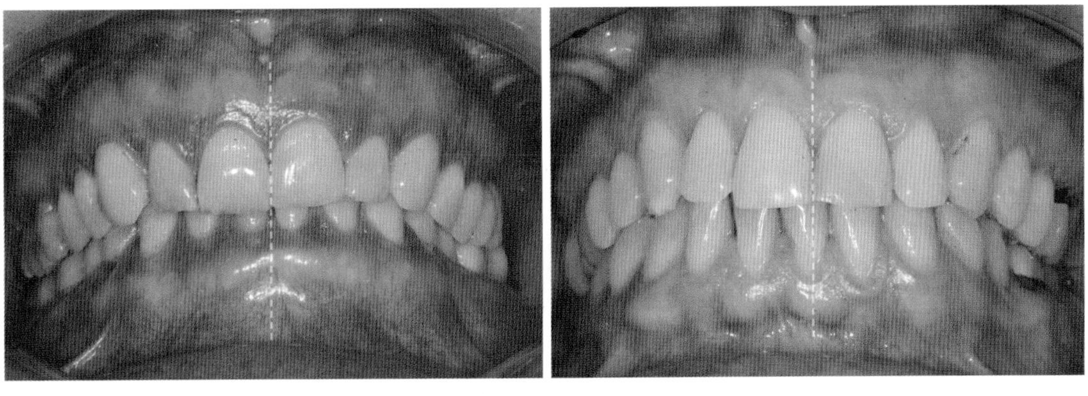

通过咬合仰视像可以判断患者下颌是否存在偏斜。

3STEP | 左右侧方咬合像 C10

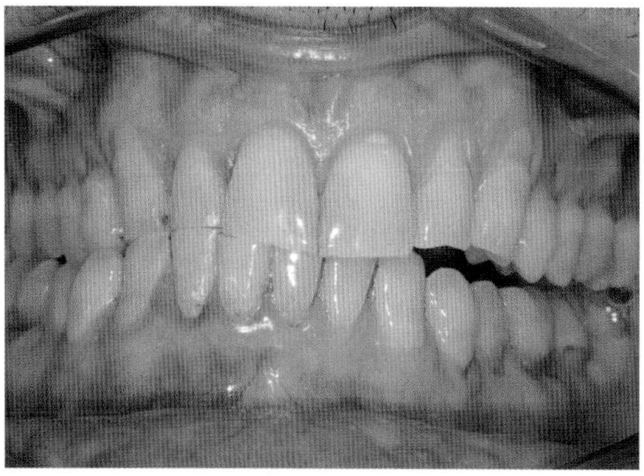

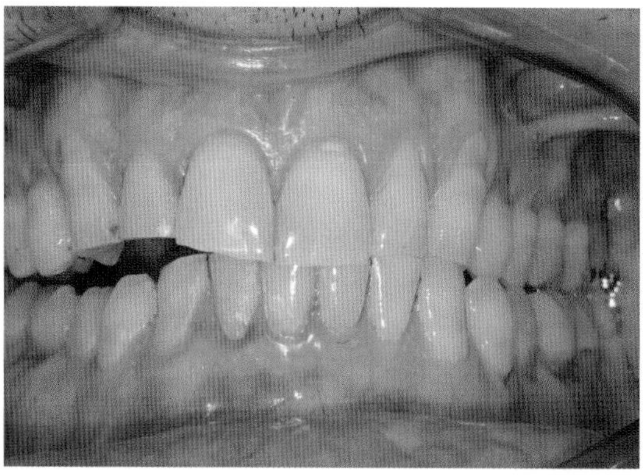

• 尖牙保护殆或组牙功能殆 • Planas角度 • 非功能侧殆分离

小贴士
• 下颌不要越过上尖牙
• 仰拍
• 两张照片的拍摄角度及位置一致，不要移动相机
• 照片应围绕中切牙为中点构图

Pedro Planas提出的“左右侧方咬合像”对功能分析至关重要，这两张照片反映了患者下颌在牙齿引导下向左和向右的滑动运动。拍摄时要注意下颌不要越过上尖牙。如果尖牙较完整、侧方运动时尖牙的引导路径较长，那么拍摄此照片时，侧方运动的幅度应控制在尖牙引导的最初2～3mm之内。还要注意拍摄角度为仰拍，围绕中切牙为中点构图，但后牙也应聚焦清晰。两张照片的拍摄角度及位置一致，不要移动相机。

对于侧方运动障碍的患者，录制视频可以更好地记录侧方运动的状况。

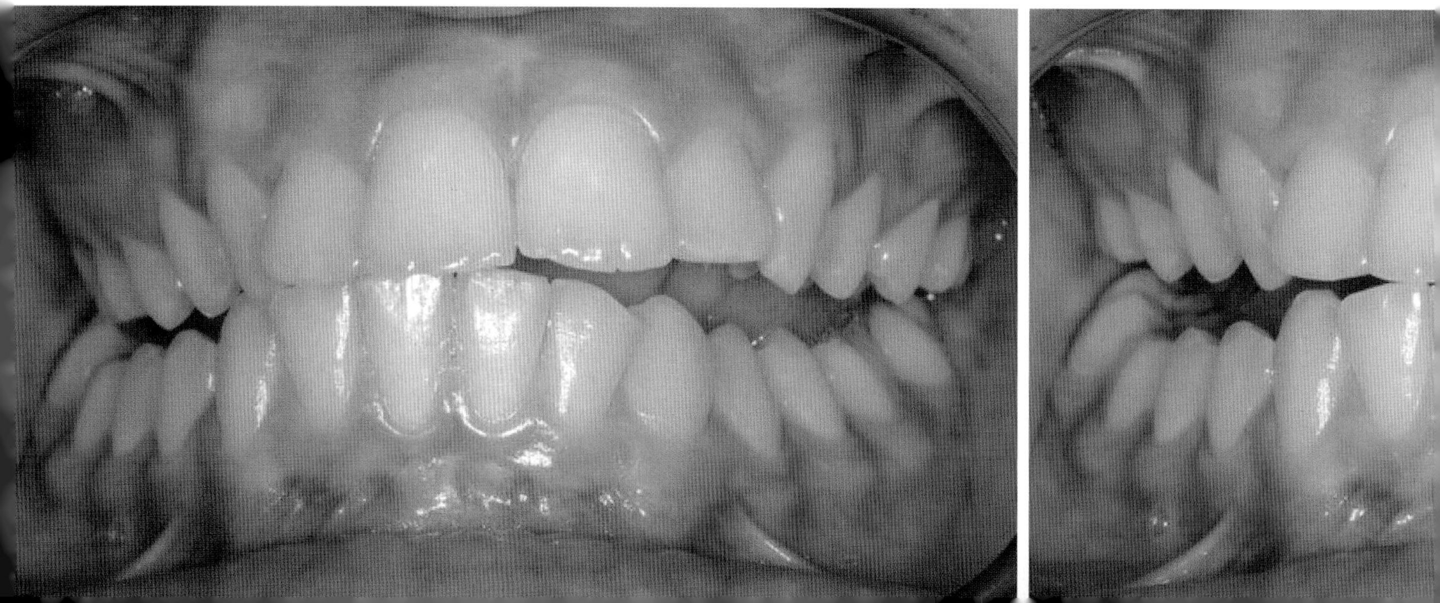

3STEP 前伸咬合像 C11

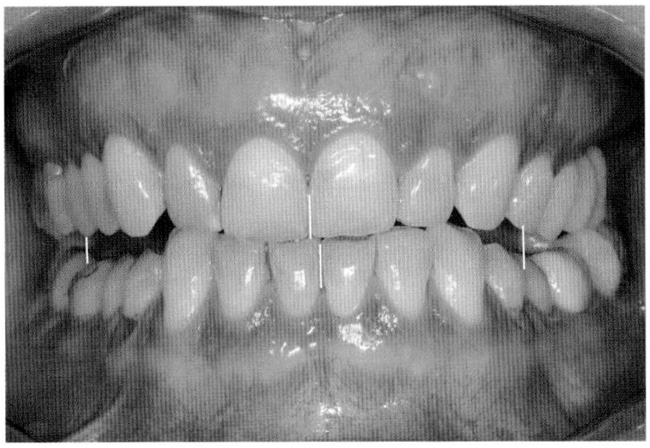

• 上下牙列的对齐关系
• 前伸时后牙殆分离

小贴士
• 关注后牙间隙
• 暴露下前牙区前庭
• 仰拍

拍摄时嘱患者下颌前伸，但下前牙不要越过上前牙。照片中应显露用于评价上下颌牙列关系的解剖结构。有些患者在进行下颌前伸运动时，下颌可以自动重新摆正，此时患者的下颌偏斜就更倾向于功能性的。医生还应比较前伸时两侧后牙殆分离的距离是否对称。如果不对称，则提示可能发生了单侧的咬合垂直距离丧失，而这可能与颞下颌关节的解剖结构“缩短”有关。拍摄时应确保第二磨牙聚焦清晰。此外，下颌前庭应显露，以拍摄到系带和/或V型切迹。如果由于上颌牙尖的遮挡，难以观察到后牙殆分离的距离，可以采用仰角拍摄。

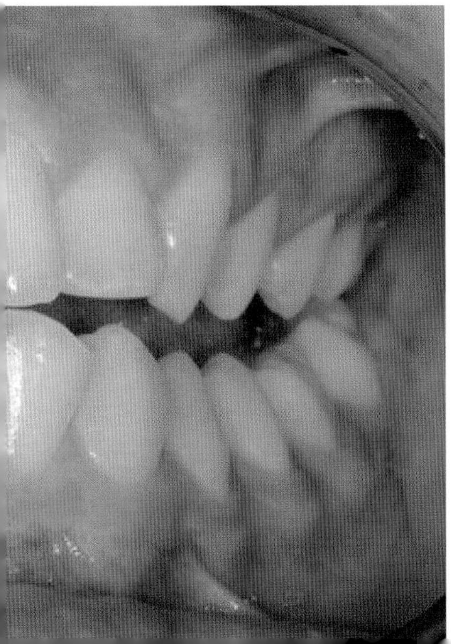

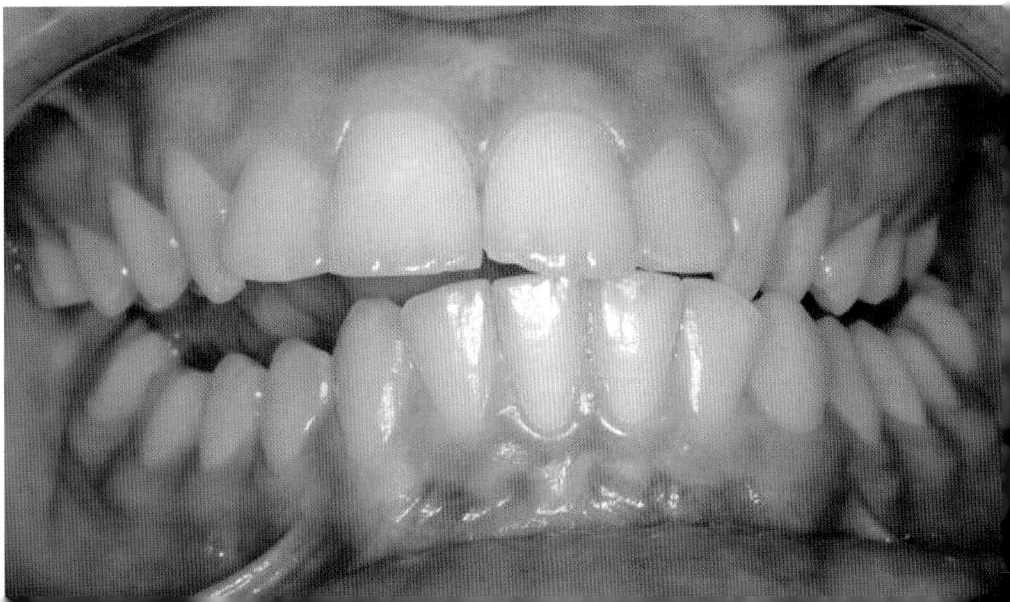

3STEP | 4个象限的后牙殆面像 C12

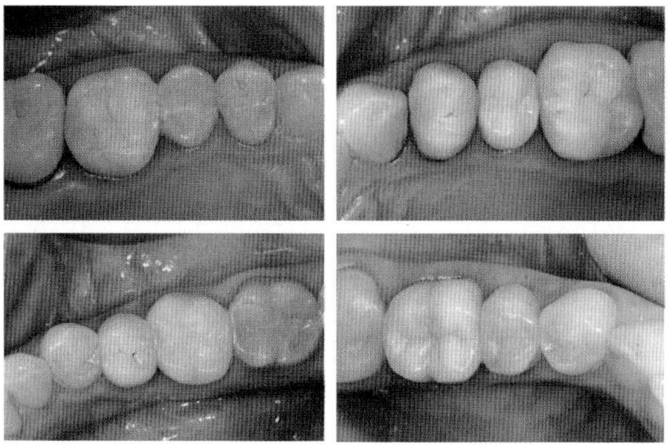

- 后牙殆面
- 邻面接触区的宽度

小贴士

- 关注两颗前磨牙和第一磨牙
- 同时记录与尖牙和第二磨牙的邻面接触
- 拍摄角度垂直于殆面
- 清除唾液
- 良好曝光

使用细长反光板分别拍摄牙弓两侧的后牙，以便获取制订治疗计划、估计治疗费用所需的基本信息。后牙殆面像拍摄不理想的常见原因如下：

- 唾液干扰，尤其是下颌后牙区
- 舌和脸颊遮盖
- 反光板位置不理想（建议助手帮助放置反光板）
- 患者开口度不足
- 患者哈气使镜面起雾

拍摄时，要注意保持拍摄角度垂直于殆面，不要使边缘嵴遮挡邻接区，这样才能充分显露可能存在的邻面龋和现有邻面接触点的状态。如果在某一象限内只拍摄一张照片不能达到上述要求，可以拍摄两张。其中一张照片应该包括3颗牙齿（两颗前磨牙和第一磨牙），另一张照片包括其他磨牙。尖牙也应该在拍摄范围内，以评估前磨牙与尖牙的邻接关系。

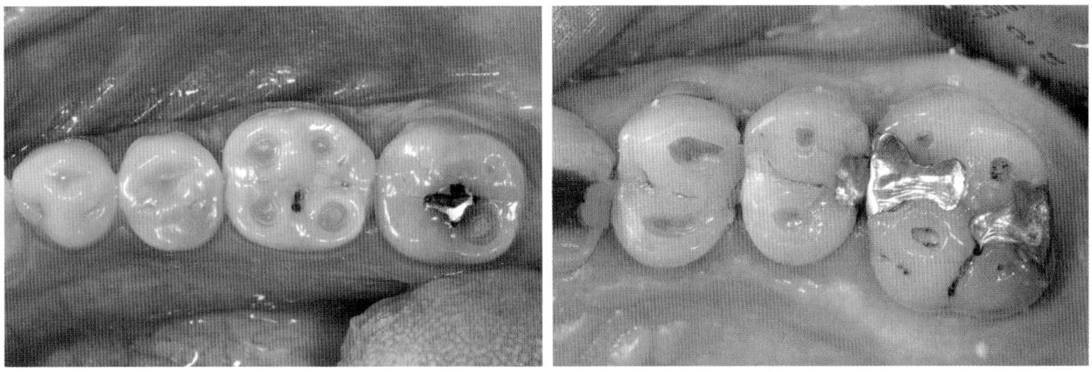

拍摄角度垂直于𬌗面，不要使边缘嵴遮挡邻接区。

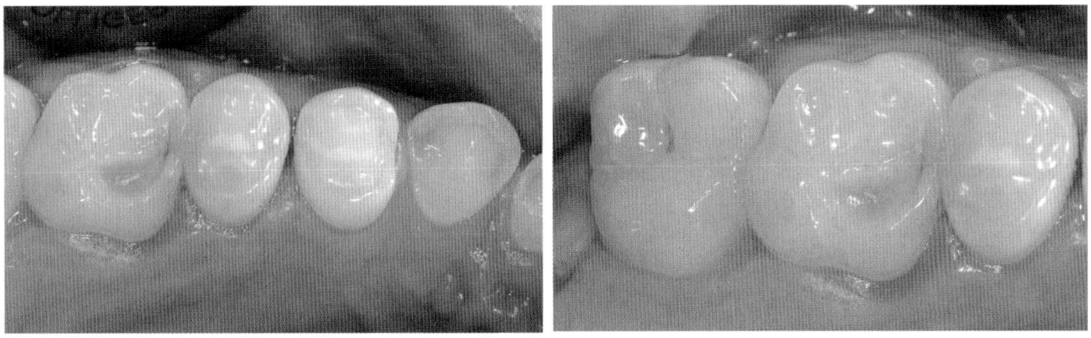

如果患者开口度不足，可以在每个象限内拍摄两张照片，以便将第二磨牙拍摄完整。

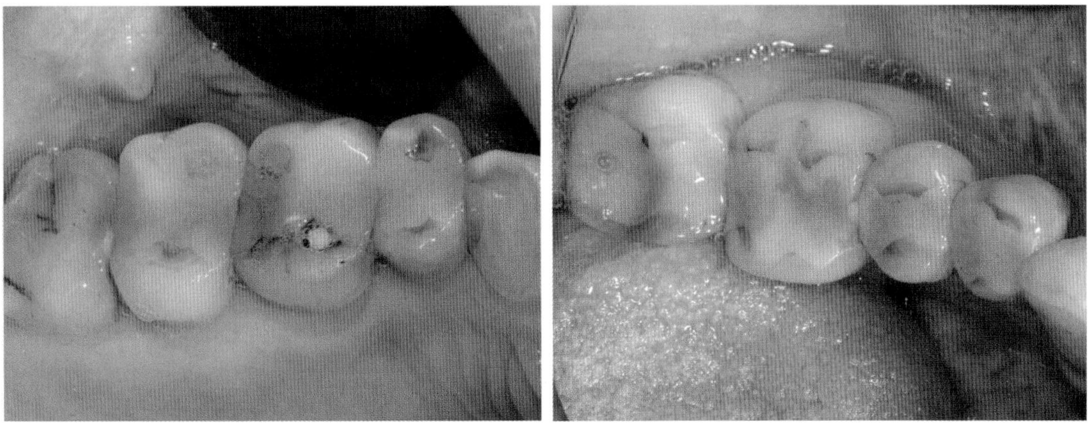

如果拍摄角度不垂直于𬌗面，那么照片就不能准确反映邻面接触状态。

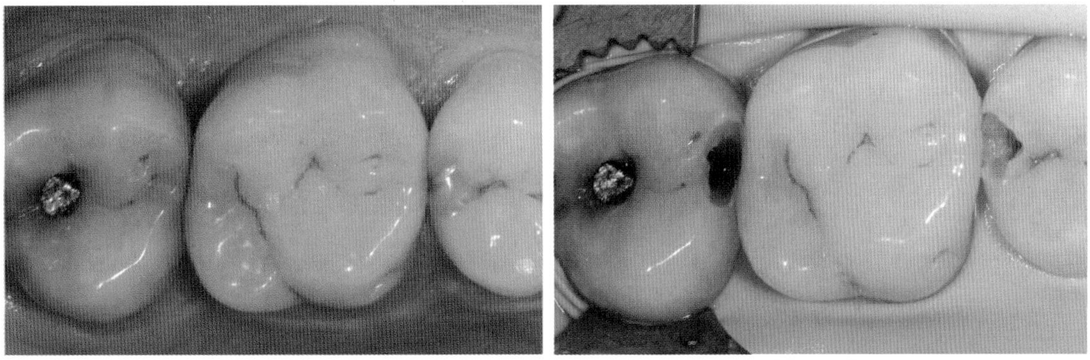

垂直于𬌗面拍摄有助于发现邻面龋，表现为邻面透黑。

3STEP | 上前牙腭侧像 C13

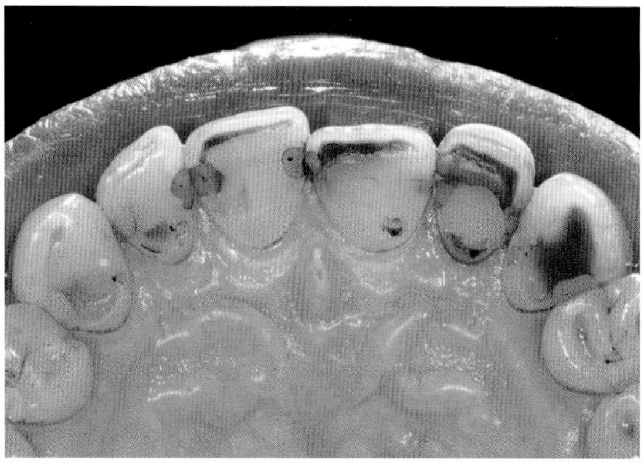

- 牙本质暴露
- B点
- C点
- 龋病
- 旧充填体

小贴士

- 拍摄范围应包括两侧尖牙
- 不能拍摄到牙齿唇侧
- 不使用拉钩
- 标记咬合接触点

上前牙腭侧像的拍摄范围应包括两侧尖牙。拍摄时尽量倾斜反光板以拍摄腭侧，不要拍摄到唇面；不使用拉钩，以便于患者充分张口和反光板的正确摆放。如果患者的上唇遮盖了部分牙齿，可以让其微笑，上唇便会自动离开切缘。

对于开口受限或上前牙舌倾的患者，拍摄难度较大，可以分别拍摄两侧的上前牙，并分别以侧切牙为中心构图。

在理想情况下，分别拍摄有和没有咬合印记的两张上前牙腭侧像，以记录B点。如果没有邻面龋或充填体，可以只拍摄一张带有咬合印记的照片。拍摄前，使用咬合纸记录静态咬合接触点。如果需要评估充填体，那么咬合印记可能会掩盖现有充填体和/或邻面龋的边缘，此时应分别拍摄带与不带咬合印记的两张照片。

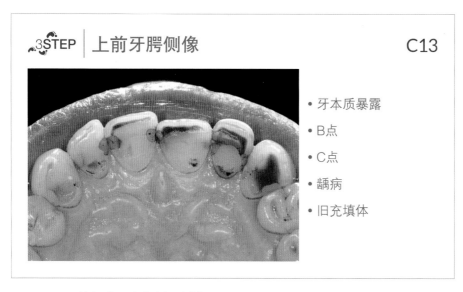

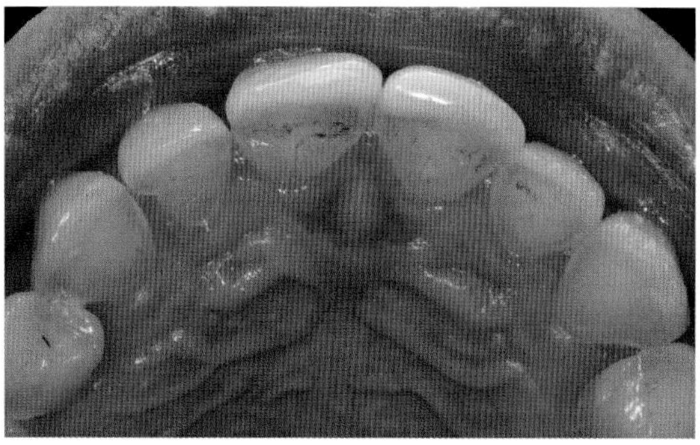

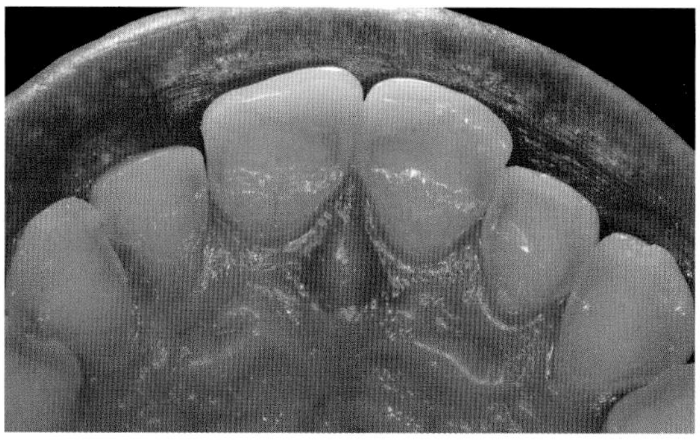

不需要拍到牙齿唇侧，以便更好地显露腭侧。

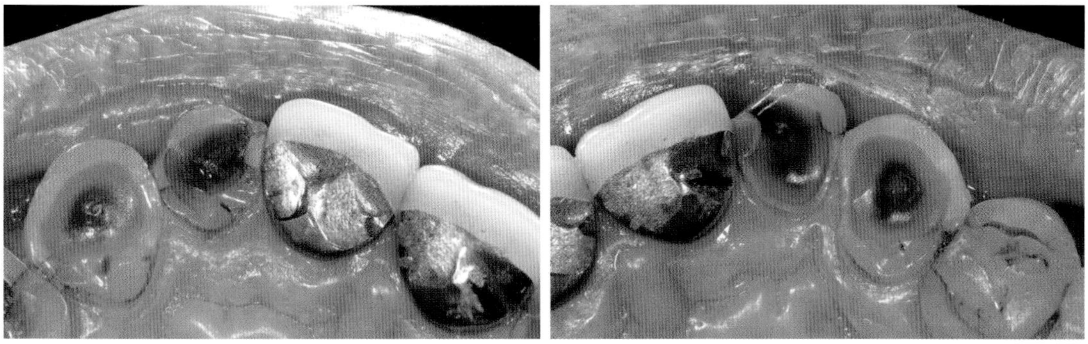

对于开口受限的患者，可以将上前牙腭侧分两侧拍摄。

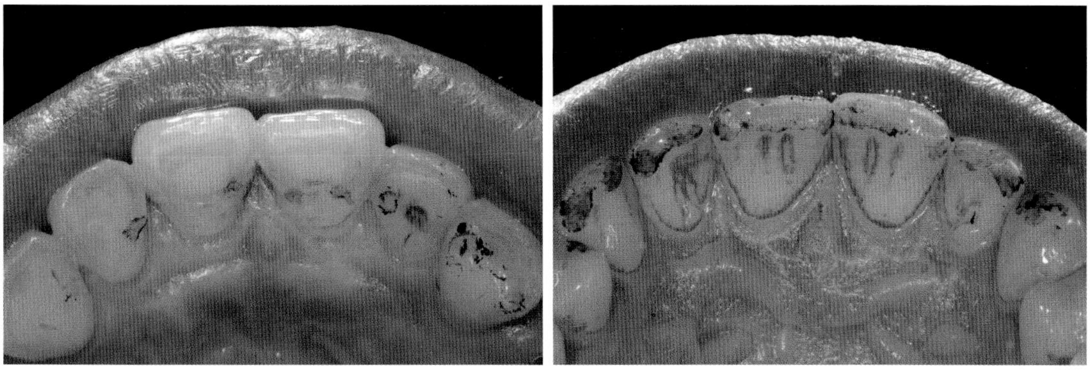

带咬合印记的上前牙腭侧像可以记录B点，从而有助于诊断磨损类型（酸蚀性、功能性、垂直型、水平型）。

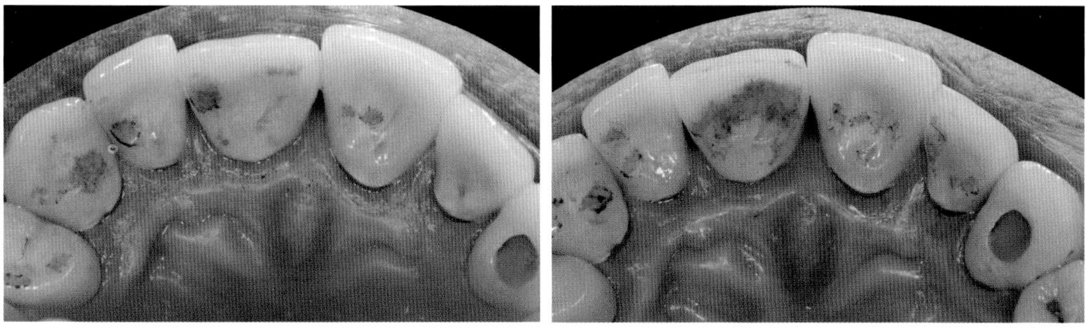

在最大牙尖交错位时的咬合接触点（B点）和口香糖测试后的咬合接触点。

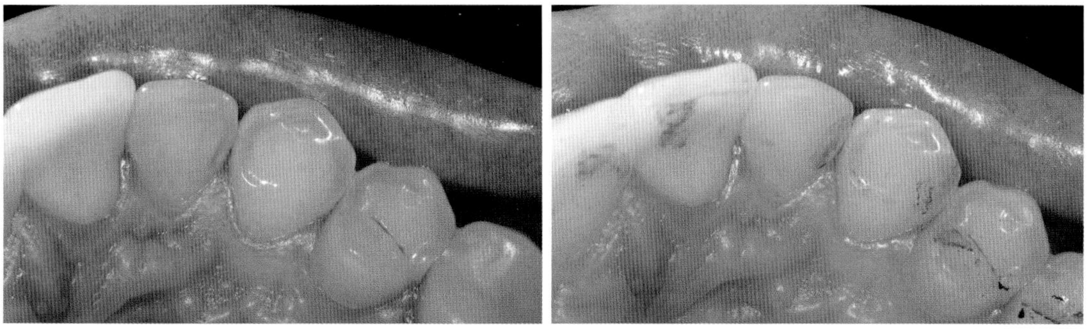

上前牙腭侧像可以记录到早期的邻面龋，而接触点印记则可能会掩盖它们。

3STEP | 上颌牙列𬌗面仰视像 C14

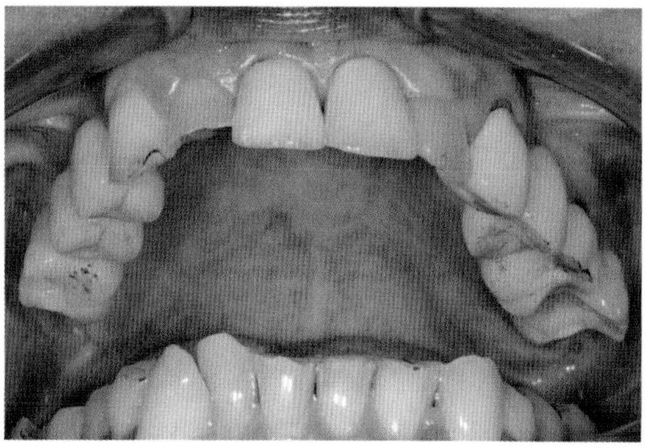

• 上后牙腭尖
• 咬合接触点

小贴士
• 显露上后牙腭尖
• 让患者尽量仰头

拍摄治疗前后牙的照片时应不带有咬合印记，以便更好地显露龋或充填体。然而，记录最大牙尖交错位时的咬合印记对于判断患者是否有过度接触、缺乏后牙支持或接触点分布不均匀等情况是必要的，所以还是需要拍照记录咬合印记的，但使用反光板拍摄后牙照片是既困难又耗时的。

拍摄上颌牙列𬌗面仰视像不仅简单、快捷，同时还能准确捕捉上颌牙列咬合接触点。

拍摄此照片时，使用或不使用拉钩都是可以的，嘱患者抬起颏部。拍摄目标仅在于记录上后牙咬合接触点，因为没有反光板是不可能拍摄到上前牙的咬合接触点的。

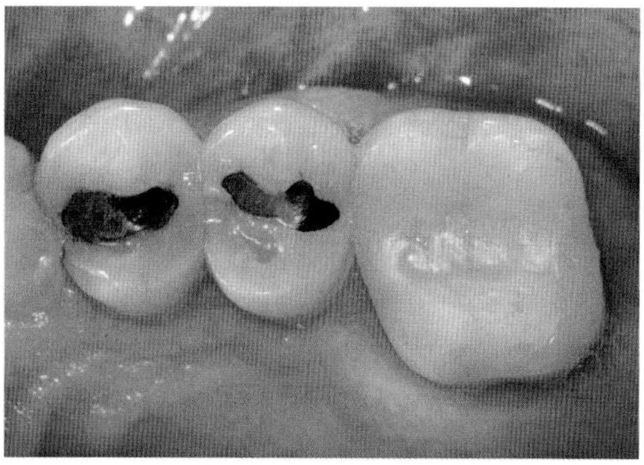

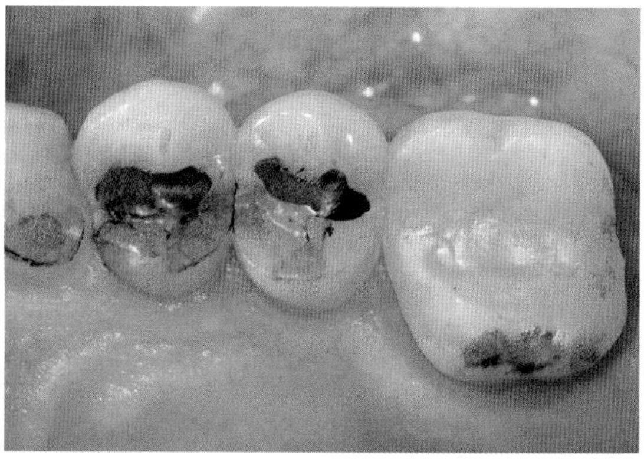

理想情况下，可以分别拍摄4个象限后牙区的、带与不带咬合印记的照片，但这样做比较耗时。

3STEP | 下颌牙列殆面俯视像 C15

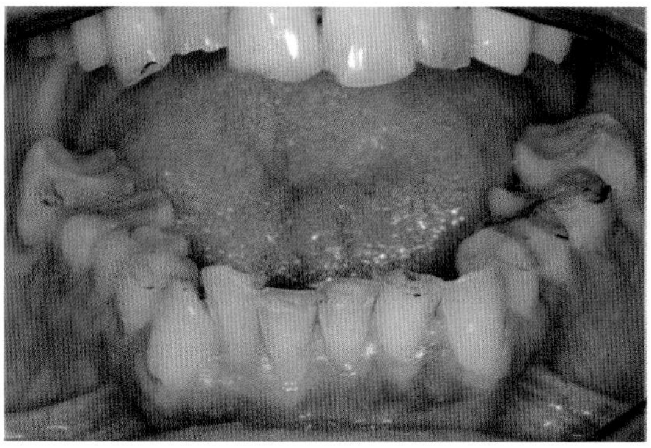

小贴士

- 记录下颌咬合接触点
- 大张口
- 嘱患者控制舌部位置，不要遮盖下牙

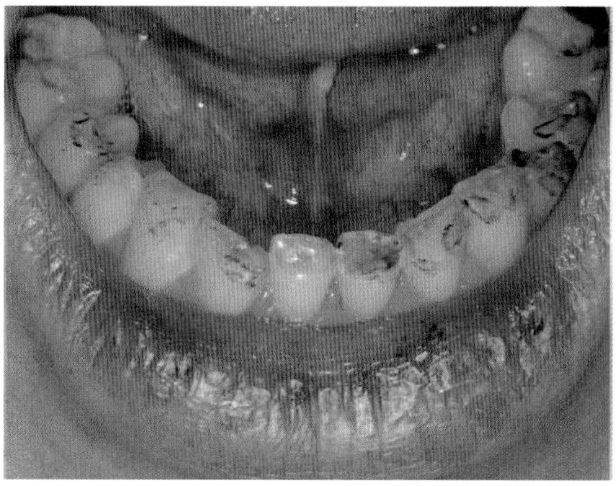

与上颌牙列一样，下颌牙列的咬合接触也可以用一张照片记录下来。为了记录下颌殆面，应嘱患者尽量咧嘴张大。下颌牙列俯视像也能很好地记录下前牙的咬合接触点。只要能够暴露殆面和切牙切缘，即便唇部部分遮挡了牙齿颊侧，也没有影响，因此拍摄时使用或不使用拉钩都可以。

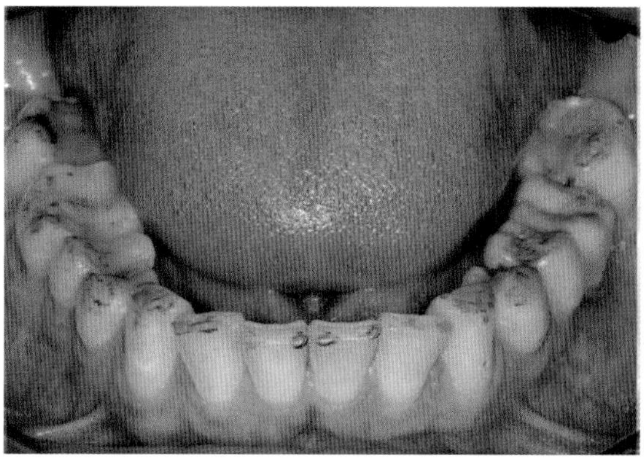

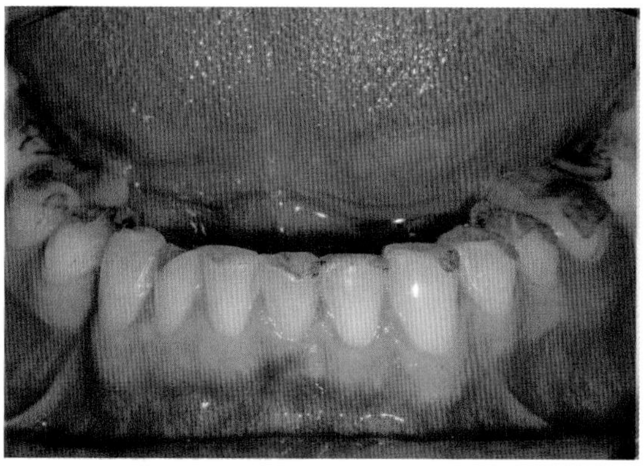

无论是否使用拉钩，都可以很容易拍摄到下颌牙列咬合接触点。

其他照片

在初诊时，除了基本照片（C1～C15）外，还可以拍摄其他的附加照片。总之，拍摄照片一定是出于以下的3个目的：

（1）诊断需要。

（2）医患沟通需要，用以向患者解释治疗的必要性。

（3）医技沟通需要，用以向技师提供信息。

此外，医生应该记住，有时模型照片可能比临床照片更能达到理想的效果，拍摄起来也更容易，例如牙列侧面相。

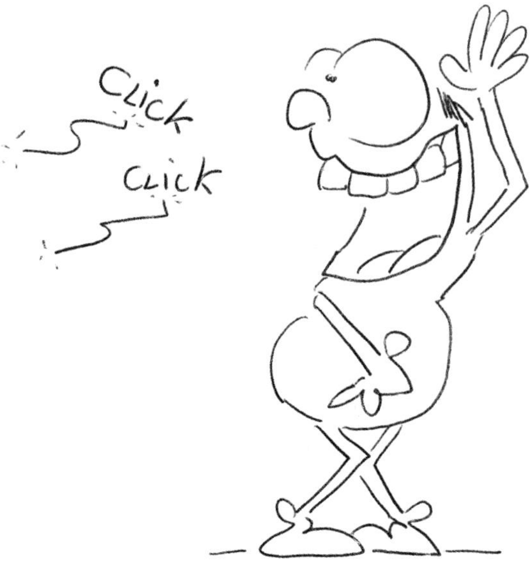

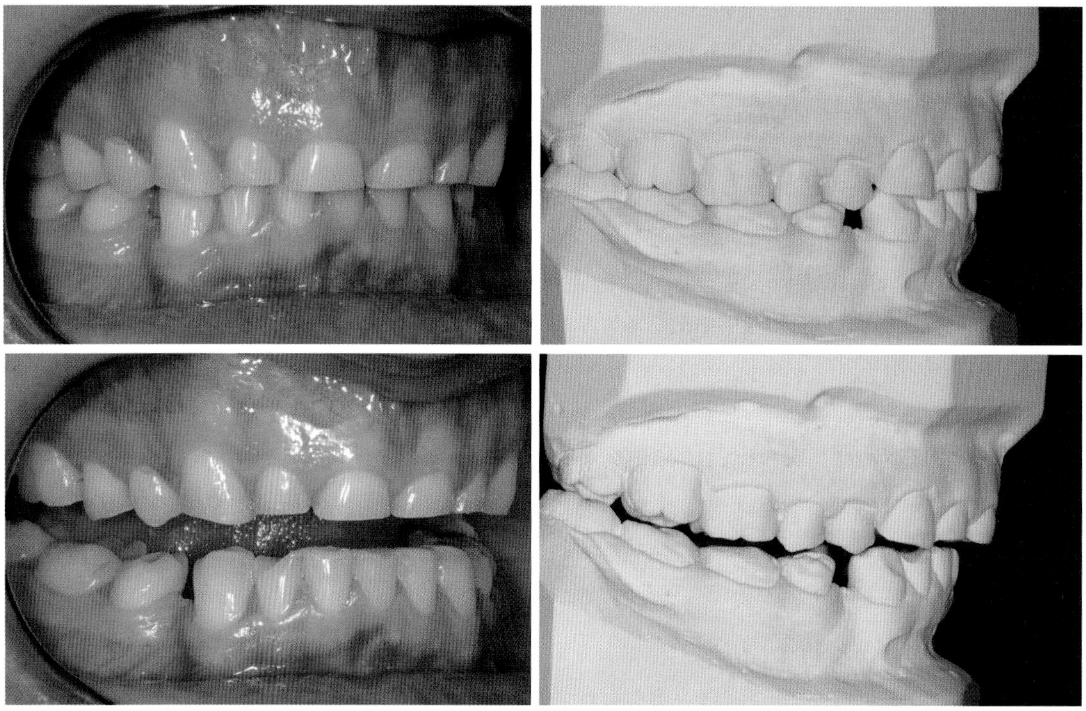

想要拍摄理想的牙列侧面相是**有难度的**（除非使用反光镜），口内拍摄的视角常常是倾斜的，而且难以显露第二磨牙，因此在反映牙列侧面时应首选模型照片而非口内照片。

潜在的软组织病损

不必拍摄全牙列殆面相，因为与4个象限的后牙殆面像相比，全牙列殆面像不能提供任何额外的诊断信息，而且很难达到理想的拍摄效果。如果想要反映牙弓形态，那么可以直接拍摄模型的照片。但是，拍摄全牙列殆面像时可以看到上腭和口底，而这正是口腔癌的好发部位。因此，还是应该拍摄全牙列殆面像，但不需要追求把全牙列殆面都拍全，这样一来拍摄难度就降低了，患者压力也会小一些。

口底像对于口腔癌的筛查也有帮助，拍摄时嘱患者舌尖抵住上腭、暴露口底。

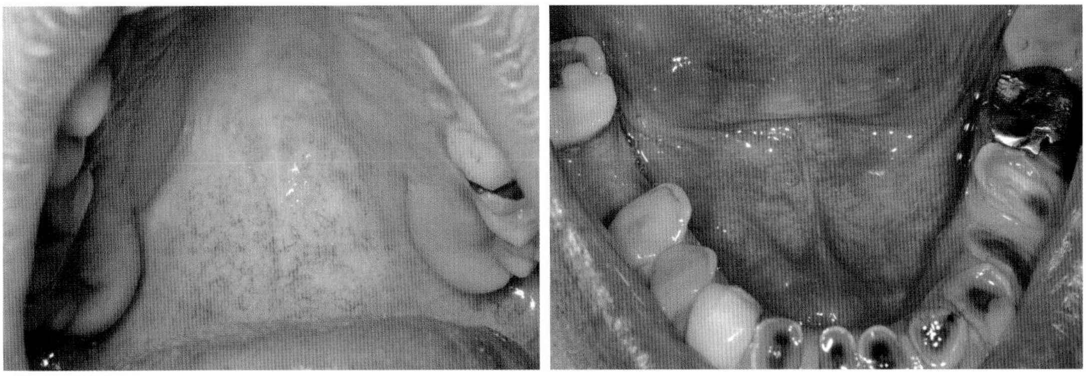

在“近似”全牙列殆面像中，应聚焦于软硬腭交界处和口底。

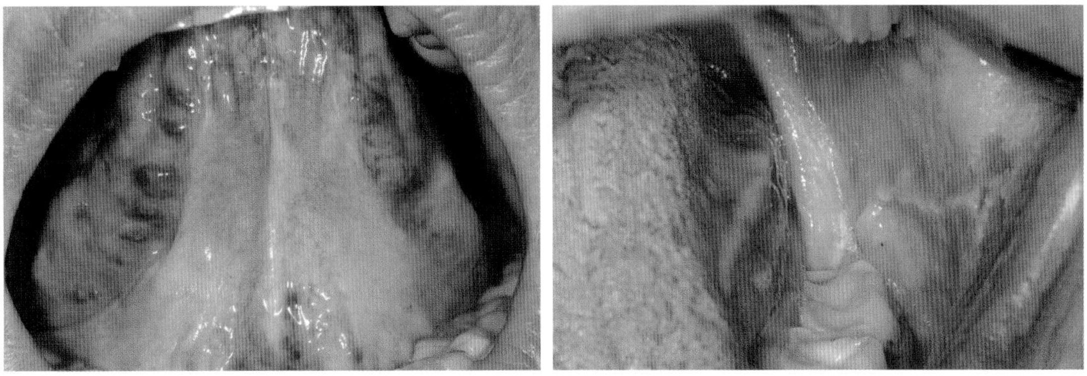

嘱患者舌尖抵住上腭以拍摄舌腹，或嘱患者舌部偏向一侧以拍摄另一侧颊黏膜。

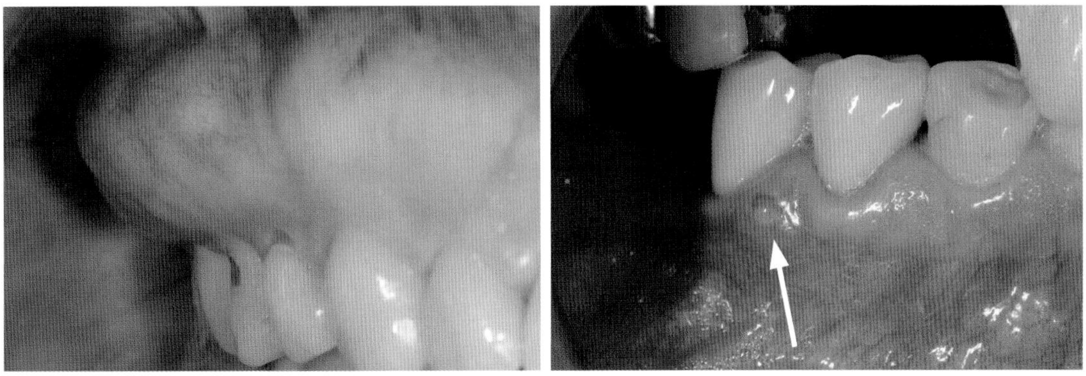

任何隆起都应记录下来并拍照，例如骨突、瘘管等。

下前牙舌侧像

拍摄下前牙舌侧像时，不使用拉钩，使用长反光板并尽量靠后放置。这张照片对于反映牙周情况有重要的意义。此外，由于这个区域患者自身不能直视，因此在与患者沟通菌斑控制、牙列拥挤、使用舌侧钢丝等问题时，这张照片是很有价值的。

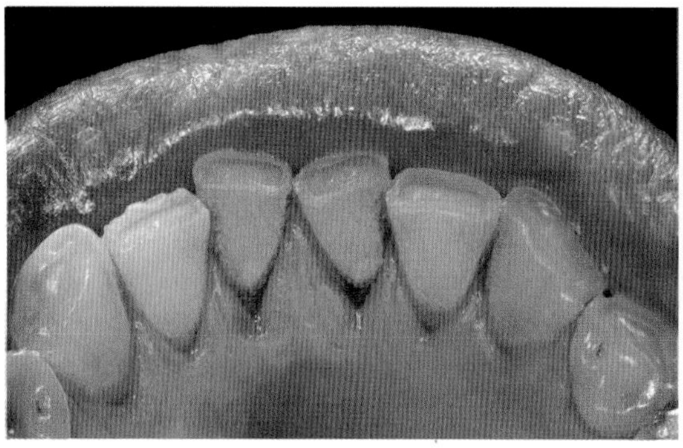
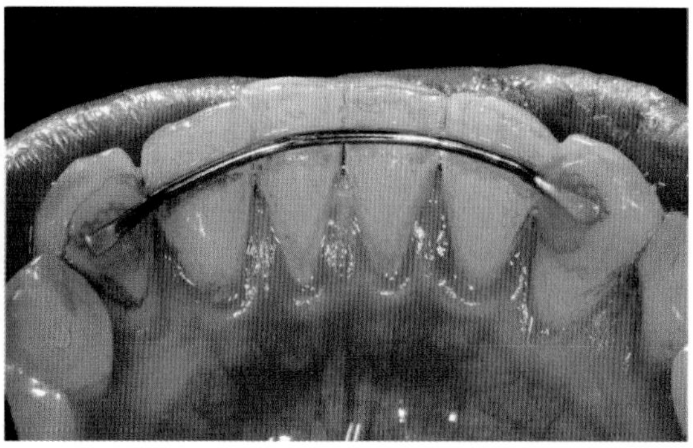

拍摄这张照片时无须使用拉钩，以便将反光板尽量靠后放置，这样才能更好地拍摄到下前牙舌侧。

局部牙龈照片

局部牙龈照片可以反映患者是否存在颈部病损，如牙龈退缩、磨损等，还可以帮助确定修复方案（例如使用贴面、高嵌体、直接充填等）。从功能角度来看，牙龈状况是修复质量的重要指标。软组织的改善，例如附着龈的增厚、炎症的减轻甚至自我修复性的牙龈退缩等，都是治疗成功的标志。

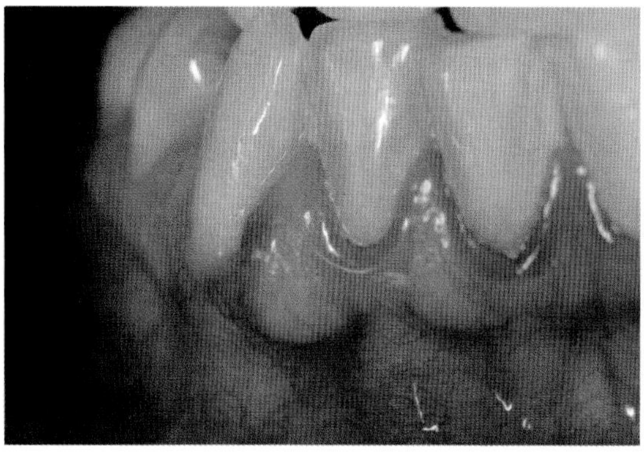
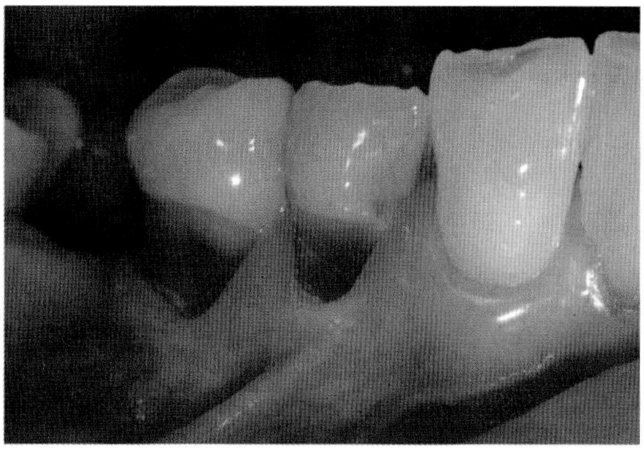

牙龈和颈1/3的状况对诊断和制订治疗计划至关重要。

副功能习惯

遇到前牙切缘缺损的患者时，要注意检查患者是否有“咬指甲”的不良习惯，可以通过观察患者的手部来辅助判断，同时拍摄照片记录受损的指甲，这也有助于提高患者自身对这一不良习惯的认识，并尽量改正，以有助于治疗效果的长期稳定。

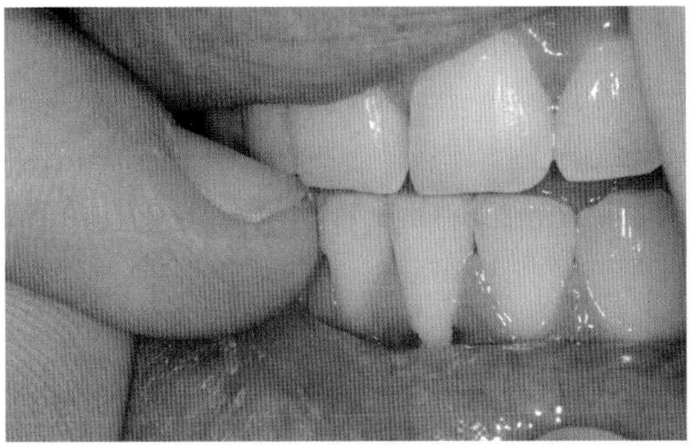

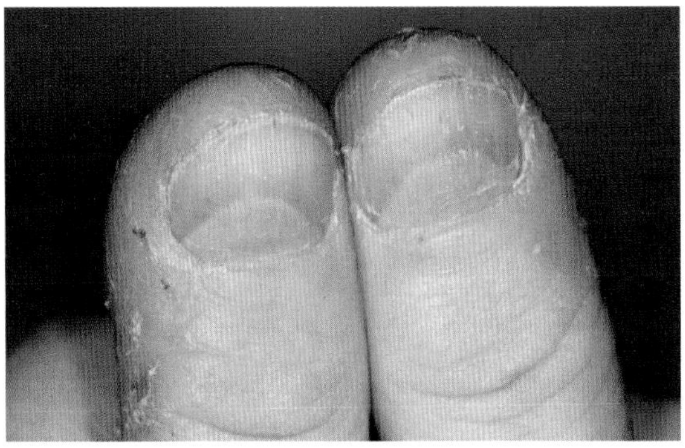

寻找切缘缺损的原因。

殆垫的磨损状态

如果患者带着殆垫来到诊室，这表明他们确实在使用殆垫。拍摄殆垫表面可以帮助诊断磨牙症，即便患者已经在使用殆垫了，也有必要判断患者的磨牙行为是已经停止还是仍然活跃。而对于紧咬牙，除非殆垫被咬裂，否则殆垫并不能为紧咬牙的诊断提供任何提示。

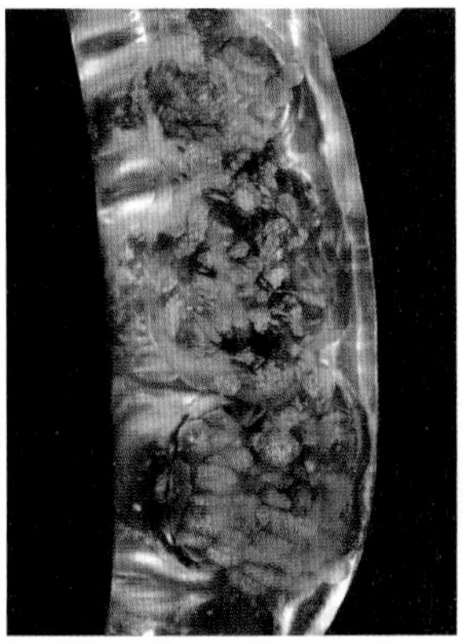

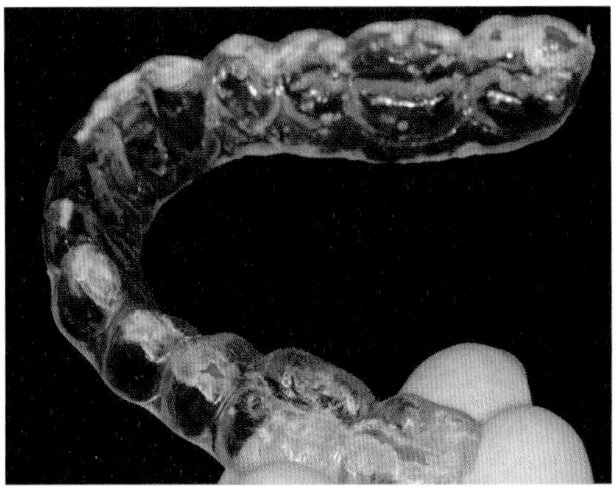

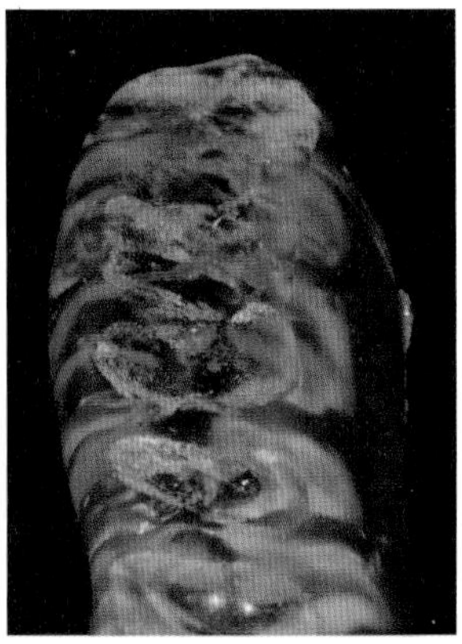

殆垫（特别是由临床医生制作的殆垫）的损坏可以反映患者的副功能习惯。

第3章

怎么做

HOW TO DO

为患者制订长久的功能和美学修复方案

Functional and esthetic stabilization of the patient

PAIN

疼痛

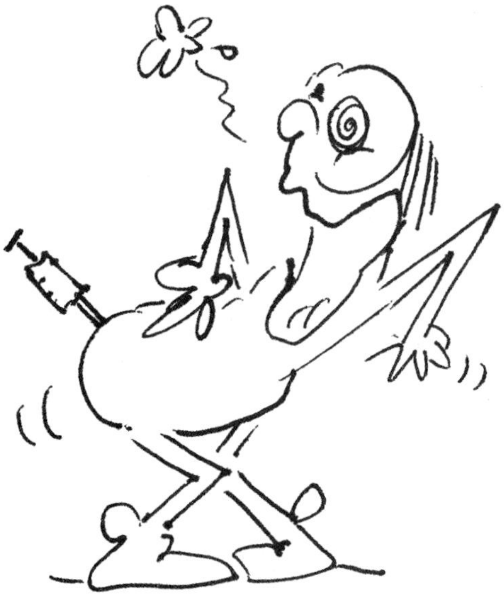

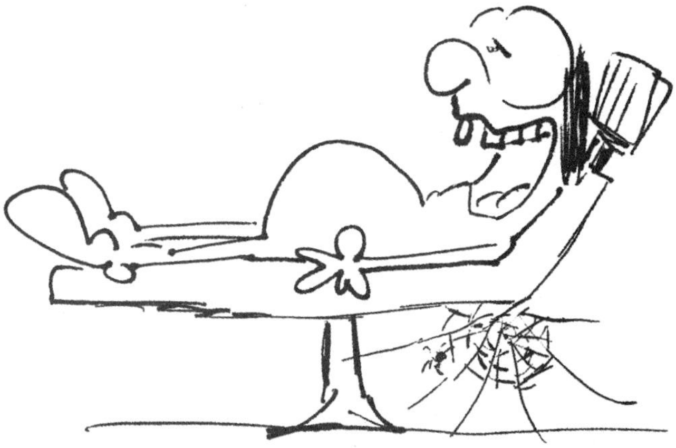

TIME

时间

MONEY

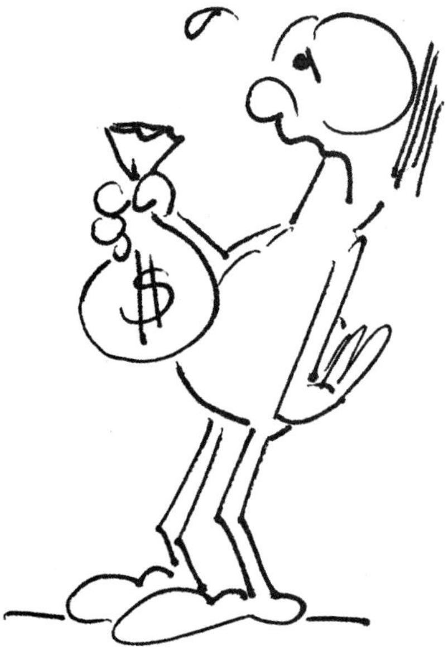

费用

三步法

THE **3STEP** TECHNIQUE

为了保证修复效果的可预期性、避免失误及返工重做的可能性，咬合重建必须从一开始就进行正确的规划和设计，也就是制作诊断蜡型。但是，临床医生常常把诊断蜡型直接交给技师去设计和制作，然后再在患者口内检验诊断蜡型的好坏。

设计诊断蜡型是咬合重建的起始环节，将这个关键步骤全部交给技师是非常危险的。有的医生甚至在收集完初始资料后就立刻将资料交给技师，要求制作一副全牙列的蜡型，这样做的风险更高。有时医生会觉得，技师制作完全口蜡型，就好像这个病例已经被全面分析设计过了。其实这只是一个假象。这样的蜡型可能与最终的修复效果**大相径庭**，甚至没有任何实际意义。造成这种差异的主要原因就是医生将治疗设计的**关键步骤**全部交给了技师，这样很有可能在设计阶段就出现严重的错误。

设计诊断蜡型时的错误，
如果在患者口内才发现，
就已经**为时已晚了**！

医生很难从全口诊断蜡型上发现有价值的临床问题。因为大多数牙齿原来的形态和位置都被盖在蜡型下面，医生通常也记不住患者初始的情况。

因此，为了让更多的医生能更好地参与诊断蜡型的设计与制作，笔者在2005年发明了一种方法——**三步法**。

在三步法中，笔者提出了一种渐进性的诊断蜡型制作流程，来帮助医生和技师更密切地沟通与合作。医生需要通过临床验证对蜡型的设计做出反馈，以帮助蜡型进一步完善。

此外，这种方法只需要**很少的蜡**就能完成，这样更有助于理解整体的治疗设计，因为病例的初始情况一直都可见，治疗方案的调整也更加容易。

为了简化流程，三步法在设计中包括以下3个重要因素：

（1）切端的位置。

（2）咬合垂直距离。

（3）殆平面。

这3个因素也能帮助医生评估蜡型是否合适。

最终修复的**切端位置**需要满足患者对美观的需求。同样，医生也需要评估新的前牙外形是否会造成前牙殆干扰、影响咀嚼功能。由于三步法主要是做“加法”，尽可能地遵循无创和可逆的原则，因此为了避免大量磨牙，并维持咬合稳定，我们经常会考虑抬高**咬合垂直距离**。在三步法流程中，医生需要判断技师抬高的咬合垂直距离是否合适。最后，抬高咬合垂直距离所获得的修复空间将分给上下颌后牙，用于改变**殆平面**。

在三步法的殆学理念的帮助下，在设计后牙咬合和形态的过程中，医生可以给出自己的意见，并最终确定修复的材料。除此之外，在对后牙蜡型有了更好的理解之后，当后牙的咬合接触发生变化时，医生也能进行更准确的咬合调整。

这种主动的医技沟通将贯穿于每位患者的治疗过程中。

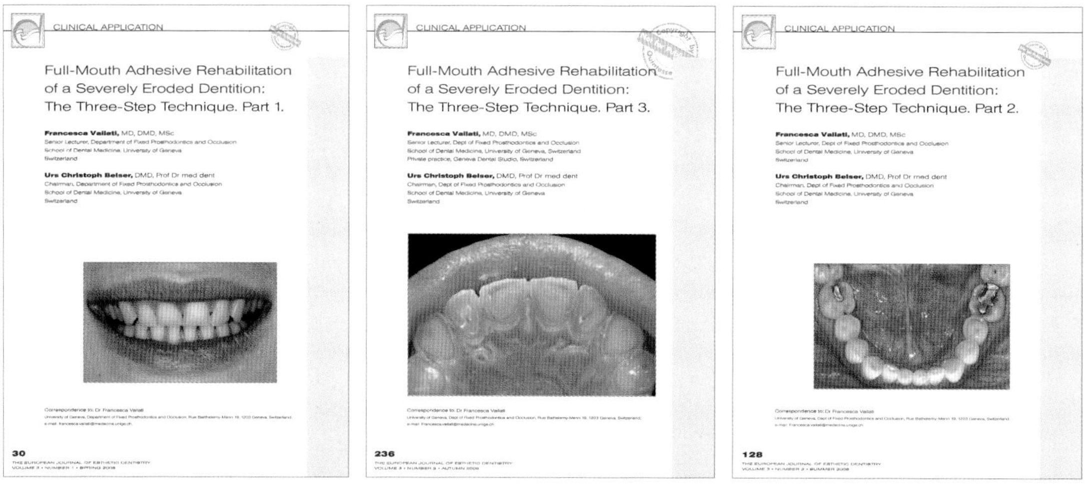

2008年，笔者首次在期刊上发表有关三步法的文章[1-3]。

三步法咬合重建中的
3个关键因素

1

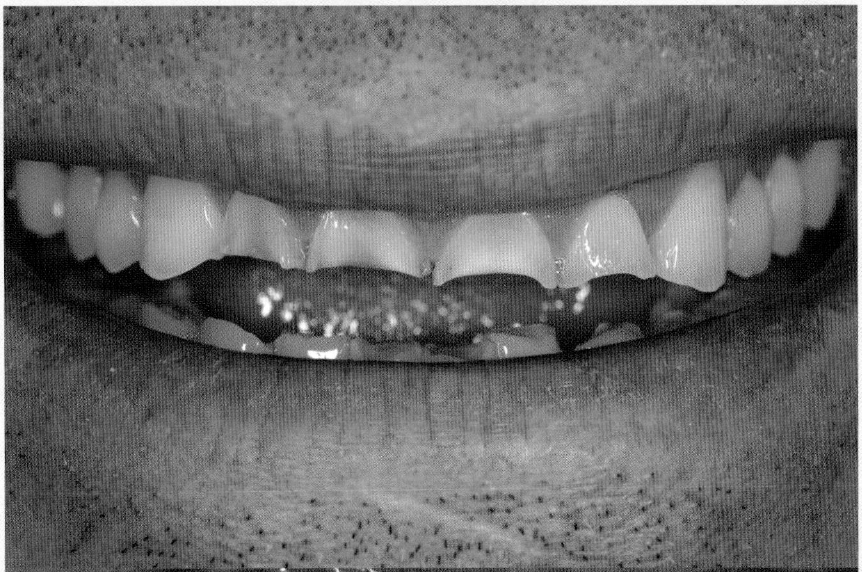

切缘的
位置

2

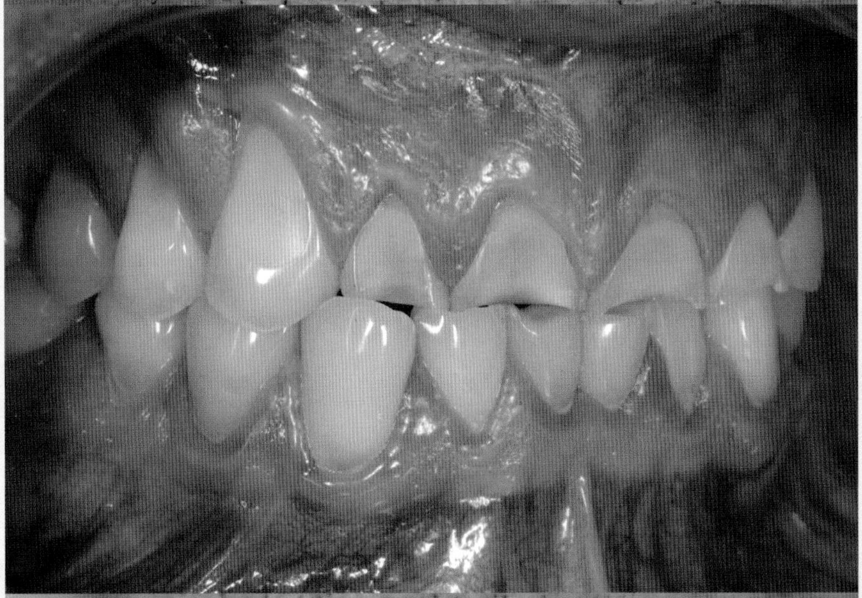

咬合垂直
距离

3

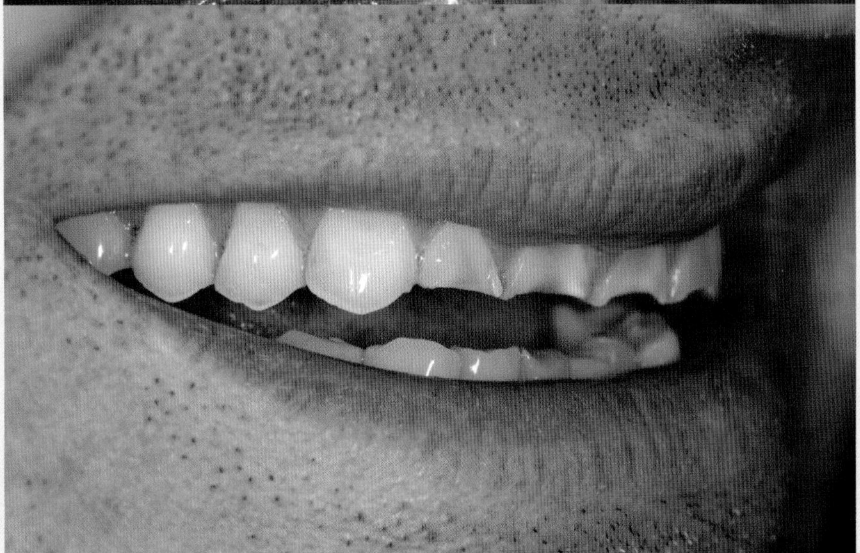

𬌗平面

三步法的基本步骤

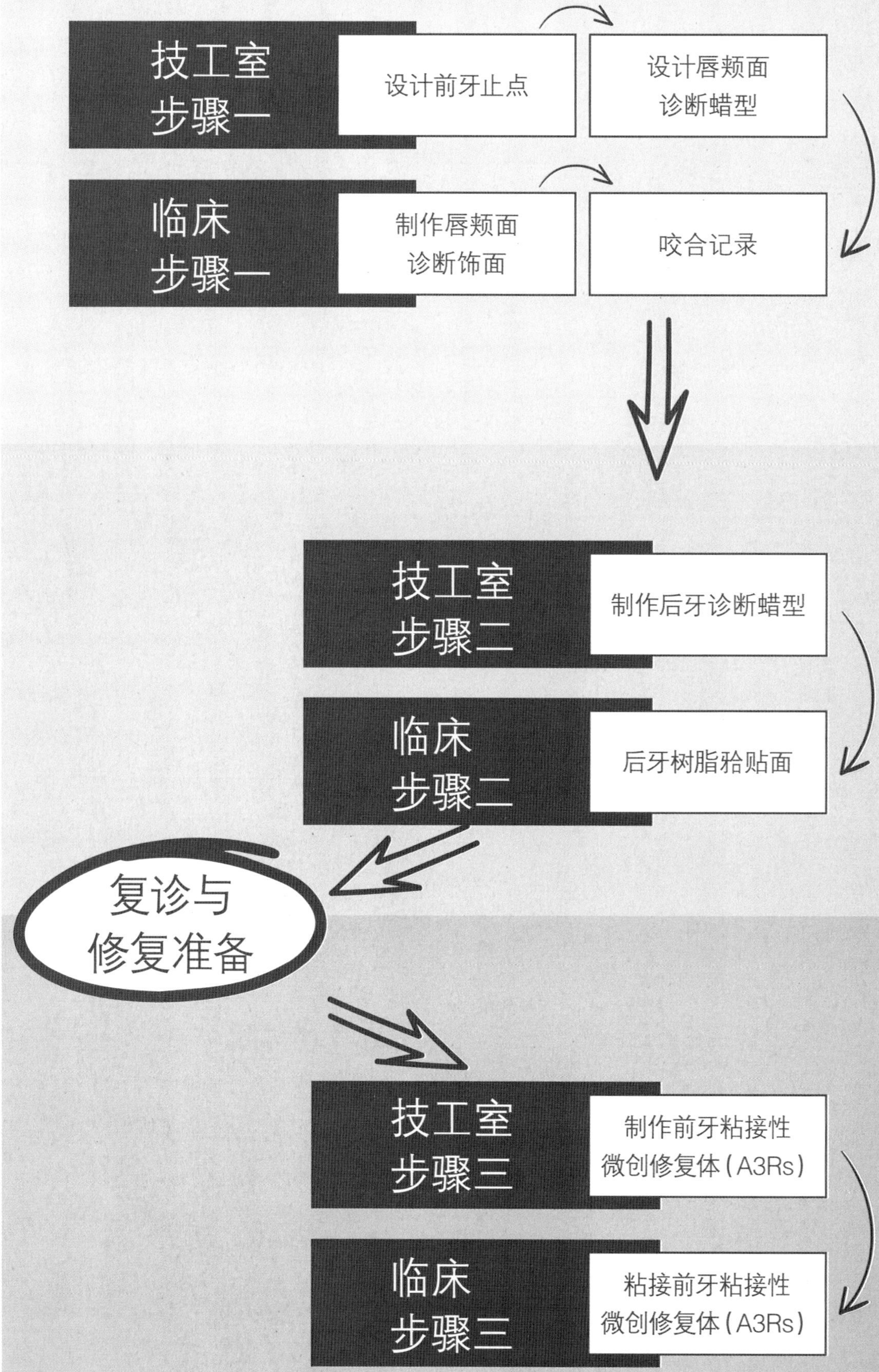
技工室
步骤一
设计前牙止点
设计唇颊面
诊断蜡型
临床
步骤一
制作唇颊面
诊断饰面
咬合记录
技工室
步骤二
制作后牙诊断蜡型
临床
步骤二
后牙树脂𬌗贴面
复诊与
修复准备
技工室
步骤三
制作前牙粘接性
微创修复体(A3Rs)
临床
步骤三
粘接前牙粘接性
微创修复体(A3Rs)

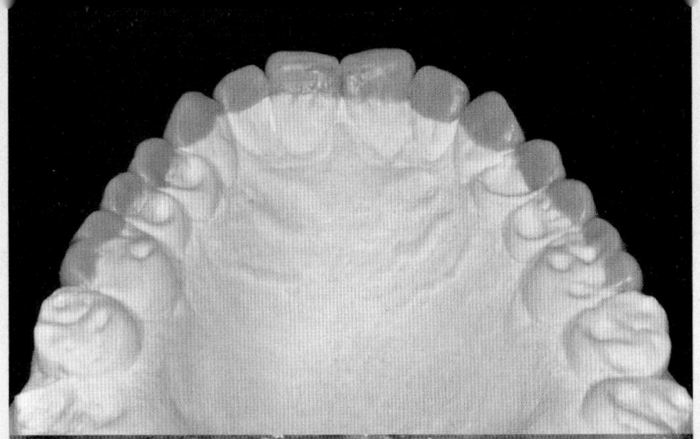

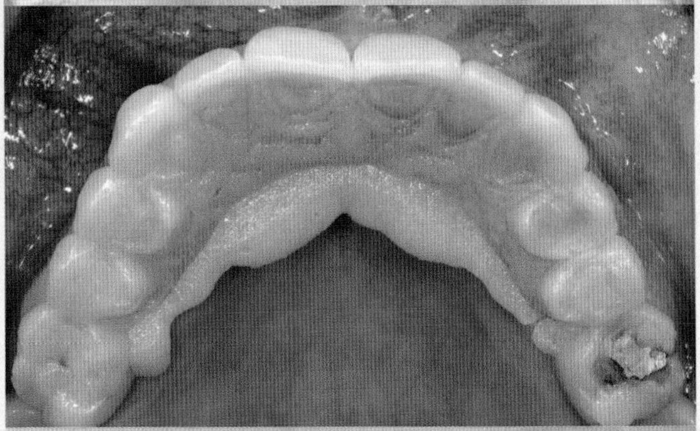

三步法将原来技师的工作转变成3个由医生与技师共同完成的步骤：

1

在**技工室步骤一**中，技师只需要在上牙的唇颊面添加蜡型，包括上前牙的切端、前磨牙及第一磨牙的颊尖。如果上中切牙腭侧有缺损，还需要用蜡将腭侧填补完整，提供前牙止点，用于判断咬合垂直距离是否需要抬高。然后，医生将通过在口内翻制诊断饰面，检查切端位置及后牙颊尖位置是否合适，此为**临床步骤一**。

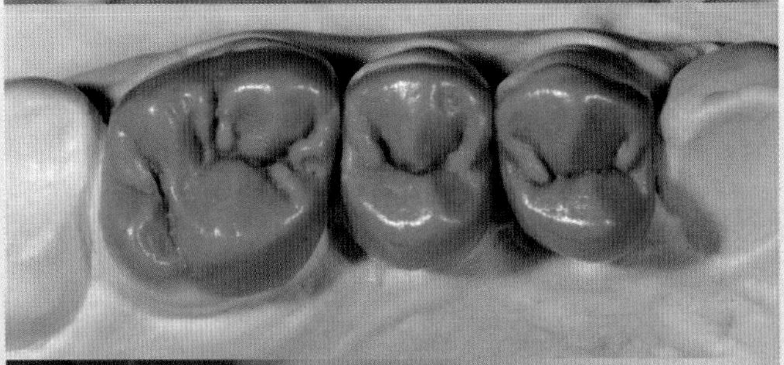

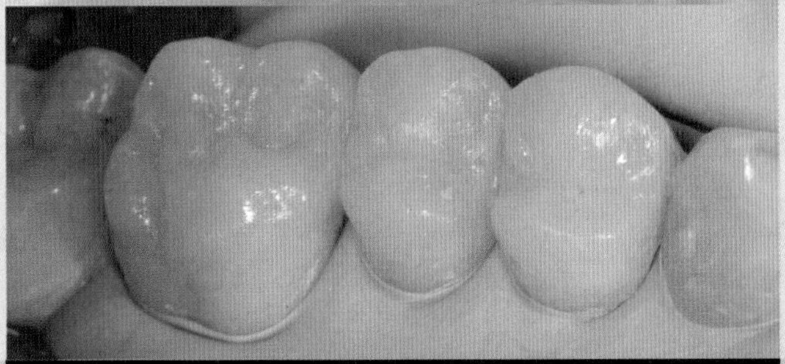

2

技工室步骤二是制作后牙殆面的蜡型。在诊断蜡型上抬高的咬合垂直距离将通过在口内制作无预备的、可逆的树脂殆贴面来验证，此为**临床步骤二**。

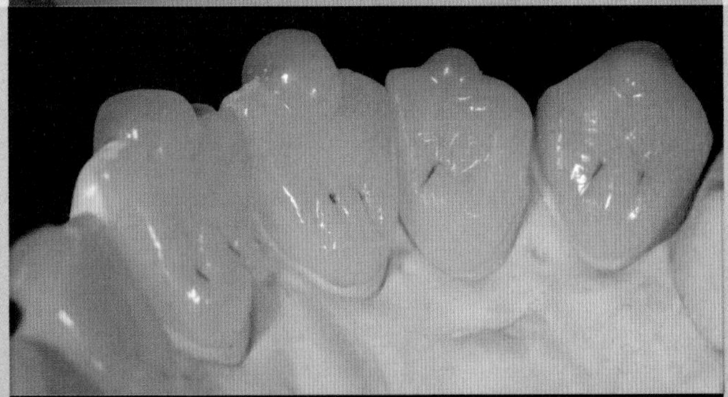

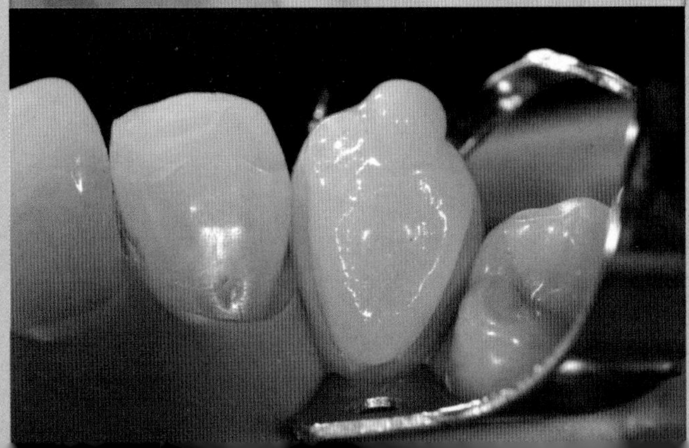

3

在新建立的后牙咬合垂直距离下，技师需要在前牙唇面蜡型的基础上继续完成前牙剩余部分的蜡型，这是**技工室步骤三**。然后，以此为参照，制作前牙粘接性微创修复体（A3Rs）。修复体经过试戴，检查前后牙的咬合是否协调，最后粘接完成。这是**临床步骤三**，也是三步法的最后一个步骤。

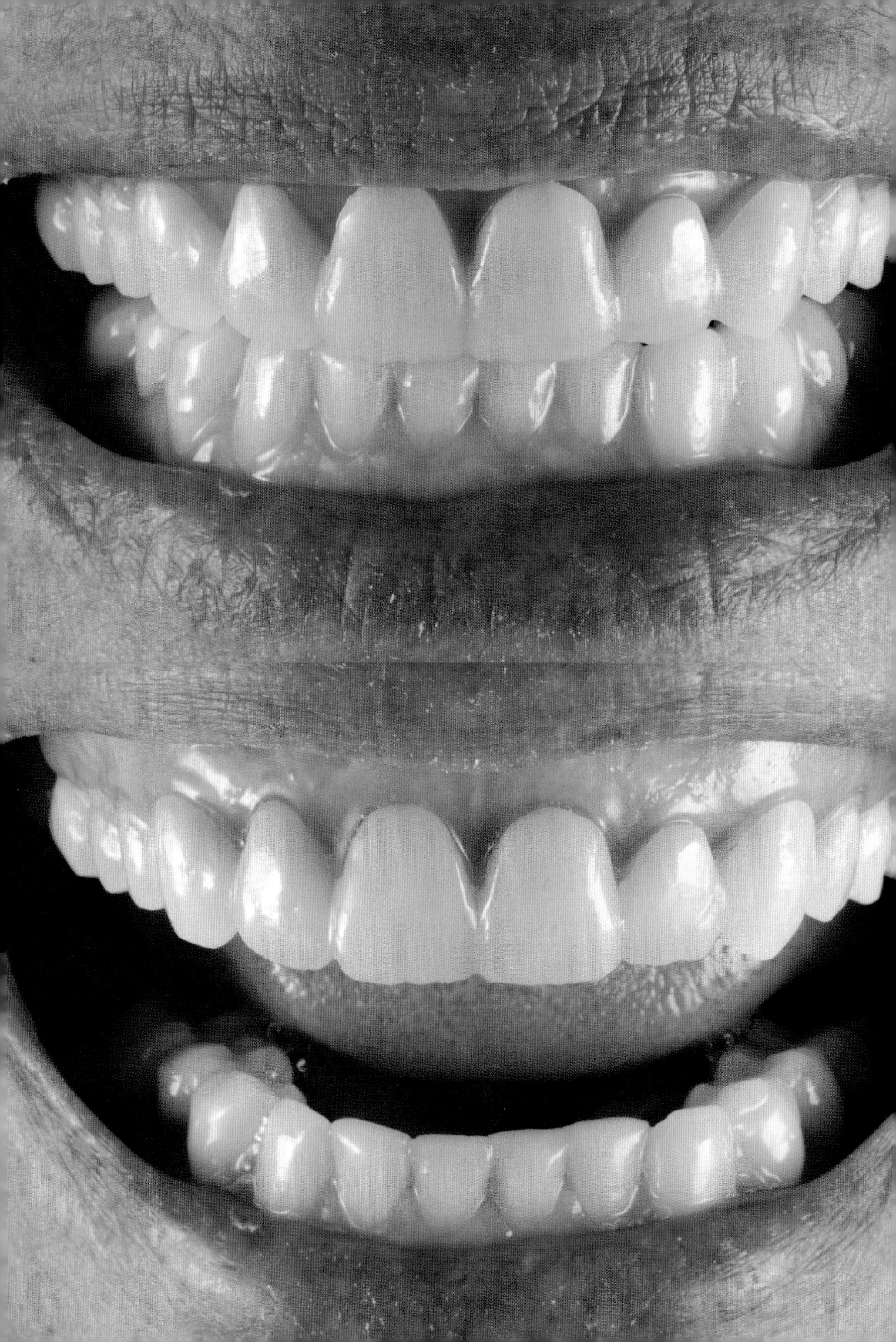

第一步：美学分析

STEP 1
ESTHETIC ANALYSIS

近年来，口腔美学受到越来越多的关注。一些计算机软件甚至可以在初次就诊时就为患者设计并展示出治疗后的全新面貌。越来越多的消费者开始关注牙齿的美，并愿意进行牙齿的“美容”。毫无疑问，改善牙齿的美观会对人们的生活质量带来正向的心理影响，但如果还需要磨除健康的牙体组织（侵入性牙科治疗）、有损正常的咬合功能，那可能就得不偿失了。通常情况下，在美学修复中对前牙的切端进行加长或增厚，都可能**对前牙的咬合功能造成不良影响**，尤其是在没有抬高咬合垂直距离、功能性修复空间不足的情况下。如果只从美学标准出发来设计，而没有针对每位患者进行个性化的考虑，这样的修复体也无法保证长期稳定的效果。一个好的美学设计需要花时间对患者的初始情况进行全面检查、**仔细思考**。但是，初诊时直接提出的美学设计可能并不能保证咬合功能的协调，因此三步法建议首先收集患者的初始资料，**模型上𬌗架后进一步分析**，从而设计出既符合美观需求又满足咬合功能的牙齿外形。初诊的重点是**发现问题**（例如切端磨耗），并且告诉患者如果想要对**治疗方案**有更多了解，可以预约一次复诊，制作诊断饰面。这样就能给技师和医生留下充足的时间，分析和设计最佳的美学重建方案。

技工室步骤一

常常有医生在患者第一次就诊后，以及还没有足够信息的情况下，就要求技师直接制作一副全口的诊断蜡型。然而，技师有时也会接下这个任务，当他们遇到例如前牙的咬合接触点设计，以及是否有必要正畸治疗这类问题时，可能就越过医生，仅凭自己的判断去进行设计。

除此之外，要做好一副全口诊断蜡型需要技师具有高超的技术并花费大量的时间，但**收费很低**。因为治疗还没有正式开始，医生无法在这一步收取太多费用，所以能够转给技师的加工费也十分有限。

技师

对于技师而言，再也不需要做廉价的全口蜡型了。相反，由于患者此时还没有做好决定，在初步设计阶段，后牙殆面的蜡型完全可以先不做。在制作蜡型之前，一些重要的参数也需要医生进行验证，以便更好地进行治疗设计。

患者

第一次初诊之后，还需要给患者再预约一次复诊，进行更全面的问诊和检查。同时，也为他们提供更多有关美学修复和功能重建方面的信息，这样患者能有更多的时间去考虑是否接受医生提出的治疗方案。

医生

对于医生而言，再也不会有难以理解或设计得不对的诊断蜡型了。而且，由于技师只做了局部蜡型，加工费比全口蜡型要便宜很多，即使患者最后不接受治疗，医生也能负担蜡型制作的费用。

1 分析初始模型

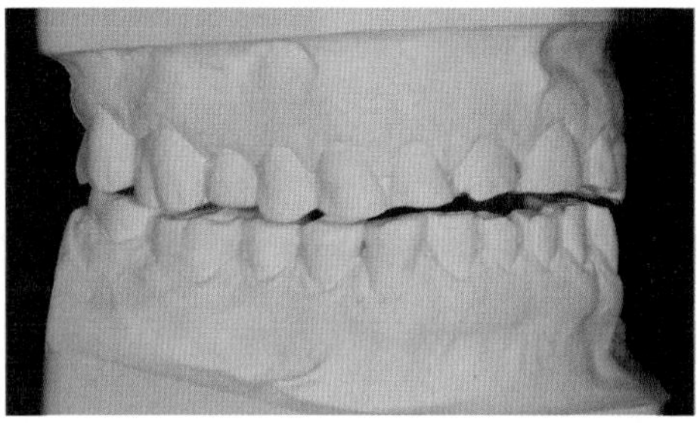

2 检查模型位置

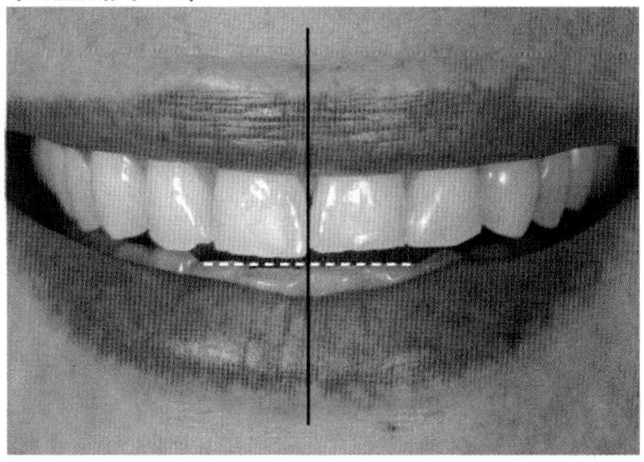

3 前牙止点

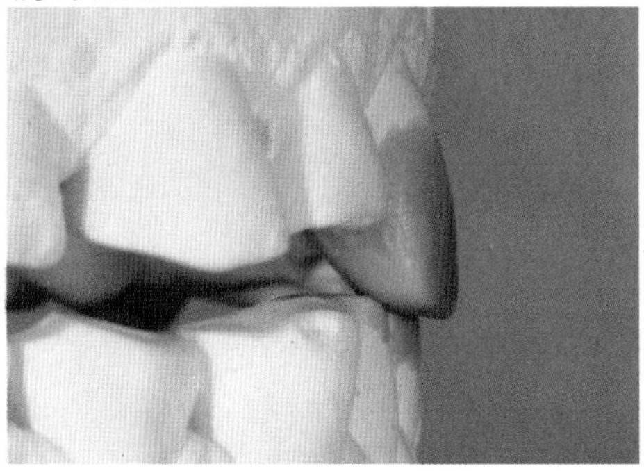

4 制作唇颊面蜡型

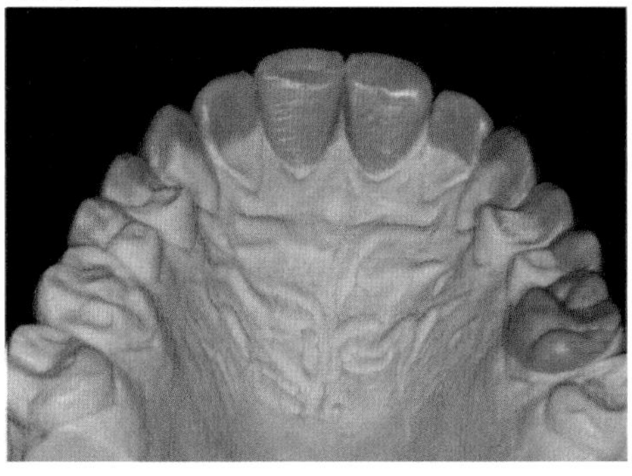

分析初始模型

在三步法中，模型上殆架后需要拍摄6张模型的照片——初诊模型照片（L1～L6，见第462页）来进行诊断和分析。

这一步虽然看起来有些浪费时间，但实际上，在制作蜡型之前拍摄这6张照片，能够训练我们更好地去捕捉病例中的重要信息。每张照片都有各自需要评估的参数。举个例子，这是咬合仰视像（L2）和对应的评估参数。

每张照片上都列有需要关注的重点内容，能帮助医生和技师更好地诊断和分析病例的初始情况。

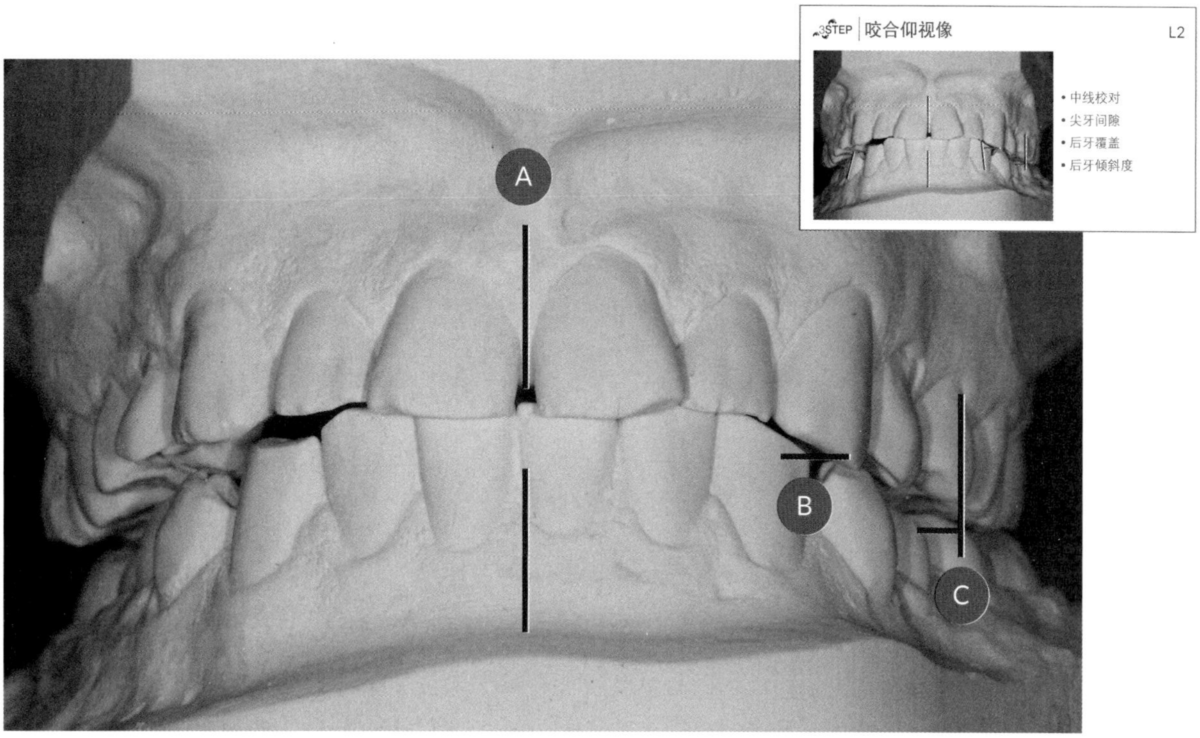

A. 牙列中线的对齐关系

通过后牙咬合记录将模型上殆架后，可能会出现上下颌牙列中线的对齐关系与最大牙尖交错位时不一致。这时，技师需要与医生沟通，结合患者口内情况确认正确的下颌位置。

B. 上下尖牙的咬合间隙

如果初始模型中可见上下尖牙之间存在咬合间隙，这说明患者的功能运动是水平型的。这也提示我们，在制作最终修复体时，这个咬合间隙仍需保留，否则可能出现殆干扰。

C. 后牙覆盖

可以看出右侧后牙的“颊侧车库”较大，上下颌牙列宽度不协调。如果现在的下颌位置是正确的，那么应该通过做“加法”来重建后牙的咬合关系、改善宽度不调的问题，而不是进行正畸治疗（见第245页）。

检查模型位置

殆架是每个病例设计的起点，因此模型在殆架的位置也需要与临床的真实情况一致。在临床上，半可调殆架具有一定的局限性，因此在使用时，第一步就需要检查模型在殆架上的位置是否准确。

医生们通常认为，只有下颌模型才可能出现位置错误。但实际上，虽然上颌模型的位置是由面弓转移而来，但是在面弓转移时常常忽略患者头部的姿势和位置。

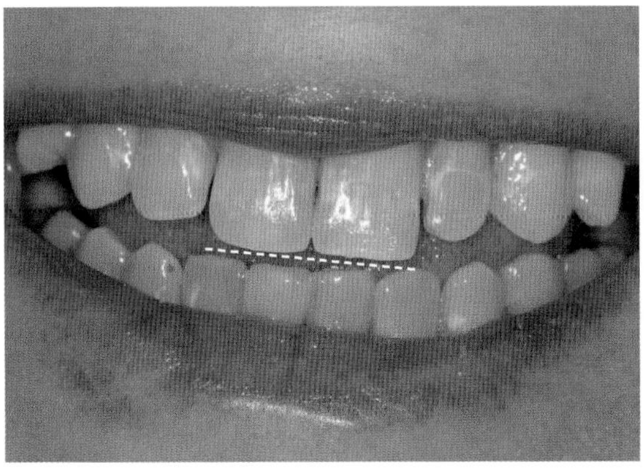

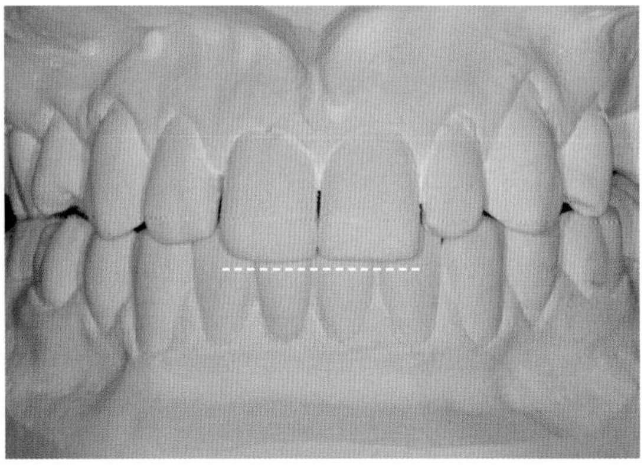

患者的临床照片显示切平面是倾斜的，而模型上殆架后的照片显示切平面是水平的。这种情况下，技师需要与医生沟通确定哪种情况才是正确的。

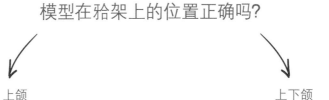

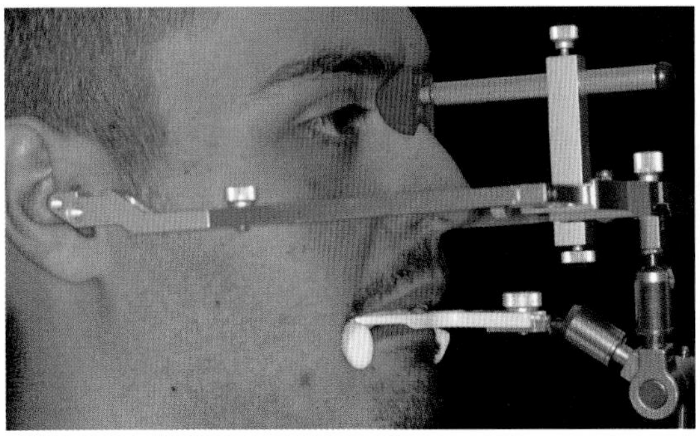

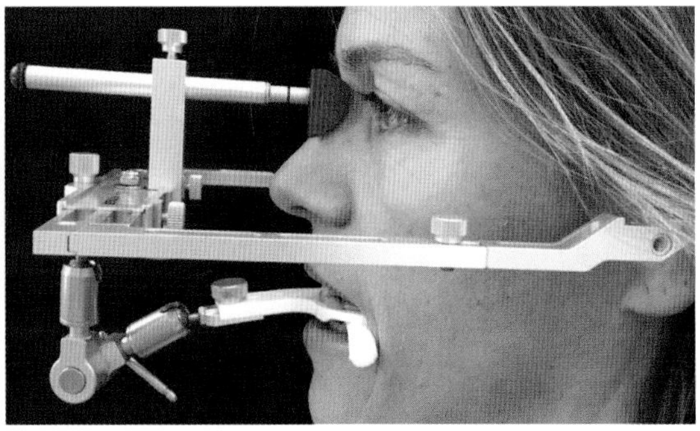

如果患者在转面弓时，头部与水平面不平齐，尤其是面弓的鼻托无法调节，上颌模型的位置可能会在矢状向上出现错误。

模型在殆架上的位置正确吗?

上颌

美学控制

上下颌

正面校对

不同殆架配套的面弓由于参考平面不同，上颌模型在殆架上的倾斜角度也会略有不同，这并不是医生的技术问题，或患者的不对称问题。如果使用眶耳平面，磨牙的位置可能会向上倾斜；如果使用Camper平面，磨牙则略向下倾斜；这是常常导致殆平面不一致的重要原因。如果上颌模型在殆架上的位置不准确，那么对应的下颌模型也会受到影响。

由于位置靠后的牙齿（例如第二磨牙）会受到脸颊的阻挡，因此很难从临床照片中准确判断上颌牙弓在矢状向上的倾斜角度。只能通过**比较冠状面**的角度，来判断上颌模型在殆架上的位置是否准确反映了患者头部的姿势。又将其称之为“**美学控制**”。

从患者的正面微笑像中，我们需要找出3条连线：上颌切缘连线，即两颗上颌中切牙切缘的连线；左右各一条E线，即上后牙颊尖的连线。在上颌模型上也需要找出这3条线，通过对比来判断上颌模型的位置是否准确，并以此来调整模型位置的偏差。

在比较临床照片和模型时，我们需要回答以下3个问题：

（1）上颌切缘连线是否一致?

（2）上颌切缘连线与E线（颊尖连线）的位置关系是否一致?

（3）两侧E线的角度是否一致?

接下来，还需要检查下颌模型。如果下颌模型的位置是通过后牙咬合记录来确定的（见第140页），可以通过“**正面校对**”的方法来检查，即从正面来对比模型上牙齿的对齐关系与最大牙尖交错位的差别。在模型上，沿着上颌牙列的中线，在下颌上做一个标记，在最大牙尖交错位的照片上做同样的标记，比较两者有无差异。如有差异，需要与医生沟通。当然，如果下颌模型是按照最大牙尖交错位的咬合来上殆架，那就不需要这一步了。

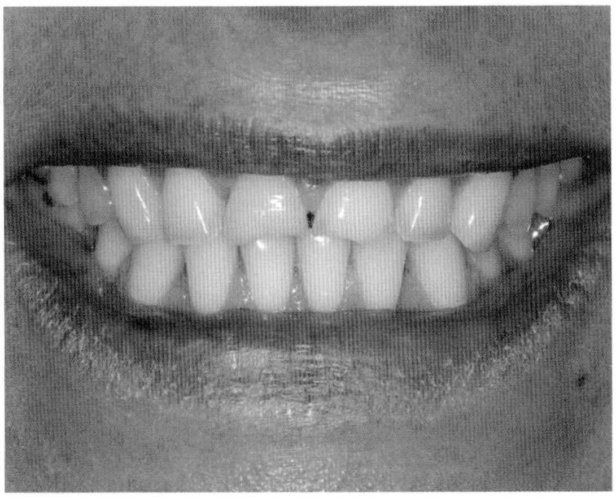

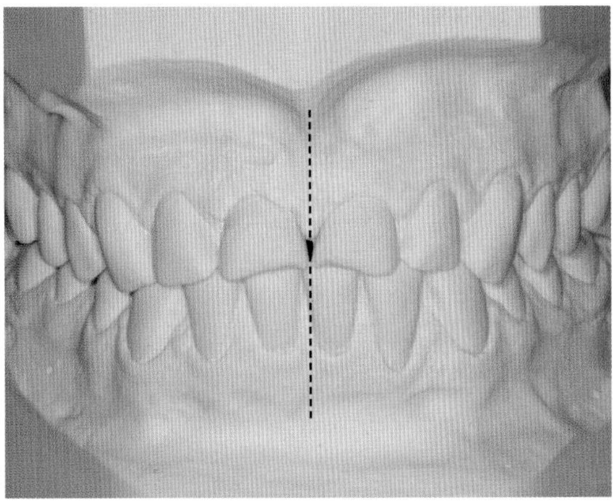

正面校对。患者下颌右偏，在后牙去程序化后，通过后牙咬合记录将模型上殆架。通过对比模型与临床照片可以发现，下颌位置在模型上比口内偏左。

前牙止点

三步法始于2005年，在早期，我们主要是参考美学标准来制作蜡型，并在口内制作诊断饰面进行验证（例如切缘和E线）。

而现在，三步法的流程中加入了很多殆学的理念，在口内翻制诊断饰面以前及制作蜡型时就应当加入对咬合功能的考量。为了更好地理解口腔功能，我们把上颌比作车库，下颌比作汽车，在吞咽（铰链轴运动）或咀嚼（水平或垂直运动）运动中，“汽车”必须停放在“车库”中。上下颌的牙列形成了3个“车库”，分别是“前牙车库”和双侧的“后牙车库”。在本章中，我们将主要讨论“前牙车库”，因为一旦要开始制作前牙唇面的蜡型、重建切缘的位置，前牙的咬合和前导是应当最先考虑的。随着咬合垂直距离的抬高和下颌位置的变化，“前牙车库”也会发生变化。因此，要想设计前牙的咬合，首先需要确定下颌牙弓的位置和垂直距离需要抬高多少。

每位患者都是独一无二的，我们需要仔细分析殆架上的模型，来决定咬合垂直距离需要抬高多少。

对于垂直距离需要抬高的病例，在开始制作蜡型之前，模型分析应当从最大牙尖交错位或初始的咬合接触位置（通过后牙咬合记录法上殆架的病例）开始，观察在不同的垂直距离下，前后牙的殆间距离会发生怎样的变化。这一步被称为**“殆架上的‘舞蹈’”**。

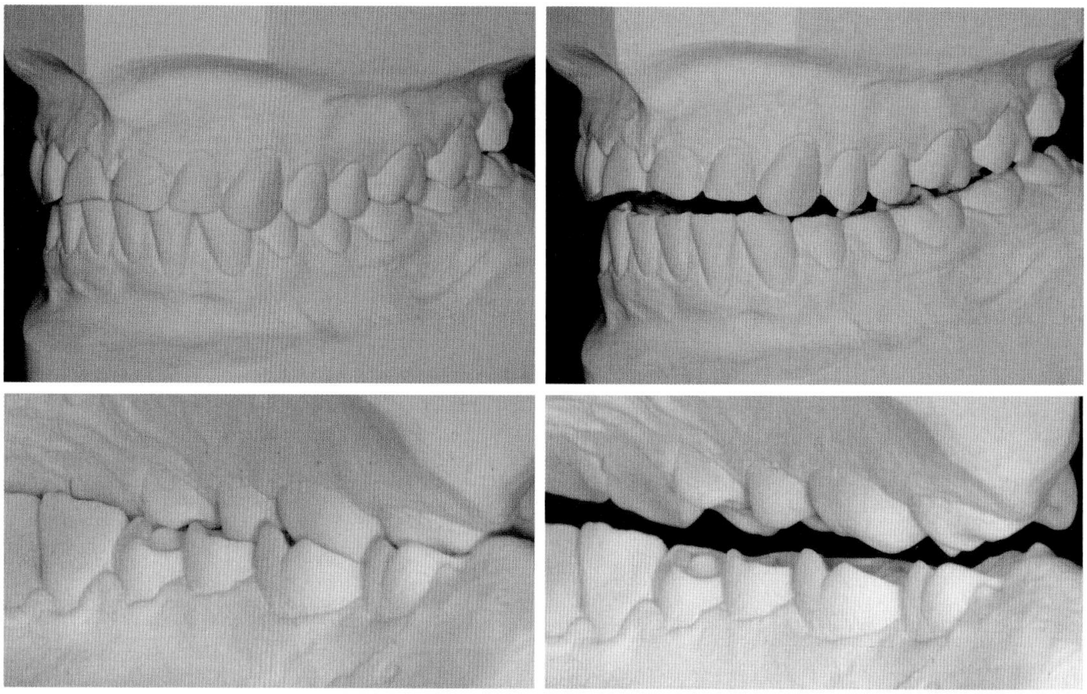

殆架上的“舞蹈”，是指技师通过调节不同高度的咬合垂直距离，来观察前后牙咬合间隙的变化。

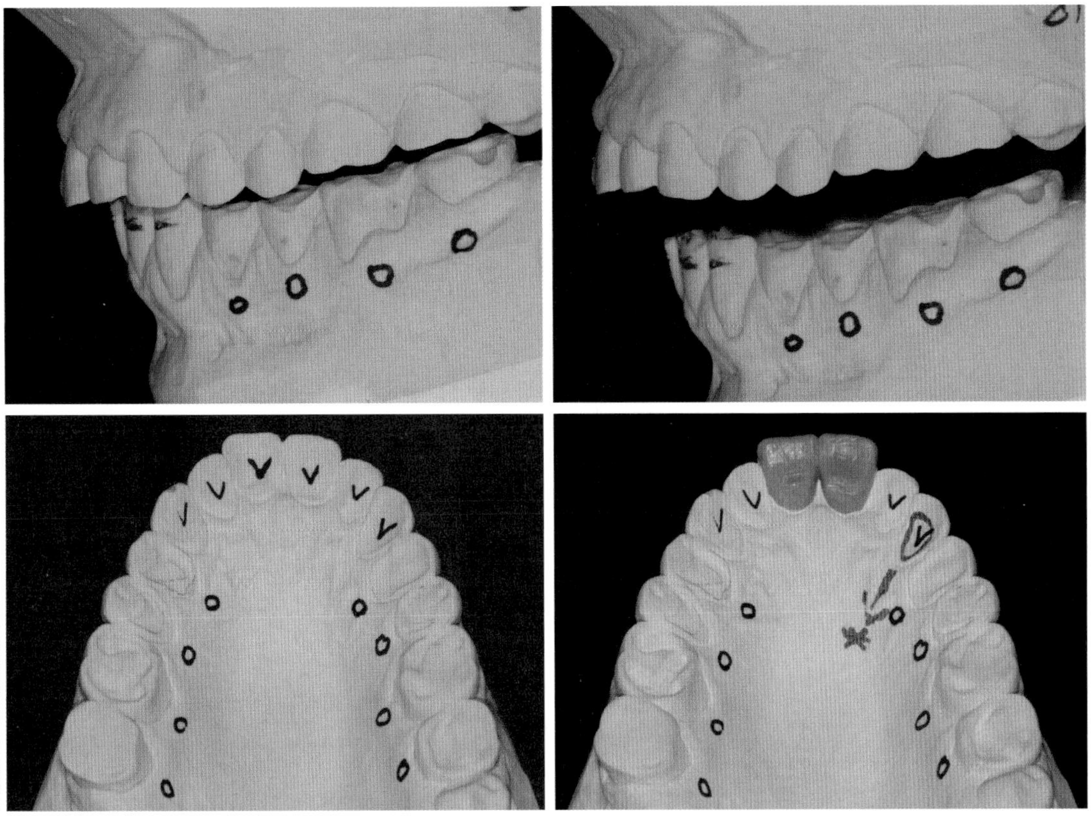

©Quintessence Publishing 2016

通过调节殆架，可以选择抬高垂直距离的最适高度，既能满足修复的需要，又不会抬高过多。应当首先评估在不备牙或少备牙的前提下，修复上中切牙需要抬高多少垂直距离。

通常情况下，磨耗牙列的修复过程中抬高咬合垂直距离是有利的，这样可以获得更多的空间来做不备牙或少备牙的“加法”修复。在殆架上抬高垂直距离会出现一个“剪刀效应”，即前牙抬高的量要比后牙多。对于某些病例而言，抬高垂直距离后前牙获得的空间正好可减少前牙的备牙量，利于前牙的修复。而对于其他一些病例而言，前牙修复空间过大可能导致上下前牙距离过远，反而不利于修复。如果减少抬高的量，前牙的修复空间合适了，可能又会造成后牙修复空间不足的情况。因此，通过在殆架上调节切导针，技师可以选择最适的高度，既满足后牙修复的需要，又不会让前牙距离过远。这个选择通常是靠技师的主观判断。

而三步法通过首先确定前牙的咬合接触，为垂直距离的抬高提供了一个更合理的依据。

由于上前牙腭侧不能做得过于突出，因此在三步法的流程中首先就需要确定上中切牙厚度，并以此作为咬合抬高的第一个依据。这时的垂直距离被称为**“重建的垂直距离”**，这代表该患者能抬高的最大量，在这个范围内前牙都能恢复理想形态和咬合接触。但如果垂直距离抬高超过这个量，就很难保证前牙的咬合接触了。通过制作中切牙的腭侧蜡型来确定重建的垂直距离，这一步被称为**“前牙止点”**。

要想做好腭侧蜡型，并起到前牙止点的作用，需要找出3个重要的点：

Ⓐ 理想的前牙切缘

Ⓑ 垂直距离抬高后理想的咬合接触点

Ⓒ 临床冠的颈部边缘

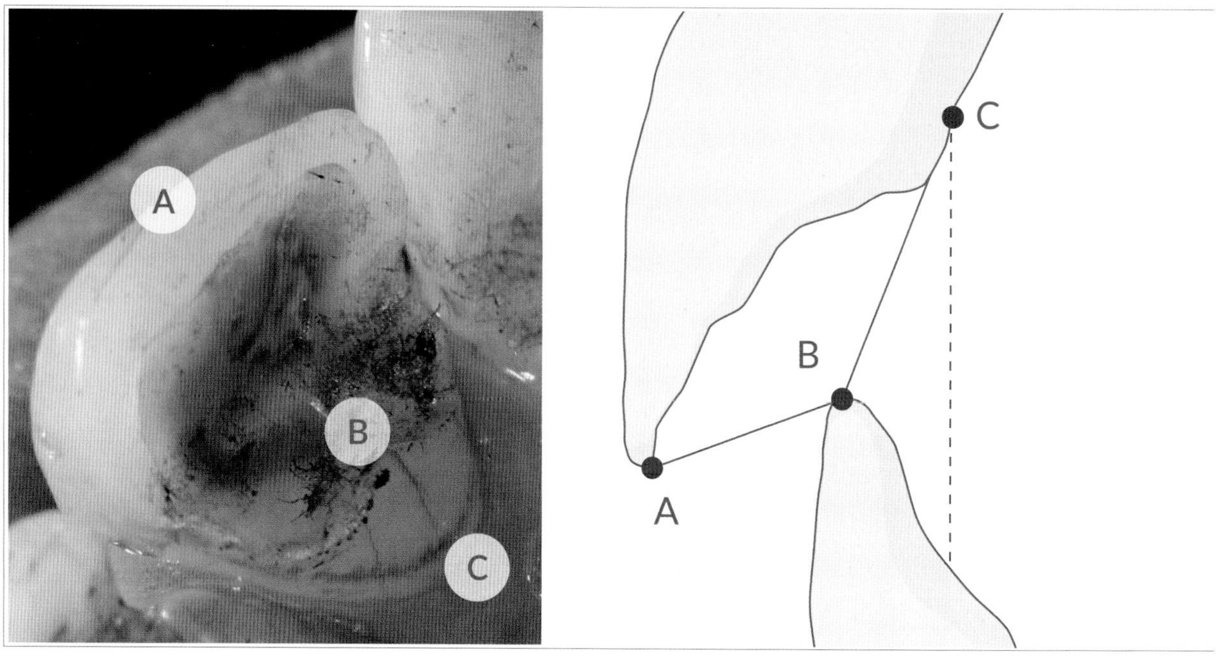

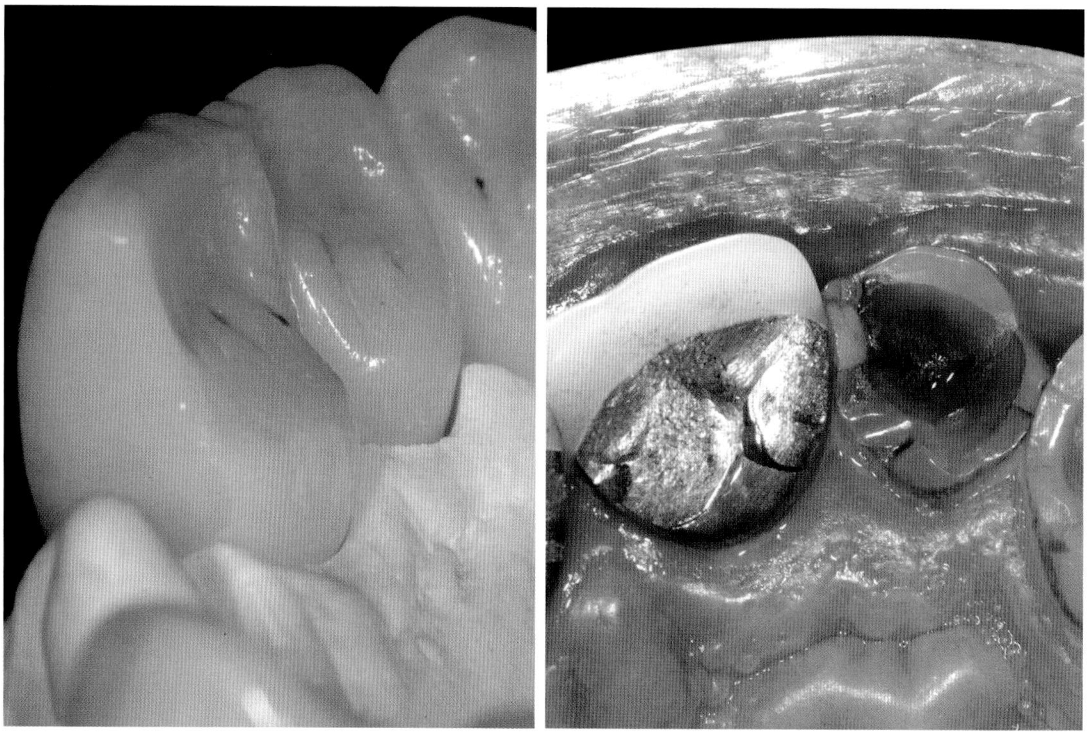

很多前牙修复体的腭侧形态都不太理想。通过A、B、C这3个点进行分析，就能很好地为每位患者设计个性化的腭侧形态。

结合以上3个点进行分析，能让上中切牙腭侧的蜡型做得更好。AB之间和BC之间的区域非常重要。AB之间代表了前牙在功能运动状态下的接触区，包括咀嚼、发音、副功能状态。这也是前牙美学修复后最容易出现殆干扰的位置。

C　颈部止点

B　咬合接触点

A　切端
- 长度
- 厚度

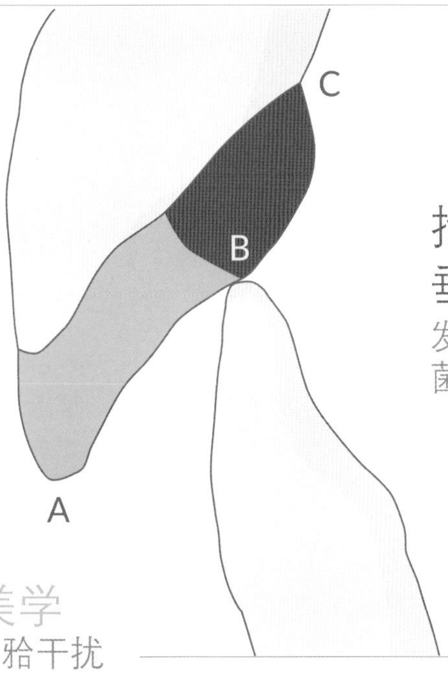

抬高
垂直距离
发音
菌斑堆积

美学
前牙殆干扰

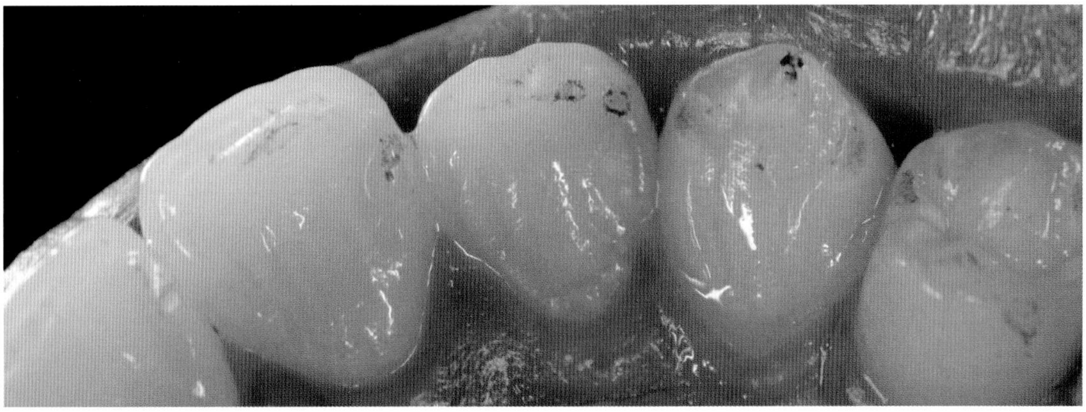

BC段主要是用于重建咬合抬高后的前牙咬合接触点。这个区域的形态非常重要，形态不佳可能会增加菌斑堆积的风险，还会在发音时阻挡舌的活动。垂直距离抬高以后，B点处将会变厚，从而为后牙微创修复创造条件。但是，一个过于增厚、突出的BC段也会造成一些不良影响，例如菌斑堆积造成的牙龈炎症，一旦发现，就需要尽快去除。过突的腭侧形态应当尽早调整，如果技师没有发现，则需要医生最后来修整，避免形成错误的突出的形态（**例如“猛犸象”型修复体**）❶。邻近未修复的前牙外形也能帮助判断腭侧蜡型是否过突。

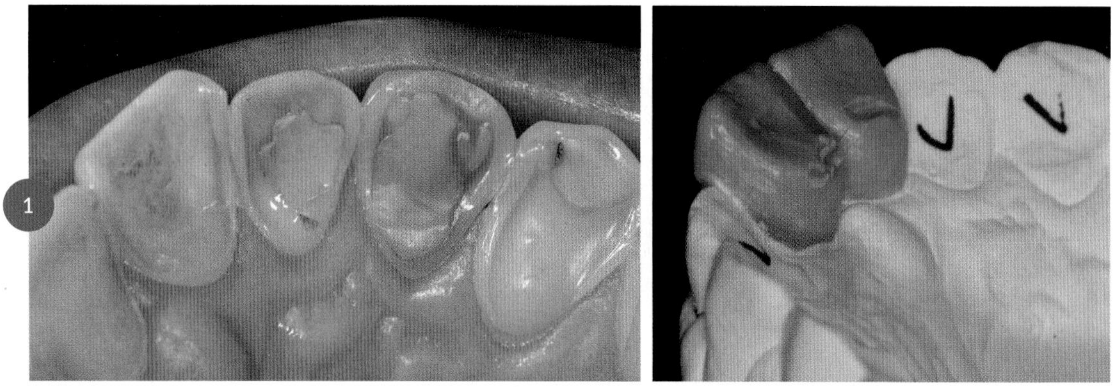

"猛犸象"型修复体前牙止点。咬合抬高的量很大，使得前牙止点做得过突。通过比较邻近牙齿的腭侧形态，很容易发现过突的蜡型并进行适当的修改。

在做前牙腭侧咬合止点处的蜡型时，BC段应当尽量做得平坦一些，尤其是在近远中边缘嵴处。如果两个相邻的前牙修复体边缘嵴都特别厚，龈乳头处会形成较大的邻外展隙（舌侧"死角"），引起菌斑堆积且不易清洁。为了避免这样的情况，BC段的近远中边缘嵴应当尽量做成平坦的斜面。但是，对于深覆殆的病例，前牙牙长轴非常直立，垂直距离抬高一点，前牙的修复空间就会打开很多。在这种情况下，咬合接触点一定不能放在斜面上，应当形成一个明确的咬合止点，这样才能阻止牙齿进一步过萌。如果患者不进行正畸治疗，需要通过抬高咬合垂直距离来进行咬合重建的修复，那么我们应当把BC段的中间设计出一个略突的长条，用于形成咬合止点，但近远中两边依然是平坦的斜面。这种特殊的BC段设计被称为"Pistorius式"。这种方式不会在邻面形成菌斑堆积的空隙，但仍然会在一定程度上影响舌部的空间。试戴修复体时，如果患者无法适应腭侧的这个形态，可以在取下修复体时略做调整，让中间的凸起平缓一些。但这样一来，前牙的咬合接触就可能丧失了，会出现前牙开殆。这对前牙闭锁性咬合的患者会产生不良后果，前牙会因为没有咬合止点而继续过萌。因此，患者需要充分理解这个后果，并且在夜间佩戴密歇根（Michigan）殆垫，防止前牙过萌。

咬合垂直距离抬高，上下前牙的关系及后牙的空间变化

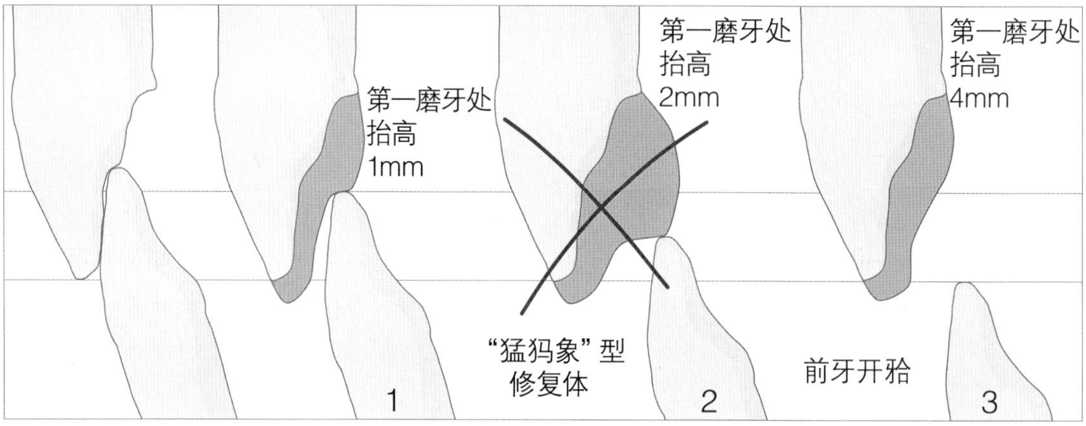

前牙止点过突

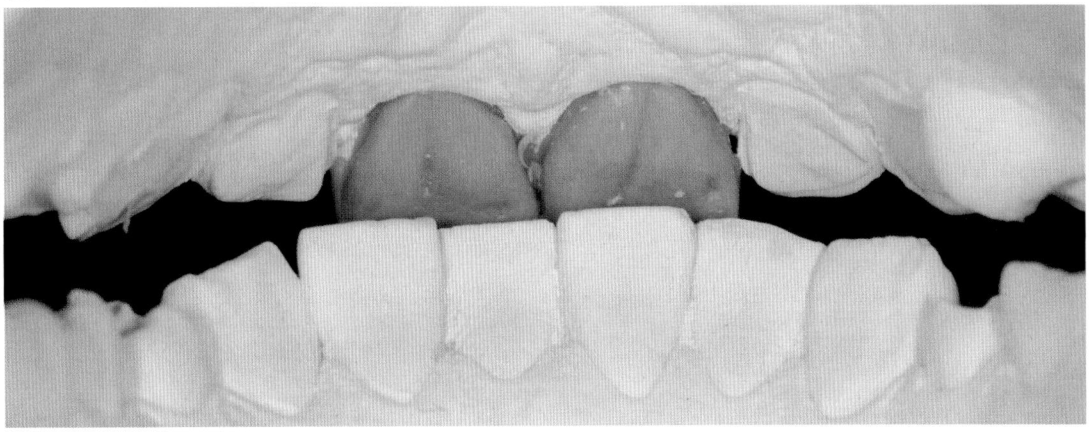

1

将BC段和B点修整平坦

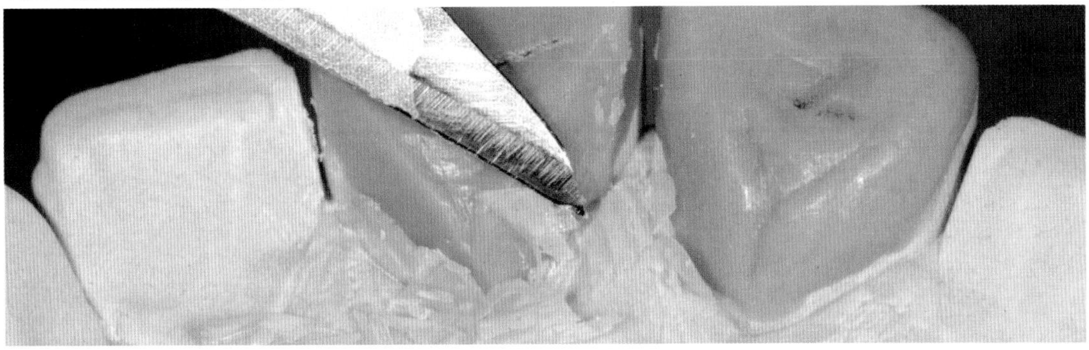

2

减少垂直距离的抬高量

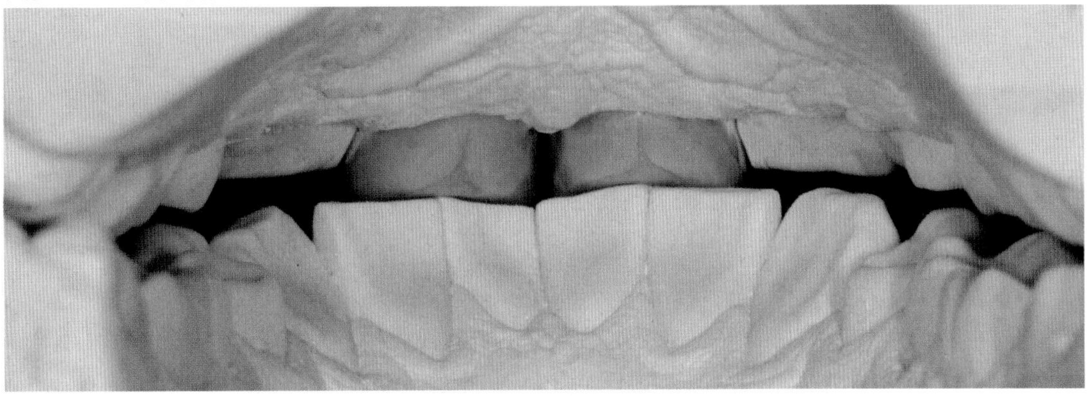

3

BC段的正常生理形态对牙龈健康非常重要。然而，为了抬高垂直距离、创造后牙修复空间，技师常常将前牙的咬合止点做得特别厚。一定要避免将前牙做成“猛犸象”型修复体。只有当前牙的初步设计形态经过临床医生和患者验证之后，才能确定最终的垂直距离，并进一步评估后牙的修复空间。如果下前牙也需要修复，那么在设计前牙止点时，下前牙的蜡型也需要一起考虑，被称为**“双重止点”**，因为下牙的修复也会影响垂直距离的抬高。如果上下前牙都需要设计咬合止点，应注意不要形成封闭的“前牙车库”，不要加深前牙的覆粭。

在设计前牙双重止点时，我们要首先关注下颌的位置。通常来说，深覆𬌗并伴有垂直型磨耗的患者，下前牙切端会形成磨耗斜面。但是，医生需要判断切端的磨耗是否需要修复、加长，这样可能会加重深覆𬌗。通过下颌临床照片，可以找到3条下颌参考线 ❷。如果下颌切缘连线已经明显高出了后牙𬌗平面（B线），那么应当尽量少地增加切端的长度。希望大家记住，对于下前牙拥挤、过萌的病例，正畸治疗后再修复切端的缺损，是最佳的治疗方案 ❸。

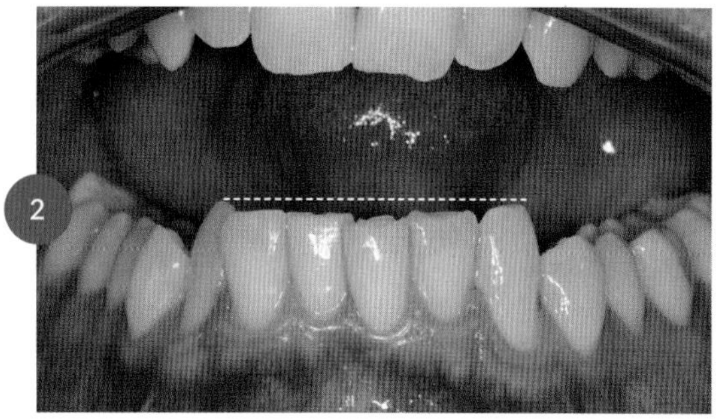

过萌的下前牙。下颌切缘连线明显高于后牙𬌗平面。

如果下前牙舌倾，需要通过修复或正畸调整下前牙切端的位置，使其更靠近上前牙的B点。

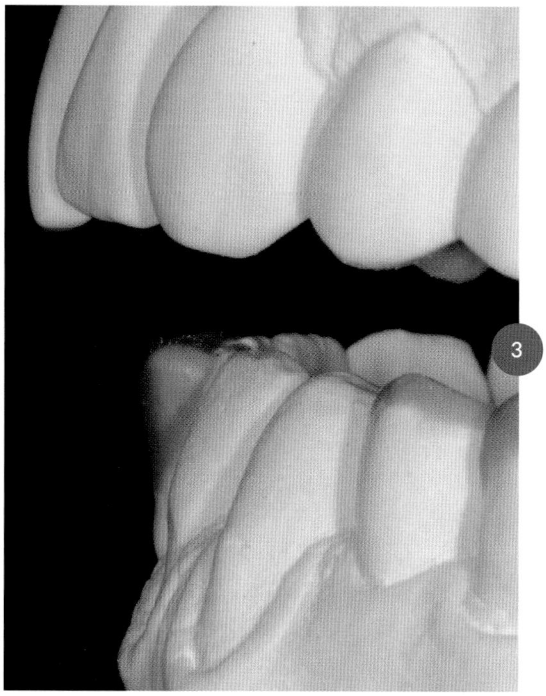

深覆𬌗与前牙双重止点

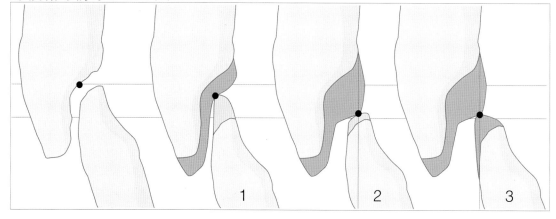

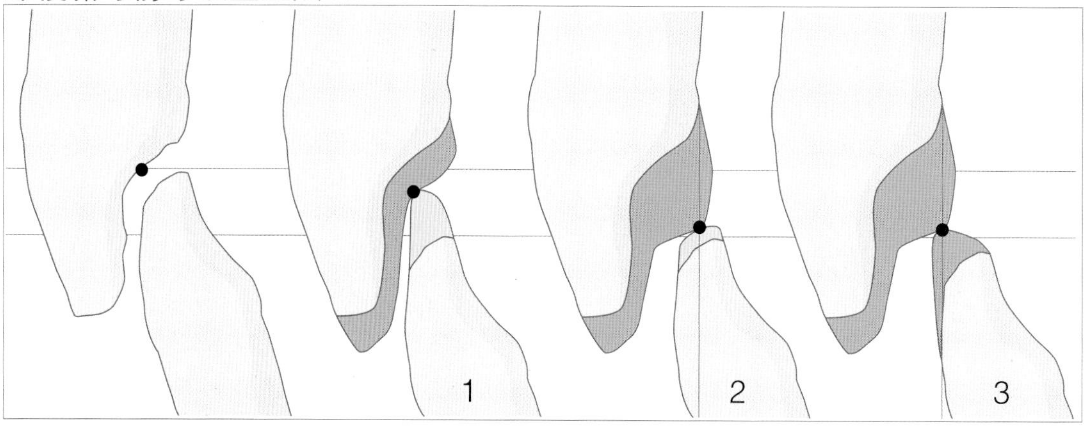

在深覆𬌗的病例中，修复下前牙有以下3种途径：1.加长切端（不推荐）；2.少量加长切端；3.增加唇向倾斜度。这3种方法在BC段的设计、垂直距离的抬高和“前牙车库”方面都有所不同。

在设计前牙止点时，**AB段**的形态也需要纳入考虑范围，因为这一段是修复体最容易产生𬌗干扰的地方。在最大牙尖交错位时，AB段应当与下前牙分开，不发生接触，形成一个**切牙间隙**。这个间隙应当始终都存在，尤其是当患者在修复前就有间隙时，保留这个间隙更加重要❹。

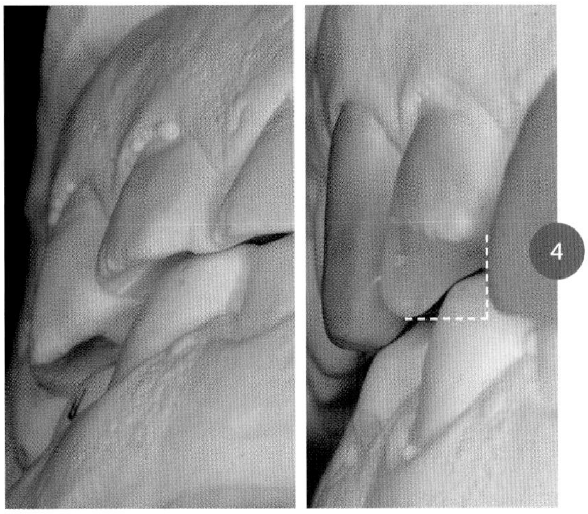

修复前，AB段与下前牙切端存在间隙，而制作的蜡型上这个间隙不存在了，这样的设计是错误的，很容易形成前牙𬌗干扰。侧切牙切角的蜡型已经出现折断，这就是一个不好的预兆。

上切牙AB段的最终形态应该通过口香糖测试在患者口内进行确定，可以在口内做“减法”，调整诊断饰面腭侧的形态，并根据患者的咀嚼运动（垂直型或水平型），最终形成个性化的切牙间隙。对某些患者而言，切牙间隙原本就很小，其并非因为覆𬌗过深，而是由于覆盖/覆𬌗过小。面对这种情况，想要打开前牙咬合，有以下3点需要考虑：

（1）将A点向唇侧移动，这样可以增加覆盖，打开“前牙车库”。

（2）可以抬高咬合垂直距离，以打开“前牙车库”。但同时要加长A点，这可能会使上前牙长度过大。

（3）下前牙的切端只能少量加长，加长过多也会减小切牙间隙。

当患者在复诊制作诊断饰面时，医生需要在口内评估：前牙加长后美学效果如何；覆盖加大是否影响唇部的功能和舒适度。

怎样打开切牙间隙

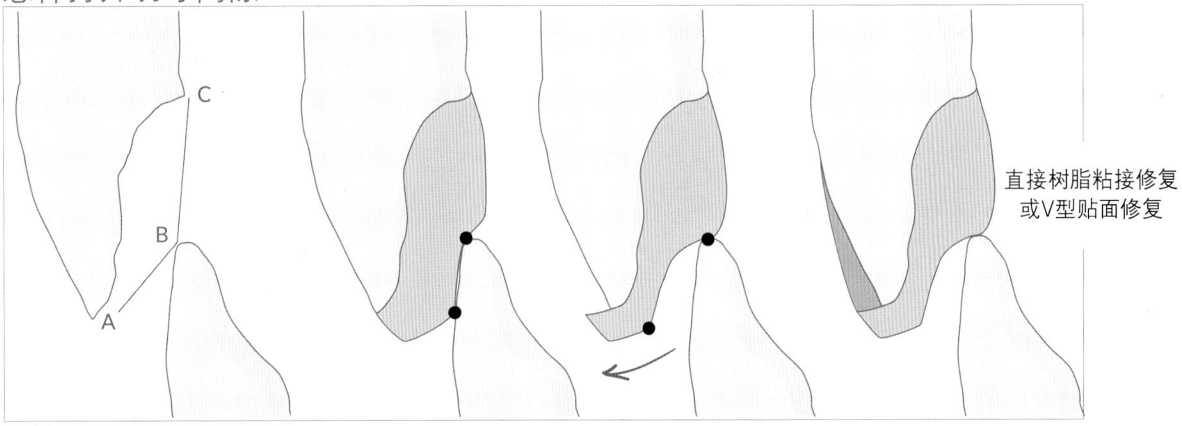

虽然抬高垂直距离使前牙获得了修复空间，但是加长或增厚切端势必会占用这些空间，造成𬌗干扰。因此，为了重建切端，同时又保留切牙间隙，技师应当将A点设计在偏唇侧的位置，将前牙粘接性微创修复体包绕至唇面，唇侧边缘放置到更靠龈方的位置。

当前牙咬合是切对切时，如何获得切牙间隙

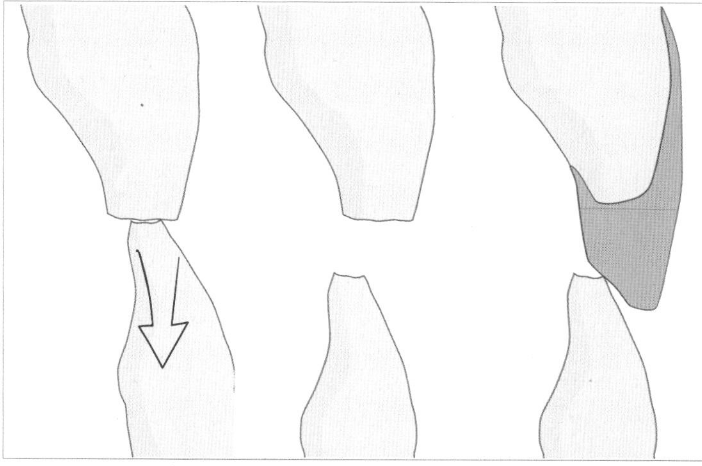

只有大量抬高咬合垂直距离，才能改善切对切的关系，使下前牙的切缘位于上前牙的后方。此外，为了加大前牙的覆盖，还需要将A点向唇侧、切端移动。

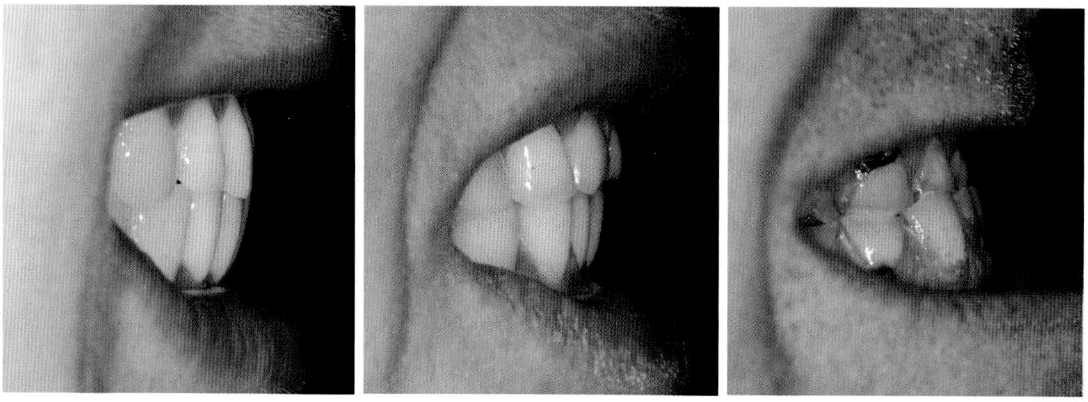

前牙切对切的关系。只有在抬高咬合垂直距离并加长上前牙的情况下，才能修复切端的缺损。

前牙止点的形态满意吗?

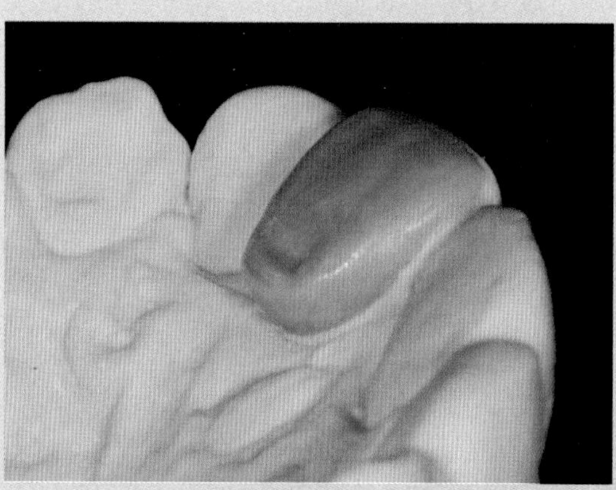

切缘厚度、AB段形态、B点位置、是否为Pistorius式、近远中斜面、C点位置。

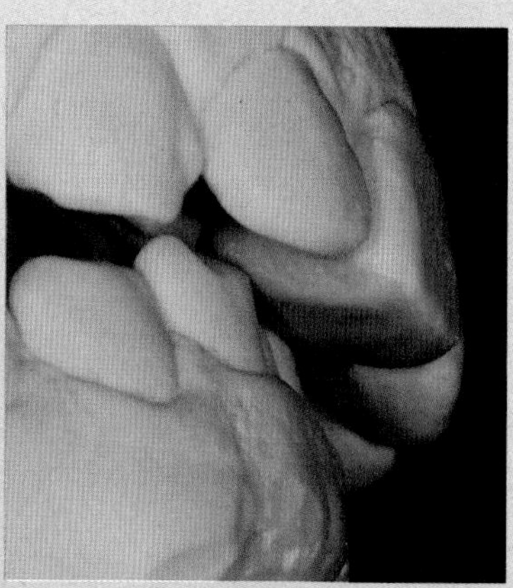

切牙间隙、AB段形态、切缘厚度、蜡型是否扩展到唇面。

→ 如果不满意，修整蜡型

→ 如果满意，检查抬高后的咬合垂直距离

在完成前牙止点的设计之后，技师应当先停下来，与医生进行沟通，检查前牙的咬合设计是否有误，尤其是AB段是否存在𬌗干扰。没有问题后再进行前牙唇面蜡型的制作，以免之后才发现问题，再花费大量时间去修改。

如果医生没法拿到模型，技师可以提供两张前牙止点的照片：一张腭侧面的照片（评估BC段的厚度）和一张矢状向的照片（检查AB段的切牙间隙）。为了让医生更好地评估后牙的修复空间，每个病例都需要从模型后方去检查并拍照，以展示当咬在前牙止点时后牙之间的距离。因为当前牙止点完成后，技师和医生都需要进一步评估后牙是否获得了足够的修复空间。如果后牙的修复空间足够，那么目前抬高以后的垂直距离就**合适**。如果检查发现垂直距离抬高得**不够**，那么医生需要进一步考虑：

（1）为了满足前牙咬合接触的要求，如果接受目前的垂直距离，后牙的修复体由于变薄，可能强度会降低。

（2）为了满足后牙修复体强度的要求，如果再将垂直距离抬高，修复后可能就会出现前牙开𬌗。我们并不希望将前牙修复成开𬌗，因为修复完成后的牙齿并不能靠自己移动来获得咬合接触。在这种情况下，可能就有必要借助正畸治疗来纠正开𬌗的状态。

以上所有都是基于模型上的设计。如果这个设定的垂直距离既符合了生物学原则（尽量微创、保留健康牙体组织），又能满足修复的需要（例如，修复体形态正常），那么后续需要将蜡型的设计转移到患者口内进行验证和修改（通过后牙树脂𬌗贴面）。

垂直距离的抬高合适吗?

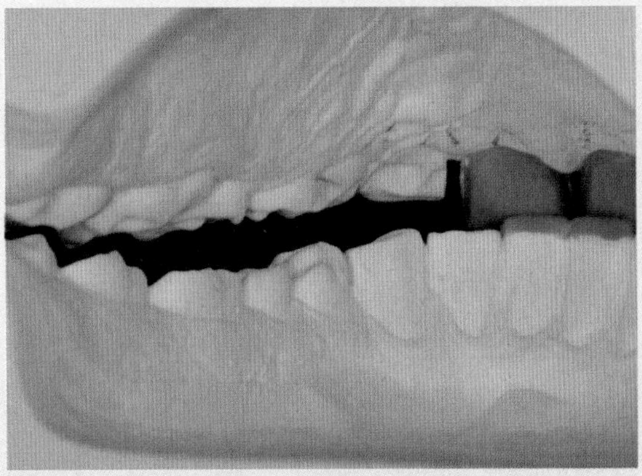

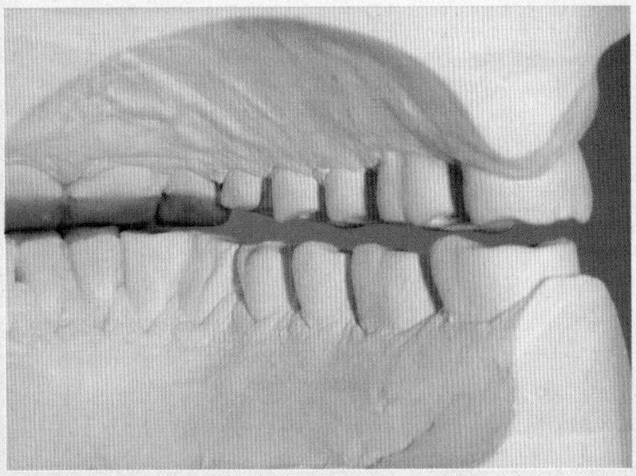

评估后牙修复空间 → 后牙咬合重建的空间是否足够?

后牙止点 ←— 咬合垂直距离抬高不足时

依据理想的前牙止点设计出的垂直距离，如果不足以进行后牙修复时，我们就需要通过制作后牙的蜡型，来决定后牙所需的空间，这一步被称为**“后牙止点”**。技师需要设计第一磨牙的𬌗面蜡型，保证其形态正常、厚度适当。

根据患者不同的情况，后牙止点可以是**单一的**（只做一颗磨牙），也可以是**双重的**（上下颌第一磨牙都做蜡型）。

做好后牙止点后，模型只在第一磨牙处形成咬合接触，前牙止点就会脱离接触。这可能会造成前牙开𬌗，那么医生首先需要决定，是否要按照后牙的修复需求使用这个更高的垂直距离。其次，医生还需要进一步判断前牙的开𬌗是否需要纠正（例如进行正畸治疗）。我们肯定不希望将一个闭锁性咬合的患者修复成开𬌗。

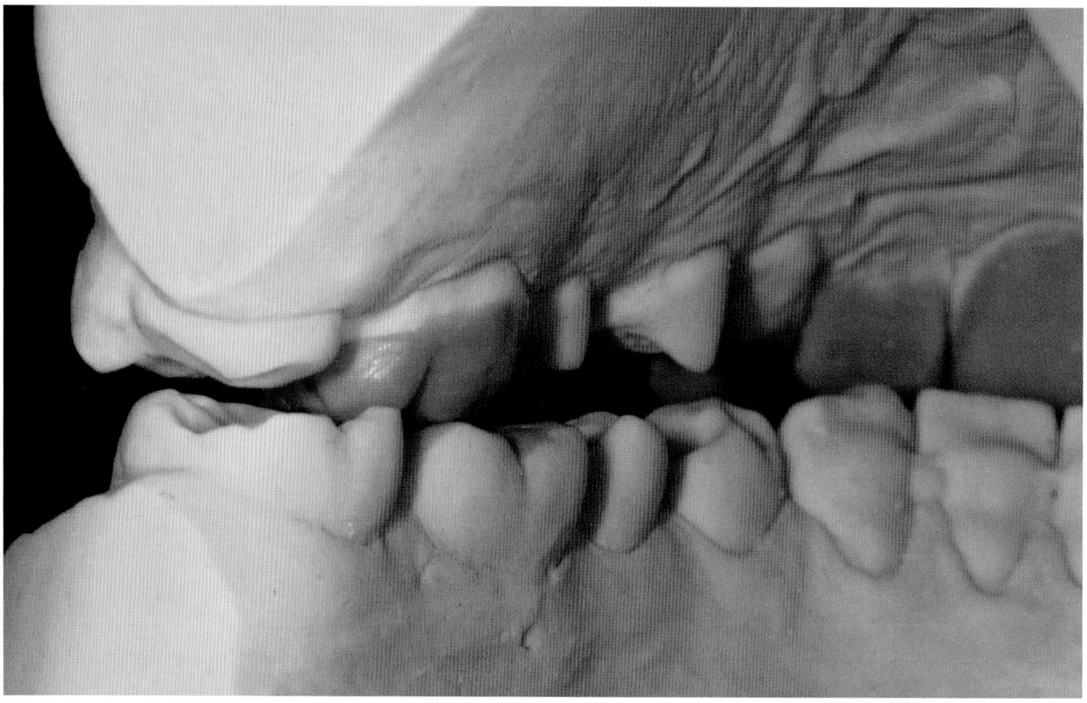

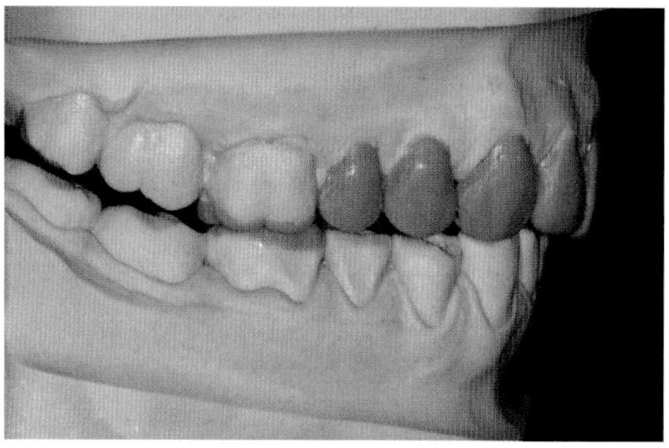

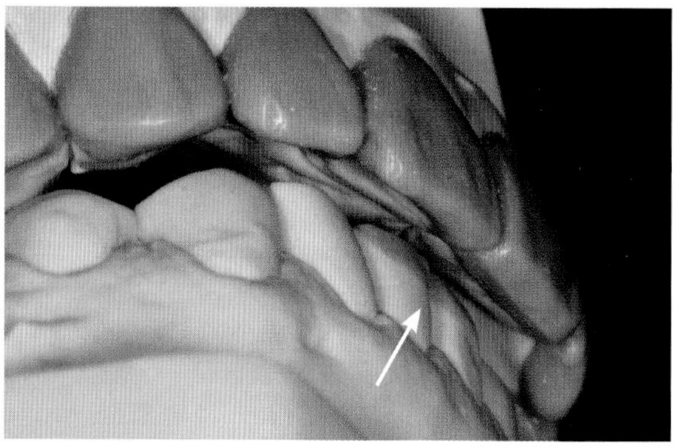

依据理想的前牙止点设计出的垂直距离如果不足以进行后牙修复时，就需要通过蜡型确定后牙的双重咬合止点。增加的垂直距离可能造成前牙的开𬌗，这需要由医生来决定如何解决。

总结：

医生**必须**：

（1）明确前牙止点代表着未来前牙修复体理想的形态，包括修复体的厚度（BC段）和理想的前导（“前牙车库”）（AB段）。

（2）如果以前牙止点为准，抬高的垂直距离能够满足后牙修复的需要，那就选择前牙止点。

（3）如果以前牙止点为准，抬高的垂直距离无法满足后牙修复的需要，那就需要制作后牙止点。当以后牙止点为准时，前牙修复完成后可能会出现开𬌗。

（4）决定怎样处理产生的前牙开𬌗。

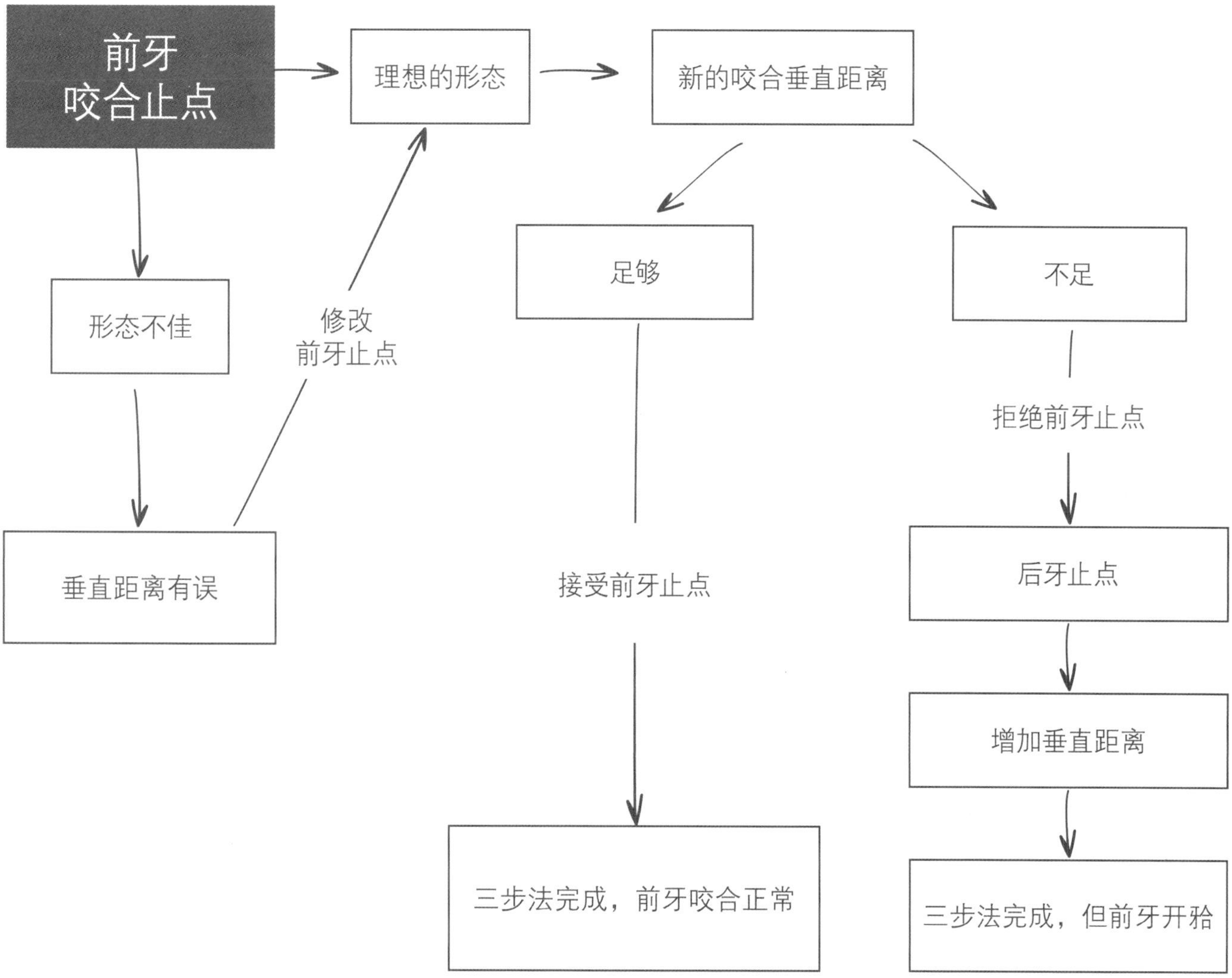

需要注意的是，初诊时记录的下颌位置只是**暂时的**，最终修复时下颌的位置还需要在诊断饰面阶段利用前牙止点来确定。

制作唇颊面蜡型

在医生确定了前牙止点之后，技师就可以继续制作上颌其他牙齿的蜡型了。但目前这一阶段，只需要堆塑出前牙的唇面与切端，以及除第二磨牙外的其他后牙的颊尖。上后牙的腭尖与下后牙的蜡型，目前也暂时不做。

技师需要以美学标准为指导，参照患者的微笑像和已经完成的中切牙切缘位置，来制作其他牙齿唇颊面的蜡型。假设上颌模型在殆架上的位置正确，就相当于患者正面面对技师，两颗中切牙不仅要长度一致、切缘水平，而且邻接触区（即上

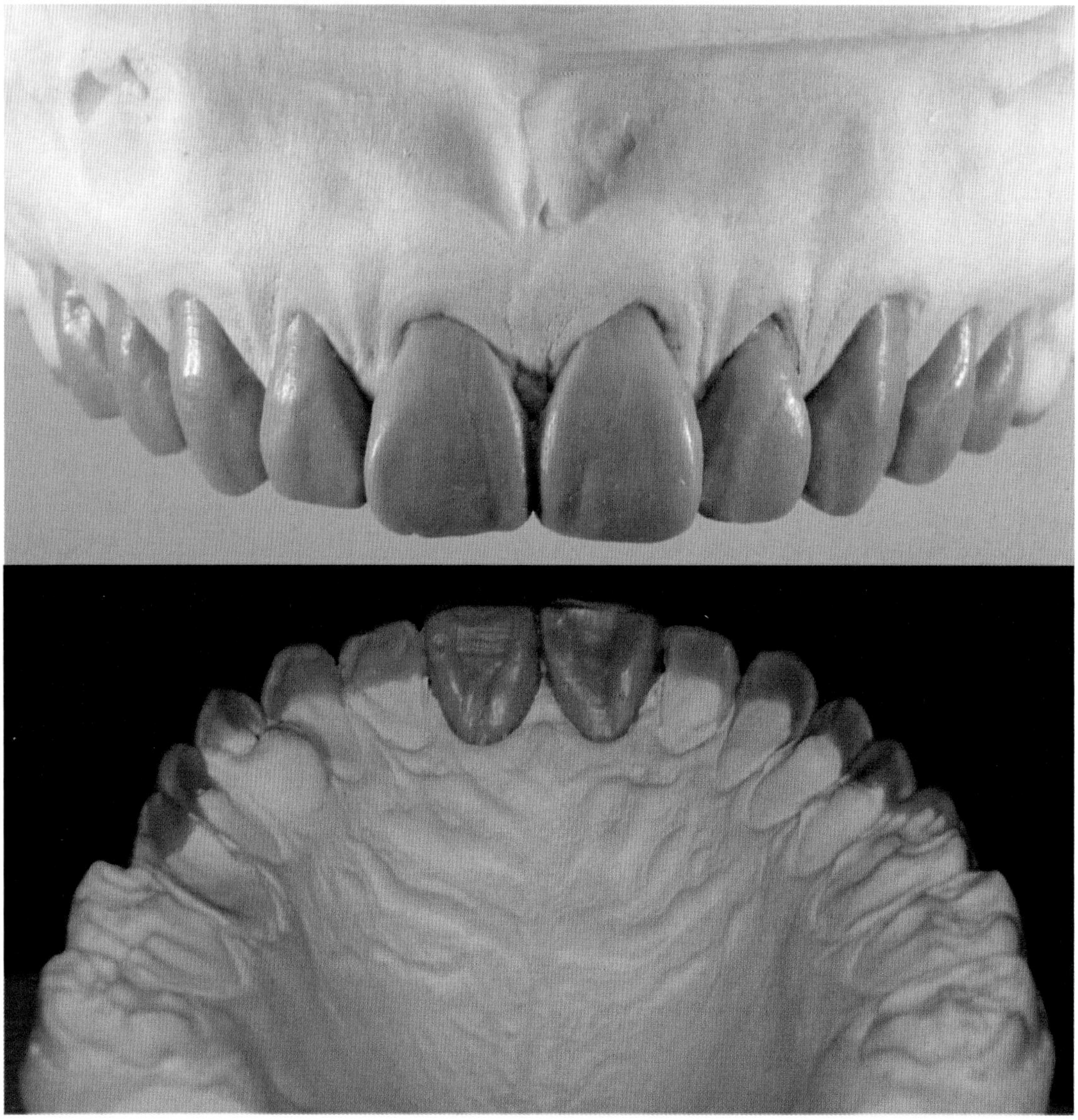

技师将继续制作上颌其他牙齿唇颊面的蜡型。其他前牙的切端设计将尽量参考前牙止点的形态，避免封闭“前牙车库”，形成殆干扰。

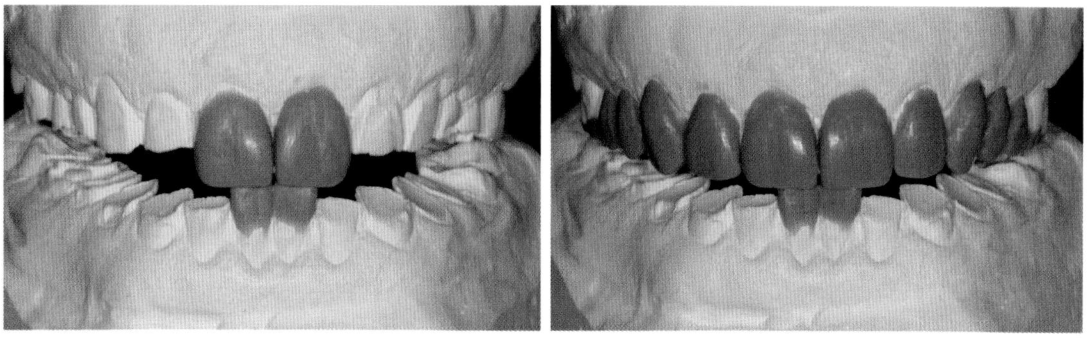

参考前牙止点的设计，制作其他牙齿的蜡型。

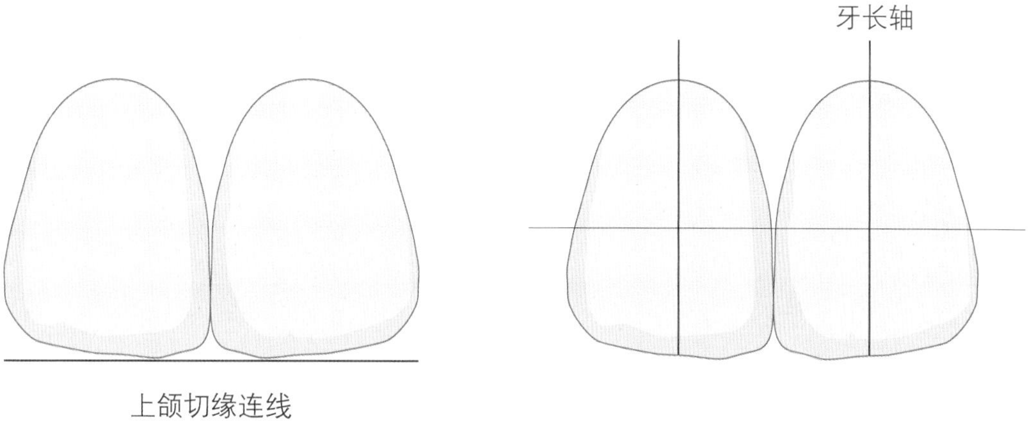

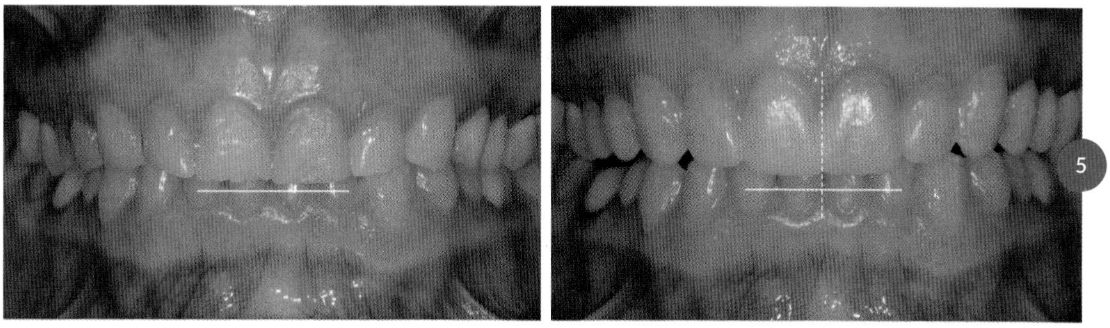

在唇颊面蜡型的美学设计中，首先要确定上颌切缘连线是水平的，中切牙牙长轴是竖直的（或切端略向近中聚拢），这两点非常重要。上中切牙十字的垂直臂也应当是竖直的。

中切牙十字的垂直臂）要尽量竖直（与殆架切导针平行）。

设计前牙唇面蜡型有两个关键点：**上颌切缘连线与上中切牙十字** ❺。上颌切缘连线应当水平，上中切牙十字的垂直臂应该是竖直的。为了获得美观的外形，两颗中切牙牙长轴还应当与上颌切缘连线垂直，并互相平行（或切端略向近中聚拢）。只要上颌切缘连线和上中切牙十字都是直的，牙长轴就比较容易确定。在试戴诊断饰面阶段，唯一需要再检查的就是切端长度了。

相反，如果在试戴诊断饰面时才发现上颌切缘连线和上中切牙十字是倾斜的，就不容易调改了。即使可以在口内将切缘调磨平直，牙长轴的倾斜也无法修改了，这样的美学效果不能使患者满意。

如果上颌其他牙齿的切端或牙尖比中切牙切端还长，就会出现反微笑曲线 6，不仅不美观，还显得苍老。

在进行前牙美学设计时，需要注意，在殆架上模型的位置并不一定能反映患者的真实情况。此外，E线不要过于向磨牙方向倾斜（虽然这样会显得年轻），也不必过于追求对称。由于上牙颊尖在功能上还起着重要的作用（引导后牙侧方运动），医生可能会在调殆时改变颊尖的形态和位置。如果患者自身就存在左右不对称，那么后牙颊尖轻微的高低不平也是可接受的。当然，我们也不要引导患者**仅凭美学标准，过度关注后牙的形态和位置**。患者的关注点应当是整体的美学效果是否协调，而不是关注细节。通常，患者过分关注细节是由医生的错误引导所致。尤其功能失常的患者，与其跟患者纠结完美的美学效果，不如将时间用来检查和评估患者的咬合功能（前后牙的殆干扰），因为对这些患者来说，协调的功能才是决定牙齿形态的重要因素。

针对不同的病例，医生与技师需要讨论**蜡型包绕唇面的程度**，可以是只恢复切端/牙尖不包绕唇面，也可以是唇面全部包绕。最终修复体是否要包绕唇面、包绕多少，需要在制作蜡型时就定下来，并且在试戴诊断饰面时告诉患者，尤其是只包绕部分唇面时，一定要提前与患者沟通、商量。

将唇面蜡型的边缘放在龈上，有利于以后修复体的粘接操作。然而，尤其是在前牙区或前磨牙区，边缘暴露会影响美观，还会影响对牙齿颜色的遮盖。

龈上边缘除了有美学问题外，为了遵循不备牙的微创原则，技师只能单纯做“加法”，唇面蜡型的厚度会让它突在牙面之外。如果在口内做出的诊断饰面的局部突出较厚，医生还需要修整调磨，因为过于突出的地方可能导致食物嵌塞。患者也需要观察，戴诊断饰面时牙齿形态是否过突。在口内调整诊断饰面的厚度是比较容易的，只是磨除多余的地方就可以了。

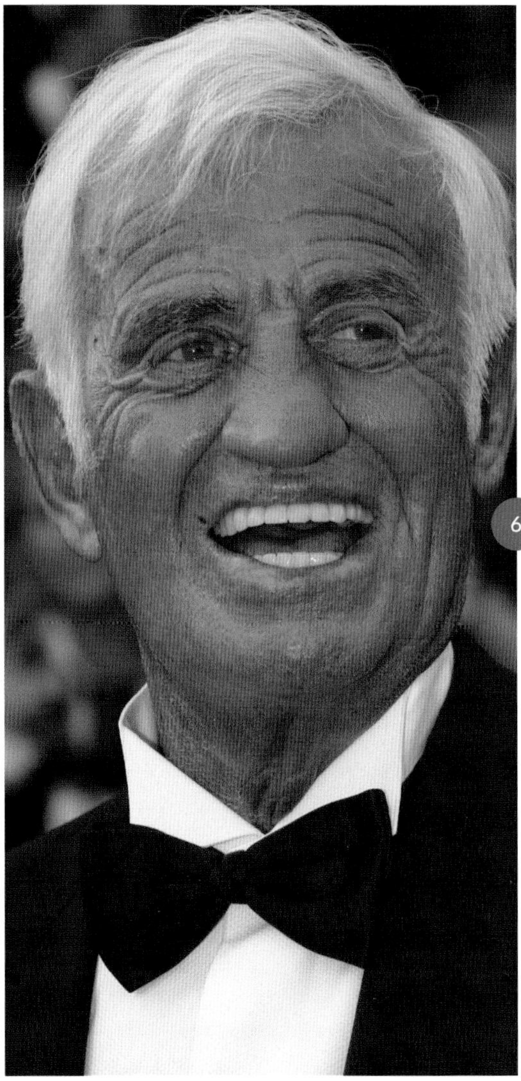
6

反微笑曲线并不美观，但仅根据美学标准，做成下垂的微笑曲线，可能会在咀嚼时形成后牙殆干扰。

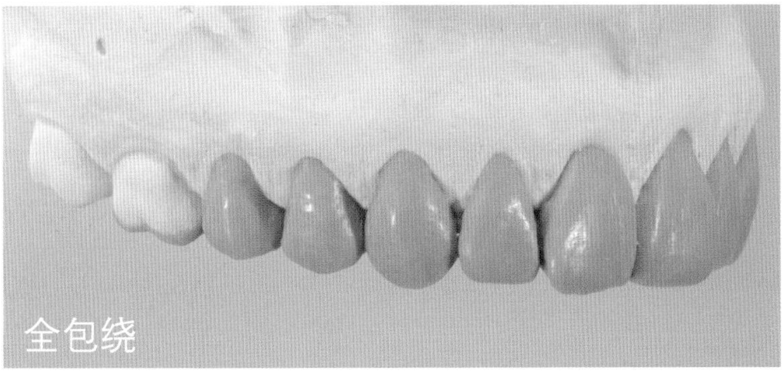

包绕全部唇面的蜡型。医生需要注意，这种蜡型无法通过透明硅橡胶阴模来指导后牙修复体的就位，最终的前牙粘接性微创修复体也会包绕全部唇面，而不仅仅是舌贴面。

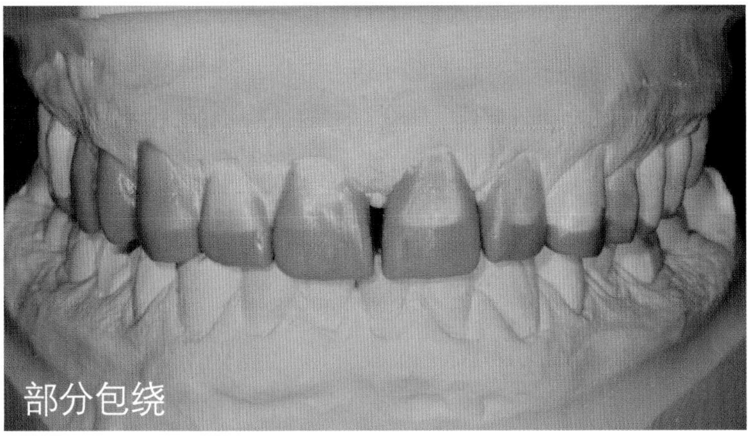

当唇面蜡型包绕部分唇面时，蜡型应当与未修复的牙面形成自然过渡，因此边缘会更加复杂。过薄的蜡型也意味着，为了戴牙时边缘能够过渡自然，医生需要进行适当的备牙（除非进行复合树脂直接粘接修复）。

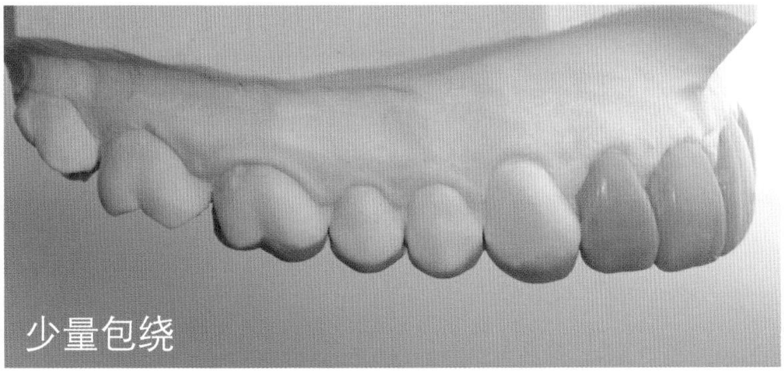

当蜡型仅位于切端/牙尖、未包绕唇面时，修复体需要与其他牙面之间的颜色相匹配。如果有的牙蜡型特别薄，那需要思考这颗牙是否真的需要修复，也就是说这个修复空间是全部提供给单颌牙列，还是上下颌牙列都需要。

需要注意的是，如果不确定唇面边缘是否应该放在龈上，**与其费力将唇面做短、做薄，还不如将其全部包绕过唇面。**因为蜡型越薄，就意味着牙体预备的量可能会越大，否则修复体就会很薄，这样既不好加工，也无法遮住牙齿的颜色。

为了帮助医生准确判断蜡型的厚度，技师最好使用与石膏不同颜色的蜡。

4种情况需要将唇面全包绕

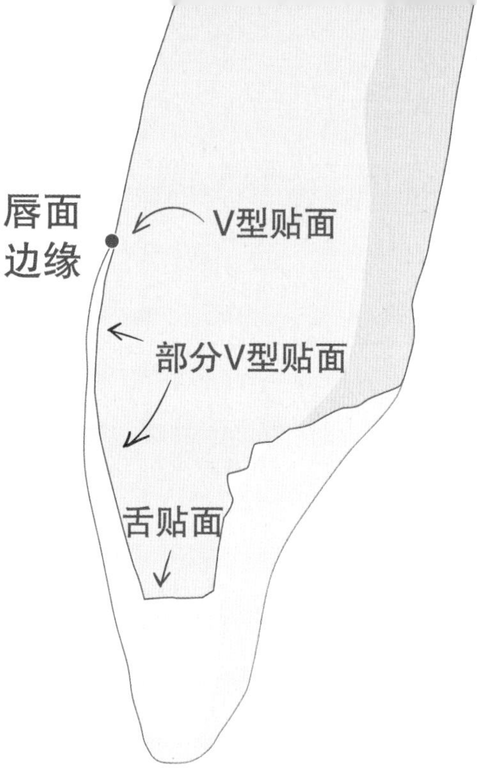

1

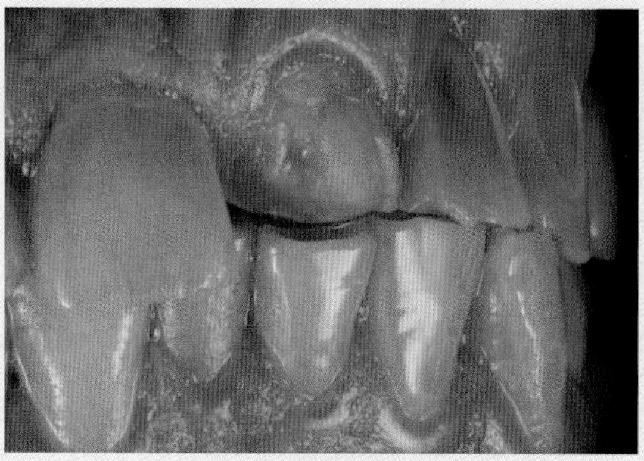

唇面已有缺损

2

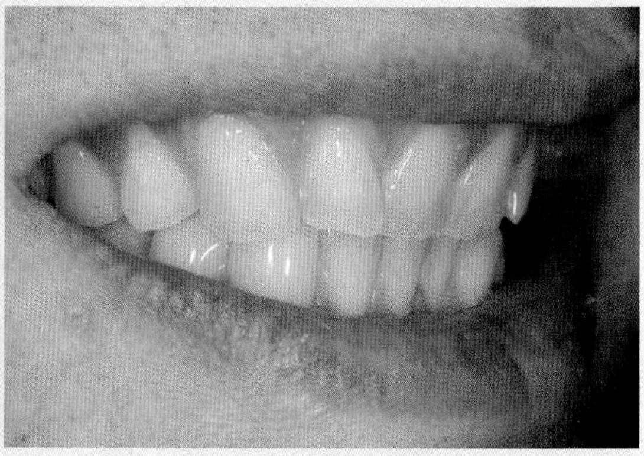

牙冠向腭侧倾斜

3

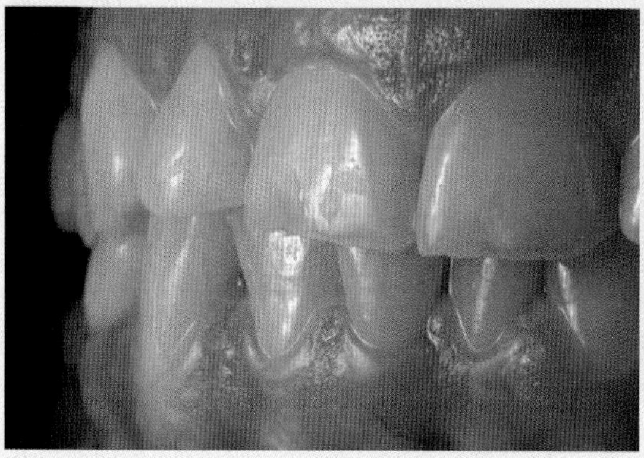

需要打开“前牙车库”
（切端需要唇倾）

4

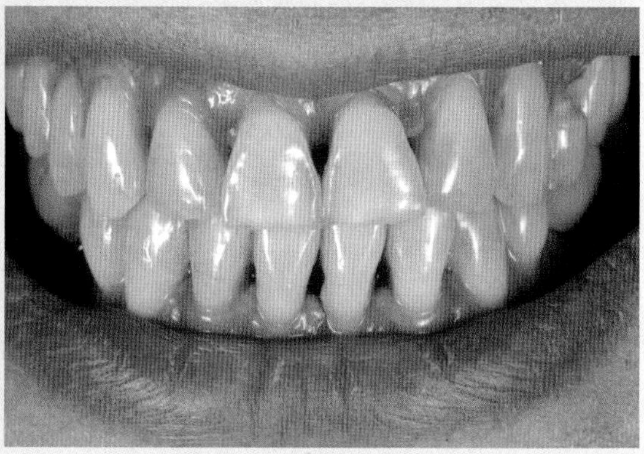

患者美学要求高
（希望完全遮盖住原本的牙齿）

堆塑唇颊面蜡型

技师指南

（1）首先堆塑两颗中切牙，保证**上颌切缘连线**水平，上中切牙十字的垂直臂**竖直**。

（2）制作前牙腭侧的蜡型，形成**咬合止点**（单颌或双颌）。

（3）如果上下前牙都需形成咬合止点，下颌4颗中切牙都要制作蜡型，并确定下颌切缘连线的位置。

停下来 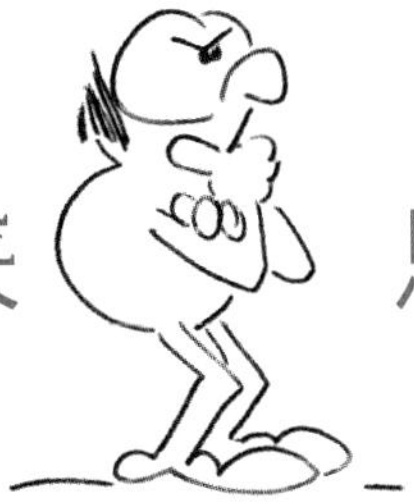 思考

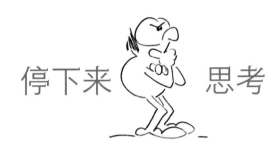

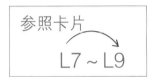

参照卡片
L7～L9

（4）与医生讨论，依据前牙止点**抬高的垂直距离是否能保证充足的修复空间**；如果不够，是否需要设计**后牙止点**。

（5）确定了最终的垂直距离之后，继续**堆塑唇颊侧蜡型**。

（6）设计适当的**前牙覆𬌗覆盖**（形成足够的切牙间隙），覆𬌗过大时需要调整，覆盖过大时可以适当增加切端厚度。

（7）**侧切牙**长度**不要**过**长**（避免形成𬌗干扰）。

（8）上下**尖牙**也应保留足够的**尖牙间隙**，即AB段应当不与对颌牙发生接触，双侧的间隙应尽量对称。

（9）**上后牙颊尖相连所形成的E线**应当与上颌切缘连线在**同一高度**，但略微向根方倾斜一些，不要形成反微笑曲线。

（10）完成后牙**颊尖蜡型的堆塑**，评估后牙的牙尖斜度和覆𬌗覆盖。

（11）必要时可将前牙和前磨牙的唇颊侧蜡型包绕至牙颈部，但第一磨牙除外（除非颊侧存在大面积牙体缺损）。

（12）**无须**堆塑侧切牙和尖牙BC段的蜡型。

（13）**无须**堆塑上后牙腭尖的蜡型。

（14）如果**没有特别的必要，无须**堆塑第二磨牙的蜡型。

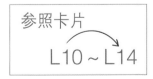

（15）**无须**堆塑下后牙的蜡型，除非要进行后牙止点的设计。

参照卡片
L10～L14

临床步骤一：

诊断饰面

当技师将蜡型堆塑完成后，医生需要在患者口内进行验证，包括新的切端位置和微笑曲线。制作诊断饰面是为了帮助医生评估新的美学设计是否合适，在此基础上才能进行后续的步骤。同时，在戴诊断饰面时，患者后牙脱离接触，医生也通过去程序化的方法诱导下颌回到正中关系位，并在新的垂直距离下，记录上下颌之间的颌位关系。

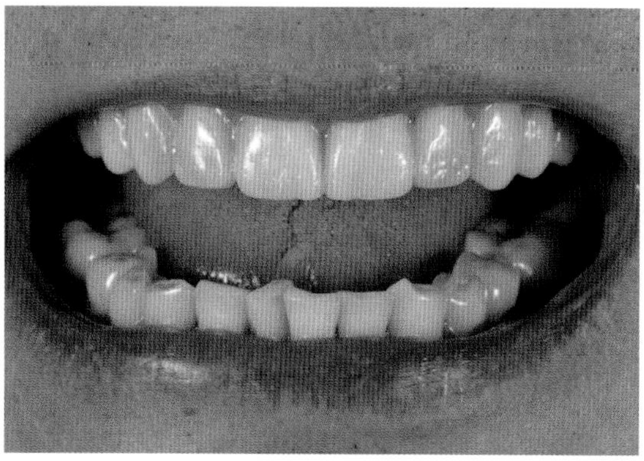

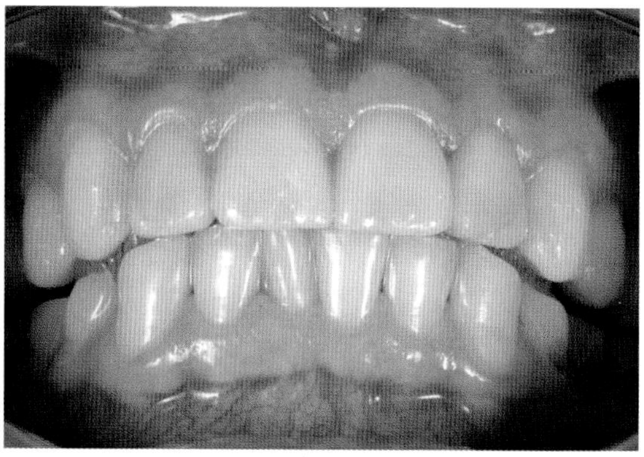

诊断饰面 ＋ 咬合记录

在进行咬合重建修复时，改善美观是最重要的目标之一，这常常也是患者的主要诉求。按照三步法，在第一次复诊后就能通过诊断饰面模拟最终修复后的美学效果。患者能在很短的时间内了解修复后牙齿的形态、颜色和修复体的数量，这有助于帮助他们下定决心开始治疗，也能尽可能保证修复后的效果令人满意。这个步骤很简单，被称为“唇颊面诊断饰面”。医生需要在诊断蜡型上制作一个硅橡胶阴模，在阴模内注入牙色临时修复材料（Telio，Ivoclar），然后再就位到患者口内。

待临时修复材料固化后，取下阴模。这时上颌牙的唇颊面就会覆盖上一薄层临时修复材料，用来模拟修复完成后的牙齿形态。这种方法能让患者能直接看到修复后的效果，并提出自己的意见和想法。

对于一些重度磨耗的患者，如果存在一些美学效果的局限，制作诊断饰面也能让患者看到哪些美学要求是无法实现的。在这一步，医生有责任去判断技师的蜡型做得是否合适，也需要判断患者的诉求是否合理，并且要将一些患者没注意到的内容（例如对咀嚼功能的恢复、牙体组织的保护等）告诉患者并与他们进行沟通 ❼❽❾。

7

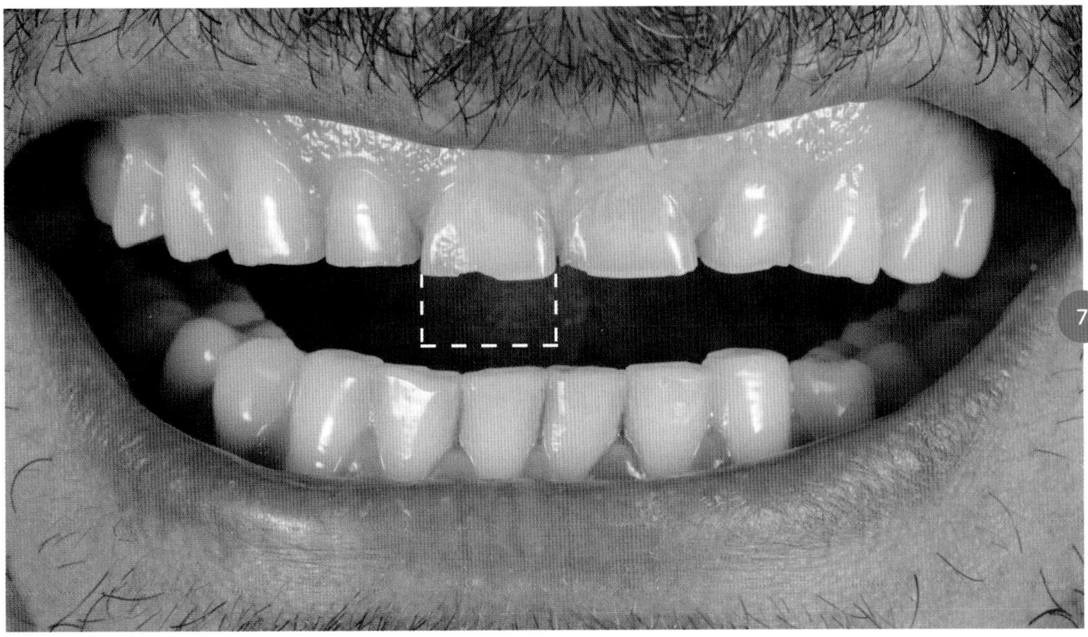

在磨耗牙列的修复设计中，医生需要决定修复体的形态，既恢复美观，又不影响咬合功能。对这位患者而言，不适合过长的中切牙，如果按照标准长度设计上前牙，很可能会出现殆干扰。

8

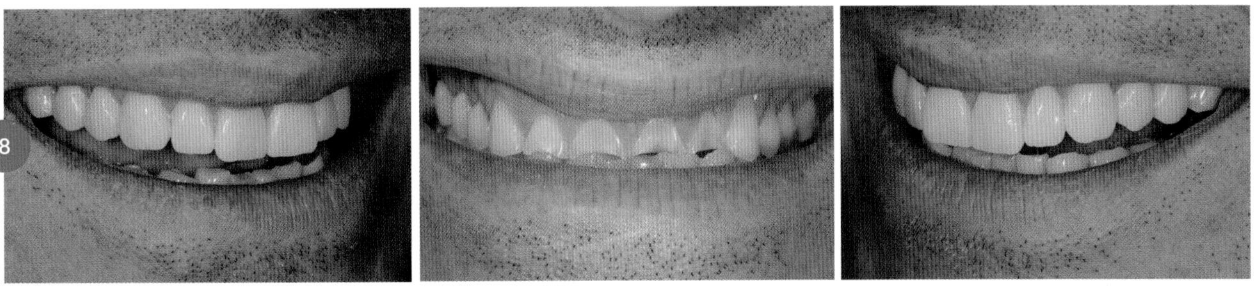

唇颊面诊断饰面应该还包括上颌后牙的颊侧，这样不仅能评估新的上颌切缘连线，还能评估E线的位置（3条上颌参考线），以及唇颊面形态是否协调。

9

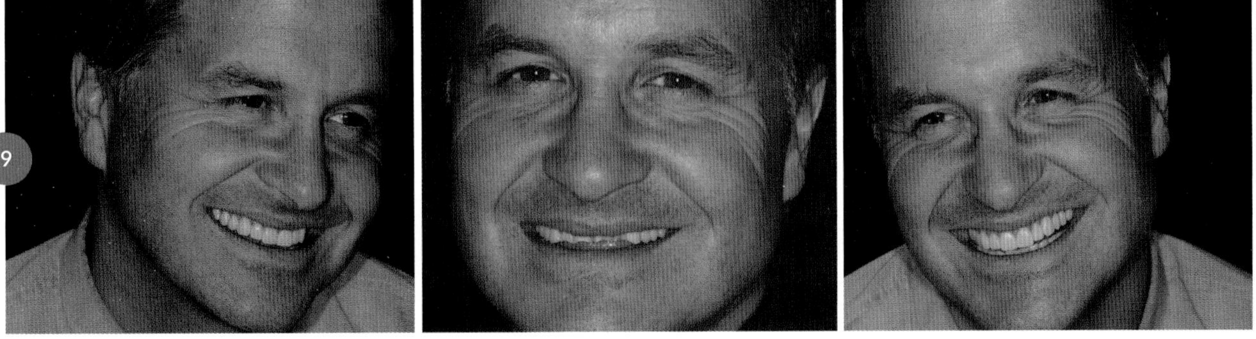

诊断饰面并不只是用来说服患者接受治疗方案的，还可以让医生在治疗前更好地了解修复设计的一些细节，包括美学设计、咬合设计、生物学原则的考虑等。

在做完诊断饰面之后，常常有两类患者需要注意：一类是**希望牙齿再加长一些** ⑩；另一类是**觉得牙齿过突、过大** ⑪。有时，患者的想法并不一定正确。对前一类患者而言，前牙再做长一些可能美观效果会更好，但是可能会造成殆干扰，影响修复长期稳定的效果。而对于后一类患者来说，略突的唇面形态意味着极少甚至是不进行牙体预备，能最大限度地保留健康的牙体组织，将唇面全部包绕起来也能在颜色上更加美观协调。

前牙不应该加长的病例

10

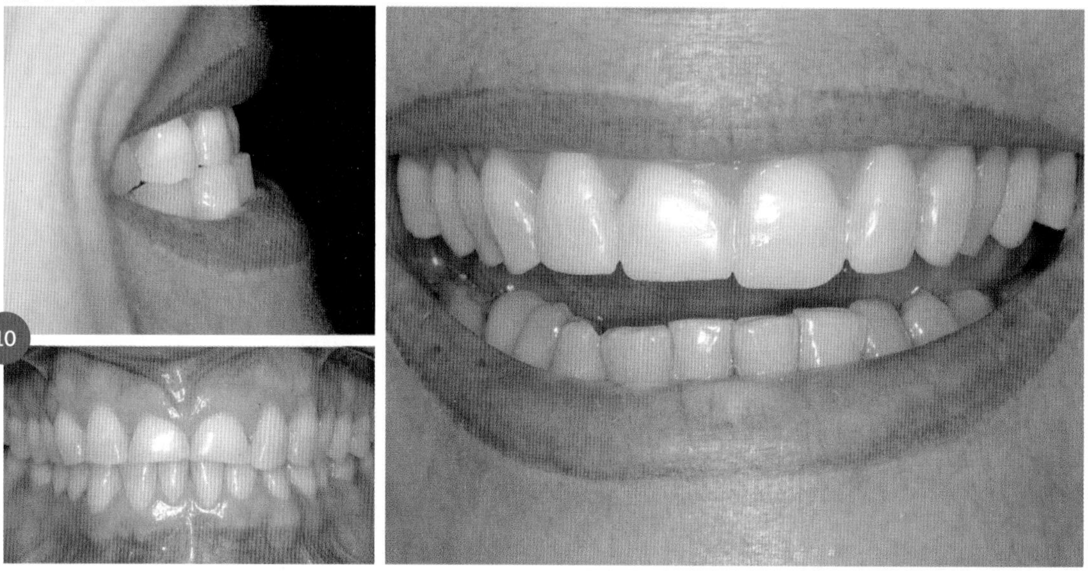

对于伴有功能障碍的患者来说，在考虑修复效果时应当平衡美观、功能和生物学原则。有些患者因为下颌习惯性前伸造成前牙磨耗变短，他们常常会希望前牙能比诊断饰面做得更长一些。医生在左上中切牙诊断饰面切端通过直接添加流动树脂使其加长，但加长后发现这里产生了殆干扰。

前牙应该加长的病例

11

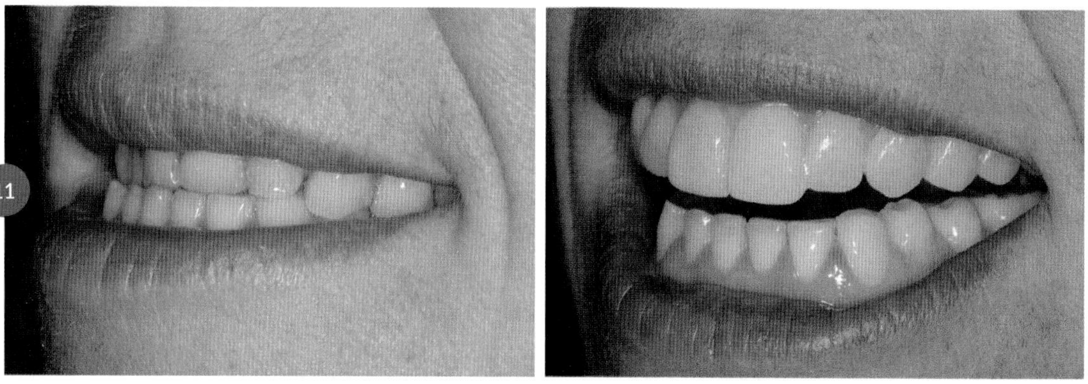

大多数重度磨耗的患者都希望修复后牙齿能又长又白，但并不是所有患者都能接受牙齿真的变成那样。这位患者就不满意诊断饰面的形态，虽然医生觉得美观效果很好，但患者觉得牙齿过大。实际上，这个形态对于形成前牙适当的覆殆覆盖是非常必要的。

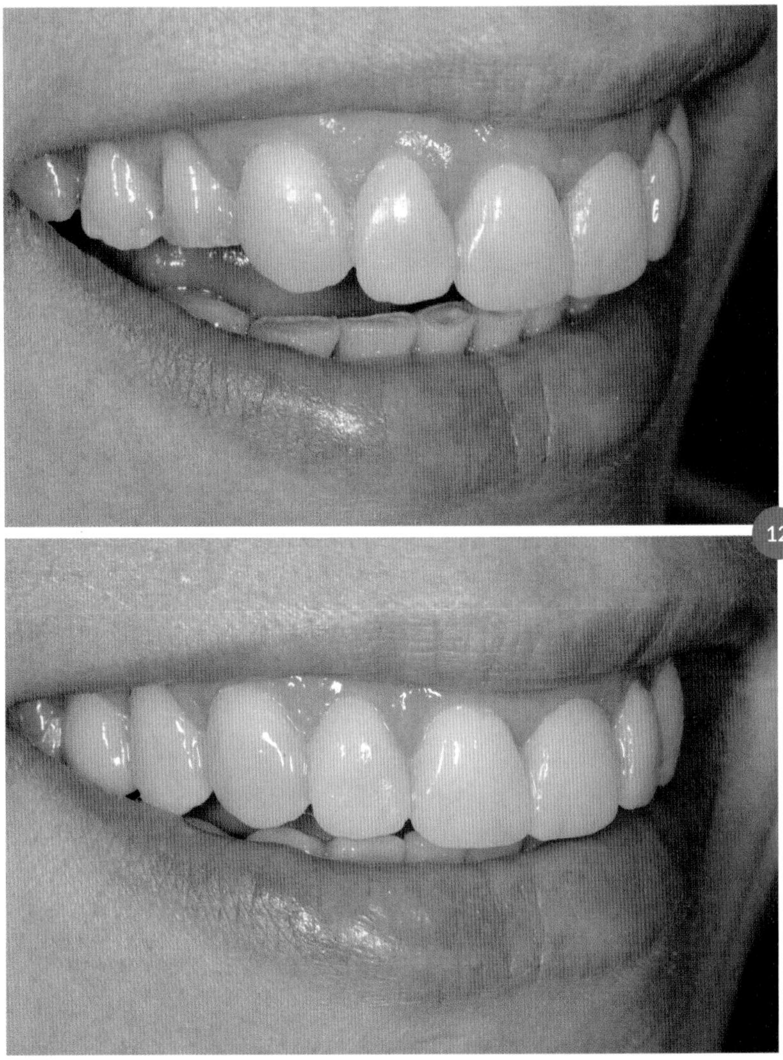

12

如果只做6颗前牙的诊断饰面，从侧面能看到前后牙在形态上存在明显的差别，会让人产生一种错觉，认为前牙过长、过突。单凭前牙的诊断饰面，没有后牙与之形成协调的整体，患者很难做出正确的判断。

三步法唇颊面诊断饰面的优点在于，只需制作个别牙齿的局部蜡型（而非全口蜡型），就能在口内模拟出重建后的美学效果。上牙颊侧诊断饰面还能体现重建后殆平面的位置。如果只做前牙6颗牙的诊断饰面，不仅无法体现后牙的修复设计，美学的验证效果也会大打折扣。从正面观察，颊廊会显得过宽，而前牙会显得过突；从侧面观察，与后牙磨耗变短的牙尖相比，前牙又会显得过长。患者可能会觉得前牙像“兔牙”一样，但这很难判断真实的原因：

（1）前牙确实过大。

（2）患者不太习惯变大的前牙，需要一段时间去适应。

（3）前牙的形态是合适的，只是后牙由于没有修复，前后不协调而已⑫。

唇颊面诊断蜡型的检查与确认

在翻制诊断饰面之前，医生必须先要花时间检查一下诊断蜡型，我们希望只有唇颊面堆塑了蜡型，**而腭侧面没有蜡型**。诊断饰面的优点是制作简便，去除也容易。当硅橡胶阴模在腭侧牙体组织上有明确止点时，临时修复材料从腭侧溢出的量就会比较少。由于不包绕腭侧，诊断饰面比较容易去除，患者可以戴回家，自己将它取下来。

其次，腭侧不做蜡型也能帮助硅橡胶阴模在口内就位时更加稳定。

如果技师是利用数字化的方式设计诊断蜡型时，那就必须设计一个完整的牙齿形态，无法只设计唇面。因此，技师还需要花时间把蜡型上腭侧的部分去掉。这一点需要医生特别备注，技师才会完成。

另外，只做唇颊面蜡型对医生和技师都很友好，技师的工作量减少，医生的花费也少。有的患者在初次就诊后可能还没有考虑好是否接受治疗，而只做唇颊面的蜡型，加工费也会大大节省。

最后，蜡型上咬合垂直距离的抬高和下颌的位置可能只是暂时的，需要在患者口内进一步评估和确认。因此，在初始阶段就制作殆面蜡型，很可能不准确。

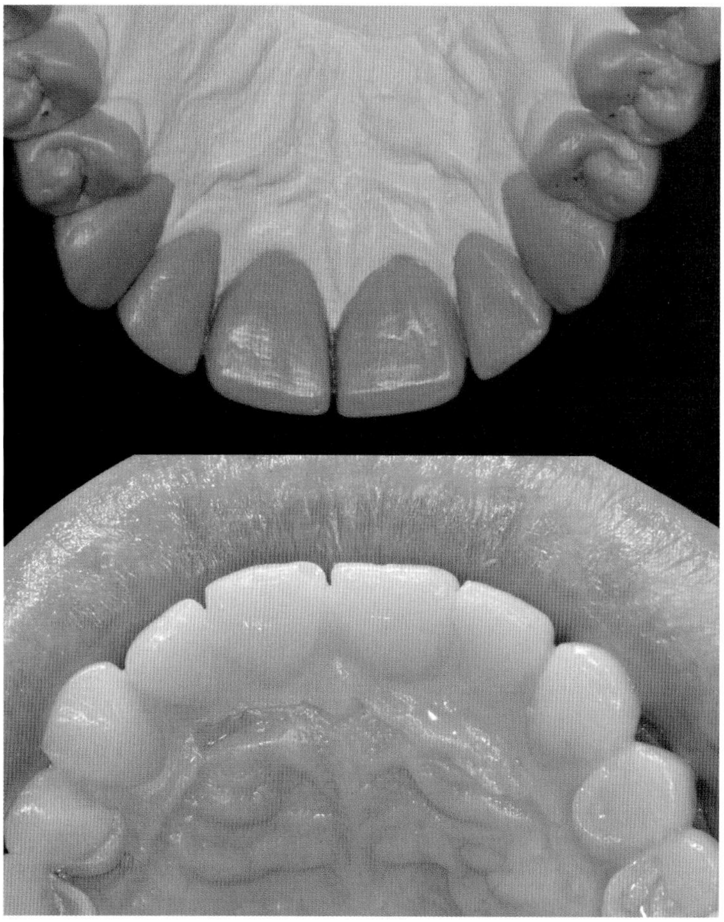

为了确保诊断饰面的效果，好的诊断蜡型**必不可少**。由于腭侧没有堆塑蜡型，硅橡胶阴模能准确就位，临时修复材料不会从腭侧大量溢出，要想去除诊断饰面也很容易。相比之下，全口形态完整的诊断饰面很难去除，尤其是边缘菲薄的情况下。这个病例就是通过全口蜡型翻制了全口的诊断饰面，要想去除它，需要花大量的椅旁时间去磨除。

在检查诊断蜡型时，医生需要注意前后牙是否存在可能的殆干扰。如果有深覆殆、咬合紧的情况，医生需要在蜡型上做出调整，再翻制到患者口内。尤其是对于**开放型磨耗**的患者，要预留充足的功能运动空间，前导一定不要设计得太陡。

唇颊面诊断蜡型的检查要注意以下几点：

1. 前牙腭侧AB段形态

"前牙车库"是开放的。切牙间隙是否足够?

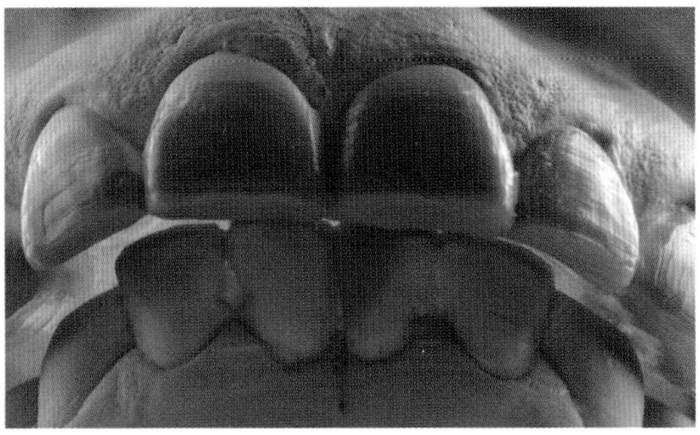

2. 唇颊面蜡型

如果不做牙体预备，修复体是否会过薄？通过技师在模型上堆塑的蜡型厚度，就可以预测未来修复体的厚度。同时，可以根据蜡型包绕唇颊面的多少来判断修复体的边缘是否会暴露出来。

3. 上颌颊尖

后牙"颊侧车库"也应该是开放的。应检查"颊侧车库门"是否过长，特别是对于尖对尖关系的病例，还应检查颊尖是否过于偏向腭侧。

4. 第一磨牙的蜡型

第一磨牙的蜡型是否有必要覆盖颊面?

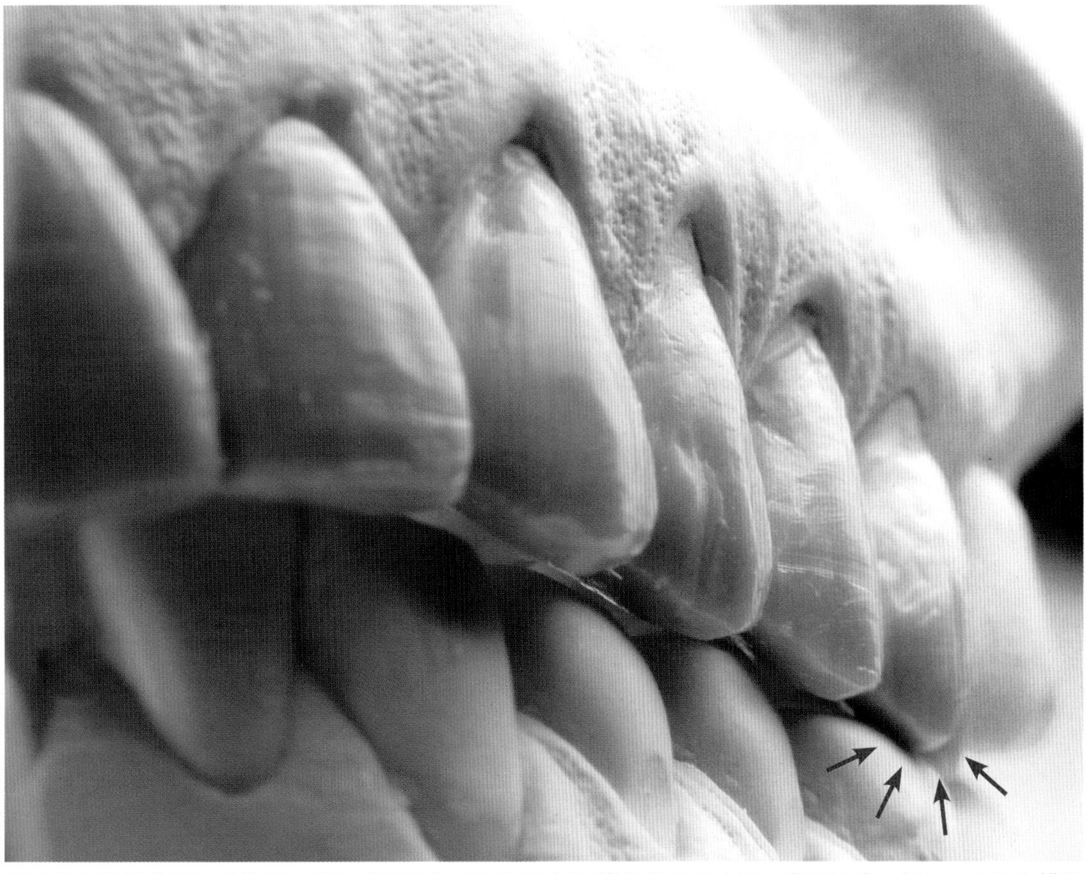
Courtesy of Odt. L. Colella

需要检查诊断蜡型的"前牙车库""后牙车库"和牙尖/切缘位置是否合适，有无干扰。例如，在这个蜡型中，左上第一磨牙的"颊侧车库"过于封闭。

硅橡胶阴模

在制作硅橡胶阴模时，医生需要注意以下几点：

1. **材料**

医生应该选择不透明的油泥型聚乙烯硅橡胶来制作阴模。

2. **边缘**

硅橡胶阴模的唇颊面，应当沿着龈缘修整，形成扇贝形，便于在临时修复材料未完全硬固之前，将溢出的多余部分去除。

3. **邻面**

硅橡胶阴模应当准确复制蜡型的邻外展隙形态。使用双层硅橡胶能将其复制得更准确。

4. **口内就位**

硅橡胶阴模在口内就位应当比较容易，不过度推挤唇颊组织，就位时无阻挡，也不造成患者疼痛。

摘下硅橡胶阴模也应当比较容易，无须使用较大力气，否则可能造成诊断饰面的折断或脱落。如果诊断饰面包绕过多，阴模可能会有较多倒凹区域，这时摘取可能会比较困难。在这种情况下，可以在阴模的颊舌侧边缘做几道切口，导板轻微展开就能方便取下（**阴模切口**）⑬。

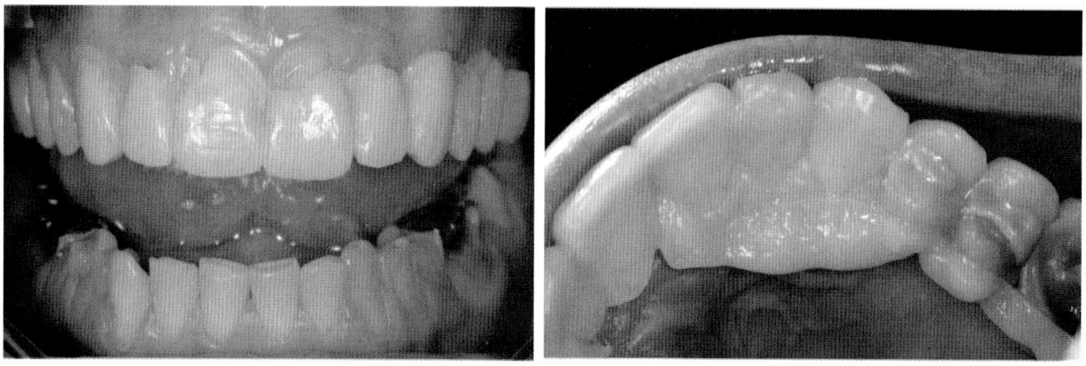

试戴硅橡胶阴模很重要，如果阴模戴入的位置有误，诊断饰面形态肯定也是错的，需要用车针磨除。这不仅会浪费大量临床时间，还会给患者带来不好的体验。即使阴模就位准确，在取下阴模的过程中也常出现诊断饰面的脱位或折断。在阴模上做几道切口（阴模切口），就能使阴模在脱位时轻微展开，帮助顺利取下。

13

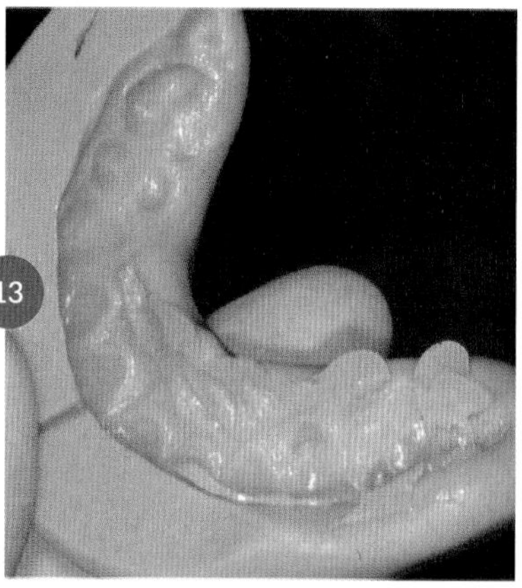

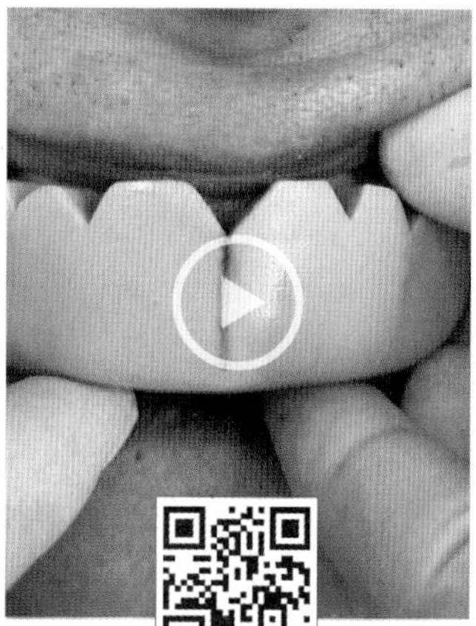

取下硅橡胶阴模

（扫码观看视频V42）

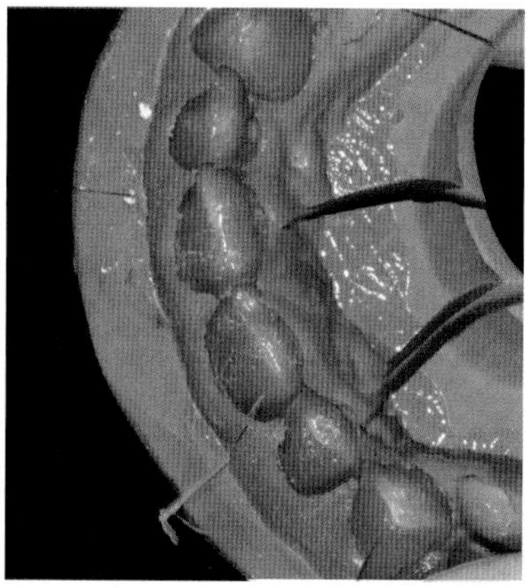

阴模切口

天然牙的准备

制作完成的诊断饰面要易于摘卸，以便患者回家后可以自己取下来，这点非常重要。为了达到这个效果，有3个关键点：

（1）近期完成的树脂充填体要做好隔离（可以使用凡士林或甘油）。

（2）事先填补“黑三角”的倒凹（可以在邻外展隙放置聚四氟乙烯带）⑭。

（3）保护薄弱的悬釉（例如腭侧的缺损可以先用较软的材料充填起来）⑮。

我们通常使用临时修复树脂（例如Telio Onlay，Ivoclar）作为诊断饰面的材料，可以将其注入硅橡胶阴模中，注入时需避免产生气泡。建议使用比患者牙齿颜色更亮的树脂来制作诊断饰面，因为如果做出来患者觉得颜色过白，可以再行外染色；但如果做出来颜色过暗，就无法再将其染白了。

注入临时修复材料后，医生需要将硅橡胶阴模放入口内，保持适当的压力并持续一定时间（至少4分钟），等树脂材料固化后再取下阴模。

取下阴模时应当尽量轻柔，可在不同的位置寻找适当的着力点，并按正确的方向将其脱位。在阴模腭侧制作切口能帮助其在脱位时轻微展开，有助于顺利脱位。取下阴模后，**应当尽快去除腭侧多余的修复材料**。这个位置去除起来最为困难，因此最好在材料完全硬固前就去除干净。接下来，医生就可以着重处理唇面、颈部和邻面的悬突了。

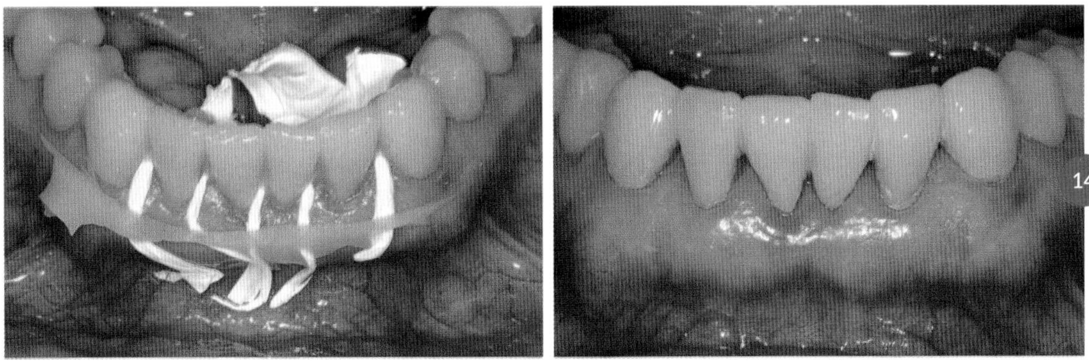

14

在邻面颈部放置聚四氟乙烯带，能减少树脂材料向龈外展隙溢出，方便清除多余材料，使得诊断饰面的摘卸更容易。

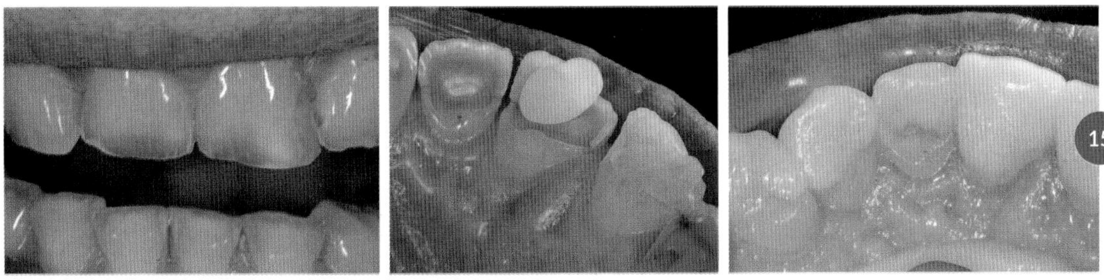

15

如果天然牙上存在薄弱的悬釉，例如前牙切端的悬釉，可以使用较软的材料（Telio Onlay，Ivoclar）先充填腭侧的缺损，因为诊断饰面所用的树脂更硬，摘卸容易造成牙釉质折断。先使用较软的材料充填以保护悬釉，这样摘卸诊断饰面也能更加安全。

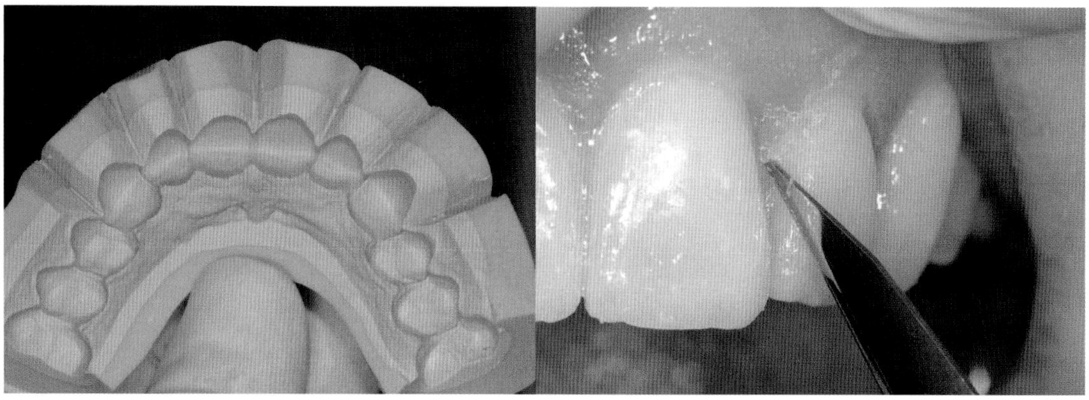

准确的初印模、设计合理的蜡型、合适的硅橡胶阴模，再加上准确的就位，就可以看到这样做出来的诊断饰面外形准确且溢出的材料也很少，可以用手术刀将多余材料轻柔去除。

在注入临时修复材料时，应当注意要将枪头抵在阴模最底部（切端的位置），避免产生气泡。如果诊断饰面上出现小面积的缺损，可以通过流动树脂来修补。如果缺损较大，例如整个切端都需要修补，就会比较困难，既耗时间又无法获得好的美学效果⑯。

诊断饰面由于颜色单一、邻面相连，有时看起来会比较“假”。我们还可以通过外染色，例如将颜料混合在粘接剂中，使其颜色看起来更逼真⑰。

如果诊断饰面的形态需要进行较大调整，建议在调整之前先拍照，将调整前的情况告诉技师。

16

小缺损

较大缺损

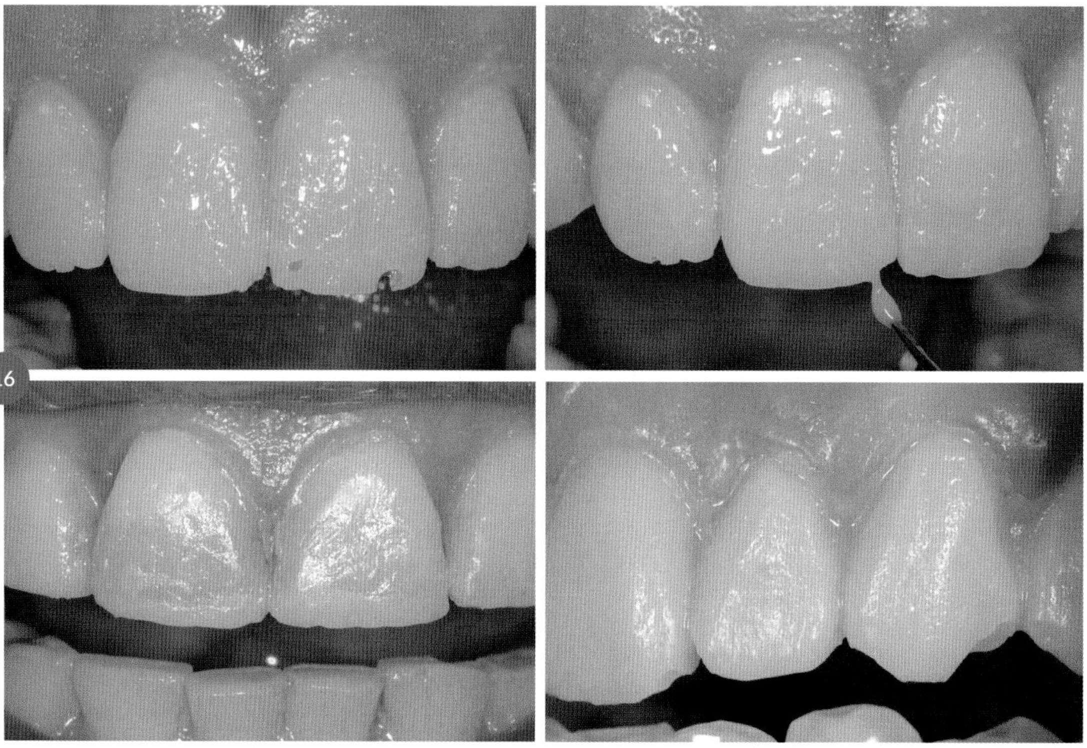

小的缺损可以通过流动树脂来修补。而较大的缺损难以直接修补，因此最好在注入临时修复材料时就将枪头抵在阴模的底部，避免出现气泡。

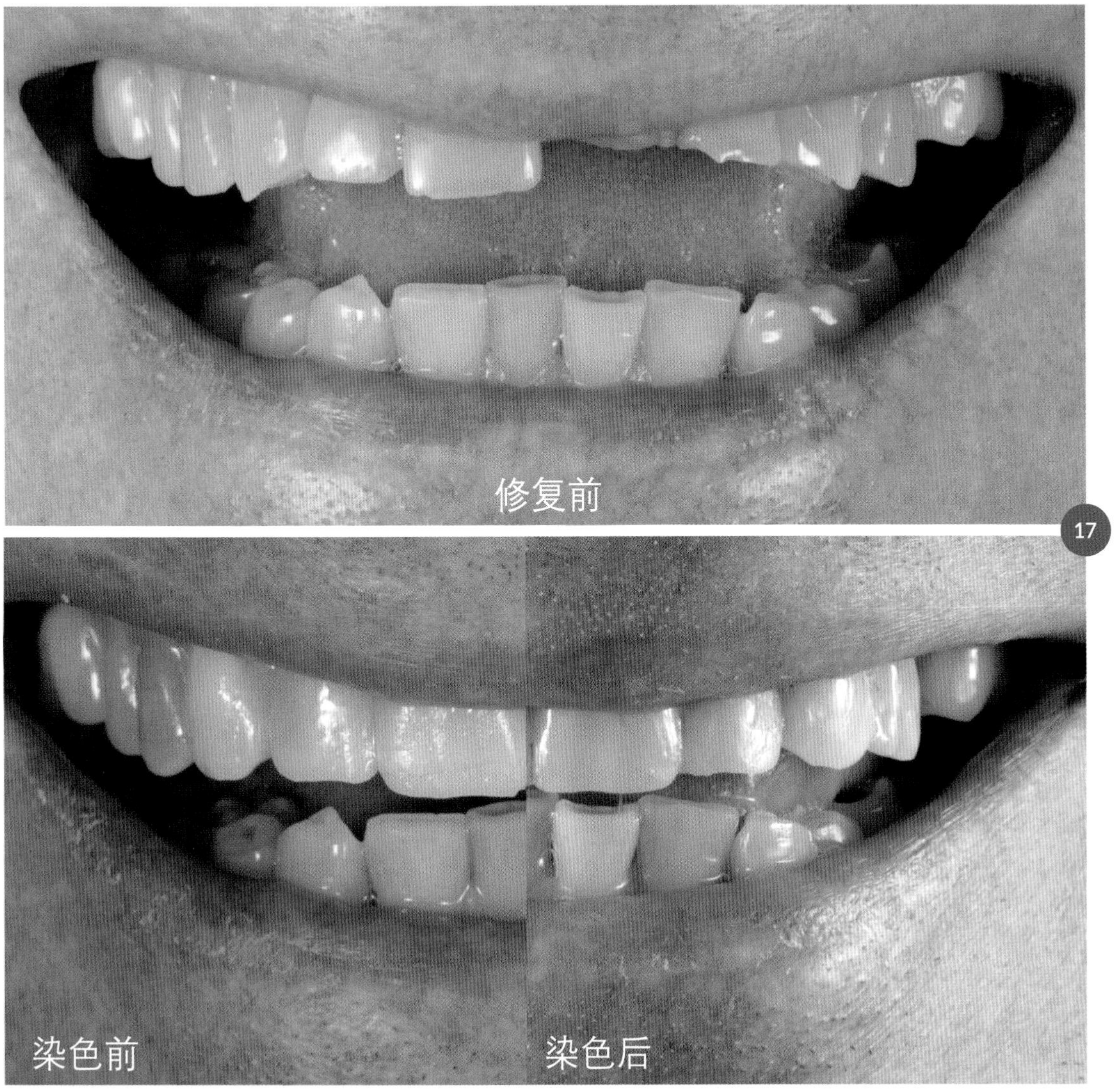

诊断饰面的颜色应该交由患者来决定。在制作时最好选择一个亮度较高的颜色，如果患者觉得不美观，可以通过外染色的方法进行调整，就像这个病例一样。

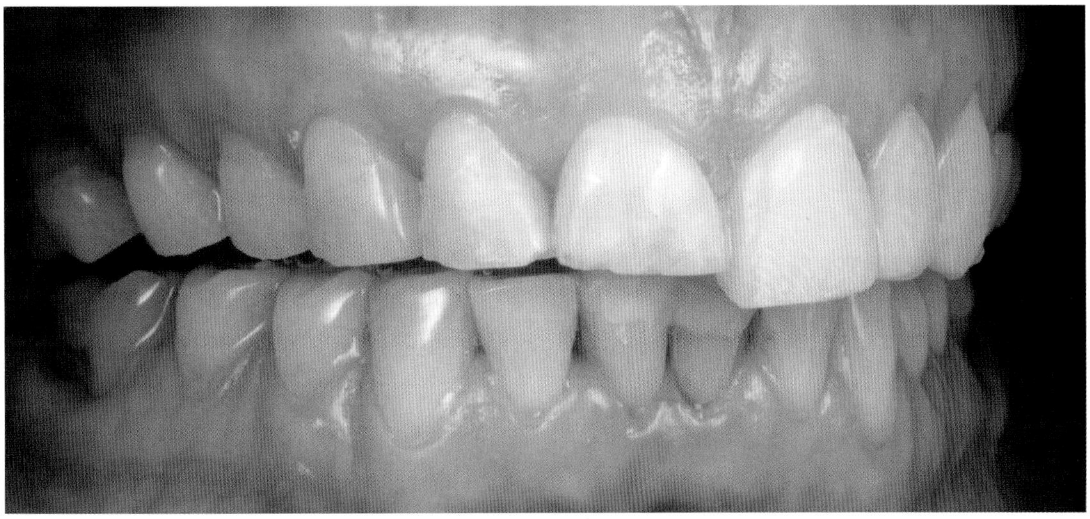

医生可以通过诊断饰面，将最终修复体的形态、颜色、厚度等很好地展示给患者。去除部分诊断饰面，还可以让患者通过镜子看到修复体的厚度与长度。

试戴诊断饰面的检查与评估

将诊断饰面修整好后（例如修补小气泡、唇面染色等），最好让患者站起来，通过大一点的镜子来观察效果。这时不要急着跟患者解释或讨论，应当给患者几分钟的时间，让他们自己先感受一下。第一印象是非常重要的，医生应当了解患者的真实喜好，而不是直接引导患者接受自己的观点。以下要点是重要的评估内容。

1. 上颌切缘连线、牙长轴和上中切牙十字

诊断饰面的上颌切缘连线应当位于适当的位置，并与水平面平行。这一点需要让患者自己确认。可以询问患者："你觉得中间两颗牙齿的切端一样长吗？"这个问题看起来很简单，但实际上这需要判断患者与医生的观察角度是否一致。有的患者看到的结果与医生的不一致，那么医生就需要调整自己的位置和角度，最好与患者通过同一面镜子来观察。然而，有时患者的意见也会影响医生的判断。

上颌中切牙牙长轴还应当与切缘垂直或轻微聚拢。两颗中切牙的邻接触区形成的上颌中线（上中切牙十字的垂直臂）应与上颌切缘连线垂直。如果诊断饰面上牙齿是偏斜的，即使可以修改切端的长度，牙长轴的偏斜也很难在诊断饰面上直接调整，非常影响美观。

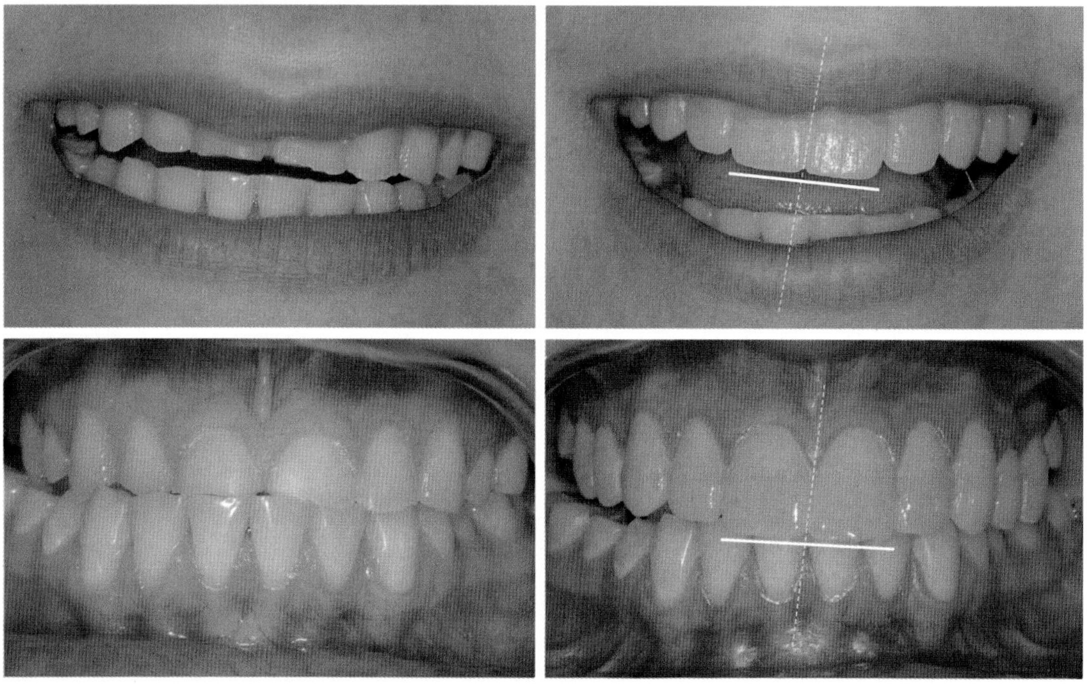

此病例展示了倾斜的上颌切缘连线在蜡型阶段没有得到纠正，导致在诊断饰面上中切牙牙长轴歪斜、中线偏斜。实际上此病例在修复前就存在明显的偏斜，在制作诊断蜡型时至少应当对两颗中切牙的偏斜进行纠正。如果在诊断饰面上才发现牙齿偏斜，修改是非常困难的。

2. 上后牙颊尖连线（E线）

三步法的其中一个创新就在于后牙的颊面也一并制作诊断蜡型。诊断饰面包含至少4颗前磨牙是非常有必要的，这样不仅可以同时评估前后牙唇颊面的协调性，还能以此为基准来设计后牙殆平面。从患者正面来看，上颌切缘连线应当与上后牙颊尖连线（E线）相协调，避免形成反微笑曲线。

后牙颊尖连在一起形成的曲线应当与下唇的弧度一致，并略高于上颌切缘连线，否则容易形成前牙短、后牙长的反微笑曲线。这是基于美学参数设计的后牙颊尖位置，当然也需要根据功能运动的需求进行调整。因此，医生应该引导患者观察前后曲线是否协调，而不是过度关注曲线是否严格对称。如果在修复前，两侧后牙颊尖就不在一个平面上，那么就需要考虑是维持现状还是通过修复体纠正这种不对称。如果后牙殆平面左右不一致，多数可能是由一些功能障碍造成的，例如单侧咀嚼。修复的目的是重建新的牙列，重建以后希望患者能恢复双侧咀嚼。只要咀嚼功能双侧对称，那么牙齿形态的轻微不对称是可以接受的。所以，在评估后牙颊尖形态时，不要引导患者过度关注牙齿的形态是否严格对称。

如果诊断饰面出现反微笑曲线，可以通过以下两种方法来调整：

- **做“减法”**
  降低后牙颊尖的高度
- **做“加法”**
  加长前牙的切端

通常来说，做“减法”比做“加法”容易。所以如果技师在做蜡型时无法确定，可以先将牙尖做大一些（但仍应保持“前牙车库”和“后牙车库”开放）。这样，医生可以根据患者的美学诉求对诊断饰面进行调磨。

反微笑曲线的诊断饰面：调整后的结果

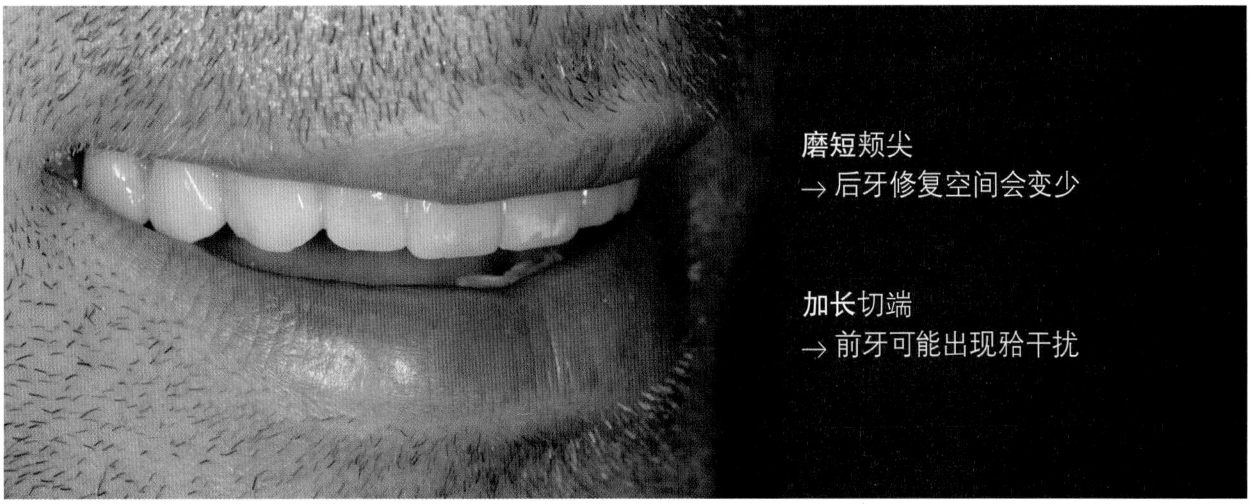

3. 唇颊面协调

诊断饰面的唇颊面是否协调，取决于修复体的厚度和唇颊面包绕的范围。微笑时，患者的颊廊应当宽窄适中。由于三步法的微创原则，我们更倾向于制作唇颊面厚一点的修复体，这样既能减少磨牙量，又有利于使边缘通过“加法”的方式进行移行。当然，修复体唇颊面的厚度也会受到一些因素的限制，例如患者的要求、牙齿唇颊面的突度，我们不希望在修复完成后牙齿形态过突，并可能造成食物存积。

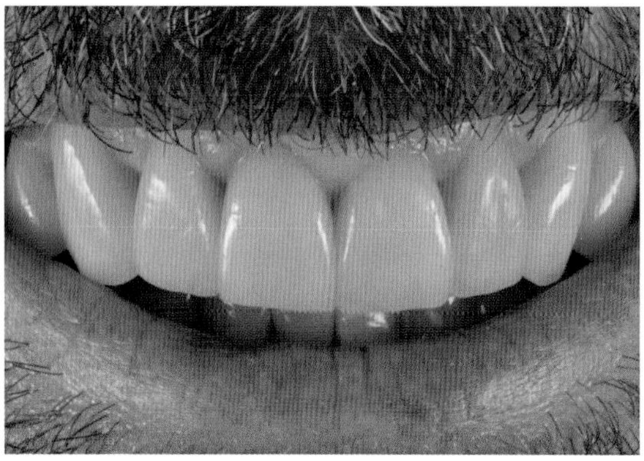

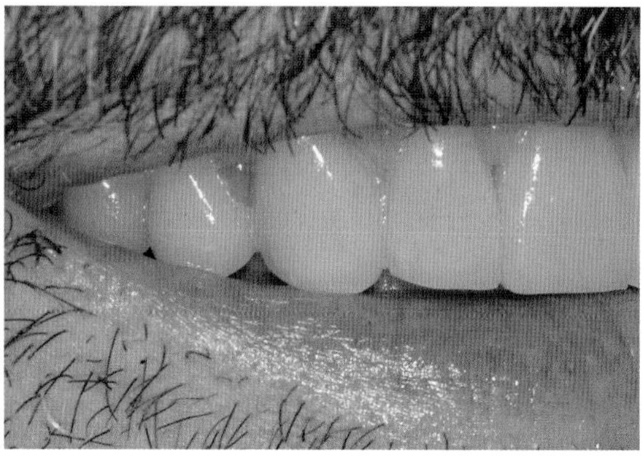

这位患者的瓷贴面就过厚了，尤其是在近远中唇轴嵴处。这类病例在牙体预备时需要为修复体提供足够的空间，形成**唇面“凹陷”**，避免在邻外展隙处修复体过厚。

4. 牙齿颜色

在试戴诊断饰面时，我们有必要与患者讨论最终修复体的颜色。对于那些想要牙齿白一点的患者，还需要提醒他们注意修复体颜色与其他不修复的牙面颜色是否协调。戴上诊断饰面之后，颜色的差别就体现出来了，尤其是下前牙。如果颜色差别较大，我们可以与患者沟通，是增加唇颊面的包绕，还是采用牙齿漂白的方法。

环形闪光灯

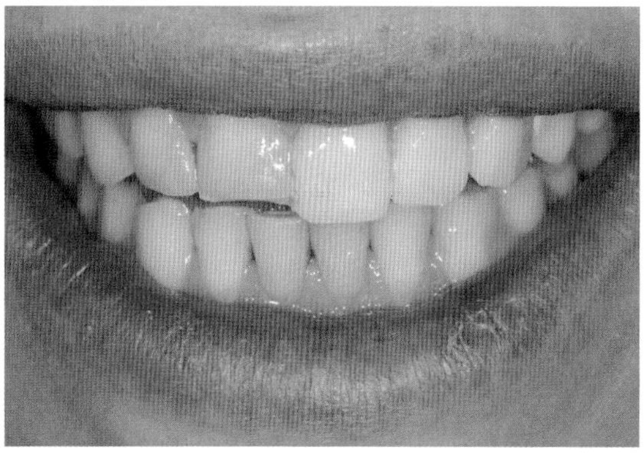

反射闪光灯

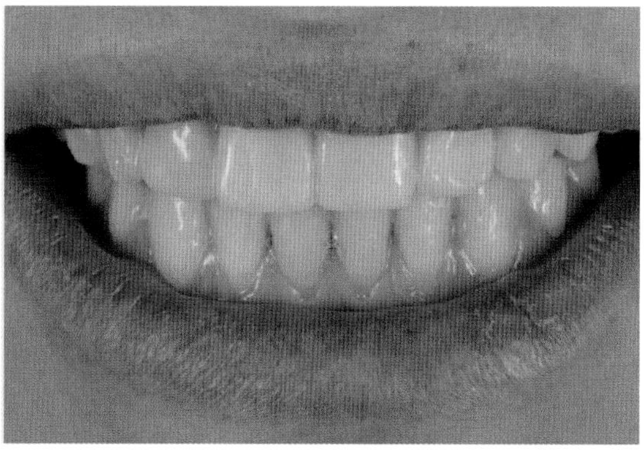

修复体与未修复的牙面颜色协调非常重要。相比于反射闪光灯，环形闪光灯拍摄的照片在颜色上与真实情况更相近。从这两张同一位患者的照片可以看出，反射闪光灯拍摄的照片颜色失真了。

5. 边缘的位置

修复体包绕的范围主要取决于牙齿缺损的范围。当牙齿**表面完整**时，我们需要考虑边缘暴露引起的美观问题。有两个选择：

（1）只修复缺损的部位，修复体的边缘可能位于龈上。

（2）为了不暴露边缘，将修复体包绕至牙体组织完整的地方。

- 做“加法”——不预备或少量预备牙体组织，修复后可能会略突
- 做“减法”——对包绕处进行牙体预备

试戴诊断饰面时，医生就需要与患者沟通能否接受修复后略突的形态。让技师在做蜡型的时候只做“加法”、不做“减法”，这样就能呈现出在几乎不备牙的情况下能达到怎样的美观效果。如果患者对修复体的厚度不满意，可以调磨诊断饰面，使其变薄，这比添加树脂使其变厚（在口内通过直接法添加复合树脂）要容易得多。

Courtesy of Odt. L. Colella

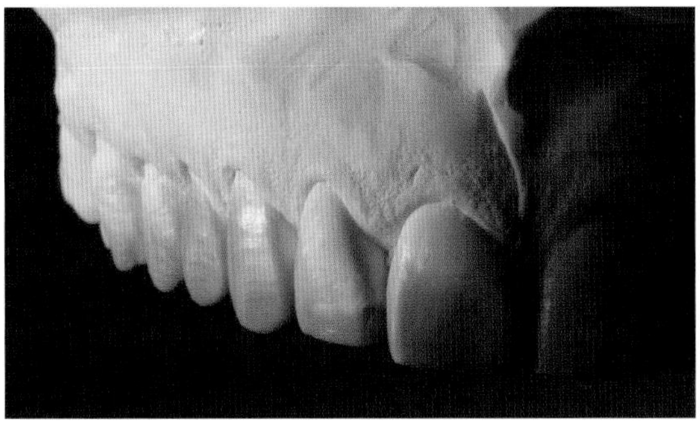

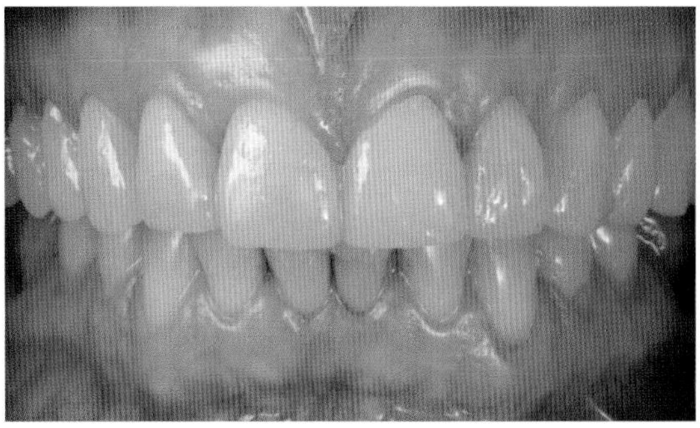

在此病例中，蜡型只恢复了切端和颊尖。从右上侧切牙蜡型可以看到，目前的边缘位于唇面中央，修复后很难获得理想的美观效果，因此需要在试戴诊断饰面之前就做好决定，是做“加法”——增加唇面包绕，还是做“减法”——进行牙体预备。

6. 最终修复体的类型

根据诊断饰面的形态，医生需要跟患者讨论最终修复体的类型，前牙可以选择舌贴面、V型贴面等微创粘接修复体，后牙可以选择直接树脂粘接修复、高嵌体、殆贴面、全冠等。当然，各修复类型的费用以及是否有必要进行后牙升级（见第426页）也都需要与患者详细沟通。

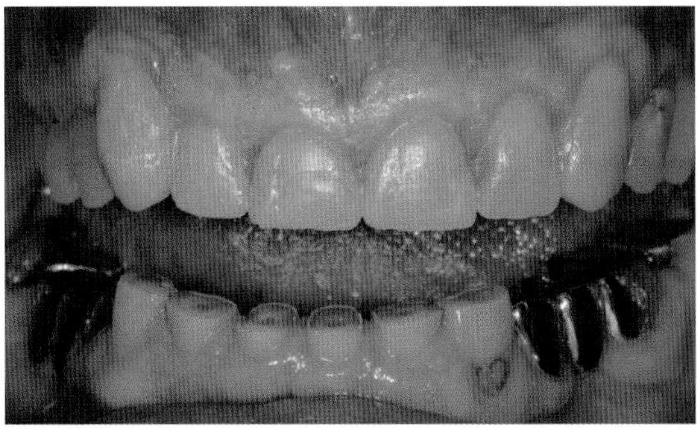

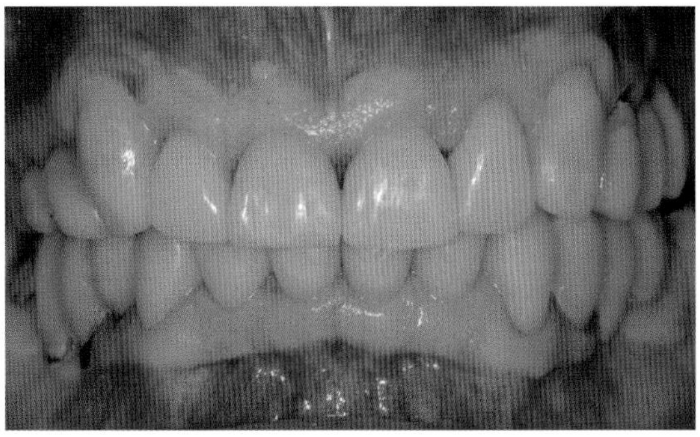

试戴诊断饰面后，前牙原本计划使用舌贴面恢复缺损（ACE Ⅲ级），但患者为了更好地改善美观，决定采用V型贴面修复前牙，这会使唇面形态较诊断饰面时略突。由于右上尖牙已经很突了，因此这颗牙我们还是只做了舌贴面，其他牙齿做了V型贴面。

7. 下颌切缘连线

如果为了确定适当的垂直距离，可以设计上下前牙双重止点（见第193页），那么下前牙也应当制作诊断饰面，并以此为基准进行咬合记录。

怎样将下前牙切端的形态反映到口内？如果在诊断蜡型上，下前牙只添加了很少的蜡，则可以直接在下中切牙的切端添加一些树脂（不用酸蚀）；如果堆塑的蜡型对外形改变较大，那么最好为所有下前牙制作诊断饰面。我们还可以通过诊断饰面来评价下颌切缘连线是否合适。由于诊断饰面并不包括下后牙，只能将下颌切缘连线与下后牙未修复的颊尖连线（B线）进行对比，观察它们是否协调。

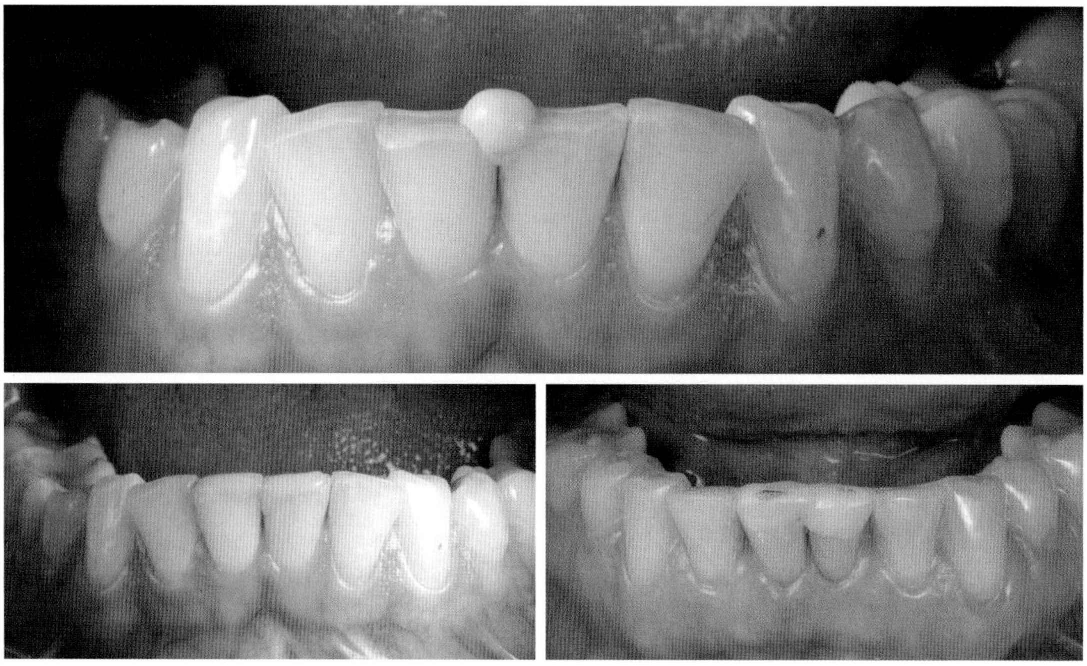

如果下前牙蜡型很少，医生可以不需要硅橡胶阴模辅助，直接在口内添加树脂。

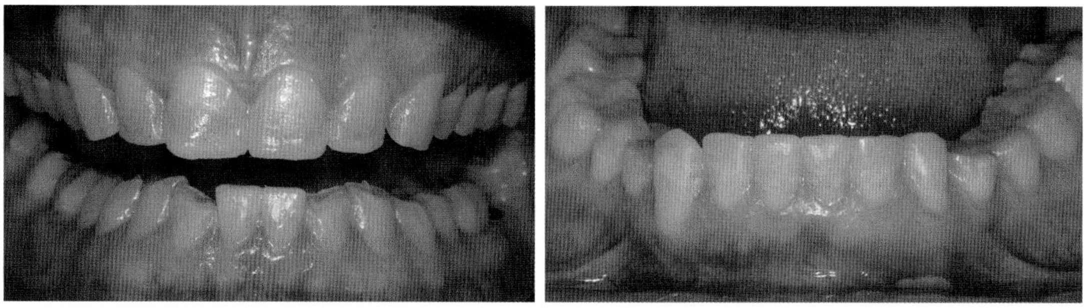

如果下前牙形态改变较大，就不能只做两颗下中切牙的诊断饰面了，需要给下颌4～6颗前牙制作诊断饰面。4～6颗前牙的诊断饰面在进行后牙去程序化的过程中咬合更加稳定，而且也有助于帮助判断下颌切缘连线与未修复的下后牙是否协调（3条下颌参考线）。

间接法制作诊断饰面

我们还可以将诊断饰面交给技师去制作。这种方法最大的好处就是可以制作不同形态、大小的诊断饰面，在患者口内逐一试戴。当然，这种方法的缺点是还需要额外的加工费，而且诊断饰面需要制作得非常精细，与牙齿贴合良好，否则很容易看起来很“假”。

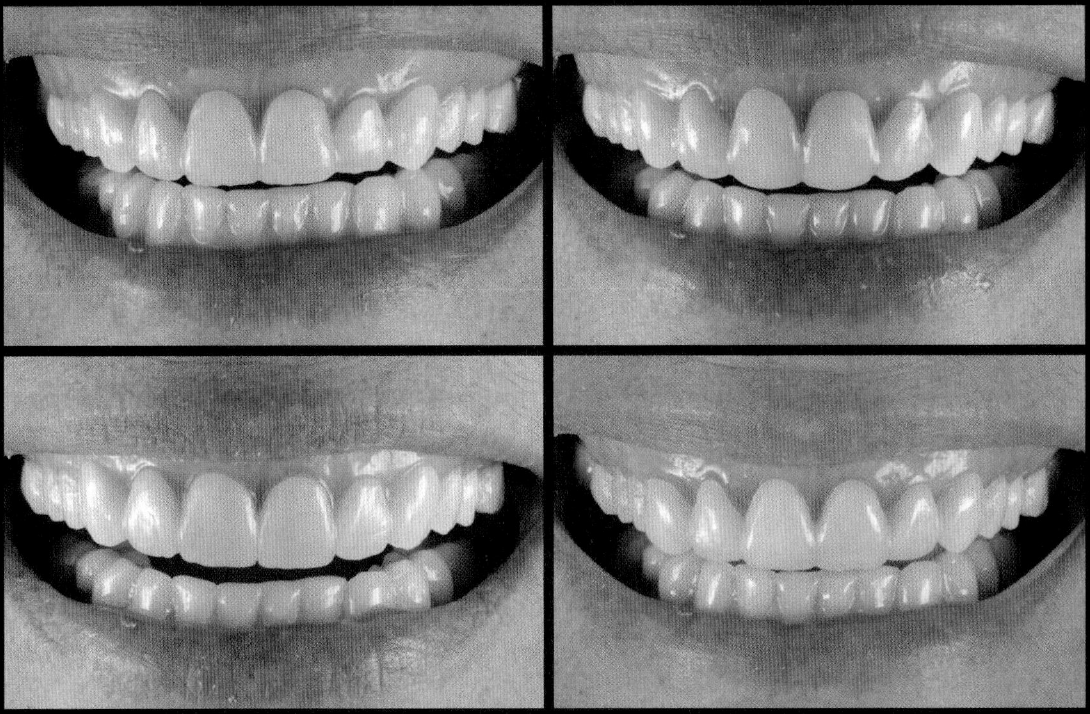

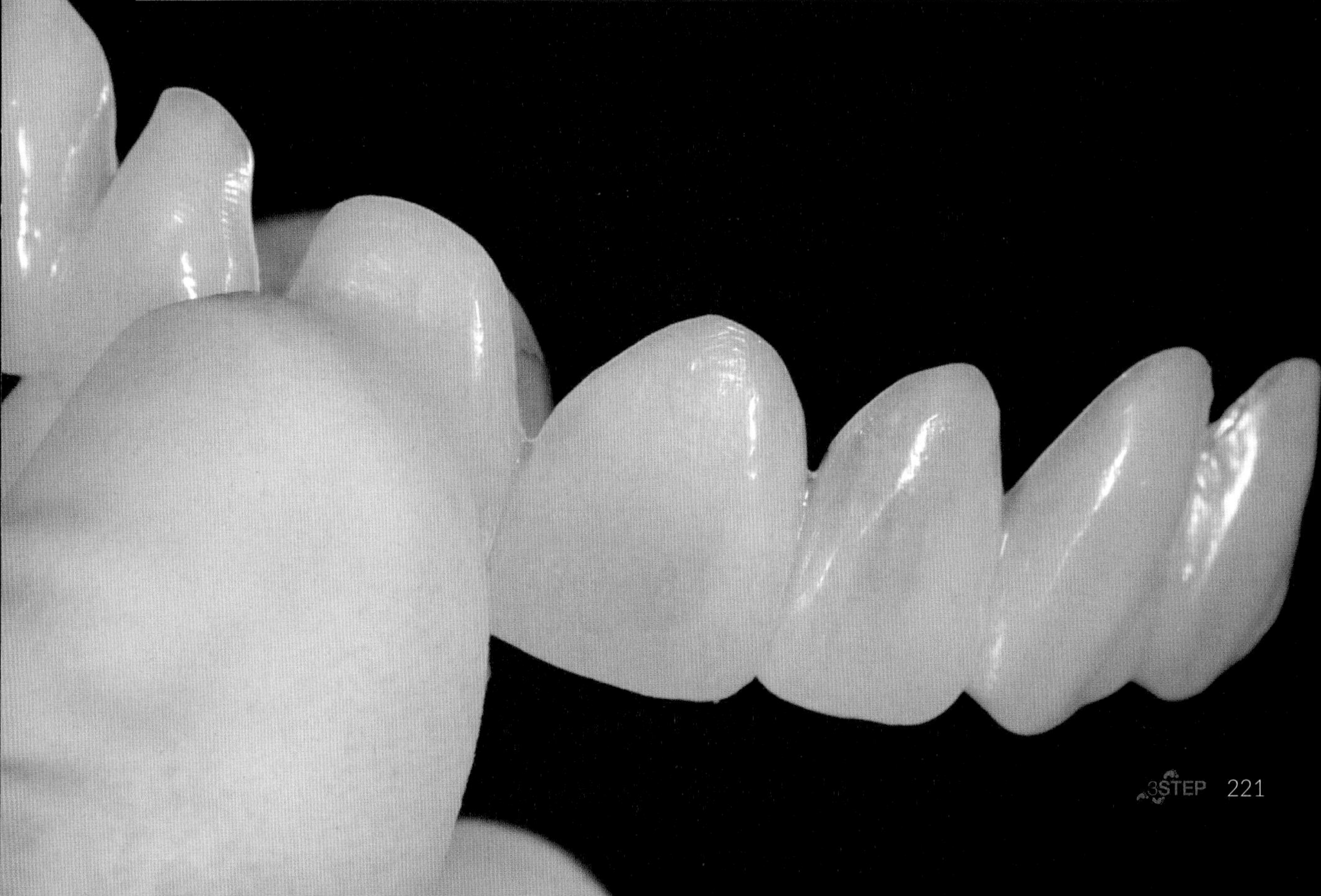

前牙咬合板与咬合记录

制作好的诊断饰面还具有检查和确定咬合的功能，我们可以在重建的垂直距离下，再次确认下颌的位置。前牙止点，通过在上中切牙腭侧放上蜡，可以用作**前牙咬合板** 18 19。

在诊断饰面的帮助下，上前牙腭侧的缺损得以修复，患者在咬合时仅有上前牙腭侧与下前牙发生接触，后牙殆分离，这就起到一个前牙咬合板的作用。通过诊断饰面，医生不仅能与患者沟通美学诉求，通过诊断饰面还可以在前伸运动时，使后牙脱离咬合接触，这个过程被称为“**去程序化**”（放松升颌肌群）。在此之前，医生需要先将殆架上抬高垂直距离后的咬合关系记录下来。

18

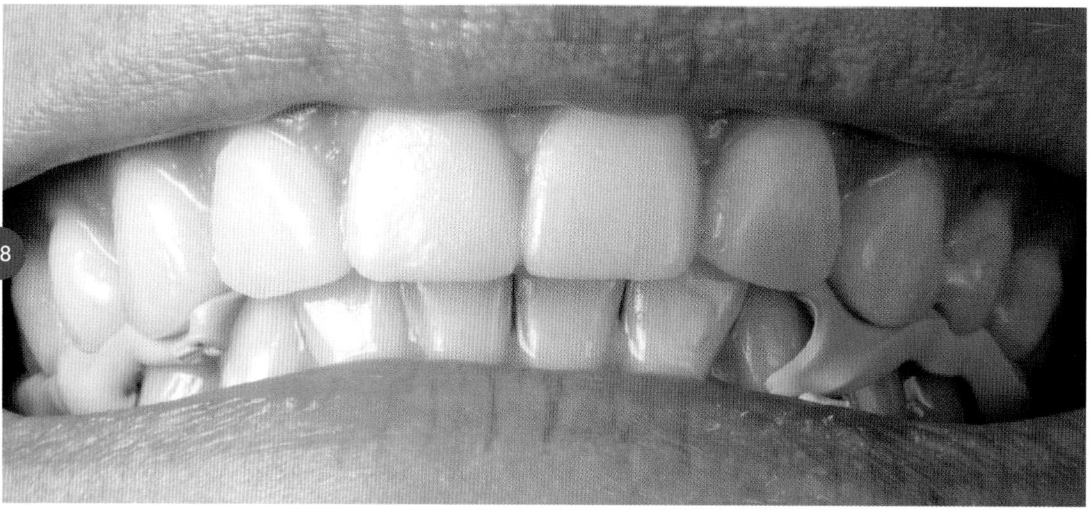

在前牙诊断饰面的帮助下，后牙脱离接触，我们就可以在后牙殆面打上咬合记录材料，在口内记录抬高后的垂直距离。

去程序化

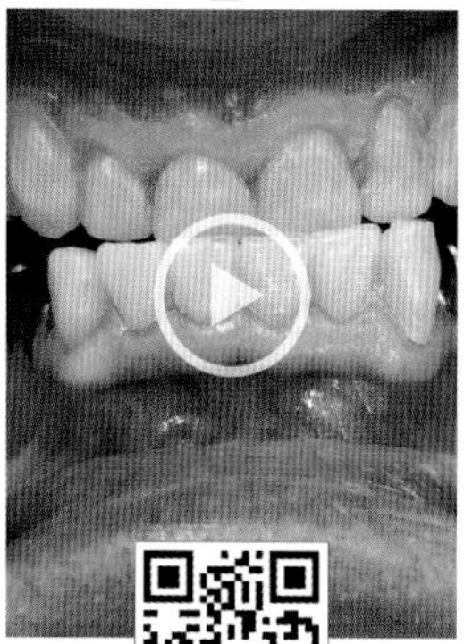

（扫码观看视频V43）

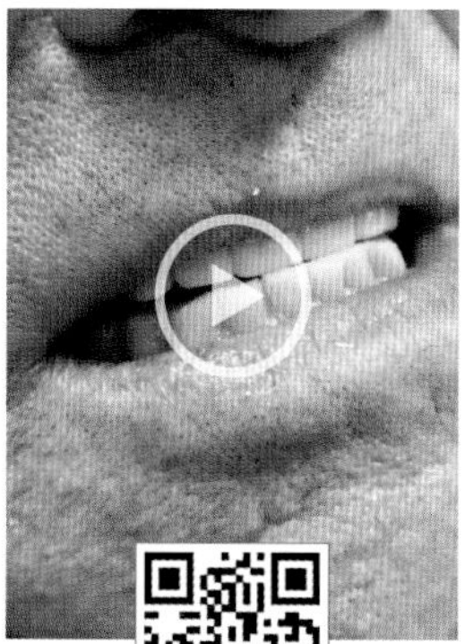

（扫码观看视频V44）

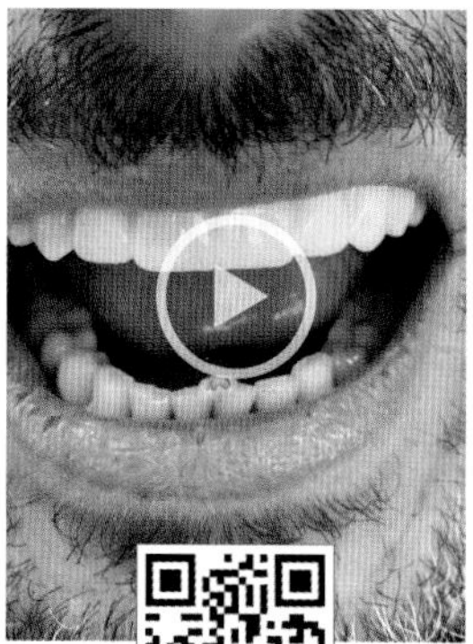

（扫码观看视频V45）

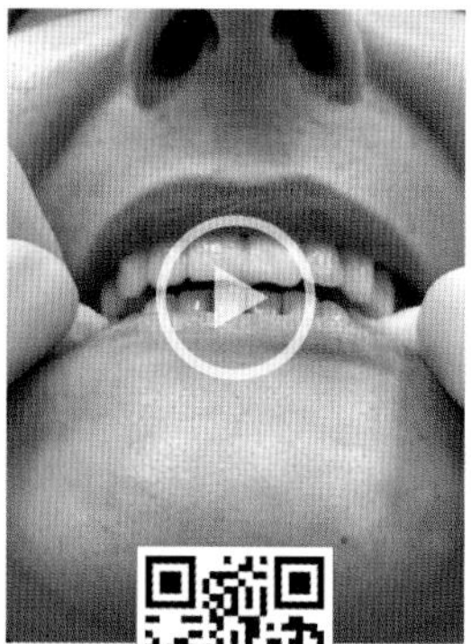

（扫码观看视频V46）

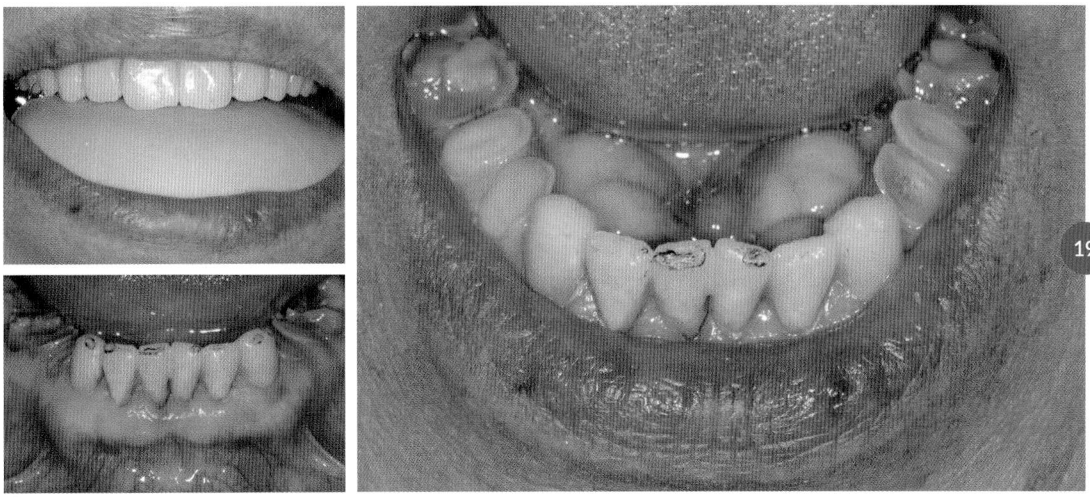

19

如果设计的是上下双重咬合止点，那么就只有下颌中切牙与上颌牙发生咬合接触，而其他牙齿的咬合接触都应当被去除。因为这些接触可能会使下颌运动出现偏斜，给去程序化造成干扰。在此病例中，笔者检查发现下颌侧切牙与尖牙上也有咬合接触，那么在去程序化之前，这些咬合点都需要先去除。

患者咬在前牙咬合板上，在后牙殆面的空间里就可以打入咬合记录材料。根据殆面空间的大小，可以选择硅橡胶咬合记录材料或咬合蜡来记录目前的咬合关系，帮助技师给下颌模型重上殆架。如果选择咬合蜡，注意蜡应当足够软，这样患者咬合时不必太过用力，不会影响升颌肌群的放松状态。记录咬合关系时也不要使用拉钩，避免拉钩对肌肉产生影响。

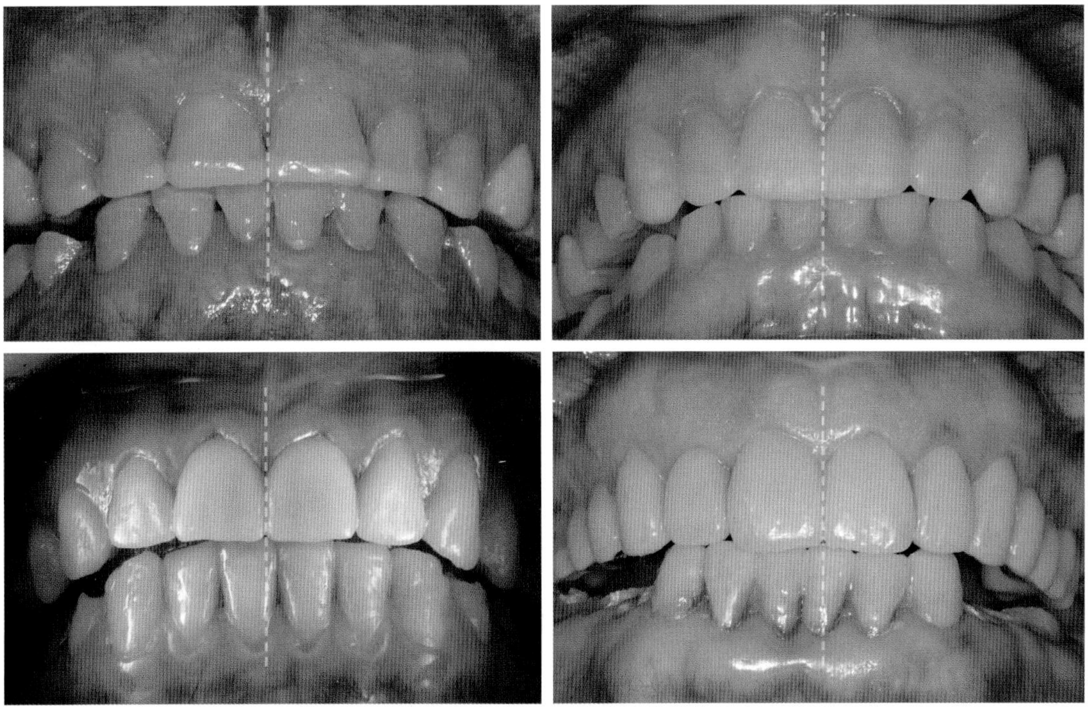

除咬合记录外，还需要拍摄咬合仰视像来记录上下颌中线的对齐关系，用来与最大牙尖交错位时上下颌的对齐关系相比对。

为了更准确地记录咬合关系，可以去掉后牙颊侧的诊断饰面。技师也需要将模型上后牙的蜡型去除，这样才能让𬌗蜡准确就位。在去除蜡型之前，可以用硅橡胶做个指示导板，将颊尖的外形记录下来。通过这一步，就可以将下颌在𬌗架上的准确位置确定下来。在数字化流程中，后牙颊尖的蜡型不需要被破坏，但是下颌在上𬌗架时仍然需要与没有后牙蜡型的模型相匹配。

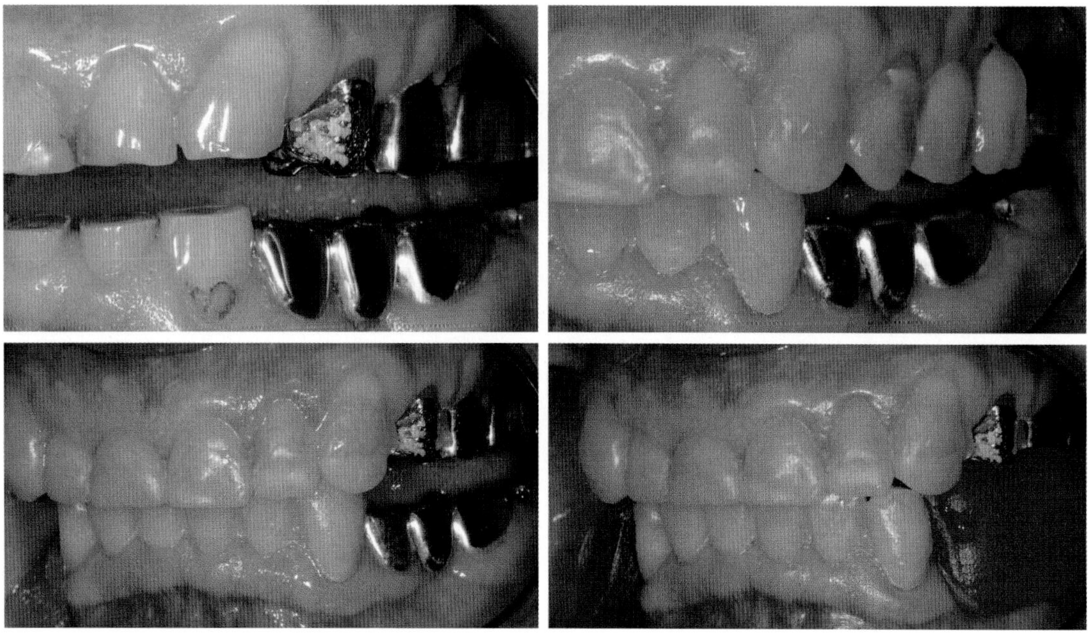

在此病例中，上下前牙的诊断饰面充当前牙咬合板的角色，在去程序化之后去掉后牙的诊断饰面，在尖牙远中、后牙𬌗面的间隙中放置预先烤软的咬合蜡（Tenatex，Kemdent），并让患者一边吞咽一边咬合，同时保持头部直立。这个过程中不要使用拉钩（视频V43中使用拉钩是为了更好地展示），因为拉钩可能会影响患者的下颌运动。

咬合记录
操作要点

（1）患者的开闭口幅度应当控制在1cm范围内，每次咬合时下颌都应该只受到升颌肌群轻微的力量（就像在吞咽时），引导下颌咬在咬合板的同一个位置上。

（2）除了中切牙以外的其他牙齿，都不要有咬合接触。

（3）不要使用拉钩，也不要用手推下颌向后。

（4）需要注意上下颌中线的对齐关系，在最大牙尖交错位与去程序化后是否一致。

（5）记录咬合关系时，患者要坐直，医生把咬合记录材料放在后牙𬌗面间隙中，让患者轻轻咬合。

诊断饰面，去除还是保留？

诊断饰面试戴结束后，是将其保留在口内还是取下，这需要由患者来决定。由于后牙是分开的，因此诊断饰面并**不能提供咀嚼功能**。保留诊断饰面在口内只是给患者更多时间去评估美学效果、参考家人及朋友的意见。如果患者想戴着诊断饰面回家，最好是他/她能在家自己摘卸。医生需要确保抠住诊断饰面的唇颊面边缘就能比较容易地将其摘卸，最好提前将嵌入邻面外展隙里、可能形成倒凹的部分都去掉。另外，患者即使要戴着诊断饰面回家，腭侧的前牙咬合板也需要去掉。医生可以用一个小球钻在切端与腭侧的交界处划一道沟⑳，这样就可以从牙颈部将腭侧的部分掀起来，而不破坏诊断饰面的切端㉑。当然，还需要提醒患者，戴着诊断饰面是无法正常咀嚼的。

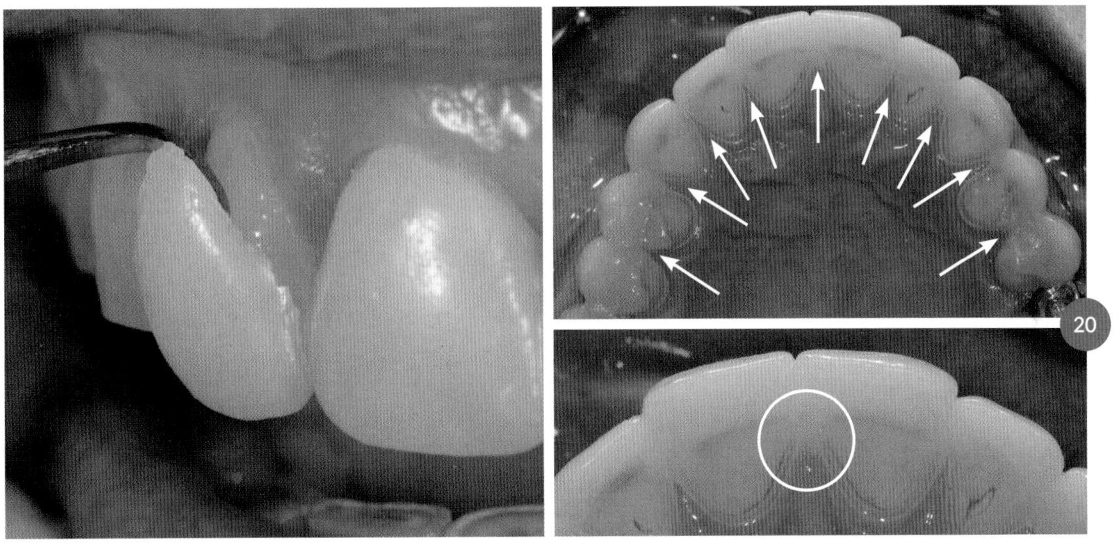

如果患者要戴着诊断饰面回家，那么医生需要将嵌入邻外展隙、进入腭侧的部分提前去除，保证患者能在家自己摘卸。

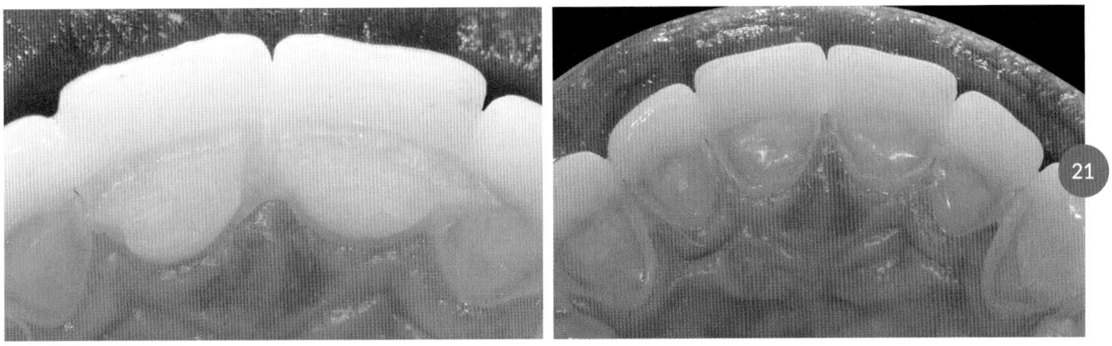

上前牙腭侧诊断饰面形成的咬合板也需要提前去除，这样患者回家后才能顺利去掉诊断饰面。

医技沟通

试戴诊断饰面的过程中，医生需要拍摄诊断饰面在口内的照片，并连同咬合记录一起交给技师，进行下颌模型的重上殆架。

如果医生在口内对诊断饰面进行了较多的调整，最好再取一个藻酸盐印模（或进行口内扫描），把调整后形态告诉技师。

我们还可以使用智能手机拍摄一段小视频，展示患者的微笑与整个面部的关系，或者表达一下患者对美观效果的看法。其实多数患者由于多年来对牙齿不满意，很难在第一次就诊时就展露笑颜。

在这次就诊结束时，患者需要确定是否接受重建修复、是否愿意改变后牙的咬合。如果愿意，那我们就要继续进入三步法的下一步了。

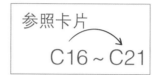

参照卡片
C16 ~ C21

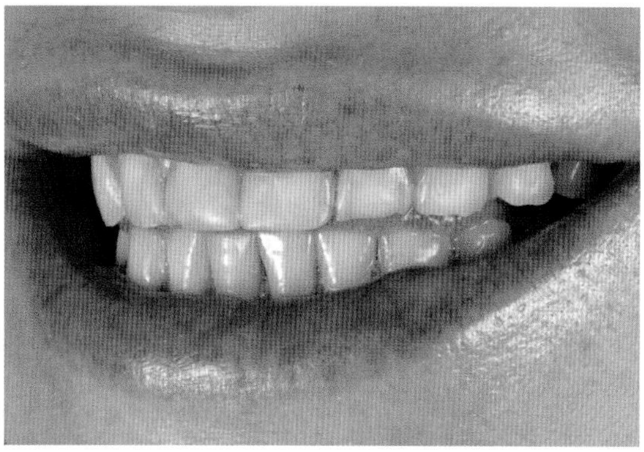

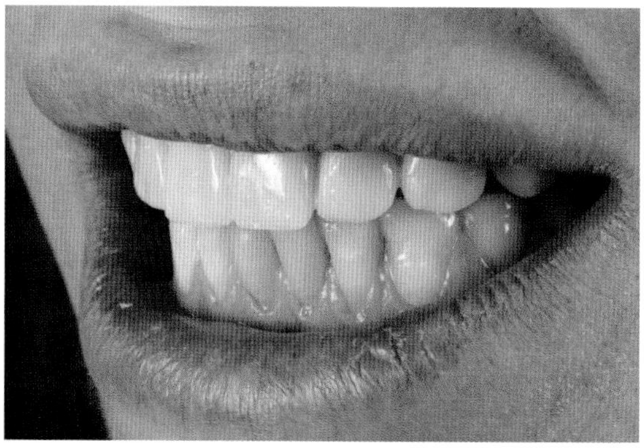

修复前和试戴诊断饰面时。诊断饰面作为咬合重建修复的第一步，能让患者、医生和技师都对切缘的位置、咬合垂直距离、殆平面这3个关键因素有更充分的理解。

诊断饰面

检查要点

（1）**上颌切缘连线：**连线与水平面平行，切缘位置患者满意。

（2）**上中切牙十字：**中切牙邻接触区竖直，即中线竖直。

（3）**中切牙牙长轴：**牙长轴与上颌切缘连线垂直或轻微聚拢。

（4）**大小：**2颗中切牙大小对称。

（5）**上后牙颊尖连线（E线）：**不要形成反微笑曲线。

（6）**颊廊：**唇颊面协调。

（7）**下颌切缘连线：**连线平直，相比B线（下后牙颊尖连线）不要过高。

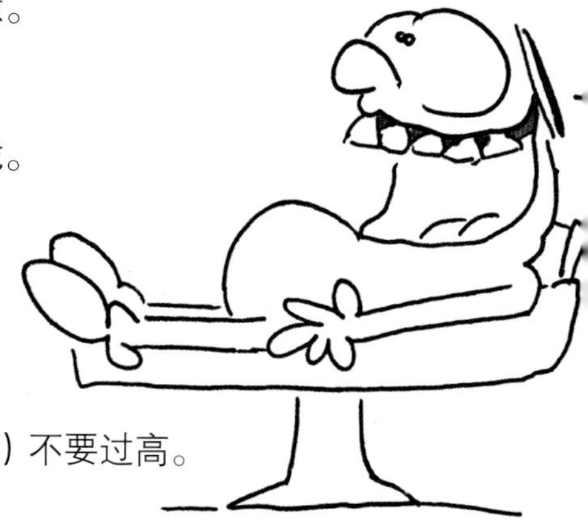

在设计三步法全口咬合重建方案时，有5个关键问题需要通过医技沟通讨论和确定，这样第二步“后牙修复”才能顺利进行。前3个问题能在第一步中通过诊断饰面来验证和确定。剩下的两个问题就需要在制作后牙蜡型的过程中进一步回答。

三步法的五大关键问题

步骤	序号	问题	解答
第一步	1	怎样做好模型上殆架?	上颌 → 面弓 下颌 → 前牙咬合板
第一步	2	上颌切缘连线、上中切牙十字、E线符合美学要求吗?	患者通过试戴诊断饰面，最终决定这些美学参数
第一步	3	咬合垂直距离抬高多少?	由前牙止点确定的垂直距离可行 前牙止点确定的垂直距离不可行时，需要根据后牙的修复需求进一步抬高垂直距离（后牙止点）
第二步	4	如何分配后牙殆间距离?	? 这两步需要通过步骤二来回答
第二步	5	后牙选择哪种修复体?	

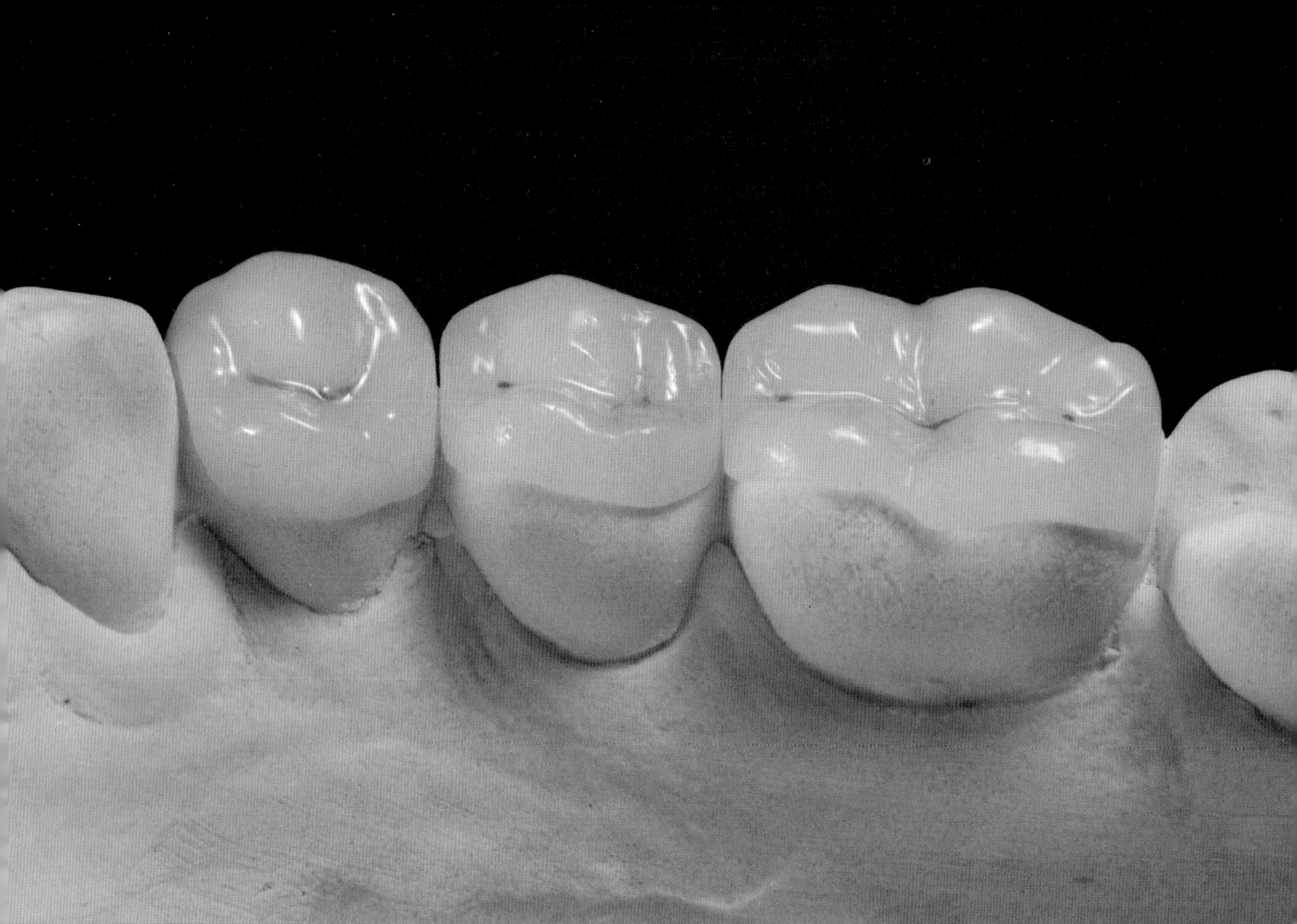
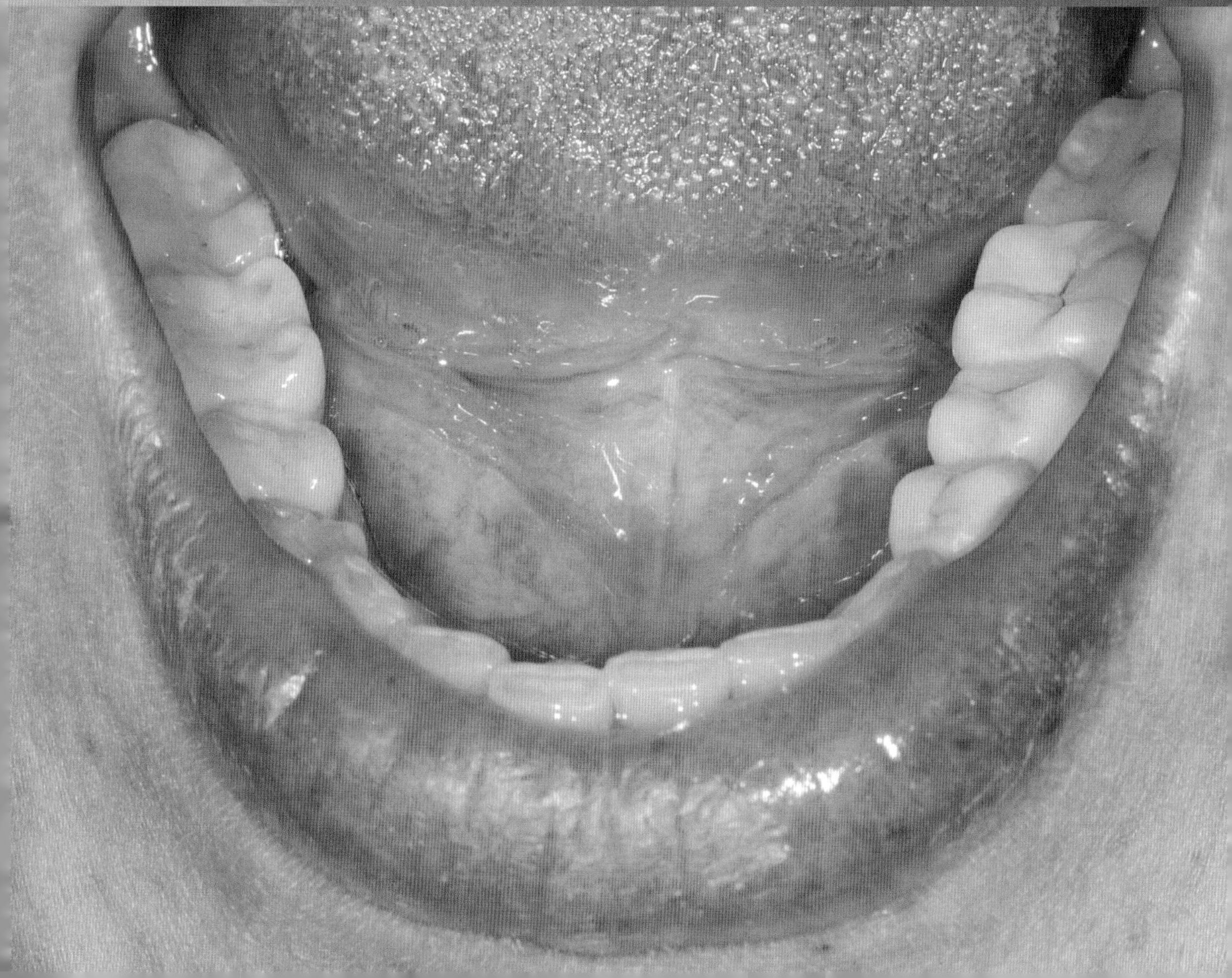

第二步：后牙咬合支持

STEP 2 POSTERIOR SUPPORT

第二步是三步法的**核心**。

它的主要内容是在确定好的咬合垂直距离下，制作后牙诊断蜡型，并将技师做好的蜡型转移至口内，进行后牙微创树脂殆贴面修复。

三步法理念是在2006年被第一次介绍给同行的，当时介绍了4例患者的临床结果，其中咬合垂直距离的抬高是最具争议的一部分。

因为在此之前，没有一个咬合重建的方法**总是需要抬高垂直距离**的，笔者在会议上也强调了抬高咬合垂直距离可能存在的风险。但这10多年来，笔者完成了数百位患者的治疗，通过微创树脂殆贴面来抬高咬合垂直距离的效果很好，可以作为一种良好的微创治疗方法来代替侵入性的修复手段。通过抬高咬合垂直距离来进行全口咬合重建的好处有以下几点：

- 该方法主要做“加法”，微创、可逆
- 非侵入性的治疗更易被患者接受
- 可以弥补后牙咬合丧失带来的垂直距离的降低
- 对于咬合功能异常的患者，它可以在改变下颌位置后让患者进行“自我调试”

技工室步骤二

按照三步法，技工室步骤二包括制作后牙诊断蜡型以提供垂直距离抬高后的新支持。

由于此步骤是在𬌗架上完成的，无法完全体现患者口内的复杂性，临床医生在最终修复时**常需进行咬合调整**。在此过程中，动态咬合（例如咀嚼）需在患者口内进行调整，而静态咬合调整（例如使下颌居中及分配后牙接触点，见第284页）可简化为记录最终垂直距离下的下颌位置。因此，在开始步骤二之前，技师需按照诊断饰面戴用后复诊时的咬合记录，仔细**重新将下颌位置上到𬌗架**上。此时的咬合记录是在口内制取的，记录最终垂直距离时的下颌位置。

笔者并不推荐直接在𬌗架上抬高咬合垂直距离，因为在𬌗架上直接抬高垂直距离改变的是上颌位置而非下颌。下颌模型在临床验证好的垂直距离下最终确定位置后，技师的注意力就可以关注后牙区，以进行**前磨牙及第一磨牙**咬合面诊断蜡型的制作。

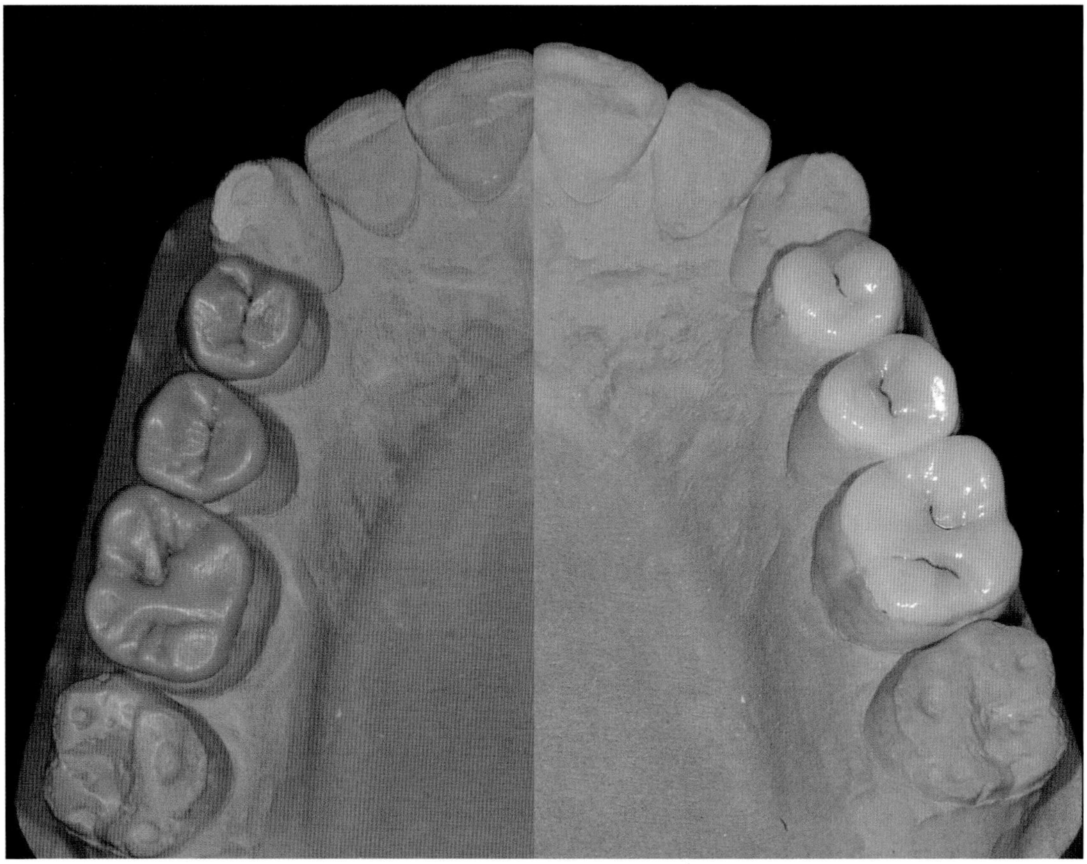

为何诊断蜡型不涵盖第二磨牙?

（1）3颗后牙足以提供新的咬合支撑。如果制作的树脂殆贴面为临时修复，最终还会通过后牙升级来完成正式修复。因此在这一步，无须制作第二磨牙的蜡型。

（2）如果采用直接法制作树脂殆贴面，未做蜡型的第二磨牙可以为透明硅橡胶阴模的就位提供远中止点。

（3）在其他后牙的蜡型制作完成以后，未做蜡型的第二磨牙可用于观察咬合垂直距离抬高的量。

（4）在Spee曲线和Wilson曲线上，第二磨牙是位于最后、最突出的位置上。当后牙树脂殆贴面在患者口内临床验证后（例如，确定了殆平面的位置和咬合垂直距离），第二磨牙的形态和位置能设计得更准确。

（5）第二磨牙的殆干扰更难被发现和去除，所以为了简化树脂殆贴面的调殆、缩短治疗时间，在这一步无须设计第二磨牙的蜡型。

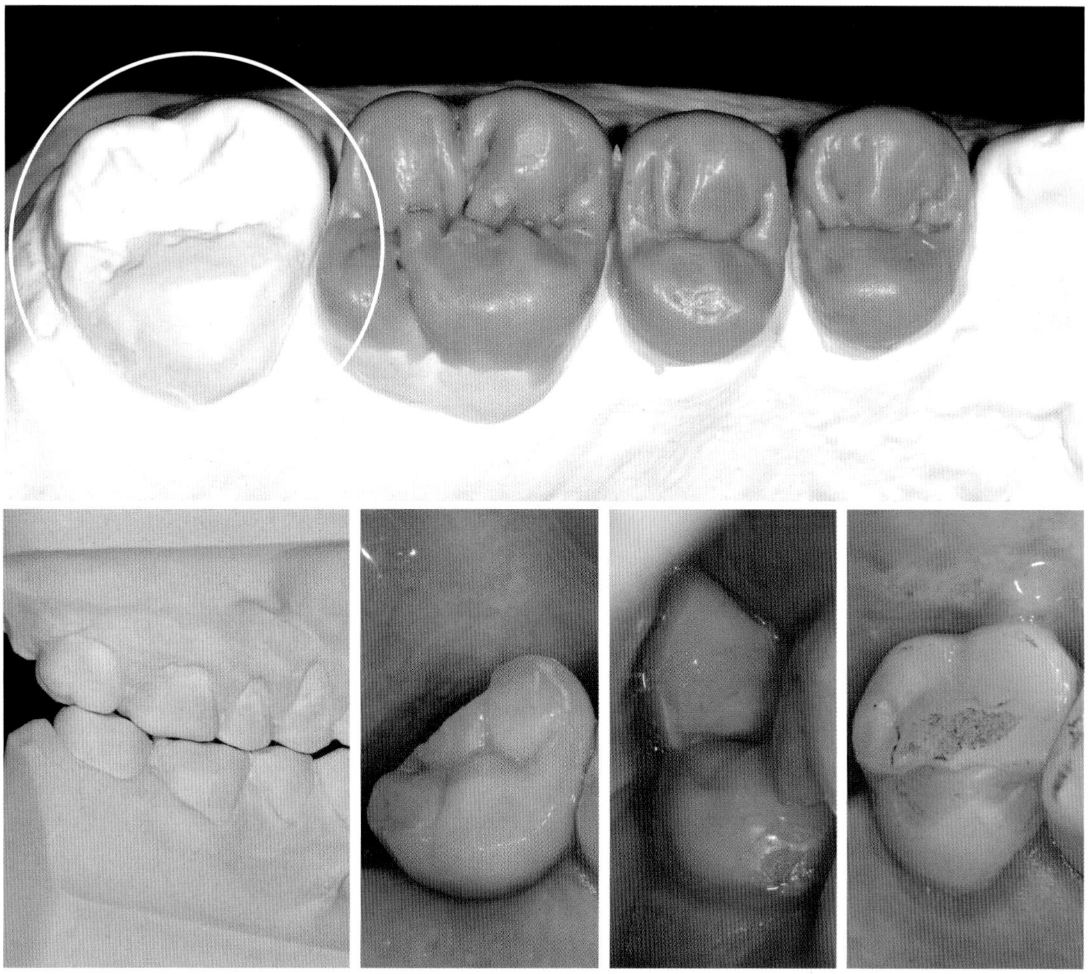

第二磨牙位于Spee曲线和Wilson曲线上最后、最突的位置。它的位置非常关键，很难被直视且承担的咬合力最大。在新的后牙支持下，最好先不要恢复其位置和外形。可以待三步法验证并确定最终咬合垂直距离与殆平面后，再确定其最终位置及形态。

如何分配后牙修复空间

下颌模型位置最终确定后，咬合垂直距离抬高获得的后部空间用于重新恢复后牙支持。Hanau五因素中的以下几个参数需要确定：𬌗平面倾斜度、牙尖高度、Spee曲线与Wilson曲线。建议蜡型转移到口内前最好先评估后牙原始情况，因为由于咬合垂直距离的抬高，诊断蜡型可能改善上下颌牙列之间的咬合关系，也可能使之变差。

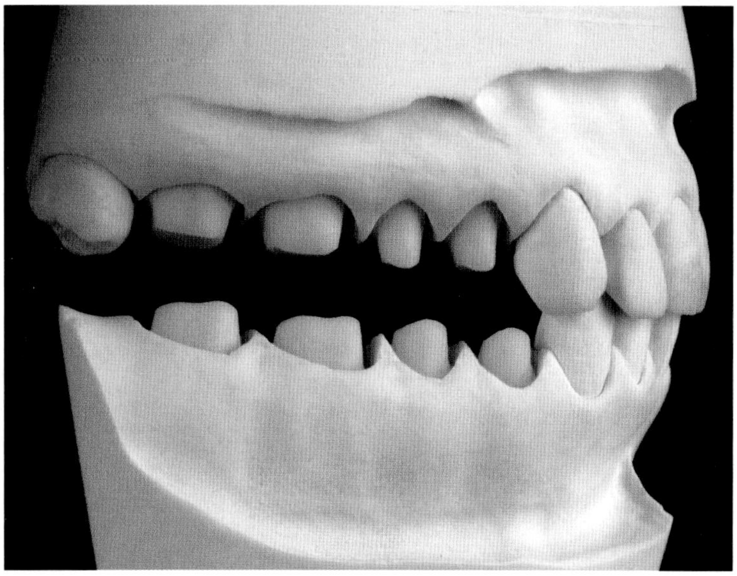

图片经P. Kano医生授权转载

HANAU五因素

髁导斜度

切导

𬌗平面倾斜度

牙尖高度

补偿曲线

Spee曲线

Wilson曲线

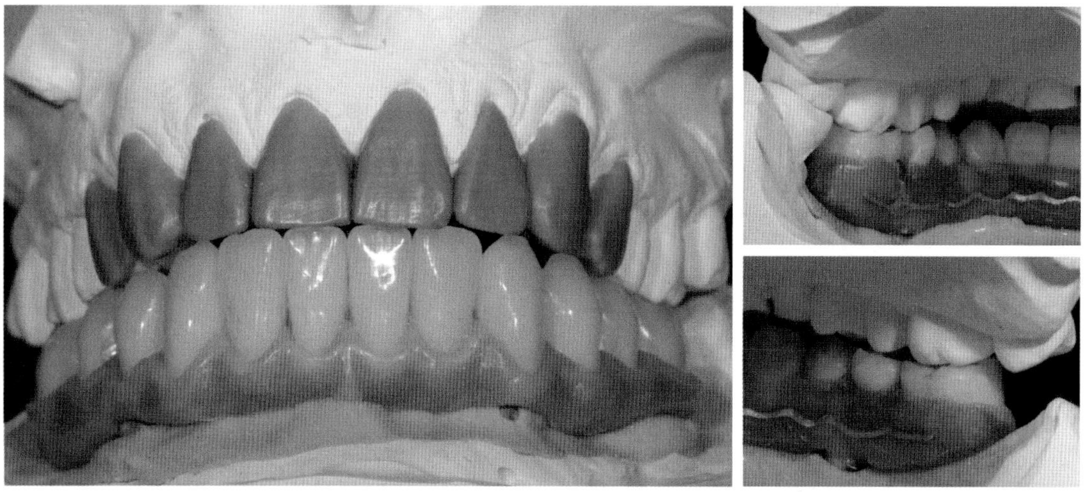

三步法可用于修复任何病例，前提是临床医生必须学会在最终修复体完成前对修复设计进行评估。此病例中后牙“颊侧车库”和“舌侧车库”过于封闭，人工牙需重新被确定位置和/或改型。

与单牙或单象限修复不同的是，全口重建中Hanau五因素的4个可被调整。而过多的改变会干扰医生及技师。确定一个标准的方法很有必要。三步法的目的是为每位患者提供新的个性化的后部支撑，Hanau五因素是不可能一致的，无法以标准、统一的方式确定。为避免返工重新制作而浪费时间，技师和临床医生在分析原始图片与模型时，都应遵循以下3点：

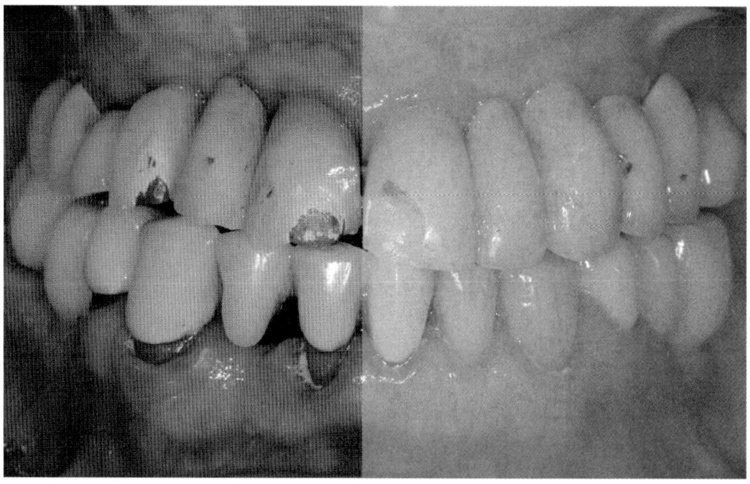

1 正面校对
正面校对殆架上的模型以验证其位置的准确性

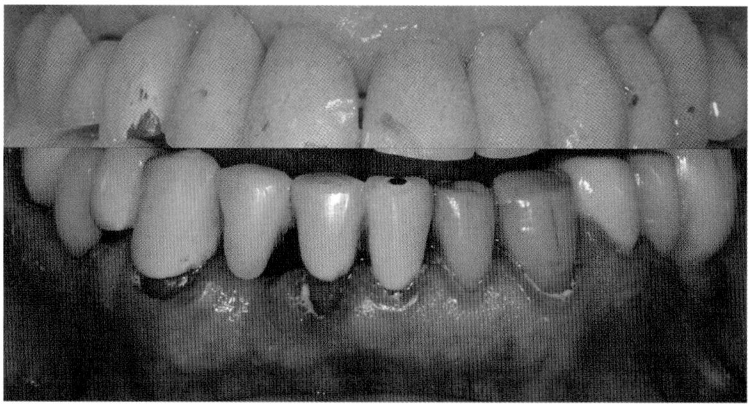

2 下牙的形态与排列
分析下颌牙的形态及位置

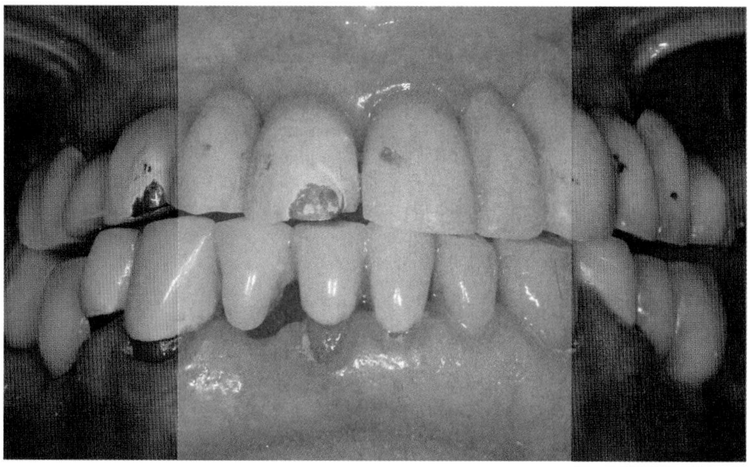

3 “后牙车库”
评估后牙修复前的覆殆覆盖关系，来预测咬合垂直距离抬高后咬合接触的变化

正面校对

正面观，通过前牙咬合板确定了患者最终的下颌位置。在后牙去程序化后，将此时的下颌位置与原始的最大牙尖交错位及初次上殆架时的下颌位置进行对比分析是非常重要的，尤其在最初下颌偏移的情况下。通过比较3个下颌位置是否存在差异，能帮助医生在静态咬合时对树脂殆贴面进行调殆（例如使下颌居中）。

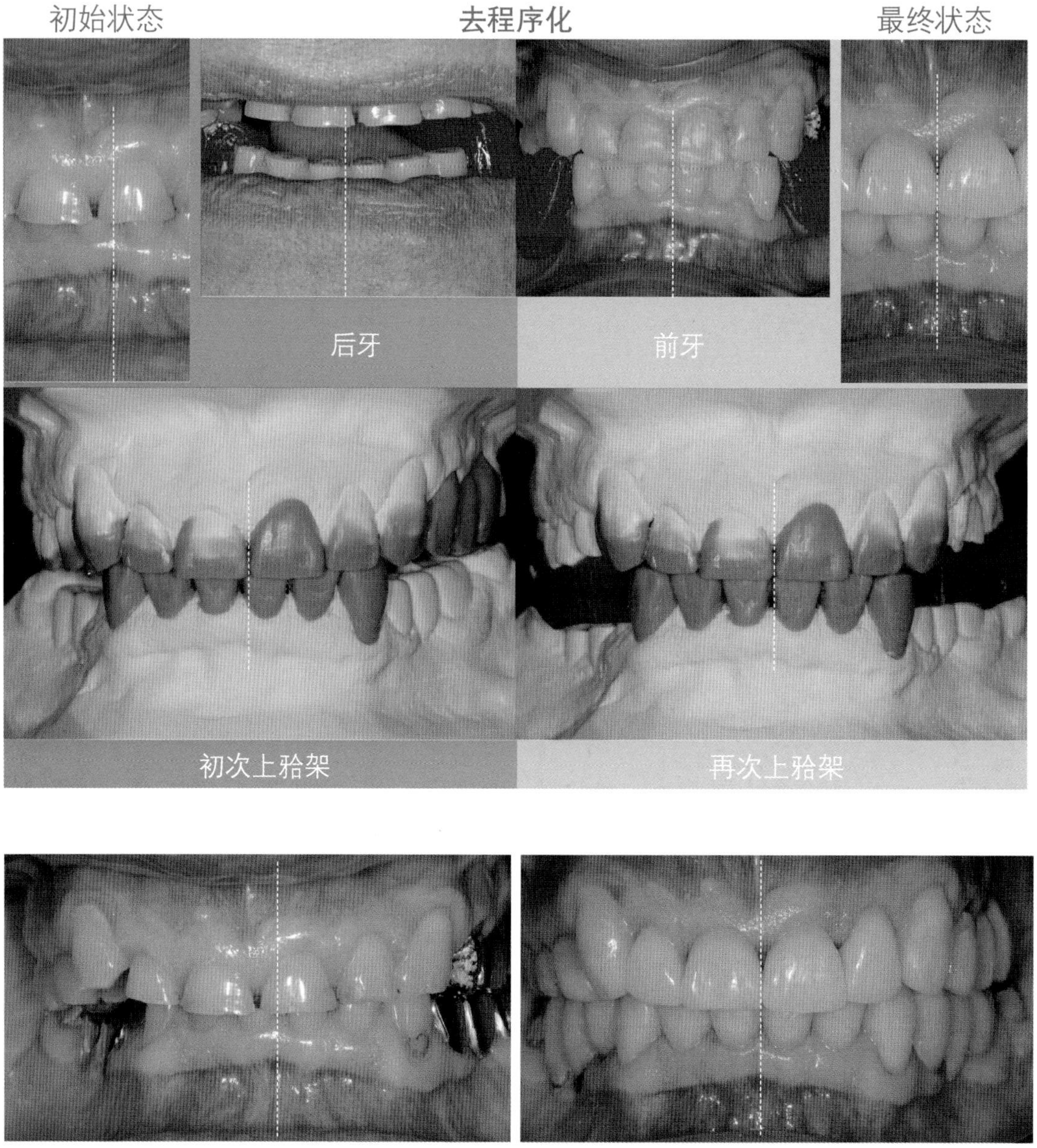

患者表现为明显的下颌偏斜，已用三步法改善。后牙去程序化下的初次咬合记录，下颌偏向右侧。诊断饰面复诊期间，前牙去程序化（前牙咬合板）最终使下颌处于更居中的位置，随后通过三步法临床确认。

下牙的形态与排列

观察下颌牙的初始位置非常重要，因为它可确定许多功能性参数。为简化参数的评估，制作后牙的诊断蜡型时应注意以下几点：

（1）切缘的位置（下颌切缘连线）。

（2）颊尖的高度（B线和Spee曲线）。

（3）后牙倾斜度和Wilson曲线。

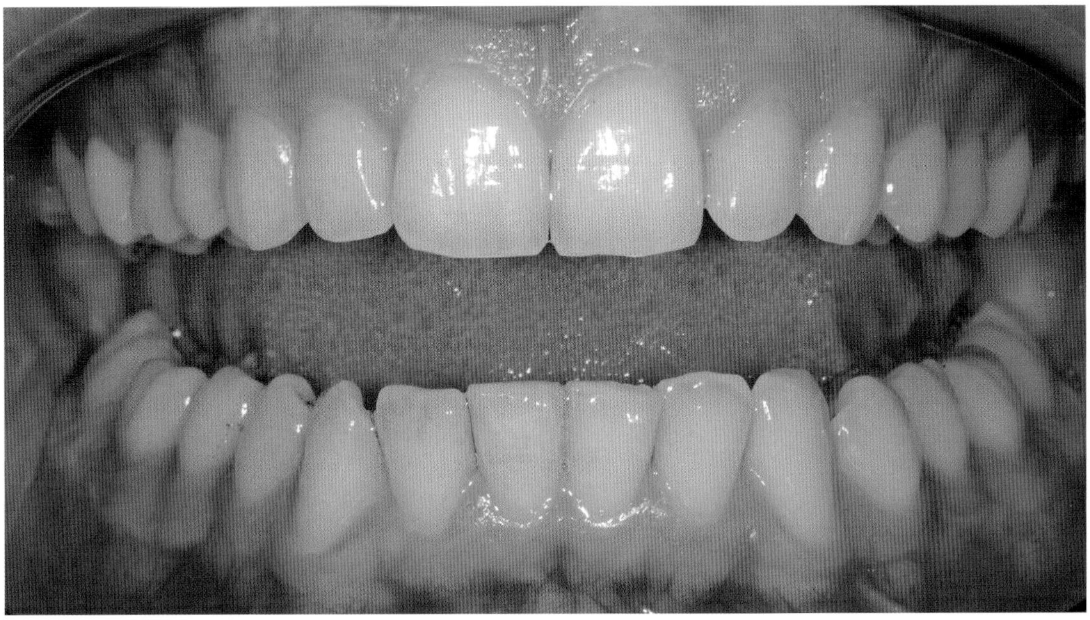

下颌正面观是临床上非常常用的观察视角。由于上颌功能尖不易被观察，此视角应首先作为功能诊断的参考，其次可作为咬合调整的参考。

此外，了解后牙的初始位置及其在修复设计中应如何被改良，将有助于临床医生进行咬合调整。相比上颌，下颌弓在临床上更易直视。理想的殆平面倾斜度、牙尖高度、补偿曲线是保证适当的咀嚼功能、患者的舒适性和降低修复失败风险的基础。

为训练临床医生通过观察对下颌进行功能分析，正面观时可界定**3条参考线**，被称为**“3条下颌参考线”**。其中，连接下前牙切缘的连线被称为**“下颌切缘连线”**，左右侧连接下后牙颊尖的连线被称为**“B线”**。

在评估3条下颌参考线时需要注意，它们会根据开口度的不同而改变位置。

在最大牙尖交错位时，下颌切缘连线较B线位置更高，但随着开口度越来越大，下颌切缘连线在视觉上将逐渐低于B线。

通常，当第二磨牙不被纳入考虑时，在最大牙尖交错位时下颌切缘连线应为一条直线且较B线稍高。对每位患者的初始3条下颌参考线都应非常仔细地进行分析。

3条下颌参考线

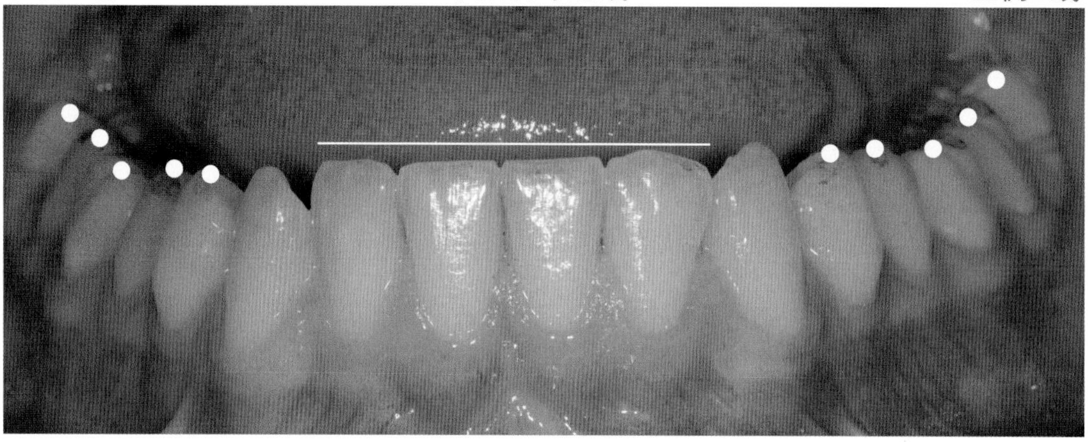

为了更准确地观察3条下颌参考线，最好使下颌更接近最大牙尖交错位，因为此处如果有𬌗干扰导致下颌偏转，下颌可重新自定位，而且不会有任何髁突功能障碍所致的下颌偏离。然而在此位置，上颌牙可能遮挡下颌牙，尤其深覆𬌗的患者。当开口度过大时，下颌切缘连线又会过于低于B线。如果下颌牙𬌗面可见，则下颌位置不正确。

为了观察3条下颌参考线，要使下颌更接近最大牙尖交错位，且与上颌牙无重叠。此时可要求患者张口，然后再闭口，从而重新定位下颌使其更靠近最大牙尖交错位。此位置适用于**无髁突偏移的下颌**。

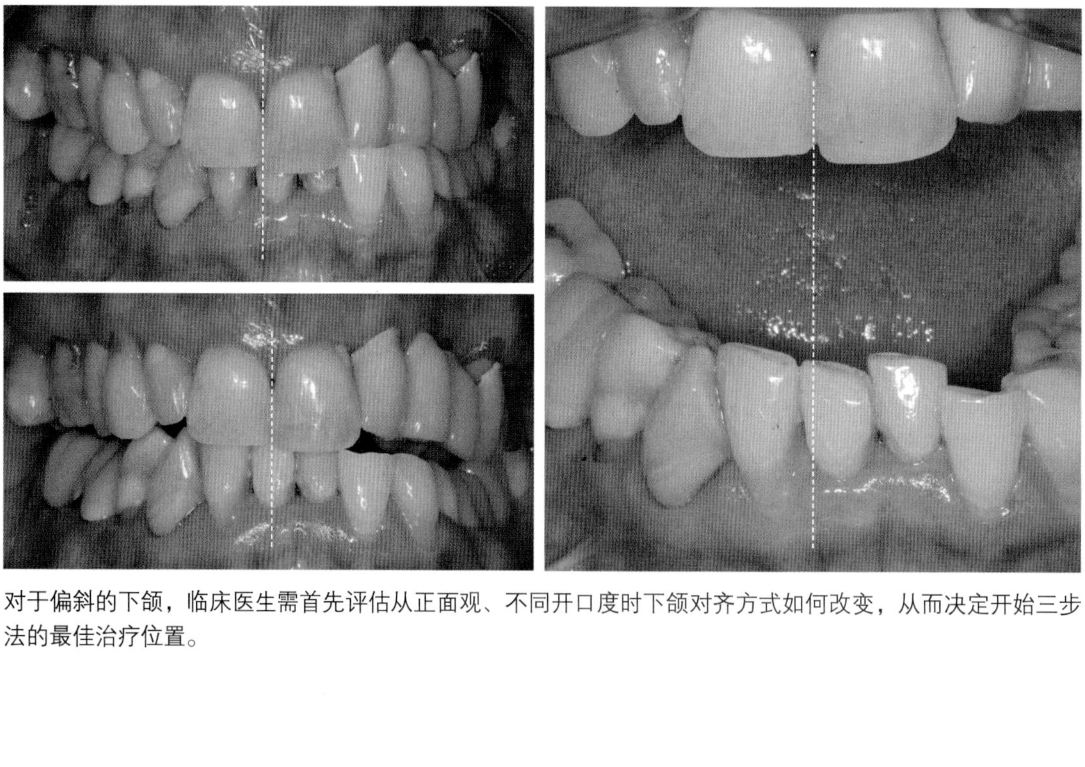

对于偏斜的下颌，临床医生需首先评估从正面观、不同开口度时下颌对齐方式如何改变，从而决定开始三步法的最佳治疗位置。

这3条参考线也可为**Spee曲线**提供信息。在矢状面上观察Spee曲线更佳，第二磨牙的存在对其分析至关重要。临床上，由于面颊部软组织遮挡，直视第二磨牙较为困难（除非使用反光板拍摄口内照片），从而使临床医生对其关注度降低。虽然技师借助殆架上的模型能够相对容易地观察Spee曲线，但人们对面弓转移过程能否正确转移头位常常存疑。无论如何，我们都建议临床医生关注患者口内的Spee曲线，包括其初始状态及后续设计如何改善。因为Spee曲线能够特异性反映患者的口腔功能，对成功恢复功能运动有很大影响。

Spee曲线

连接下后牙颊尖的假想线，自下尖牙牙尖开始，向后延伸至下颌升支的前缘及髁突。

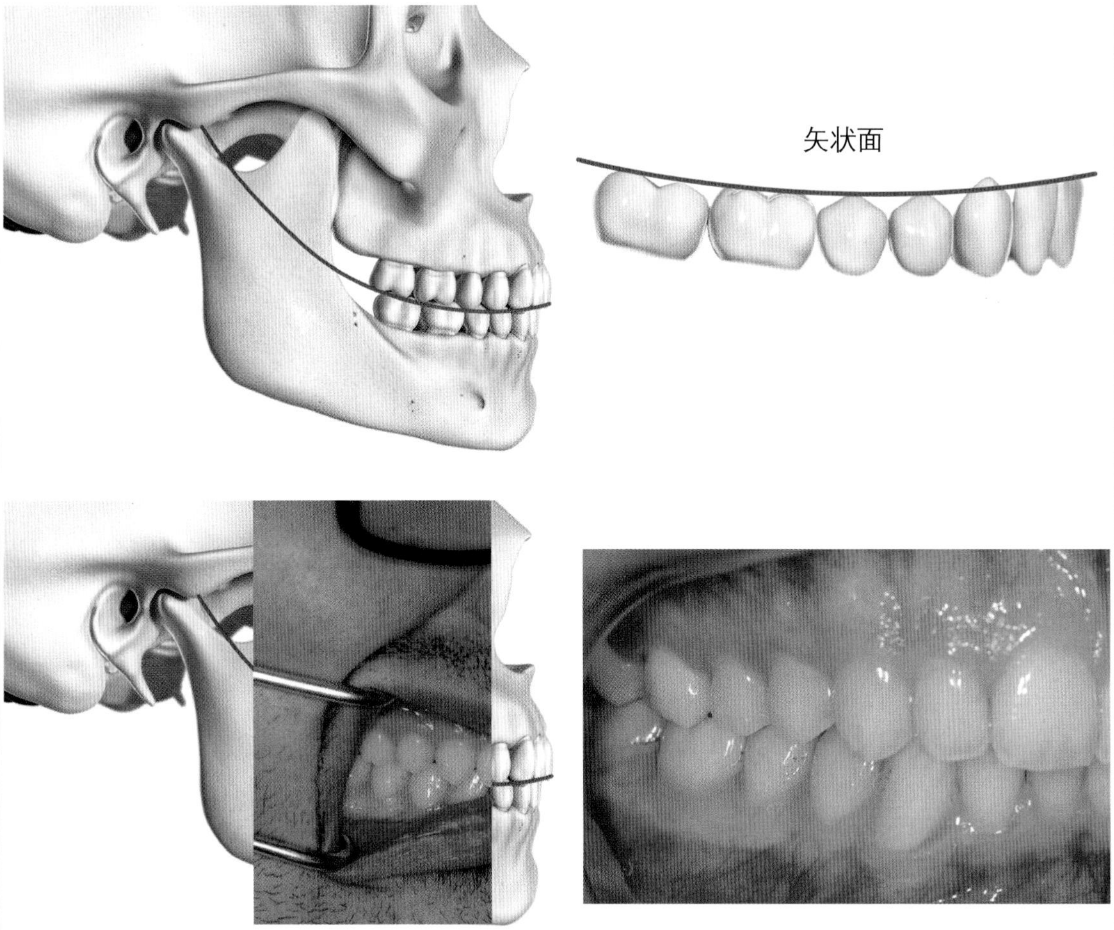

分析Spee曲线的最佳角度是矢状面，但其不易被临床医生观察。由于面颊部软组织遮挡，通常不能清楚地观察到第二磨牙。

考虑到矢状面视野受限，可在冠状面通过3条下颌参考线评估Spee曲线。理想情况下，下后牙颊尖（左右侧B线）应处于几乎对称的位置，下颌切缘连线和第二磨牙颊尖略高于其他后牙。两条B线不仅需与下颌切缘线相比较（凸出型、正常型或平坦型的Spee曲线），也需与自身相比较。左右侧B线之间的水平差异通常指示咀嚼功能的不对称。

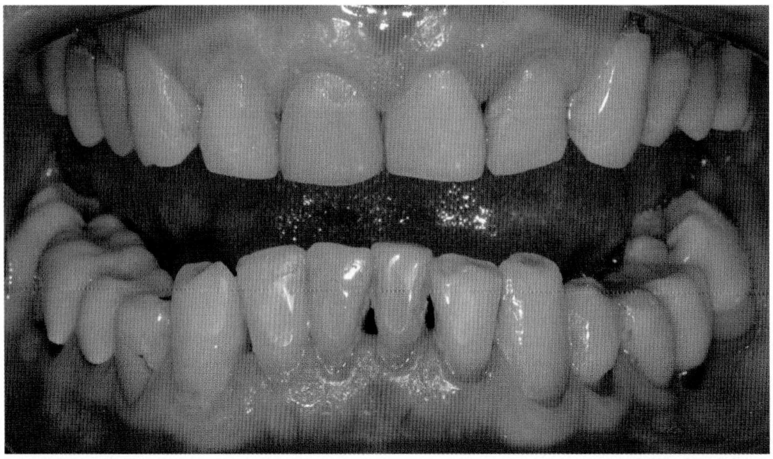

凸出型

当下颌切缘连线高于B线并伴深覆𬌗时，患者常表现垂直型咀嚼模式。

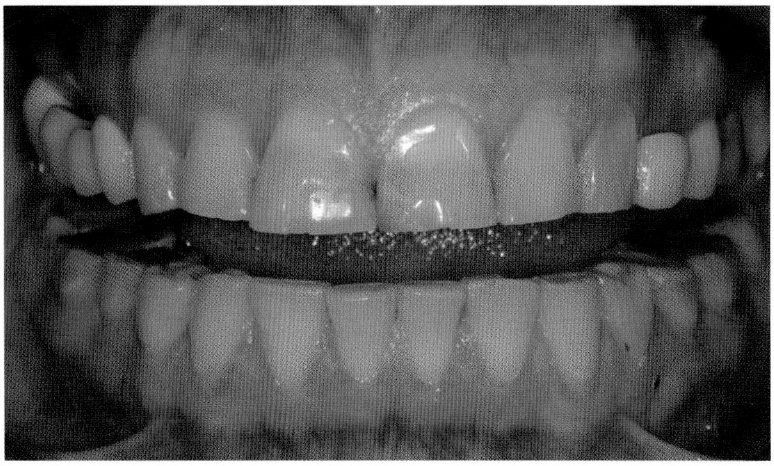

平坦型

开放型磨耗患者具有平坦的Spee曲线，且牙尖高度降低。下颌切缘线与B线位于同一水平。

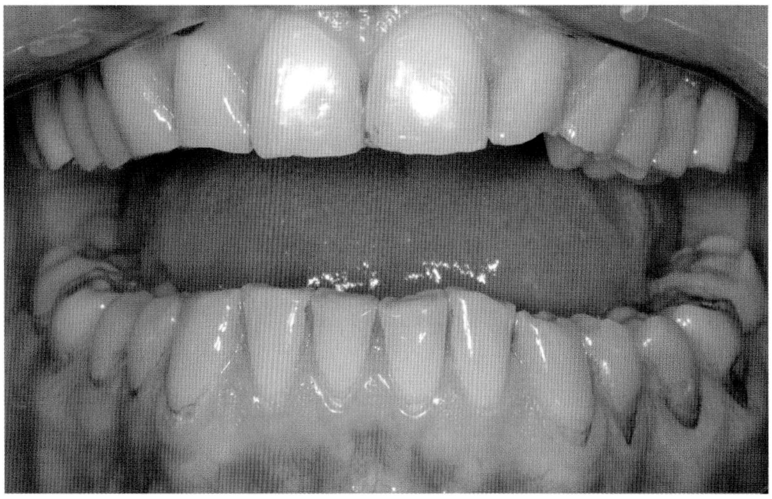

不对称型

当双侧B线处于不同水平时，可怀疑患者为单侧咀嚼模式。B线较低一侧是患者偏向咀嚼的一侧。

B线也可用于间接评估**上颌舌尖的位置**（功能尖）。临床上直接观察上颌舌尖比较困难，因此可通过下颌颊尖来间接反映上颌舌尖的位置。

从冠状面上，还可以借助下后牙的倾斜度评估**Wilson曲线**。当下颌更靠近最大牙尖交错位时，下后牙的倾斜度能更好地显示出来，否则会观察到过多的殆面。

Spee曲线和Wilson曲线很难在上颌牙的水平进行临床评估。而下颌冠状面视角更容易观察，并且也可作为评估上颌牙Wilson曲线的间接参照。

Wilson曲线

Wilson曲线连接每颗牙的颊尖和舌尖，它定义了牙齿在冠状面上的内外向倾斜度。该曲线凸度从前磨牙到第二磨牙逐渐增大。

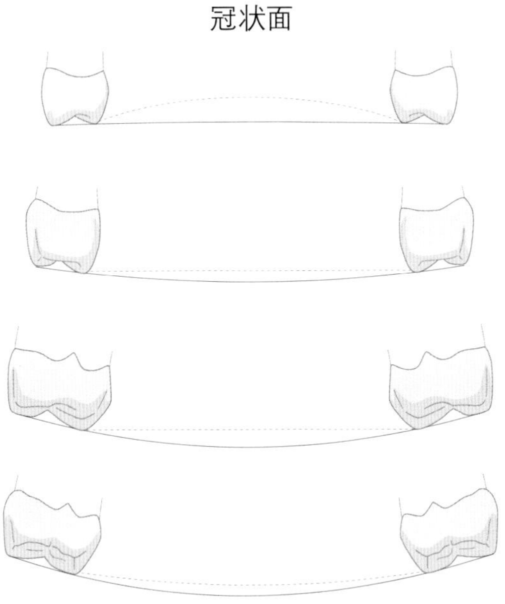

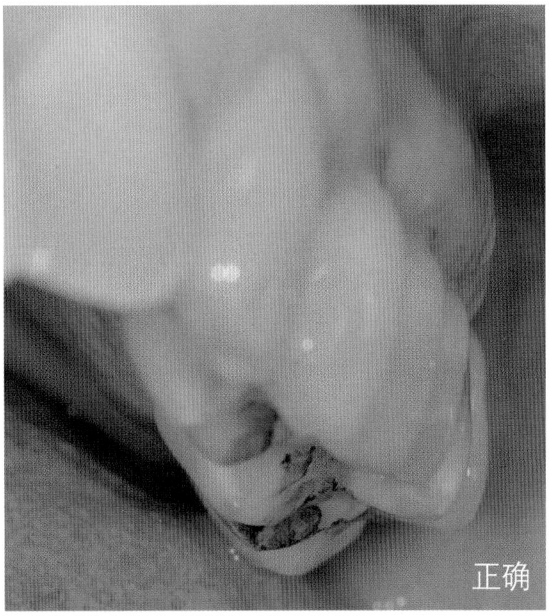

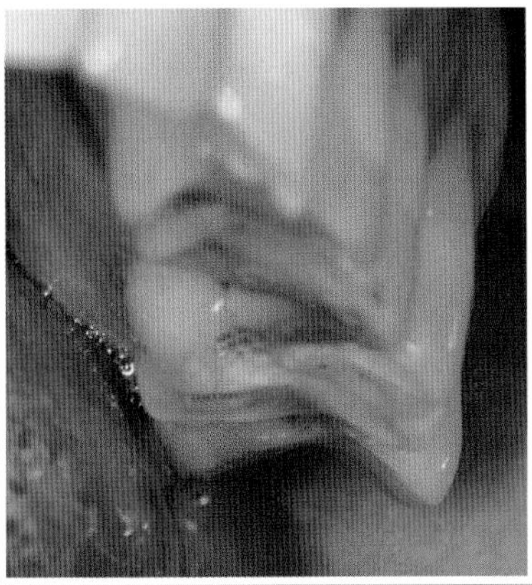

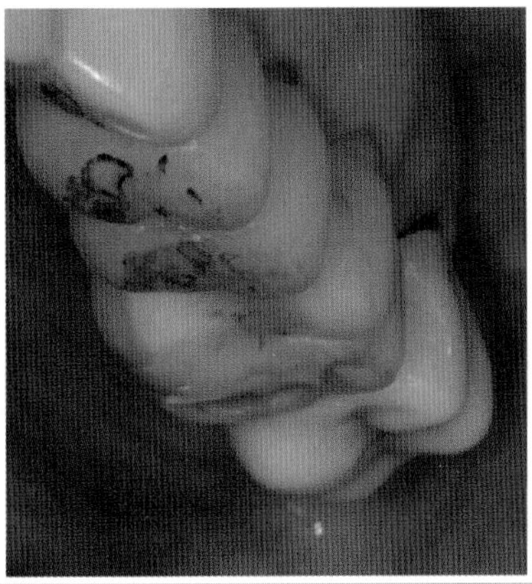

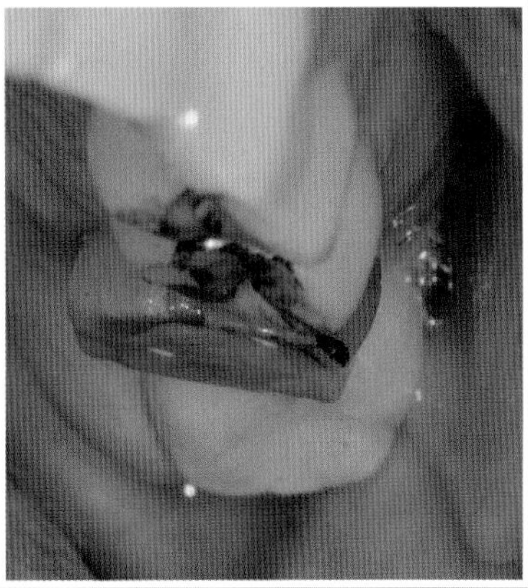

理想情况下，从冠状面上观察，左右侧Wilson曲线连接颊舌尖从而使下后牙稍向舌侧倾斜，而上颌磨牙则向相反方向倾斜，在第二磨牙水平上尤其明显。

Wilson曲线和Spee曲线均提供了有关患者功能模式的重要信息。

当没有大范围的冠桥等修复治疗，也没有近期的正畸治疗史时，最初的Wilson曲线是患者咀嚼模式的一种体现。较凸的Wilson曲线伴下后牙明显舌倾是垂直型磨耗的特征，这种功能模式产生使下颌牙舌倾的力量，并使其紧凑以减少颌弓的大小。另外，平坦的Wilson曲线常与水平型磨耗有关，并伴有邻面接触区的打开，特别是在下前牙水平，形成前牙间隙。

A

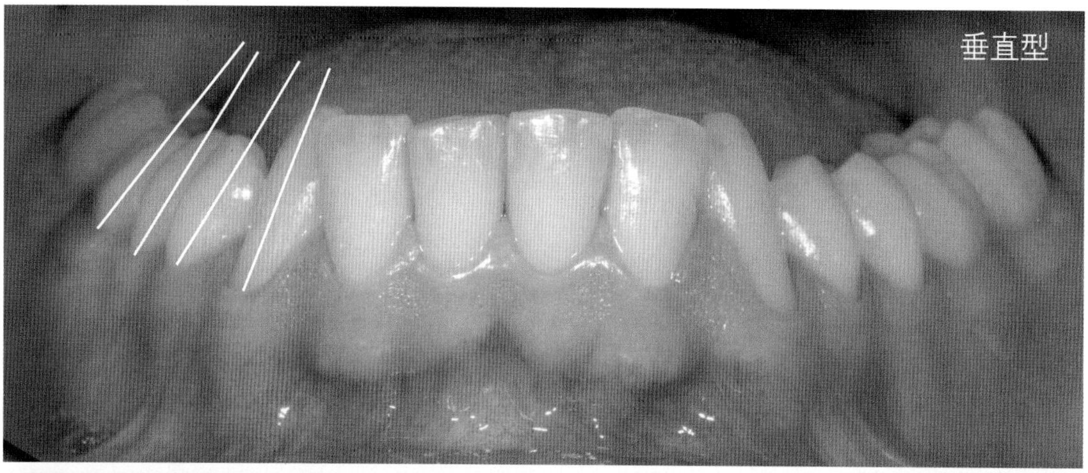

B

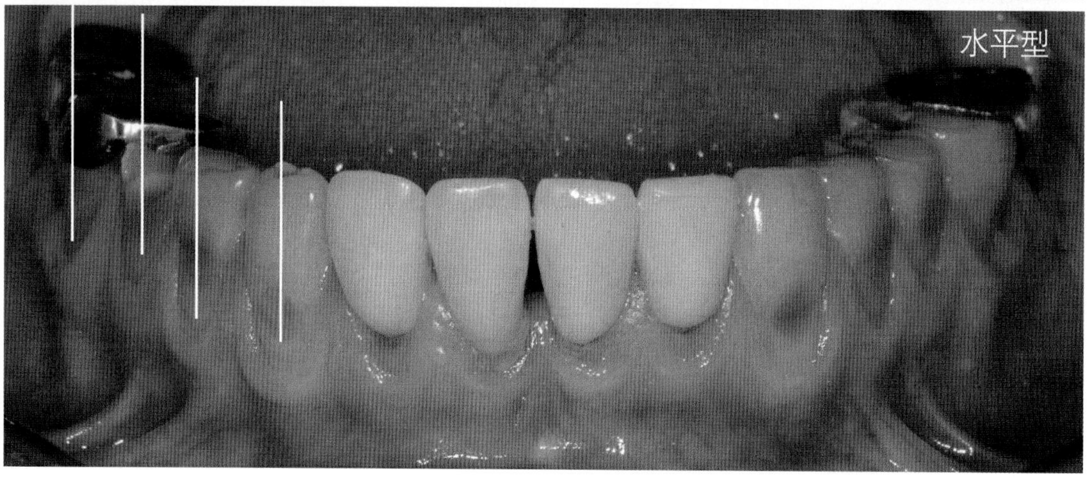

两例拥有不同Wilson曲线的患者。未经过大范围修复或正畸治疗，下后牙在冠状面上的倾斜度可体现患者的咀嚼功能，患者A为垂直型磨耗，患者B为水平型磨耗。

训练你的眼力

识别下颌切缘连线、B线、3条下颌参考线、Spee曲线和Wilson曲线。

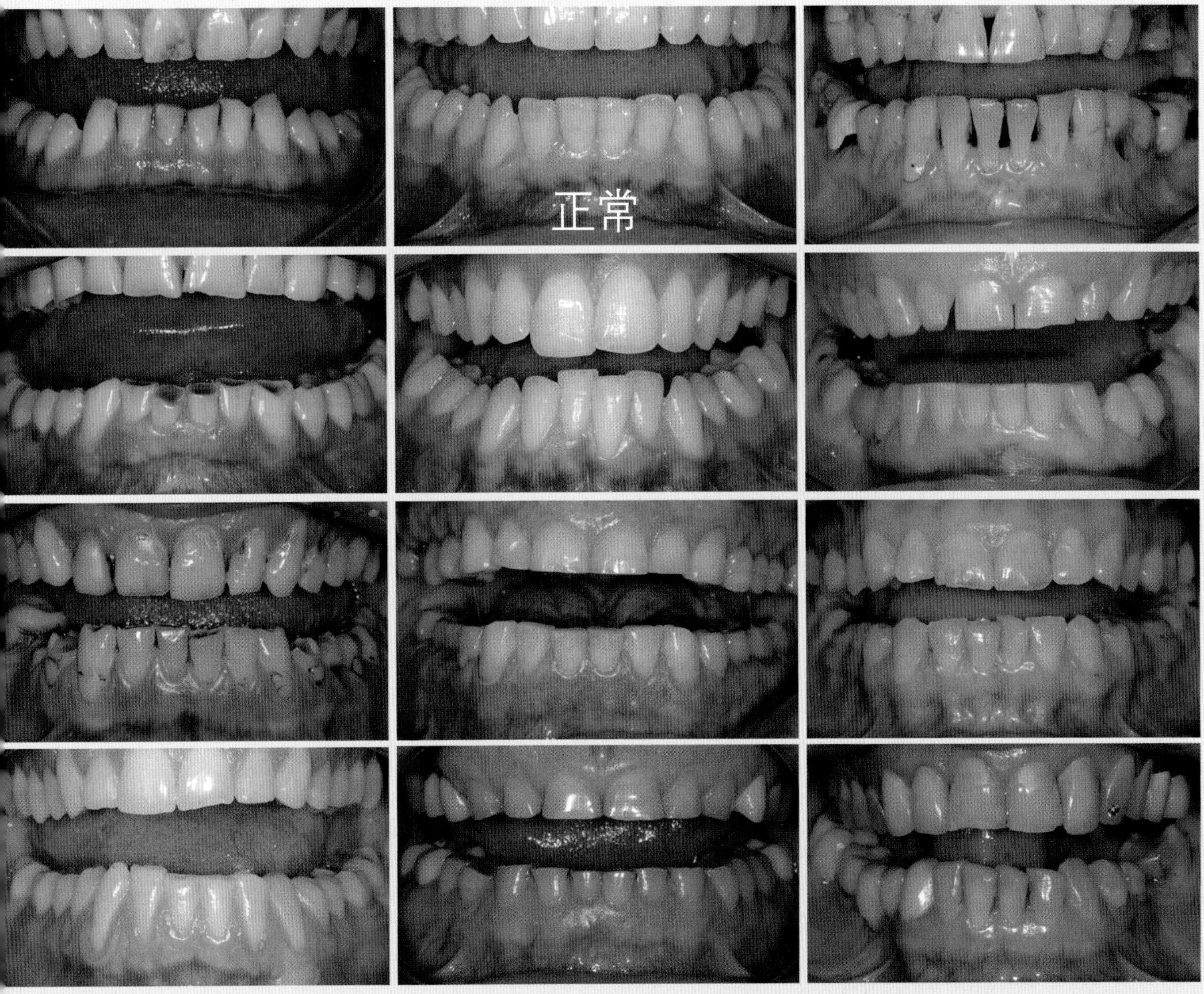

“后牙车库”

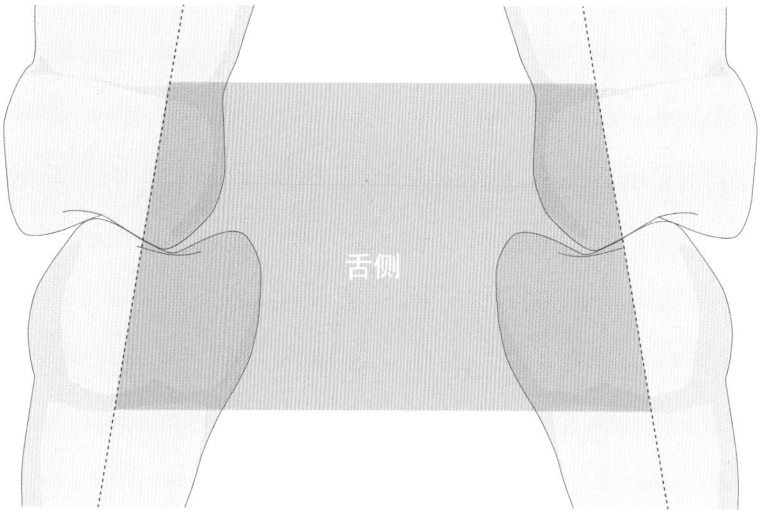

如前所述，下颌及其运动状态可类比为来回多次停在车库里的汽车（例如吞咽和咀嚼时），同时可将上颌比作车库门。据此类比，当最大牙尖交错位时后牙接触，可见左右侧的“后牙车库”。每个“后牙车库”都由一个“**颊侧**车库”和一个“**舌侧**车库”组成。咬合垂直距离抬高后，通过后牙诊断蜡型将重建“后牙车库”的形态。通常，“后牙车库”需恢复至足够宽容度以避免在咀嚼过程中“汽车”（下颌牙）与“车库门”相冲突，但也不能宽容度过大而使“汽车”（下颌牙）失去上下牙接触过程中来自本体感受器的引导（特别对于水平型咀嚼者）。如前所述，抬高咬合垂直距离可能改变上下颌的水平向关系，这种改变有时起到正向作用，有时也可能会产生问题。对于每位患者，我们都应注意“后牙车库”的初始状态，它是否正确、是否需要调整，从而避免本章后面将提及的4种错误（见第250页）。

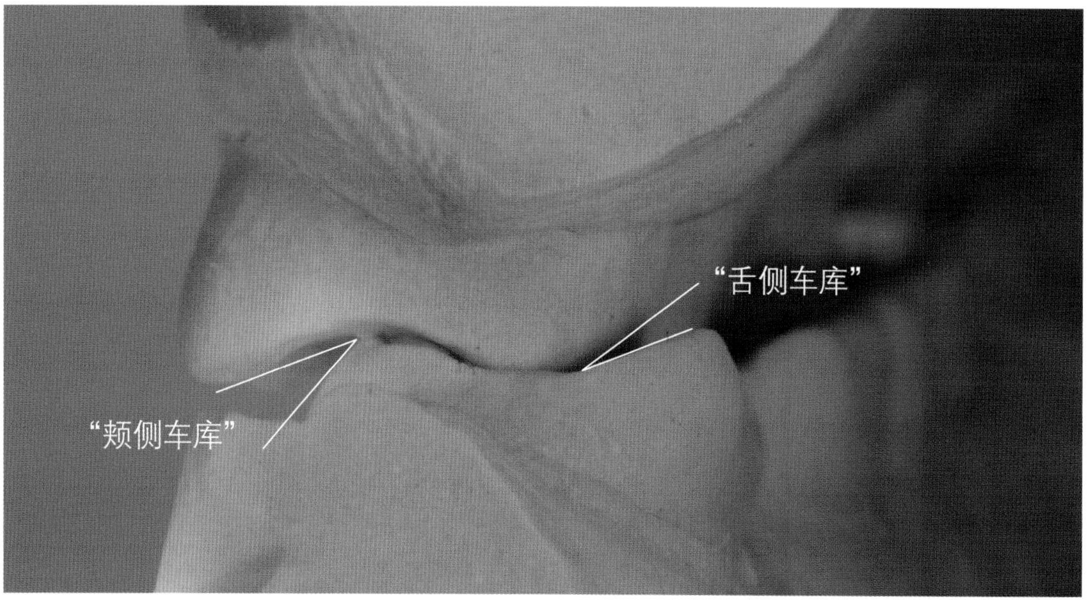

“颊侧车库”

在“颊侧车库”中，**下颌颊尖**代表“汽车”，**上颌颊尖**则代表“车库门”。患者仰头后，就能很容易观察到“颊侧车库”（咬合仰视像，见第160页）。理想情况下上颌颊尖应与下颌牙尖有一定距离，从而使后牙形成2mm覆盖关系。当磨牙关系为安氏Ⅰ类时，此空间由上颌牙尖三角嵴填满，而并非空隙。当由于各种原因，初始的后牙覆盖不正确时，可出现两种相反的水平向偏差：“颊侧车库”过于封闭或过于开放。这种偏差可能是由**先天发育**因素（与颅颌骨发育有关）或**医源性**因素（例如不恰当的正畸或修复治疗）造成的。当不考虑通过正畸治疗改善牙齿初始位置时，技师需通过后牙诊断蜡型改善上下牙弓的水平向偏差。

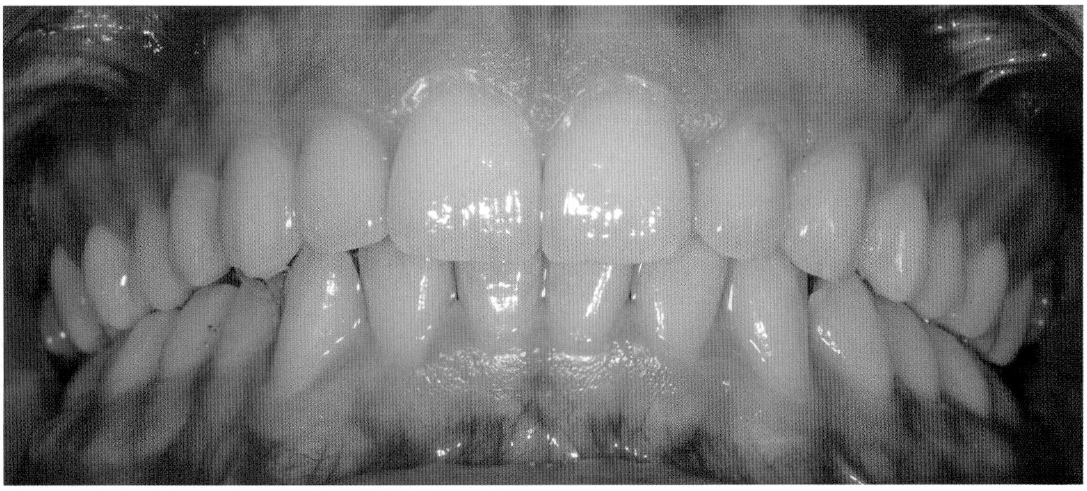

“颊侧车库”在患者口内容易观察。如果冠状面上上颌牙尖重叠较小，则其更易观察。可通过让患者仰头获得。此视角被称为“咬合仰视像”。

“颊侧车库”过于封闭　　正常　　“颊侧车库”过于开放

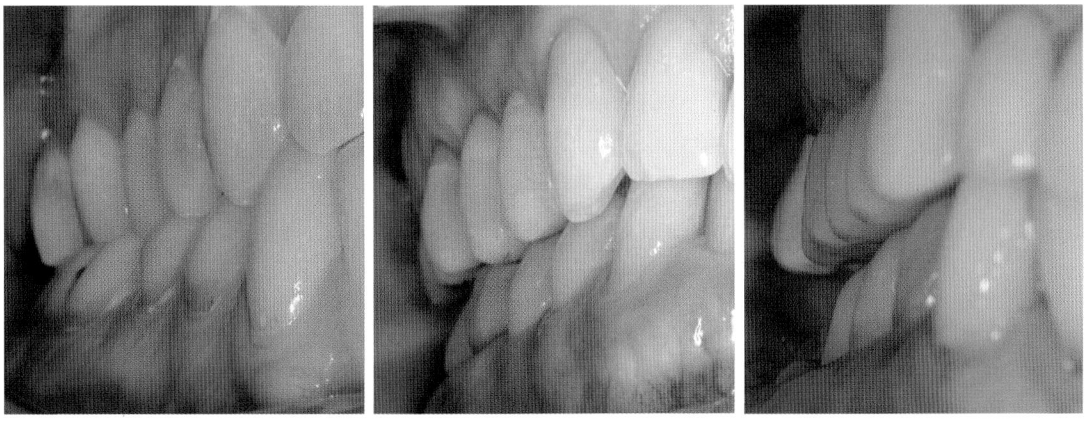

两种主要的水平向偏差：“颊侧车库”过于封闭或过于开放。此偏差由先天发育因素或医源性因素造成。

“颊侧车库”过于封闭

过于封闭的“颊侧车库”会导致后牙功能性𬌗干扰，应立即干预。

“颊侧车库”**过于封闭**的原因（覆盖过小和/或覆𬌗过大）可能与上下颌弓大小不调和/或牙齿角度的偏差有关。在“汽车”和/或“车库”水平上：

1. **“车库门”关得过紧**

上颌牙尖因美观需求修复得过长，以及过于腭向倾斜。

2. **“汽车”过大**

现有修复体可表现为颊尖过突和/或牙齿过于颊倾。

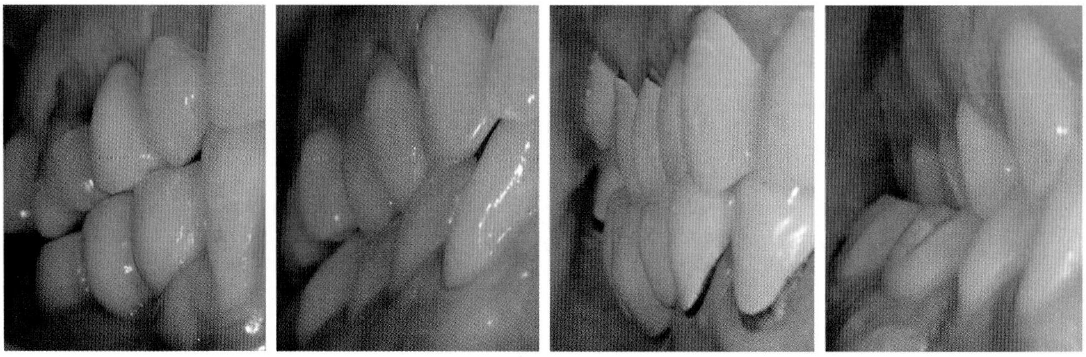

不同的封闭型“颊侧车库”。

抬高咬合垂直距离可**改善**“颊侧车库”过于封闭的问题。技师还需通过限制下颌微创修复体向颊侧延伸而使“汽车”更小。与此同时，上颌颊尖应更颊倾以增加覆盖，但需要补偿增加的覆𬌗（例如加长的牙尖）。可通过增厚上后牙的颊侧以实现上颌颊尖的颊倾。

咬合重建时如何将过于封闭的“颊侧车库”打开

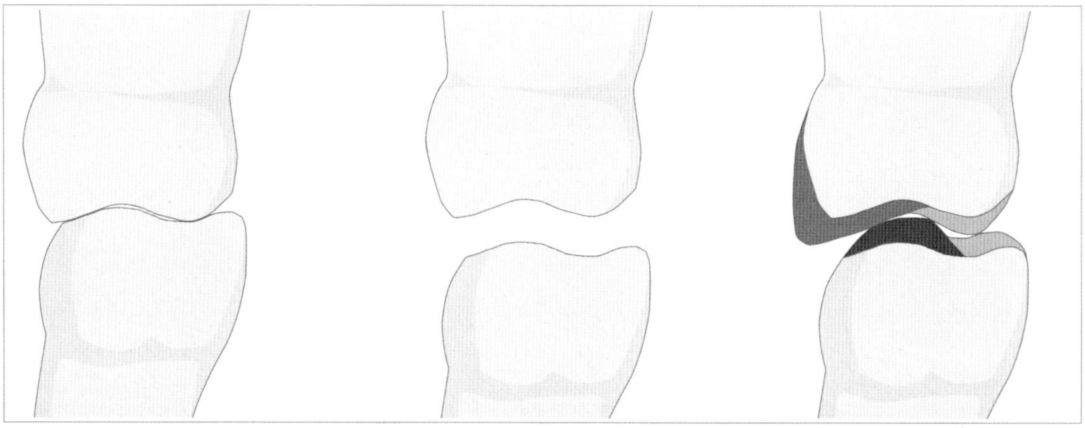

抬高咬合垂直距离后，使用微创修复体来打开“颊侧车库”。“汽车”应尽可能小，同时“车库门”应通过使上颌颊尖位置更向颊侧打开。颊侧边缘的延伸位置应根据患者的具体情况评估。

"颊侧车库"过于开放

过大的后牙覆盖常继发于医源性干预，例如，正畸治疗中在不考虑下颌大小的情况下对上颌扩弓，或者使用牙尖平坦的修复体对磨牙症患者进行修复（例如担心牙尖折断）。过大的覆盖将导致咀嚼中咬合接触面积不足，就如同咀嚼过程中"汽车"没有"车库门"的引导和限制（见第90页），这可能导致下颌的不稳定。咀嚼过程中，"颊侧车库"过于封闭者，可能会有殆干扰；而"颊侧车库"过于开放者，患者不仅有咬合不稳定的感觉，还可能伴有咀嚼无力。

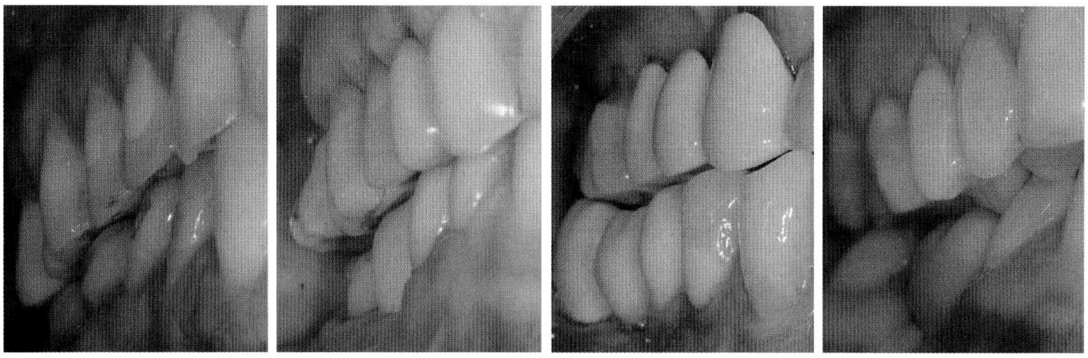

不同的开放型"颊侧车库"。

最大牙尖交错位时"颊侧车库"如果已过于开放，抬高咬合垂直距离将使后牙覆盖更大。

为纠正过于开放的"颊侧车库"，制作蜡型时应注意：

（1）通过加厚下颌牙颊侧面的蜡型将"汽车"变大。

（2）在尽量不将蜡型延伸至颊侧面的前提下将"车库门"增厚。

咬合重建时如何将过于开放的"颊侧车库"关闭

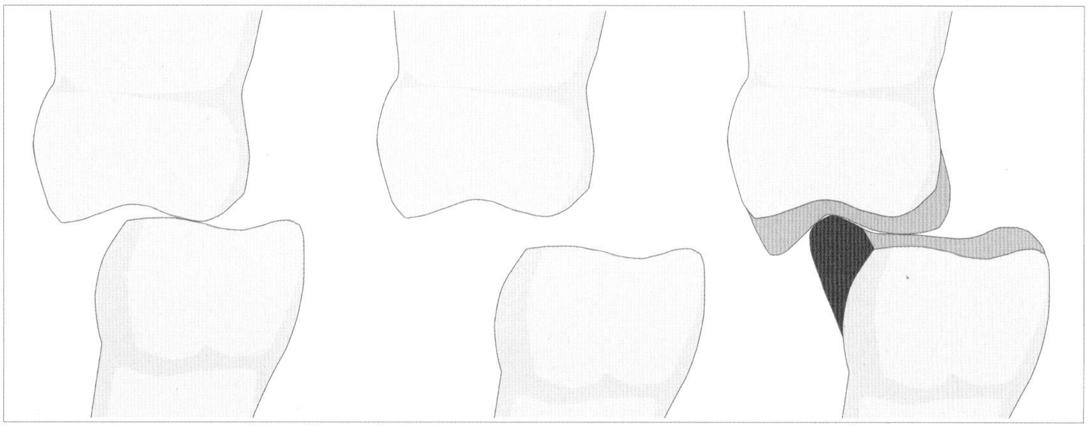

咬合垂直距离的抬高加剧了水平向偏差时，通过微创修复体关闭"颊侧车库"的方法。即使颊侧牙体组织完整，也应通过加厚颊侧面来使"汽车"变大。而"车库门"应在不增加修复体颊侧覆盖的前提下增厚。

训练你的眼力

请判断下图的“颊侧车库”类型（正常/开放型/封闭型）。

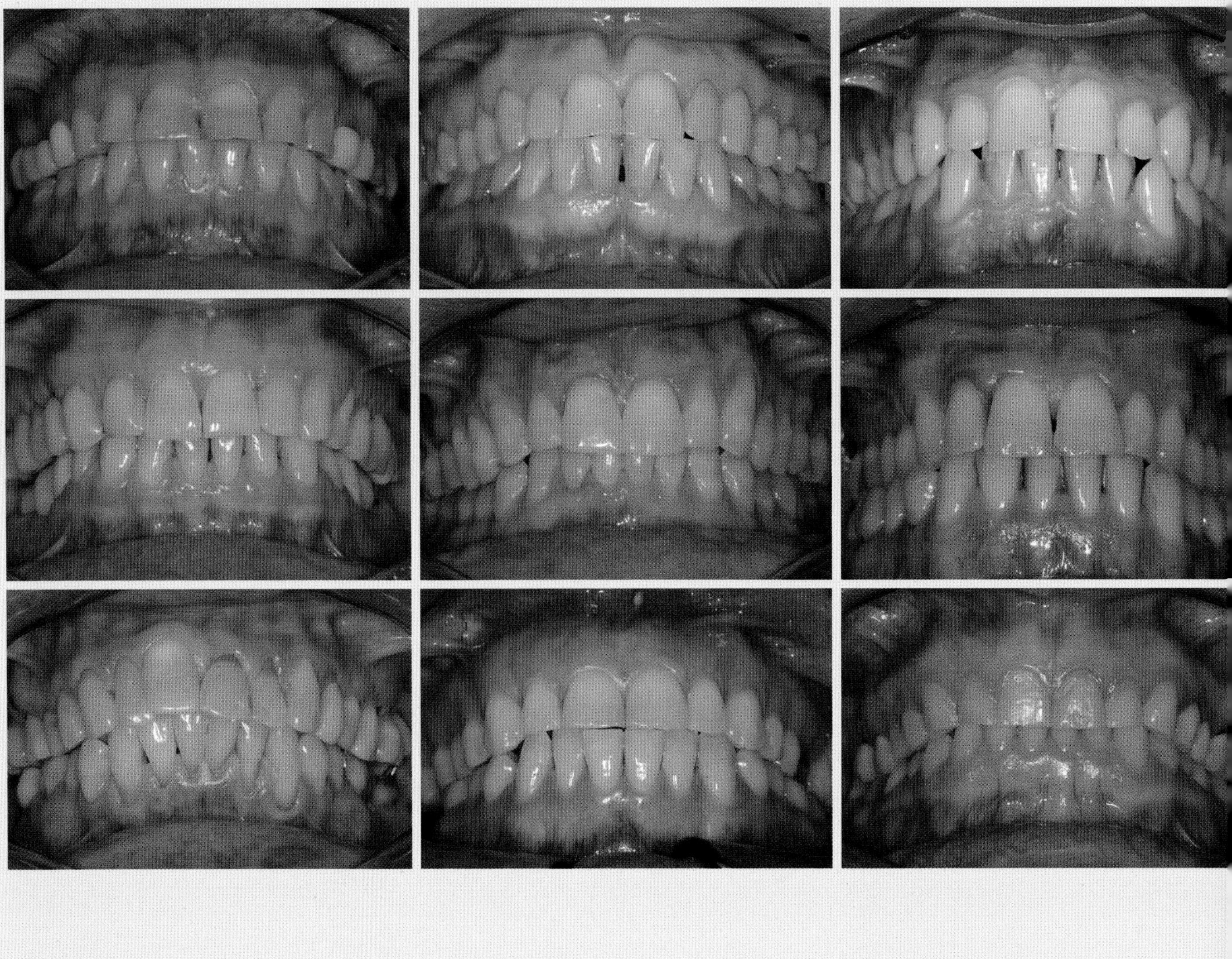

“舌侧车库”

下颌牙舌尖与**上颌牙舌尖**之间的咬合关系形成了“舌侧车库”，其不能在口内直视，只能通过模型观察。因此，技师正确地制作诊断蜡型至关重要，临床医生可对蜡型予以确认，并给予技师反馈。如“颊侧车库”所述，其目标是在动态的功能性空间与静态的咬合接触稳定之间获得平衡。因为模型是看到“舌侧车库”的唯一方式，技师应拍摄模型的咬合舌面像并与临床医生共享。医生应学会从此视角分析有无蜡型的模型以便为口内调𬌗做更多准备。无论是多牙还是单牙修复，“舌侧车库”均应保持开放，即上下颌磨牙的舌尖之间没有紧密的接触。Wilson曲线应较为明显，并且上颌舌尖应更颊倾，从而使其与下颌舌尖无紧密接触，笔者称之为“Kano型”22。

3STEP | 咬合舌面像 L18

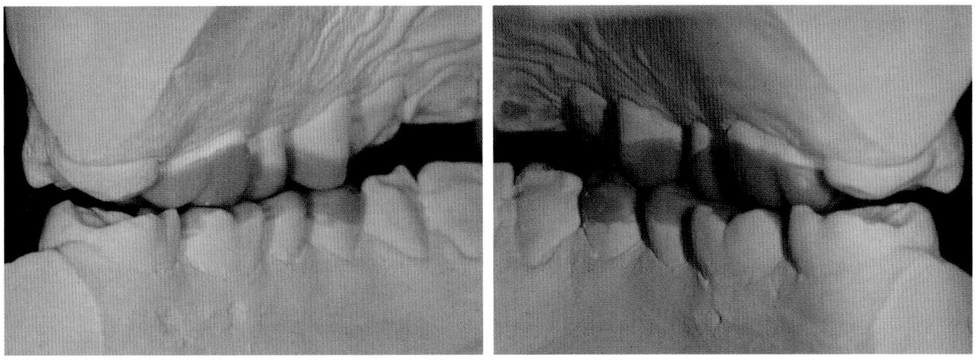

- “舌侧车库”
- 舌体空间
- Kano型
- 第二磨牙𬌗面空间

后牙蜡型的咬合舌面像是验证未来树脂𬌗贴面准确性的关键。

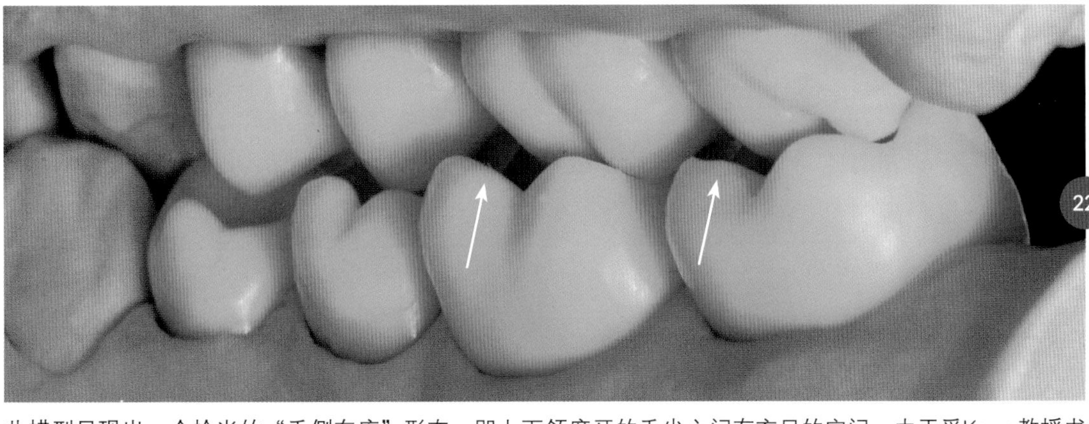

Courtesy of Dr P. Kano

22

此蜡型呈现出一个恰当的“舌侧车库”形态，即上下颌磨牙的舌尖之间有充足的空间。由于受Kano教授书中图片的启发，在三步法中笔者将此特点称为“Kano型”。

“舌侧车库”过于封闭

如果初始状态时“舌侧车库”过于封闭，抬高咬合垂直距离将**改善**这种水平向偏差，为自由度较大的动态咬合提供必要的功能性空间。但应注意修复体形态不可过大，从而失去此功能性空间。

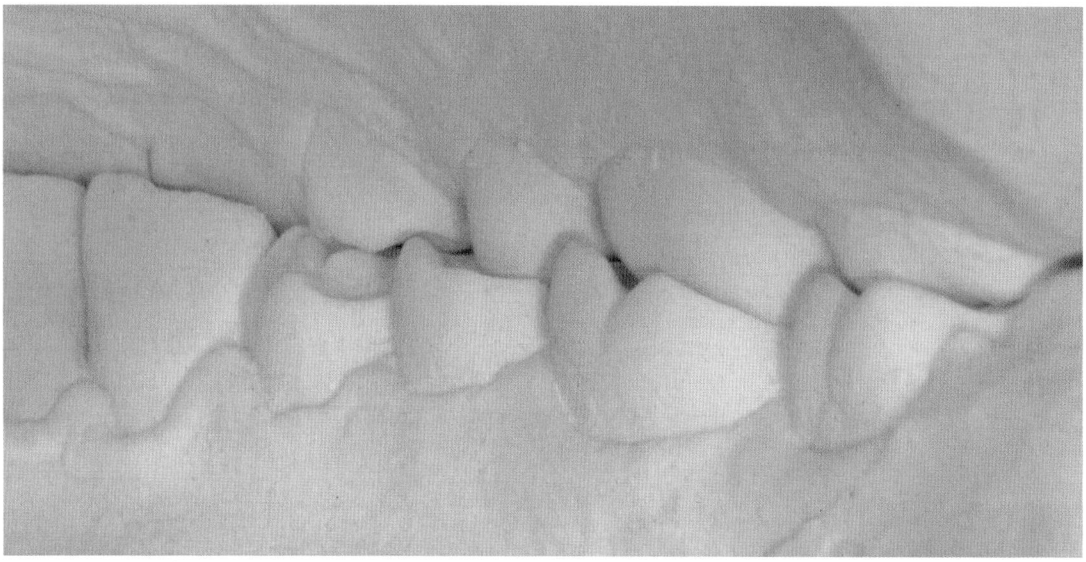

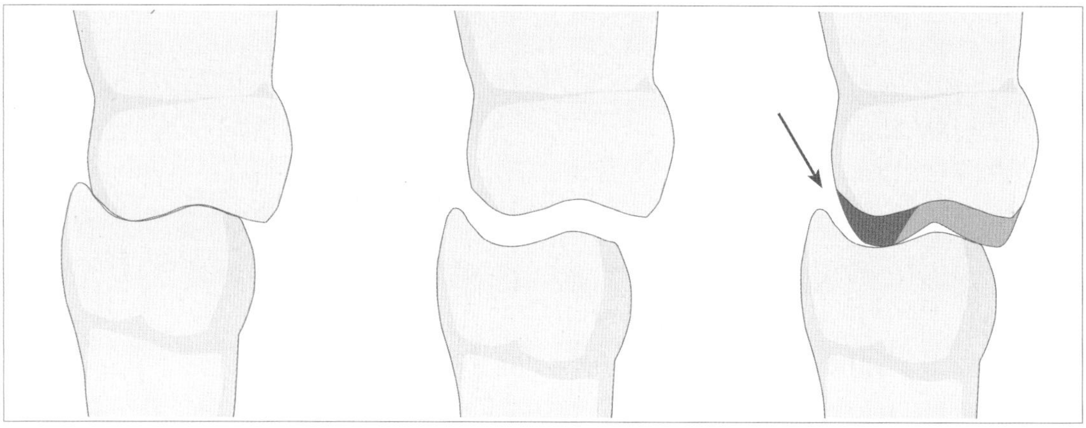

“舌侧车库”过于封闭时，上颌舌尖的诊断蜡型应形成较为明显的Wilson曲线，且不增厚腭侧面。

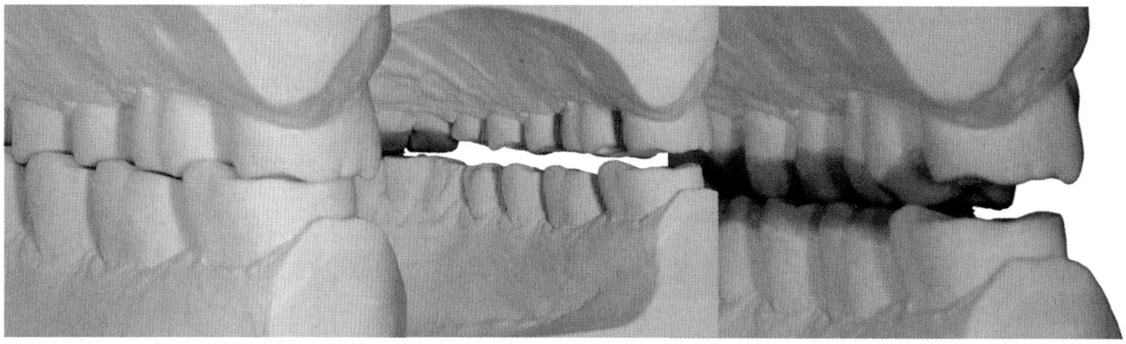

在开放“舌侧车库”的同时，最初不理想的Wilson曲线在第一磨牙水平也得以改善。

“舌侧车库”过于开放

如果初始状态时“舌侧车库”过于开放，抬高咬合垂直距离会加剧水平向偏差，使上颌功能尖对应于对颌颊尖的舌斜面，进而导致最大牙尖交错位时咬合接触不稳定。

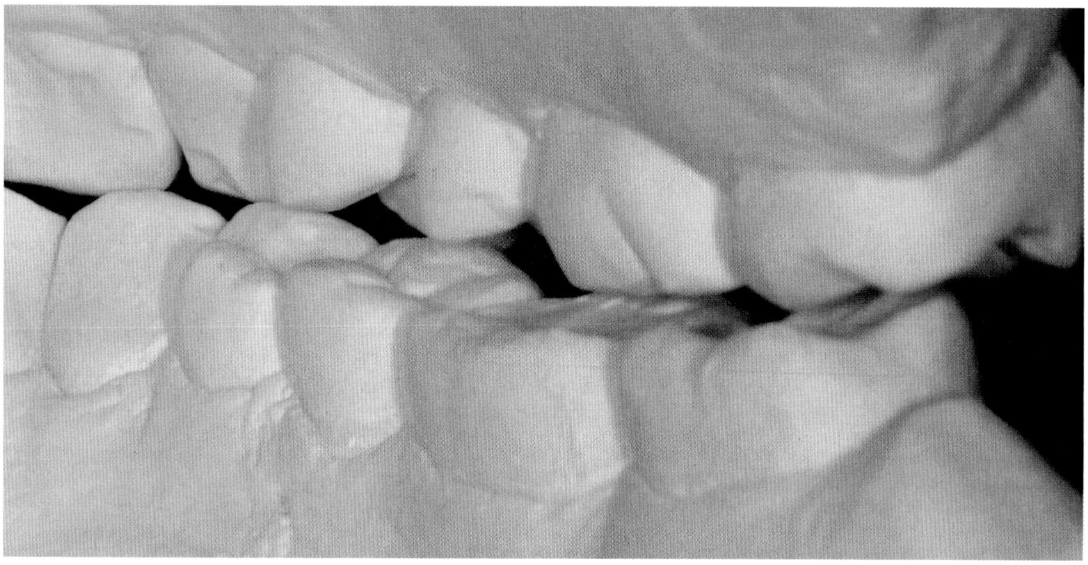

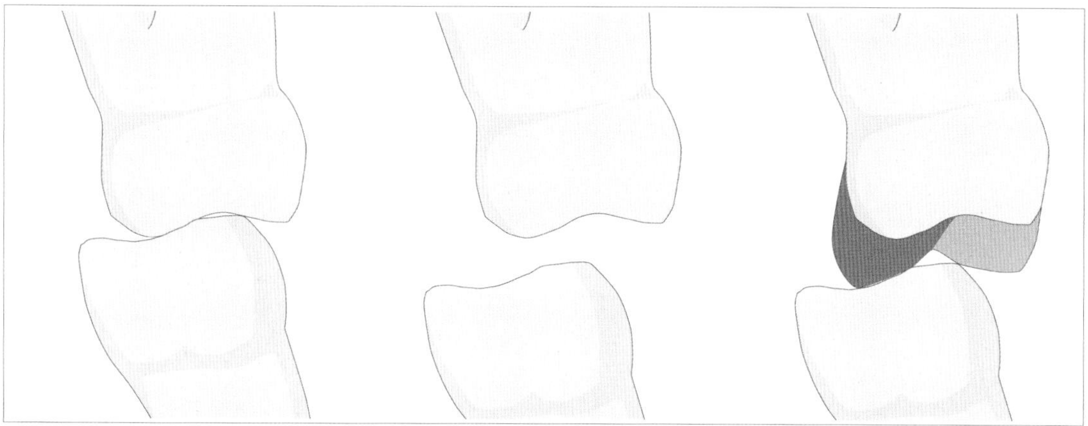

“舌侧车库”过于开放时，为了尽可能获得与对颌牙中央窝的咬合接触，上颌舌尖制作蜡型时需加厚舌侧。

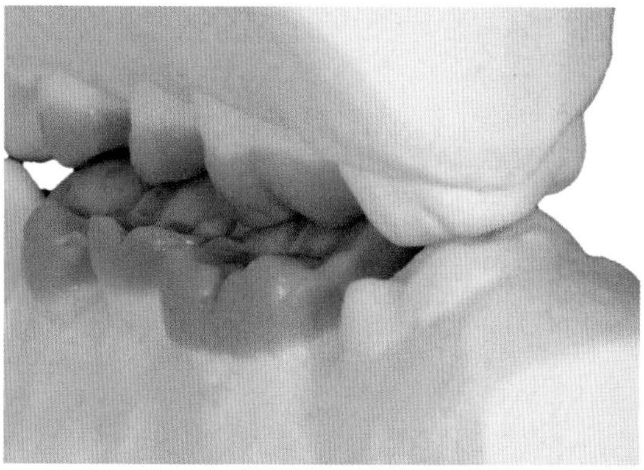

此蜡型中“舌侧车库”过于开放。水平向偏差应通过增厚上颌舌尖的舌侧、改进尖窝关系来改善，而不是使上颌舌尖与下颌颊尖舌斜面接触。“汽车”舌侧蜡型也是不必要的，因为它占据了舌部空间。

4种“车库”的错误

为更好地控制后牙蜡型的制作，应考虑4种主要错误，其中“颊侧车库”和“舌侧车库”各涵盖两种错误。根据所涉及的牙尖分别命名为：上颌颊尖–V型错误，下颌颊尖–B型错误，上颌舌尖–P型错误和下颌舌尖–L型错误。其中V型、B型和P型错误会使“车库”更封闭，且可能产生后牙功能性殆干扰。而L型错误会占据舌部空间。参照这4种错误，技师和临床医生均可在后牙蜡型转化成修复体前对其进行非常有效的质控。此外，医生还可参考这些错误指导咬合调整（见第403页）。

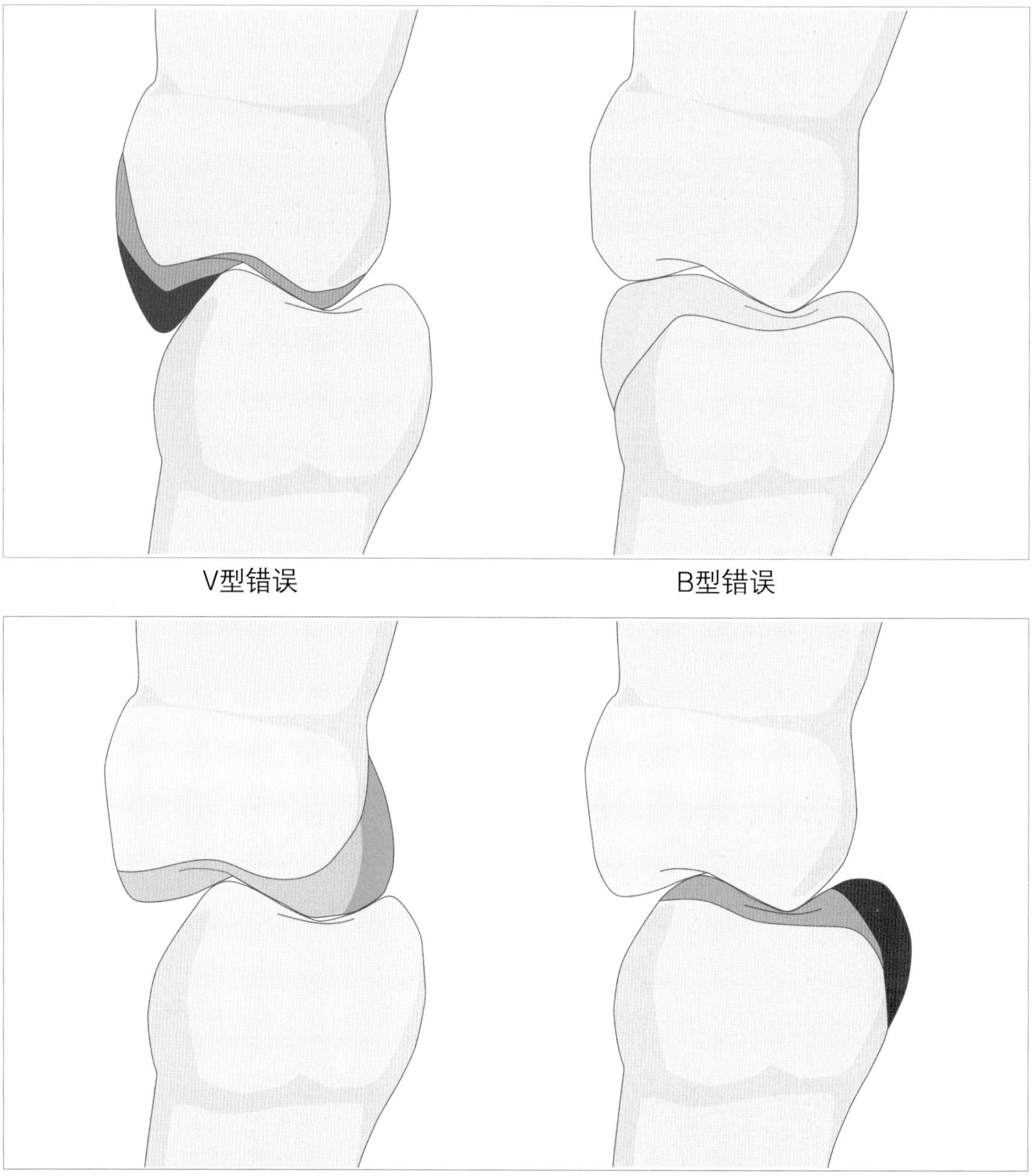

颊侧

V型错误　B型错误

舌侧

P型错误　L型错误

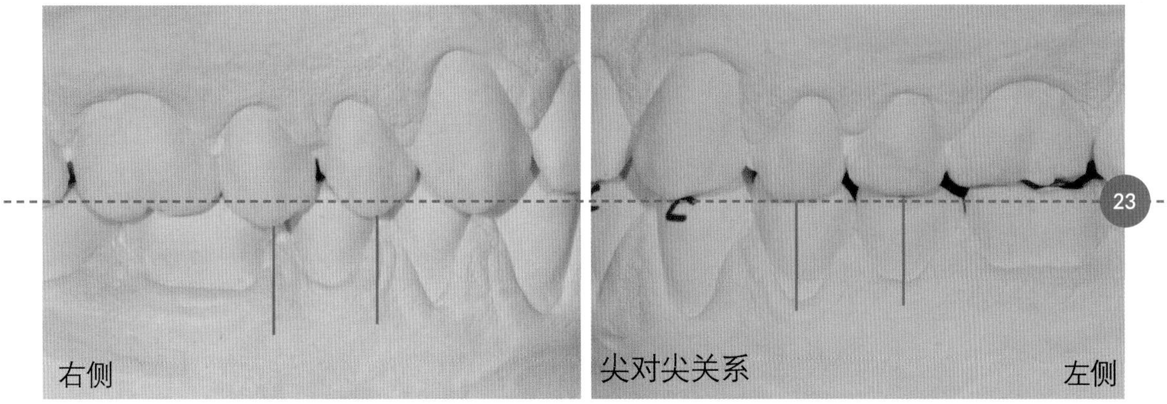

此患者右侧为安氏Ⅰ类磨牙关系，左侧为安氏Ⅱ类磨牙关系。如果技师将双侧颊尖放置于相同高度（考虑E线的对称性），则左侧“颊侧车库”可能有过于封闭并导致功能性殆干扰的风险。

对安氏Ⅱ类患者进行磨耗牙列修复时，上后牙颊尖的加长应予以特别关注。因为其可能造成V型错误。对于尖对尖关系的患者，除考虑美学因素外，“车库门”通常不能加长 23。

“车库门”加长可能会导致后牙功能运动时出现殆干扰的风险增加，特别是对于水平型咀嚼者。如果出于美学考虑需要将颊尖加长，则应同时补偿性地增加覆盖（例如使牙尖更偏颊侧）。

在蜡型制作时就应纠正**B型错误**，避免因关闭“颊侧车库”而导致最终下颌修复体颊面形态过突，以及Wilson曲线不理想 24。这是一个常见错误，特别是对于种植支持的修复体。这种情况下，牙尖折断的风险很高，尤其在水平型咀嚼者中。

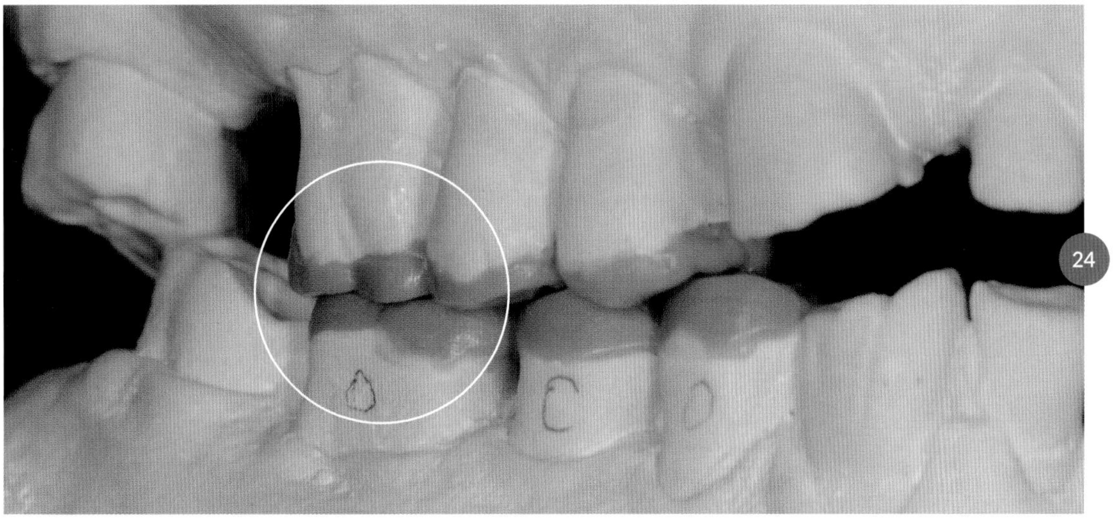

B型错误导致牙尖折断的风险较高，应在蜡型制作时及时纠正。如果将咬合接触放在下颌颊尖的颊斜面上，临床上口内修整颊面形态时（例如使“汽车”变小），容易丧失咬合接触。

还有一个较为常见的P型错误，即上颌磨牙舌尖的蜡型与外形高点一致，此错误特别常见于磨耗牙列。在咬合舌面观，舌尖的最高点应更偏颊侧，同时形成凸度较为明显的Wilson曲线。特别是在第二磨牙水平，以避免与对颌牙舌尖之间形成殆干扰。

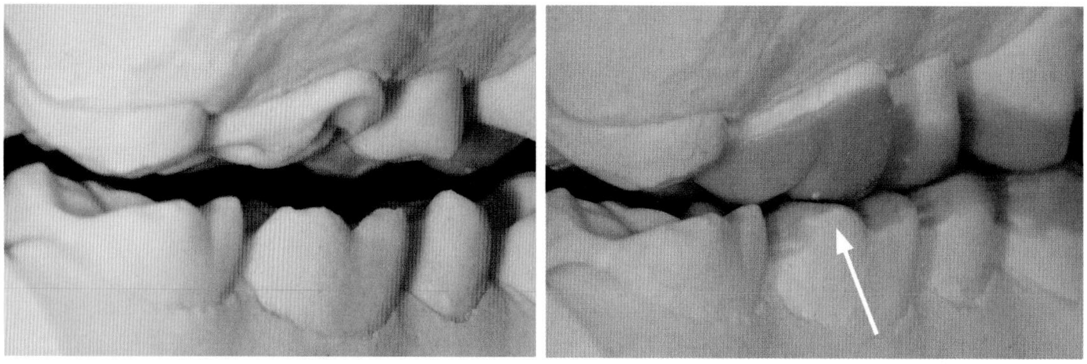

第一磨牙水平出现的P型错误。蜡型并未形成理想的Wilson曲线，舌尖改形导致与对颌牙接触时看不到任何空间。相对牙尖之间的空间不足可导致水平型咀嚼者发生功能性殆干扰和修复失败的风险升高。

L型错误是指将蜡型延伸至原本完整的下颌牙尖舌侧。除非舌侧有明显缺损，否则不建议加厚下颌牙舌侧。因为从功能角度考虑，此位置上没有需使“汽车”变大的理由，同时其舌侧厚度将占据舌部空间。修复前应确认舌侧有无蜡型，因为在模型上去除多余的蜡比在口内重塑舌侧形态更容易。

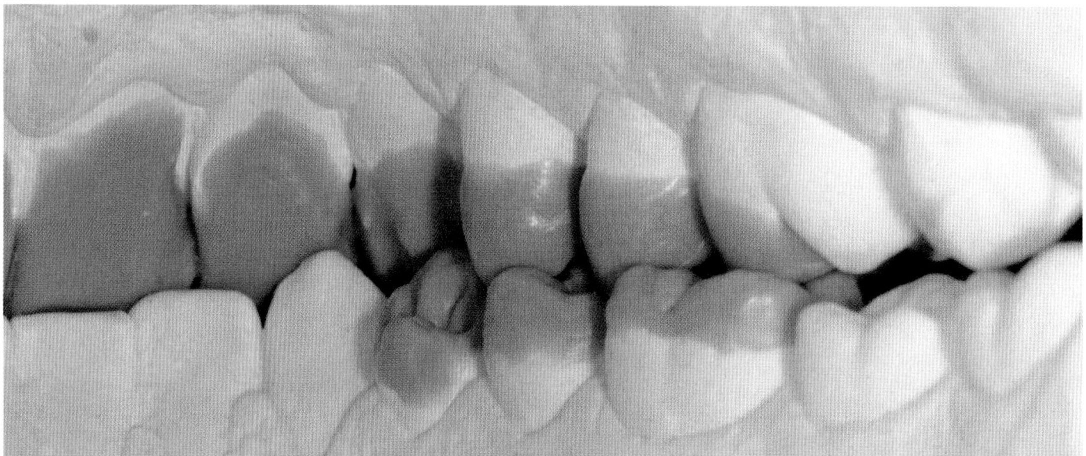

此患者“舌侧车库”的蜡型过多。存在L型错误和P型错误。在模型上去除多余的蜡比制作过大的修复体后再在口内调整更好。虽然有时因咬合原因可能有必要增加“舌侧车库门”的厚度，但从来不建议加厚“汽车”舌侧，临床医生在给患者制作修复体之前，应仔细检查舌侧的蜡型。

训练你的眼力

识别“舌侧车库”蜡型的P型错误和L型错误。

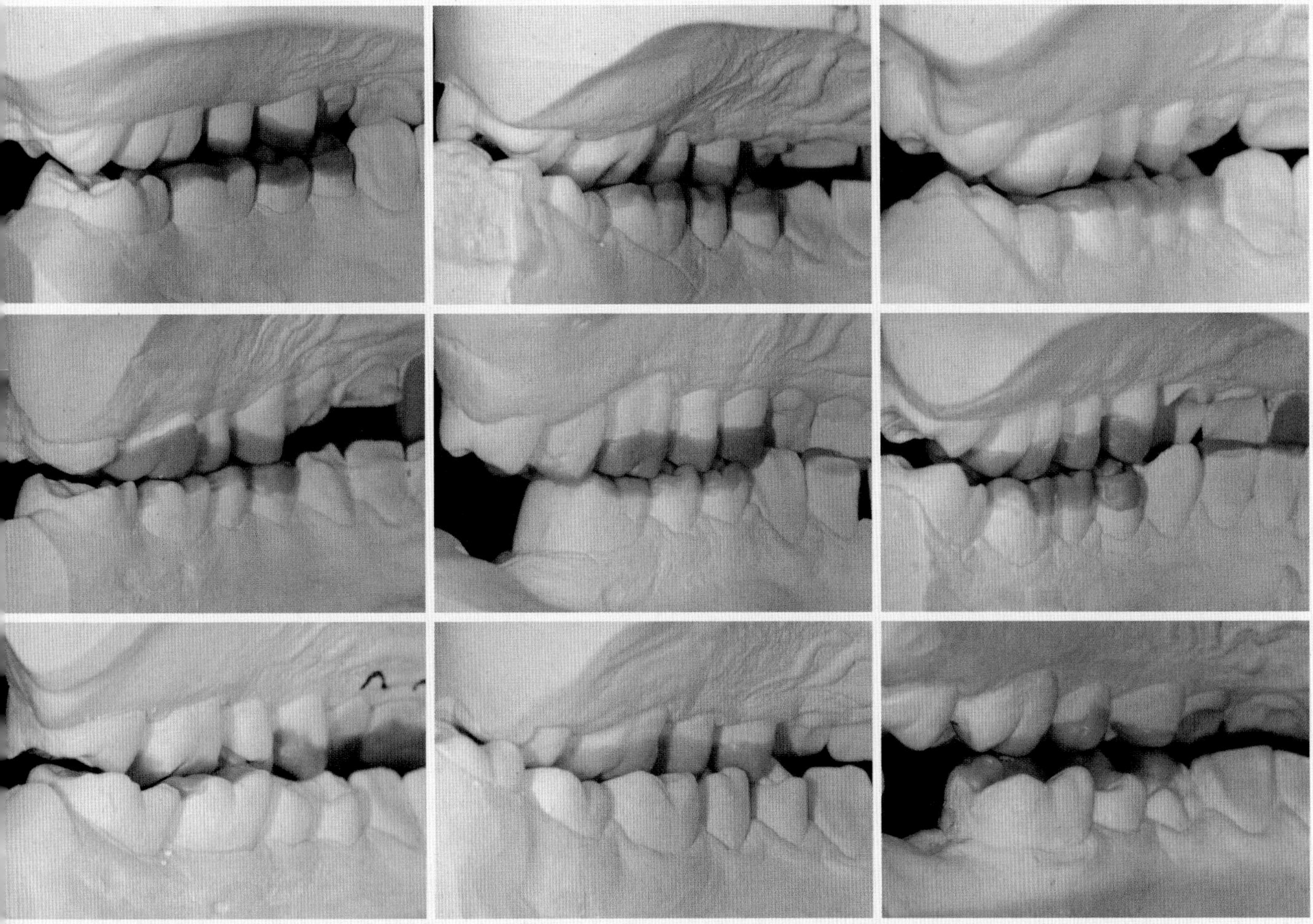

综合之前所有对后牙咬合的考虑，基于3条下颌参考线、补偿曲线和“后牙车库”，技师可最终回答第4个问题：**如何分配后牙𬌗间距离**（见第227页）。

后牙修复空间分配的可能方式有以下3种：

（1）单颌分配。

（2）混合分配。

（3）双颌分配。

单颌分配

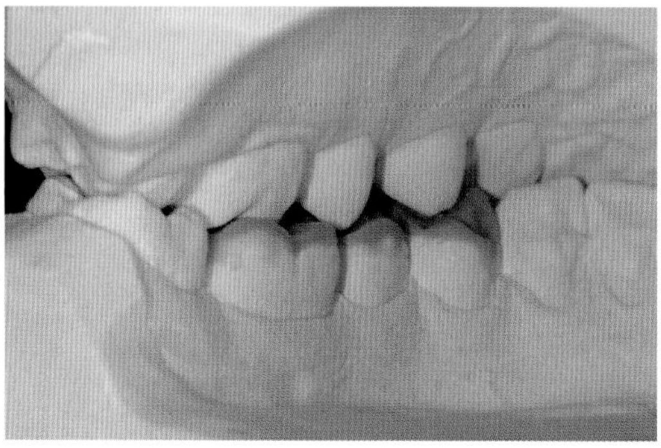

混合分配

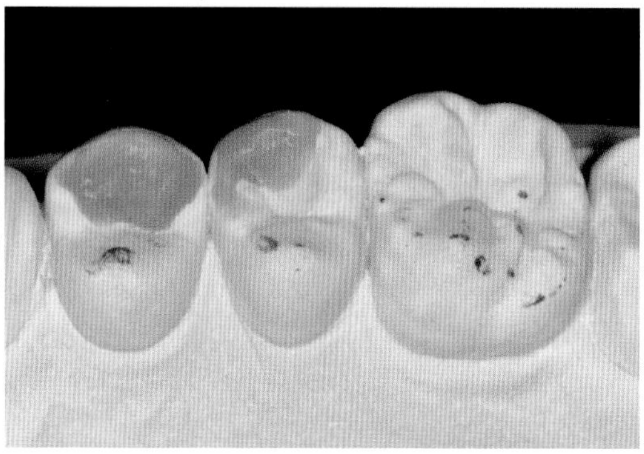

双颌分配

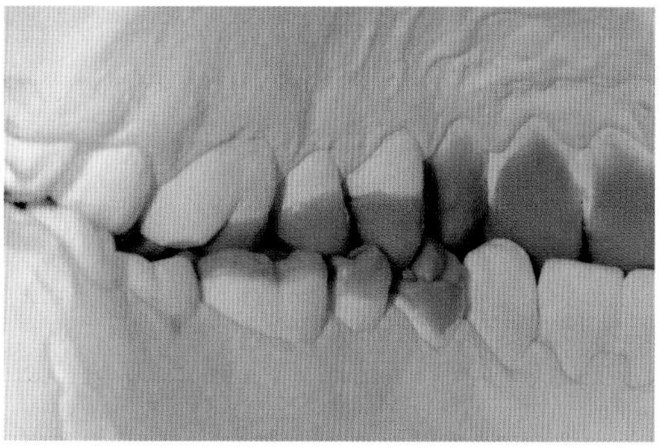

单颌分配中后部修复空间仅用于修复上颌或下颌的后牙。这种分配方式更为经济，而且修复空间不会被共享。因此，修复体有更多空间可以做厚。然而，单颌分布并非总能实现，因为它要求对颌牙完整且咬合位置正确。这种分布方式主要用于牙齿磨耗初期。

混合分配指上颌和下后牙都将被恢复，但并非修复全部后牙。此方式常在以下情况中使用：过萌但𬌗面完整（例如已进行冠修复）的牙齿；牙齿处于磨耗初期，而咬合位置不正确，使其无法只进行单颌分配。

双颌分配中包含所有的上下后牙。对于存在牙本质暴露、广泛的化学性磨耗和/或𬌗面严重缺损的患者，必须选择此类分配方式。此方法可全面控制所有的后牙修复决定因素，但因为修复空间必须与对颌牙共享，可能修复空间不能满足后牙微创修复。此外，由于涉及所有后牙，双颌分配是费用最高的治疗方法。

选择后牙修复空间分配方式的原则：

- 覆盖磨耗风险更高的表面（例如化学性磨耗）
- 尽量减少所涉及的后牙数量以降低成本，减少空间共享，以及增加修复体厚度
- 修复可提高患者咀嚼能力的咬合面

后牙诊断蜡型

技工室操作指南

（1）形成浅的尖窝关系，尤其是水平型磨耗患者。

（2）不需要雕刻额外精细的解剖结构。

（3）在安氏Ⅰ类患者中，蜡型尽量做成一尖对两牙的关系。

（4）左右侧B线尽可能对称。

（5）Spee曲线尽可能平缓（降低下颌切缘连线与B线之间的落差）。

（6）Wilson曲线尽量突出，特别是在磨牙部位。

（7）“颊侧车库”应尽量打开，以避免动态殆干扰，上下颌牙尖之间的空间被牙尖三角嵴占据而非形成空隙，以免失去上下后牙接触过程中来自本体感受器的引导。

（8）仅当出于咬合问题的考虑（例如开放“颊侧车库”）或存在牙体缺损的时候，才会将蜡型覆盖第一磨牙的颊侧面。

（9）除需要补偿过于开放的“舌侧车库”外，上颌牙舌尖的蜡型应在外形高点线之内。

（10）不要占据舌部空间（L型错误）。

（11）在殆架上检查侧方运动是一个不可靠的方法。

后牙修复设计的最终方案还应考虑对患者和临床医生来说都很重要的因素，如：

（1）患者的预算。

（2）患者的年龄。

（3）修复材料的选择。

（4）咀嚼模式。

应拍摄蜡型的最终照片，并传递给临床医生进行最终审核。

参照卡片 L15～L20

临床步骤二：

树脂殆贴面

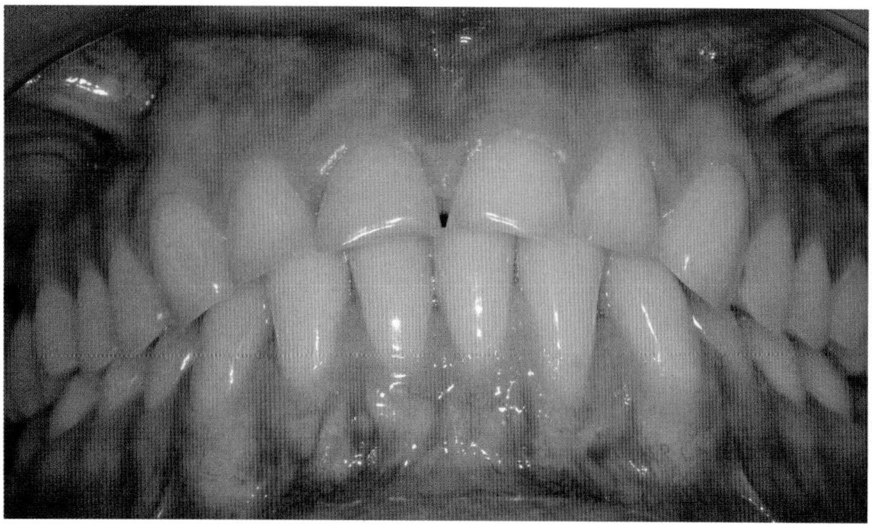

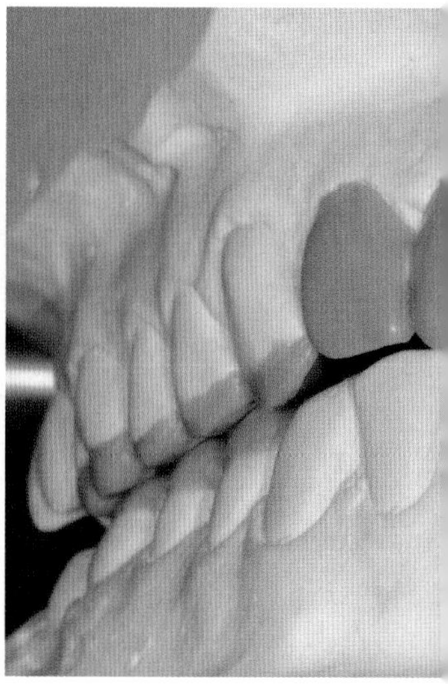

由于后牙蜡型只是技师直接在殆架上制作，在开始不可逆的、更昂贵的治疗之前，必须进行临床验证。临床步骤二通过一种**无创**方式重建牙齿的殆面，改变患者的咬合。医生可以通过**树脂殆贴面**来检验咬合垂直距离抬高后的后牙咬合支持。

在咬合垂直距离抬高时，以前的临床医生更习惯用一种完全可逆的方法来测试患者的适应性，即殆垫。然而，考虑到大多数人追求便捷的生活方式，期望患者几个月内每天24小时佩戴殆垫相当困难。即使是依从性非常好的患者，殆垫也无法检测其真实的咀嚼能力。

为克服殆垫的缺点，但仍保持其可逆性，三步法提出了一种不用摘戴的、粘接在牙齿上的树脂殆贴面。当通过后牙蜡型抬高了咬合垂直距离后，医生可以在后牙殆面制作粘接性修复体。这种治疗是无预备的、局部的和可调整的。

（1）树脂殆贴面是**无预备**的、可逆的（就像可摘戴的殆垫一样）。由于它是无创的，因此不需要麻醉，在咬合调整中患者能有直接的感觉。制作树脂殆贴面时不应进行大量牙体预备，也暂时不要去除原有的修复体。我们的主要目的首先是稳定咬合㉕。

（2）树脂殆贴面是**局部的**，每象限最多修复3颗牙。这有助于不习惯全口重建的临床医生去更好地关注只有少数后牙的咬合调整。树脂殆贴面不包括第二磨牙（即具有最突出的补偿曲线的牙齿），这有助于更好地进行咬合调整。与此同时，完成树脂殆贴面时前牙暂不修复，可避免任何前牙的干扰。

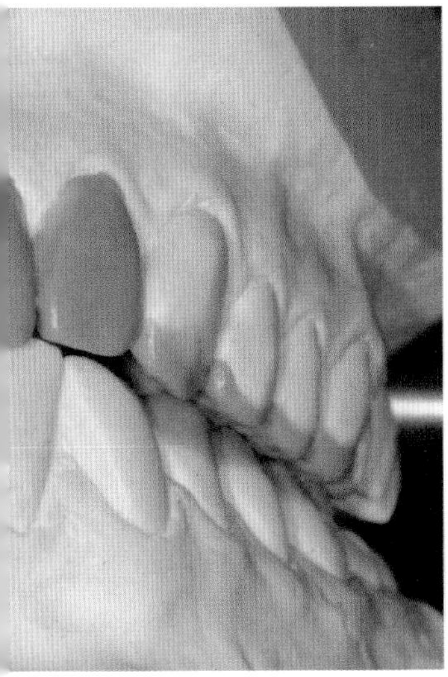

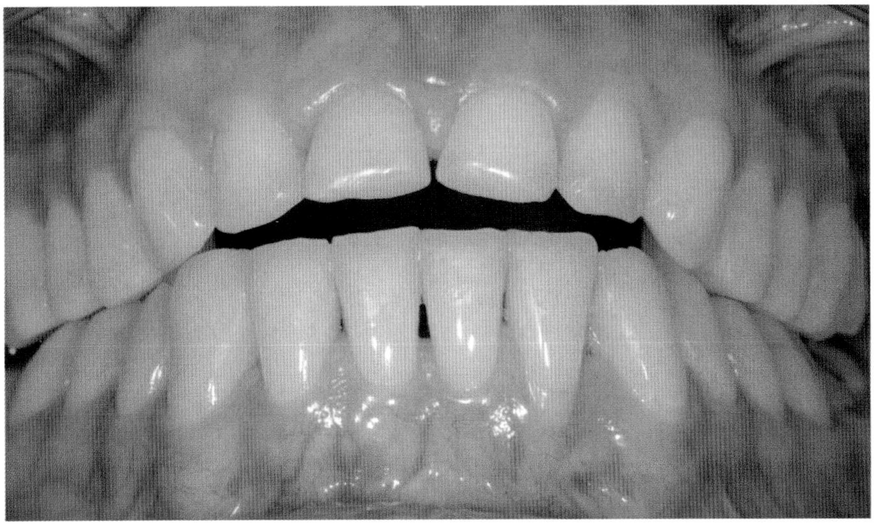

（3）树脂殆贴面是**可调整的**，这意味着它将在患者口内完成，而口腔是最好的殆架。患者适应树脂殆贴面之后，才会进行最终的全瓷修复。在此之前的调整，都是在未麻醉的情况下进行的。只有当同时达到静态和动态的功能舒适时，才能开始最终的修复（后牙升级）（见第426页）。最终的修复体也会完全重现树脂殆贴面的形态。

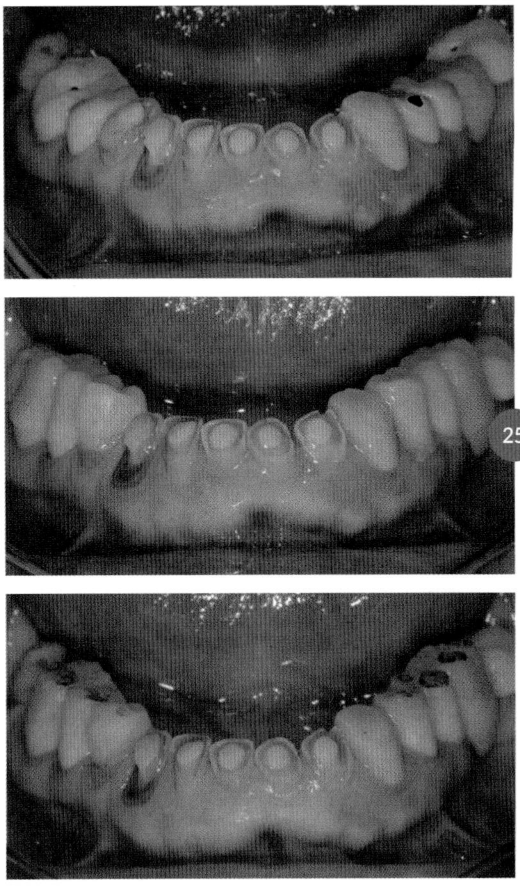

25

树脂殆贴面是无预备的，不仅不会磨除牙体组织，也不会拆除原有修复体。这样做的目的是让咬合重建的过程完全可逆。

三步法微创修复的创新之处在于，当调整患者的咬合时，患者一直不会被麻醉，因此可给予可靠的反馈，即使是在咀嚼过程中（口香糖测试）。此外，暂时不去除现有修复体，可以减少本次就诊中重新恢复的牙齿数量，临床医生的注意力可只放在后牙咬合的调整上。

在传统的修复方案中，医生大量的临床时间主要用于去除原有的修复体、修改预备体、重新临时修复，只有当所有这些耗时的程序结束时，才能进行咬合调整。此时临床医生和患者都可能筋疲力尽，麻醉也将失效，那么咬合调整也须匆忙完成。

此外，拆除原有修复体经常需进行麻醉，而咬合调整只能在没有患者反馈的情况下进行。拆除原有修复体也可能会打开“潘多拉的盒子”。拆除后可能发现牙齿缺损过大且固位差、边缘过深和牙龈出血，导致临时修复体适合性差。这些原因或由于麻醉患者导致的调殆不足都可造成临时修复体的失败。如果发生这样的情况，患者可能要求紧急处理，因为传统方法制作的临时修复体脱落是极其严重的。医生在面对这样的急诊患者时，只有很短的时间分析临时修复体脱落背后的咬合原因。此次检查无论如何都是困难的，因为还可能涉及其他因素（例如短预备体、临时粘接剂、临时修复体适应性差等）。即使临床验证还未完成，医生也将被迫开始最终修复，因为会担心其他临时修复体脱落，患者也会因为浪费了时间和金钱而质疑医生的工作能力。即使传统的临时修复体没有破损，它们也常常不稳定，部分患者可能会为了避免其脱落而非常小心地使用它们进行咀嚼。在这种情况下，临时修复体也无法得到充分的功能验证。

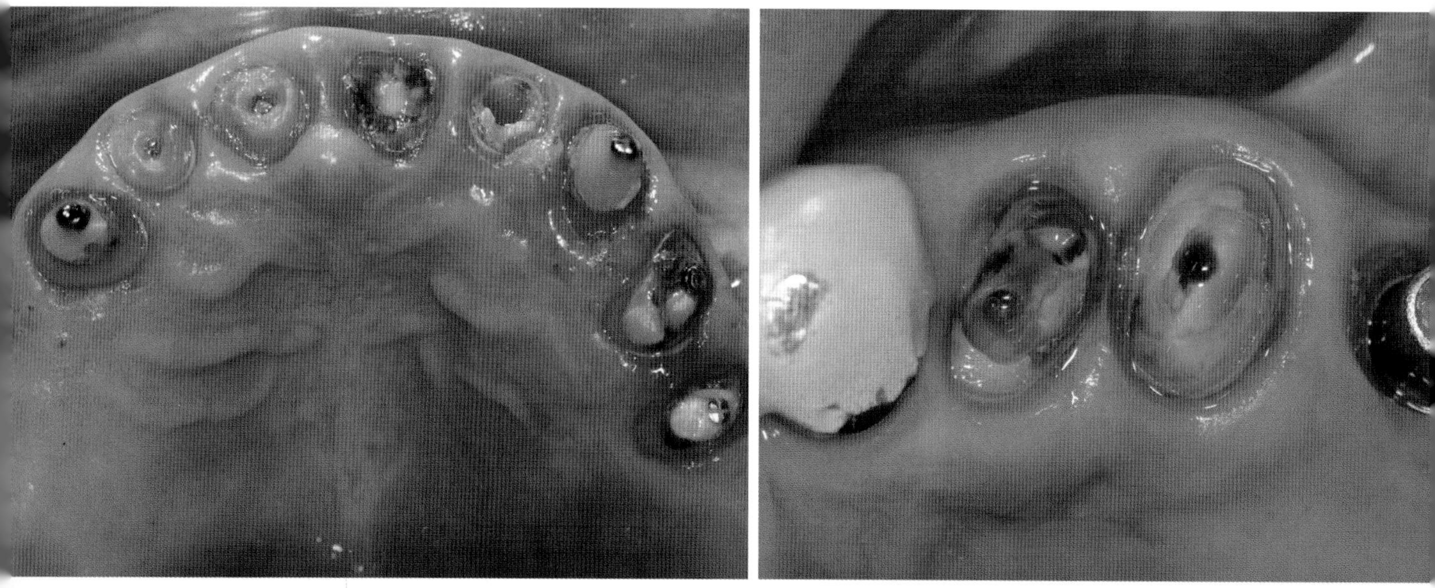

拆除牙冠后的死髓牙可能处处有“惊吓”。

为保证后牙支持的稳定性，并真正验证新的咬合，临床医生必须确保提供一个**非常稳定**的树脂殆贴面临时修复体，即使出现问题，也将是最小的（例如临时修复体局部破损）且只与功能性干扰相关的问题。

树脂殆贴面的优点是临时修复破损（不完全失去临时修复体）时，患者不会认为这是严重的问题，所以他/她不会要求紧急处理。然而，为了最终确定殆面形态，仍应修复所有的缺损。

部分临床医生更喜欢借助**诊断饰面**来验证患者的咬合功能，他们认为诊断饰面可以被更快地去除。这个想法有一定道理，但由于诊断饰面没有粘接牢固，抗力也较小（尤其当其厚度较薄时），其破损不完全与咬合功能有关。因此，借助诊断饰面来验证患者的咬合功能常常是不可靠的 26。

功能性验证是必需的。从不合适的临时修复体过渡至最终修复体，医生常常速度过快。这样做风险很高，特别是在有功能运动失调的患者和/或最终修复体采用瓷类修复材料时。树脂殆贴面修复时，患者会被告知使其发挥功能（**自我咬合调整**）是治疗的一部分，就像一双新鞋，最初并不完全适合，随着时间推移会更好地适应脚。

理想的树脂殆贴面必须很好地融入患者口内，这样才能验证更长时间。如果由于经济原因或患者未按时就诊而推迟后牙升级，或者需要分期进行治疗时，坚固、稳定的树脂殆贴面尤为重要。采用牢固的粘接方法及软硬适中的材料（例如复合树脂或CAD/CAM复合树脂），咬合调整时不进行麻醉，患者可以放心地用它咀嚼并佩戴足够长的时间，所有这些加起来才能保证**功能性验证**的良好效果。

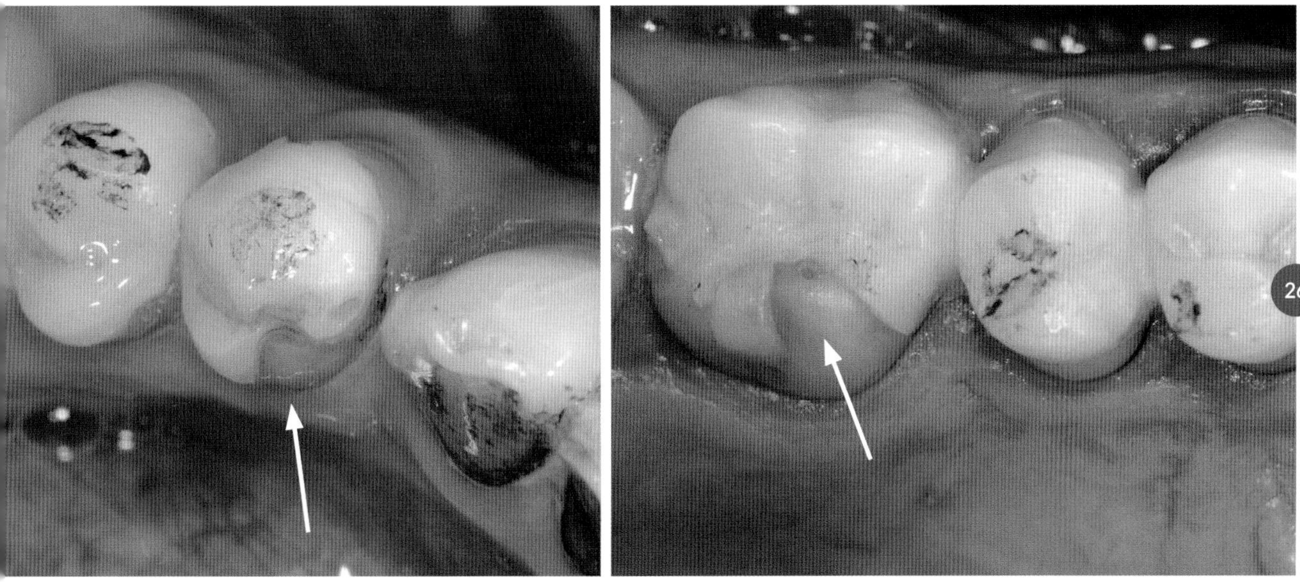

26

后牙的诊断饰面可能很脆弱，所以不适合功能性验证。

选择哪种类型的树脂殆贴面

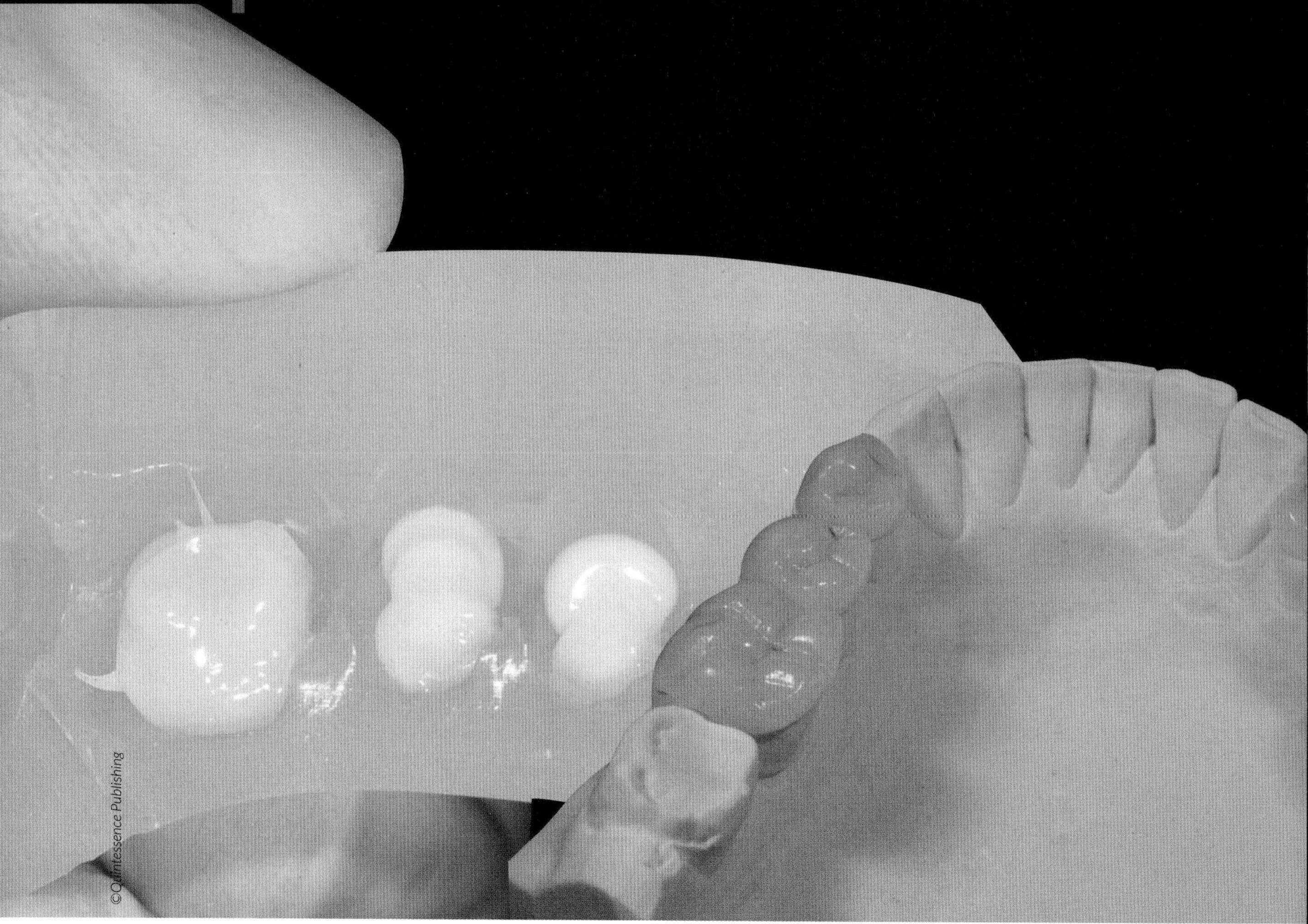

对于每位患者，临床医生和技师都需要确定哪种类型的树脂殆贴面修复更合适。

树脂殆贴面可为**临时**的或**永久**的。当为最终修复时，临床医生必须确保没有失败破损的修复体，其下无龋坏，并且邻接触良好。如果是临时的，它在完成三步法和功能性验证后将被最终修复体取代。在这种情况下，临时修复粘接的牙体组织以及是否有邻接触都不太重要。树脂殆贴面最终的替换被称为“**后牙升级**”。

树脂殆贴面可以通过**直接法**或**间接法**制作。直接法由透明硅橡胶阴模直接在口内进行修复。如果修复体在口外制作然后粘接，则称为“间接法”。最初按照三步法治疗的牙列重度磨耗病例中，树脂殆贴面通常是临时的，之后会被最终修复体所取代。因此，邻接触区是否打开并不是问题，快速制作临时修复体是一大临床优势，减少用于精细修复多颗后牙的时间，从而快速开始咬合调整。

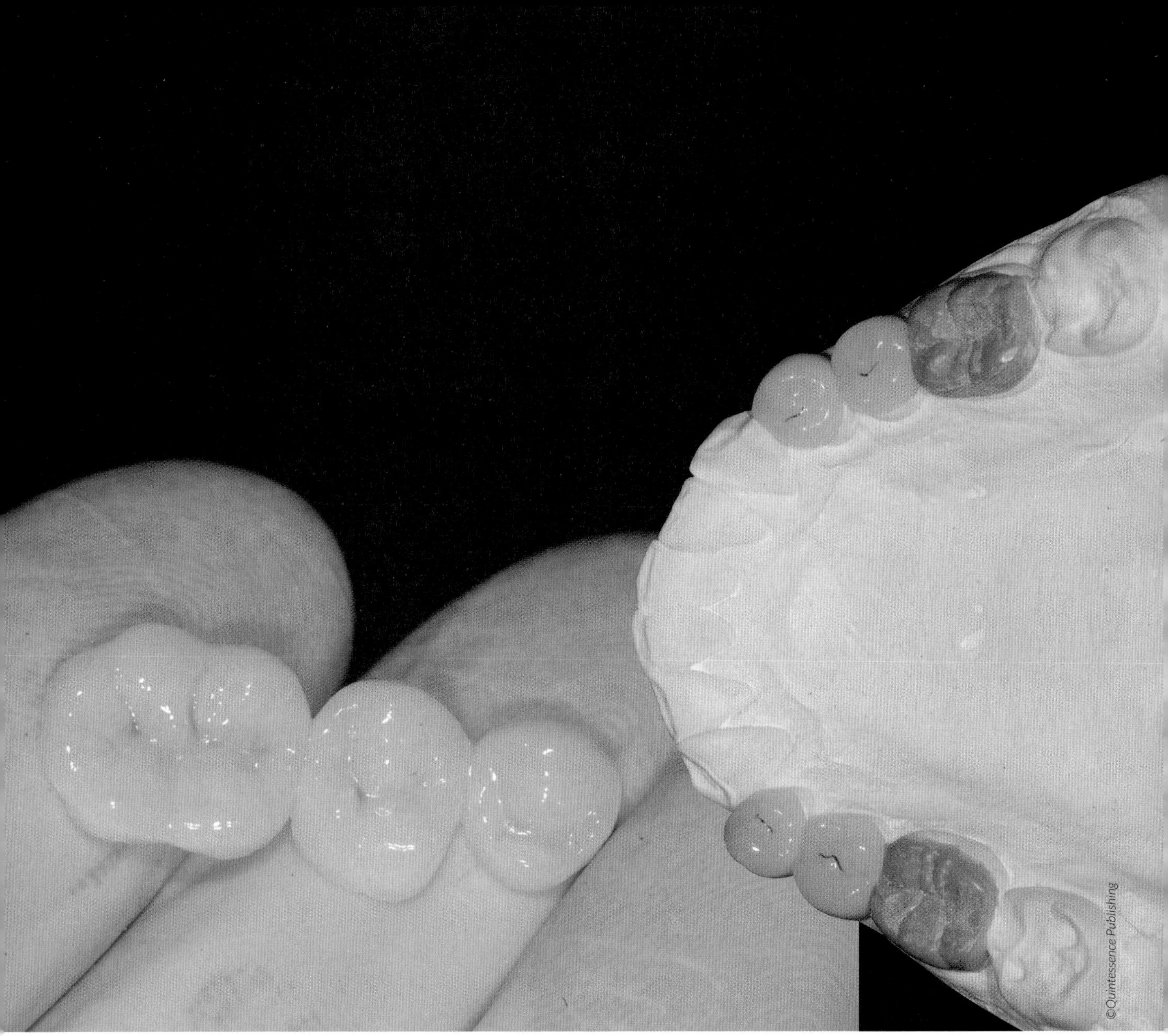

如今，在牙齿磨耗的早期阶段对患者的干预，以及要求**降低**全口重建的**预算**（无须后牙升级），正迫使临床医生寻找替代方法。

考虑到这一点，制作树脂殆贴面的直接法得以改进，尽可能地使邻接触区打开。

牙齿结构健康且预算较少时，树脂殆贴面也可作为最终修复体，由技工室制作完成并单独粘接（间接法）。对每位患者，临床医生应分析个性化的因素并选择最适合的树脂殆贴面。

4种主要的树脂殆贴面类型：

（1）直接法临时修复。

（2）间接法临时修复。

（3）直接法最终修复。

（4）间接法最终修复。

选择类型时需考虑5点：

（1）最终修复体的厚度。

（2）最终材料的选择。

（3）预算。

（4）治疗时长。

（5）基牙的情况。

1. 最终修复体的厚度

当后牙蜡型较薄时，相较于间接修复，直接修复是更好的选择，由于边缘嵴处的蜡最少，直接修复后牙齿之间的邻接触更容易自动打开。

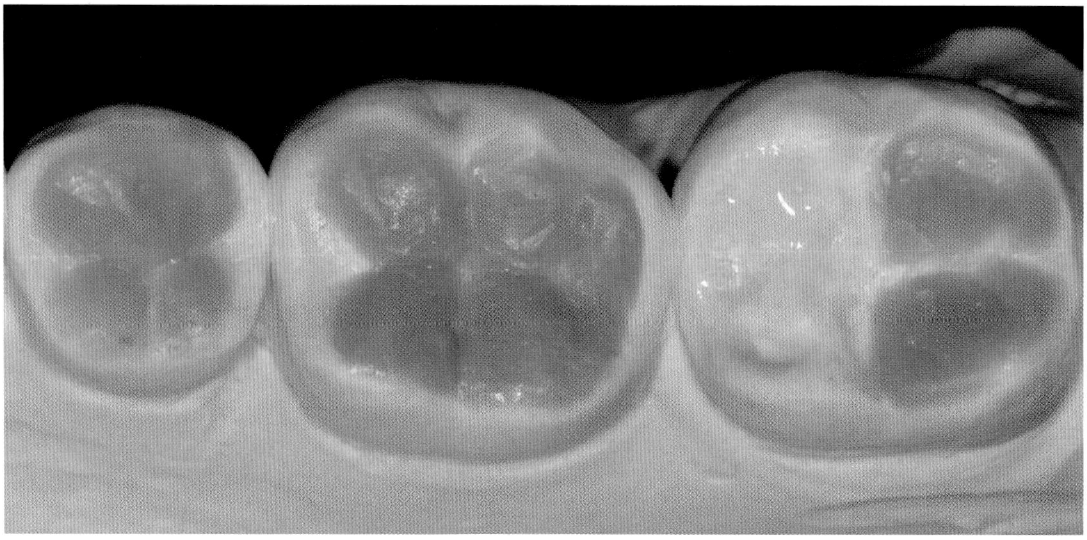

2. 最终材料的选择

如果在后牙重建中选择陶瓷材料，只有当临床医生完全确定陶瓷修复体形态时，才可被使用。建议对颌牙列仍使用树脂材料，以便更容易地进行咬合调整。更明智的做法是从直接法树脂殆贴面开始，当功能外形确定时再替换成陶瓷修复体。

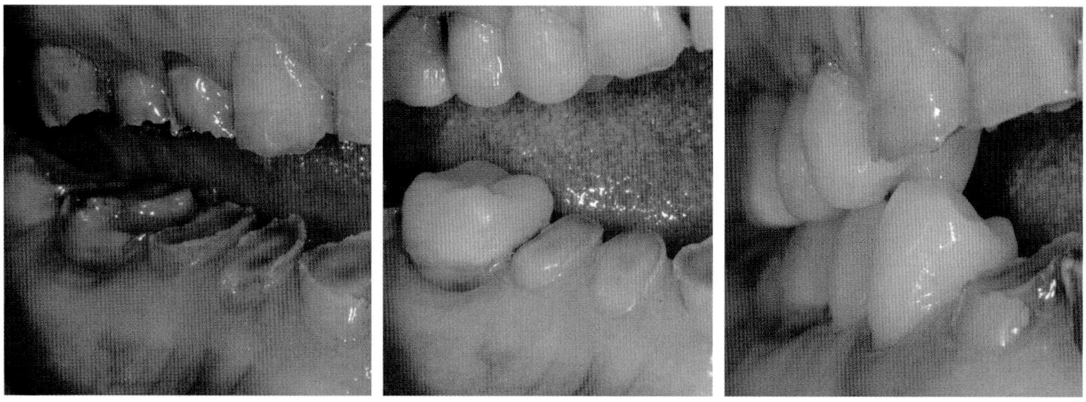

在进行后牙殆贴面修复时，4颗下颌前磨牙使用陶瓷材料（E.max，Ivoclar）进行修复，其余后牙则借助透明硅橡胶阴模进行直接法复合树脂修复。

3. 预算

对于只接受过单牙治疗的患者来说，全牙列范围的重建治疗极其昂贵。全口重建，特别是上下颌均需修复时，要修复16颗后牙，治疗费用大大增加。三步法的目标是让更多患者能负担全口重建的费用。然而，费用是接受治疗的一个主要限制因素，而笔者提出的一种价格更低的治疗方法就是直接法树脂殆贴面修复，并且邻接触区能自动打开。如果不能，还可以采用邻殆面直接复合树脂充填体进行修复（**后牙直接法升级**）（见第434页）。此方法也适用于最初存在邻面龋损的牙齿。完成树脂殆贴面后，也可以再去除下方的龋损，并通过邻殆面直接复合树脂充填来获得良好的邻接触。

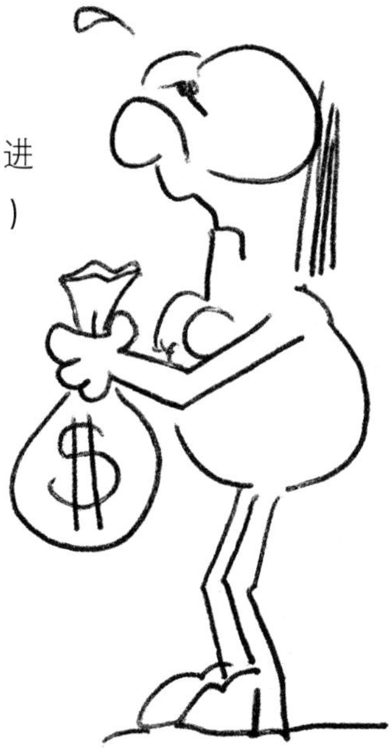

4. 治疗时长

在树脂殆贴面的治疗阶段进行独立牙齿的最终修复难度很大，因为医生会花费太多时间戴牙，减少了调殆时间，尤其对于无法接受太长治疗时间的患者。上下颌一起修复需粘接12个修复体，这比使用4个透明硅橡胶阴模进行直接修复的时间更长。为了克服这个问题，更明智的做法是从单颌开始，如果患者不能长时间张口，可以在下次复诊时再完成对颌修复，在此期间咬合并不会发生明显变化。另一种做法是减少间接修复体的数量，采用直接法和间接法混合的修复方法。蜡型较薄的地方可使用透明硅橡胶阴模，方便邻接触的打开。蜡型较厚的地方制作间接修复体。如果治疗时长需降低，选择间接法修复时，可以是临时的、夹板式的修复体，用**双重固化水门汀**粘接，以便在后牙升级时容易被去除。

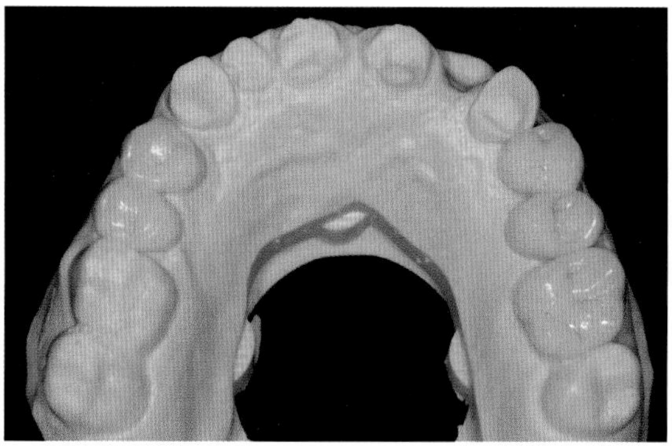

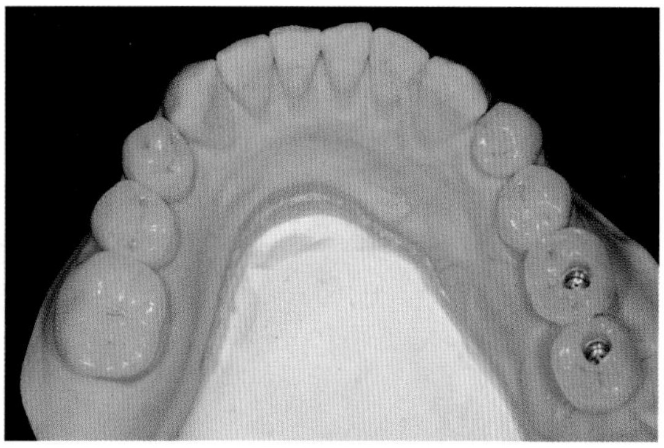

5. 基牙的情况

一般来说，当余留牙有不良修复体（例如已继发龋坏的银汞和/或树脂充填体）或最初存在龋损，但临床医生希望立即开始三步法治疗时，就需要**直接法制作临时性**树脂殆贴面。存在龋损时，完成三步法后可以立即开始后牙升级，从而控制龋病。如果计划进行间接法的最终树脂殆贴面修复，应先**去除龋损**，为最终修复体提供理想的后牙牙体基础。但如果需要更长的时间治疗龋病，且失髓或切缘折断的风险很高，最好通过直接法树脂殆贴面先完成全口咬合重建，甚至直接覆盖于龋洞上以保护前牙牙髓并加固其切缘。通过三步法形成稳定的咬合后，尽快开始后牙升级。

基牙的情况

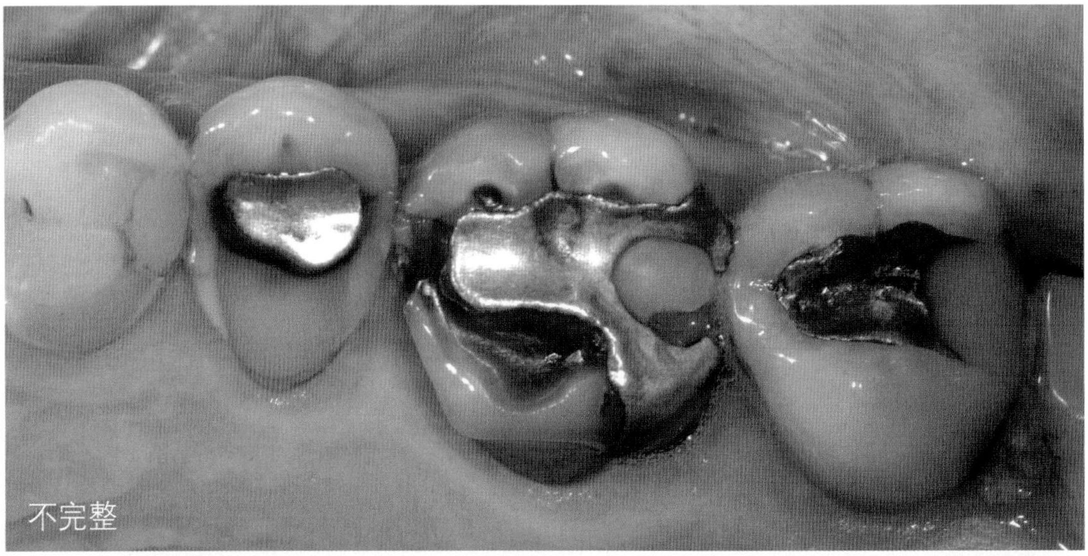

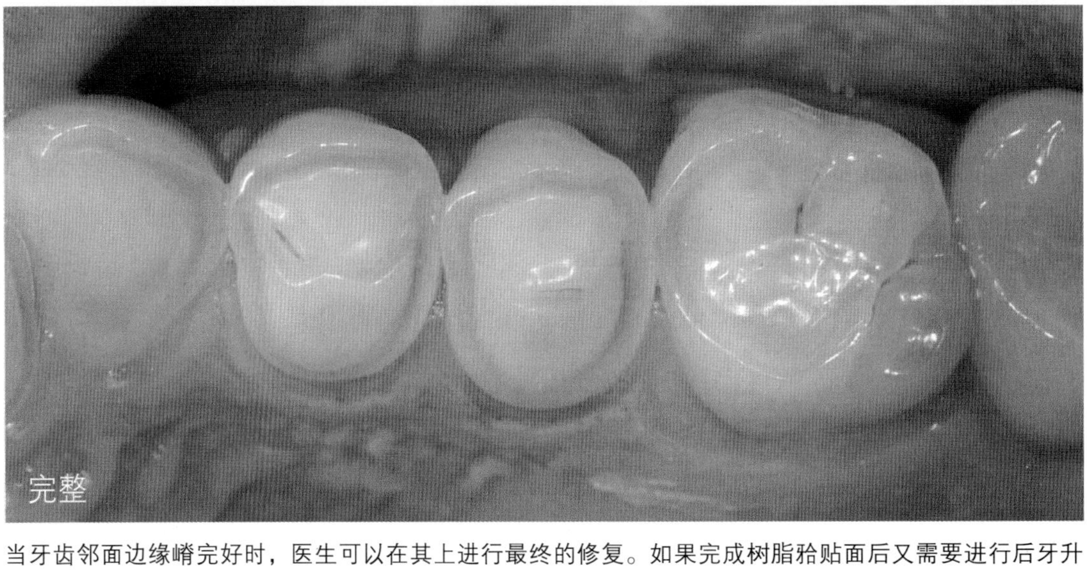

当牙齿邻面边缘嵴完好时，医生可以在其上进行最终的修复。如果完成树脂殆贴面后又需要进行后牙升级，那么在去除殆贴面的过程中可能会破坏完整的边缘嵴。在这种情况下，更推荐医生直接进行间接法最终修复（可使用CAD/CAM复合树脂）。

训练你的眼力

识别龋齿、暴露的牙本质、原有的修复体、完整或缺损的邻面边缘嵴，从而评估哪些牙齿已准备好进行最终树脂殆贴面修复，哪些还没有准备好。

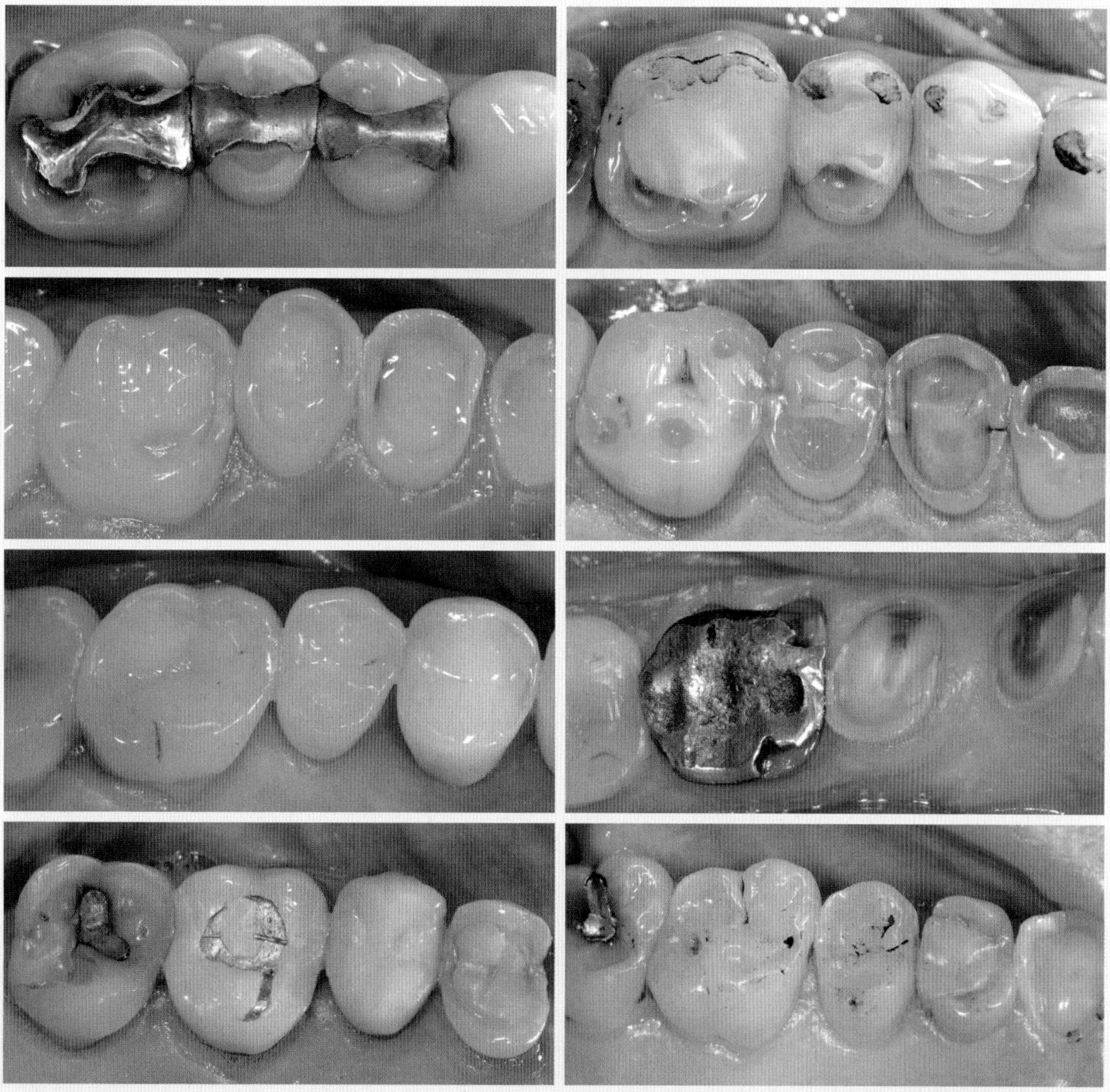

临时树脂殆贴面

以下情况**应使用临时树脂殆贴面**：

（1）需要进行**咬合**调整。

（2）后牙存在**不良的修复体**或龋损。必须拍摄龋损的口内照片，从而提醒医生完成三步法后，必须先治疗龋损，再进行后牙升级。

（3）存在需替换的**全冠**（例如需根管再治疗）。

（4）最终后牙修复体选择**陶瓷**材料。

（5）后牙完成三步法治疗后还需进行**正畸治疗**。

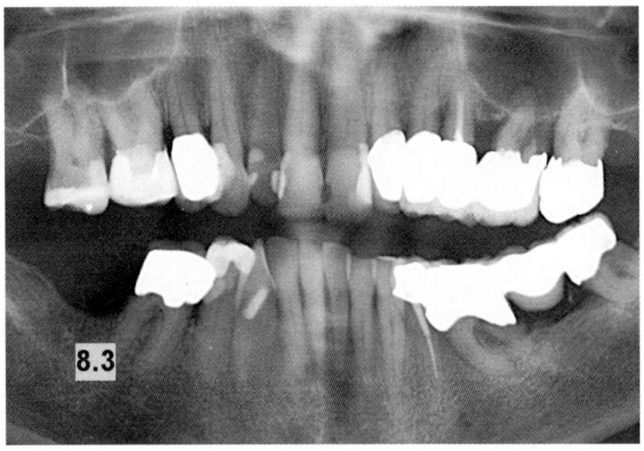

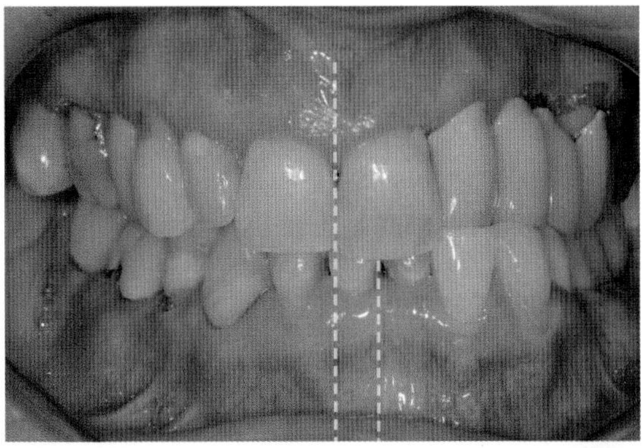

选择临时树脂殆贴面进行咬合调整。
67岁患者，下颌功能性偏移非常严重。使用透明硅橡胶阴模完成直接法临时树脂殆贴面修复，同时去除原有修复体。向左侧偏移的下颌通过新的后牙支持得到部分纠正。

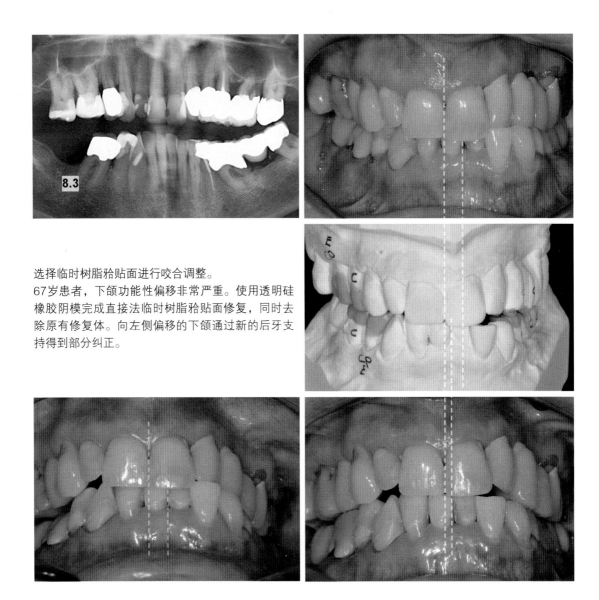

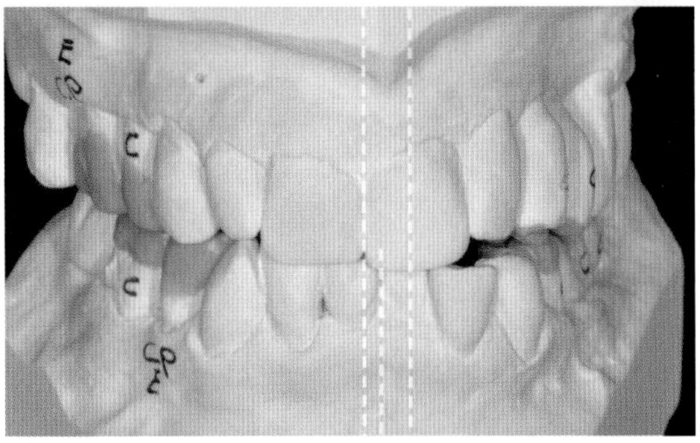

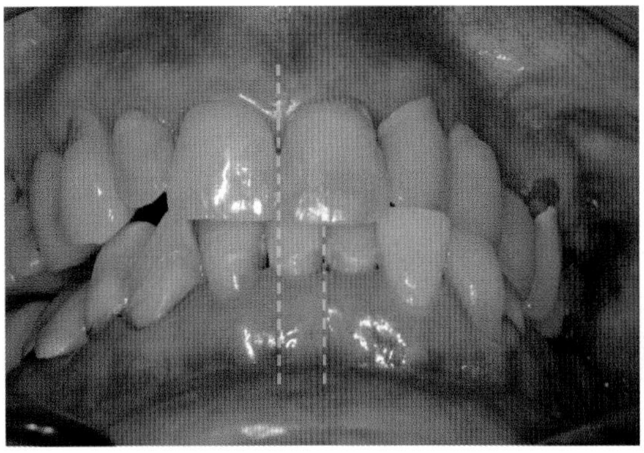

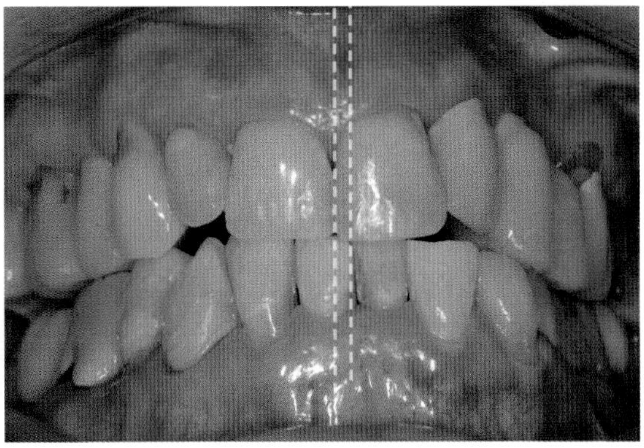

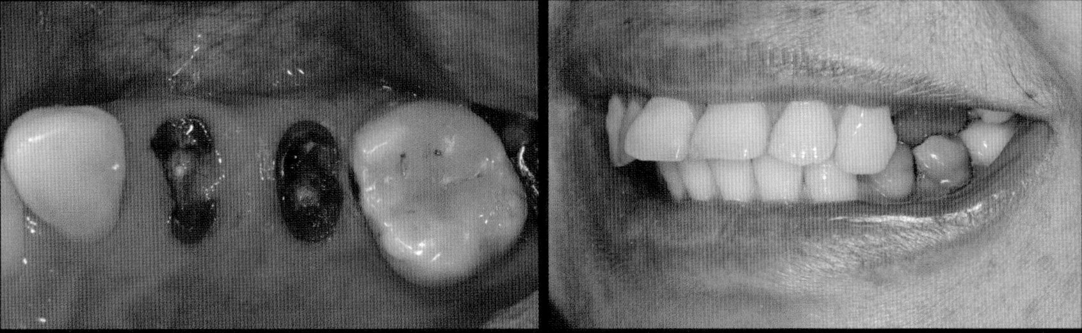

65岁患者，左上颌后牙区通过种植修复替换原有残根。三步法全口评估后发现，上切牙非常唇倾，同时需要修复多颗后牙。

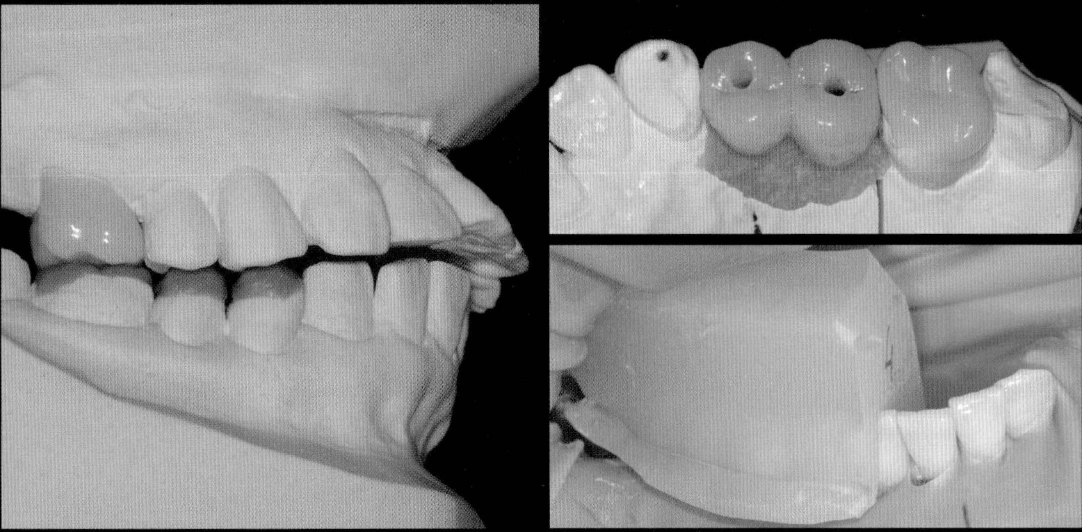

三步法前的正畸治疗，通过直接法和间接法临时树脂䢀贴面抬高咬合垂直距离以改善患者的后牙支持。此患者接受了全口治疗。

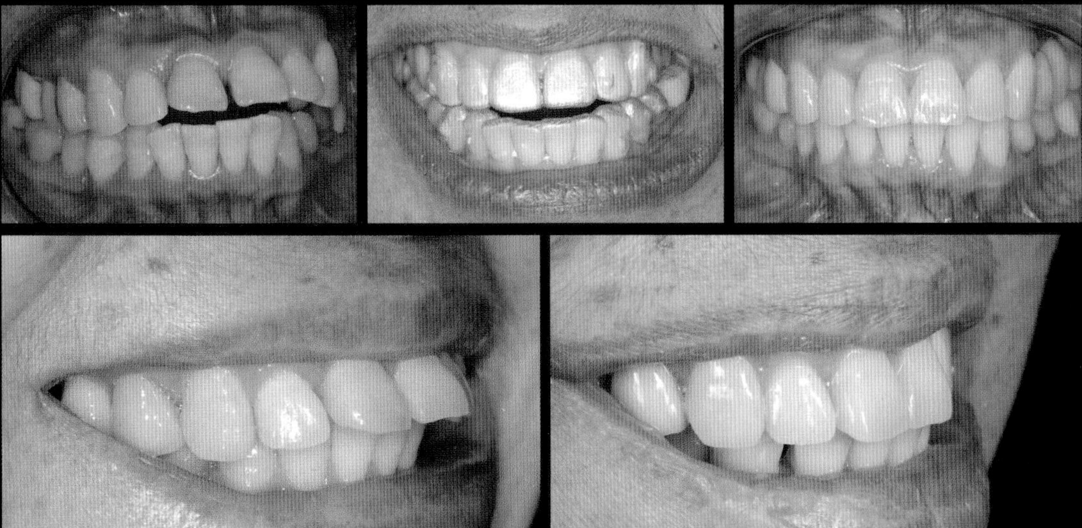

树脂䢀贴面修复完成后开始正畸治疗，仅需更少的时间和精力来解决前牙唇倾。由于前牙完整，治疗可直接进行后牙升级。

以下情况可进行间接法临时修复：

（1）临床医生不愿使用透明硅橡胶阴模，因为存在材料过量的风险。

（2）临床医生更倾向于粘接不太牢固的间接修复体，以方便去除。

（3）间接性临时修复体的加工费用相对更低。

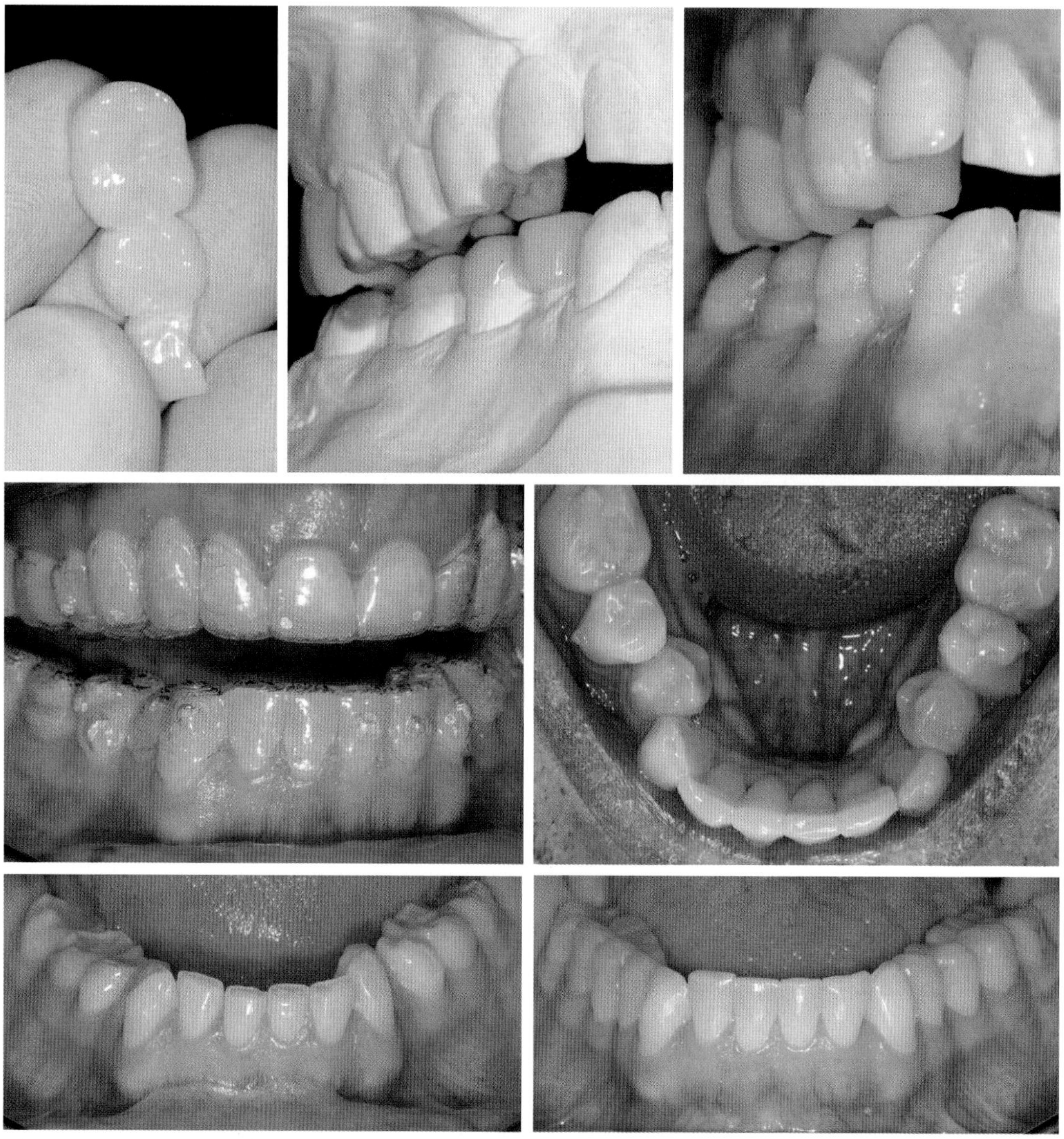

功能异常的化学性磨耗患者，首先通过间接法临时树脂殆贴面建立稳定咬合，然后将下颌第一前磨牙上的临时修复体去除，进行正畸治疗以排齐牙列，最后进行后牙升级。

最终树脂殆贴面

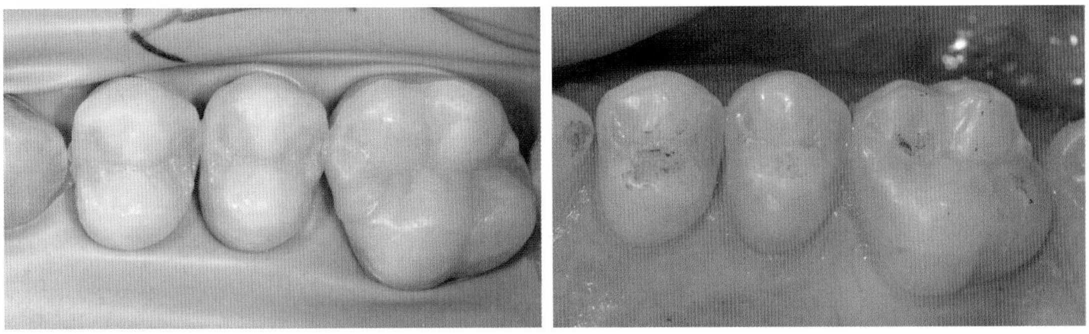

直接法最终树脂殆贴面可通过透明硅橡胶阴模获得。修复体的邻接触可以自动打开，并形成正确的接触形态。

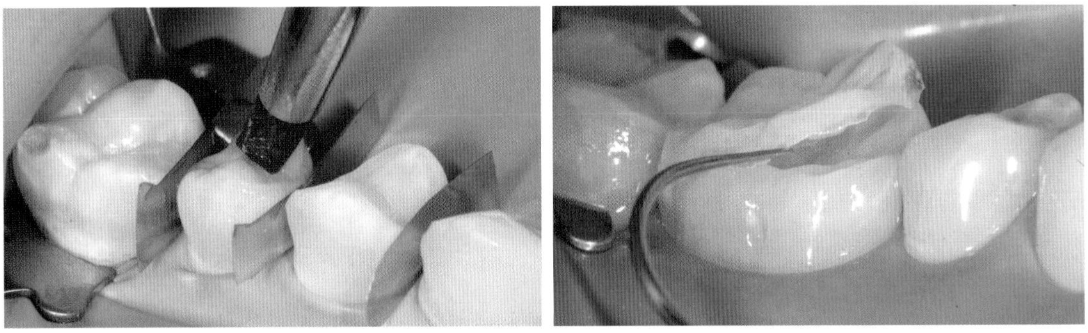

间接法最终后牙殆贴面由全瓷材料（E.max，Ivoclar）制成。这是一种有风险的治疗选择，只有当咬合垂直距离抬高量极小和/或对颌牙修复体为复合树脂时才能进行。

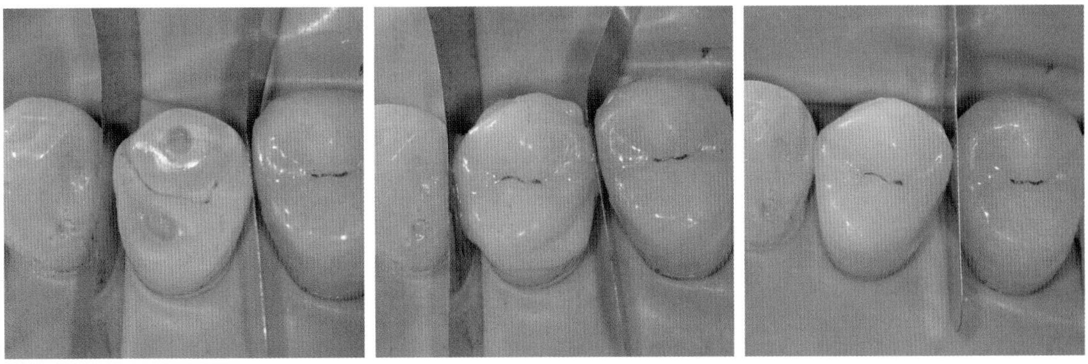

间接法最终树脂殆贴面由CAD/CAM复合树脂制成。

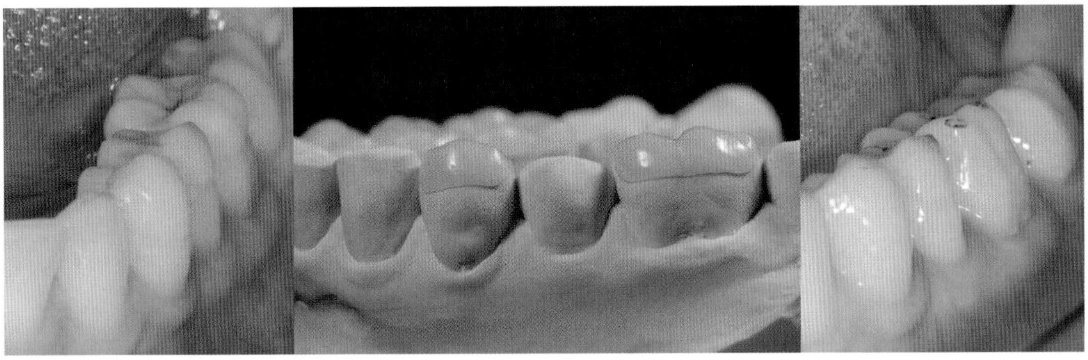

间接法最终树脂殆贴面使用CAD/CAM复合树脂代替全瓷材料，这样咬合调整更为简单。

DWB 直接法树脂殆贴面修复

为了抬高咬合垂直距离，通常有3种经典的方法：殆垫、技工室制作的临时修复体及口内直接树脂堆塑，而直接法树脂殆贴面可以说是以上三者的完美结合。

与殆垫比较，直接法树脂殆贴面粘接于殆面，可以100%保证患者的依从性。它可重建牙齿的形状，完美重现技师制作的蜡型，但不需要额外的技工费用。它可以像直接树脂堆塑一样在患者口内制作完成，但相比之下，直接法树脂殆贴面的制作更快、气泡更少且可预测性更高。

以下情况选择**直接法**树脂殆贴面修复：

（1）预算有限。

（2）后牙修复体的颌间距离较小。

（3）咬合的设计预期会有部分调整。

（4）希望患者进行自我咬合调整（选择软硬适中的材料）。

直接法树脂殆贴面修复可使用透明硅橡胶阴模复制后牙蜡型。阴模内放入预热的复合树脂材料，将其放置口内。由于阴模的透明性，可进行光照固化。可以同时制作3颗后牙，此方法**操作快速**，但完成后需保证牙齿之间的**邻接触完全打开**。可选择使用同一透明硅橡胶阴模多次重复来制作单颗独立的修复体，但这样做将需要更多的操作时间。直接法树脂殆贴面的主要目标是快速完成咬合调整。

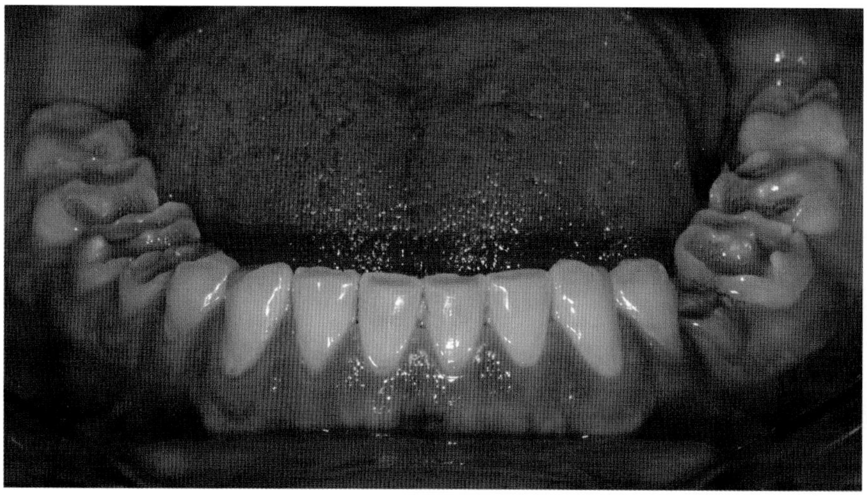

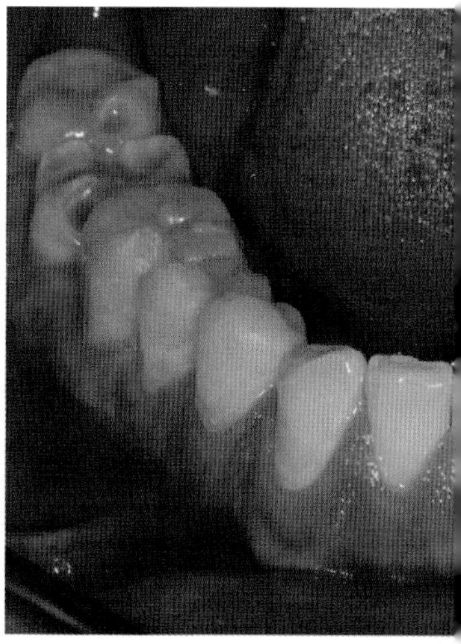

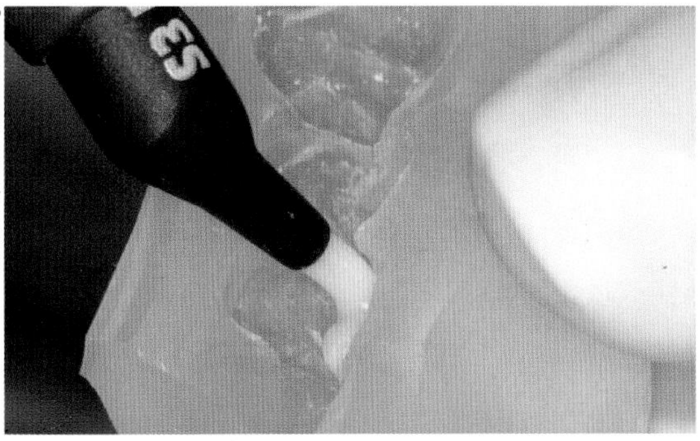

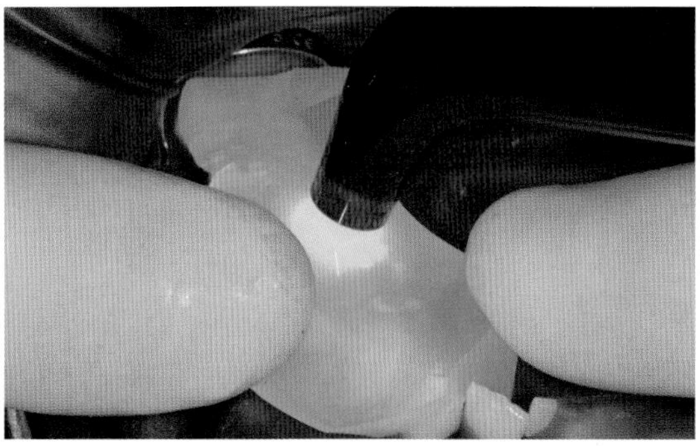

© 2008 Quintessence Publishing

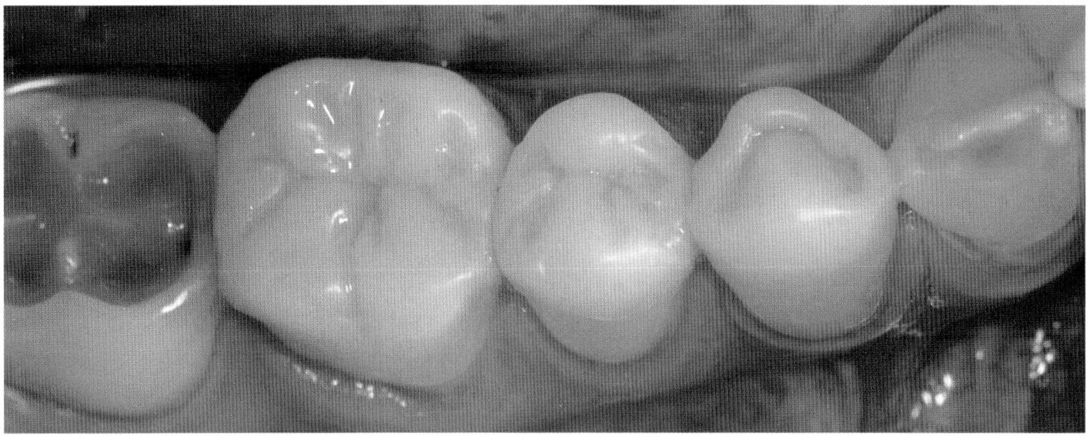

直接法树脂𬌗贴面，使用透明硅橡胶阴模辅助复合树脂在口内成型。

尽量保证直接法树脂𬌗贴面修复的费用较低，如需调整邻面间隙，可向患者收取额外费用。没有人能保证每个修复体的制作都是完美无缺的。最可能出现的临床问题是在邻接区材料过量或材料不足。这些问题增加了树脂𬌗贴面修复所需的临床时间。为了改善直接法树脂𬌗贴面修复的效果，医生可以从3个方面进行质控：

（1）后牙诊断蜡型。

（2）透明硅橡胶阴模的制作。

（3）透明硅橡胶阴模的临床处理。

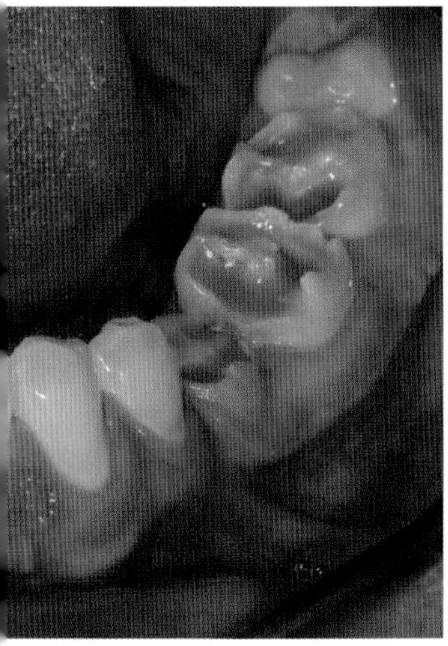

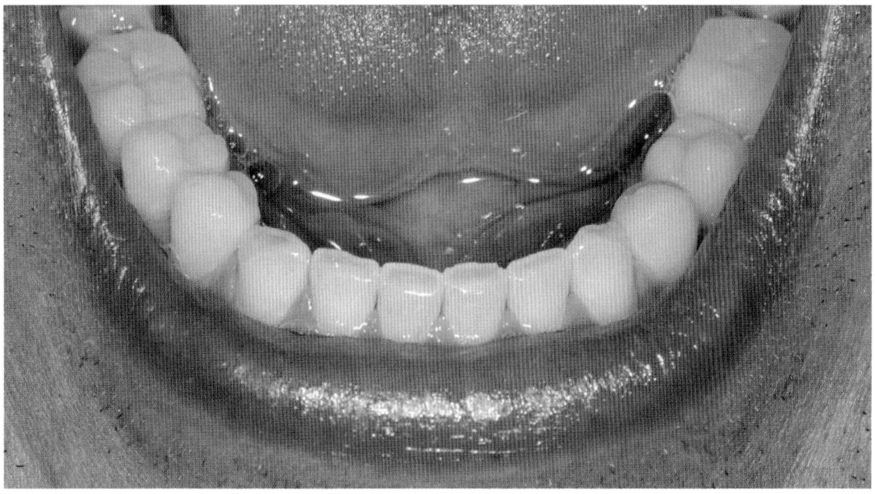

DWB 1. 后牙诊断蜡型

临床医生应记住任何多余的蜡（后牙咬合面之外）都会在口内导致多余的树脂材料。模型上去除多余的蜡非常容易，但在口内去除树脂却很困难。由于技师可能没有意识到这一点的重要性，在制作透明硅橡胶阴模之前，临床医生应该首先检查是否有多余的蜡。也需仔细检查石膏模型，去除多余的石膏瘤。值得强调的是，模型应修整得无可挑剔，特别是外展隙周围的区域。这样可以在口内完成树脂羚贴面后，通过清理外展隙促进邻接触区的自然打开。

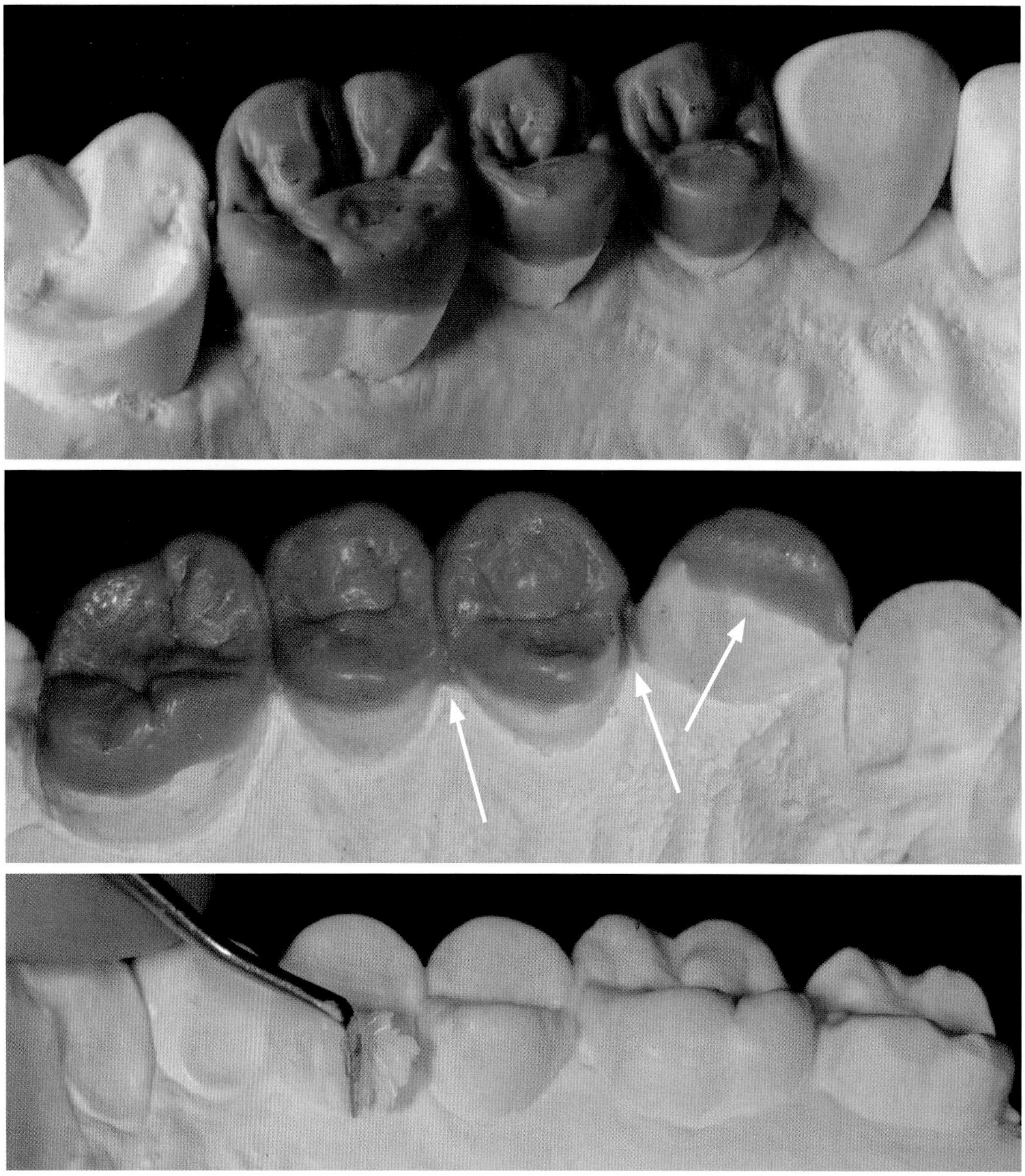

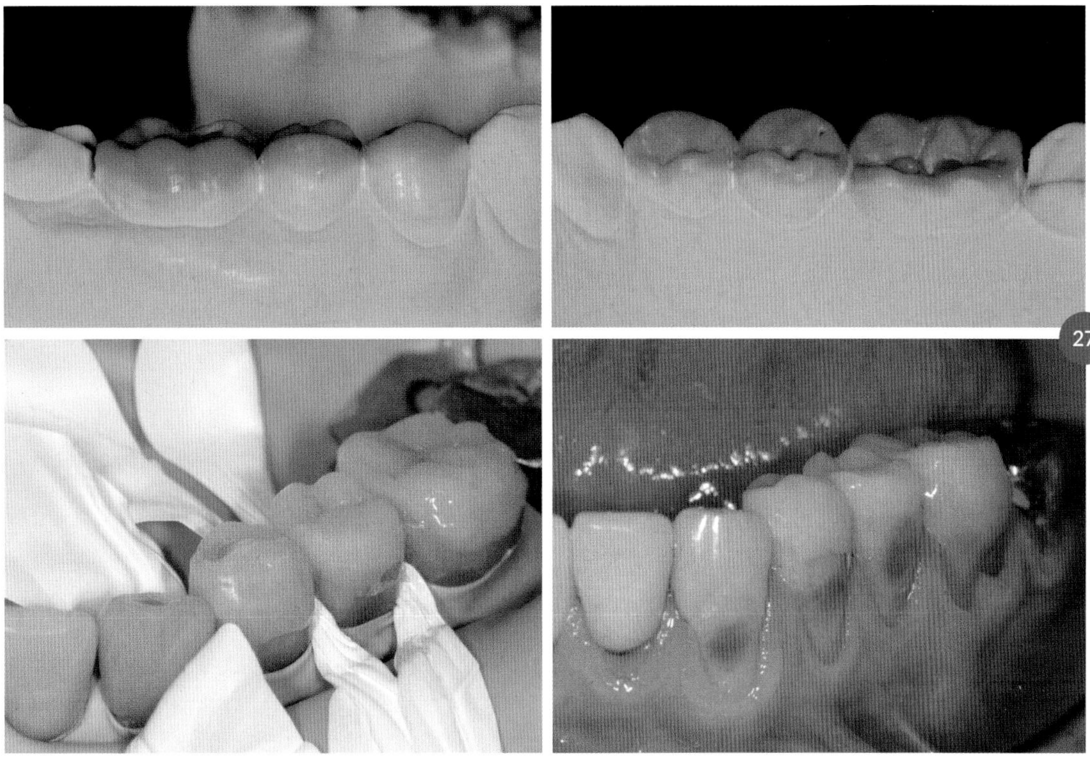

27

即使颈1/3有缺损，也最好不要将直接树脂殆贴面修复延伸至龈缘，这样无法保证粘接质量。

在进行直接法树脂殆贴面修复时，目标是避免口内的复合树脂过量。因此，在牙齿缺损量较大的情况下，临床医生应确保**完成唇颊面蜡型**（用于制作诊断饰面以进行美学评估）**之后修整与咬合无关的区域**，如颈1/3。保持蜡型**远离颈1/3**可减少复合树脂在牙颈部粘接不牢，因为此处隔湿困难 27。唯一可用蜡型完全重建的颈部区域是上颌腭侧功能尖，以便更好地维持咬合接触和避免树脂殆贴面的折断 28。

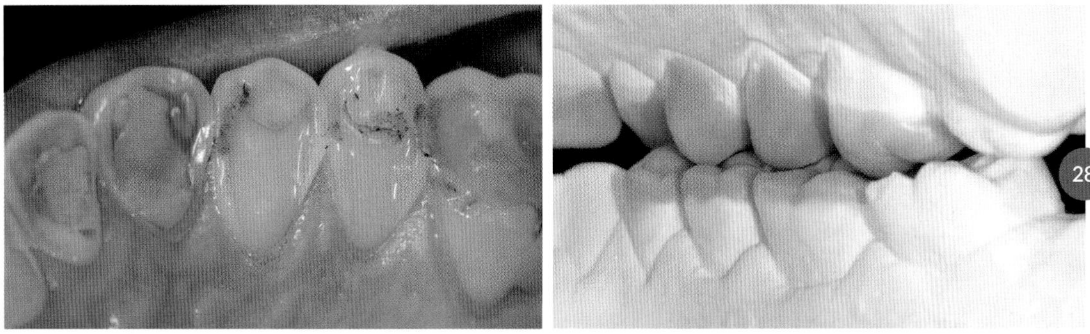

28

上颌腭侧功能尖因磨耗严重缺损。为重建咬合接触，并确保支持力足够，整个腭尖必须完全重建。

如前所述，使用透明硅橡胶阴模的缺点之一是很可能制作的修复体邻接触区封闭。一般来说，由于树脂殆贴面涵盖2颗前磨牙和1颗磨牙，2颗前磨牙之间以及第二前磨牙与第一磨牙之间的邻接触封闭的风险很高，牙线无法通过。

如果邻接触不打开，那么这只能是一种过渡修复，因为封闭的邻接触会**增加邻面龋风险**。

对每位患者而言，医生都可以花时间观察这些接触区是否可以在咀嚼时自然打开。为促使其打开，邻接触区附近的树脂应足够薄，以便在咬合力下断裂。理想情况下它们应以正确的方式敞开（例如边缘嵴不能折断）。

可以促进接触区自然打开的部分因素有：初始接触点宽度较小（未加蜡的模型）；蜡型边缘嵴薄，而患者的咀嚼力大。虽然初始接触点的宽度和患者的咀嚼力无法改变，但应注意**修整腭侧和颊侧外展隙**（P/V外展隙），去除邻接区周围不必要的蜡，从而避免邻面树脂材料过量㉙。

为了在功能运动中邻接触区能自然打开，医生应通过手术刀修整蜡型边缘嵴，使**殆外展隙**变得**薄弱**。此处的最大深度为1mm，并且仅在相邻边缘嵴之间形成一个非常薄的间隔。间隔明显将导致边缘嵴过于分离而可能发生食物嵌塞。

修整外展隙

29

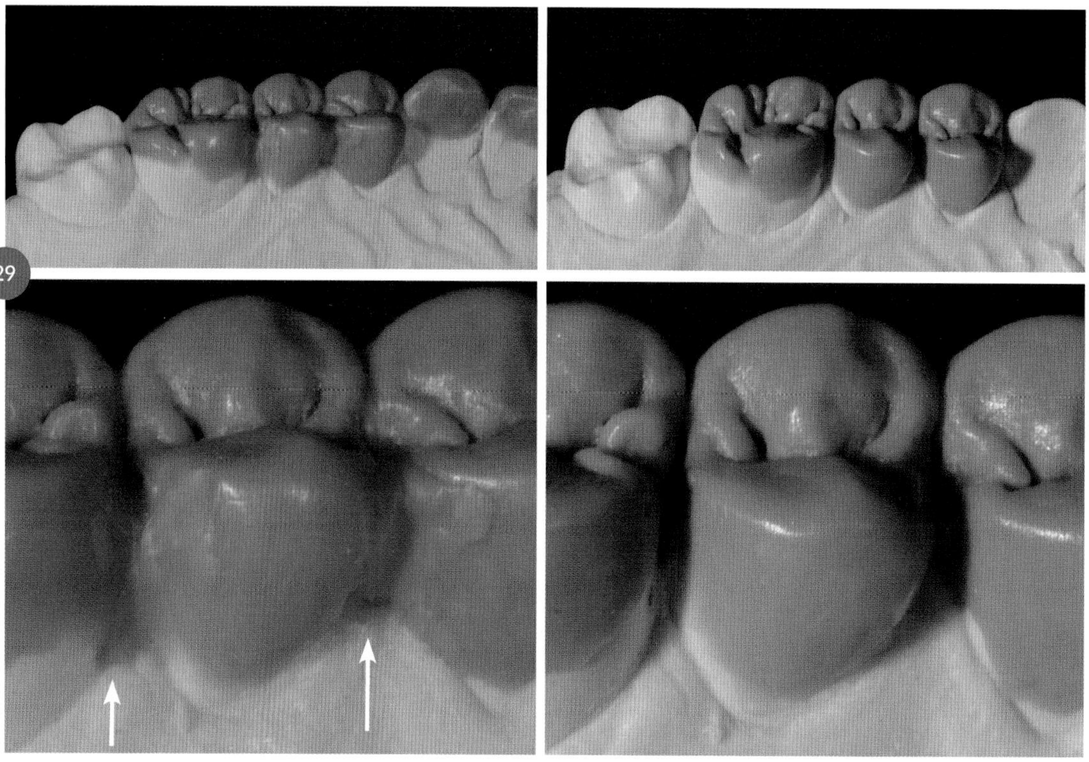

制作透明硅橡胶阴模前需对蜡型进行最后检查，**牙齿止点**代表了未被修复的牙齿，位于蜡型的近中和远中。牙齿止点使阴模在口内有准确的就位止点，临床医生可对它施加一定压力并对抗阴模中复合树脂的黏稠度。一般来说，第二磨牙是**远中止点**，如果第二磨牙缺失，远中止点可以是第一磨牙远中未加蜡的一半。剩下一半需徒手恢复。如果所有磨牙都缺失，两颗前磨牙的殆面完全覆盖蜡型，其远中止点则位于黏膜上。**近中止点**可为尖牙和侧切牙的一半。为何是一半？这样完整的尖牙被用作一个止点，临床医生可通过观察其在切牙唇面的适合性来更好地验证阴模是否就位。虽然第二磨牙多数不需制作蜡型（除非因为咬合需要被涵盖在树脂殆贴面修复中），有时涉及近中止点的牙可能覆盖蜡型。在去除蜡型暴露止点前，建议复制上颌模型，以保留对唇颊面诊断饰面的美学分析。

得益于后牙蜡型的最后检查，树脂殆贴面修复将呈现：

（1）质量更好、远离颈部区域的边缘。

（2）通过修整P/V外展隙，邻面过量的树脂将大大减少。

（3）通过调整殆外展隙，可促进邻接触自然打开。

（4）通过近远中止点使透明硅橡胶阴模更好地在口内就位，得到更好的咬合控制。

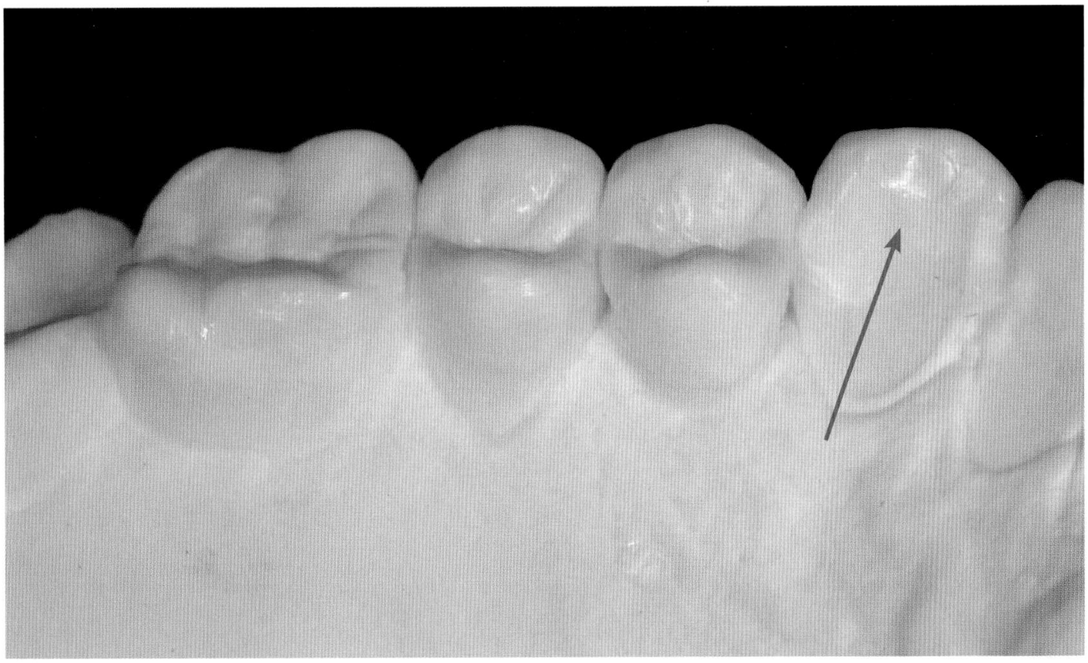

如果模型与蜡之间颜色不同，可以更好地检查后牙蜡型的4个区域：牙颈部、P/V外展隙、殆外展隙和近远中止点。在此蜡型中，由于颜色相近，有些错误不易被发现，例如近中牙齿止点仍被蜡覆盖。

DWB 2. 透明硅橡胶阴模的制作

一旦后牙蜡型完成，即可制作透明硅橡胶阴模。阴模的厚度至少需要1cm，因为透明硅橡胶不具有与油泥型硅橡胶相同的高硬度（＜85千分位）。为制作阴模，应用**透明托盘**可以更好地看到其下面的牙齿。托盘可先通过两块油泥型硅橡胶就位于模型上，我们可称之为**"硅橡胶止点"**，两块硅橡胶之间就是透明硅橡胶阴模的区域。

如果硅橡胶止点的形状不正确（例如高度不足和/或厚度不均匀），最好重新制作，否则做出的透明硅橡胶阴模也会不合适。透明硅橡胶是一种非常昂贵的材料，不应被浪费。它需要几分钟来硬固（Zhermack的Helite透明硅橡胶需要15分钟硬固），而油泥硅橡胶止点价格更低，制作迅速且可以更好地判断透明硅橡胶阴模未来的形状。

当两个油泥硅橡胶止点就位时，需要最后检查它们之间的剩余空间，这将是未来的透明硅橡胶阴模的空间。近远中止点是否可见？如不可见，说明制作的透明硅橡胶阴模过短，同时其远中和近中的就位稳定性会受到破坏。油泥硅橡胶止点此时应进行修整，完全暴露牙齿止点。

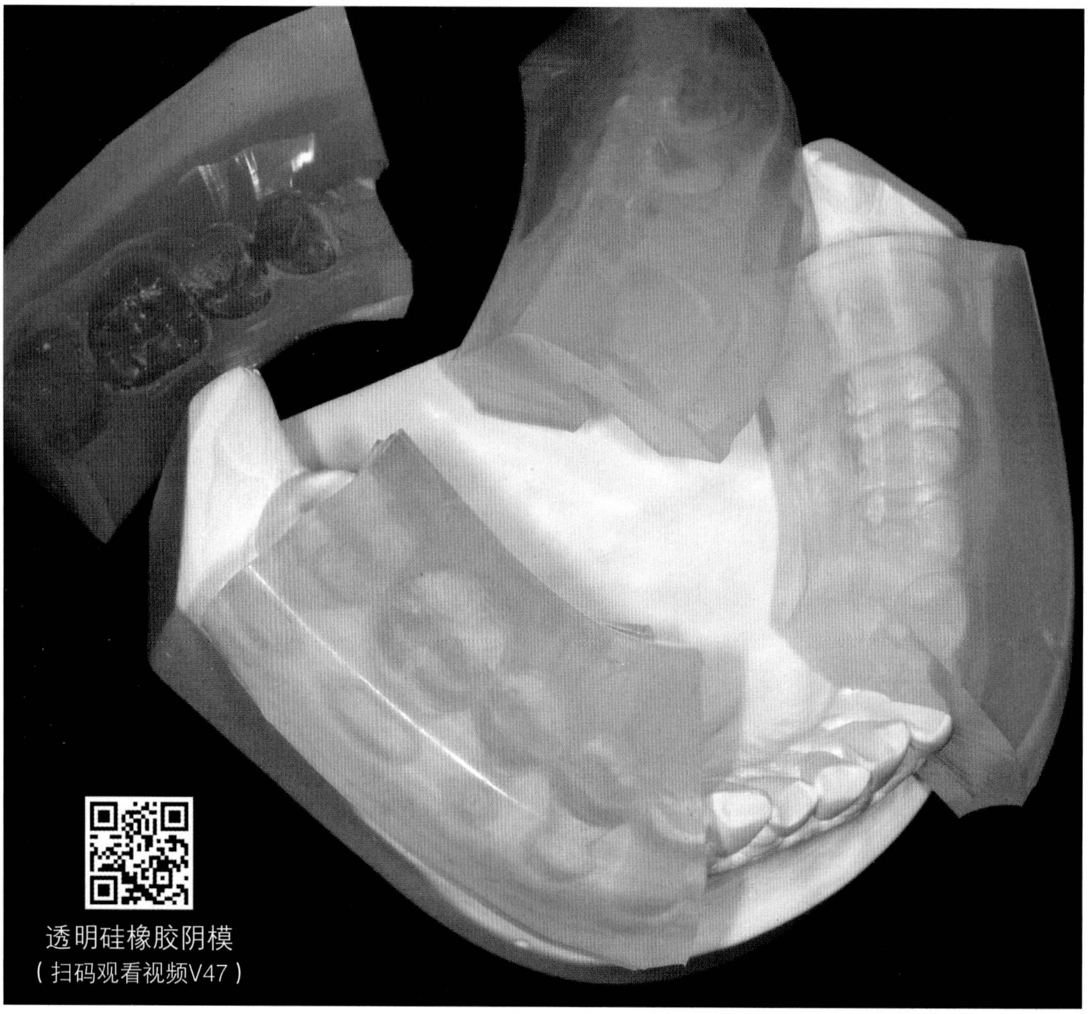

透明硅橡胶阴模
（扫码观看视频V47）

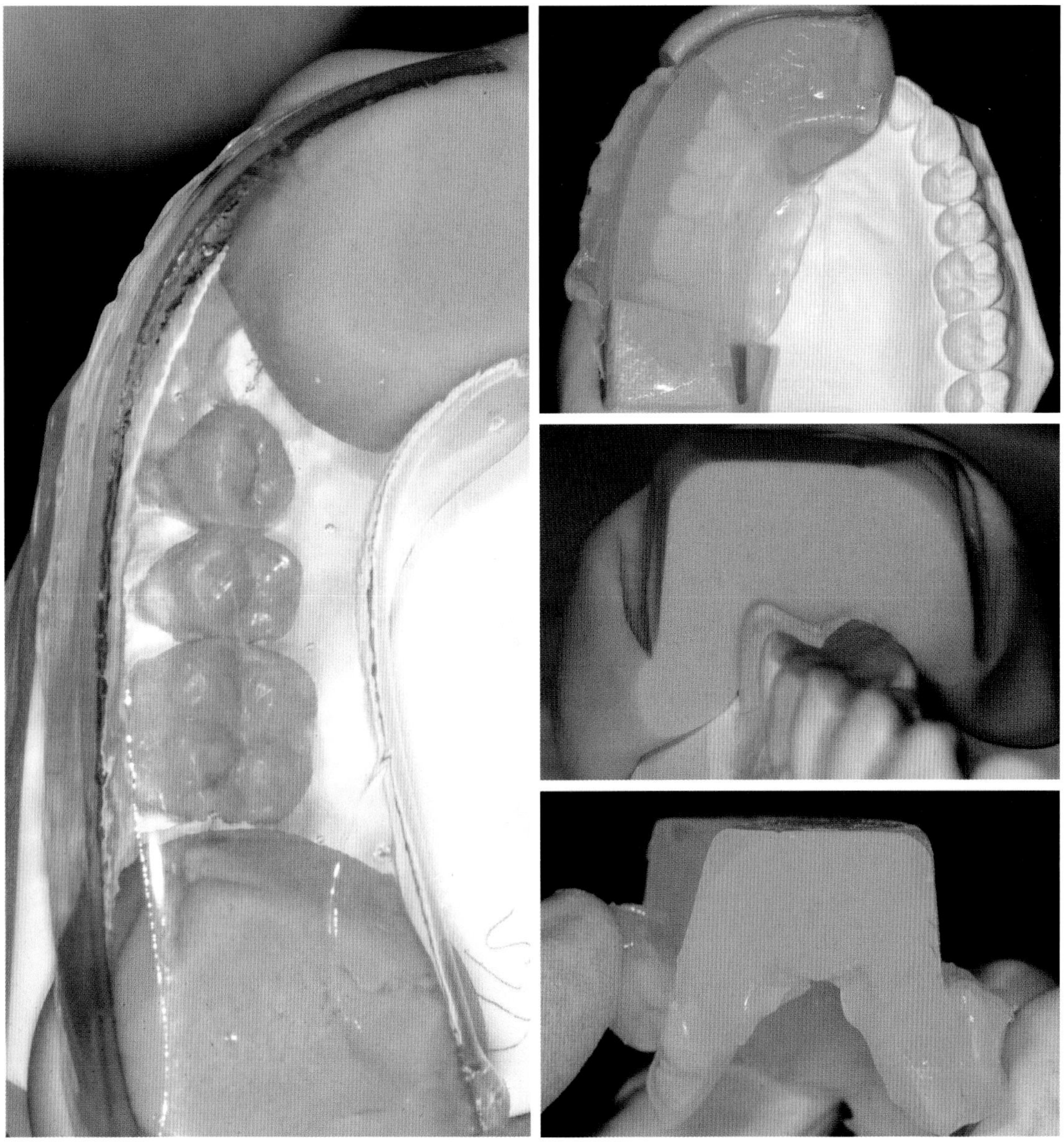

两块硅橡胶止点的形状和位置将决定透明硅橡胶阴模的形状和轮廓。

透明硅橡胶应同时注入透明托盘和模型，注意不要产生气泡，尤其是颊舌外展隙附近。这种材料的最佳硬固条件是在真空（200kPa）的压力锅中，不加热。同时推荐提前制作阴模，因为此材料会随时间的推移而变得更加坚硬。由于这个原因，也建议在硬固时间到达后，立即取下阴模。此时阴模仍有弹性，取下时不会发生破损或破坏蜡型。

医生需要仔细检查阴模组织面是否存在气泡（多表现为闪亮的表面），以及外展隙的形态。如果存在问题，使用此透明硅橡胶阴模会出现过量的复合树脂，难以清除，此时最好重新制作阴模。

最后，立即标记患者名字、象限和牙位，帮助临床医生准确地就位透明硅橡胶阴模。

3. 透明硅橡胶阴模的临床处理

即使完美完成了蜡型的修改及透明硅橡胶阴模的制作，透明硅橡胶阴模的临床处理仍然可能在以下两个步骤出现错误：

（1）阴模中放置的复合树脂过多或过少。

（2）阴模的口内就位错误。

此过程中的难点之一是估算阴模中要放置多少复合树脂。需要临床医生有预估判断。医生可以仔细观察模型上的蜡的厚度和延伸范围。然而，蜡的颜色差异只在判断极小的厚度时有用，因为超过1mm之后，蜡的厚度增加也不会造成颜色变化了。为了判断厚度，医生需要**修整蜡型**，暴露功能尖处的石膏模型，以供比较。破坏蜡型不是问题，因为此蜡型将不会再用于其他技工室步骤或临床步骤。

复合树脂的量

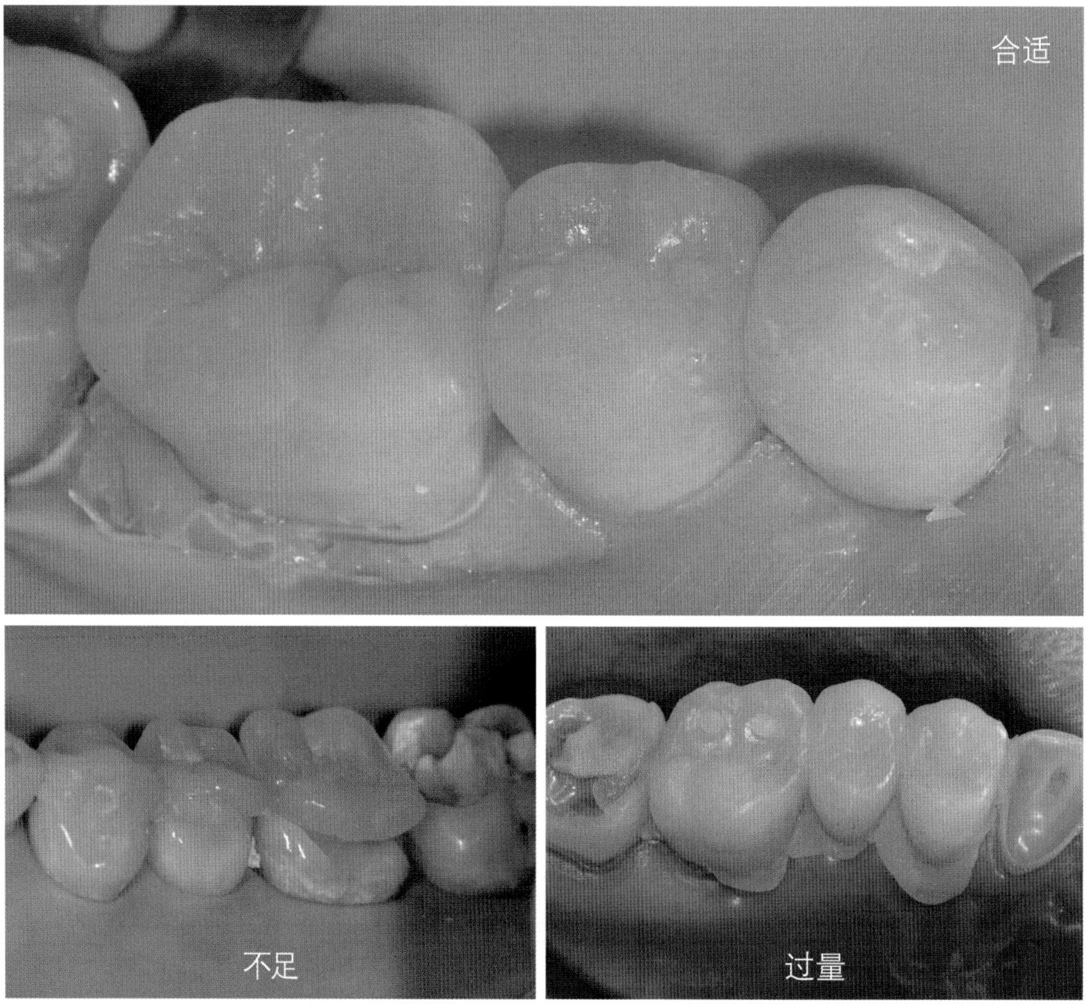

临床过程中会广泛使用喷砂，喷砂时建议使用**橡皮障**。因为喷砂对患者喉咙有刺激（来自其粉末），可能引发咳嗽。通过使用橡皮障，避免了脸颊和舌干扰，同时更加可靠地隔湿。在放置橡皮障前，应借助牙线判别紧密的邻接触区，必要时可用火焰状车针或金属砂条来调整。如果使用**氢氟酸**口内处理陶瓷修复体，则必须使用橡皮障㉚。

医生有必要修整透明硅橡胶阴模，在使用前应首先测试患者**开口度**，将阴模放置在第二磨牙处而不压入牙列。这代表所需的最大开口度。如果开口度不能达到，应将阴模的远端部分切去一个斜面。

为了容纳远端的**橡皮障**夹，阴模也可在远中以及紧挨橡皮障夹的腭侧和颊侧面缩短，只保留其䶮面㉛。

将透明硅橡胶阴模完全就位于口内以检测其适合性时，可能会使其非常脆弱的外展隙破裂，应尽量避免或非常小心。

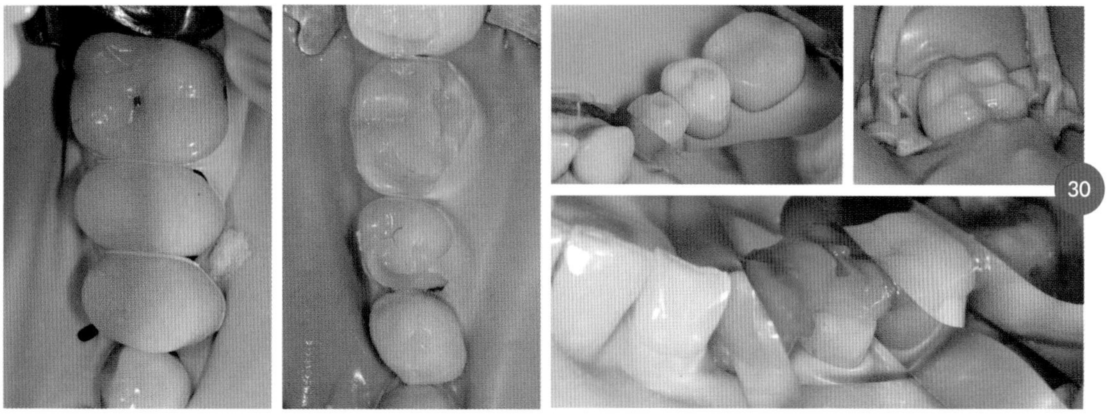
30

在邻接触区封闭或非常紧的情况下，放置橡皮障并不容易；但口内使用氢氟酸时，必须使用橡皮障。

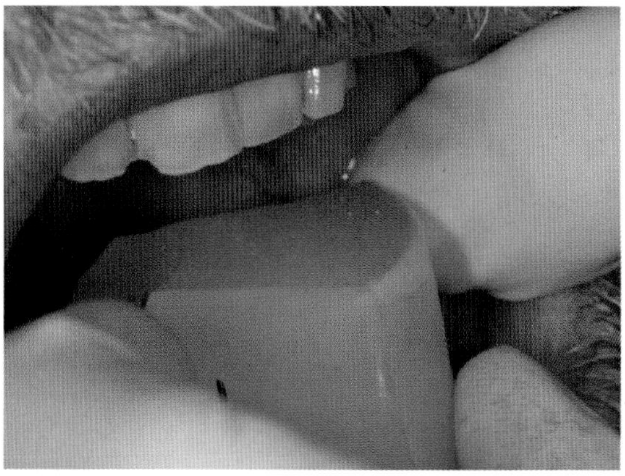

首先试戴阴模，观察患者是否能有足够开口度来正确就位阴模。

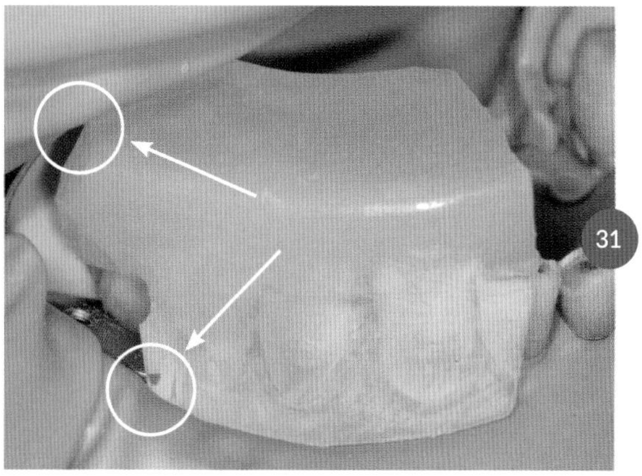
31

橡皮障夹应不妨碍阴模完全就位。

不涉及树脂殆贴面修复的牙应该始终通过成型片保护，不受喷砂、酸蚀和粘接剂的影响，而这些成型片在阴模就位前应被去除。为了促进邻接触点的自然开放，可在粘接操作之前，将聚四氟乙烯带放入牙齿之间（G. Puma博士的**T技术**）㉜。

32

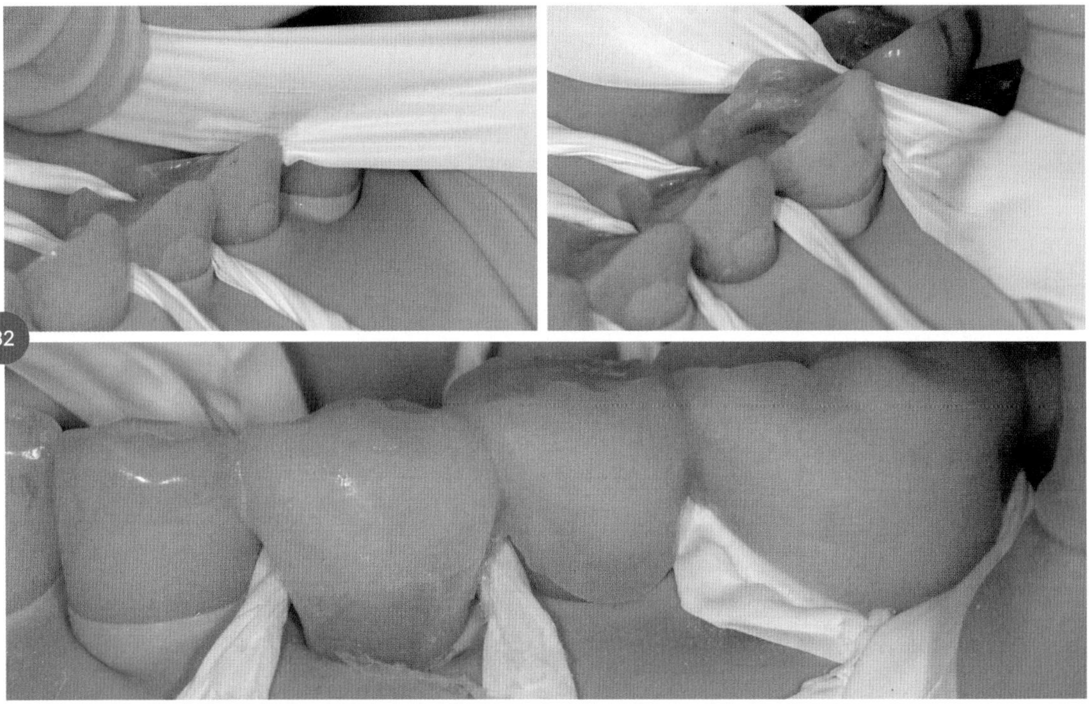

T技术。聚四氟乙烯带位于牙齿之间，填补颈部间隙，以免多余的复合树脂嵌入其中。树脂固化后，这些胶带很容易被去除。

为完成直接树脂殆贴面修复，临床医生应考虑要粘接的**基质**。如果为天然牙齿结构，牙齿将按照直接粘接修复步骤处理。临床医生需要决定是否要进行牙本质封闭。只要粘接剂**能恰当地渗入牙本质**，树脂殆贴面可成为最终修复体或在去除过程中，保留部分作为基底。

粘接剂不渗入牙本质的3个原因：

（1）难以实现对术区的良好隔离（临时树脂殆贴面修复）。

（2）牙齿过于敏感以至于不能在粘接剂渗入前去除必要的表面牙本质（即刻牙本质封闭，见第302页）。

（3）基牙条件差，必须要进行后牙升级㉝。

33

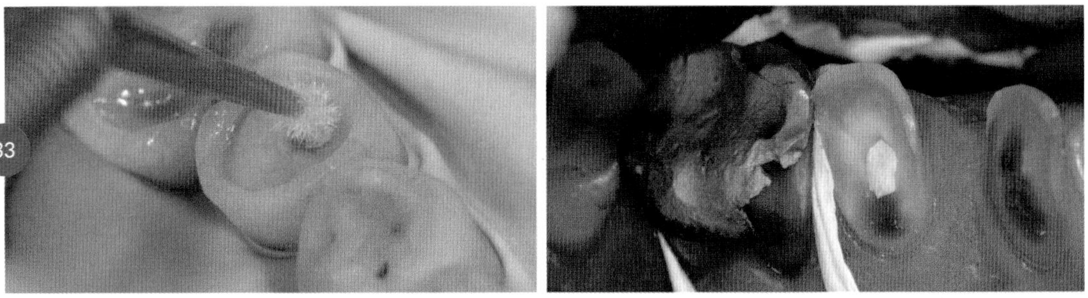

提高与不同基底的粘接质量的步骤

全瓷

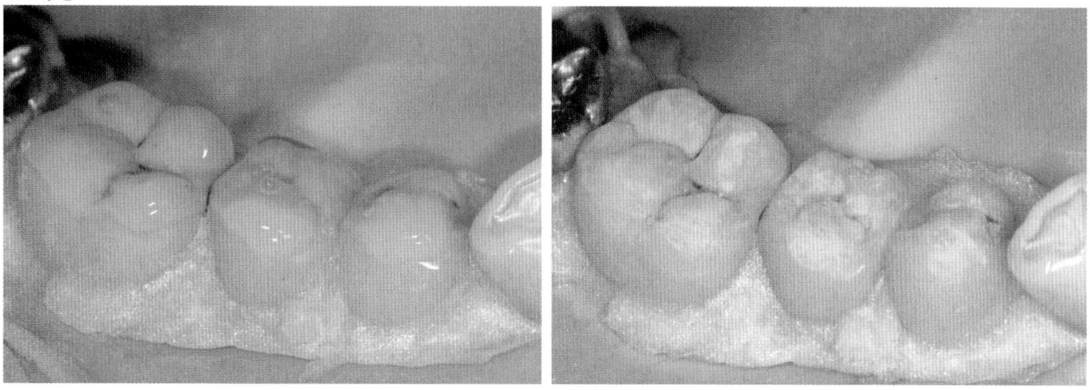

- 喷砂
- 氢氟酸酸蚀60秒
- 硅烷处理

金属

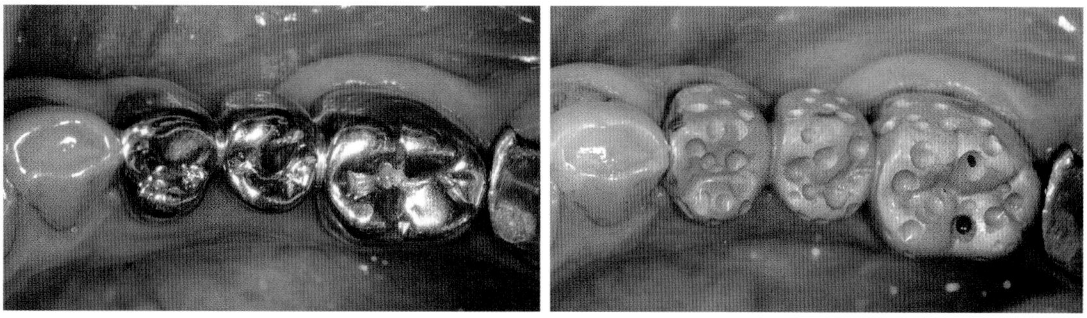

- 喷砂
- 机械固位结构
- 硅烷处理

银汞和树脂

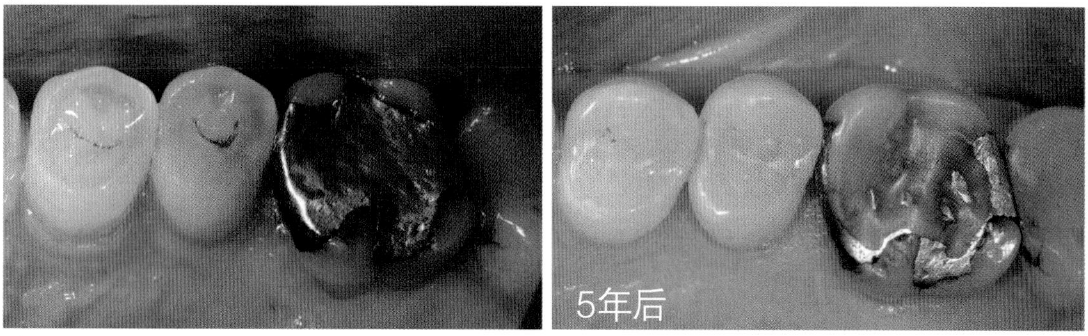

- 喷砂

临时树脂

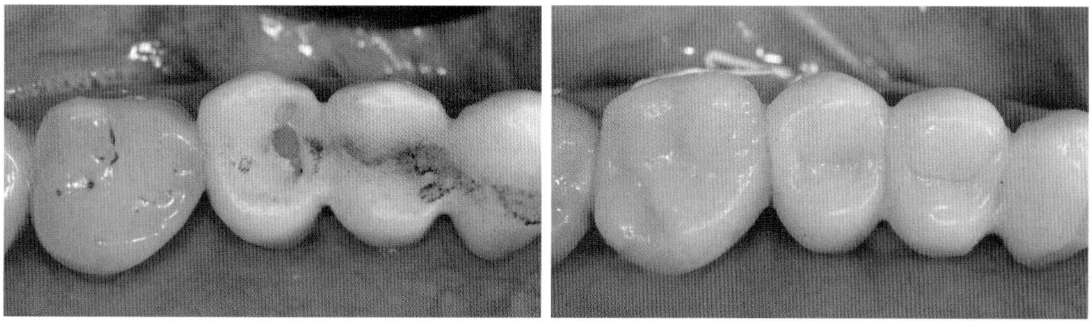

- 喷砂

一旦处理完基质，应立即涂布粘接剂（例如Optibond, F.L. Kerr）并光照固化，随后将预热的复合树脂材料（BF2, Micerium）注入透明硅橡胶阴模中每颗牙的空间内（以便更好地判断材料量），并将其置于口内 34。

透明硅橡胶阴模就位后，医生应通过**轻柔地晃动**使复合树脂分散在牙齿上。应注意识别气泡，通过阴模的透明表面可见其为黑暗区域。如果仍可见**黑色气泡**，则表明复合树脂材料不足。临床医生须决定是否直接固化，或者取下阴模并添加更多的树脂。如果选择后者，橡皮障非常有利于保持术区干燥。如果树脂的量恰当且阴模正确就位，助手可使用两个光固化灯照射阴模使树脂固化，同时医生应以较大的力按压阴模，特别是在其远端区域。

1分钟后，医生可以移开手指，固化过程还将继续进行。最终取下阴模后，使用甘油隔绝空气后光照使其完全固化。

树脂殆贴面制作完成后，出于患者舒适度的考虑，应立即清除舌腭侧过量的材料，**不浪费太多时间打开邻接触点**。必须优先进行咬合调整，精修与抛光可在后续复诊期间继续进行。但应告知患者，表面粗糙度后续会得到改善。要询问患者的感受，特别是关于树脂殆贴面上与舌接触的腭/舌侧，要花时间抛光这些关键区域。

34

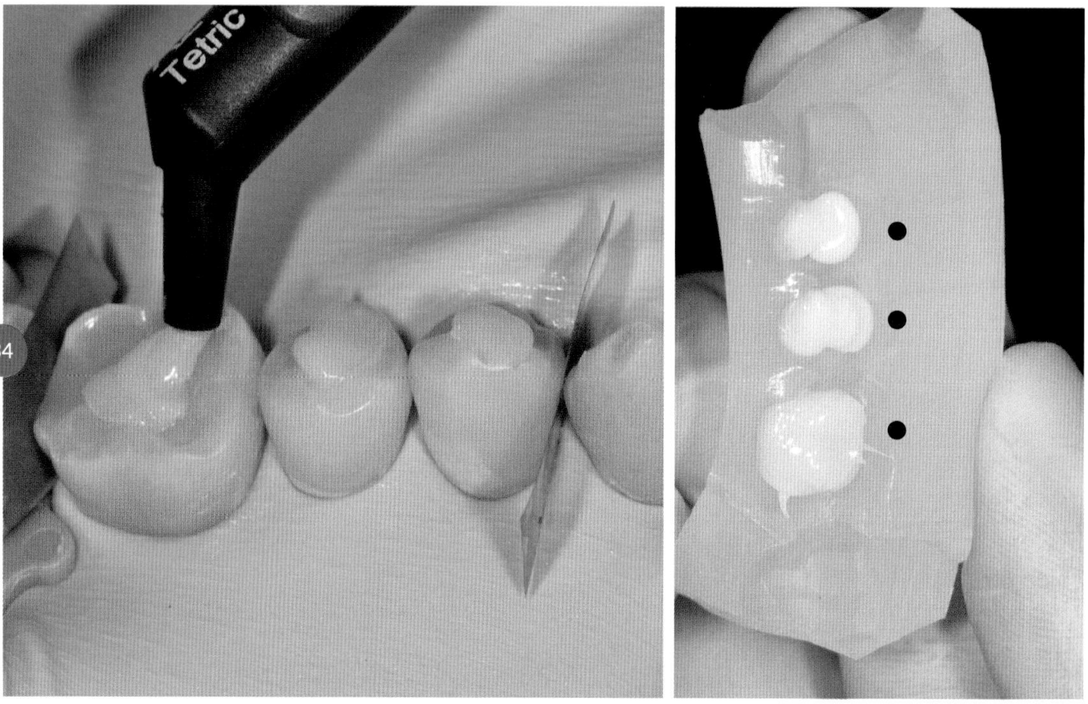

复合树脂应放置在牙齿殆面和阴模中每颗牙的空间内。标记所涉及的牙位有助于正确地就位阴模。

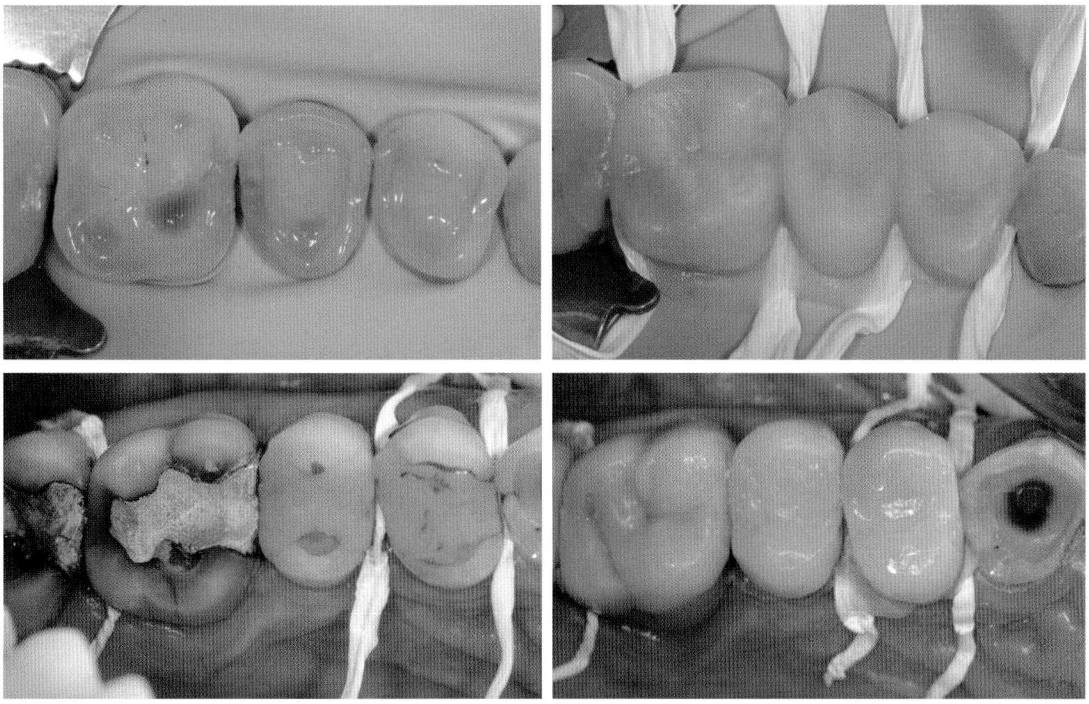

进行树脂殆贴面修复前应拍照记录基牙的情况。

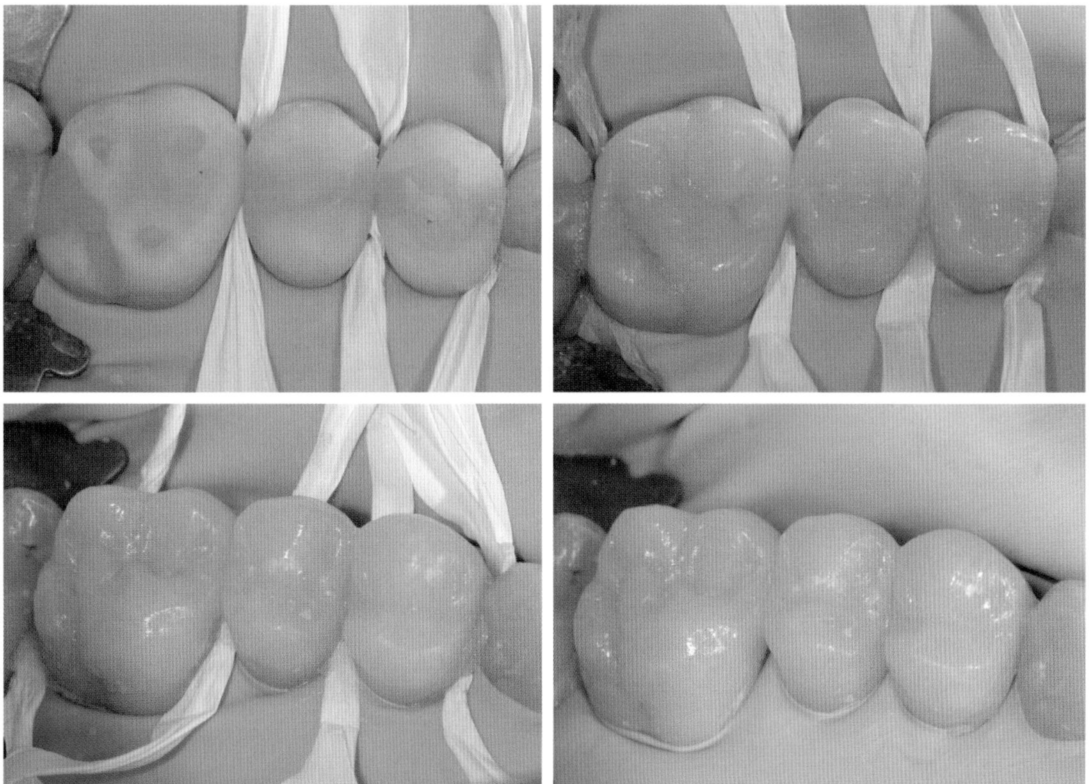

完美完成的树脂殆贴面修复。树脂殆贴面很有可能作为最终修复体，不进行任何后牙升级。

如何对树脂𬌗贴面进行调𬌗

为便于解决此问题，尤其对于不熟悉全口调𬌗的临床医生，三步法只建立了后牙咬合，而前牙无咬合接触。医生从重建数量较少的后牙开始，除外第二磨牙以减少咬合接触的数量。

应该按照特定的渐进顺序进行4个阶段的咬合调整，从最简单到最困难，从静态调整到动态调整：

（1）居中下颌。

（2）分配后牙接触点。

（3）自由状态。

（4）咀嚼状态。

这取决于临床医生在临床步骤二中如何彻底地进行咬合调整。咬合重建后牙𬌗面的目标是让升颌肌肉均匀收缩，同时引导下颌到正中位置，使牙齿在下颌没有任何偏转的情况下发生接触。

由于前牙无接触点，医生应主要注意侧方的偏移接触（左侧方或右侧方偏转）。第二磨牙不修复也减少了后牙偏移接触的可能。树脂𬌗贴面修复后的第一个目标是消除偏移接触，被称为**“居中下颌”**。

要求患者轻咬合以识别并消除可能的偏移接触，使下颌居中。

居中下颌

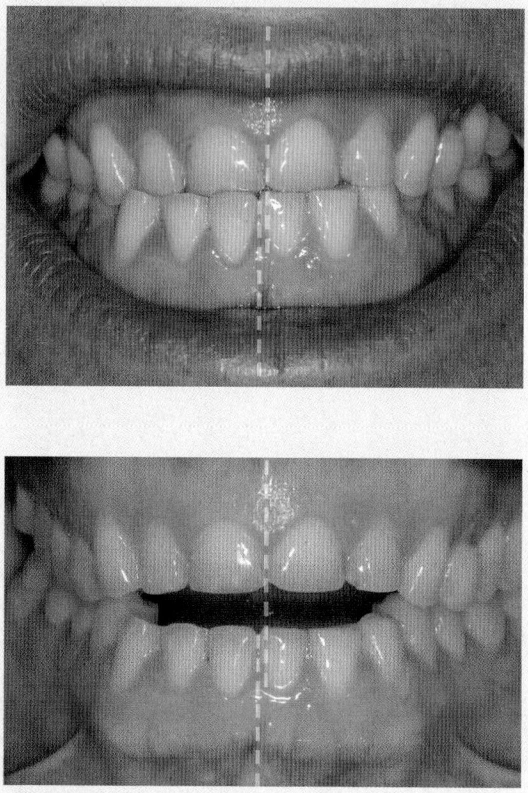

1

分配后牙接触点

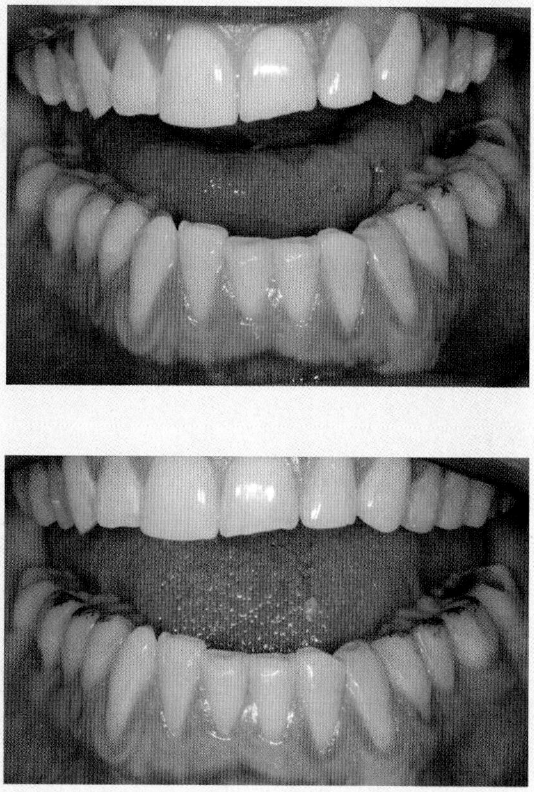

2

可应用一种快速去除后牙代偿的方法——棉卷定位法。两个棉卷被放置在树脂殆贴面修复体上，患者轻咬棉卷并快速张闭口。当患者这样做时，应观察棉卷在后牙前后滚动时**下颌的对齐关系**是否受干扰。下颌保持相同的张闭口模式，移除棉卷识别树脂殆贴面上的第一个接触点。如果患者只感觉一侧接触，并且为了达到双侧接触下颌必须滑动，则需首先确认在蜡型中**下颌是否正面对齐**（殆架中下颌最后的位置）。然后，消除所有侧向偏斜。只要有偏移接触且下颌只向一侧滑动，则应将咬合纸放在口内标记偏离前的第一次接触。

忽略下颌滑动后的对侧接触。使用非常厚（100μm）的咬合纸替换棉卷。通过对最先接触的牙齿调殆以降低咬合垂直距离，从而使接触点出现在下颌另一侧牙上，下颌停止滑动。当没有偏移接触时（最大牙尖交错位处稳定咬合没有滑动）**下颌居中**。静态咬合调整的下一阶段是处理、分配后牙接触。

临床医生须调整涉及树脂殆贴面修复的每颗后牙，使其获得相同强度的接触点。这将提供稳定的支持，即使与最大牙尖交错位相比接触的牙齿数量减少了（前牙和第二磨牙无接触）。为了实现接触点的均匀分配，在患者口内两侧同时放置两张较厚的咬合纸，嘱患者不要思考，快速咬合。

自由状态

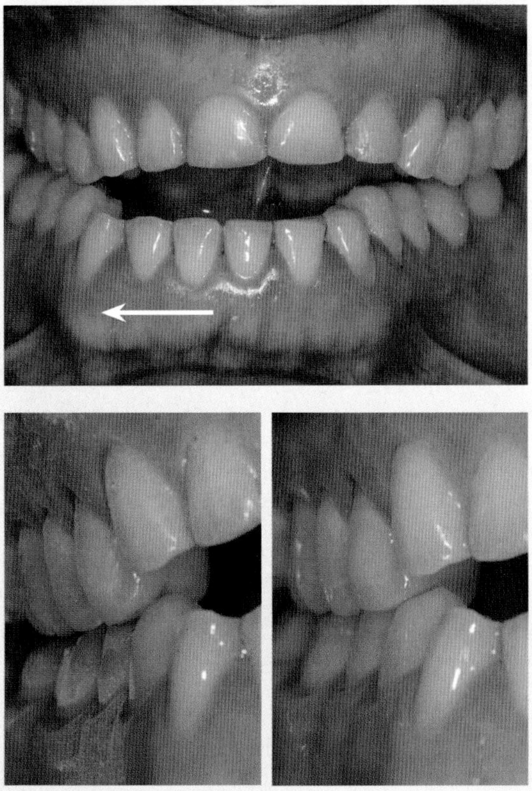

3

咀嚼状态

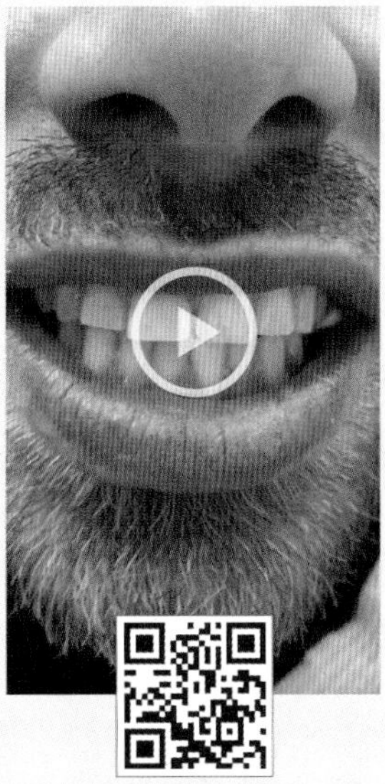

树脂殆贴面修复前的
口香糖测试
（扫码观看视频V48）

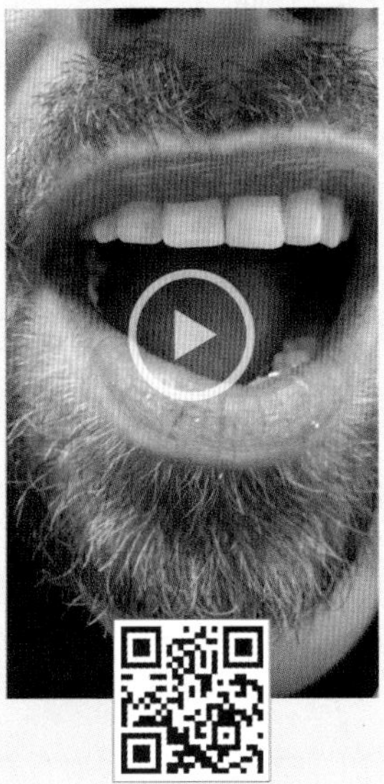

4

三步法后的
口香糖测试
（扫码观看视频V49）

棉卷定位法还可以与咬合纸交替使用来去除下颌代偿。由于咬合纸有一定厚度，患者可以轻轻叩齿而不会产生牙对牙接触不适的感觉（厚咬合纸的缓冲作用）。咬合调整可从患者躺下，以临床医生最舒适而患者头部不过度伸展的位置开始。然而，最终的咬合调整必须在患者头部平行于水平面的位置完成。这种直立的姿势对临床医生来说肯定不适，但由于下颌与头部姿势之间的密切影响，这是必要的。棉卷放在殆面并嘱患者用力且快速地轻咬，同时保持头部直立，视线与水平面平行。取出棉卷，在患者牙齿接触之前，将厚咬合纸放置口内，嘱患者快速而用力地咬合。因为有棉卷和厚咬合纸，牙齿不会直接接触进而造成未察觉的偏斜。

静态咬合调整完成后，下颌闭合时没有任何因牙齿造成的偏斜，并且每颗涉及树脂殆贴面修复的后牙均呈现相同强度的印记（**后牙咬合接触的分布**）㉟。这对于垂直型咀嚼者是基本要求。

但这对于治疗前被划分为水平型咀嚼者的患者来说可能仍不够。通常技师会将其牙尖恢复得过高而窝过深。咀嚼过程中就可能有许多功能性干扰。由于水平型咀嚼者不像垂直型咀嚼者一样“直上直下”运动，水平型咀嚼者存在“循环周期运动”，因此他们还需要动态咬合调整。

开始真正的咀嚼运动前，可以建议患者自由地横向运动（**自由度**）。嘱患者左右滑动下颌，评估其是否可以完成、是否容易完成，并且有对称的殆分离。理想情况下，患者应以相同但不陡峭的倾斜度两侧滑动（例如正面观30° 的咀嚼角度）[6]。

在获得左右滑动的自由度后，可开始测试真实的动态咬合，即咀嚼运动。通过口香糖测试，让患者轻咬，感受新的咬合接触。当患者初次测试自己的咬合变化时，口香糖测试可以降低压力及不确定性。医生将去除明显的后牙动态殆干扰点，但想要达到完美的舒适咬合，仅通过这一阶段的调整是不够的。下次复诊（复诊与修复准备）至少安排在1周后，因为如果间隔时间太短，医生可能会分不清患者的不适是真正的咬合问题，还是暂时的不适应。

通常，患者复诊时会反映前两天需要努力去找正确的牙齿位置。但是过几天就有明显改善。复诊时医生还需要再次进行咬合调整。

35

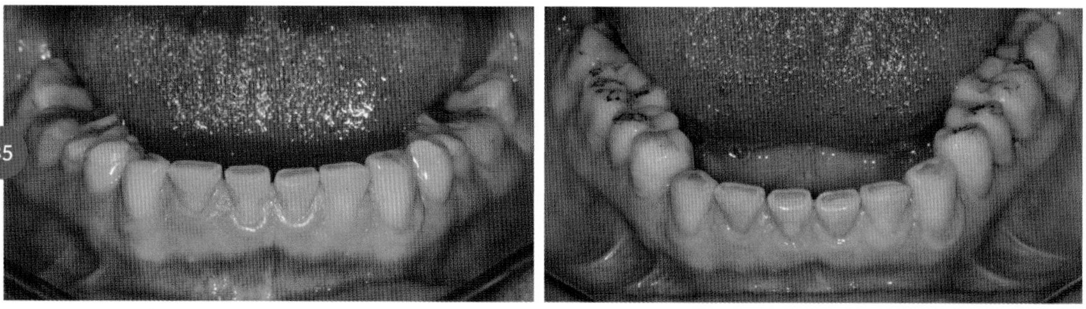

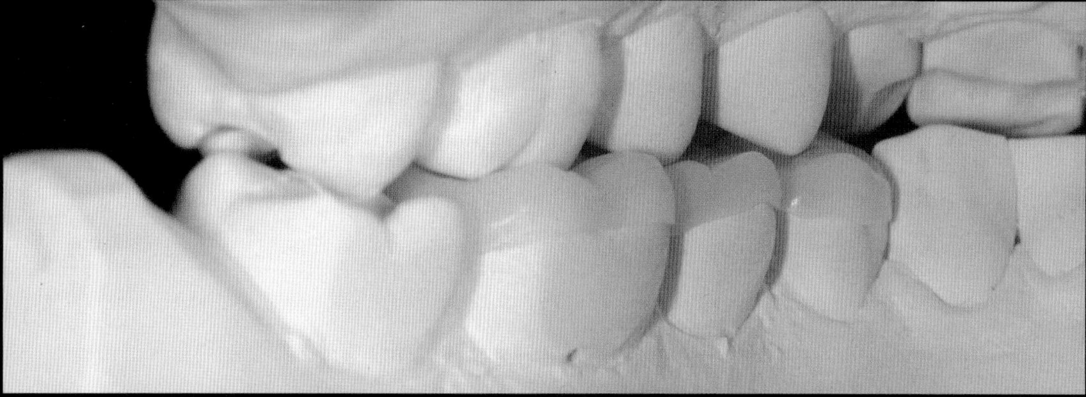

下颌6个CAD/CAM复合树脂高嵌体作为间接法最终修复。咬合调整如下：

1

静态咬合调整

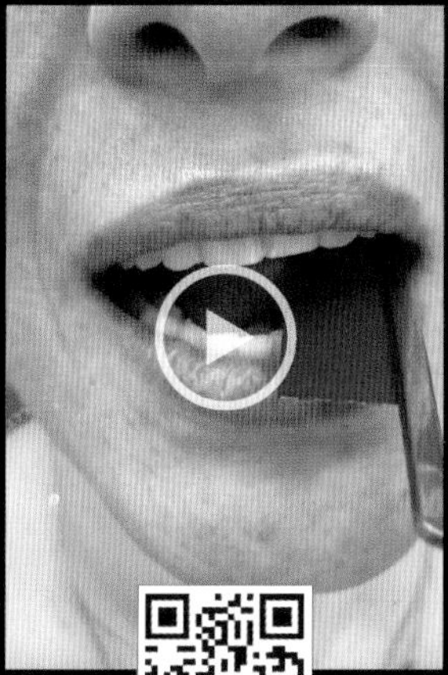

居中下颌
（扫码观看视频V50）

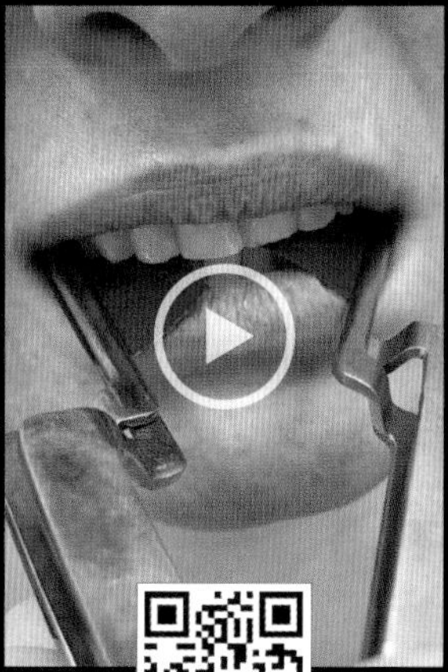

接触点分配
（扫码观看视频V51）

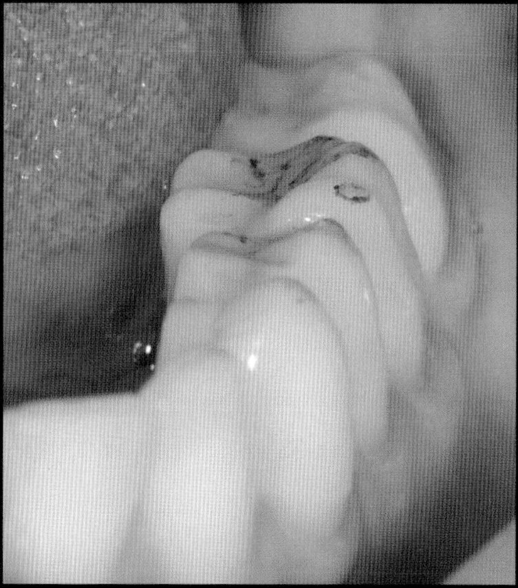

2

动态咬合调整

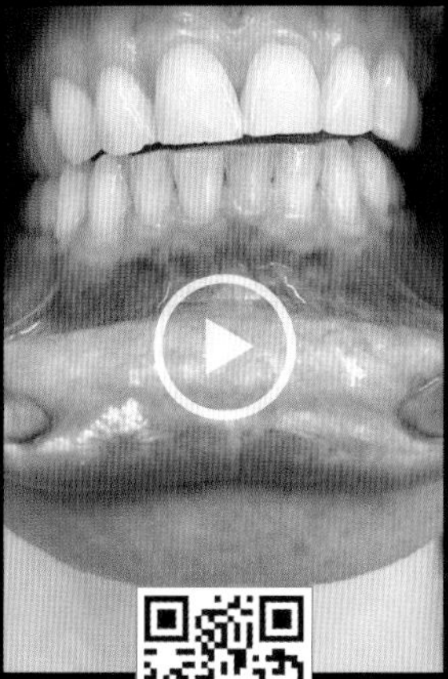

自由度
（扫码观看视频V52）

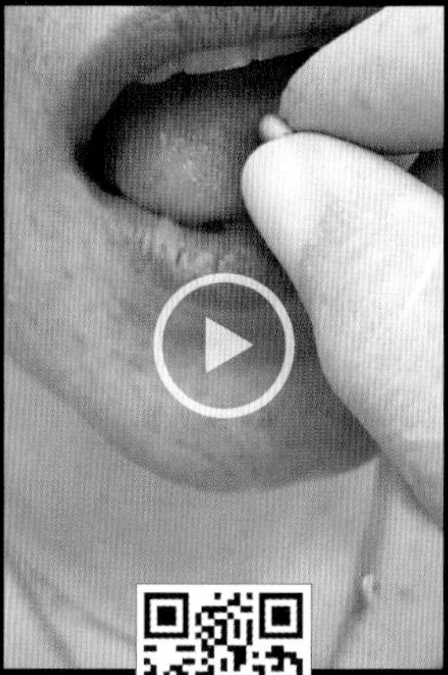

口香糖测试
（扫码观看视频V53）

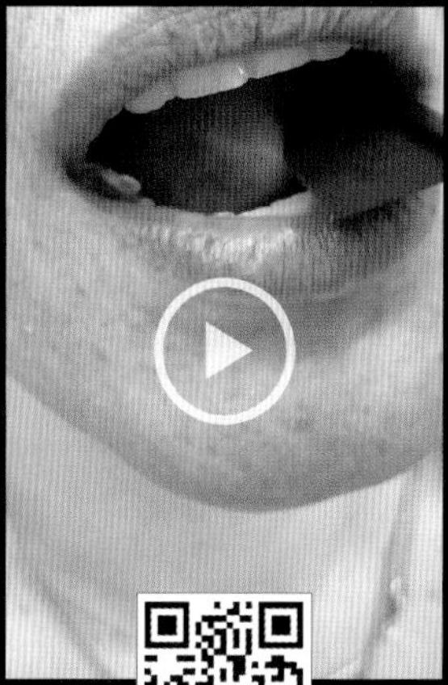

口香糖测试+咬合纸
（扫码观看视频V54）

是否修复前牙开骀

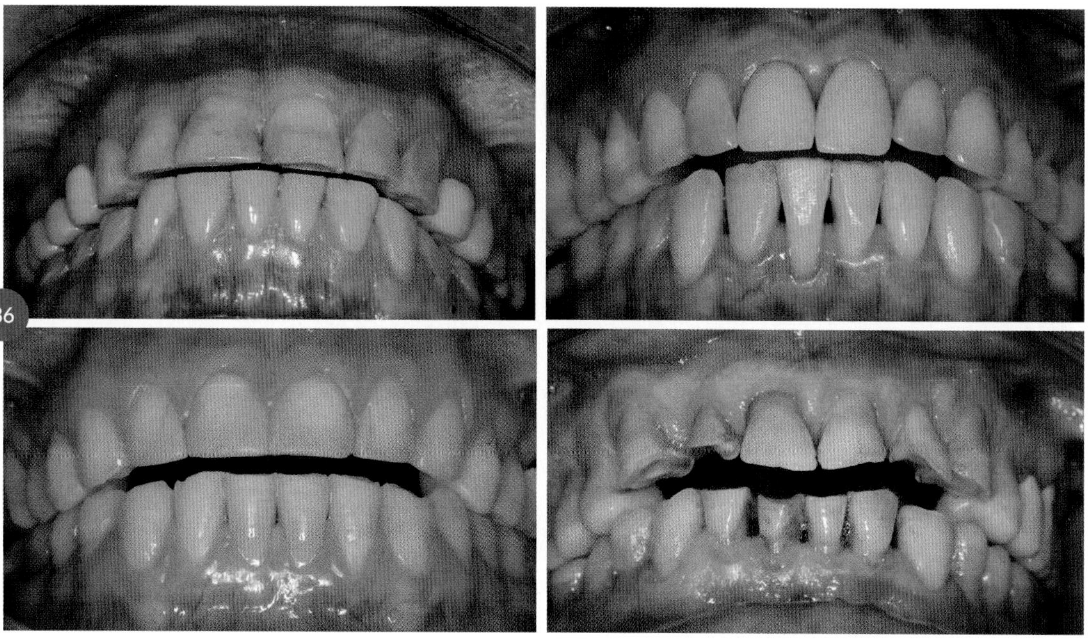

36

临床步骤二只是关注后牙的咬合调整，并不花时间恢复前牙，除非真的需要进行前牙的临时修复 ㊱。而修复前牙是患者的需要，而非临床医生的需要。此阶段修复前牙会使医生的治疗过程更加复杂和耗时。除非真正需要，否则建议暂不修复前牙，因为临床医生已经花费大量精力与时间来进行后牙的树脂骀贴面修复及咬合调整。

不修复**前牙**并**保持**患者的**开骀**的**优点**有很多：

（1）无须花费时间去制作和去除临时的前牙修复。考虑到之后复诊会制取前牙修复体的印模，实际上需制作和去除两次临时修复体。制取前牙粘接性微创修复体印模后，可制作新的临时修复体并在复诊时再次去除，以完成最终修复体。

（2）避免了前牙骀干扰的风险。

（3）无须花时间讨论前牙临时修复的美学问题。

（4）临时修复体不存在潜在的牙龈炎症问题，特别是修复体腭侧缘。

（5）前牙临时修复体没有脱粘接后要紧急就诊的风险。

对于要求苛刻的患者，临床医生经常会承受很大压力。其中部分患者甚至会要求一并修复下前牙，因为他们不能接受牙列各个部分不一致。尽管由于某些原因在临床步骤二中不进行前牙的临时修复，在以下情况下前牙还是应涵盖在治疗过程中：

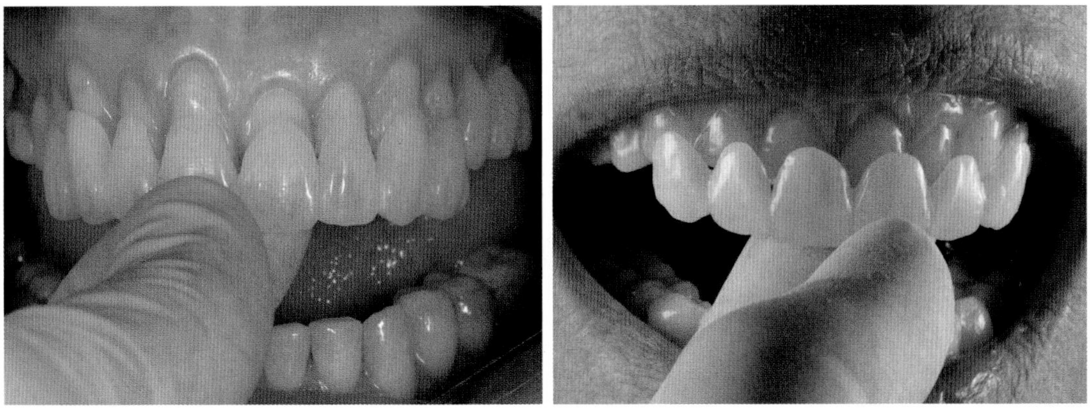

上前牙的间接临时修复可在树脂殆贴面修复当天完好戴入，但当前牙粘接性微创修复体牙体预备时，临时修复体戴入后可能会不稳定，需要进行调整。

1. 语音障碍

由于前牙开殆，患者说话的方式可能会有变化（例如“S”音）。每位患者都是独特的，可通过大声阅读来训练舌部以补偿前牙开殆的空间，从而获得改善。如果对于咬合垂直距离显著增加的患者，前牙开殆可能会产生明显的语音问题。这对于工作中需要清晰发音的人（例如律师、演员）来说是个问题。可以制作不与对颌牙接触的上前牙临时修复体，以改善语音障碍。

2. 牙列重度磨耗患者

此类特殊患者中，树脂殆贴面修复期间的咬合调整需要前牙止点，引导下颌处于正确的位置。如果只有后牙接触，这些患者倾向于**下颌向前滑动**，不利于纠正切对切的前牙位置。在进行树脂殆贴面调殆、控制潜在的前牙动态咬合干扰之前，前牙诊断饰面可帮助下颌找到正确的位置。

树脂殆贴面 ⟹（1周）⟹ 复诊与修复准备

树脂殆贴面修复就诊结束时，**无须拍摄任何特定的照片**。

但在下一次复诊与修复准备中，需要拍摄一些照片以辅助技师制作前牙最终修复体。如前所述，这次复诊应安排在1周后。

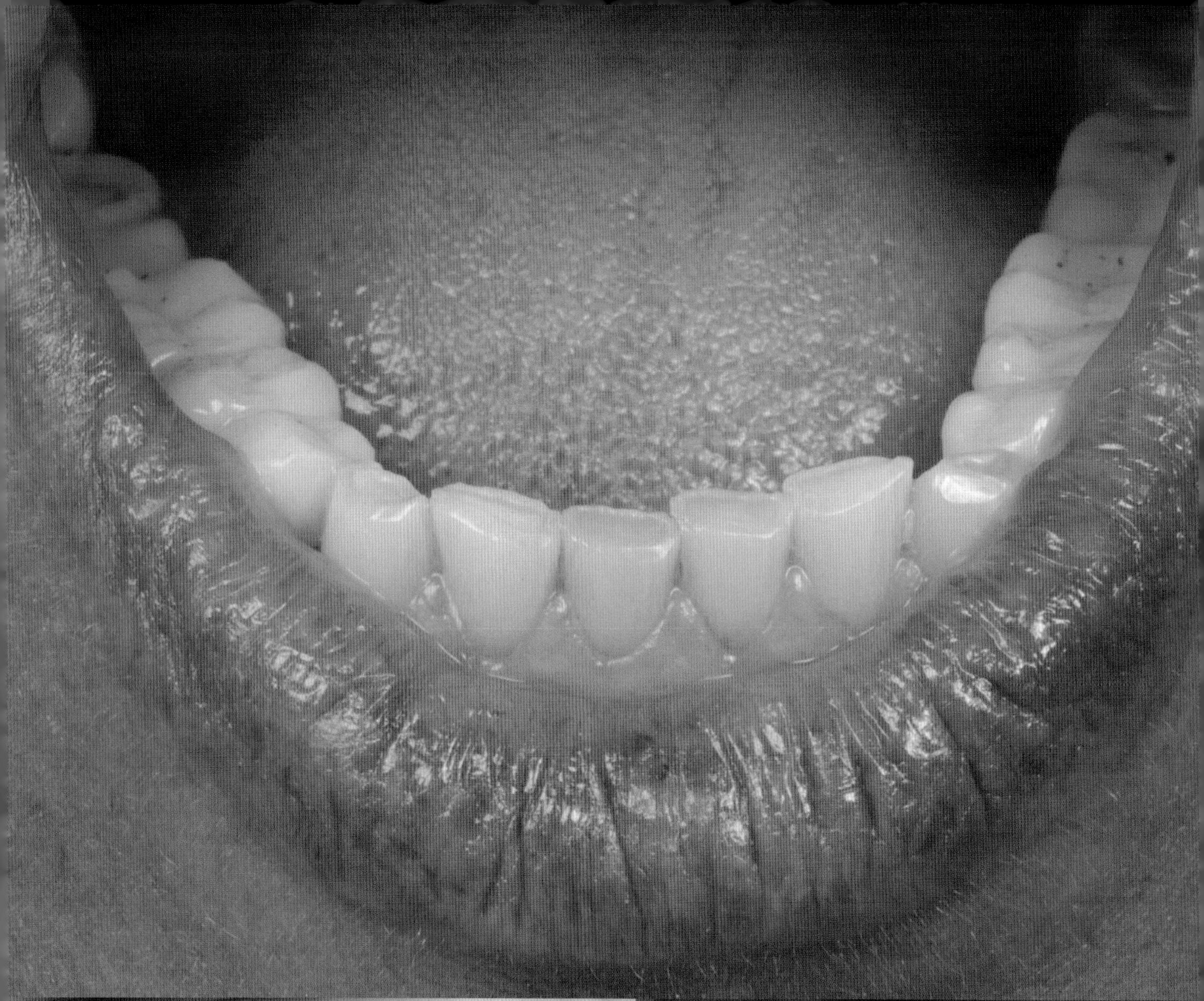

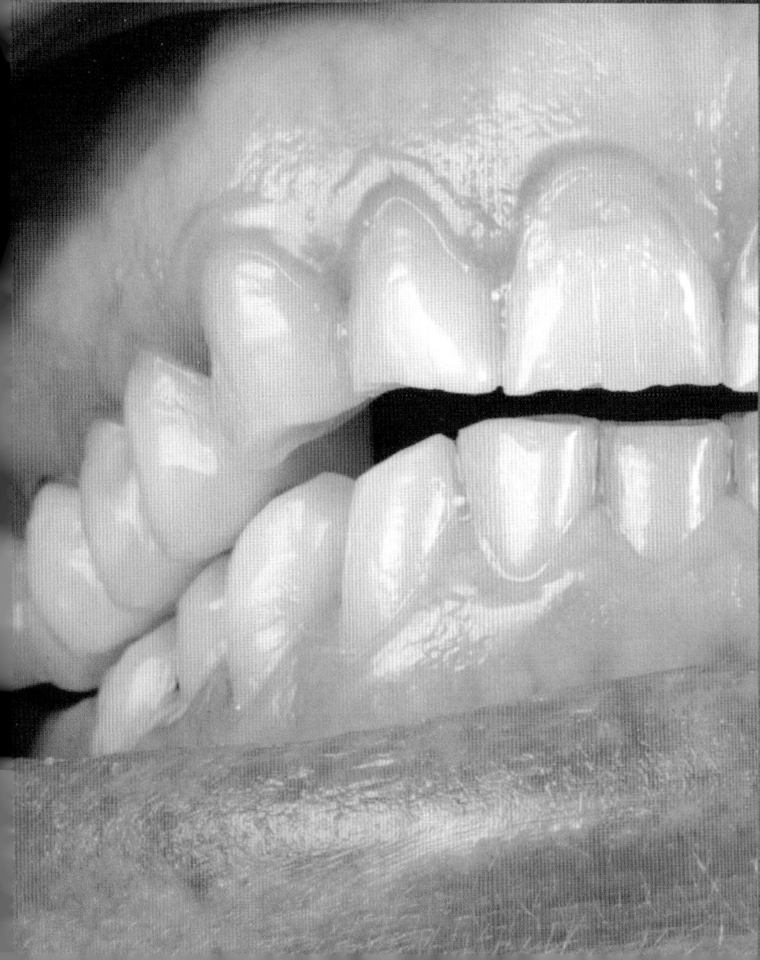

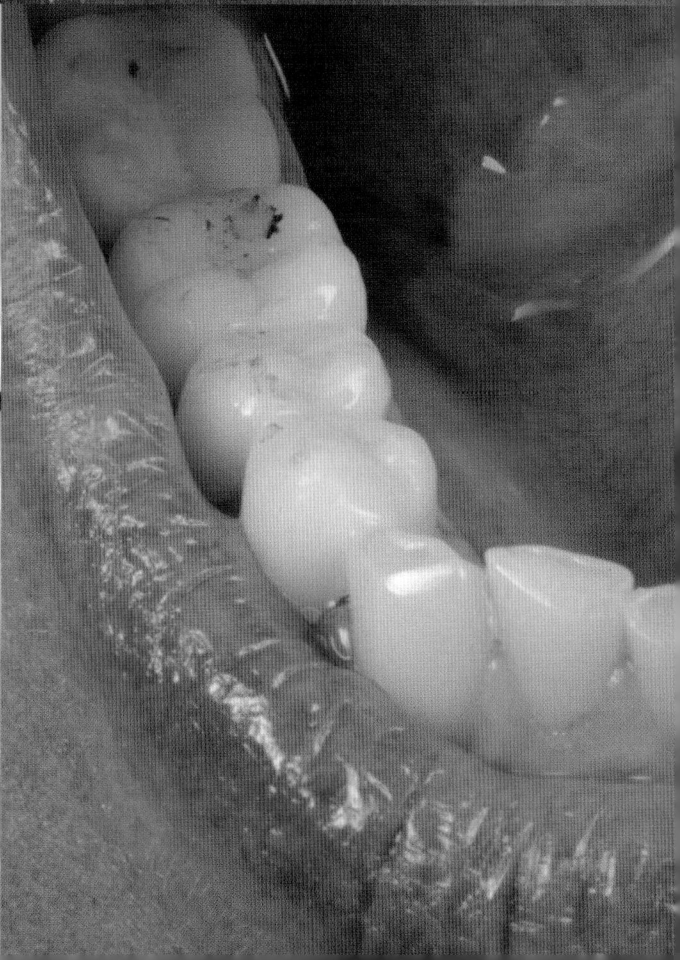

复诊与修复准备随访

CONTROL VISIT
THE FOLLOW-UP

复诊与修复准备是指患者在树脂殆贴面修复后再次就诊。

虽然诊断饰面的就诊安排可以独立于治疗的其他部分，但树脂殆贴面修复、复诊与修复准备和前牙修复体粘接的就诊安排需同时计划。按照理想的三步法程序，复诊与修复准备常在树脂殆贴面修复后1周进行，前牙粘接性微创修复通常需再1周后进行。这期间技师制作修复体，同时患者继续适应调改后的咬合。

在复诊与修复准备前**1周**，让患者测试新的后牙支持是必要的，从而让患者可更好地区分正常的功能适应问题（1周内可自行改善）以及不合适的咬合（无法改善或更差）。如果树脂殆贴面修复后过早安排随访，患者可能会因为适应时间不足而要求进行过度调改。另外，不建议复诊间隔太久或让患者前牙开殆时间过长，特别是对于垂直型磨耗、有发展为闭锁型磨耗趋势及存在紧咬牙的患者。由于前牙过长和预留修复空间丧失的风险较高，必须在短时间内恢复前牙咬合接触（2周以内）。也有少数例外，例如前牙完整，此时医生可能会专门等待较长时间来观察前牙开殆是否可自行恢复。

初始状态

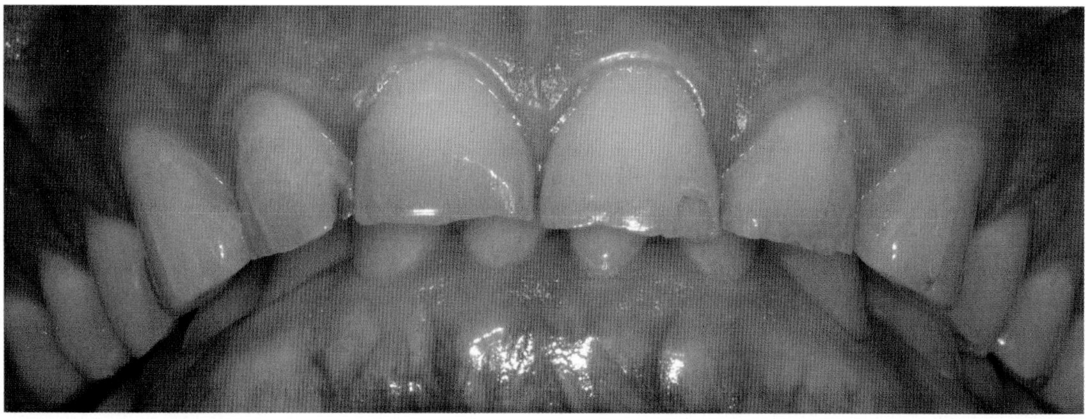

树脂殆贴面修复

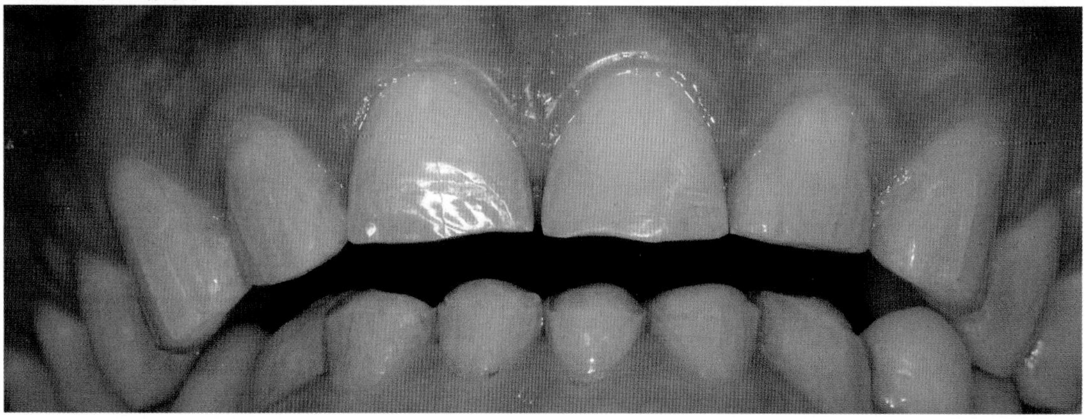

1年后

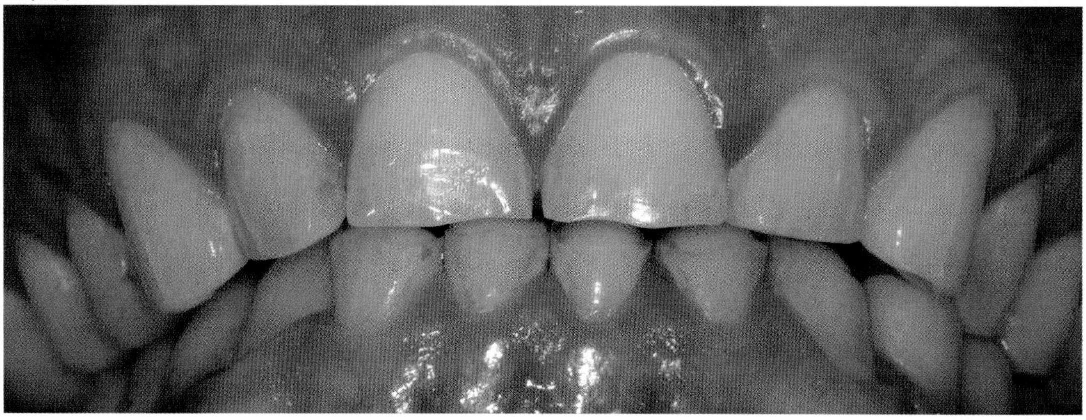

患者进行了树脂殆贴面修复。复诊与修复准备时患者要求在前牙粘接性微创修复前漂白牙齿。患者1年未就诊，再次复诊时前牙修复空间丧失，粘接性微创修复无法进行。

复诊与修复准备期间需要完成**以下8步**：

（1）咬合调整。

（2）比色。

（3）下前牙修复。

（4）上前牙牙体预备。

（5）**制取**上颌终印模。

（6）**制取**下颌藻酸盐印模。

（7）前牙咬合记录。

（8）面弓转移。

1. 咬合调整

在开始三步法治疗之前，临床医生须明确两种主要的高风险患者，他们可能不能很好地适应后牙支持的改变，包括自觉原本咬合舒适的**水平型磨耗者**，以及**高度敏感**的患者。高度敏感的患者即使进行再多次调整也很难对效果满意。患者初次就诊时，如果她/他报告过多关于口腔既往病史、牙齿干扰点的确切位置或肌肉疼痛等细节，临床医生应该怀疑其为高度敏感的患者。这些患者很有可能存在疼痛感受器的过度激活（神经学解释），并且**适应能力非常有限**。

通过三步法微创验证，医生可尝试治疗这些特定的患者群体，患者随时可能中断治疗并回到初始状态。然而，只有完成树脂殆贴面修复后，才能准确地识别这些高风险患者，因为树脂殆贴面修复不能满足其需求。这种医学方法被称为**“诊断性治疗法”**，即在治疗时确认诊断。

虽然微创治疗允许犯少量错误并回到初始状态，但治疗目标也是能够尽量满足这些特定的、许多医生不敢治疗的患者。制订更完善的治疗计划和掌握更高超的调殆技术将减少真正无法治疗的患者的数量 37。

在复诊与修复准备时，进行咬合调整之前，医生必须询问患者前1周戴入树脂殆贴面后的感觉。由于刚戴用不久的树脂殆贴面通常很难较天然牙表现更好，尤其对于水平型咀嚼者来说，常常会自诉不适。

患者的答案可能很多样，从适应良好（“前两天感觉口内有一些奇怪的东西，现在我可以感到自己在更好地适应新的咬合”）到不能很好适应（“我仍然感觉不舒服”）。

此时应告知患者，神经肌肉对修复后的牙列的适应将随着时间的推移而逐渐改善，这是由于树脂殆贴面复合材料存在潜在磨损，它是一种**自我咬合调整**，就如同一双新鞋，需要使用一段时间来适应。

复诊与修复准备时，医生可进一步改善树脂殆贴面的咬合，此时患者较上次就诊时配合度更高。此时应注意，咬合调整是复诊与修复准备的首要任务，所以临床医生和患者都不能像在树脂殆贴面修复就诊结束时那样匆忙。

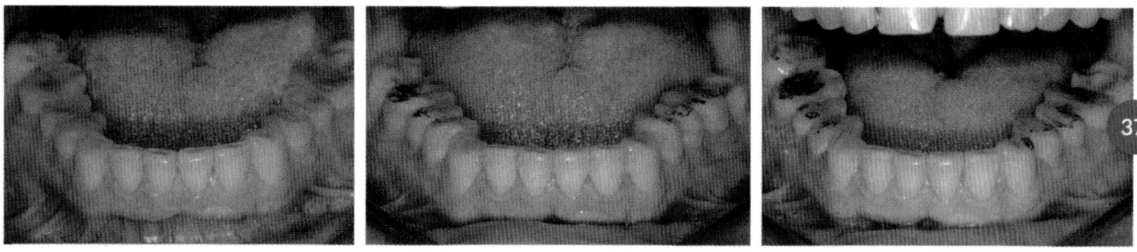

37

在树脂殆贴面修复和复诊与修复准备的间隔期间，这位高度敏感的患者还看了其他两位医生。由于在复诊与修复准备期间，反复的咬合调整都不能使患者满意，临床医生决定完全去除复合材料并中断治疗（可逆的三步法治疗）。

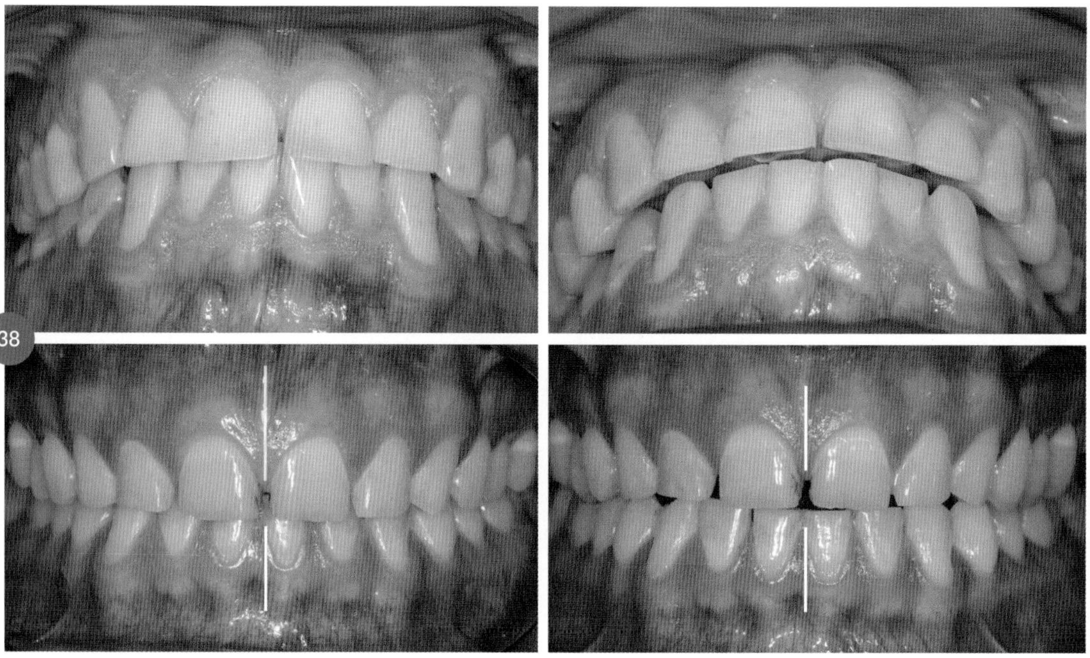

38

将树脂殆贴面修复后与修复前的最大牙尖交错位进行正面校对，确定下颌居中时上下颌中线对齐方式是否改变。

下颌居中 38

由于树脂殆贴面修复后，所有前牙和第二磨牙无咬合接触，临床医生只需检查每侧3颗后牙（2颗前磨牙和1颗磨牙）的咬合。接触牙数减少有助于医生更精准地进行调殆。开始调殆之前，检查下颌是否处于**中心**位置是非常重要的，即后牙树脂殆贴面应没有任何偏移接触。为了发现干扰点，应首先对升颌肌肉进行去程序化。

其中一种方法被称为“**棉卷定位法**”（见第285页），训练肌肉在牙齿不接触的情况下控制张闭口。患者上身直立坐在牙椅上，头部平齐水平面，在后牙上放置两个棉卷。

嘱患者快速轻咬，与此同时棉卷在后牙上前后滑动。医生应观察下颌是否改变方向，或者无论棉卷在哪，下颌张闭口运动均呈直线。如果是后者，说明去代偿起作用，测试可继续进行。告知患者将会取出棉卷，牙齿将会接触，自己必须明确第一个接触点。如果下颌不居中，患者将反映接触点仅在一侧，并且为了稳定支撑下颌，下颌必须滑向另一侧（**下颌滑动**）。再次将棉卷放在口内，嘱患者轻咬几秒钟以保持咀嚼肌去代偿。取出棉卷时，如果确认单侧接触，则只在预先接触的一侧放置**一张咬合纸**，并记录咬合印记。单侧接触点应全部去除，咬合垂直距离必须降低以获得另一侧的接触。应在轻咬棉卷和咬合纸交替进行的同时，进行这些“减法”调整，直至患者**感觉双侧同时接触**，以及下颌滑动消失。

此时，下颌是居中的。

后牙咬合接触点的分配 39

接下来的咬合调整涉及后牙咬合接触点的数量和质量。其目标是在遵循多位学者阐述的关于尖–窝关系的经典指南（例如P.K.Thomas）的前提下，通过**树脂殆贴面修复**恢复每颗牙上至少**一个咬合接触点，且咬合均匀分布**。仍可使用棉卷定位法检查后牙咬合接触点的分布，棉卷被取出时，保持牙齿不接触，将**两张咬合纸**同时放置在口内两侧，嘱患者快速用力咬合。厚咬合纸（100μm）的缓冲使患者可用力咬合而无须担心牙与牙接触。

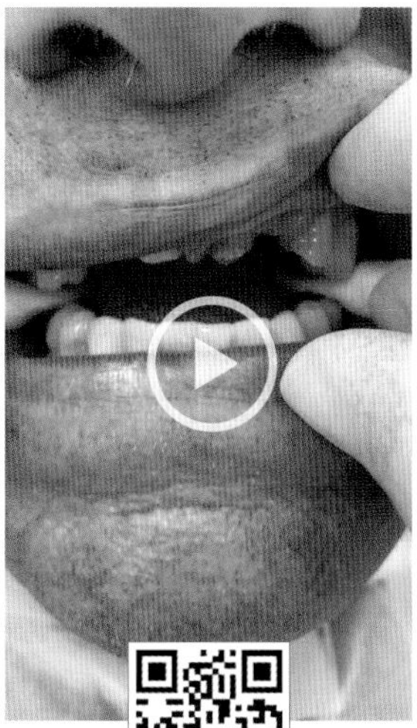

居中下颌
（扫码观看视频V55）

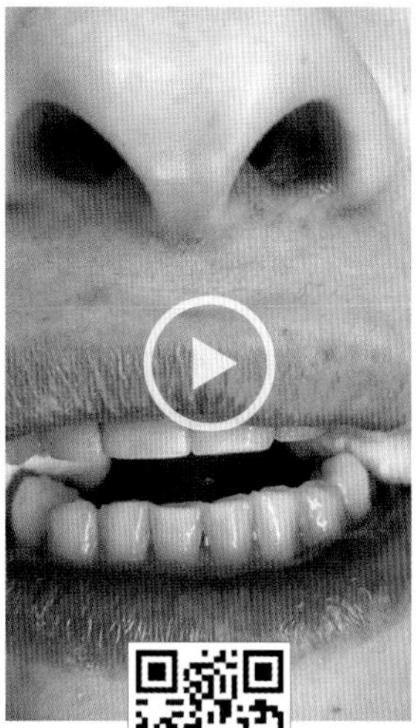

接触点的分配
（扫码观看视频V56）

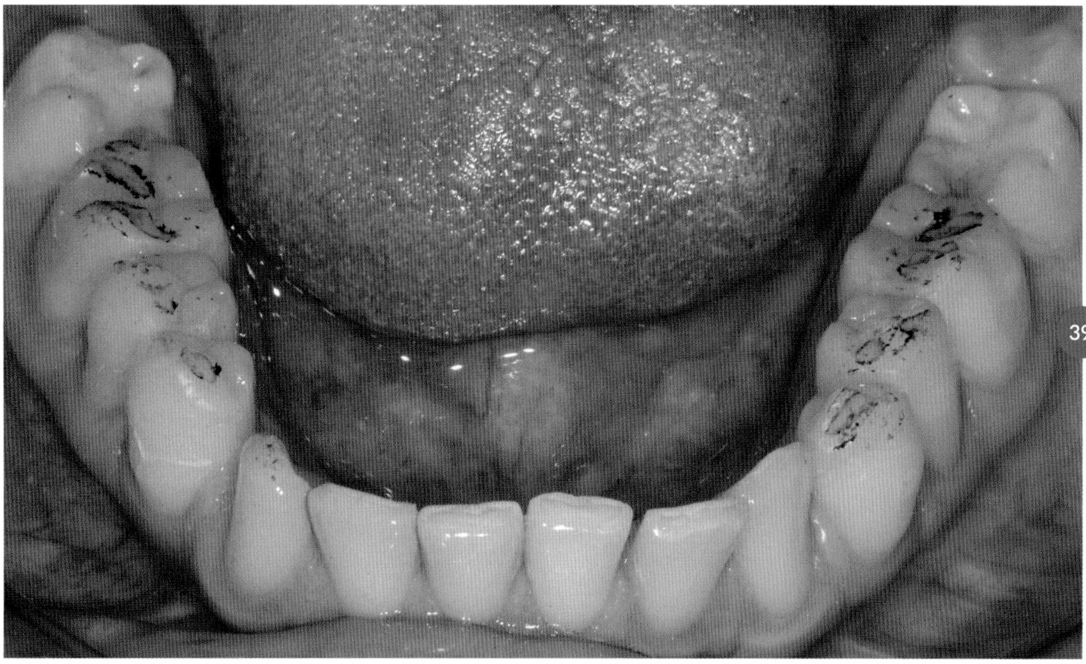

39

静态咬合调整已完成。下颌不滑动，树脂殆贴面修复的每颗牙都呈现出相同强度的咬合接触点。

下颌运动的自由度 40

当下颌居中且后牙咬合接触点分布均匀后，可以开始动态咬合调整。下颌应完全**自由**。嘱患者下颌滑到一侧，回到新的最大牙尖交错位后以非常小的幅度滑到另一侧（2mm范围）。应可实现侧方运动且运动较为平滑。根据Pedro Planas指南[6]，理想情况下，患者下颌应可以无任何障碍地左右滑动并以相同开口度暴露下颌（正面观为30°）。对于更复杂的咬合调整，侧方运动时可略向前伸。这种侧方运动可改变“颊侧车库”（上颌和下颌颊尖）的形态。其目的也是让口内另一侧后牙稍微分开。

这些后牙的调整将为未来修复尖牙做准备，最终与已获得的后牙对称性𬌗分离相协调。

40

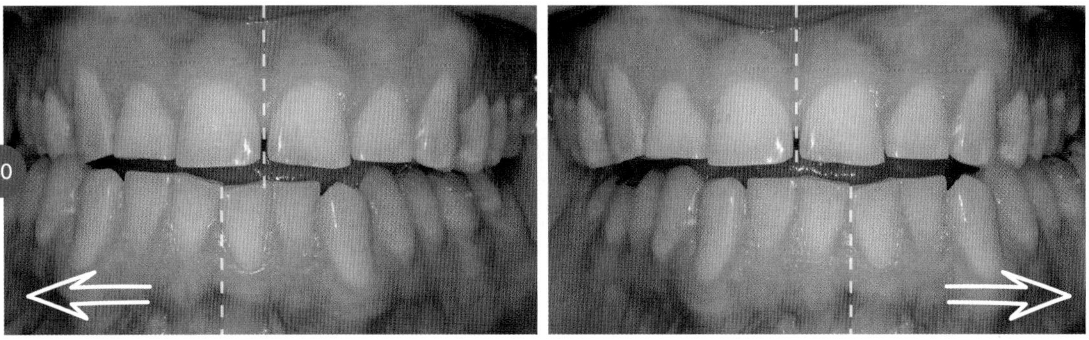

下颌运动的自由度。30°对称性𬌗分离以及组牙功能𬌗。

下颌运动的自由度

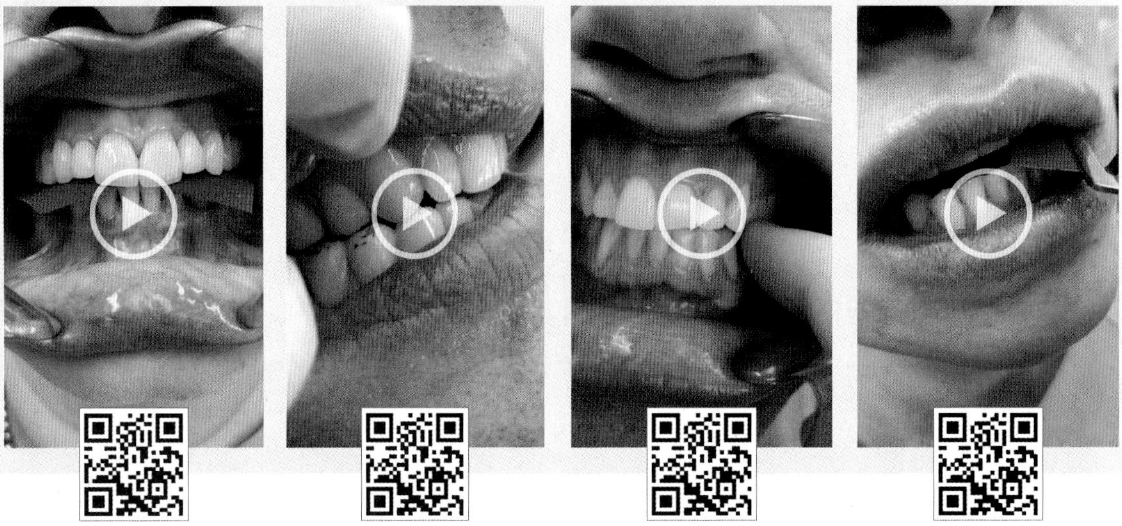

（扫码观看视频V57） （扫码观看视频V58） （扫码观看视频V59） （扫码观看视频V60）

咀嚼功能

最终，**调整完**静态咬合和下颌侧方运动的自由度之后，可使用口香糖测试检测真正的咀嚼情况。进行咬合调整前先让患者咀嚼一块口香糖，并询问其感受。医生应在咀嚼中检查干扰点，并检查是否因为上颌第一磨牙舌尖形态不良而造成了侧方引导不理想。调磨上颌舌尖应非常小心。

临床医生应尽量避免调磨上颌舌尖高度和咬合斜面，因为如Le Gall博士和Lauret博士所述（见第89页~第91页），它们负责**引导**咀嚼运动**循环中的“滑出”**。重建的目标是至少**使水平型咀嚼者维持水平型咀嚼**。

更多信息请访问：
mastication-ppp.net

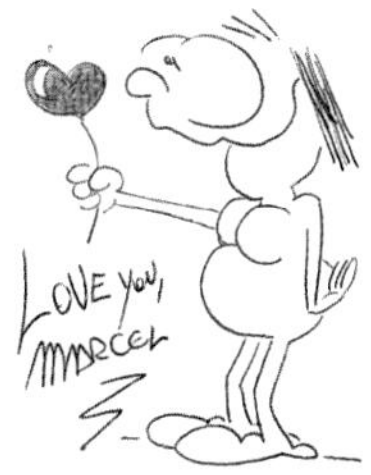

2. 比色

开始前牙修复前应先进行比色。唇侧边缘的位置、前牙粘接性微创修复体的预期厚度、初始牙齿颜色和患者对最终颜色的期望都是至关重要的。

CAD/CAM复合树脂修复中，比色更为容易，考虑到患者要求牙齿颜色更白，A1和A2可覆盖90%的病例。即使初始牙齿颜色较暗，选择A1~LT色时，由于复合树脂的“变色龙效应”，也将有利于颜色的改善。它的颜色类似一层乳白色的牙釉质，易与对颌牙协调融合，通常用较浅颜色的复合树脂修复切缘。当然，评估未覆盖基牙部分的修复体长度是非常重要的，因为不同厚度的复合树脂会呈现不同的颜色。对于L型瓷贴面，临床医生必须根据所使用的陶瓷类型来选择颜色。

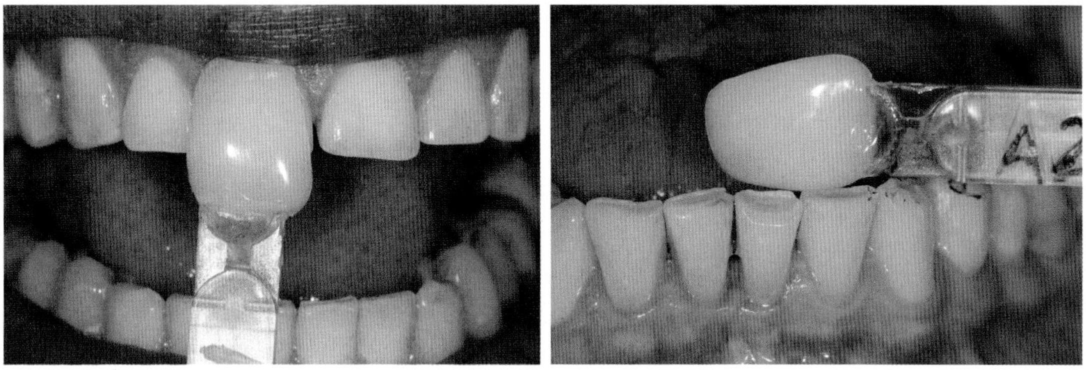

比色时应采用与前牙粘接性微创修复体相同的材料制成的比色板。

3. 下前牙修复

当计划对下前牙进行**直接**树脂修复时，其最好在前牙粘接性微创修复体制作之前、复诊与修复准备时进行修复，这样技师不仅有其最终形态参考，而且也可以对其进行调改，以防“汽车”被制作得过大。技师可修改下颌石膏模型，制作最准确的上前牙修复体形态。医生在完成前牙粘接性微创修复后，可对对颌下牙进行“减法”的咬合调整。在修复下前牙前，临床医生花费一些时间去做出前牙磨耗的初始诊断是非常重要的（见第95页），从而评估患者牙齿的**预后**。例如，如果是水平型磨耗和切对切的前牙关系，修复的“汽车”必须尽可能小。

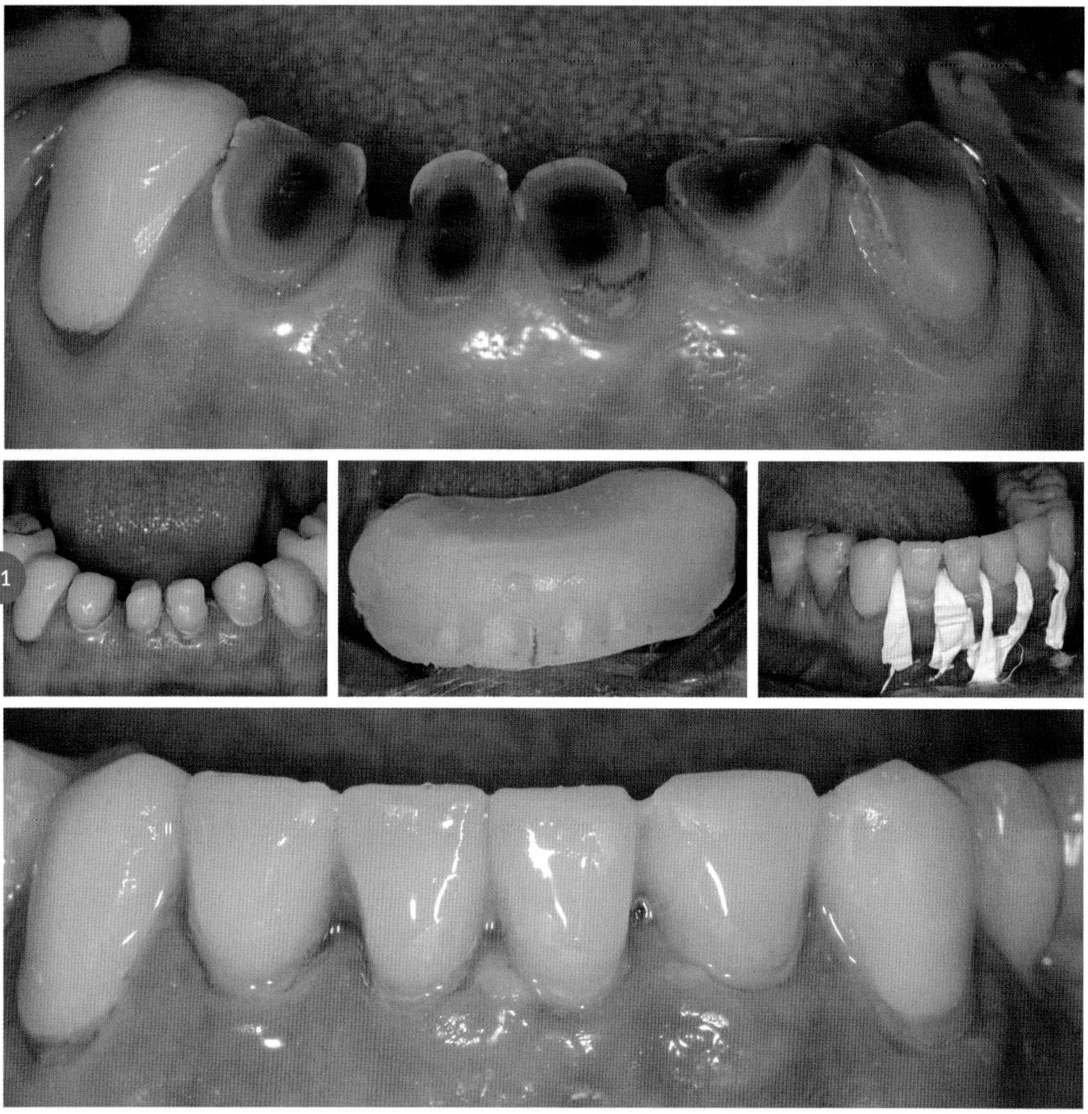

41

使用透明硅橡胶阴模完成直接树脂修复，通过颈部预充填和聚四氟乙烯条带来获得高质量的颈部边缘。虽然牙齿之间通过复合树脂相连，但龈外展隙的空间是开放的。

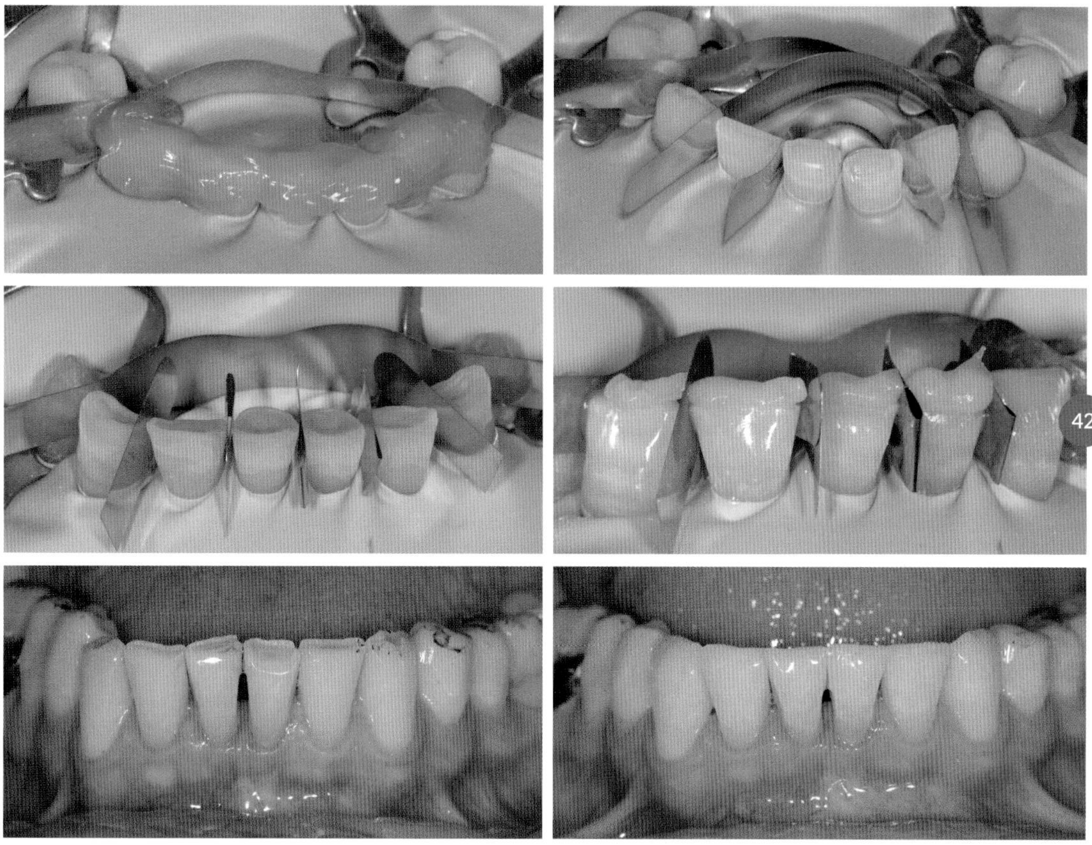

42

“香肠”技术通过放在牙齿之间的金属片来引导切缘的形成。一层复合材料像香肠一样放置在切缘，用非常薄的刷子压实在牙面上。

可使用两种技术来加速下前牙的直接重建。第一种方法是使用透明硅橡胶阴模或金属片。通过前牙透明硅橡胶阴模复制蜡型来完成直接树脂修复。该技术的缺点是，如果全部牙齿修复一起完成，可能存在牙颈部复合材料污染和邻接触点区域封闭的问题。为解决第一个问题，医生可以在用透明硅橡胶阴模修复之前，手动修复颈部区域 41。

为了改善邻接触点封闭的问题，透明硅橡胶阴模可以分次交替置于牙面上，但种方法会更耗时。

第二种方法不存在这些问题。金属片借现有接触点就位，不仅为重建切缘提供正确的引导，而且还可将牙齿分开，并保证去除材料时邻接触点是正确的。为更好地恢复切缘，金属片应是独立的，以便它们可垂直于每个接触点（并且不要向周围过度弯曲以适应多个接触点）。复合材料像香肠一样从树脂管直接推送至切缘，这样它将具有整体性，层数最少且其内在孔隙度也减小 42。如果选择间接修复体修复下前牙，复诊与修复准备时可同时制取上颌和下前牙的印模，这样技师就可以对它们的颜色和形态进行整体把控，同时树脂殆贴面的存在保证了最佳的咬合稳定性。

4. 上前牙牙体预备

在制取前牙粘接性微创修复体最终印模前，有6种可能的步骤进行上前牙的牙体预备。由于三步法为微创修复，牙齿是被重建而不是被磨除。总体来说，有一种基于牙本质封闭和磨除龋坏牙体组织的**生物学预备**，以及一种**便于技师加工制作的结构性预备**，例如增厚切缘和圆钝尖锐边缘等。腭侧不需要“减法”预备，例如形成腭侧无角肩台，因为腭侧缺损已为修复提供了边缘。

所有暴露的牙本质都应按照Pascal Magne设计的方法[7] ㊸ 进行即刻牙本质封闭（IDS）。对于腭侧面，医生必须确定C点是否位于牙本质上，这将导致颈部边缘在前牙粘接性微创修复体粘接过程中更难隔离。封闭牙本质的同时可以提升颈部边缘，从而有利于前牙粘接性微创修复体粘接时术区的隔离。

是否也存在需要去除的龋坏或失败修复体?

邻面接触区是否完整，从而可以在不打开邻面的情况下制取印模?

切缘的无基釉可否通过添加树脂来保留?

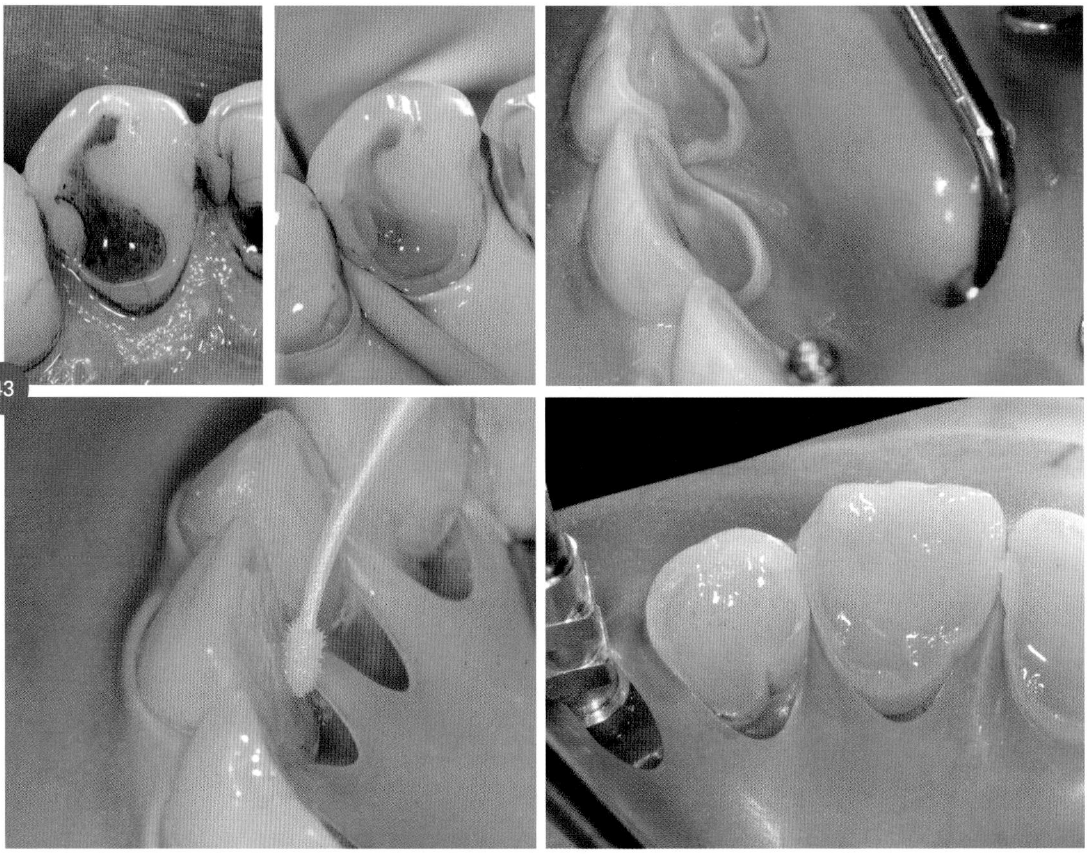

43

橡皮障保护腭侧面不受口内呼吸湿气的影响。为了在即刻牙本质封闭期间暴露颈部边缘，可使用磨光器头将橡皮障布向腭侧拉伸开。

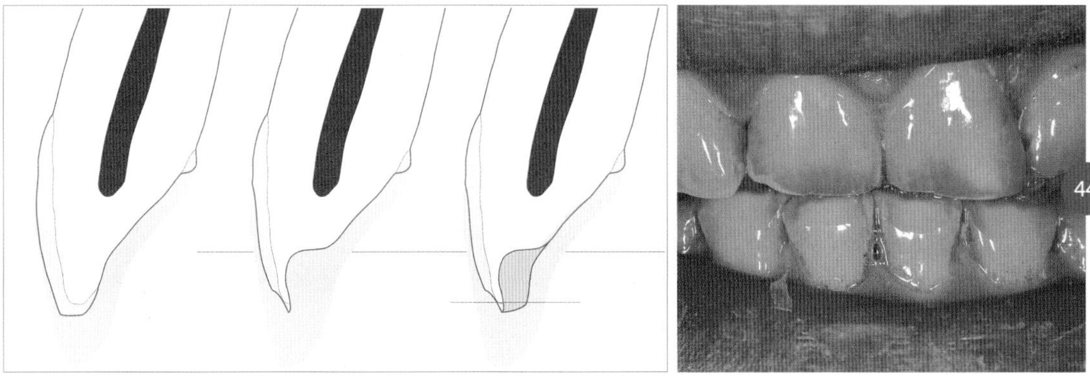
44

切缘必须遵从最小厚度要求。可用复合树脂材料增厚切缘，而非去除无基釉。这样锐利边缘就能得以圆钝。

临床医生需要决定是否在局麻下预备前牙。由于后牙咬合调整已经完成，应用**麻醉并不是禁忌证**。然而，在牙本质硬化的情况下，如果仅封闭牙本质，可能不需要麻醉。通过三用枪喷气检测是否存在牙本质敏感以决定是否进行麻醉。如果患者对空气刺激没有反应，可以通过用金刚砂车针轻触牙本质完成第二个测试，同时要求患者对相关疼痛进行反馈。如果仍然不觉疼痛，医生可继续去除暴露牙本质的最浅层，使用粗颗粒金刚砂球钻使其粗糙，类似于上新油漆之前去除一层旧油漆。然后，用磷酸（37%）酸蚀牙本质10秒（硬化牙本质20秒），用水冲洗并轻轻吹干。用毛刷蘸取粘接系统（Optibond Fl，Kerr）的预处理剂涂擦牙本质表面40秒。用气枪轻吹牙面使预处理剂的溶剂挥发，然后涂布粘接剂，使其充分渗透至少10秒，再光照聚合20秒（Bluephase，Lamp Ivoclar）。为加固混合层，要充填第二层复合材料。考虑到充填体的厚度，当修复空间很小时，可选择流动树脂材料。对于更重要的牙齿修形，可应用复合树脂材料（BF2，Micerium），然后光照40秒（含表面覆盖甘油光照20秒）。使用复合树脂材料可以修复龋齿导致的缺损或加固切缘的无基釉。

由于所有前牙粘接性微创修复体都包绕至唇面，应始终检查切缘的最小厚度。对于CAD/CAM修复体，切缘牙体预备后最小厚度应为1mm，否则切削仪的车针在此水平上磨切修复体就会出现问题。可以通过复合树脂直接修复增厚切缘从而支撑无基釉，而不是将无基釉磨除或缩短临床冠44。

然而，在增厚牙齿前，医生需评估可用的前牙间隙和未来前牙修复体的就位道。这样复合树脂直接修复就不会给技师带来问题。

即刻牙本质封闭（IDS）

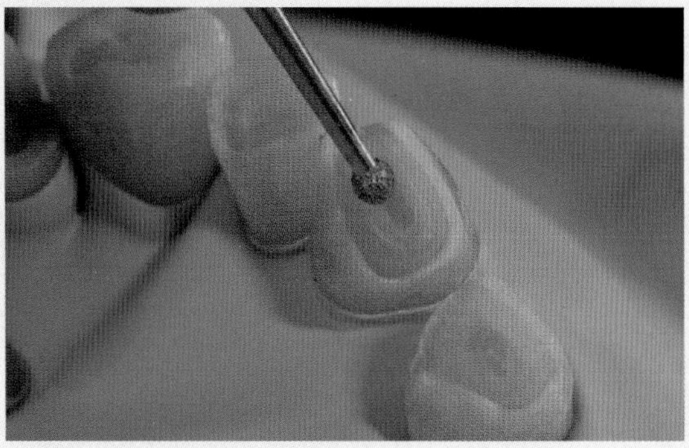

粗颗粒的金刚砂球钻粗化牙本质表面，并磨除其最表层。

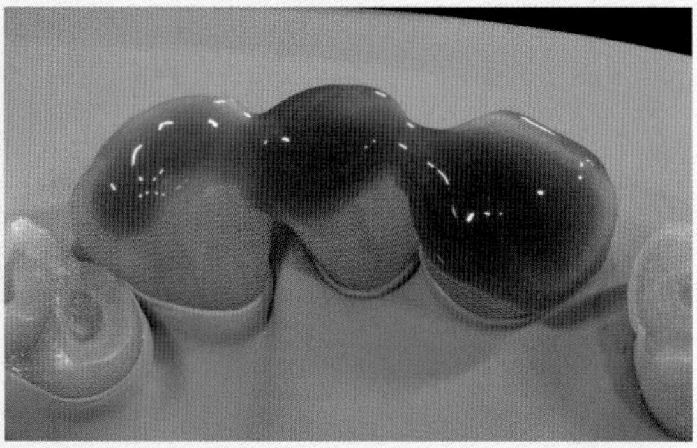

37%磷酸酸蚀牙本质表面10秒（硬化牙本质20秒）+水冲洗。

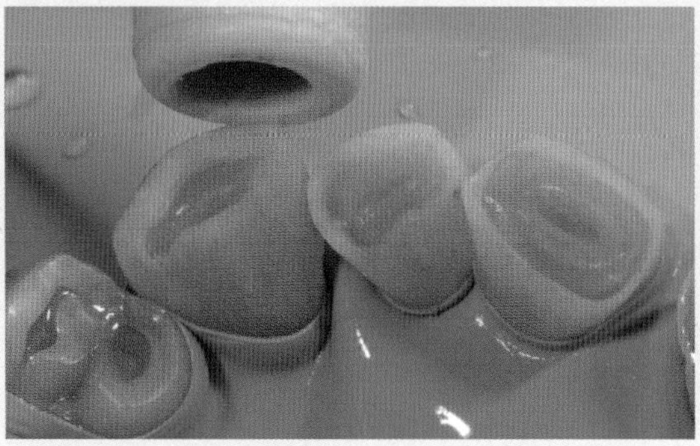

气枪轻吹，保持牙本质“湿润”。

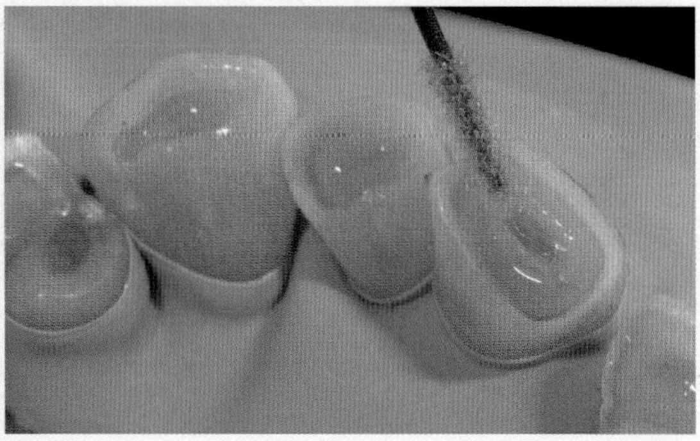

涂布预处理剂（Optibond Fl，Kerr）40秒，可多次涂布。

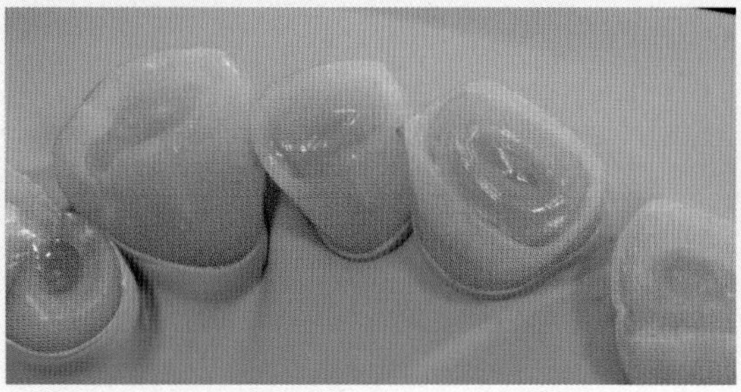

使预处理中的溶剂挥发。

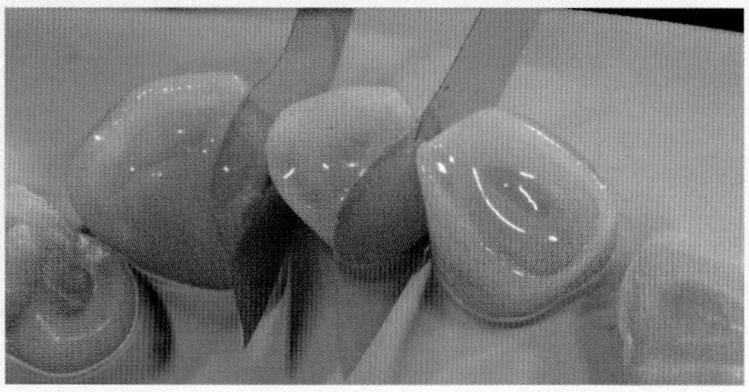

涂布粘接剂（Optibond Fl，Kerr）10秒，光固化20秒。

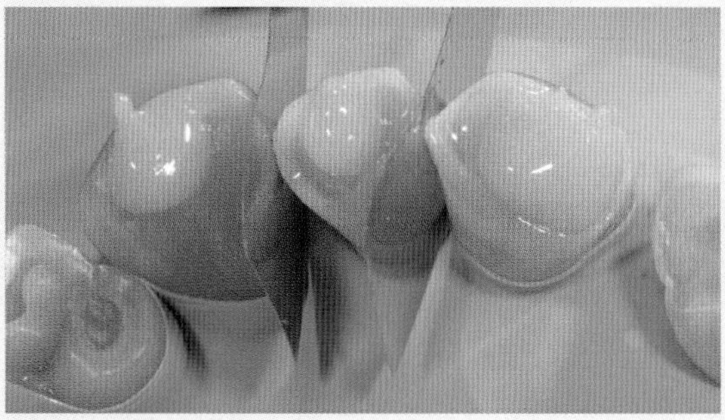

复合树脂（BF2，Micerium）或流动树脂（Beautifil flow，Shofu）充填。

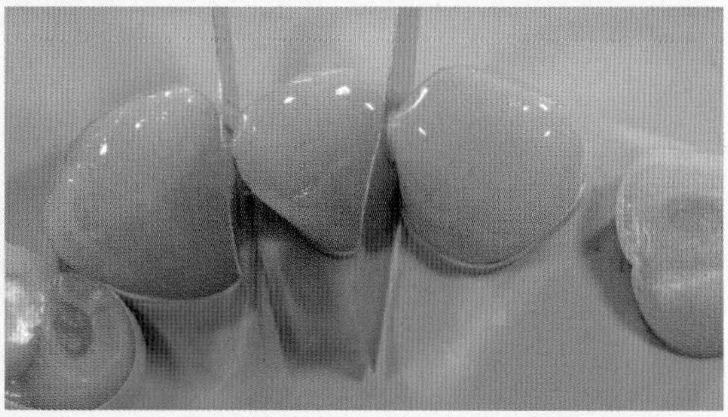

光固化20秒+涂布甘油后再光照20秒。

修复上前牙时，应最终决定选用哪种类型的前牙粘接性微创修复体。

- **舌贴面**，通常腭向就位，部分包绕唇侧。
- **V型贴面**，可唇向或腭向就位。对于后一种情况，应该进行“减法”的牙体预备以适应复杂的就位道（例如圆钝切缘的锐角），同时有利于提高切削仪切削的精度。
- **L型贴面**，主要为唇向就位。如果使用L型瓷贴面修复牙齿，应在唇面近远中做“减法”预备，一方面为隐藏邻面边缘和原始牙齿颜色，另一方面为减少修复后的邻面边缘嵴厚度。当此处预留的修复空间很少时，技师只能增厚近远中面而形成颊侧“死角”，从而增加食物积存的风险。

由于设计形成的开殆、治疗龋齿、封闭牙本质以及增厚薄弱切缘，改善了上前牙的机械和生物学性能。粘接性修复体的预备是真正微创和生物导向性的。即使是严重的进行性酸蚀症和重度牙本质敏感，前牙敏感问题也会得以解决，同时在复诊与修复准备后也不再需要临时修复。

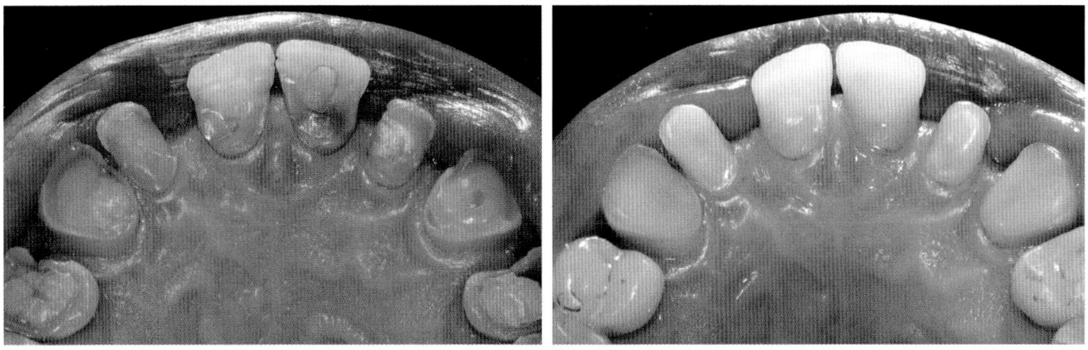

前牙粘接性微创修复体的牙体预备会使牙齿更厚，并改善牙齿敏感问题。预备体不需要临时修复体保护。

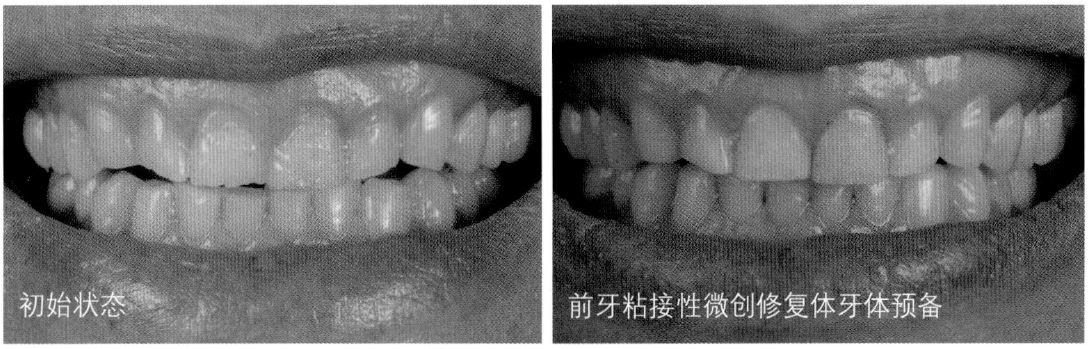

复诊与修复准备后，前牙外观未发生明显改变，不需要临时修复，因为前牙粘接性微创修复体牙体预备是微创甚至无创的。

5. 制取上颌终印模

前牙粘接性微创修复体牙体预备完成后，应制取上颌硅橡胶印模。腭侧边缘不需要放置排龈线。**邻接触点未打开**的情况下，有两种方法：直接制取印模（并为技师提供一个未锯代型的模型）或放置金属片后制取印模。第二种方法因为金属片嵌在印模中，可获得一个邻接分开的模型。金属片就位有以下要点：为了确保金属片可正确地嵌入并随印模带出，应在每个金属片末端穿两个孔。如果金属片不稳定则最好不要放置，因为取印模时有移位的风险。最后，应修剪金属片以适应托盘的大小，调整金属片位置使其接触腭侧牙龈且比临床冠高。

邻接关闭

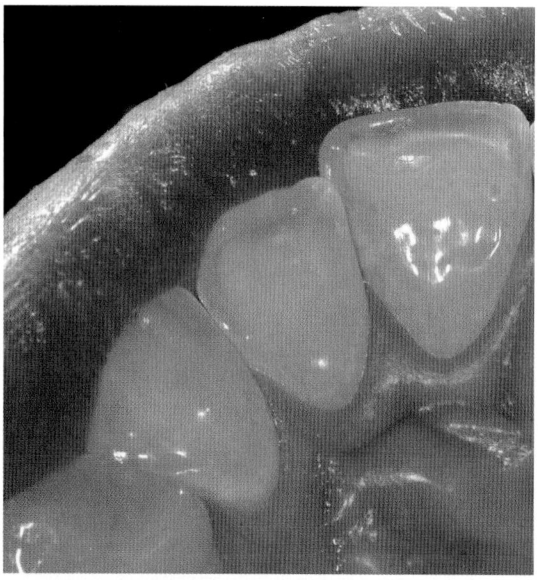

邻接打开

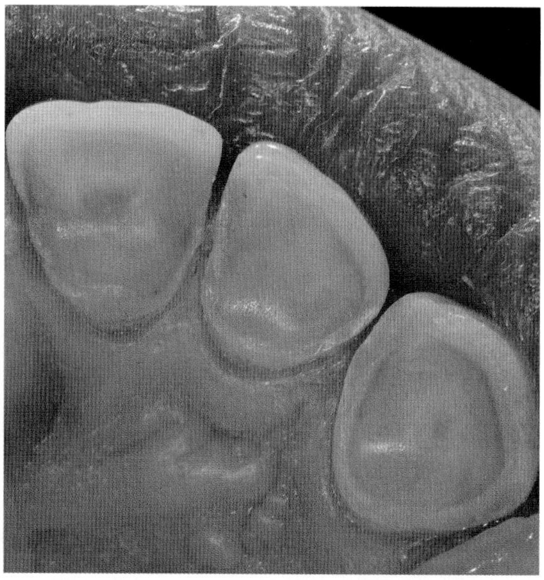

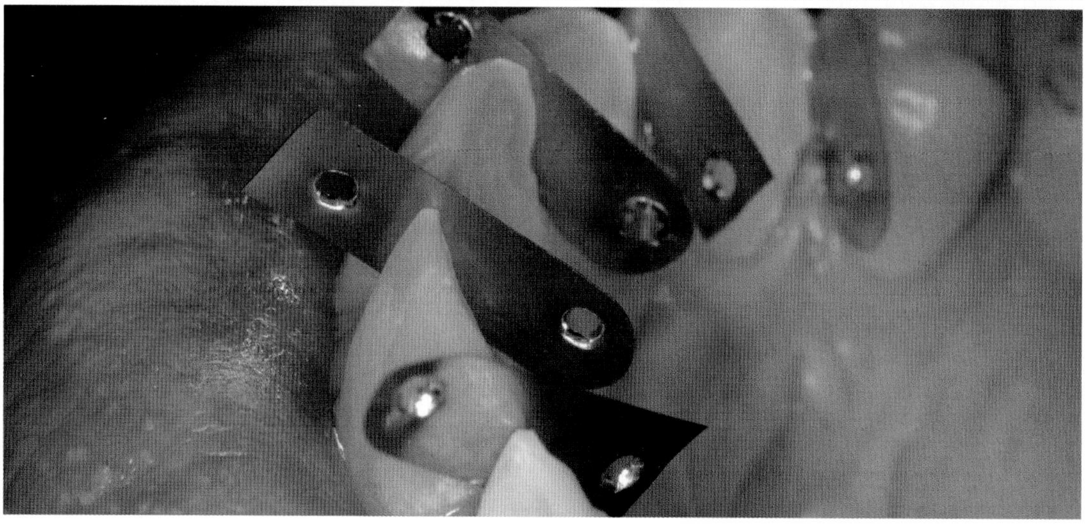

6. 制取下颌藻酸盐印模

如果下颌殆面已进行树脂殆贴面修复和/或下颌切缘已完成直接树脂修复，应同时制取下颌藻酸盐印模。如果进行前牙粘接性微创修复的同时需通过间接修复体修复下前牙，则下颌制取硅橡胶印模是更为理想的选择。

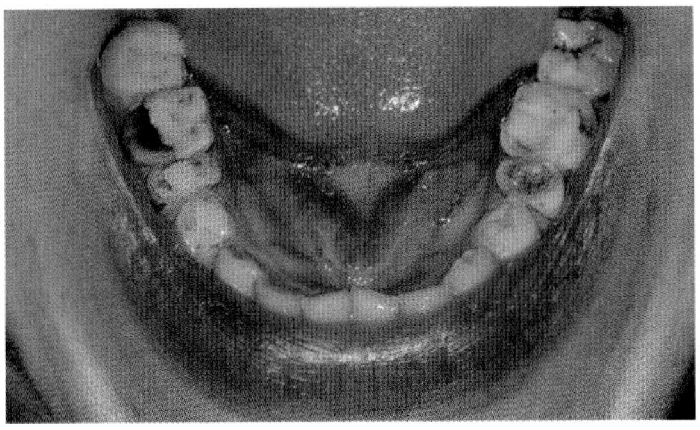
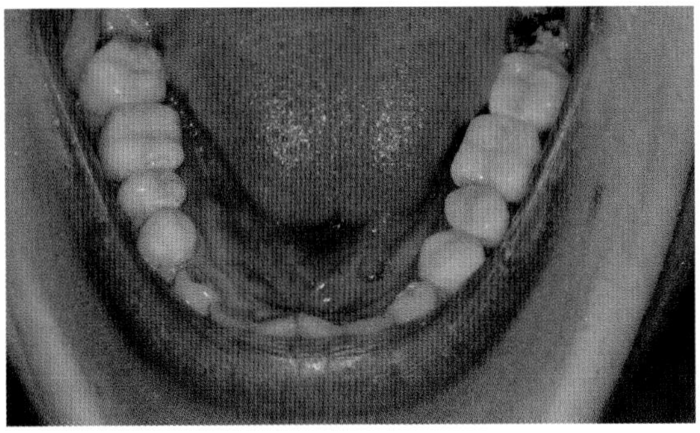

患者由于后牙进行了树脂殆贴面修复，所以需要制取新的下颌印模。

7. 前牙咬合记录

由于后牙的咬合支撑是基于每侧的3颗后牙建立的，因此需要进行咬合记录以减小模型上殆架的误差。患者上身直立坐在牙椅上，硅橡胶咬合记录材料放置在切牙水平，并嘱患者咬后牙。注意咬合记录材料的量要尽量少，以便于观察后牙的咬合接触是否正确。

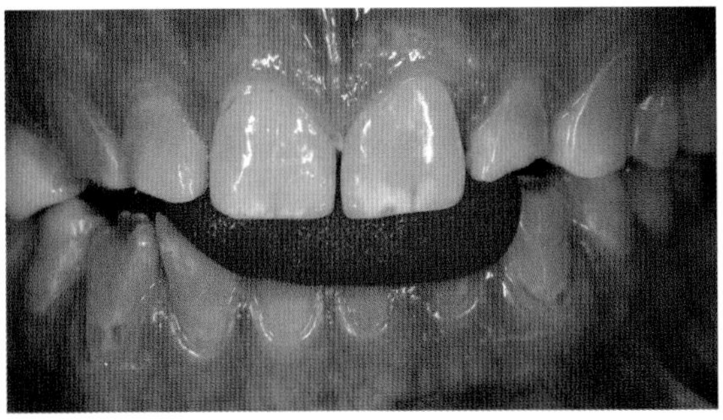
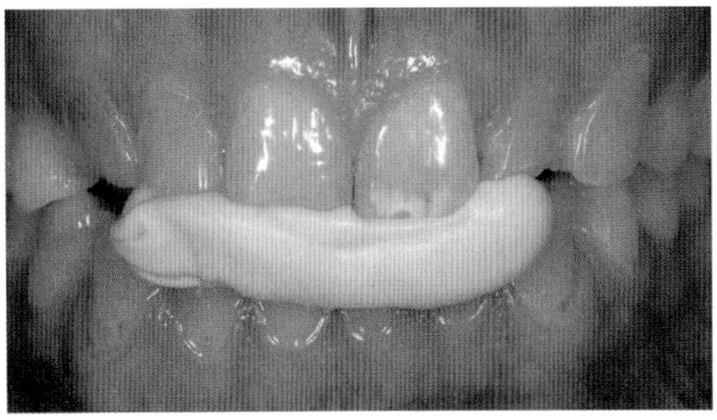

8. 面弓转移

参照卡片
C22～C25

面弓转移能够帮助技师将模型放置于殆架的理想位置上。

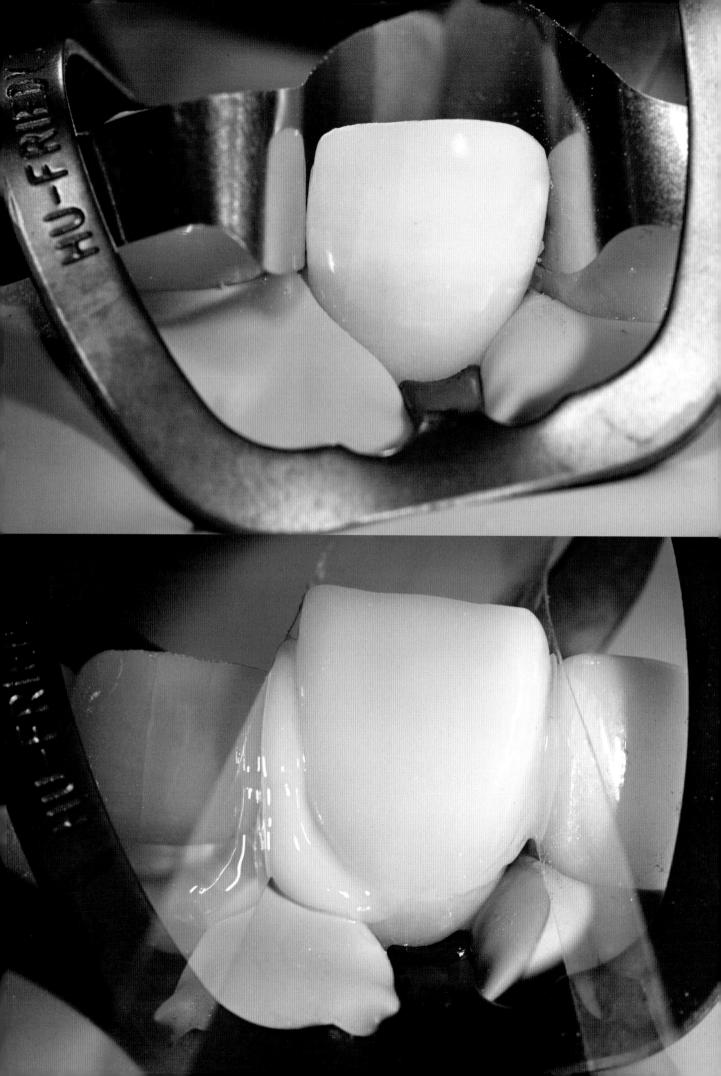

HU-FRIEDY

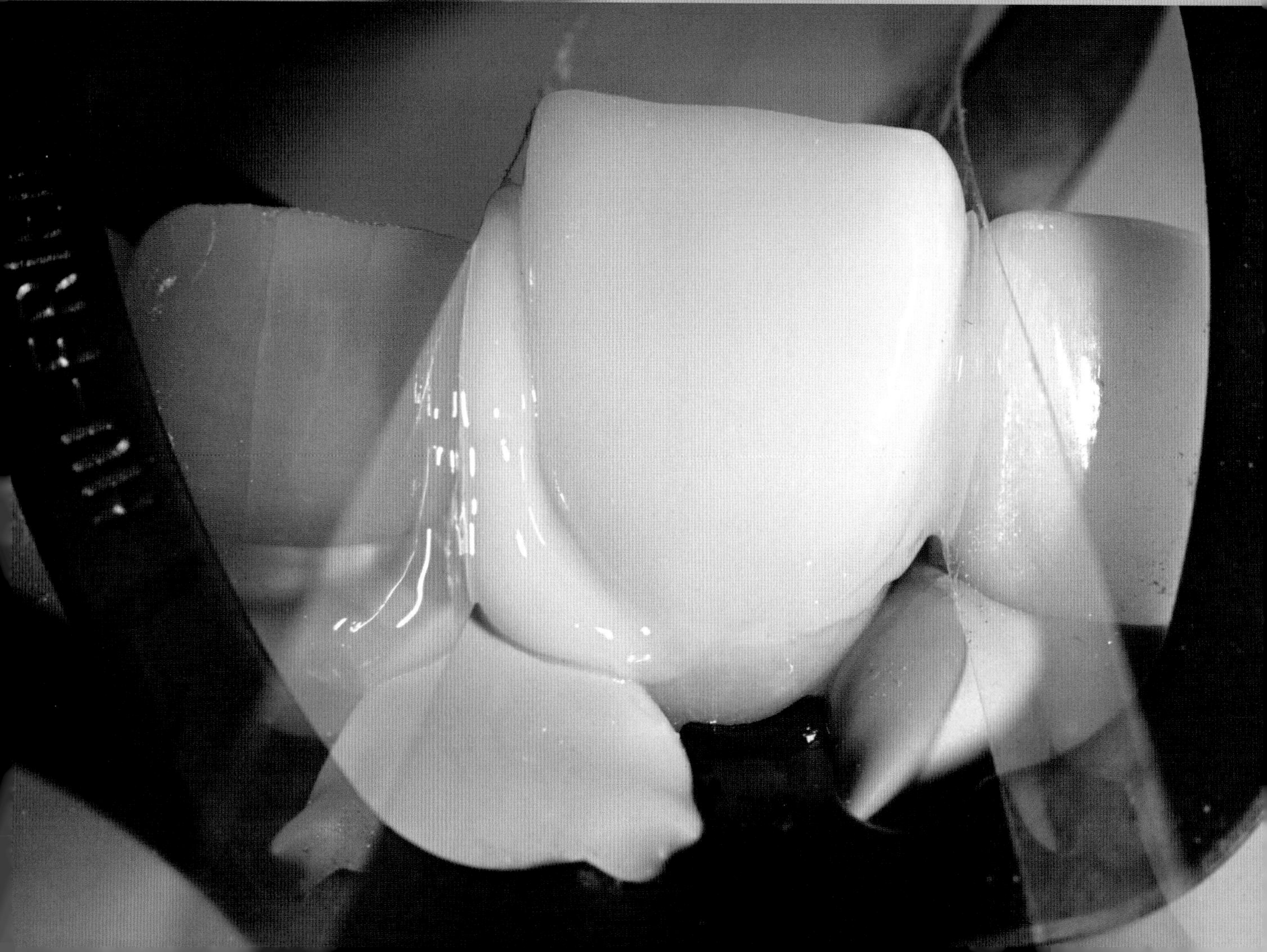

第三步：
前牙粘接性微创修复体（A3Rs）

STEP 3
ANTERIOR ADHESIVE ADDITIVE RESTORATIONS (A3Rs)

后牙树脂殆贴面修复后，前牙发生了开殆，为上前牙进行“加法”的微创修复（而非全冠修复）提供了空间。三步法中的**前牙粘接性微创修复体**（A3Rs）包括了3种修复体：

舌贴面：一种CAD/CAM复合树脂修复体，主要用于修复舌侧本身存在缺损或切缘存在磨耗的患牙。贴面部分包绕至唇面，唇侧边缘形成无角肩台，通过直接添加复合树脂或磨光对修复体与唇侧牙体组织交界的位置进行移行。

V型贴面：一种CAD/CAM复合树脂修复体，同时修复基牙的唇侧和舌侧。由于不覆盖基牙的邻面，修复体呈“V”形。

L型贴面：此类修复体是一种改良的唇侧贴面，在舌侧边缘形成一个台阶。在粘接过程中，此台阶可指导舌侧直接树脂充填，从而使舌侧加厚。此类修复体的材料可以是瓷或CAD/CAM复合树脂。

在完成诊断蜡型并确定前牙止点后，临床医生可以对双侧中切牙微创修复体的最终形态进行评估。在步骤三中，完成后牙树脂殆贴面修复后，可以最终确定所有上前牙粘接性微创修复体的形态。关于前牙止点，技师最初应仅雕刻双侧中切牙的蜡型，从而建立“前牙车库”，并通过复诊制作诊断饰面来验证美学效果。理想情况下，应先在新的模型上确立双侧中切牙的咬合接触点，并经过临床医生确认后，再进行其余前牙诊断蜡型的制作。但是，与步骤一中的前牙止点不同，步骤三中的垂直距离已通过后牙树脂殆贴面修复确定。如果垂直距离发生了很大改变，技师则应仍参考此前确定好的前牙止点来制作修复体舌侧的形态。临床上，可对树脂殆贴面进行相应的调整。如果垂直距离增加过多，则通过“减法”调磨修复体。相反，如果垂直距离抬高不足，则通过“加法”来进行调整。

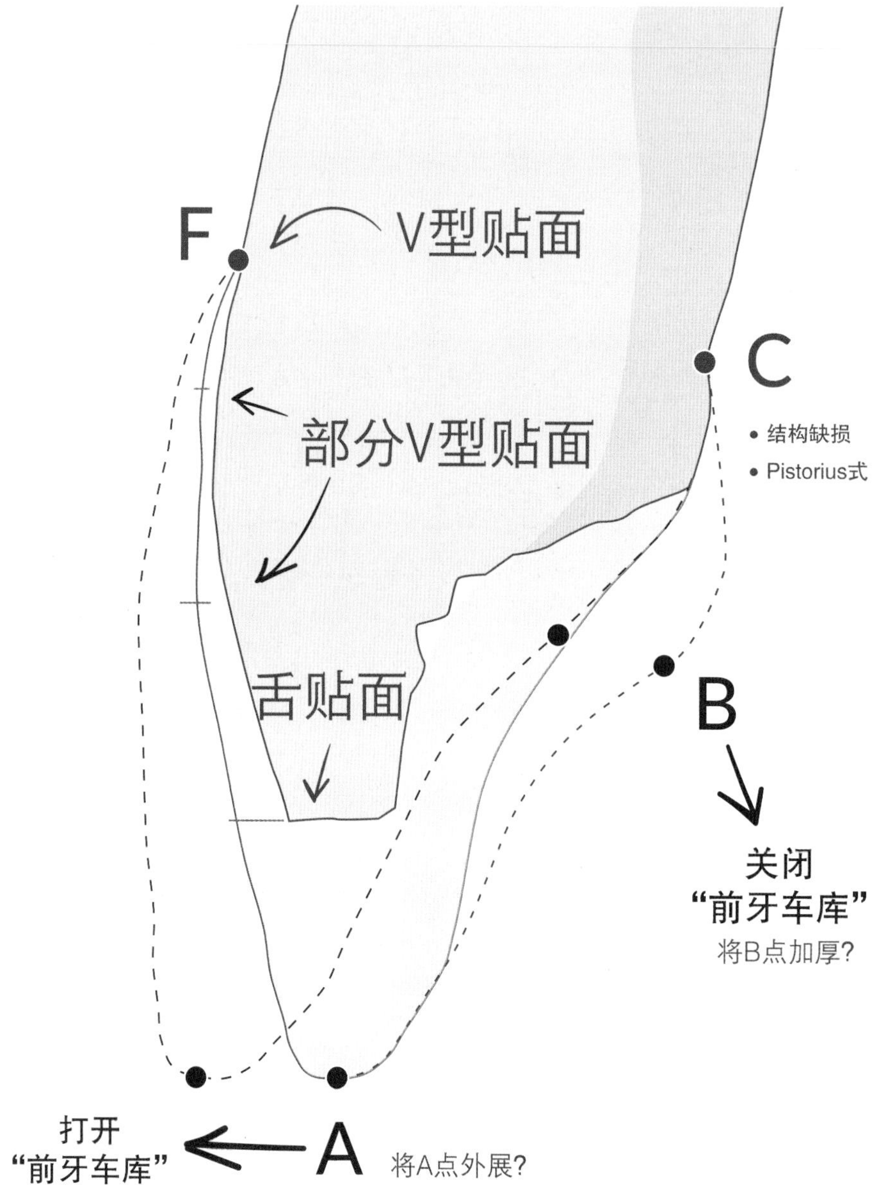

达到或未达到前牙微创修复目标

目标	达到	未达到	
目标 F	修复体唇侧覆盖至颈缘	修复体唇侧边缘终止于中1/3或切1/3	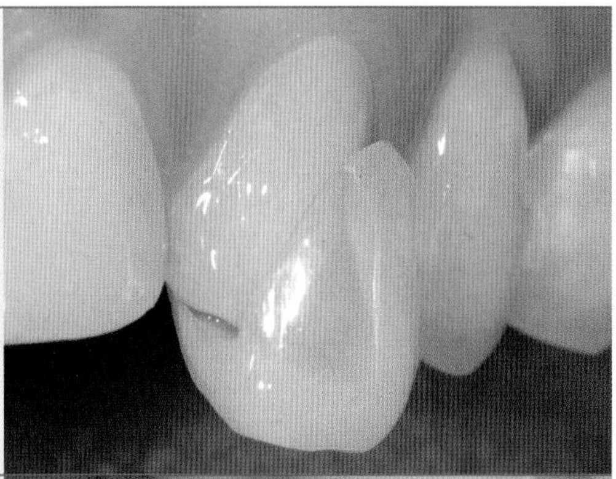
目标 A	将初始的切端加长	保持原有的临床冠高度不变	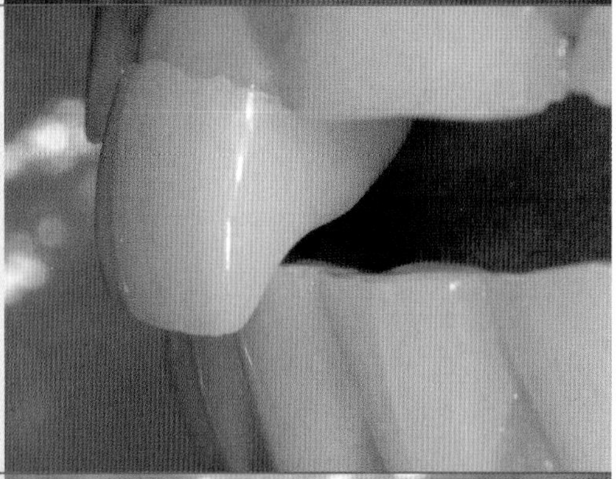
目标 B	垂直距离抬高后，前牙仍保持接触	垂直距离抬高后，前牙开殆	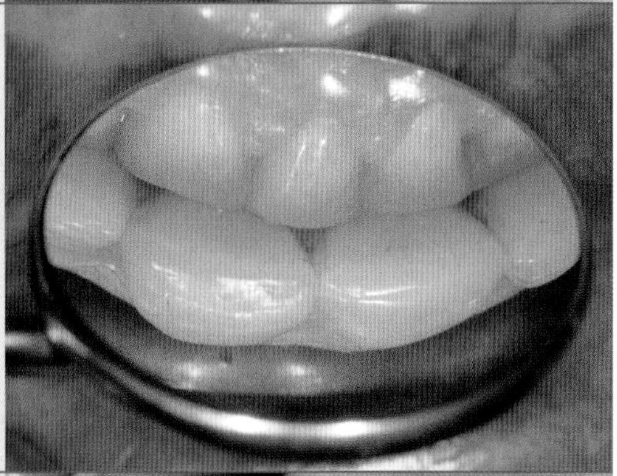
目标 C	修复体舌侧覆盖至颈缘	修复体舌侧覆盖至中1/3或切1/3	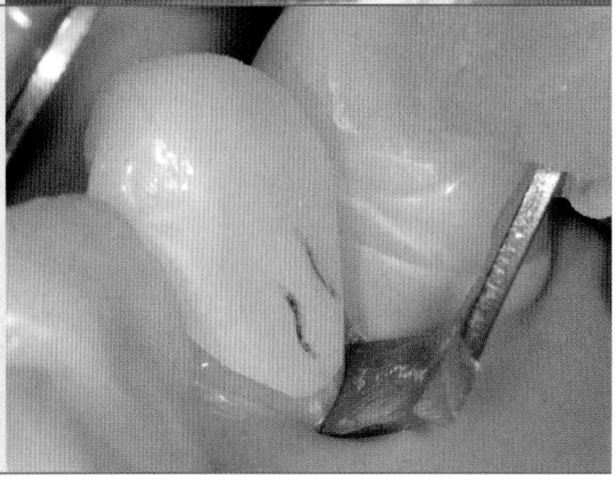

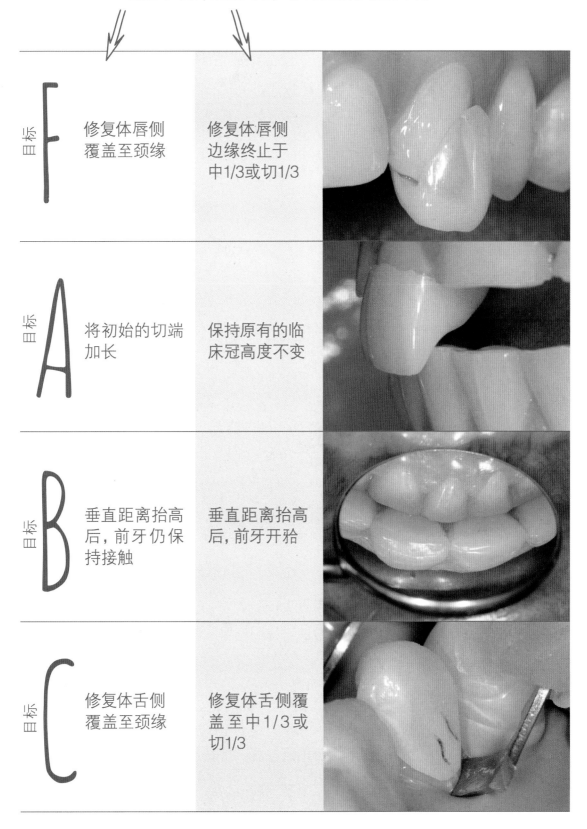

修复目标和前牙粘接性微创修复体

目标  修复体唇侧覆盖至颈缘

目标  将初始的切端加长

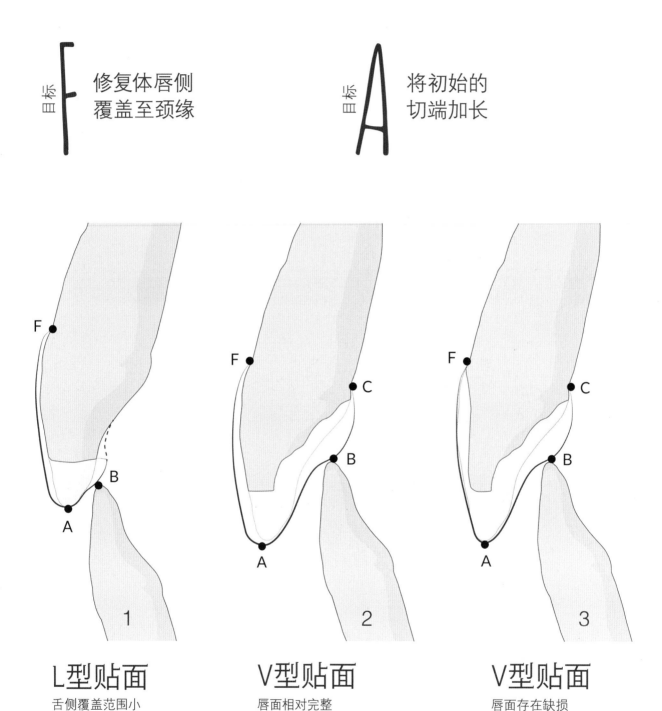

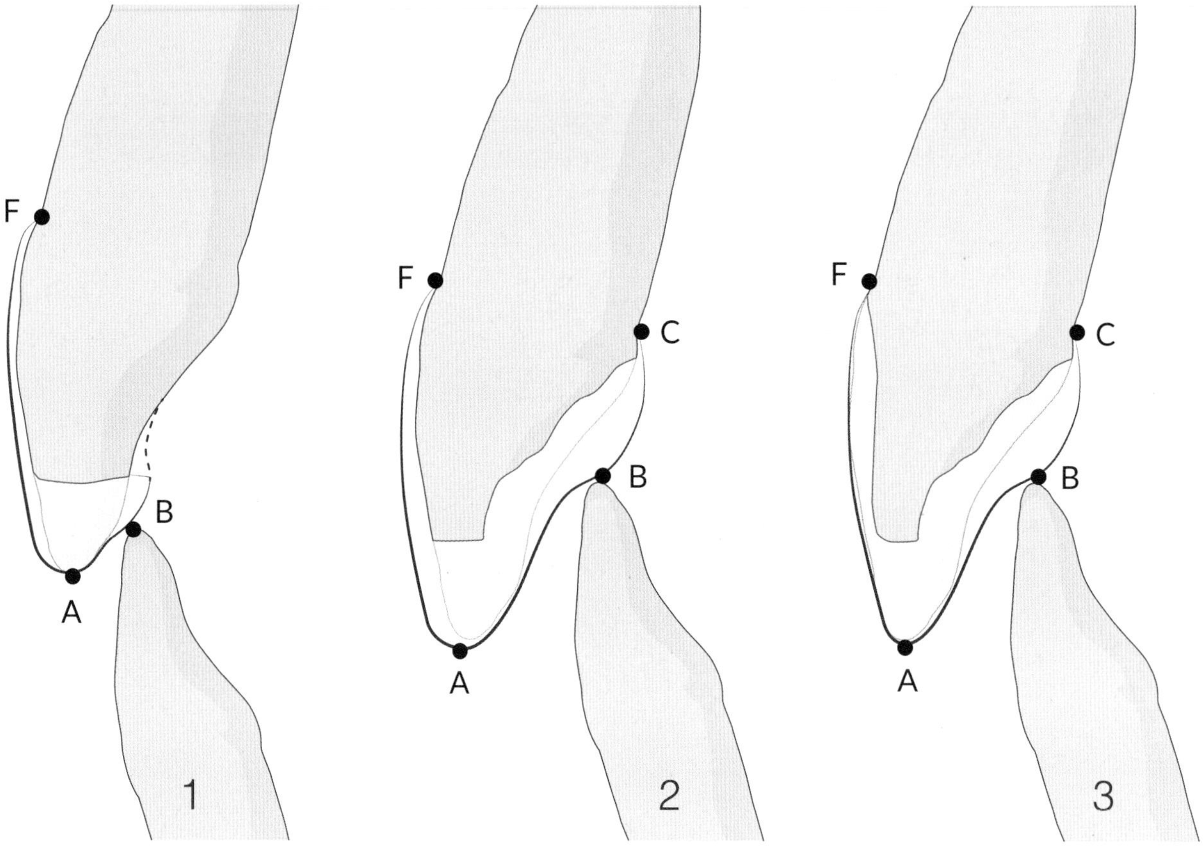

L型贴面
舌侧覆盖范围小

V型贴面
唇面相对完整

V型贴面
唇面存在缺损

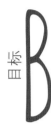

目标 B 垂直距离抬高后，前牙仍保持接触

目标 C 修复体舌侧覆盖至颈缘

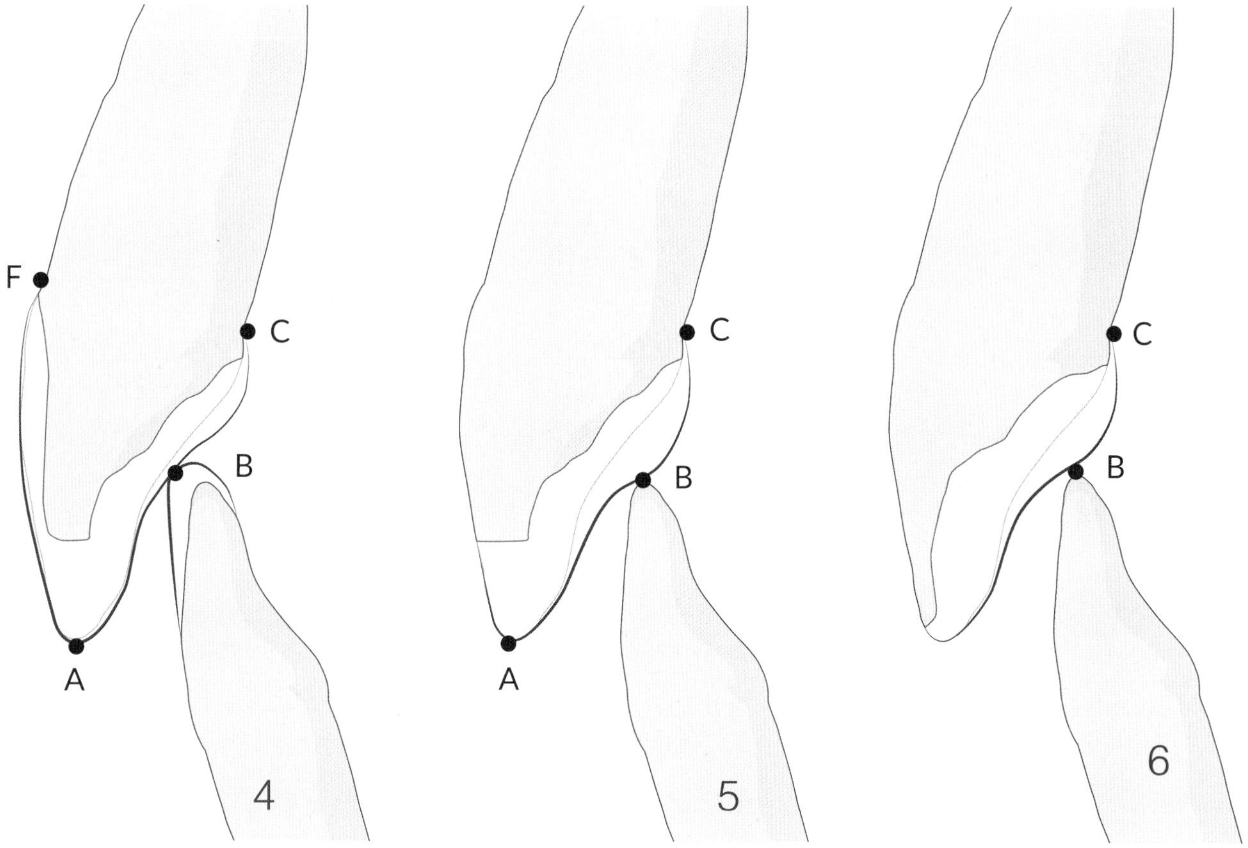

V型贴面
修复对颌牙以保持前牙接触

舌贴面
切端进行了加长

舌贴面
切端未加长

目标F和目标A：面部美学

几乎所有前牙磨耗的患者都想要对初始的上前牙切端进行加长（目标A）。

因此，在修复后的前牙唇面会存在一个边缘。

临床医生必须考虑边缘的位置。如果进行舌贴面修复，边缘将正好位于缺损切端的位置。对于部分V型贴面修复的病例，边缘将会位于唇面包绕的位置。对于V型贴面或L型贴面修复的病例，边缘将会位于接近龈缘的位置。目标F指修复体延伸至唇侧牙颈部的位置。除了唇侧边缘的位置外，还要考虑唇侧包绕的厚度，这将会影响唇侧剩余牙体组织与修复体的移行和最终获得的颜色的一致性。

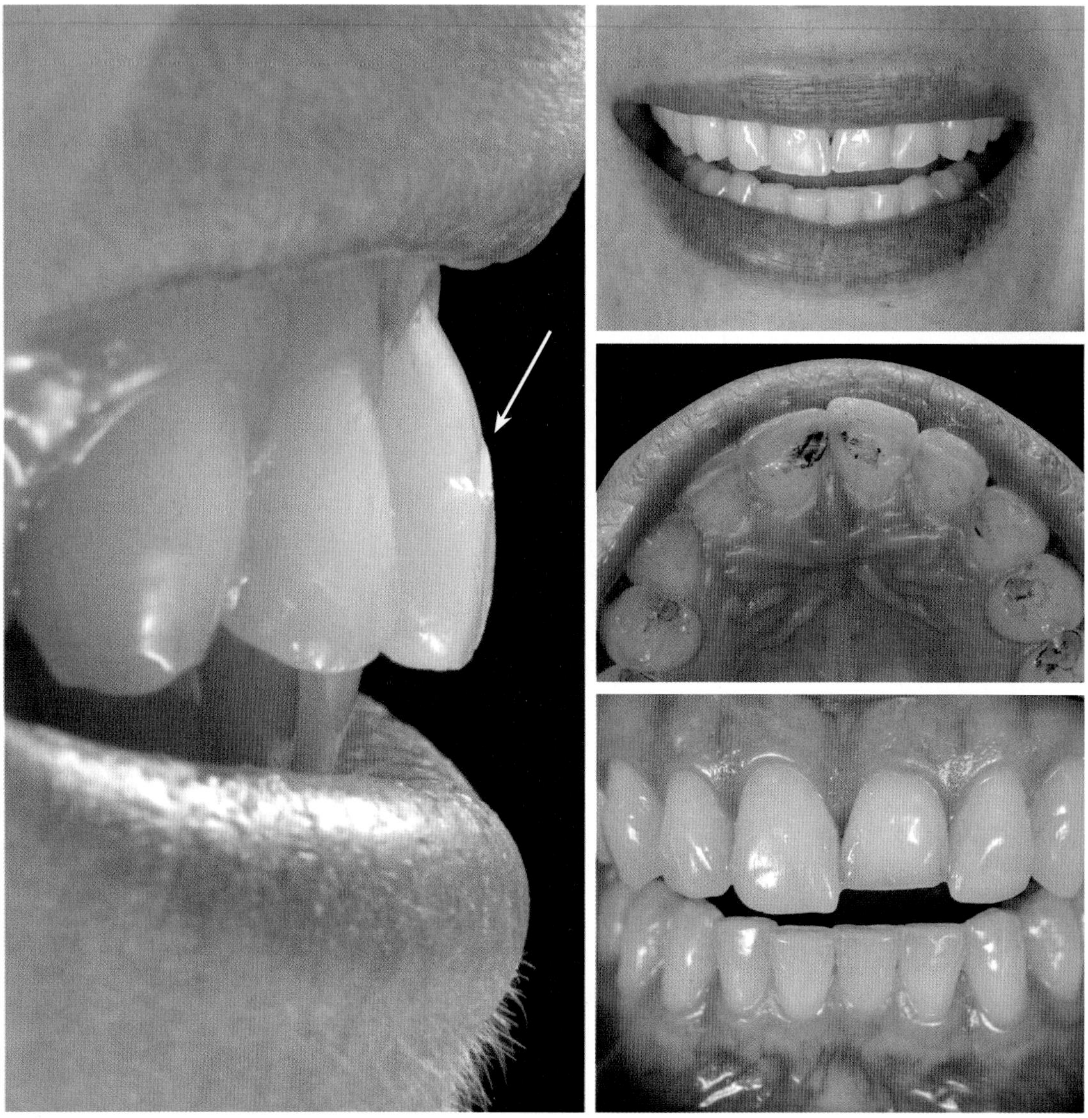

在复诊制作诊断饰面时，患者对其前牙的初始形态较为满意，不想将前牙唇面加厚（未达到目标F）。最后选择使用部分V型贴面来加长临床冠高度（目标A）。

唇面牙体组织完整

在传统的“减法”牙科学理念中，临床医生需要进行牙体预备，从而为技师提供必需的空间来保证最终修复体的形态和颜色。

在“加法”修复理念中，**患者要求进行无创操作**，临床医生必须通过抬高垂直距离来创造修复空间，唇面将会增厚。这种方法对于前牙修复而言存在弊端，例如，患者能否接受较厚的唇面外形以及因穿龈部分过厚造成的菌斑控制难度加大等问题。唇侧剩余牙体组织越完整，使用“加法”进行微创修复越具有挑战性，因为唇侧要用尽量薄的厚度来做到前牙粘接性微创修复体边缘的移行和对基牙的遮色。最难修复的情形是前牙唇面牙体组织完整同时前突（**“兔牙”型**）45。由于前牙唇倾，唇侧不能进行包绕来加厚（例如，V型贴面修复不是此类病例的适应证）。如果不能通过正畸来调整牙齿倾斜的角度，在修复舌侧缺损时，应该提前告知患者由于唇面包绕的存在，修复后切端的美观效果会不理想。这个问题在舌贴面戴入之前就应告知患者，并决定是否**预备唇侧斜面**来改善唇侧厚度。对于这种唇倾的前牙，当存在颈部缺损时，建议使用舌贴面结合唇侧直接树脂充填来进行修复，唇面中部不予修复。

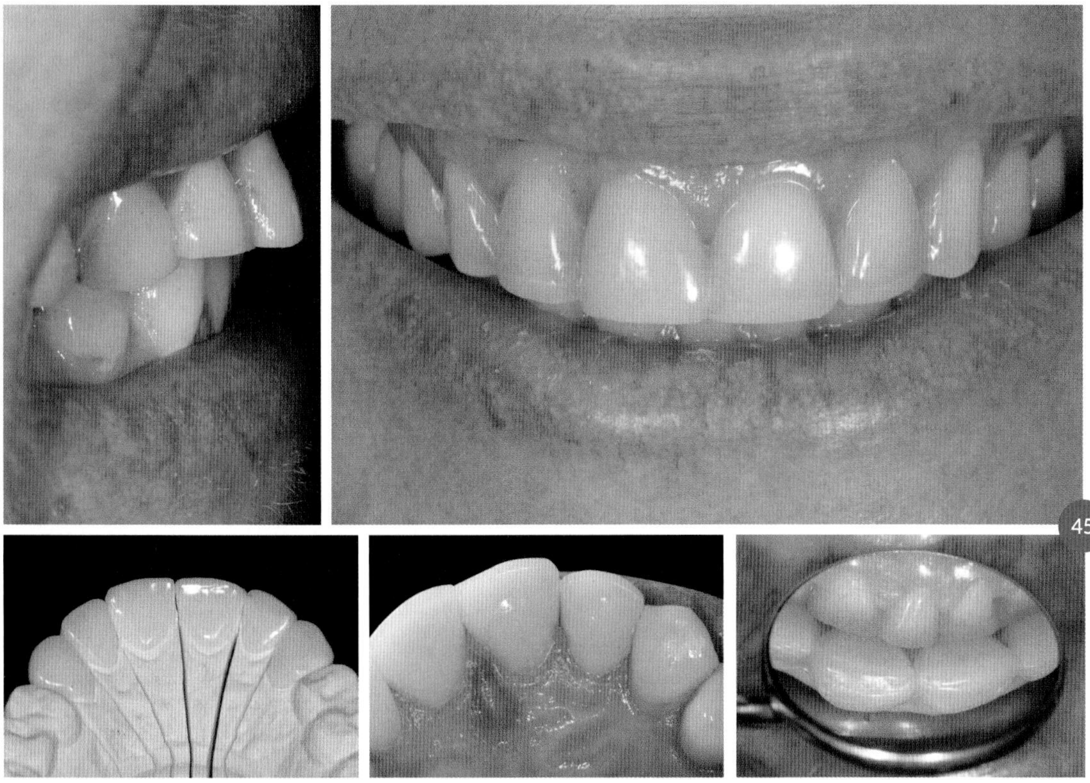

45

上前牙前突呈“兔牙”型。患者不接受正畸治疗，并且在制作诊断饰面时对牙齿过突不满意。最终治疗：漂白，牙颈部直接树脂充填，CAD/CAM单层复合树脂舌贴面修复。由于不能包绕唇面，唇侧边缘如预期一样隐约可见。但是患者对修复效果较为满意，由于前牙不需要进行升级，患者直接进入到后牙升级阶段。

考虑到**颜色**对前牙修复最终美学效果的重要性，比色应贯穿于三步法修复患者的每次就诊过程中，包括在初诊三步法治疗开始前针对不存在牙本质敏感症的患者制订漂白方案时、在制作诊断饰面后评估唇面包绕的厚度时、在复诊过程中对下前牙进行直接树脂充填修复时。最后，在前牙粘接性微创修复体进行粘接前，也应和患者确认最终的颜色 46。

如果仅通过漂白不能保证获得令患者满意的颜色（例如当患者想获得非常白的颜色时），当修复舌侧缺损时，临床医生可将唇面的包绕延长。这并非出于修复唇侧缺损的考虑，而是出于最终修复后颜色的考虑（使用V型贴面进行修复，而不是舌贴面）。

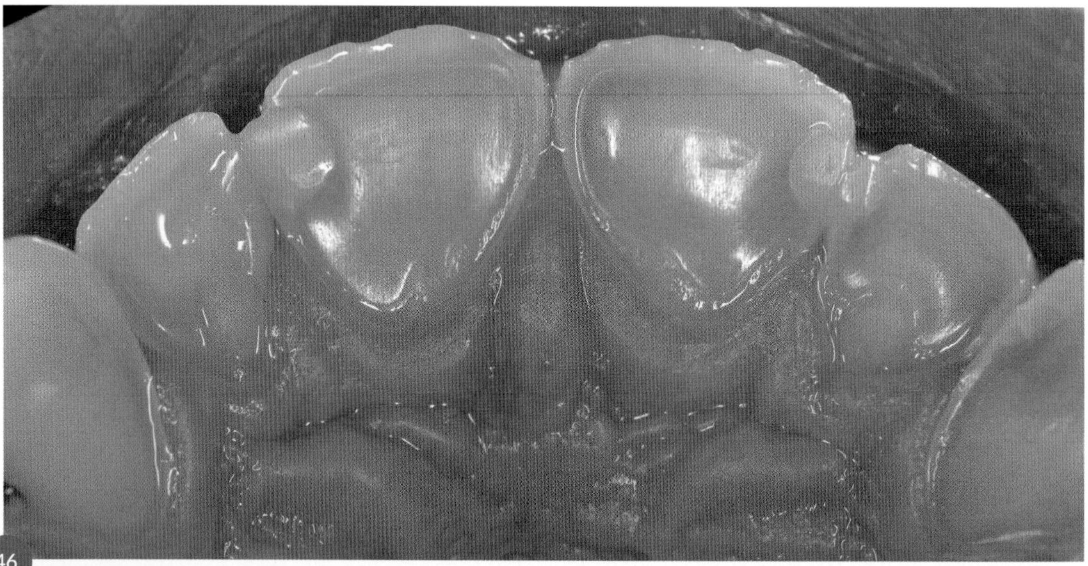
46
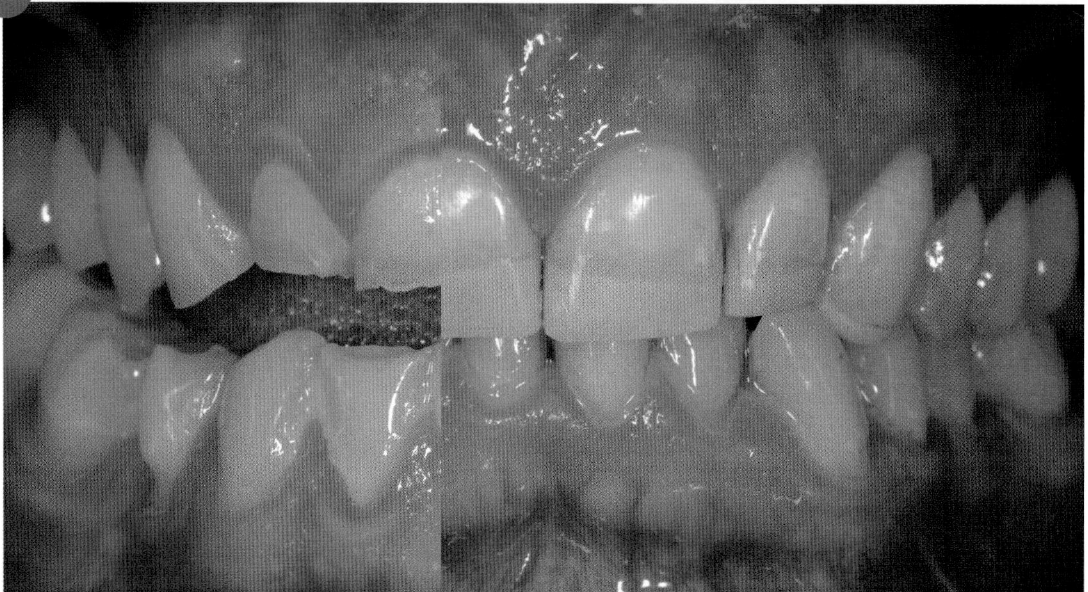

此前，当没有CAD/CAM复合树脂材料时，对于不进行唇侧包绕的舌贴面，唇侧的颜色仿真更为复杂，特别是对于牙齿本身存在变色但由于牙本质敏感症不能进行漂白的患者。

当患者对牙齿本身的颜色不满意，而修复体唇侧覆盖厚度只能较薄，且患牙因牙本质敏感症不能在三步法修复前进行漂白时（例如，进行性酸蚀症），临床医生必须考虑前牙粘接性微创修复体的最终颜色能否与漂白（在对暴露的牙本质进行保护的前提下）后不可预期的牙齿颜色相匹配 47。让患者确定最终的颜色是非常关键的，因为如果唇面包绕是出于遮色的目的，而患者觉得最终修复后的颜色仍较黄（由于下方牙体组织的颜色仍可见），此时就不能再通过漂白来改善颜色了。了解这些局限性有助于医患沟通，对于因进行性酸蚀症舌侧不能进行漂白的病例，首先应修复舌侧牙体组织缺损。接下来，如果美观效果不令人满意，还可以进行前牙升级（例如双重贴面）。因此，临床医生不要过分夸大前牙粘接性微创修复体改善颜色的能力，特别是当修复体唇侧很薄时 48。当然，为了避免这个问题，可以通过牙体预备为修复体提供更多的空间来进行遮色，但是对于这种“减法”修复理念，现在许多患者不愿接受。

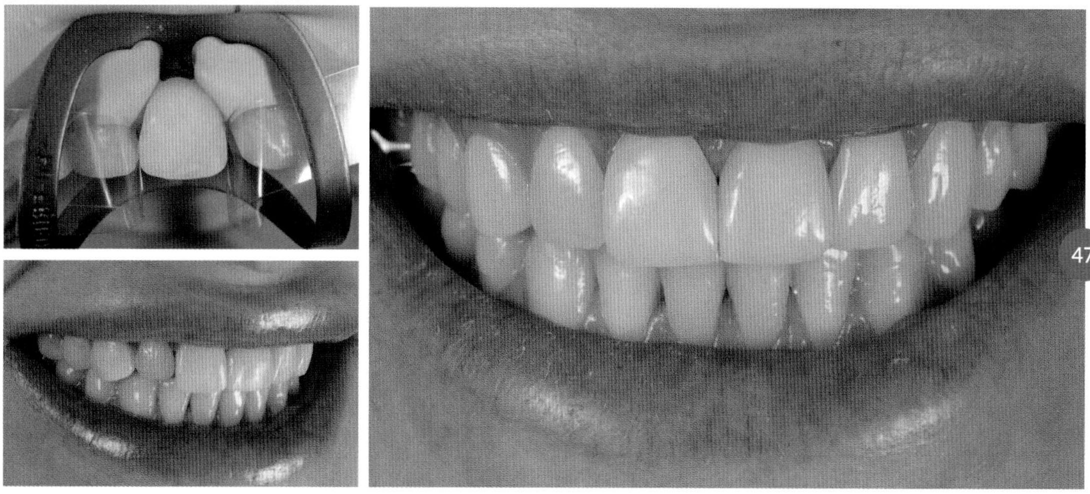

47

最新的CAD/CAM复合树脂修复材料有很强的遮色能力。使用松风LT A1色的V型贴面进行修复能够获得较白的颜色，此颜色为在制作诊断饰面时患者所选择的颜色。由于患者存在进行性酸蚀症，因此在完成三步法修复前不能对牙齿进行漂白。告知患者当V型贴面不能提供她想要的足够白的颜色时，还可以进行前牙升级来进一步改善颜色。在完成三步法修复后，患者对V型贴面的修复效果非常满意，没有要求前牙升级。

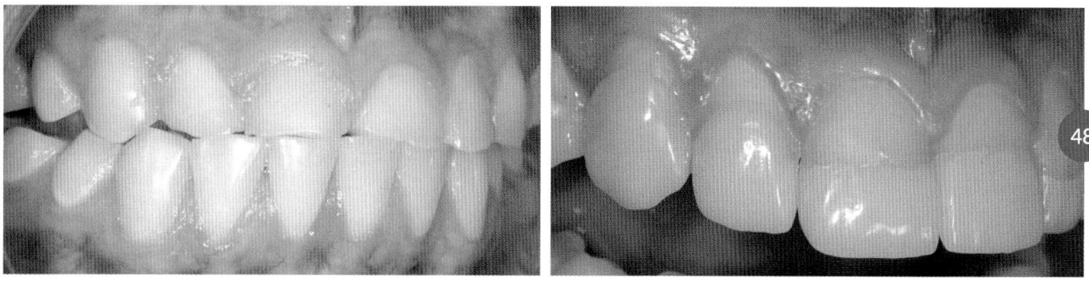

48

如果存在不确定性，最好使前牙粘接性微创修复体覆盖更多的牙面！对于这位重度磨耗的患者，技师没有对唇侧进行覆盖以提高唇侧的整体效果（未达到目标F）。对于这位患者来说，最适合的前牙粘接性微创修复体是V型贴面，而非舌贴面。

唇面牙体组织缺损

当唇面牙体组织本身存在缺损时，修复后的颜色效果更有可预期性。因为这时可通过加厚修复体唇侧来进行遮色。在制作前牙诊断蜡型过程中，技师应将唇侧边缘尽可能放置于靠近牙颈部的位置，以获得较好的美学过渡效果（完全覆盖唇面以达到目标F）。当舌侧缺损不明显时，可进行L型贴面或V型贴面修复。

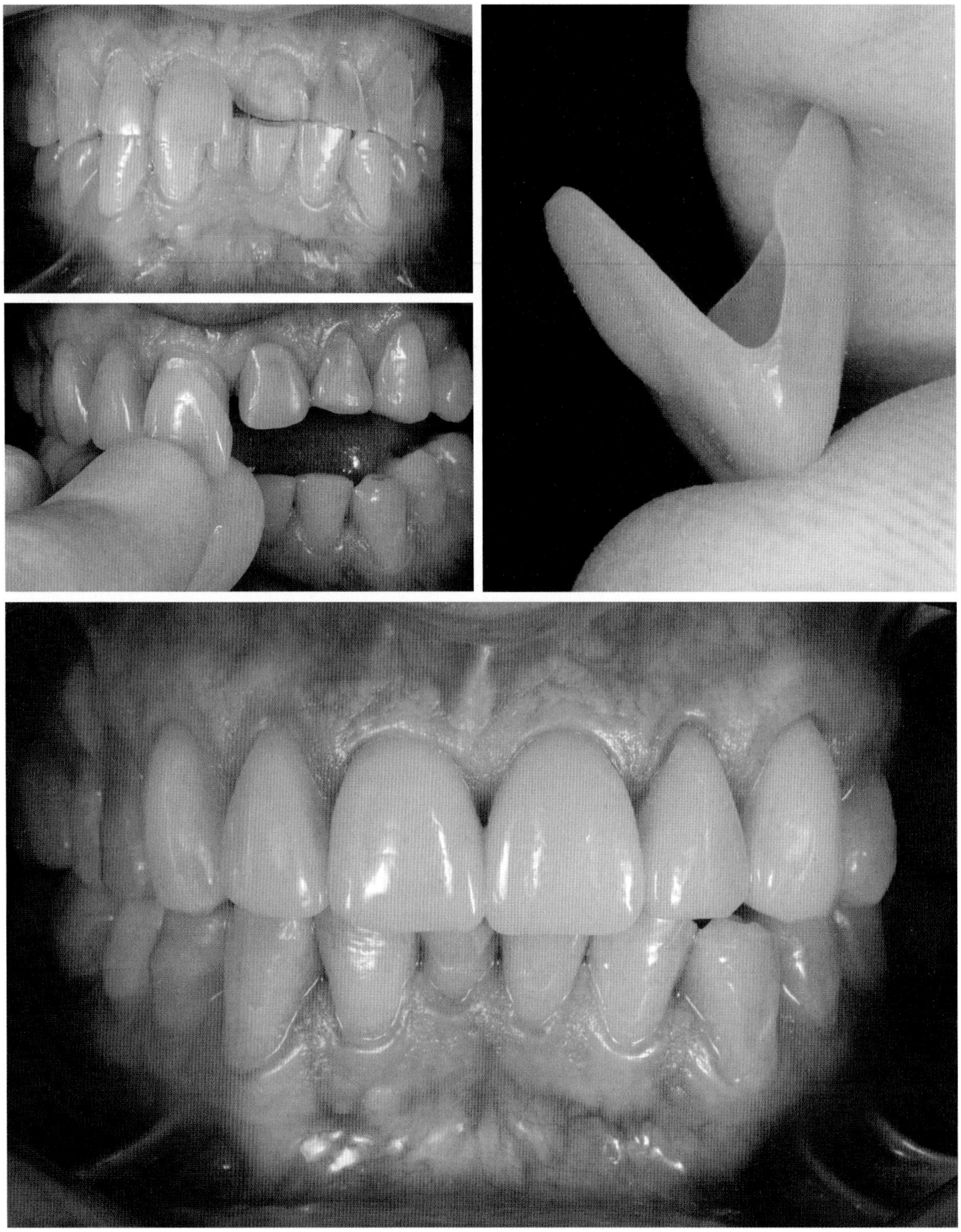

在前牙粘接性微创修复制取印模之前，左上中切牙先使用颜色偏暗的复合树脂进行充填，从而使双侧上中切牙的V型贴面修复体能够有相同的厚度，以获得相同的颜色。

目标B：垂直距离抬高与前牙咬合接触

在垂直距离抬高之后，原始的B点通常需要调整。

达到目标B意味着在三步法修复完成后前牙应存在咬合接触。但是对于安氏Ⅱ类患者，抬高垂直距离后下颌位置更趋向于后退，因此即使少量抬高垂直距离也可能会导致下颌前-后向位置的偏差。由于此类患者**必须**建立前牙静态接触以防止天然牙的过长，临床医生有两种选择：

（1）上前牙修复后建立正常的舌侧形态，并结合正畸治疗使三步法修复完成后达到目标B（前牙接触）。

（2）上前牙修复体舌侧形成较长的隆突，从而形成一个更突的B点，以使其与下前牙更加接近（Pistorius式）（见第192页）。

也可以结合直接或间接修复使下前牙切缘唇倾，从而更接近B点（见第194页）。

如果不能达到目标B，患者前牙将会开𬌗。当患者本身存在深覆𬌗时，建议使用𬌗垫来对抗前牙过长的趋势，这是最不得已的治疗选择。

深覆𬌗患者如何达到目标B

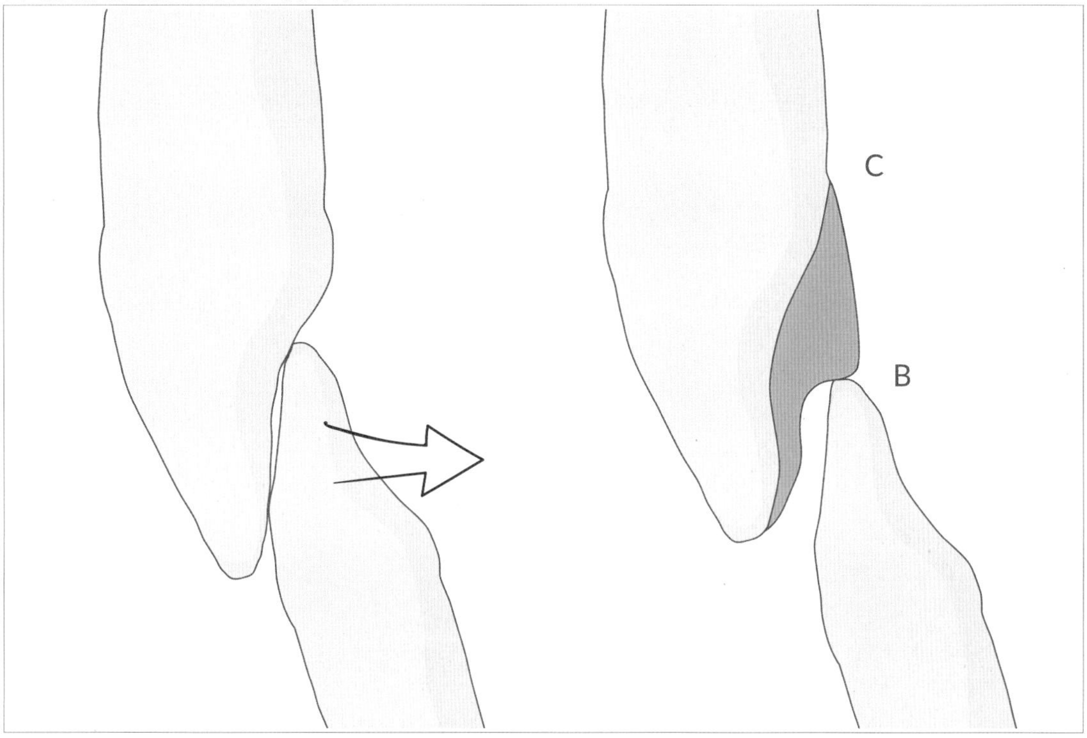

Pistorius式

目标C：舌侧存在缺损

目标C意味着前牙粘接性微创修复体的舌侧边缘放置于牙颈部的位置。此目标可通过舌贴面和V型贴面来实现，而不能通过L型贴面结合直接树脂修复来实现。当舌**侧存在大面积缺损时**（BC段缺损很大），为获得正确的舌侧形态，使用直接树脂充填的临床技术敏感性较高。此外，由于此区域临近舌部，同时获得一个高度抛光的光滑表面及一个正确的功能外形是非常困难的。而且，当不能放置橡皮障时，无法隔湿也会增加粘接失败的风险。对于部分口呼吸的患者，特别是当患者处于仰卧位

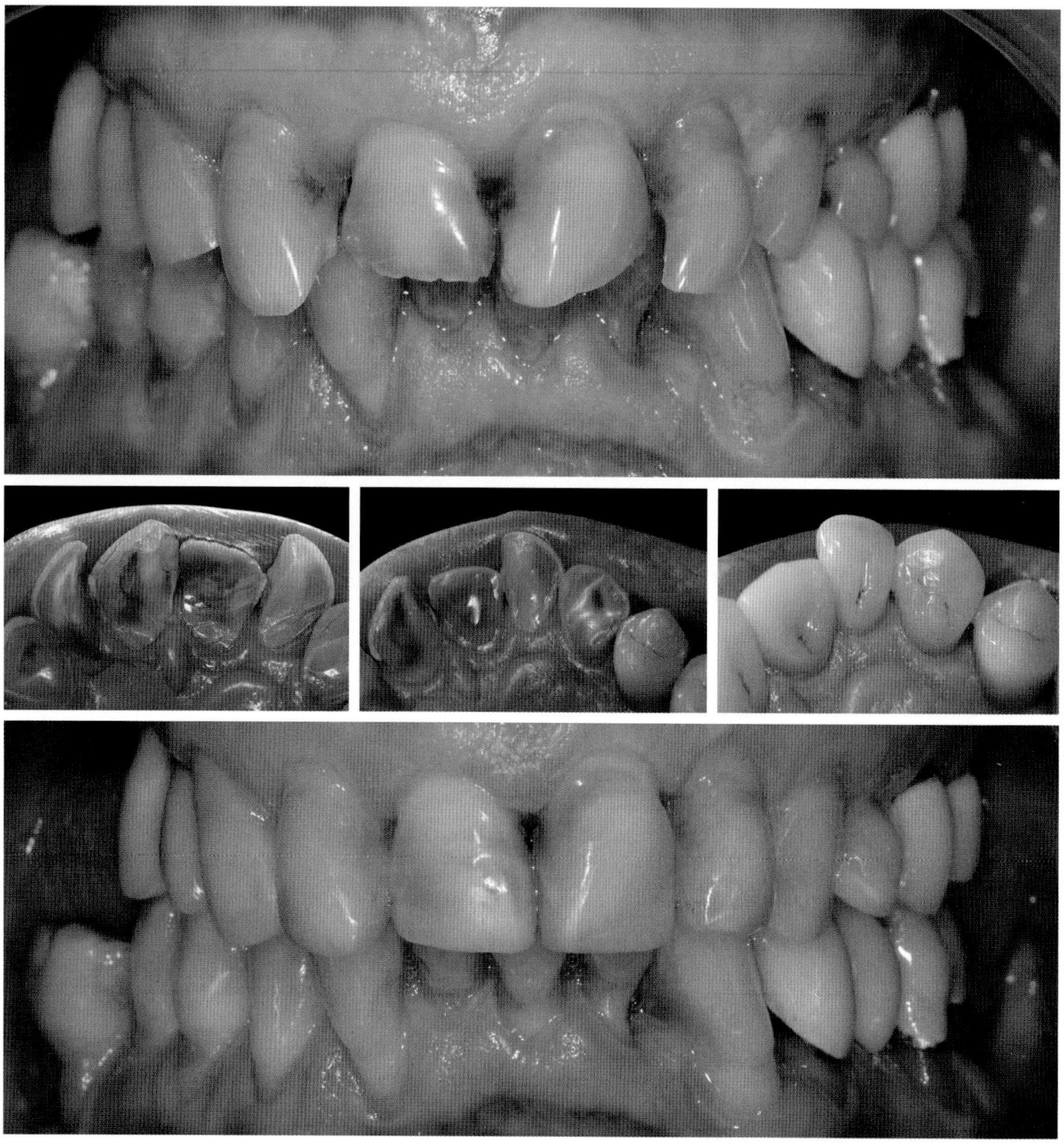

83岁患者，在拆除左下后牙修复体前，考虑先修复上前牙舌侧。通过三步法，使用6个树脂舌贴面和1个直接树脂𬌗贴面进行修复，咬合得以稳定，因此左下后牙修复体未予拆除。

时间较长时，舌侧位置的隔湿是非常困难的。对于舌侧大面积缺损的患者，由于此区域患者自主控制菌斑较难，因此修复体的舌侧龈边缘应尽量密合，表面应尽量光滑以减少菌斑堆积。

当**舌侧存在小面积缺损**且缺损主要局限在AB段时，临床医生可考虑进行直接树脂充填结合L型贴面修复。是选择超薄的舌贴面修复还是选择L型贴面修复与“前牙车库”有关。当“车库”必须打开、A点需唇倾时，更推荐选择L型贴面修复。当患者为深覆殆（B点与C点接近）且不需要打开“前牙车库”时，更推荐选择舌贴面，因为B点可以更厚。同时应考虑唇面的美观，L型贴面较舌贴面更为美观，但会导致唇侧略厚。

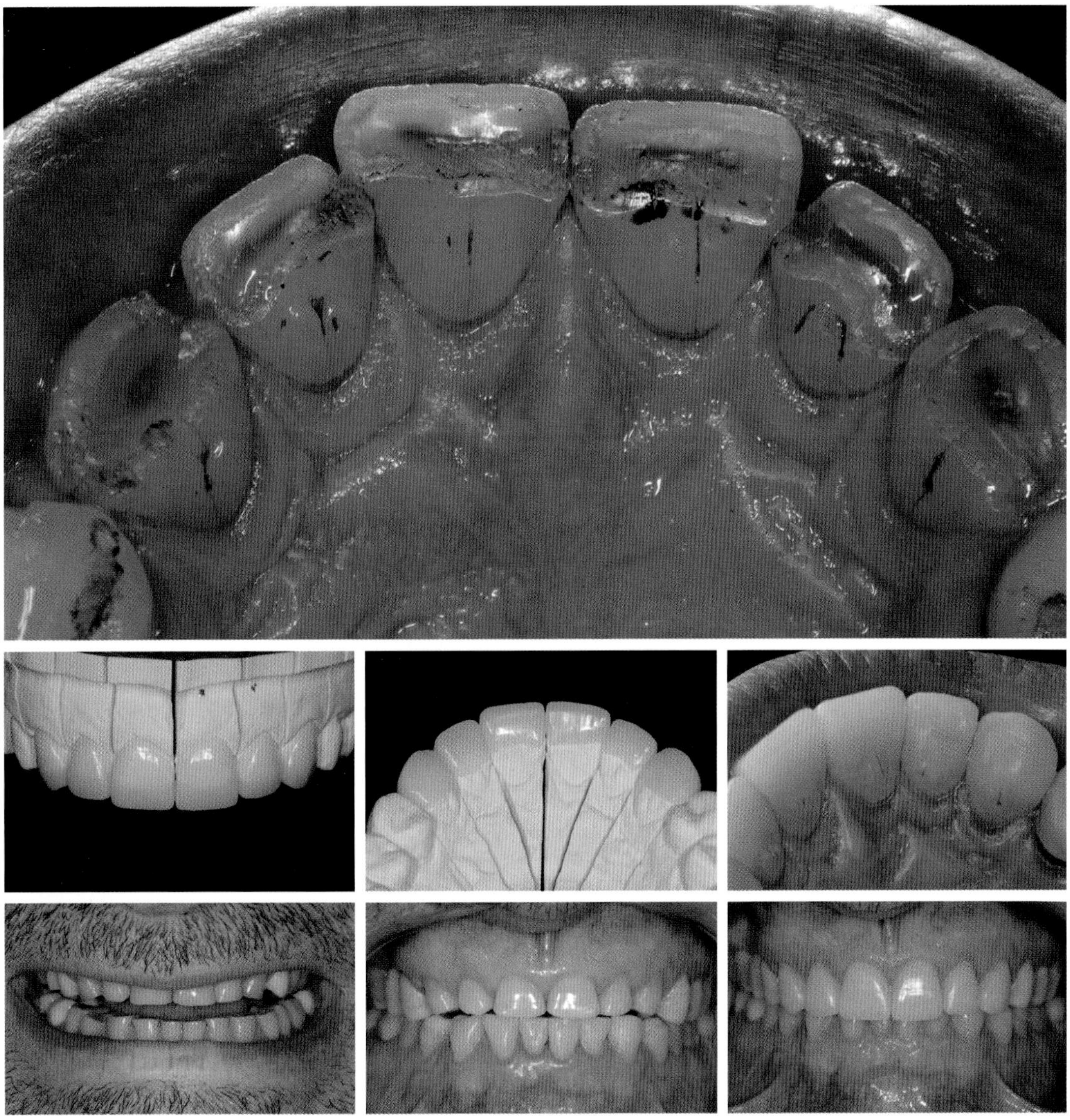

舌侧小面积缺损，BC段完整，后牙树脂殆贴面修复后前牙覆盖较小。由于此患者为水平型磨耗者，前牙磨耗后趋向于对刃，因此需要打开“前牙车库”。牙齿的颜色需要较大改变。综合这些因素，最终为这位患者选择的前牙粘接性微创修复体为CAD/CAM复合树脂L型贴面。

如果患者诊断为**酸蚀症**，即使舌面仍存在牙釉质，也需要全部覆盖舌面。由于任何修复材料都较天然牙体组织更能抵抗酸的侵蚀。特别是对于可疑存在进食障碍的患者，酸蚀症进展迅速，难以得到快速控制，因此修复体的边缘应尽量伸展到牙颈部。

CAD/CAM复合树脂舌贴面是较为推荐的修复材料，因为此材料较直接树脂充填表面更为光滑，对于对颌牙的磨损较小。特别是对于酸蚀环境而言，更推荐选择树脂材料作为舌贴面修复材料，因为使用瓷材料修复时，对颌牙磨损的风险更高。

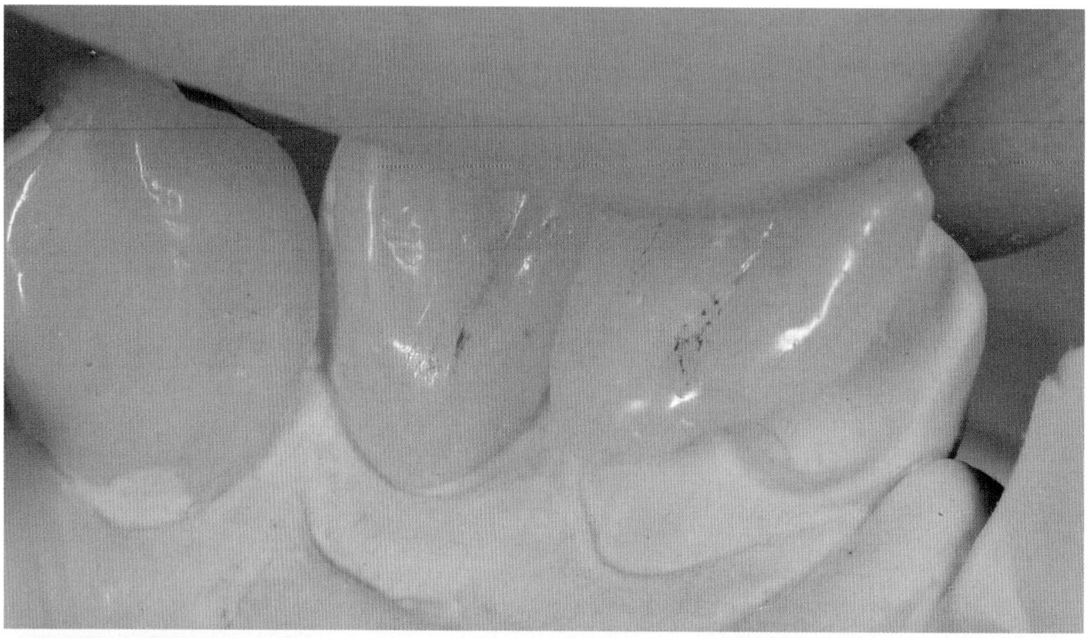

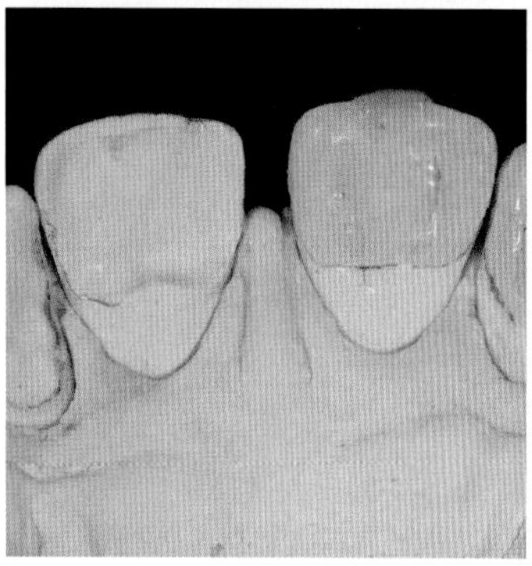

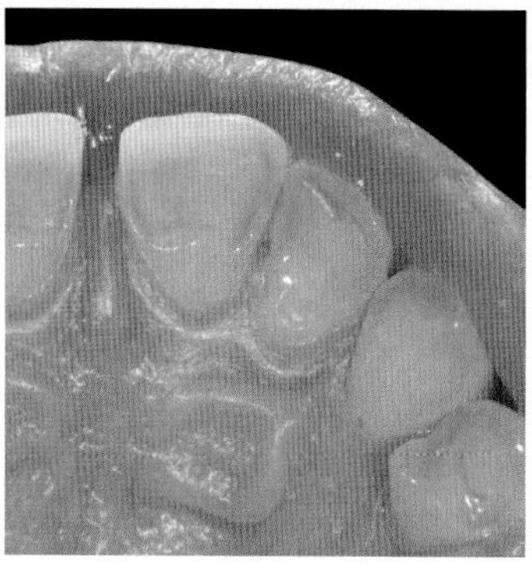

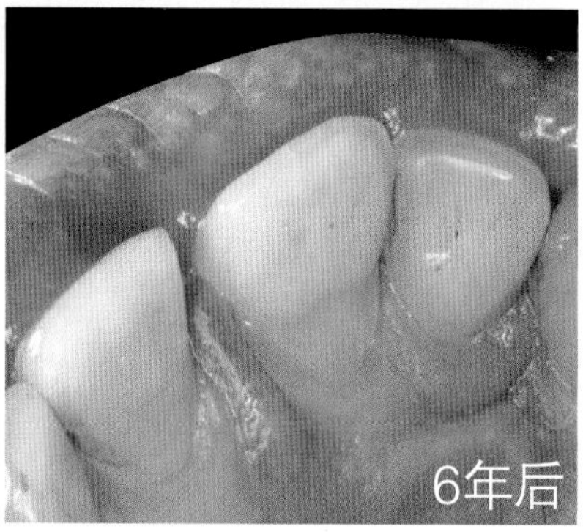

患者患有酸蚀症，同时存在副功能。舌贴面修复时舌侧没有覆盖全部牙釉质。6年后复查，由于酸蚀症剩余的舌侧牙釉质丧失，形成凹坑状。一开始修复时应达到目标C。

对于酸蚀症患者，前牙粘接性微创修复体应全部覆盖舌面至C点的位置

修复材料的选择主要基于美观（孔隙率和着色）及机械性能的考虑。

观察口内余留牙，当外源性着色较重时，不建议选择孔隙率高的材料进行舌贴面修复，例如复合树脂直接充填 49。使用CAD/CAM V型贴面修复时，树脂着色的风险将会明显降低 50。瓷材料是更为耐久的选择，虽然常常存在边缘着色的风险（特别是对于粘接不良的病例）。就笔者的观点，对于存在口腔副功能的患者，CAD/CAM复合树脂较瓷更适合作为前牙粘接性微创修复的材料。

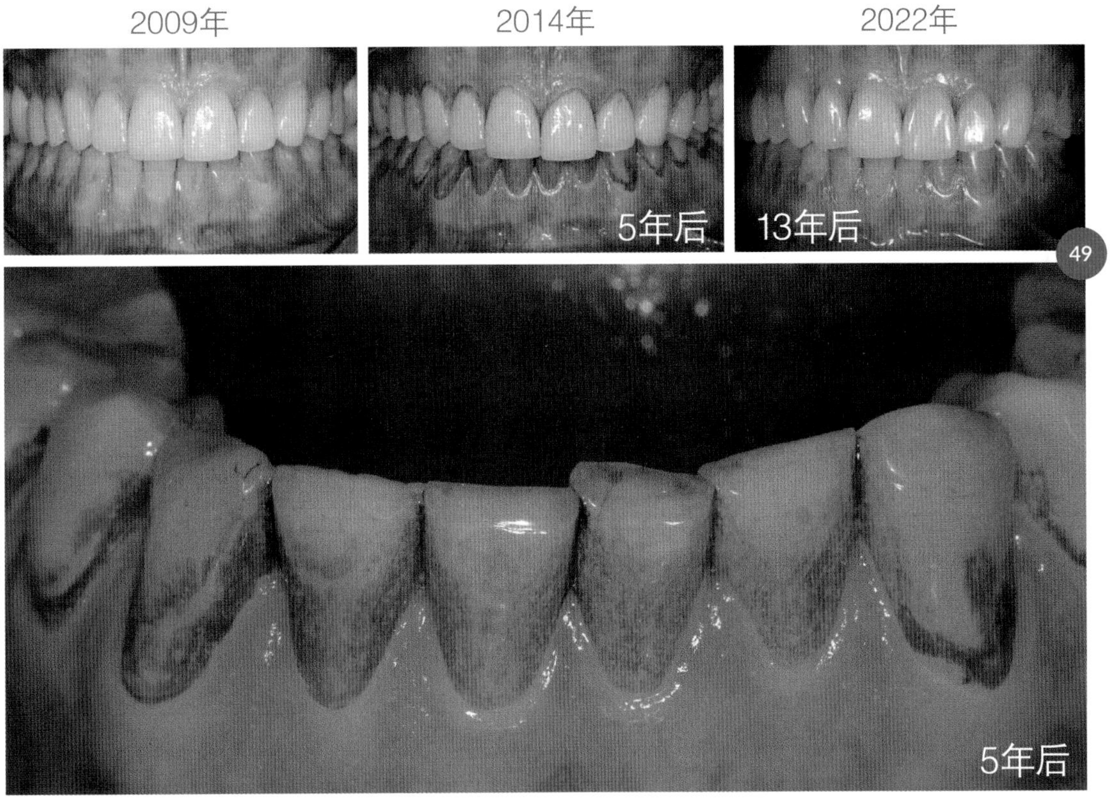

三步法修复完成。前牙使用长石质瓷贴面进行前牙升级后5年和13年的复查情况。由于患者有饮用红酒的习惯，剩余天然牙存在严重的色素沉着。

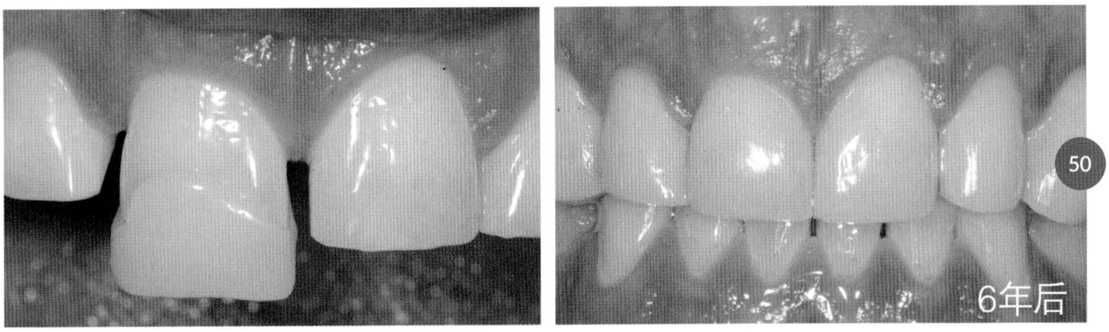

CAD/CAM复合树脂舌贴面。在粘接时进行直接树脂充填关闭前牙间隙。6年后复查，修复体边缘良好。

如前所述，进行三步法修复的患者通常需要对切缘进行修复，从而提高修复的远期成功率。对A点进行修复后，将会导致“前牙车库”加长、加厚，医生一定要注意检查是否产生了前牙殆干扰。对于水平型咀嚼者（见第96页），前牙出现殆干扰的概率非常高，因为患者的肌肉将会引导下前牙至切对切的位置。为对抗牙齿的增龄性变化，在患者的一生中可能需要多次进行垂直距离的抬高（**垂直距离升级**）来对抗肌肉的作用，保持“前牙车库”打开。对于此类患者，修复材料的选择是至关重要的，既往研究就此类情况未得出一致的结论。最终修复材料的选择还是由临床医生决定的。此处被定义为“**薄弱环节的选择**”。最好将薄弱环节置于修复后的切缘水平，使用强度较低的材料（例如复合树脂）来保护对颌牙。而对于前牙可能形成殆干扰的病例，使用瓷等强度更高的材料来修复切端，从而使之不成为薄弱环节是否是更好的选择呢？这样一来，牙周组织（咬合创伤）或对颌牙的切端就可能成为新的薄弱环节（见第56页）。

就笔者的观点，如果无法通过严格的功能检测来识别因垂直距离升级造成的前牙殆干扰，**使用CAD/CAM复合树脂材料进行修复是更为明智的选择**，因为这是适应性更强的材料，患者可在使用过程中进行自我调整，或在复诊时由医生进行调整。依据笔者的经验，**全瓷**舌贴面并非一个更好的临床选择，因为修复体的唇面很难与剩余牙体组织形成一个很好的过渡。特别是在酸蚀环境中，全瓷材料对对颌牙的磨损更严重 51。全瓷材料可能被用于L型贴面和双重贴面，但是为患者进行材料选择时，都需要仔细评估每种材料的优缺点。

51

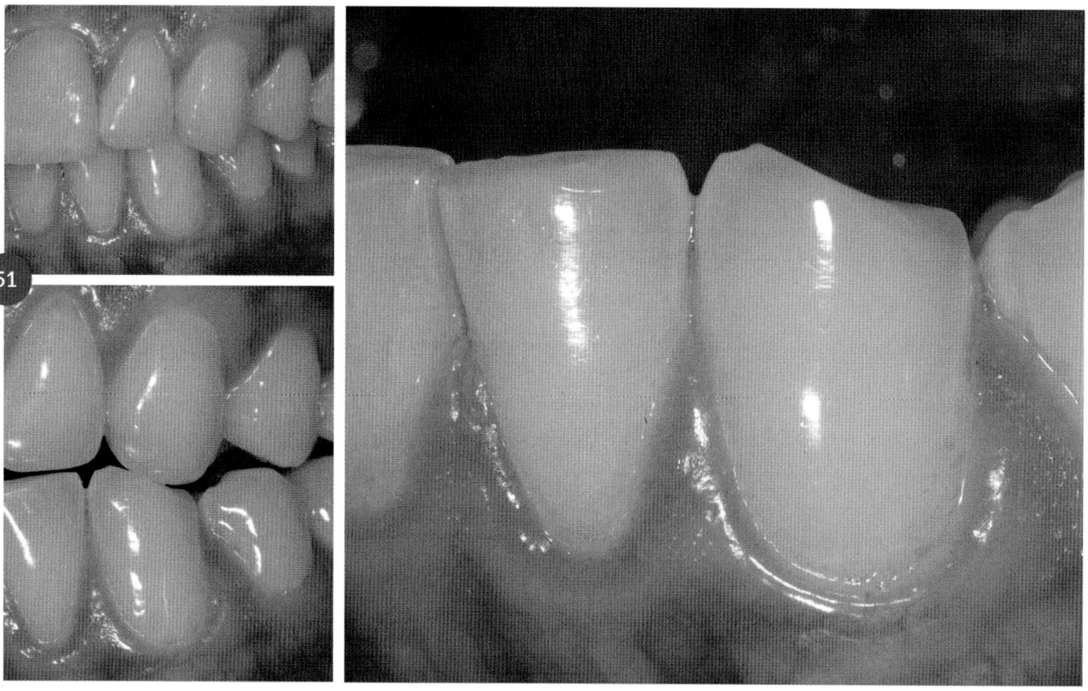

对于酸蚀症患者，不建议使用瓷材料进行舌贴面修复，因为对颌牙更易被磨损。CAD/CAM复合树脂材料是更好的选择。对于此类患者，舌侧的瓷贴面随着使用磨损不明显，但是对颌牙出现明显的磨损。

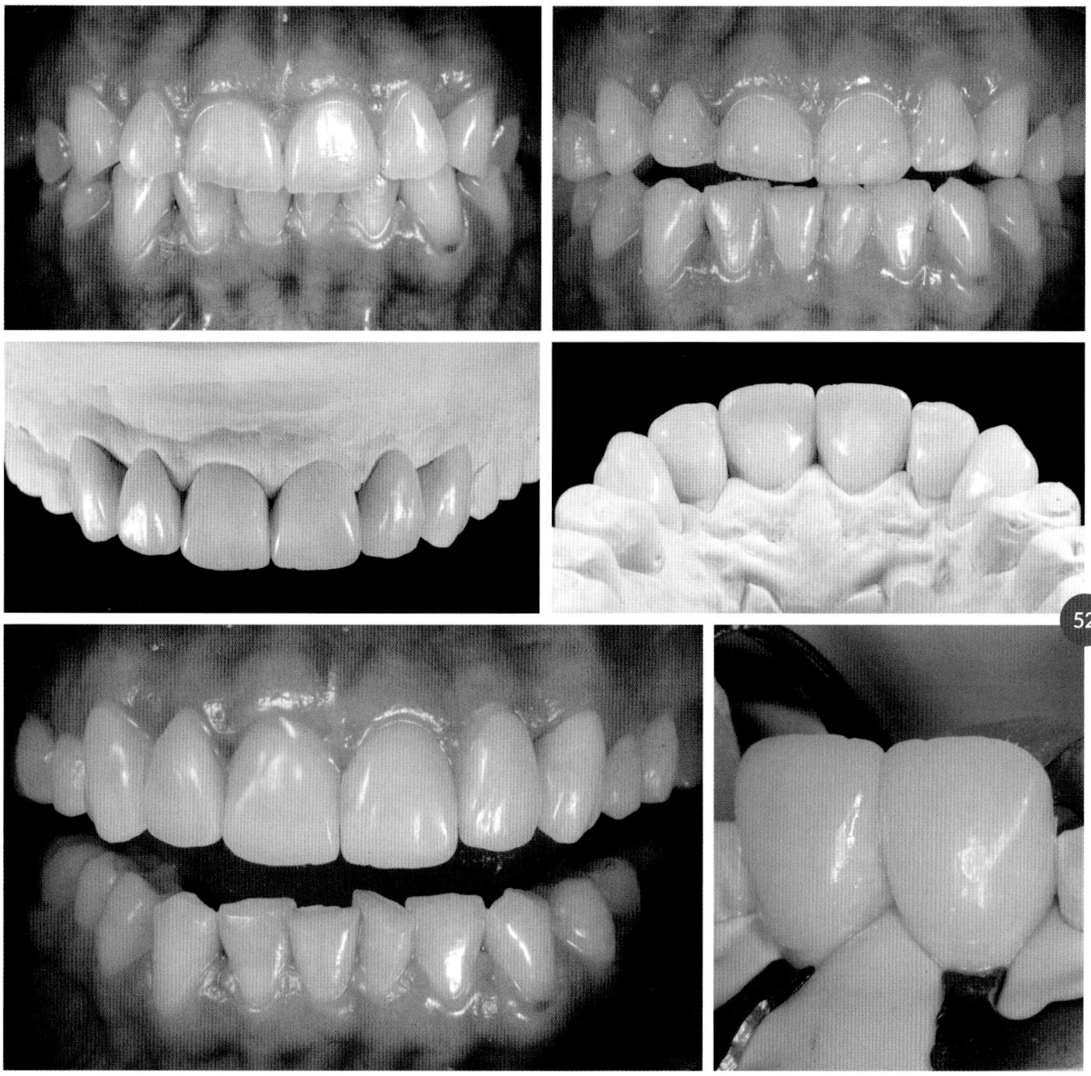

52

CAD/CAM复合树脂制作的V型贴面。这些前牙粘接性微创修复体由于较薄，加工非常困难。并且还涉及邻面边缘，临床上粘接也非常困难。舌贴面是更简单的选择，但是美学效果略差。

最后，关于更为适合的前牙粘接性微创修复体的选择，还应考虑**临床医生的粘接技术**。V型贴面是临床上戴牙时操作最为困难的修复体，因为临床医生必须留意其长的边缘，起始于舌侧，不容易进行隔湿，且视野不佳。在邻面接触较紧的位置，V型贴面近远中邻面边缘处的操作更为困难52。

相比于舌贴面和V型贴面，L型贴面的临床操作更简单。但需要注意，在粘接完成后，临床医生必须通过直接复合树脂充填对舌侧修复体与牙体组织交界处进行移行。

最后，**技工室加工是非常关键的**。因为前牙粘接性微创修复体不同于传统的全冠和瓷贴面，技工室通常没有对其制作方法进行过训练。接下来这部分将会描述技工室部分的制作方法，从而帮助临床医生和技师提高前牙粘接性微创修复体的加工质量。

前牙修复体临床戴牙时的操作复杂程度

10 V型贴面

9

8 舌贴面

7 L型贴面

6 唇侧贴面

5

4 龈上边缘的全冠

3

2

1

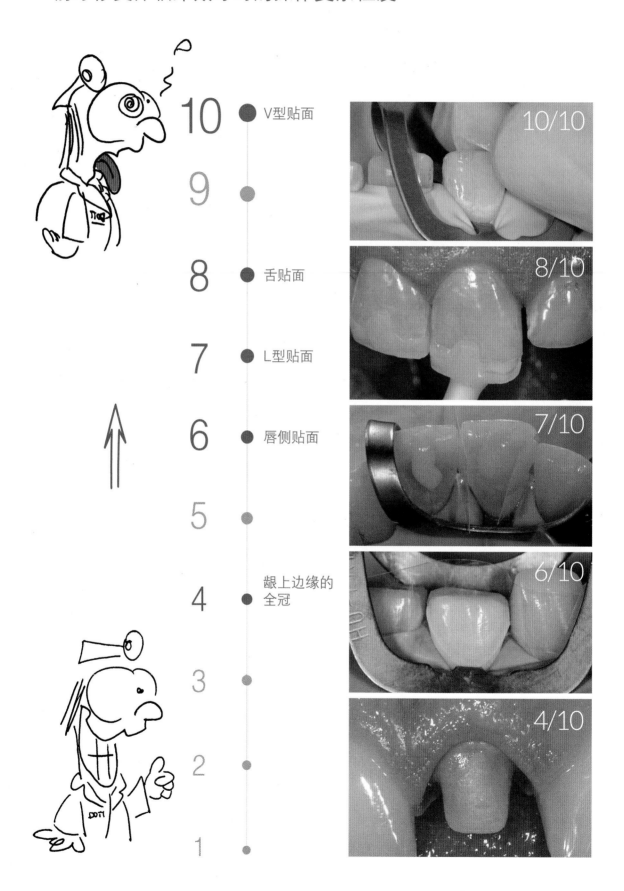

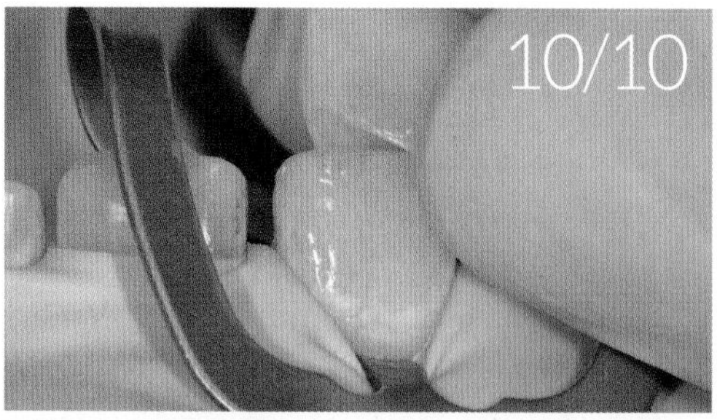

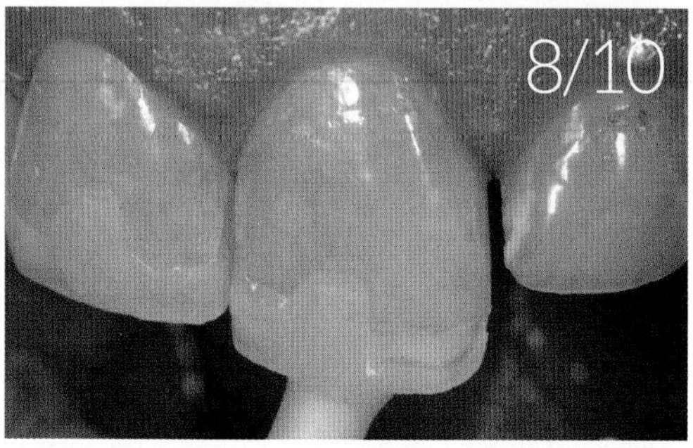

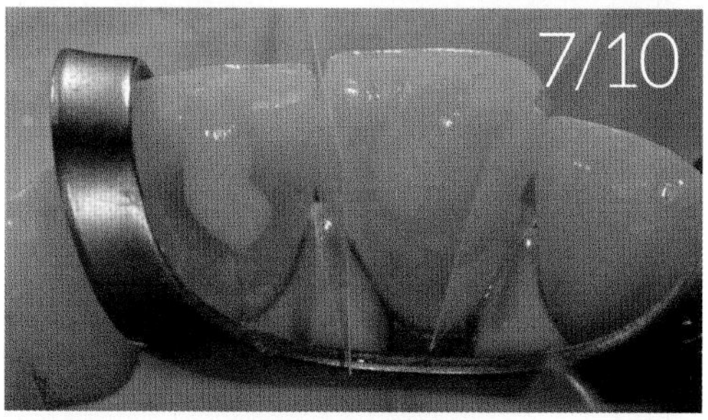

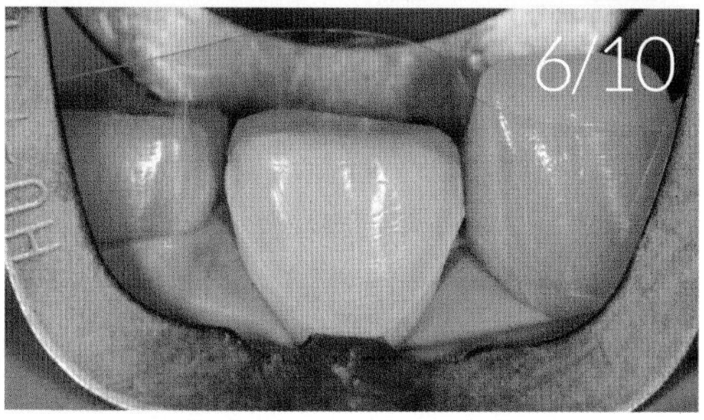

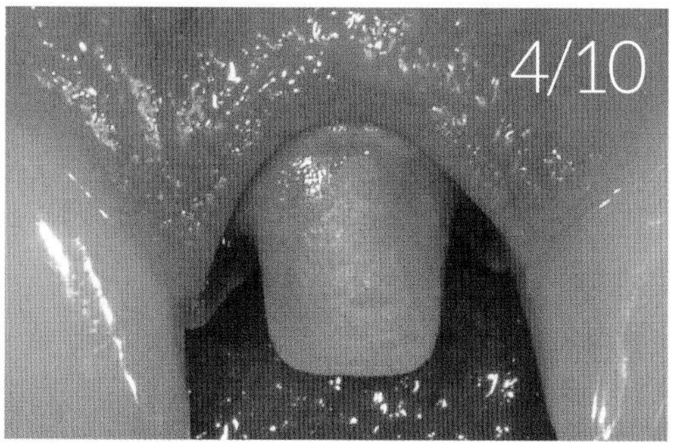

舌贴面

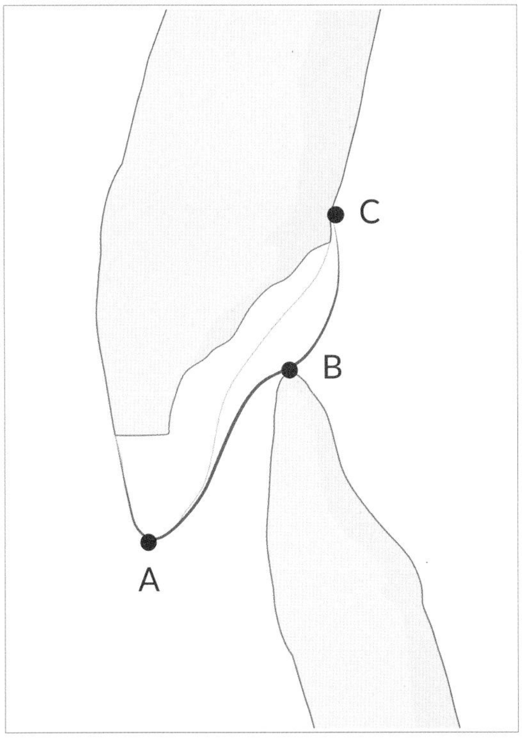

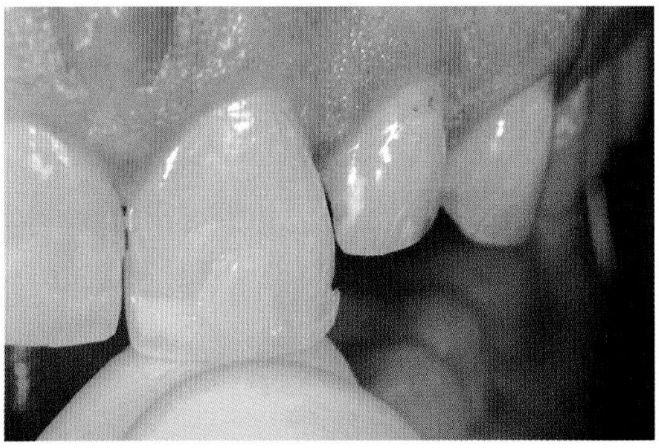

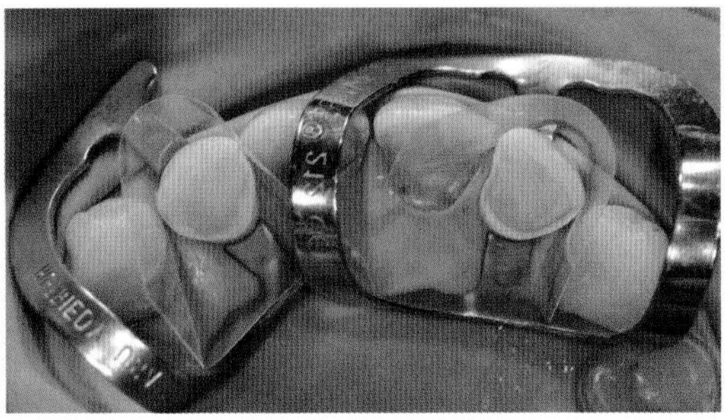

以下情况是舌贴面的最佳适应证：

舌侧缺损

BC段缺损严重，例如存在酸蚀症或垂直型磨耗。

唇侧缺损

唇面少量缺损，牙齿唇倾。

修复材料选择

CAD/CAM复合树脂是更理想的修复材料。

化学性磨耗

修复体应全部覆盖暴露于酸性环境的舌侧牙体组织表面，延伸至C点。

边缘着色风险

对于舌侧边缘的影响不大。每个树脂修复体都要注意唇侧边缘。良好的粘接与抛光以及选择CAD/CAM复合树脂材料能降低着色的风险。

费用

对于预算有限的患者，树脂舌贴面是非常适合的选择。

加工技术

复合树脂是技工室很容易获得的材料。但是，如果没有CAD/CAM复合树脂，使用复合树脂加工时要小心操作（例如，无污染、无树脂过量堆积、无错误聚合）。

临床技术（8/10级）

舌贴面粘接的临床操作需要较高的技术，且较为费时。因为舌侧操作视野欠佳，而且龈缘溢出多余树脂水门汀的风险较高。

V型贴面

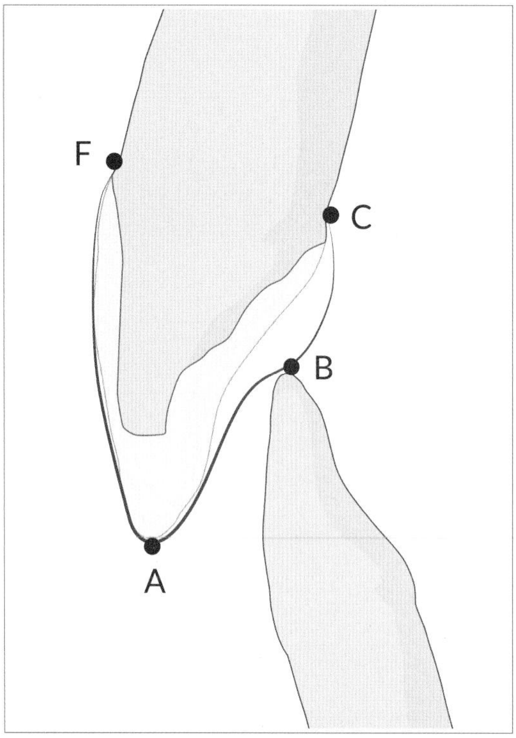

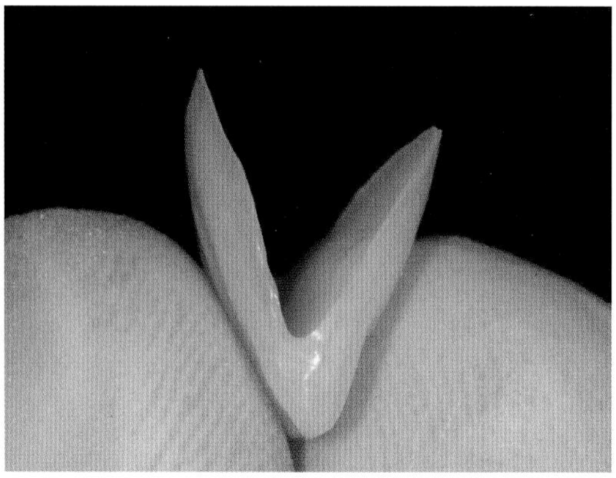

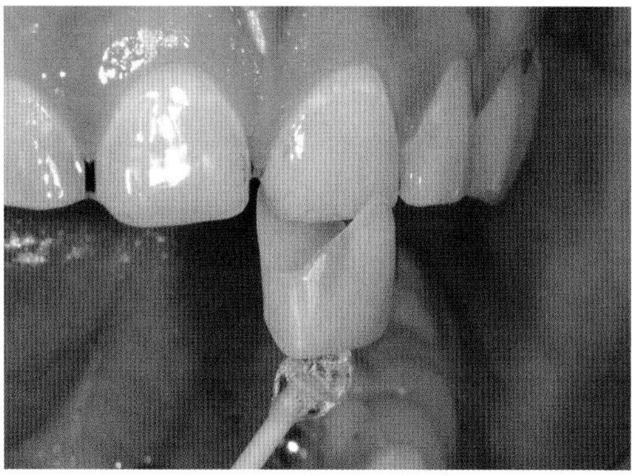

以下情况是V型树脂贴面的最佳适应证：

舌侧缺损

BC段缺损严重。

唇侧缺损

最好是唇面牙体缺损严重，且伴有临床冠长度降低，从而有利于V型贴面的就位。

修复材料选择

应使用CAD/CAM复合树脂材料进行修复。

化学性磨耗

由于修复体覆盖全部舌侧表面，因此适用于化学性酸蚀、需要覆盖全部暴露于酸性环境牙体组织表面的病例。

边缘着色风险

选择CAD/CAM复合树脂材料能有效降低修复体唇面边缘着色的风险。

费用

对于预算有限的患者，V型贴面是非常适合的选择，因为它能改变前牙的颜色和形态，不需要进行前牙升级。

加工技术

V型贴面的加工难度较大，不仅要考虑就位的问题，同时要考虑唇侧的美观问题。

临床技术（10/10级）

由于覆盖了舌侧，V型贴面粘接时的临床操作难度与舌贴面一样高。此外，由于唇侧部分的存在，V型贴面的临床操作复杂性提高。近远中边缘处理难度也较高，因为要考虑到邻面边缘的过渡问题。

L型贴面

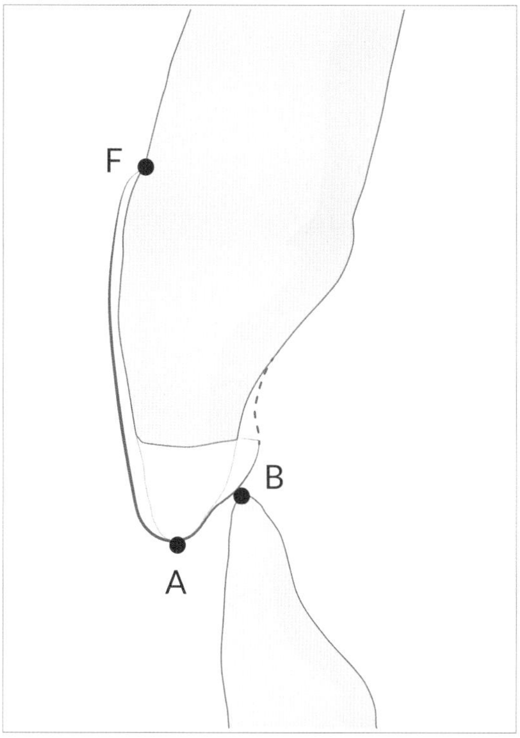

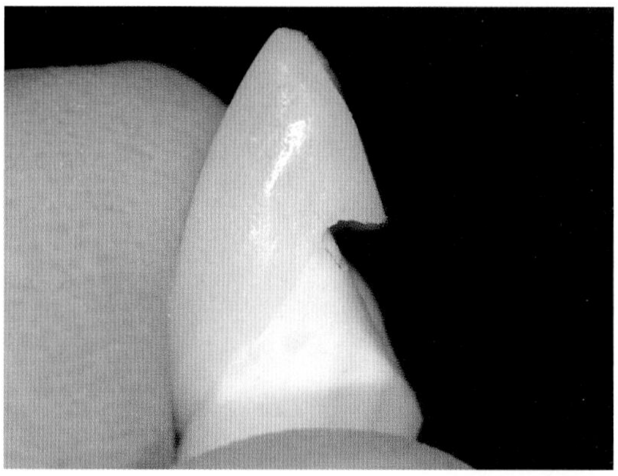

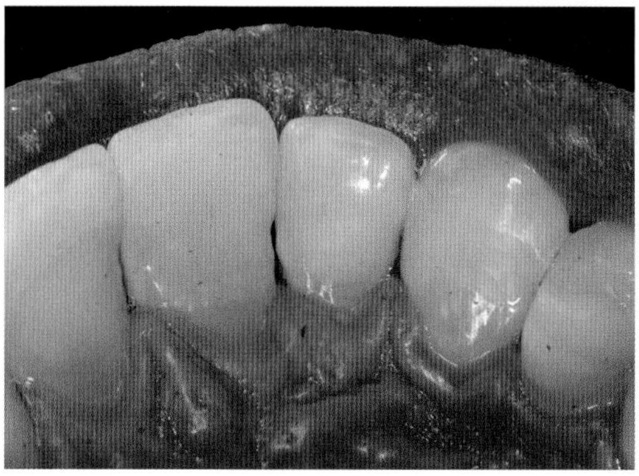

以下情况是L型树脂贴面的最佳适应证：

舌侧缺损

BC段无严重缺损，且B点距离A点较近。

唇侧缺损

唇面可以进行加厚。对于全瓷L型贴面，近远中邻面也需要进行牙体预备。

修复材料选择

可使用CAD/CAM复合树脂或全瓷材料进行修复。

化学性磨耗

L型贴面不适用于酸蚀症导致的舌侧磨耗，因为它不能充分覆盖舌侧表面。

边缘着色风险

只有唇面边缘存在修复体着色的风险。

费用

L型贴面非常适用于需要使用全瓷修复但不能负担双重贴面费用的患者。

加工技术

L型贴面的加工难度较大。技师对于舌侧台阶处的形态和延伸位置不容易把握。通常，在修复体粘接之前，临床医生必须对舌侧延伸的部分进行调整。

临床技术（7/10级）

L型贴面戴牙时的难度较大，因为除了唇侧贴面之外，还需要对舌侧进行复合树脂充填，从而消除舌侧的台阶，获得平滑的表面。

技工室步骤三：

制作前牙粘接性微创修复体

对于使用间接修复体进行重建治疗的患者，临床医生和技师都必须努力达到一个常规最终目标：提供高质量、需要进行最少量口内调磨的修复体。为了达到这个目标，在技工室加工的进程中，要对前牙粘接性微创修复体的每一步进行质控。

在技工室步骤一中，双侧上中切牙已经完成了诊断蜡型的制作，建立了前牙止点，从而帮助确定垂直距离的抬高量。前牙止点还能帮助观察前牙粘接性微创修复体的形态。

临床医生应确认前牙止点的形态，通过添加或去除蜡进行调整。在技工室步骤三中，制作前牙粘接性微创修复体前，将会进行6个上前牙诊断蜡型的雕刻。随着垂直距离的抬高和后牙树脂殆贴面修复后新的后牙支持的建立，此时可以进行“前牙车库”的最终分析。树脂殆贴面限定了上下颌之间的位置关系和抬高的垂直距离。在复诊与修复准备时，需要制取上下颌印模，以用于制作前牙粘接性微创修复体。三步法的优点在于，每一步都可以对治疗进行评估并做出可能的调整。在技工室步骤三中，仍然可以对增加的垂直距离进行调整，并调整前牙修复空间。如果垂直距离抬高过大，前牙粘接性微创修复体按照正常形态制作时，前牙与对颌牙没有咬合接触，这时应在戴入前牙粘接性微创修复体后，通过调磨后牙树脂殆贴面来降低垂直距离。如果垂直距离抬高量不足，当前牙粘接性微创修复体按照正常形态加工时，在戴入后后牙将没有咬合接触，这时就需要通过在后牙树脂殆贴面表面添加树脂来进行调整（“加法”调整）。这个过程将会非常耗时。因此，笔者通常更倾向于通过树脂殆贴面来获得一个偏高而不是过低的垂直距离，从而防止前牙粘接性微创修复体的修复空间过小。当在新模型上观察到前牙开殆时，技师应该再查看一下已经参考前牙止点确认好的双侧上中切牙的形态，从而来判断后牙树脂殆贴面是否提供了合适、过大或过小的前牙修复空间。最理想的情况是，在制作最终修复体之前，临床医生已经对前牙粘接性微创修复体的设计进行了确认。双侧中切牙制作诊断蜡型，确认正中止点并交给临床医生确认，然后再进行其余前牙的制作。在医生对前牙粘接性微创修复体的设计进行确认后，技师就可以开始进行修复体的制作了。临床医生都很想花时间去检查修复体加工的进程，事实上，在修复体最终口内试戴之前，很少有医生真正进行检查。

在最终修复体制作之前，医生应对前牙粘接性微创修复体的设计进行确认

前牙止点

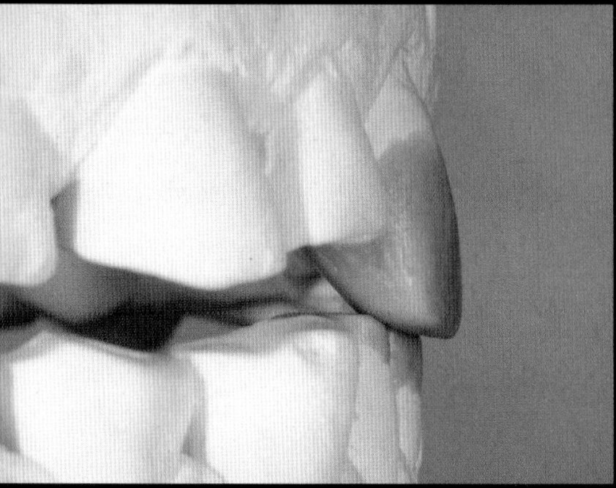

唇颊面诊断蜡型

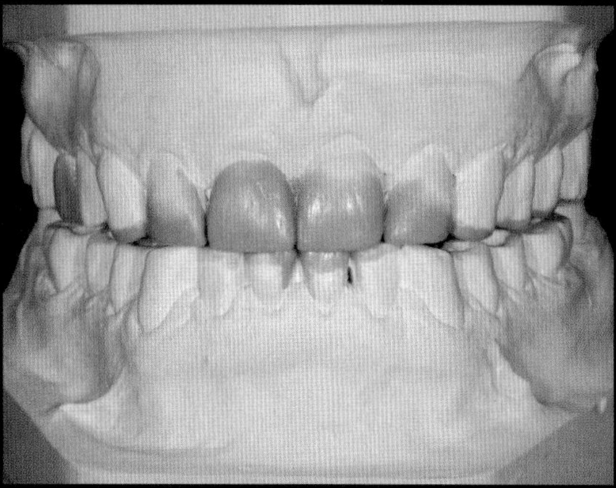

前牙粘接性微创
修复体诊断蜡型

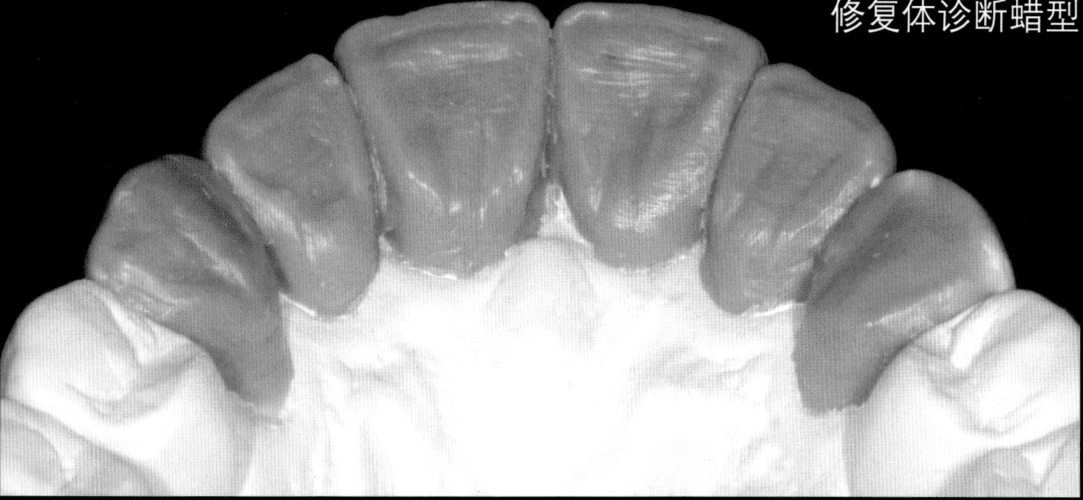

最终前牙粘接性微
创修复体

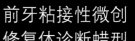

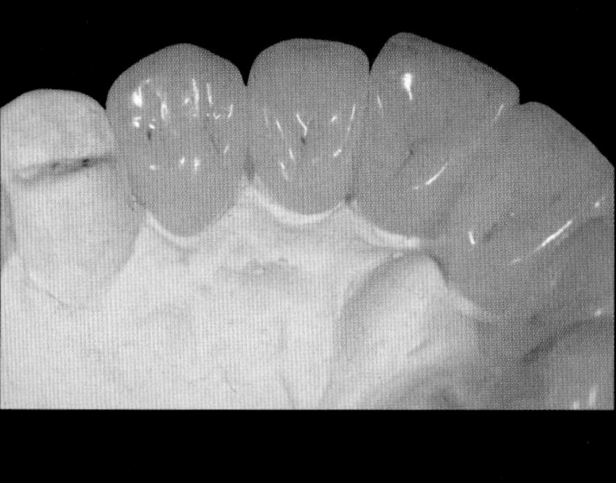

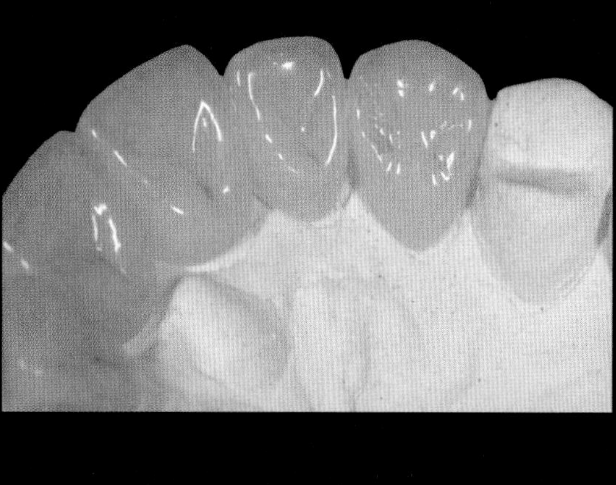

如前所述，上述的质控是为了减少口内的调磨量。因为在全口修复重建中，需要戴入的修复体数量多，所以节约椅旁时间是非常重要的。

医生可以通过两种方式来**监测加工过程**：直接观察和数码照片。直接观察只有当技工室和门诊相距较近时才可能实现。其他情况下，通过数码照片检查是医生与技师之间交流的最佳方法（或者在数字化设计的过程中进行截屏）。数码照片不但能够放大细节，还能长时间存留。但是，许多技师不愿意拍摄数码照片，因为这会降低工作效率，而且他们认为临床医生不会给出反馈确认。

为了帮助临床医生和技师共同对前牙粘接性修复体进行评估，以下10个参数是非常重要的。这些参数能提高数码照片的分析效率，并训练医生和技师辨别错误的能力。从修复体正面、咬合面和修复体腭面3个面获取所有与10个参数相关的照片。但是，因为有6个修复体，要在同一张照片上同时观察6个修复体是非常困难的。因此，每面都应该拍摄3张不同角度的照片，一张正对中切牙，另外两张正对每侧的侧切牙和尖牙。

对于临床医生来说，如果在前牙粘接性微创修复体粘接之前，在相同角度拍摄口内照片以对修复体进行检查，将是一个很好的临床习惯。

3STEP | 修复体正面像 L21

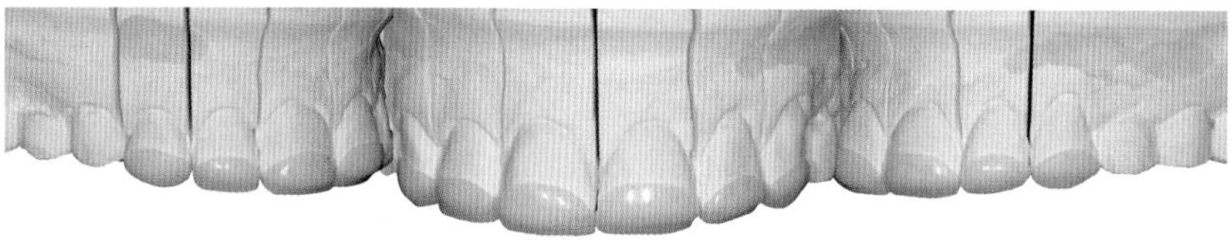

切端就位突　唇侧包绕　A点长度　外展隙形态

3STEP | 咬合像 L22

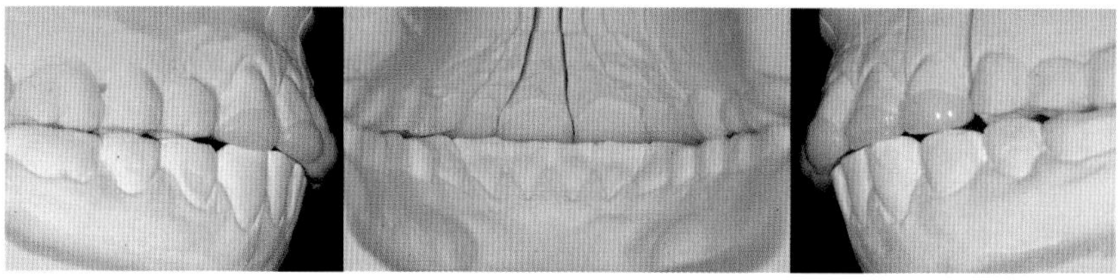

A缘　AB段　B点　舌隆突形态　“前牙车库”是否开放

3STEP | 修复体腭面像 L23

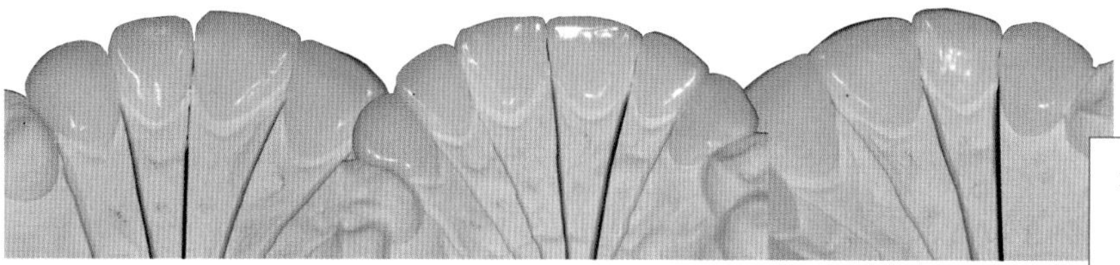

近远中邻面接触区　BC段　C点　舌面

参照卡片 L21~L23

评估前牙粘接性微创修复体质控的10个参数

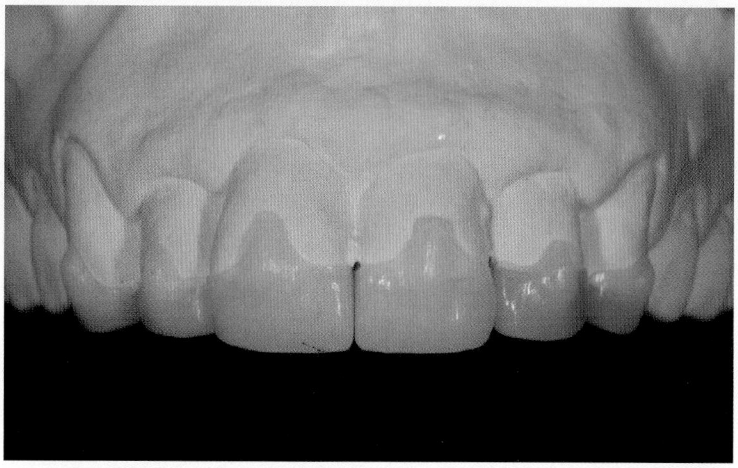

修复体正面像

1. 切端就位突
2. 唇侧包绕："加法"无角肩台
3. A点：美学长度和切外展隙

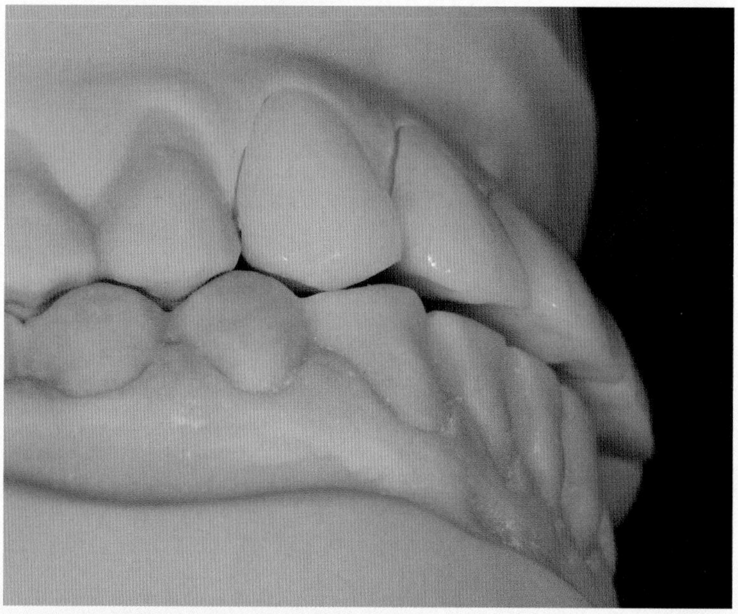

咬合像

4. A缘：切缘
5. AB段：避免干扰和尖牙间隙
6. B点：咬合接触点

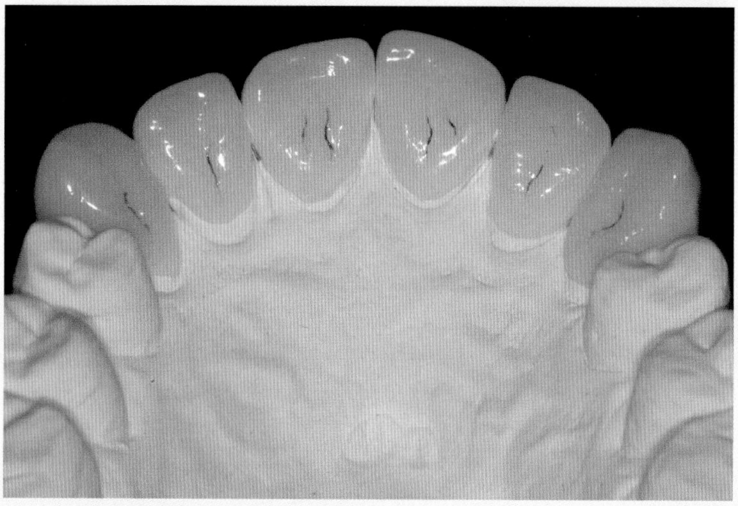

修复体腭面像

7. 近远中邻接区：边缘嵴
8. BC段：近远中斜嵴和Pistorius式
9. C点：舌侧颈部终止点
10. 舌面：不良的解剖形态与质地

1. 切端就位突

切端就位突对于前牙粘接性微创修复体的就位和稳定是非常重要的。一个坚固的切端就位突能够在树脂水门汀溢出的同时，辅助保持修复体的稳定。当没有切端就位突时，舌贴面粘接的临床操作就会比较复杂，因为修复体可能会发生滑动。当技师使用常规复合树脂制作舌贴面时，需要考虑切端就位突的连接强度、颜色和延伸范围。舌贴面和切端就位突最好同时完成，而非后续额外添加切端就位突，后者会降低连接处的抗折强度。

有些技师有意将连接处强度降低，旨在使后期切端就位突容易去除。实际上，连接处应该有足够的强度来承受力量，从而使医生在粘接时能够放心施加力量而不使之折裂。

应通过将切端就位突加工成不同的颜色和较小的体积，从而使去除时更为容易。如果切端就位突需要全部去除，其颜色应该稍暗，以便与周围亮度高的牙釉质表面相区分。它的覆盖范围可略小（$2mm^2$），只要连接处强度足够即可。需要注意的是，**切端就位突不覆盖AB段，从而避免额外的咬合调整。**

由于目前前牙粘接性微创修复体通常为包绕唇侧的设计，此结构可辅助修复体的稳定，因此不再需要制作切端就位突。此外，由于使用了CAD/CAM复合树脂材料，切端就位突的颜色和连接处的强度也不再是需要考虑的问题。

正确的切端就位突

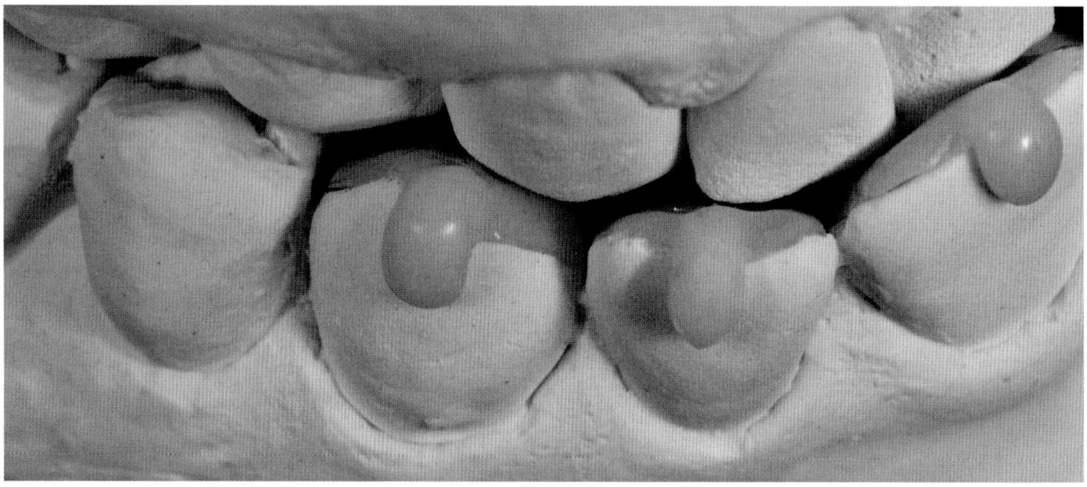

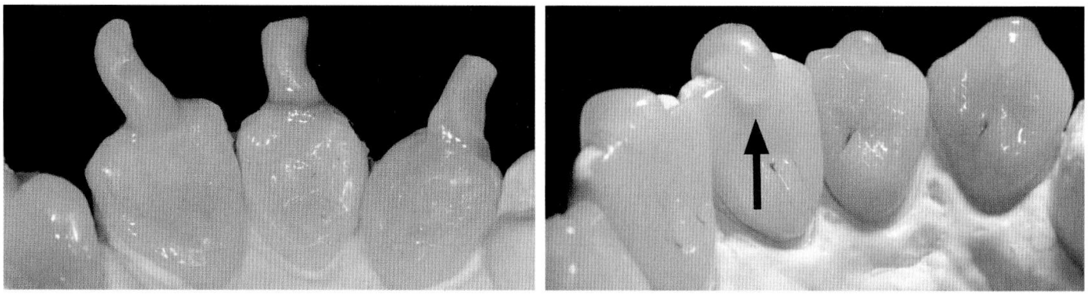

错误的切端就位突

2. 唇侧包绕："加法"无角肩台

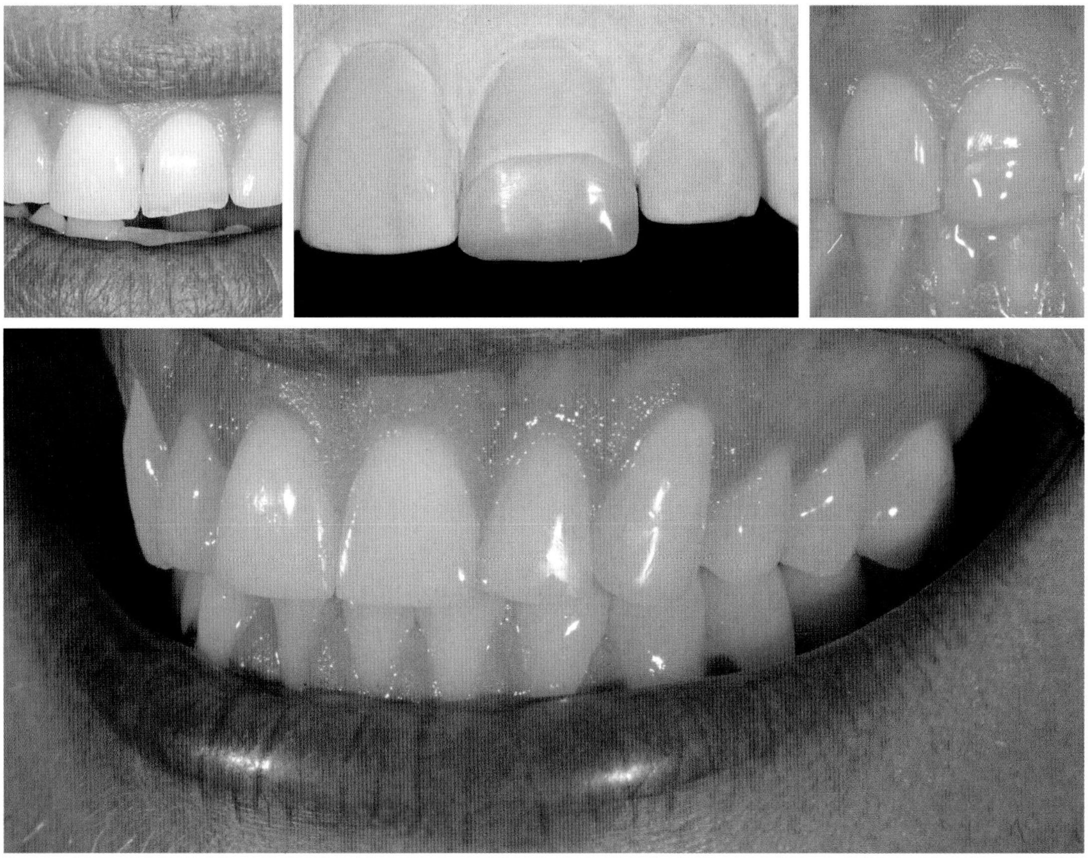

舌贴面的唇侧包绕。唇侧的台阶通过磨光与剩余牙体组织进行移行。

在唇颊面诊断蜡型制作完成后，前牙粘接性微创修复体的唇侧边缘就大致确定了。在再次制作最终的前牙修复体诊断蜡型时，还要考虑唇侧边缘的位置和厚度。目前的前牙粘接性微创修复体的唇侧边缘设计为唇侧包绕，也被称为**"'加法'无角肩台"**。通常来说，为了隐藏修复体的唇侧边缘，临床医生必须对健康牙体组织进行预备（例如"减法"无角肩台）来创造修复体覆盖的空间。而三步法提出了"加法"无角肩台，使修复体唇侧形成一个台阶。首先使用CAD/CAM复合树脂制作一个唇侧较厚的修复体，然后技师或临床医生对其进行修整，或者在粘接时通过直接复合树脂充填对其边缘进行移行。对唇侧进行包绕有以下优点：起到与切端就位突类似的辅助就位作用；提高修复体与剩余牙体组织的颜色匹配度；补偿前牙的舌倾；提高前牙粘接性微创修复体的边缘密合度。

"加法"无角肩台的禁忌证是唇倾的前牙（"兔牙"型，见第313页）。唇侧包绕确实能够起到稳定修复体、提高修复体边缘适合性的作用。但是修复体粘接后，为了防止唇侧过突，需要将其磨除。磨除唇侧包绕部分后，修复体唇侧的颜色过渡可能会不理想。对于这个可能出现的美学问题，应与患者进行沟通。为了提高美学效果，正畸治疗或者"减法"无角肩台是可能的替代方案。

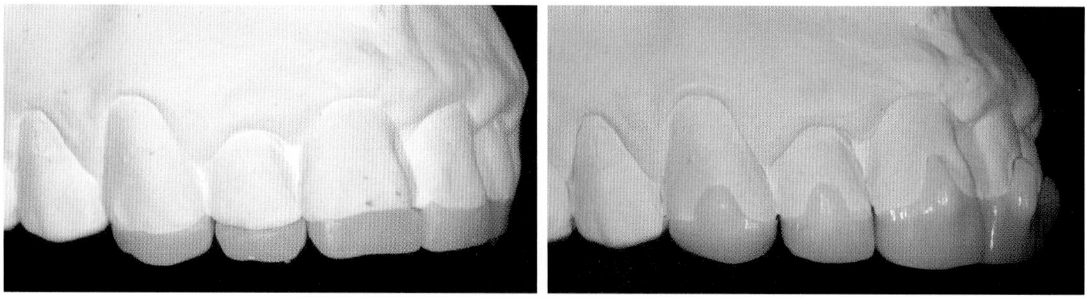

当修复体未设计唇侧包绕时，可能会导致修复体边缘不密合。修复体加工和抛光完成后，边缘常常会过短或不规则。即使唇侧设计为微包绕也较不包绕更为理想。

“兔牙”型

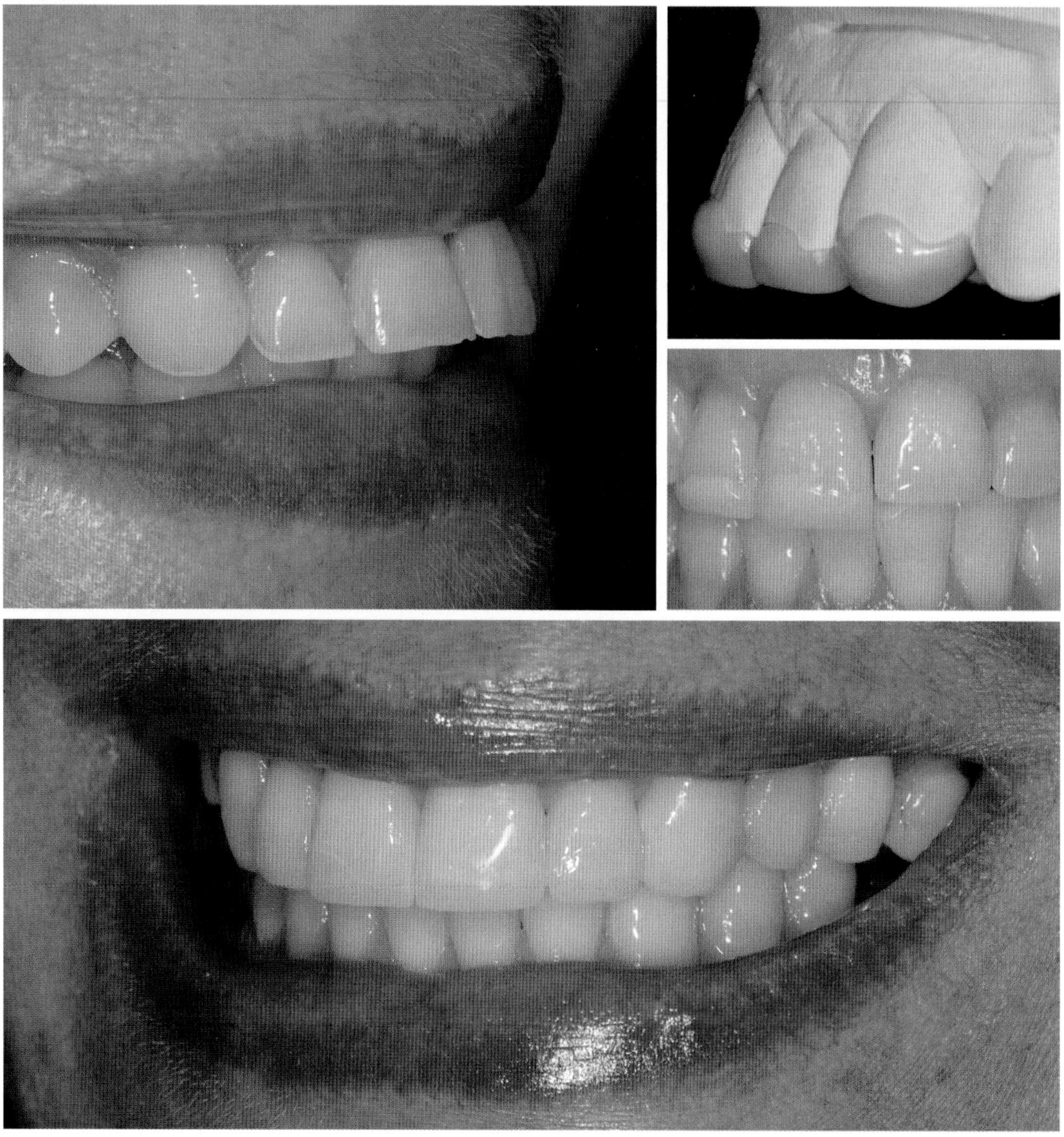

患者上前牙唇倾明显但不接受正畸治疗。将带有唇侧包绕的舌贴面粘接完成后，去除唇侧包绕，修复体与剩余牙体组织的过渡清晰可见。由于患者需要将费用用于后牙升级（包括下颌第一磨牙植入种植体），因此不考虑前牙升级。

3. A点：美学长度和切外展隙

从正面观，前牙粘接性微创修复体切缘的形态应该与患者已经确认的诊断饰面的美学参数相同，例如上颌切缘连线、上中切牙十字和牙长轴。此外，从侧面观，应分析与每条E线的过渡，从而评估使用前牙粘接性微创修复体修复后的尖牙与其余上后牙颊尖是否协调。

对于存在不确定性的病例，临床医生应建议技师**将修复体稍做“大”一些**，粘接后再通过“减法”进行调磨。例如，前牙粘接性微创修复体偏长优于偏短。切端偏方形优于偏圆形。方形的切端可以调磨成圆形，而不会导致牙齿变短。相反，圆形的切端如果调磨成方形，必然将导致牙齿的长度变短。由于使用了CAD/CAM复合树脂材料，这些“减法”调磨不会造成意想不到的结果（例如，变色或可见的孔隙）。

从近距离观察，需要关注修复体与切端剩余牙体组织的适合性。适合性越高，临床效果越好。

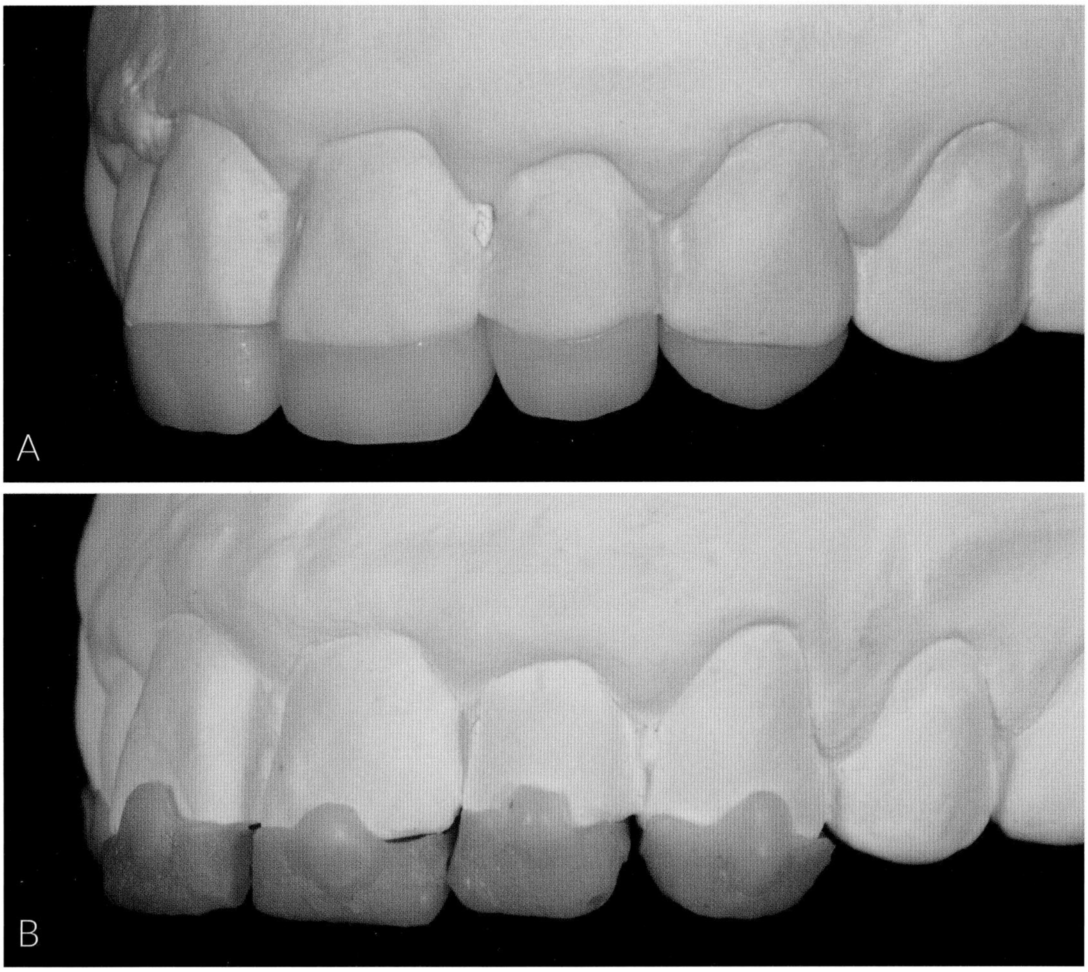

对两位不同技师在相同模型上制作完成的舌贴面进行比较。切外展隙的准确性和修复体切端的适合性都存在差别。虽然图A中未进行唇侧包绕的前牙粘接性微创修复体制作良好，但是粘接过程中修复体的稳定性会比较差。

4. A缘：切缘

前牙粘接性微创修复体应该有一个**清晰的切缘**，用于切咬食物。临床上切缘常常过薄或过厚，或没有明确的切缘。通过增加AB段的凹陷度可以改善错误的切缘形态。

通过口香糖测试，AB段可以在口内更好地塑形。当“前牙车库”较大时，咬合调整的速度会增加。

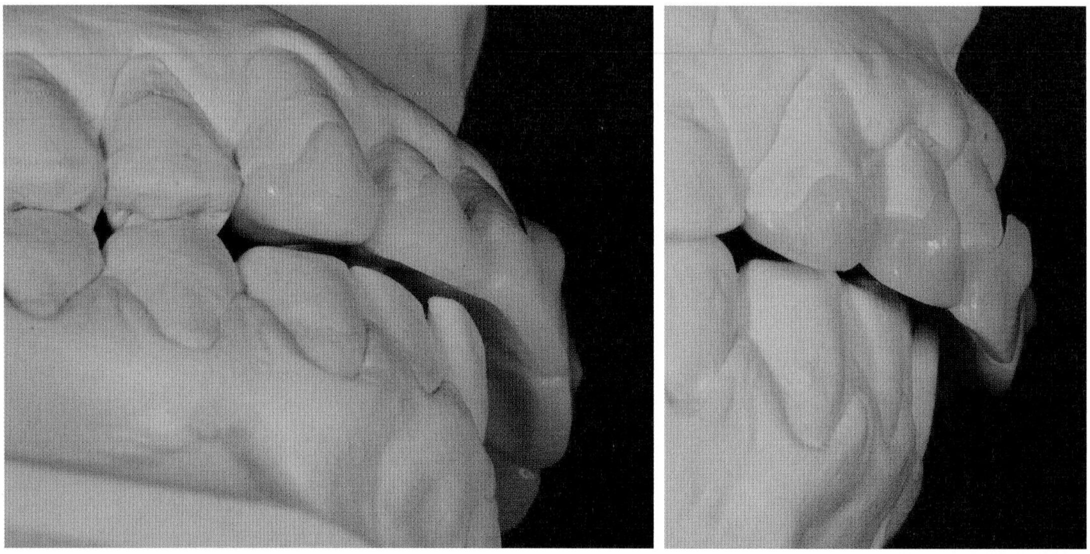

即使无法达到目标B（前牙粘接性微创修复体戴入后前牙开殆），这些修复体的A缘也都应清晰可见。这些修复体的A缘形态正确。

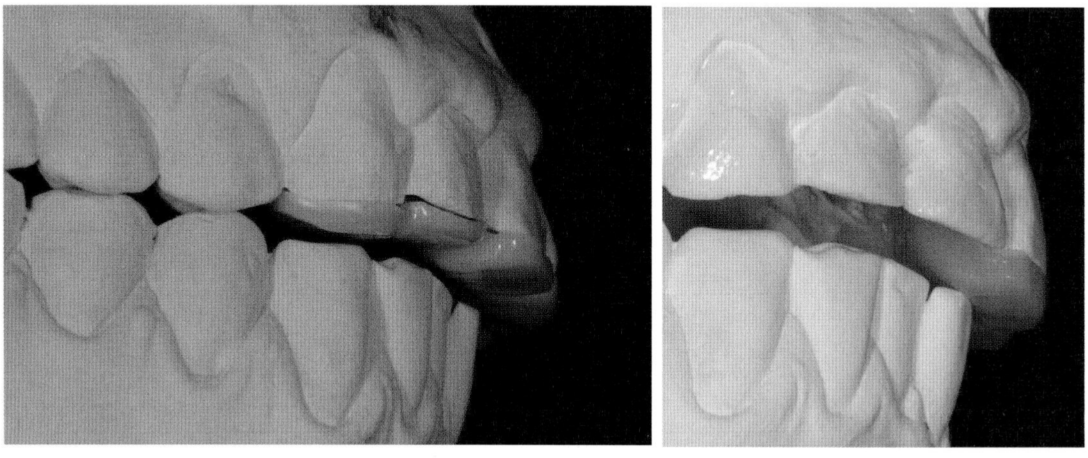

在与上图相同的模型中，其他两位技师制作了“猛犸象”型舌贴面以达到目标B。最终，AB段不正确，并且没有一个可识别的A缘。这些“猛犸象”型前牙粘接性微创修复体是临床上不可接受的。

5. AB段：避免干扰和尖牙间隙

上切牙的AB段被比喻为**“远离下前牙”**，从而提醒临床医生在咀嚼功能运动时，此位置可能出现𬌗干扰。修复后“前牙车库”应该是打开的，AB段与对颌牙的唇侧应保持分离。在最大牙尖交错位时，上下前牙之间应存在可见的间隙，从而降低功能运动时前牙𬌗干扰的风险，特别是对于水平型咀嚼者（切牙间隙）。

AB段的最终形态通过口香糖测试在口内完成调整，在切牙水平，前牙粘接性微创修复体的AB段应调整为**铲形**，从而使咀嚼功能运动时A点远离下颌。同时，尖牙间隙的评估也是非常重要的。从咬合仰视角度观察，尖牙的AB段也应该是打开的，并且双侧尖牙间隙是对称的。

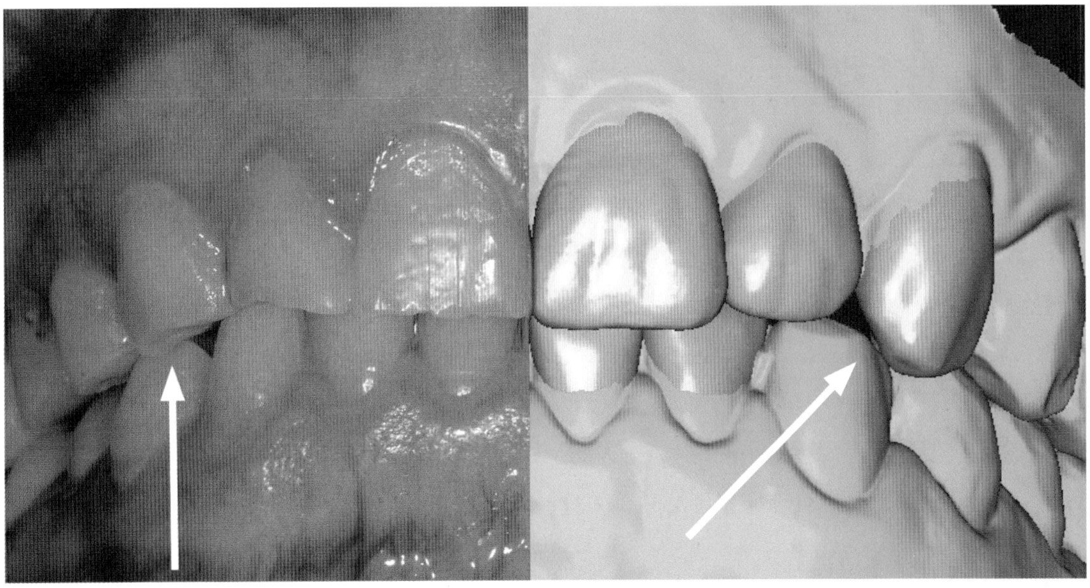

前牙粘接性微创修复体的正中咬合控制。尖牙间隙应该是打开的，特别是当初始状态打开时，修复后仍应保持打开。如果没有拍摄咬合仰视像，尖牙间隙是无法进行分析的。

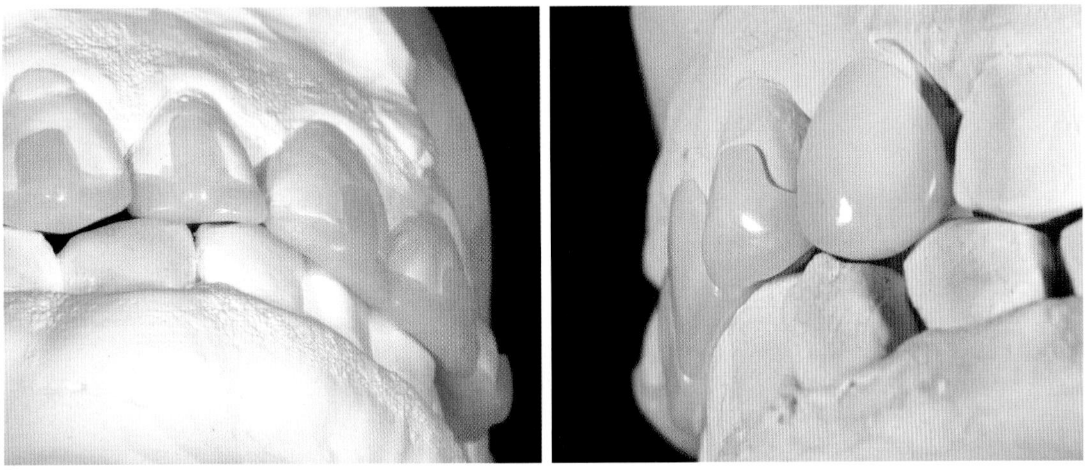

这些患者的前牙粘接性微创修复体没有充足的切牙间隙。“前牙车库”较小，可能会出现功能运动时前牙𬌗干扰。

6. B点：咬合接触点

对于丧失咬合接触的病例，临床医生必须分析其原因：

（1）处于一个过渡状态。在完成舌侧重建后，将通过正畸治疗来恢复咬合接触。

（2）对颌下前牙仍需要修复。

（3）技工室加工失误。

（4）垂直距离抬高过度。当前牙粘接性微创修复体粘接之后，对树脂𬌗贴面进行调𬌗，能够恢复前牙的咬合接触。

（5）预先设计为开𬌗，将在后续治疗中通过压低后牙解决。

理想情况下，下前牙应在前牙粘接性微创修复体制作之前就予以修复（如果需要的话），这样技工室就能确定最终前牙修复体的覆𬌗覆盖，完成“前牙车库”的设计。此外，下前牙修复的错误可以后期进行纠正。当“前牙车库”过大时，技师可以先在模型上修整下前牙的切缘，然后再进行前牙粘接性微创修复体的制作。修复体粘接完成后，临床医生参考完善设计的上前牙舌侧形态，对下前牙进行调𬌗。在前牙粘接性微创修复体制作过程中，技师还应检查垂直距离抬高是否正确，后牙树脂𬌗贴面修复后垂直距离是否过低或过高。

通过在树脂𬌗贴面上进行“减法”调𬌗来纠正垂直距离的错误是较为简单、快速的方法。

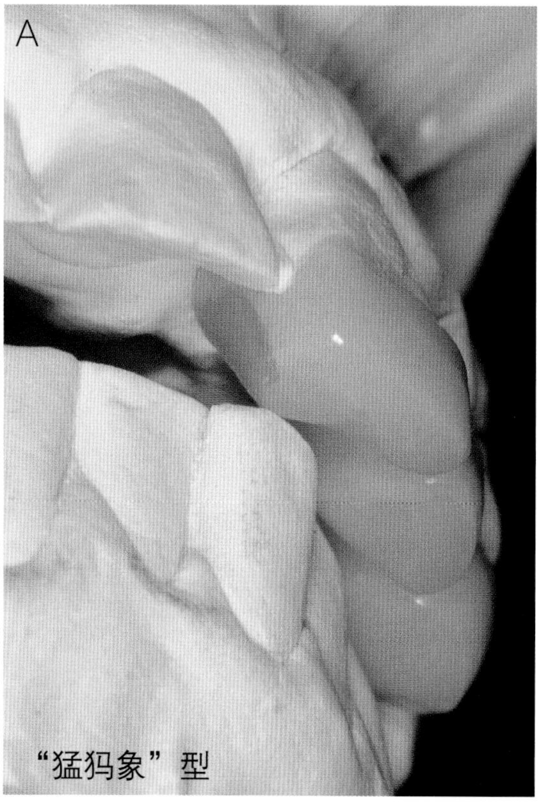

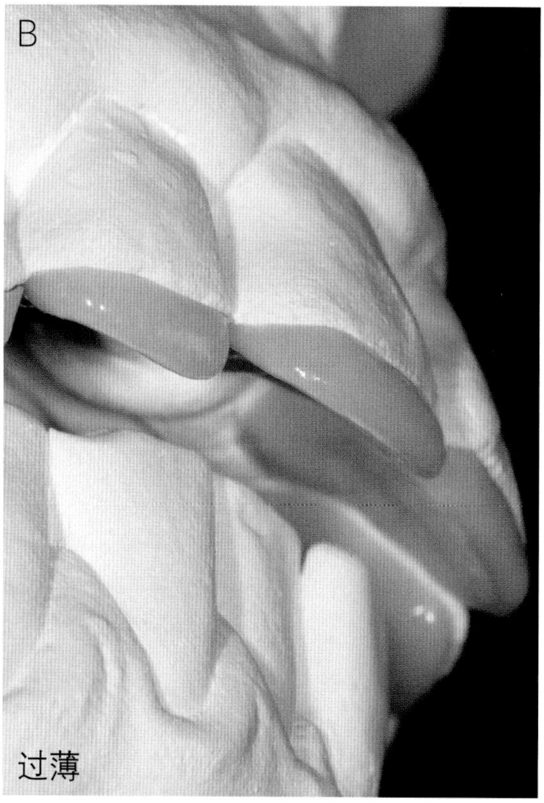

此患者为获得后牙修复空间，设计抬高垂直距离（见第197页）。前牙形成了严重的开𬌗，难以通过前牙粘接性微创修复体进行很好的纠正。为了达到目标B，制作了图A中的“猛犸象”型前牙粘接性微创修复体。

7. 近远中邻接区：边缘嵴

如果工作模型没有锯代型，前牙粘接性微创修复体的邻面边缘是很难评估的。去除相邻的贴面后，能够获得更好的视野。最理想的情况是在单独的代型上观察修复体的适合性。当邻接点没有分离时，上颌模型不易分割为单独的代型。在未分割的模型上进行修复体制作，可能会导致邻面边缘的位置存在加工缺陷。为了克服这个问题，前牙粘接性微创修复体应使用树脂水门汀进行粘接，从而对边缘适合性进行补偿。更重要的是，要避免因丧失邻接点而导致食物嵌塞的发生。为了弥补修复体邻面的加工缺陷，需要通过“加法”进行调整。临床医生须在前牙粘接性修复体戴入时，通过直接树脂充填的方式来重建邻接触点。由于邻接触点位置的特殊性，此操作是非常困难的。前牙粘接性微创修复体的粘接过程将会花费更长时间，并且在直接和间接树脂修复体之间存在粘接界面质量欠佳的风险。鉴于以上临床问题，邻面应避免出现严重的加工缺陷。边缘嵴应形成正确的形态，邻接触应尽可能较紧，从而使最终的修复体只需要在邻接触过紧时进行“减法”调磨。

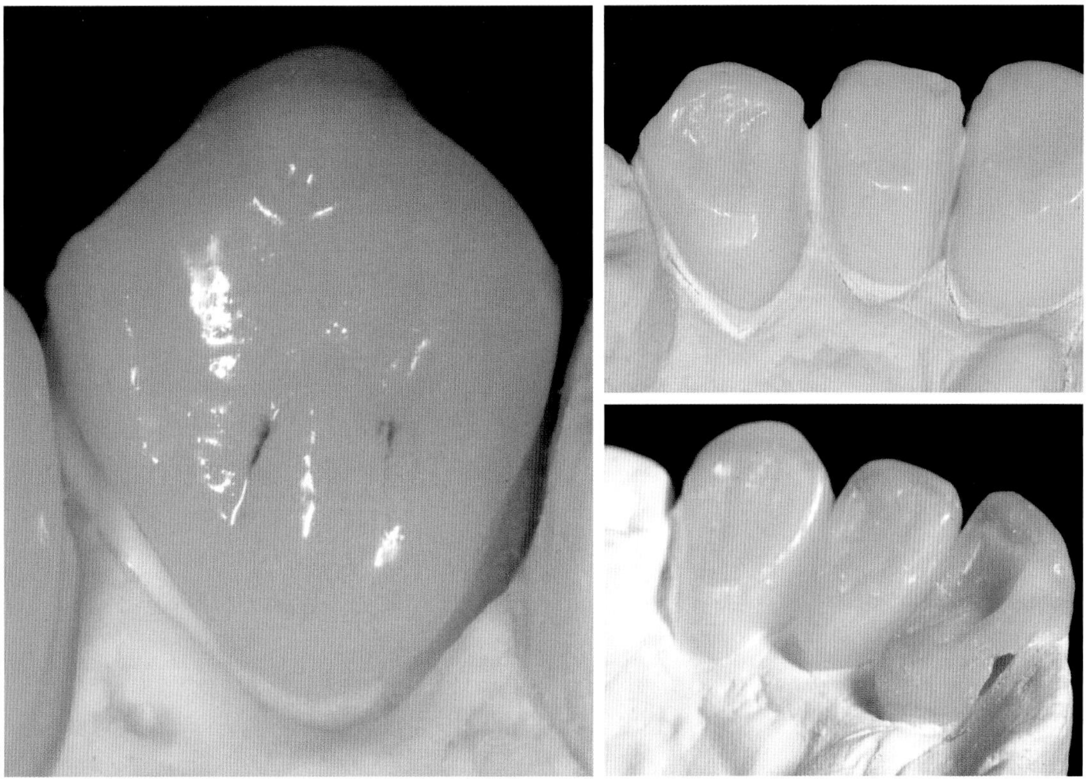

边缘嵴形态不理想。由于边缘嵴形态不明显，导致食物嵌塞，需要在前牙粘接性微创修复体戴入时进行调整。正确完成这些“加法”调整将会降低粘接的效率。

8. BC段：近远中斜嵴和Pistorius式

修复体舌侧过厚可能会加重菌斑堆积和/或造成舌的不适（例如，影响发音）。在前牙粘接性微创修复体戴入之前，应仔细评估BC段的形态。

龈乳头水平出现食物嵌塞的风险更高。修复体舌侧突度过大将会导致两个修复体相邻的边缘嵴之间形成过大的空间，从而形成**舌侧“死角”**，此空间难以进行清洁。临床上将会伴发牙龈炎症和出血。由于在口内对舌侧死角进行修整非常困难，因此在修复体制作时就应避免出现舌侧“死角”。前牙粘接性微创修复体的边缘嵴应尽可能制作成斜面，特别是当患牙修复前结构较为完整时。如果牙齿的BC段完整，临床医生和技师可考虑将V型贴面改为L型贴面。

舌侧“死角”

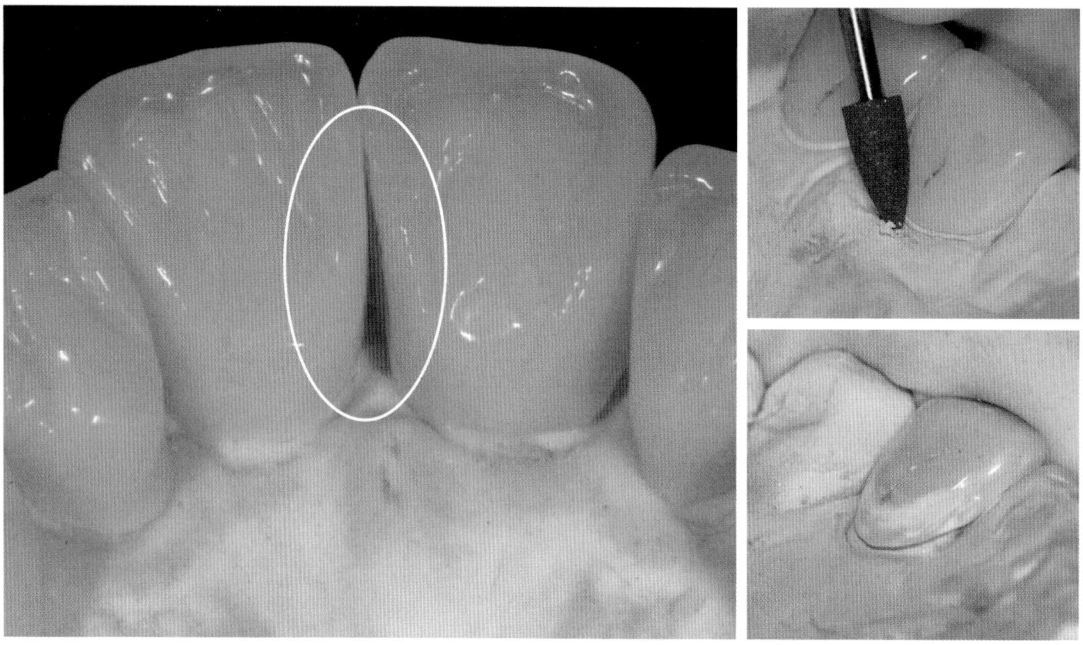

Pistorius式

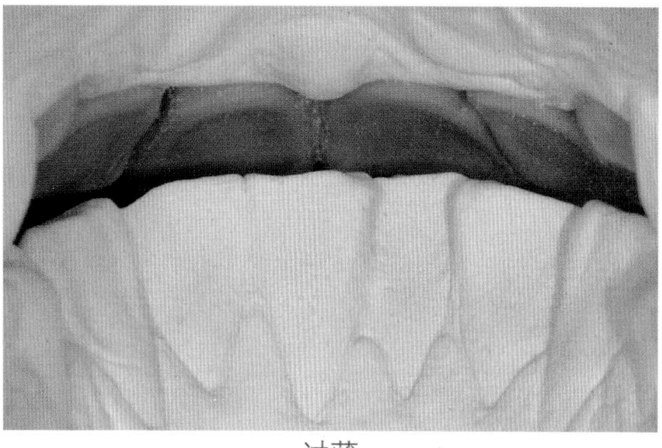

过薄

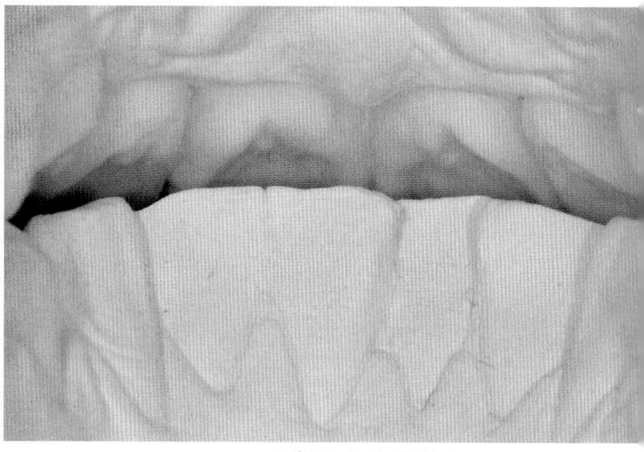

过于偏向两侧

对于**垂直型磨耗**的病例，为了形成近远中边缘嵴斜面，可以设计为一个特殊的形态，即**Pistorius式**，只将BC段的中央部分进行加厚，形成一个**加长的中央隆突**。

垂直型磨耗患者常伴有严重的前后向偏差，当垂直距离抬高后，上下前牙常因距离过大而无法形成咬合接触。因此对舌侧进行这种特殊设计的原因就是即使在上述情况下也能保证前牙形成咬合接触。将B点加厚能够帮助前牙重新建立咬合接触。当患者的舌部难以适应较长的隆突时，其可较容易进行调磨，而其近远中斜嵴不需要进行调改。

诊断蜡型将舌侧制作成Pistorius式

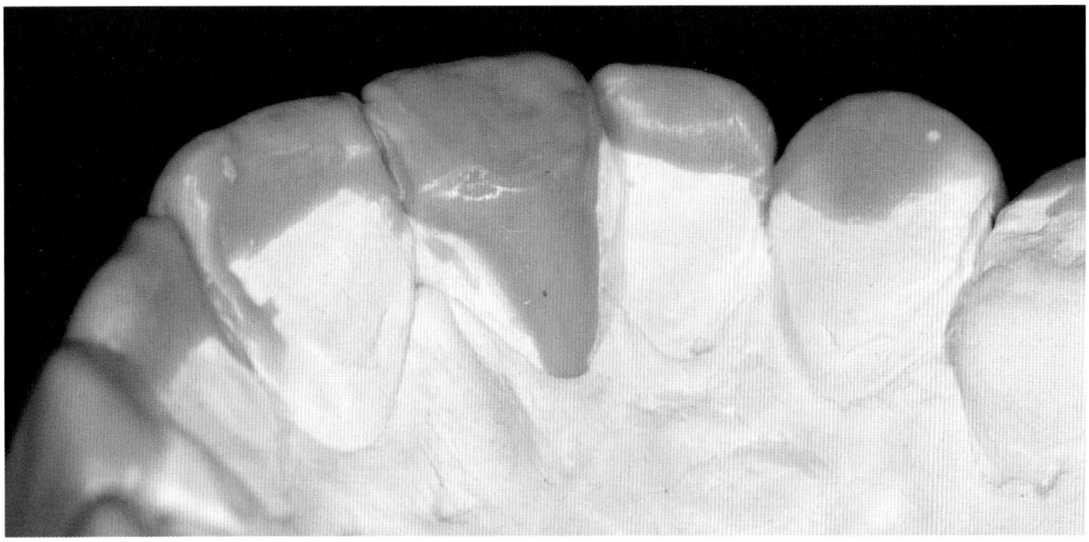

为了获得一个更突的B点，同时不加厚整个舌面，技师制作诊断蜡型时，应将舌侧中央加突，其最下端是B点。修复体的近远中边缘嵴形成一个明显的斜面。但是这个加长隆突的突度是有限制的。

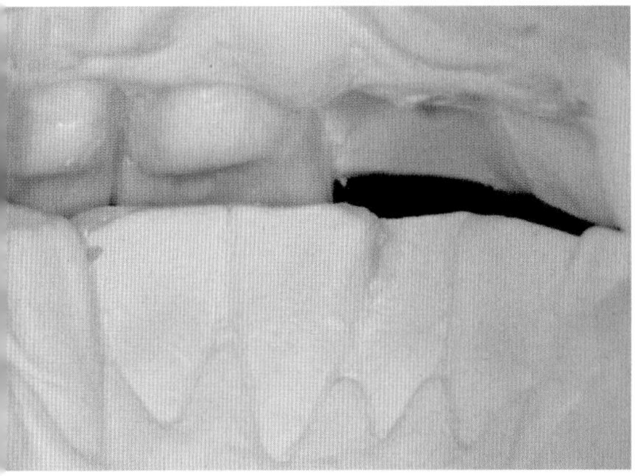

过短

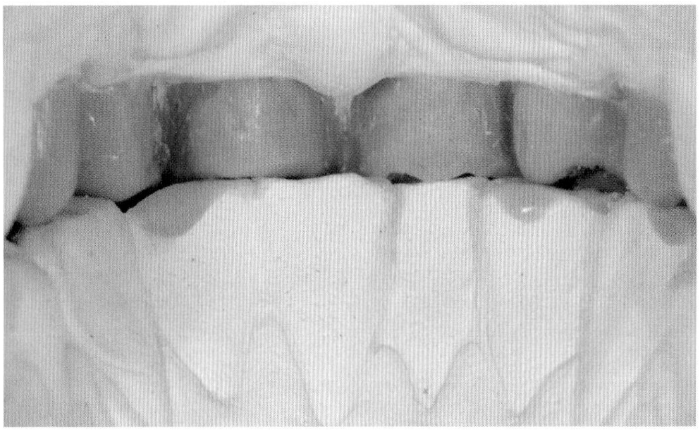

过厚

9. C点：舌侧颈部终止点

前牙粘接性微创修复体（V型贴面和舌贴面）的C点通常对应原始牙齿的C点。临床医生更倾向于获得略偏长的修复体，必要时在前牙粘接性微创修复体准确就位后（在放置橡皮障夹后）调短。

观察前牙粘接性微创修复体的颈部边缘也是非常重要的，需确认颈部是否有明显的台阶。如果靠近牙龈处存在明显的台阶，且通过直接树脂充填不容易进行移行，则应先在口外进行调磨。

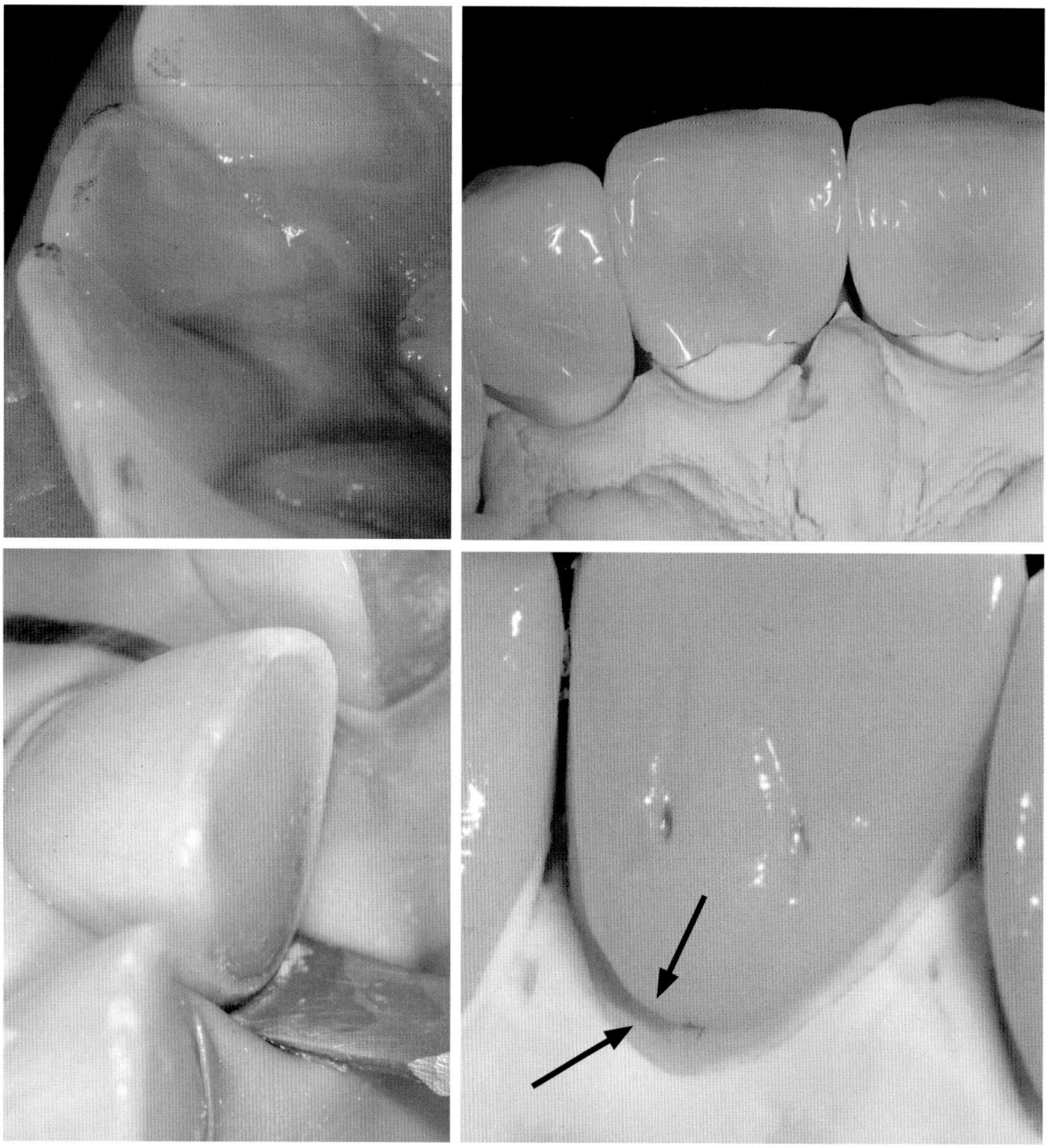

天然牙颈部不存在台阶。前牙粘接性微创修复体颈部的平滑过渡是很重要的，任何潜在的台阶在粘接之前都要进行调磨，或者通过直接树脂充填进行移行（后者操作更为复杂）。

10. 舌面：不良的解剖形态与质地

前牙粘接性微创修复体舌侧应较为光滑。因为舌侧与舌较为接近，舌不但能够感知修复体表面的不规则，还会因修复体占据舌侧空间感觉不适。

此外，复杂的舌侧解剖形态不易抛光，使用树脂材料充填空隙将会造成一个更不理想的表面，更容易造成菌斑堆积。理想情况下应进行机械抛光。

错误

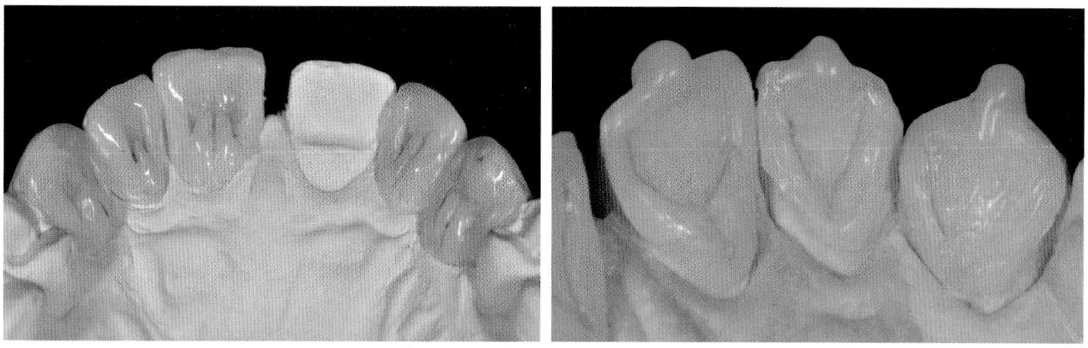

美观但不舒适

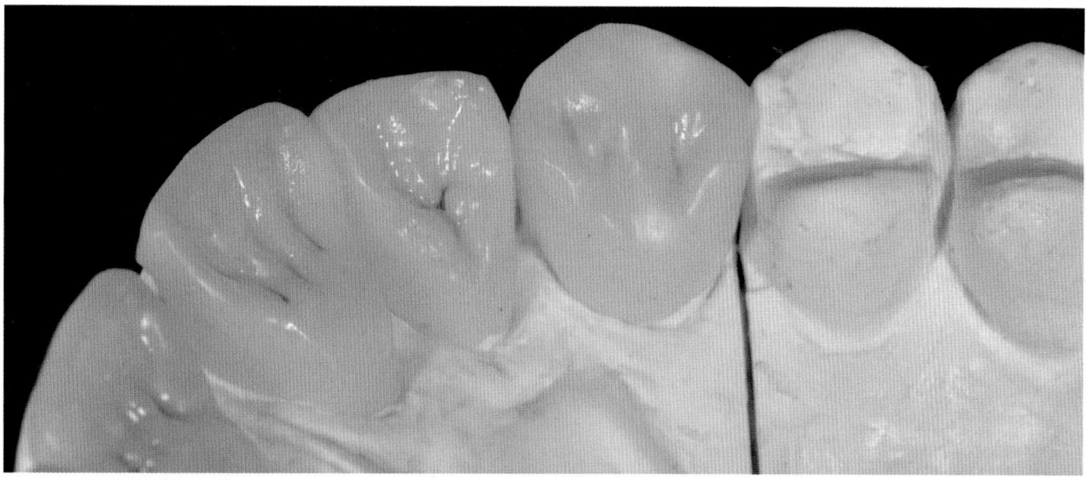

正确

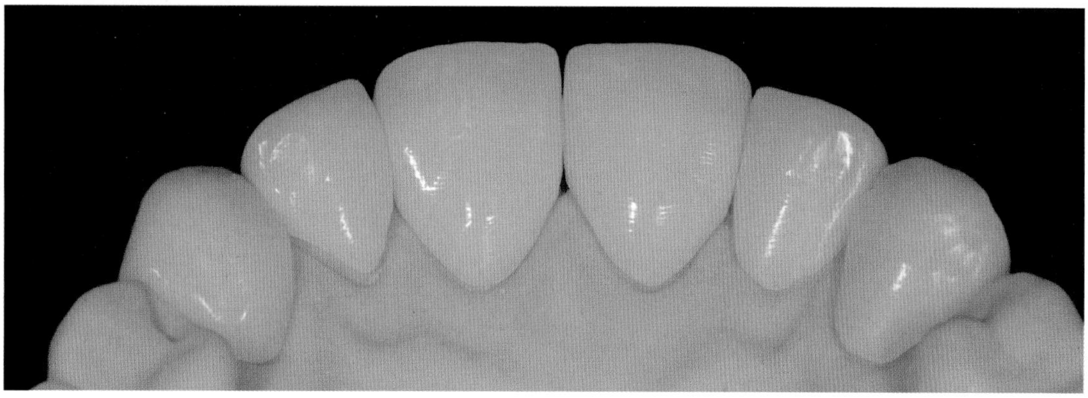

技师应将前牙粘接性微创修复体的舌侧形态做得尽可能轻薄，以减少对舌体的干扰。应尽量对表面进行机械抛光，而不是使用粘接剂对表面上光。

最后的质控步骤应关注用于**制作前牙粘接性微创修复体材料的质量**问题。不推荐使用瓷材料制作舌贴面和V型贴面，因此只能选用树脂材料。使用CAD/CAM复合树脂材料进行加工，修复体质量可以标准化，但使用其他技工室树脂材料进行加工存在较多的可变因素。

临床医生可能被修复体光亮的外表面所误导。树脂材料真正的质控应检查修复体的组织面是否存在孔隙。

前牙粘接性微创修复体的蜡型一旦经过确认，就可以开始进行修复体的制作了。技师可以使用透明硅橡胶阴模来复制前牙粘接性微创修复体的蜡型。

然后去除模型上的蜡型，在硅橡胶阴模中加入复合树脂后就位于上颌模型上。透过硅橡胶阴模将复合树脂光照固化。这种直接法技术首先进行蜡型的制作，再通过透明硅橡胶阴模进行修复体的制作，其优点是可以降低污染和复合树脂直接充填的孔隙；其缺点是破坏了诊断蜡型，在取下前牙粘接性微创修复体时也破坏了模型。在制作透明硅橡胶阴模前，应准确界定诊断蜡型的边界，在蜡型上建立准确的邻面接触区，从而确保前牙粘接性微创修复体和模型分离后，边缘嵴处能够有良好的质量。

相同设计的诊断蜡型还可以进行数字化扫描，通过数字化的方式获得CAD/CAM制作的修复体。

通过直接法由技师徒手堆塑前牙粘接性微创修复体是最不推荐的方式。因为复合树脂将进行层层堆塑，此方法不同于透明硅橡胶阴模法，将会产生更多的孔隙并增加污染的风险。最后需要强调的是，如果没有预先通过蜡型或数字化方法进行设计，临床医生将无法在制作前牙粘接性微创修复体前表达自己的修复设计想法。

质量良好

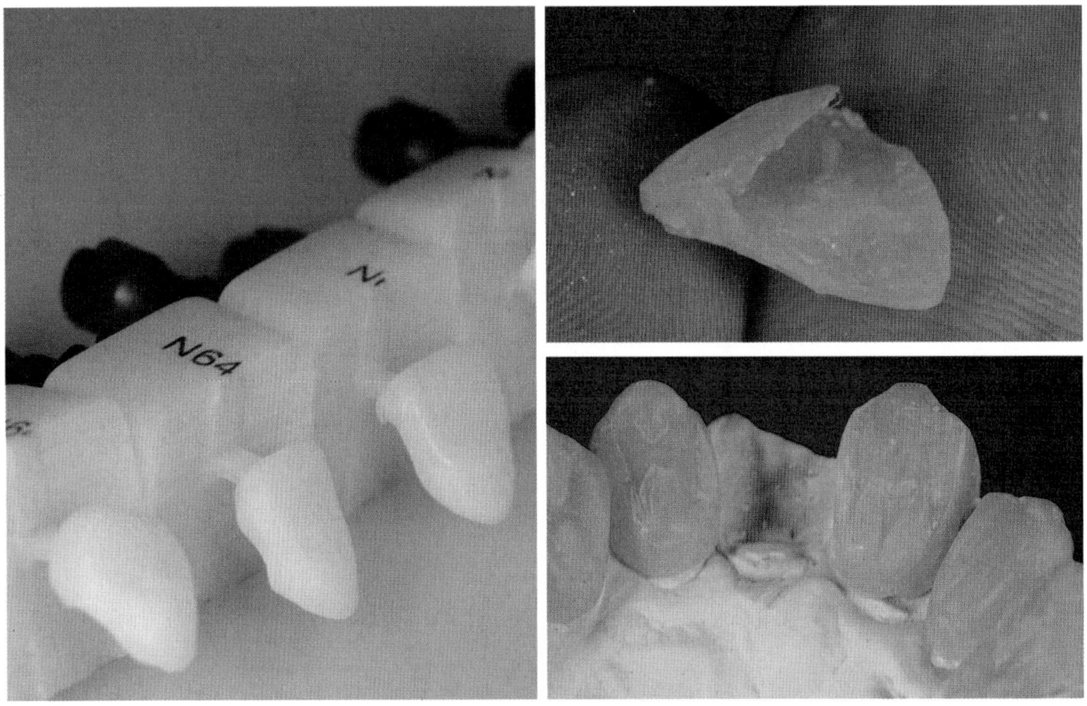

质量不佳

CAD/CAM复合树脂前牙粘接性微创修复体的修复材料质量非常好，其孔隙率低且聚合完全。

训练你的眼力

鉴别前牙粘接性微创修复体质量评估的10个技工室参数。

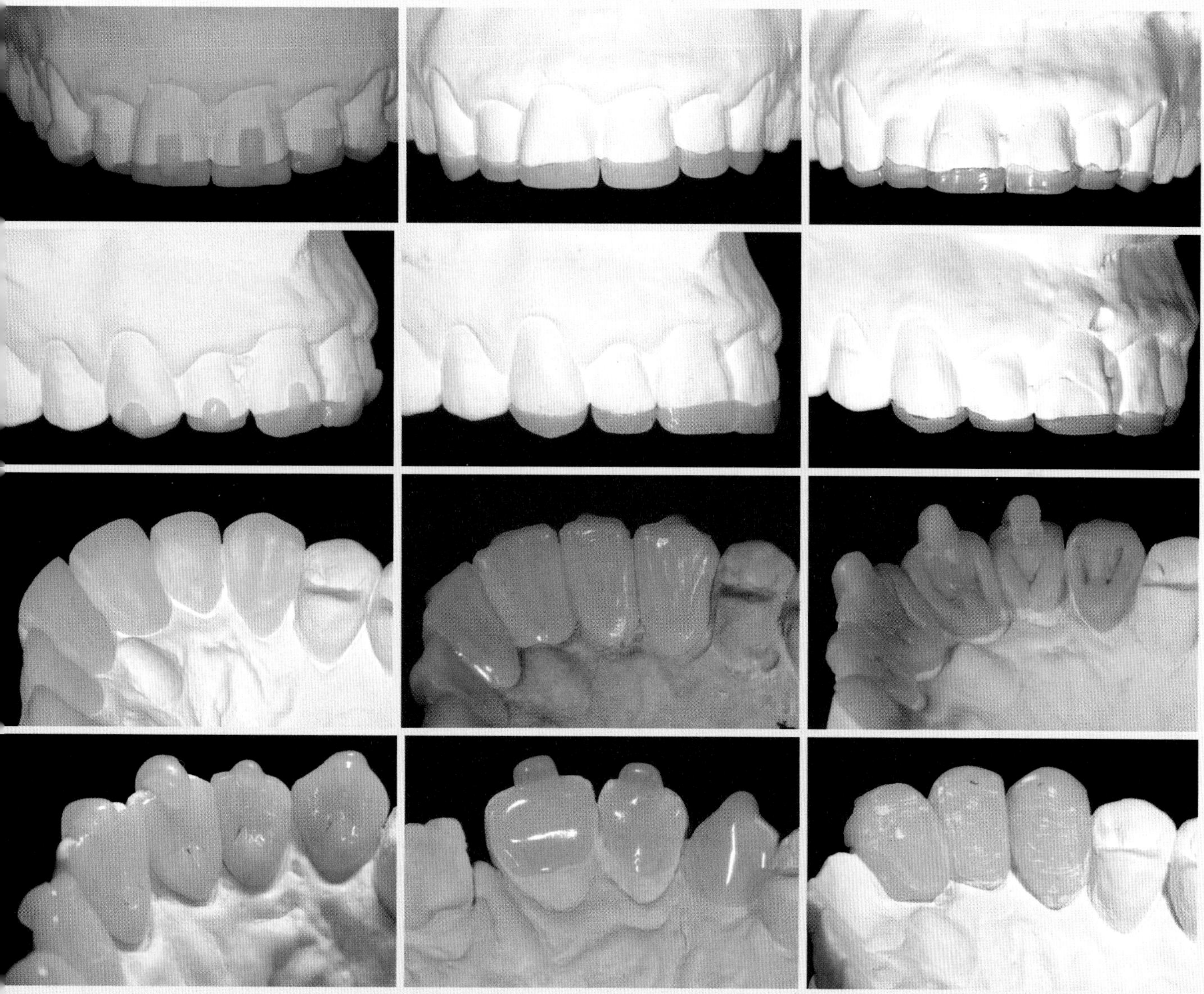

临床步骤三：

粘接前牙粘接性微创修复体

在复诊与修复准备之后，接下来需要预约下一次复诊时间来试戴前牙粘接性微创修复体。预约间隔时间取决于技工室加工修复体的周期。通常需要1周的时间。在此期间，患者可以测试新建立的后牙支持是否合适。为了评估这次复诊的复杂程度，临床医生必须考虑3个主要问题。首先要考虑**前牙粘接性微创修复体唇舌侧龈边缘的位置**。

如果修复体的C点非常靠近牙龈，这意味着未修复的舌侧剩余牙体组织形态不理想，因此橡皮障将不容易固定。每个前牙粘接性微创修复体都需要放置一个橡皮障夹来固定橡皮障，同时暴露C点。此步骤会降低粘接过程的速度。

其次要考虑是否需要**联合复合树脂直接修复**来提高唇侧的美观。L型贴面和V型贴面的唇侧不需要联合使用复合树脂直接修复，但舌贴面的唇侧包绕部分可能需要添加复合树脂进行移行。最后，如果需要调磨邻面，前牙粘接性微创修复体的试戴就会更复杂、更耗时，例如关闭牙间隙的病例，因为每个修复体的试戴都要花费更长的时间。

此前，前牙粘接性微创修复体唇侧和邻面的调整通常是不需要考虑的问题，因为常常需要另外设计一个唇贴面（双重贴面）。近年来，随着CAD/CAM复合树脂舌贴面或V型贴面技工室加工质量的提高，通过一个整体的贴面不仅可以修复舌侧缺损，同时也可以对牙齿唇侧的形态进行很好的改善。

前牙粘接性微创修复体试戴的临床步骤

1 试戴美学效果

2 稳定性控制

3 邻面与龈边缘的适合性

4 粘接过程

5 咬合调整

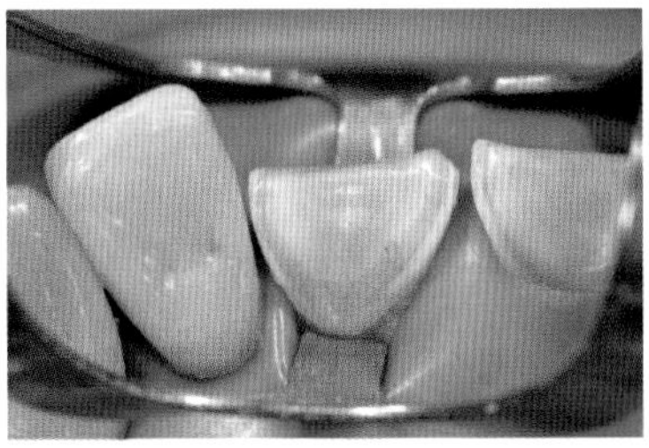

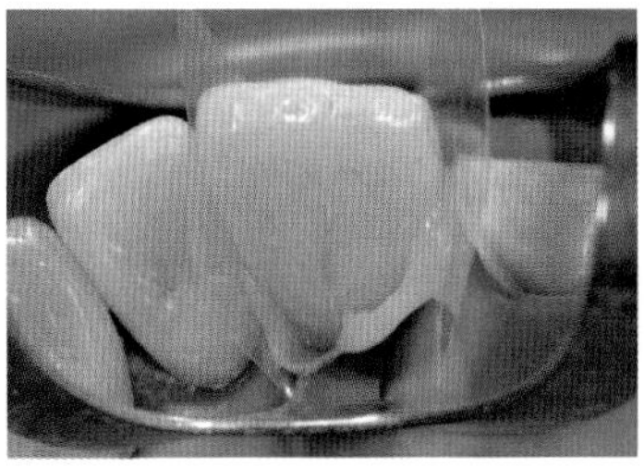

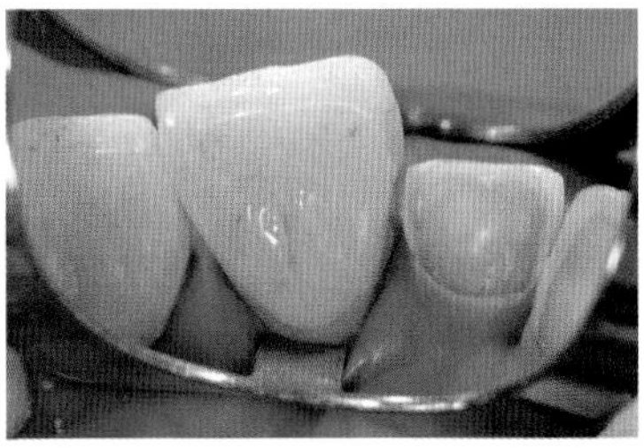

评估前牙粘接性微创修复体试戴复杂程度的3个主要参数

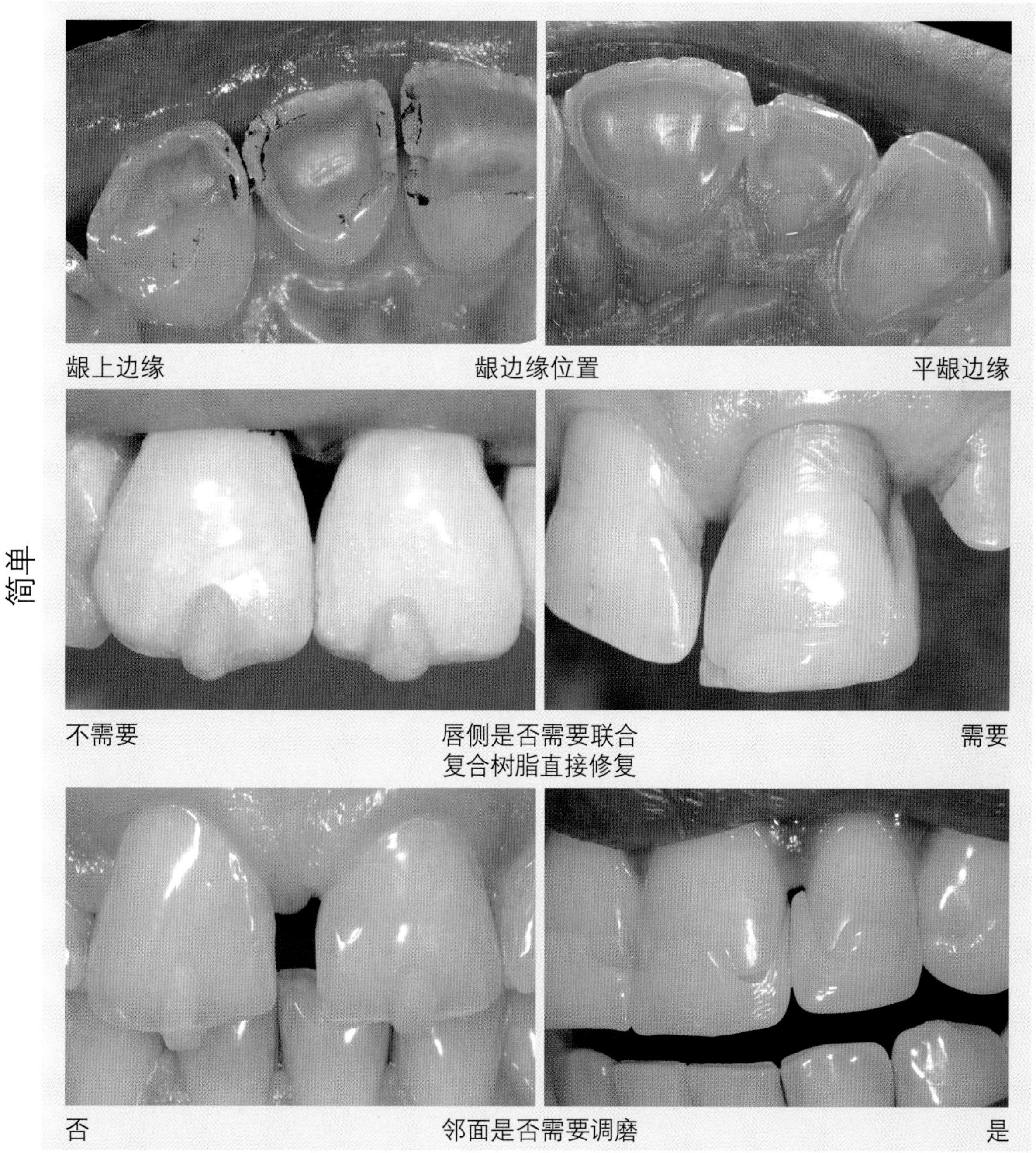

1. 试戴美学效果

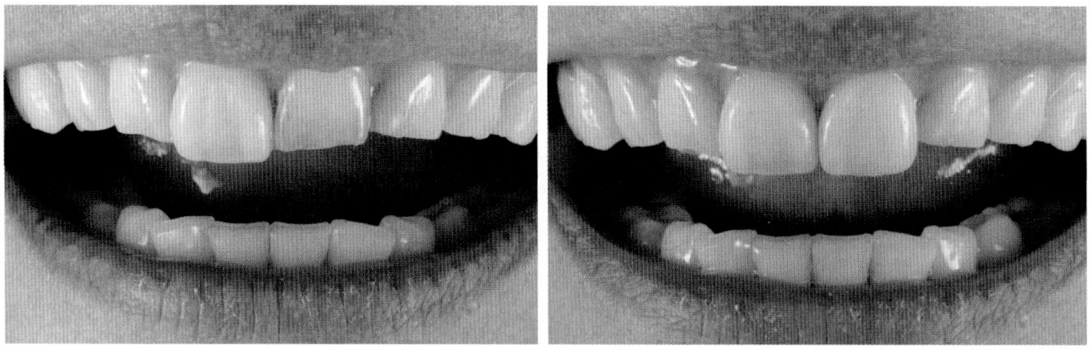

如果在复诊与修复准备时，前牙没有戴临时修复体，复诊粘接的效率会更高，因为前牙粘接性微创修复体可以直接进行试戴。在贴面就位之前，可在每个基牙唇面滴一滴甘油，从而辅助固定修复体，并评估修复体唇侧包绕部分与剩余牙体组织的颜色是否协调。

由于前牙粘接性微创修复体对美观的改变很大，所以在修复体粘接之前需要花费一定的时间让患者观察修复后的美学效果。不同于牙体预备后再进行修复的“减法”病例，对于因进行超薄贴面修复而保留了患牙完整唇侧牙体组织的“加法”病例，修复后的颜色受到基牙颜色的影响。由于随着患者就诊时间的延长，牙齿会发生脱水从而导致亮度增加，因此需要在此之前向患者展示修复后的美学效果。临床上可为患者**准备一个可手持的镜子**，这样患者在椅位就能观察美学效果，从而降低修复体移位的可能性。此外，还有很重要的一点是要评估修复体是否能遮住基牙的颜色 53。如果对前牙粘接性微创修复体的遮色能力存疑，在试戴时可将甘油换成选择性预热的复合树脂，此时要注意椅旁灯光的影响，不要使树脂发生固化。

使用树脂水门汀来粘接前牙粘接性微创修复体可以改善修复后的颜色效果。选择较白的牙釉质色（BF2，Micerium）树脂水门汀可以在下方有无基牙支持的交界位置为贴面提供非常好的颜色过渡。

53

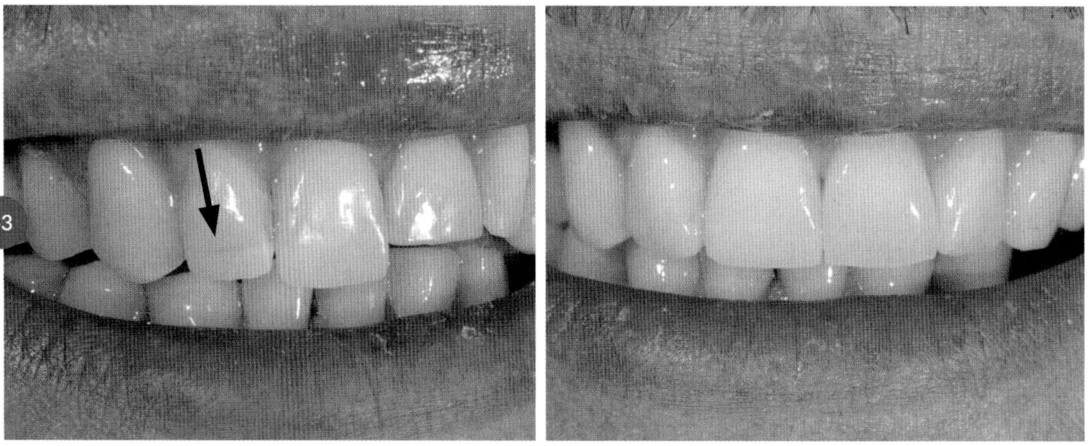

在CAD/CAM复合树脂V型贴面试戴过程中，唇侧可见一条明显的线。使用较白的牙釉质色树脂水门汀粘接后，获得了理想的美学效果。左上中切牙为临时冠。

对于已进行前牙临时修复和后牙树脂殆贴面修复的病例，因为需要提前去除临时修复体 54，粘接速度会减慢。此外，对于进行了临时舌贴面修复的病例，如果临时修复体的颈部适合性欠佳，就会导致牙龈炎症和粘接过程中牙龈出血 55。这也是三步法技术建议尽量不要进行前牙临时修复的原因。

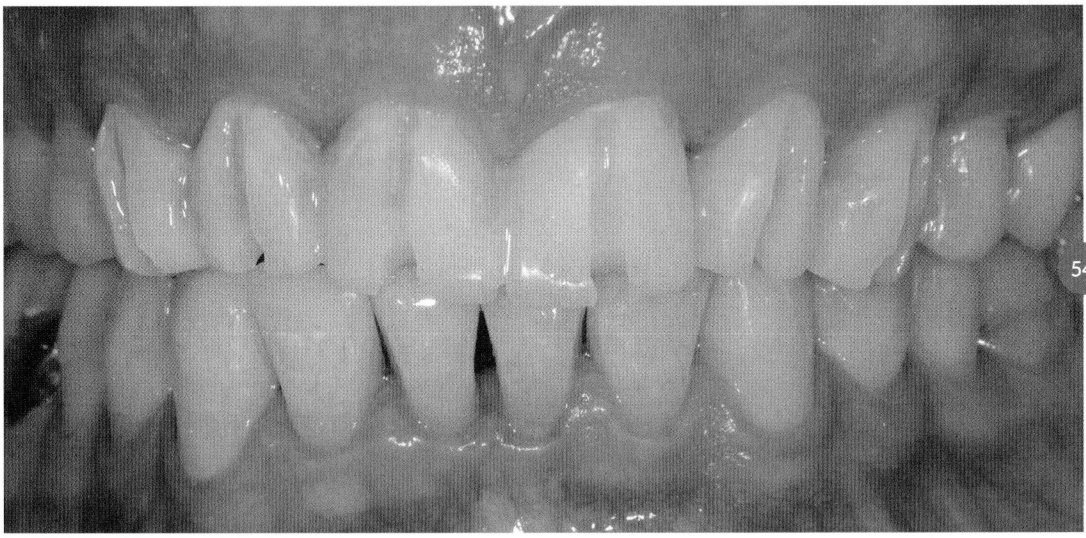
54

去除临时修复体时应小心操作，注意不要出现细微的磨痕，从而使修复体折断的风险增加。直接抠除修复体是最安全的方式，但是需要花费较多的时间。

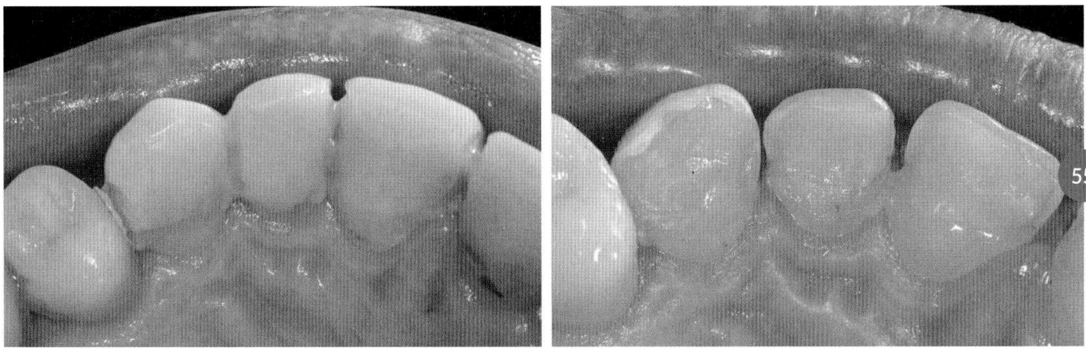
55

临时舌贴面和临时V型贴面可能会导致舌侧牙龈红肿。

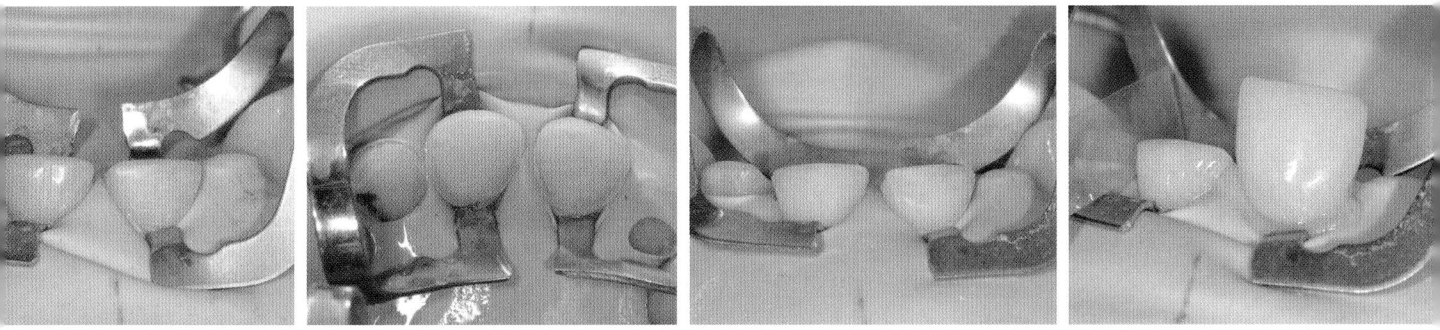

如果基牙的临床冠高度很短，则隔湿是非常困难的。因此，临时修复体导致的牙龈炎症应完全避免。图中这位患者的前牙临时修复体就导致了牙龈的炎症和出血。

在试戴检验美学效果的过程中，临床医生要注意观察是否存在需要进行调整的情况。有两种可能的调磨类型：**“加法”调整**和**“减法”调整**。

当需要通过直接树脂充填进行**“加法”调整**时，操作是更加困难且耗时的。用于直接充填的复合树脂本身的孔隙度将会影响修复体的老化性能 56a，如果没有进行非常完美的操作，修复的远期效果可能会较差。

相反，单层CAD/CAM复合树脂修复体的**“减法”调整**（使用车针或切盘来调整间接修复体的形态）操作简单，而且不会改变修复体的颜色或暴露多孔的树脂层 56b。如前所述，考虑到做“减法”调整的可能性，技工室加工时会经常将前牙粘接性微创修复体制作得较长或较厚，以保证修复体在粘接后进行“减法”调整后仍有理想的形态。例如，当上颌切缘连线过长而牙长轴和上中切牙十字均正常时，修复体很容易进行调磨。相反，当切缘过短时不建议再对修复体进行调整，而应直接返工重新制作（临床不可接受）。

“加法”调整

56a

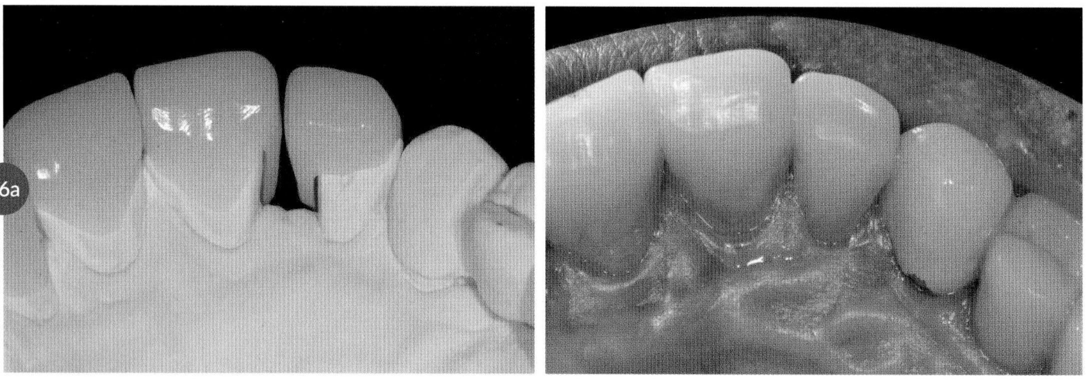

“减法”调整

56b

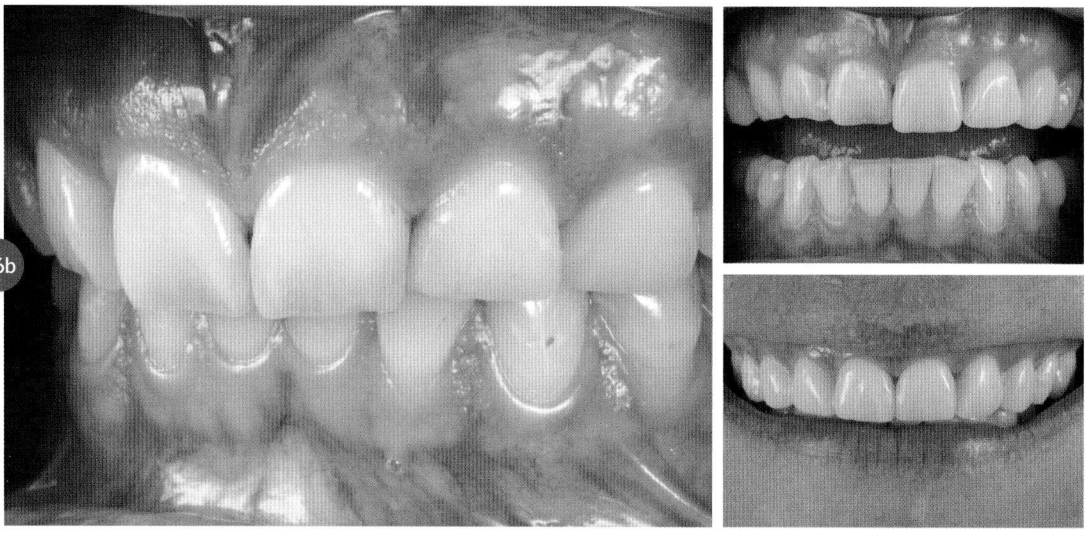

患者的CAD/CAM复合树脂L型贴面太厚，特别是在侧切牙的位置。修复体戴入后，结合患者的反馈在口内进行调磨。

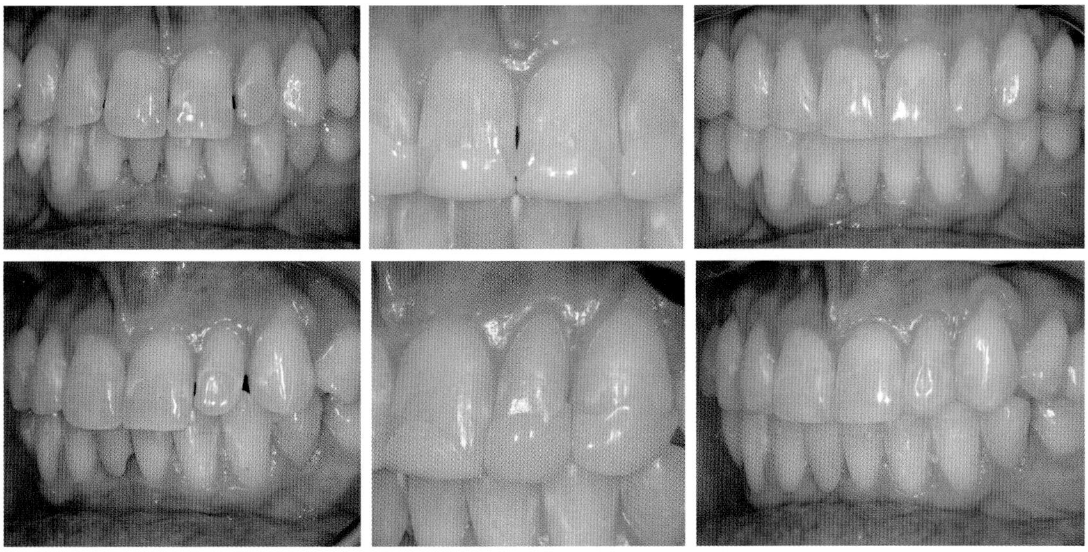

CAD/CAM复合树脂舌贴面修复，在“减法”调整后获得了良好的美学效果。

当进行舌贴面修复，同时部分包绕唇面时，应在试戴过程中考虑如何进行唇侧边缘的移行，从而提高美学效果。

“减法”移行是通过调磨、抛光去除修复体唇侧边缘的台阶。**“加法”移行**是在唇面添加复合树脂进行直接修复。这时，医生不仅需要选择粘接舌贴面的树脂水门汀的颜色，还要选择直接粘接复合树脂的颜色。

在进行V型贴面或L型贴面修复时，由于不需要对前牙粘接性微创修复体的唇侧边缘进行移行，患者可以在试戴的过程中很好地观察最终的修复效果。

“减法”移行

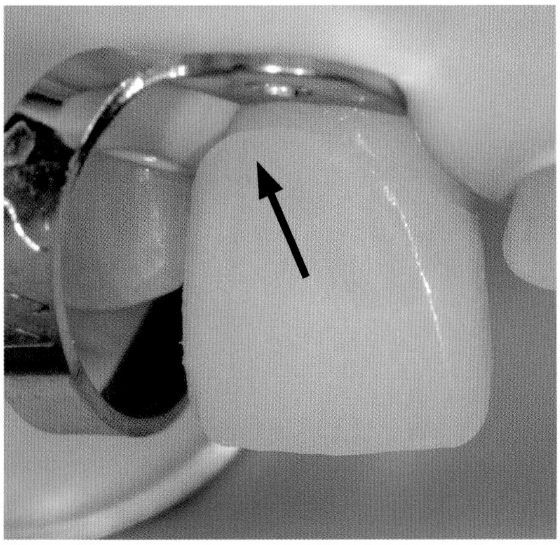

“加法”移行

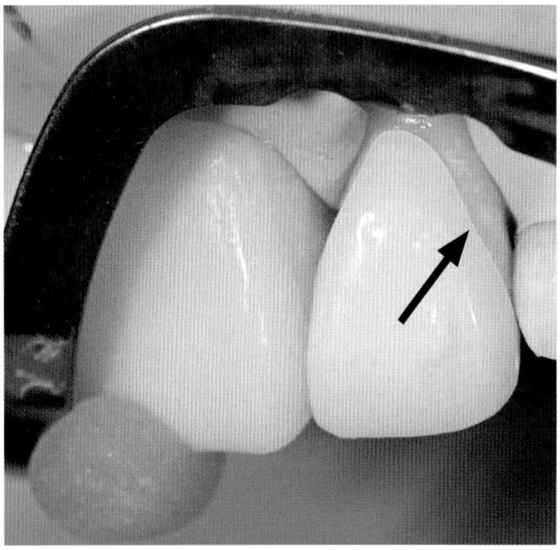

修复体就位后观察修复体的边缘，当基牙没有进行牙体预备时通常会出现台阶。临床医生需考虑如何通过调磨修复体或添加树脂来进行边缘的移行。

2. 稳定性控制

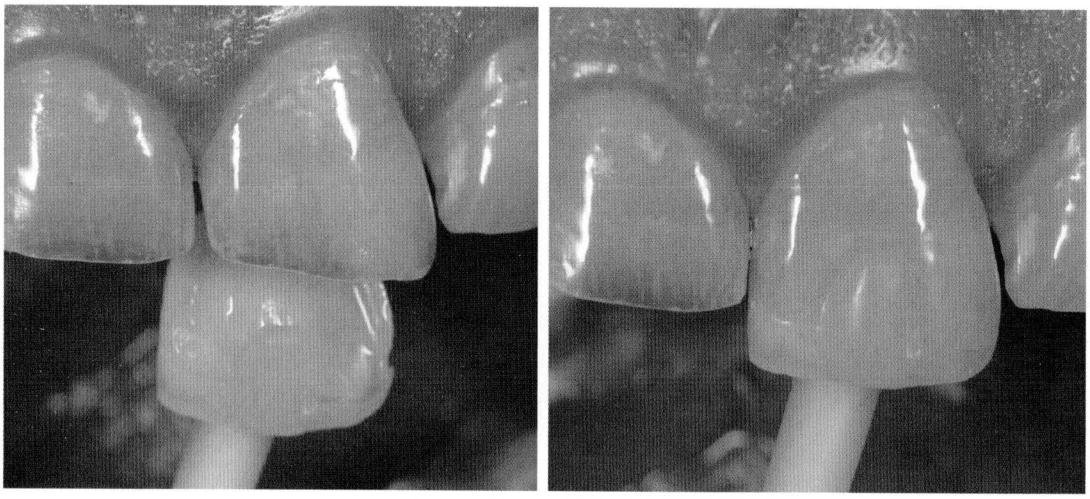

在上橡皮障之前，检查前牙粘接性微创修复体的美学效果时，必须同时检查修复体的稳定性。

如果贴面由于邻接触过紧而不稳定，则需要对每个贴面逐个进行稳定性的检查。当接触区仅略紧时，可不必提前调磨，而是在即将粘接修复体之前再进行调磨。

舌贴面只有粘接完成后，或者当有唇侧包绕或切端就位突来引导修复体就位时，才能获得良好的稳定性。当不存在唇侧包绕或切端就位突时，舌贴面就位**不稳定**，粘接过程更为复杂。基于前牙粘接性微创修复体的稳定性，临床医生必须考虑好粘接顺序，每次仅粘接一个修复体效果更好。如果临床医生首次粘接前牙粘接性微创修复体，右上尖牙是最容易操作的牙齿，因为远中与右上第一前磨牙的接触增加了贴面的稳定性。当修复体就位欠佳时，会影响最终的美学效果。但是，出于获得最佳美学效果的角度考虑，应首先从两颗中切牙开始粘接，但前提是中切牙修复体就位后有很好的稳定性。如果就位存在偏差，会影响修复体长轴和上中切牙十字，从而极大影响美学效果。如果中切牙修复体就位不稳定，建议先从尖牙开始粘接，然后粘接侧切牙，通过粘接完成的侧切牙来辅助稳定中切牙。

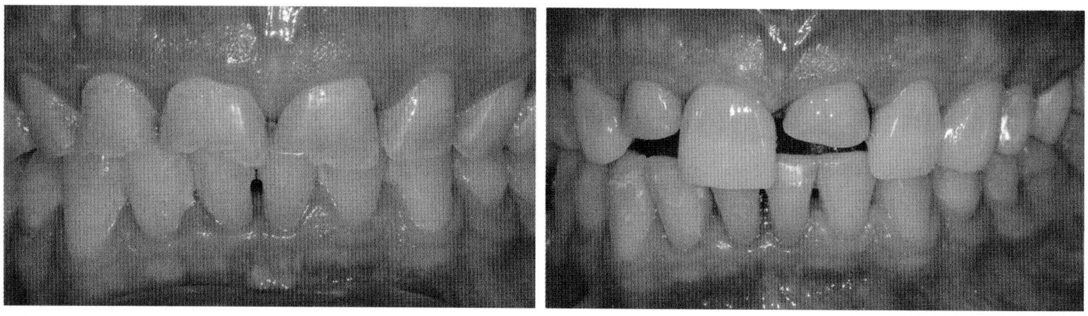

在试戴美学效果的过程中，临床医生必须基于贴面的稳定性来考虑粘接的顺序，从而降低就位不准确带来的风险。通常，由于存在远中接触点，尖牙是最稳定的。如果从两颗中切牙开始粘接，医生必须确保在不存在远中邻面接触点的情况下修复体的稳定性。

3. 邻面与龈边缘的适合性

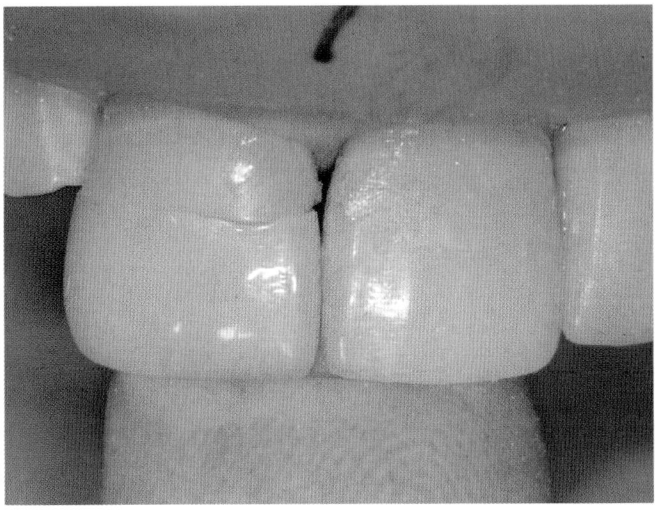

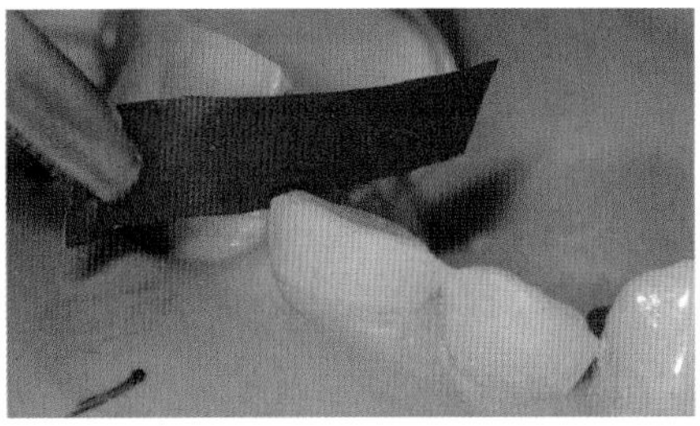

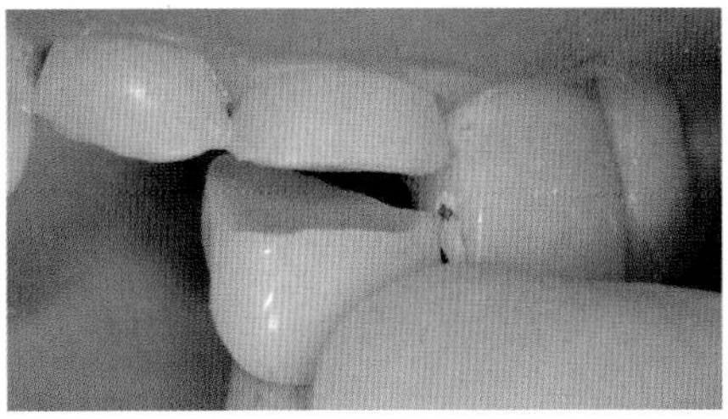

在前牙粘接性微创修复体粘接时，建议使用橡皮障。然而，临床上有很多医生没有使用橡皮障的习惯。事实上，使用橡皮障对颊舌肌进行阻挡之后，会更方便粘接的操作。在粘接舌贴面或V型贴面时，橡皮障还能防止误吞。当进行喷砂时，还能防止喷砂粉引起患者咳嗽。此外，橡皮障还能够隔离口呼吸患者在呼吸过程中产生的湿气。但是，**龈边缘位置较深**的病例在使用橡皮障时，由于需要暴露C点和唇侧龈边缘，操作会较为耗时。如果由于舌隆突大面积缺损而导致C点被橡皮障覆盖，则需要在粘接之前在该基牙上单独放置橡皮障夹。但是，**在放置橡皮障夹之前**，需要试戴贴面来确认邻面接触点。当贴面不能完全就位或贴面去除非常困难时，均说明邻面接触过紧。

检查邻面接触点时，使用极薄的咬合纸放置于邻面接触区并将其抽出，同时使用手指辅助固定贴面。将咬合纸抽离的阻

邻面适合性：在放置橡皮障夹前试戴

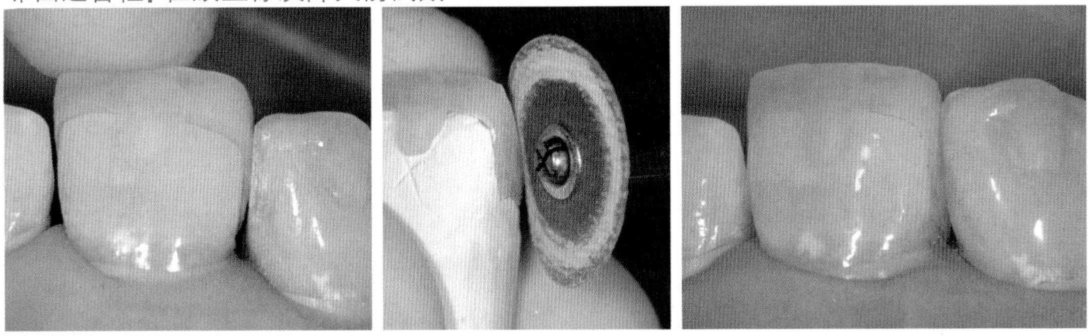

当邻面接触区较紧时，使用极薄的咬合纸来定位接触点。接下来，临床医生需要确定需要调磨的位置，在分析两个相邻牙面的外形轮廓后，在已完成粘接的修复体上进行口内调磨或对未粘接的修复体进行口外调磨。首先对外形更凸的牙面进行调磨［图片来源：Italian Journal of Dental Medicine，2017（1/2）：30］。

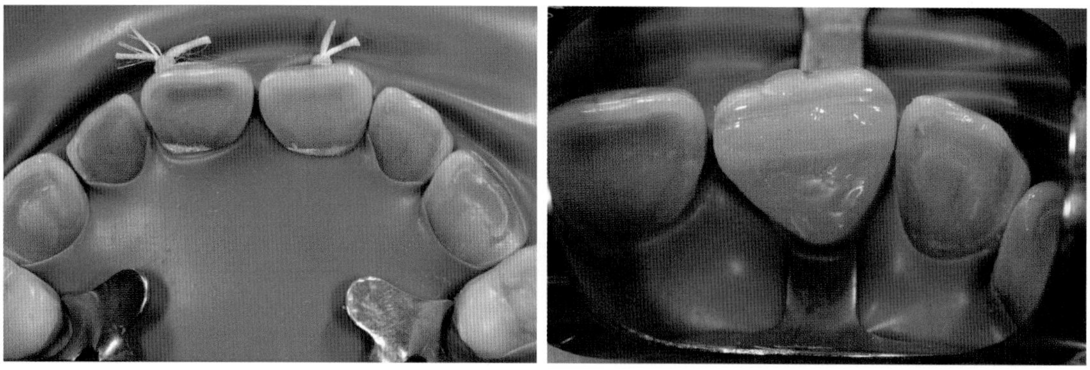

放置橡皮障后C点不可见，这是因为舌隆突不能提供固位。这时需要使用橡皮障夹来暴露边缘。放置橡皮障夹后，就能对龈边缘的适合性进行检查。

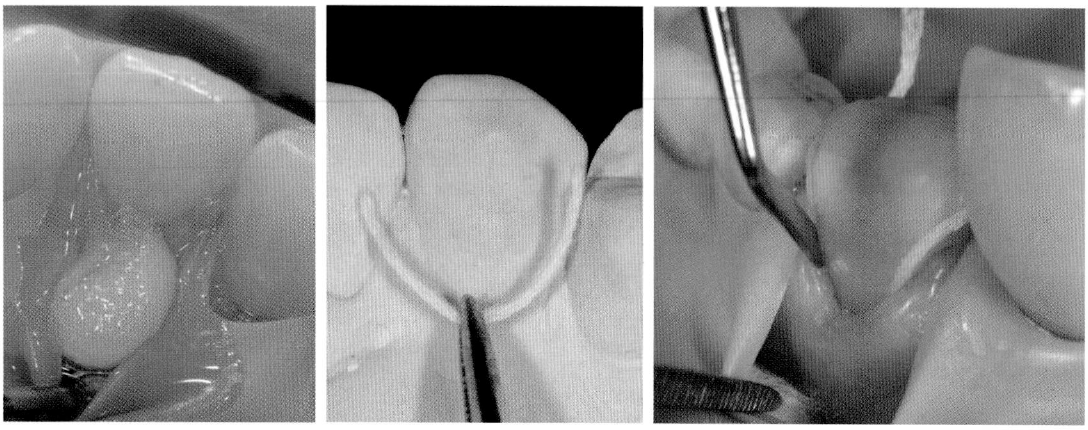

当龈边缘位置较深时，需要进行表麻，放置排龈线和橡皮障夹来暴露龈边缘。

力大小可用来辅助判断需要调磨的量。抽离咬合纸后在修复体表面留下的印记即为需要调磨的部分。临床医生参考边缘嵴的形态来决定是在粘接后进行调磨、在粘接前进行调磨，还是在粘接前后都需要进行调磨。当没有放置橡皮障夹时，更有利于对粘接完成后的修复体进行调磨。一旦邻面调磨完成后，贴面能够被动就位，这时在必要时放置橡皮障夹来暴露C点。

传统的麻醉过程将会干扰“前牙车库”的咬合调整，因此如果仅出于放置橡皮障夹的角度考虑，应尽量避免局部麻醉。得益于基牙本身为硬化牙本质和/或经过即刻牙本质封闭，粘接过程中不会发生牙齿敏感。

如果出于放置橡皮障夹的考虑，使用表面麻醉即可。特别是对于C点位置非常深的病例，首先，橡皮障偏腭侧放置；然后在牙龈表面放置浸润表麻药物的棉球；接下来，去除棉球，在舌侧的龈沟放置排龈线来暴露C点，同时防止粘接剂进入龈沟内；最后，放置橡皮障夹。橡皮障夹就位后，临床医生必须确保橡皮障夹不会影响前牙粘接性微创修复体（V型贴面或L型贴面修复病例）唇舌侧**龈边缘的适合性**。

在放置橡皮障前，前牙粘接性微创修复体最终应稳定地被动就位。如果修复体存在晃动，则提示修复体颈部可能存在干扰。可尝试通过以下两种方法来提高龈边缘的适合性：将橡皮障夹向龈方放置，或者将前牙粘接性微创修复体调短。如何在不损伤牙龈（或导致牙龈出血）的前提下将橡皮障夹尽量向龈方放置是需要关注的问题，并且需要一定技巧。此外，没有专门用于舌贴面的橡皮障夹，因此临床医生必须对已有的橡皮障夹进行适当调磨，从而不侵犯舌侧牙龈，尤其是对于侧切牙而言。

龈边缘的适合性：试戴修复体时使用橡皮障夹

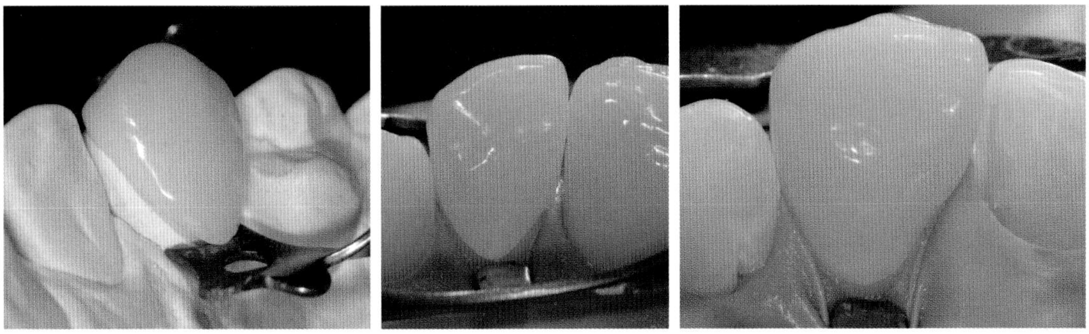

在模型上检查修复体龈边缘的适合性时，不能使用橡皮障夹。在口内，橡皮障夹与前牙粘接性微创修复体的唇/舌侧龈边缘之间应该有一个可见的最小间隙，从而确保橡皮障夹不会产生干扰。应准备不同型号的橡皮障夹以供不同形态的牙齿使用。

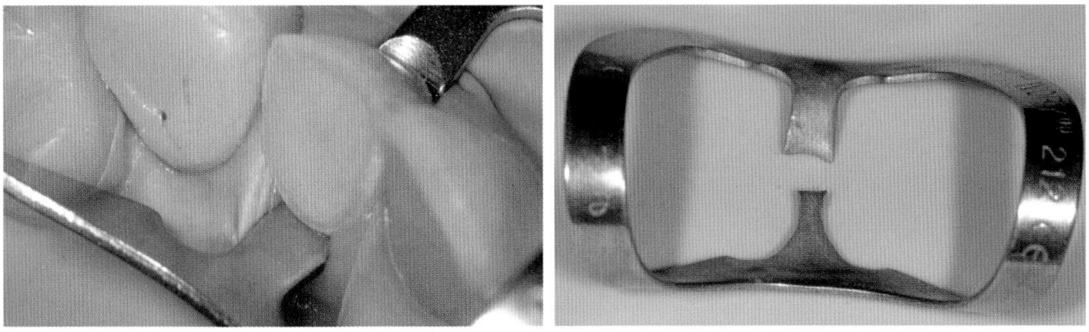

为了避免侵犯牙龈，应对橡皮障夹进行适当的调磨，特别是对于侧切牙。

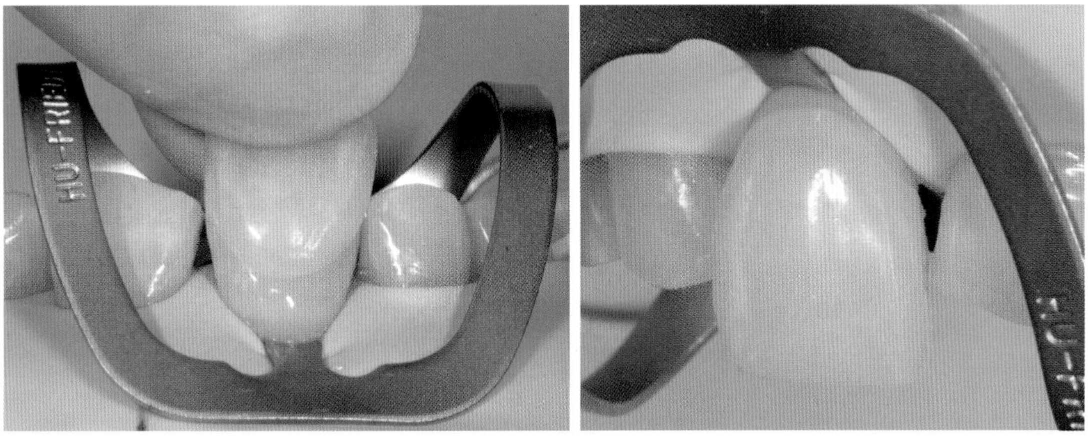

V型贴面或L型贴面的病例还需要关注唇侧龈边缘的适合性。

如果临床医生决定首先粘接两颗中切牙，需要在两颗中切牙上同时放置两个橡皮障夹，因为在其中一个修复体（两颗中切牙之中最稳定的一颗）最终光固化之前，需要放置另外一个修复体对其就位进行确认。如果医生操作熟练，也可以考虑两颗中切牙同时进行粘接。

邻面和C点的调整只能在口内进行。在粘接之前，应在口外对前牙粘接性微创修复体的其他部分进行调整，特别是BC段。最后，应检查边缘嵴的厚度是否过突、是否需要调整。修复体戴入后，可能仍需要在口内再对BC段进行调磨。但是，口内调磨存在损伤牙龈的风险，并且不容易对边缘进行最终的抛光，因此应尽可能在粘接之前在口外完成调磨。舌侧边缘处于最容易造成牙龈损伤的区域，即使有少量粘接剂溢出、抛光不良或边缘过厚都会导致牙龈炎症。

最后，在粘接完成后通过口香糖测试对咬合进行调整时，再对AB段进行调磨。

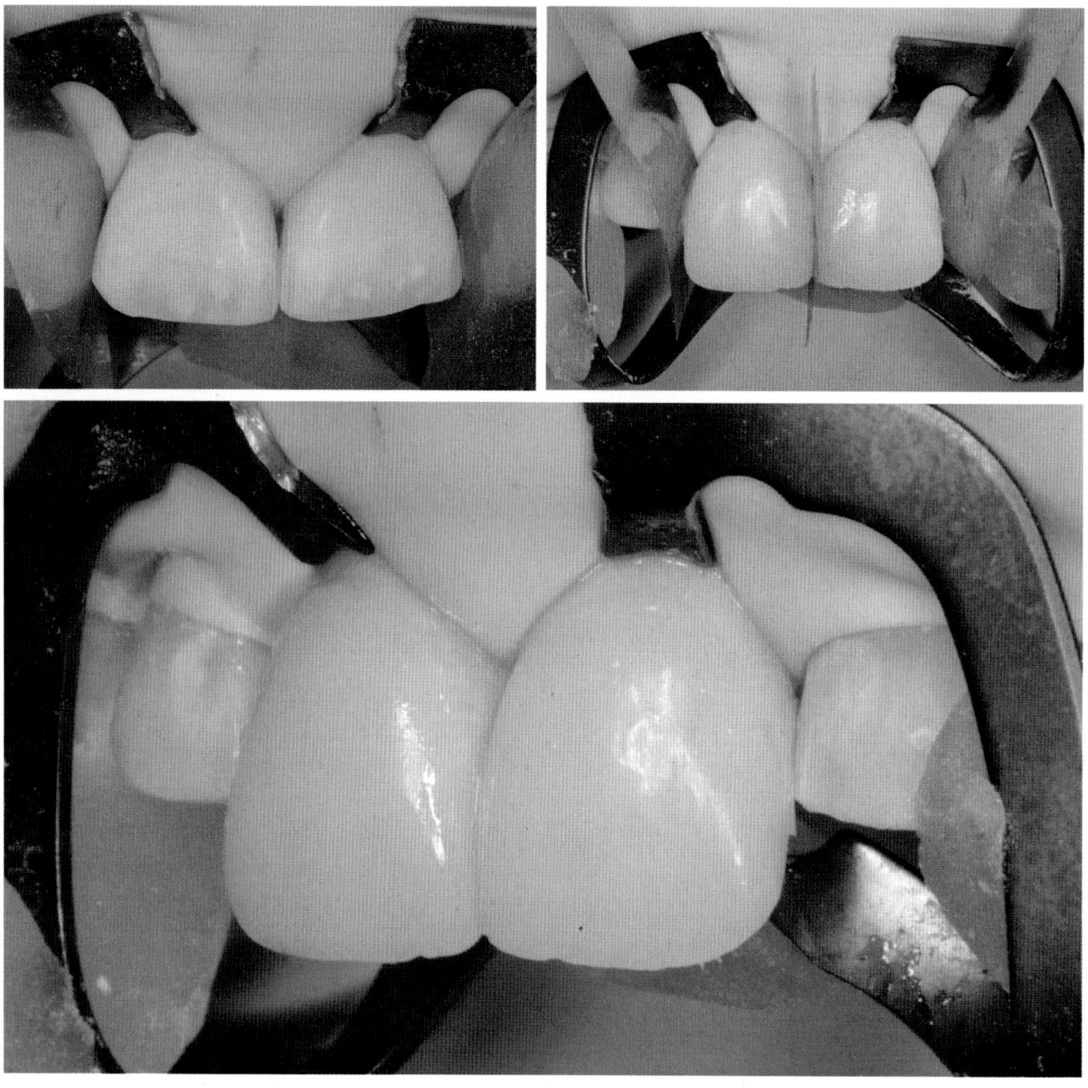

当同时戴入两个上中切牙的CAD/CAM复合树脂V型贴面时，在粘接过程中使用非常薄的成型片将两颗中切牙分开。

4. 粘接过程

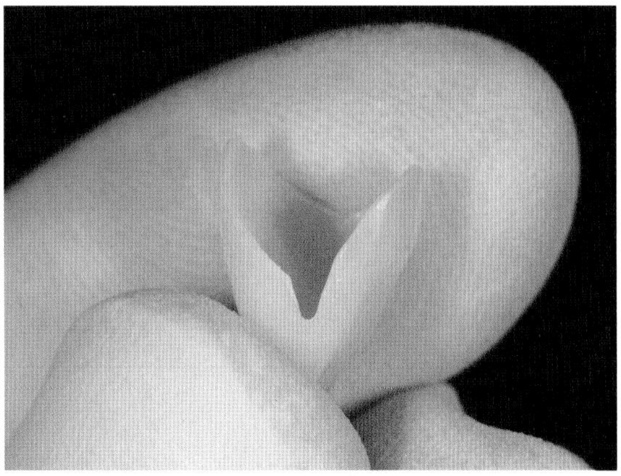

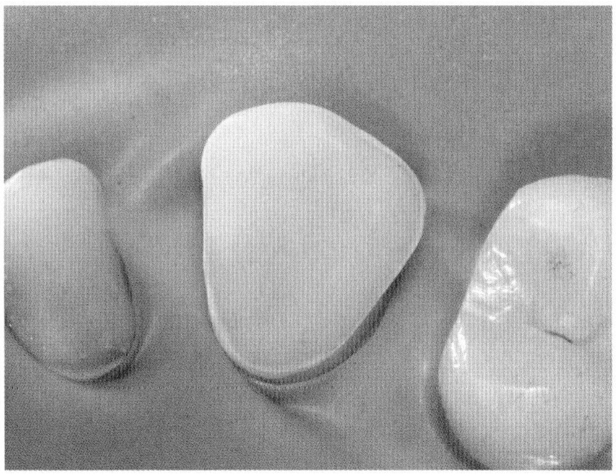

喷砂
边缘粗化
乙醇清洁
冲洗、吹干
涂布粘接剂，不光照

喷砂
冲洗、吹干
酸蚀牙釉质
冲洗、吹干
涂布粘接剂，不光照

如果已经正确放置了橡皮障，暴露出了龈边缘和邻接区，且前牙粘接性微创修复体能顺利被动就位，这时就可以开始进行粘接了。粘接时修复体和牙面要分别进行处理。

修复体处理步骤

使用27μm/50μm的氧化铝颗粒对树脂前牙粘接性微创修复体的组织面进行喷砂。使用红标金刚砂车针轻力调磨修复体边缘以对其进行粗化。接下来，将修复体放置于乙醇溶液中进行超声振荡。3分钟后，取出修复体并吹干。最后，在前牙粘接性微创修复体表面涂布一层粘接剂（Optibond，Kerr），不光照，将其遮光放置至牙面处理完成。CAD/CAM树脂修复体的表面处理可能需要使用特殊的处理剂，在粘接前应仔细阅读说明书。此外，技工室技师**必须**使用10～50μm的氧化铝颗粒对修复体的组织面进行喷砂，以补偿树脂的完全聚合的特性。

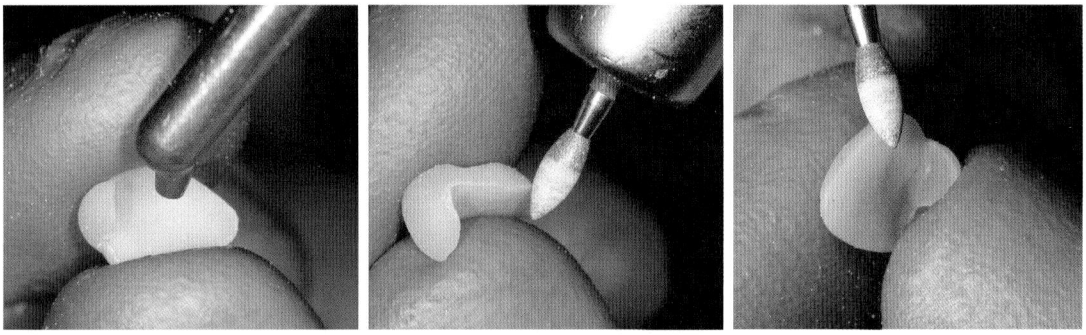

使用27μm/50μm的氧化铝颗粒对修复体组织面进行喷砂，修复体边缘使用红标金刚砂车针进行粗化。

牙面处理步骤

由于已完成牙本质封闭，因此只存在两种粘接基底：牙釉质和复合树脂。因此，粘接过程中不需要前处理剂。首先，邻面边缘必须使用金属邻面砂条进行清洁。接下来，在开始喷砂之前使用塑料或金属成型片保护邻牙，使用27μm的氧化铝颗粒进行喷砂，从而去除牙石并活化树脂表面。牙齿表面用水冲洗并吹干。牙釉质表面使用磷酸酸蚀30秒，冲洗后彻底干燥。邻牙重新放置新的成型片以确保术区的干燥与清洁。在基牙表面涂布粘接剂（Optibond FL，Kerr），不光照。同时，在贴面组织面放置树脂水门汀（BF2，Micerium）。树脂可提前预热以增加流动性。将前牙粘接性微创修复体就位于牙齿表面，挤压并去除多余的树脂水门汀，修复体唇侧包绕部分可提高修复体就位后的稳定性。多余的树脂水门汀被彻底清除后，每个牙面光照90秒，注意勿使牙面温度过高（可间断光照或同时使用气枪辅助降温）。接下来，舌贴面的唇侧或L型贴面的腭侧可能需要进行直接树脂充填修复。

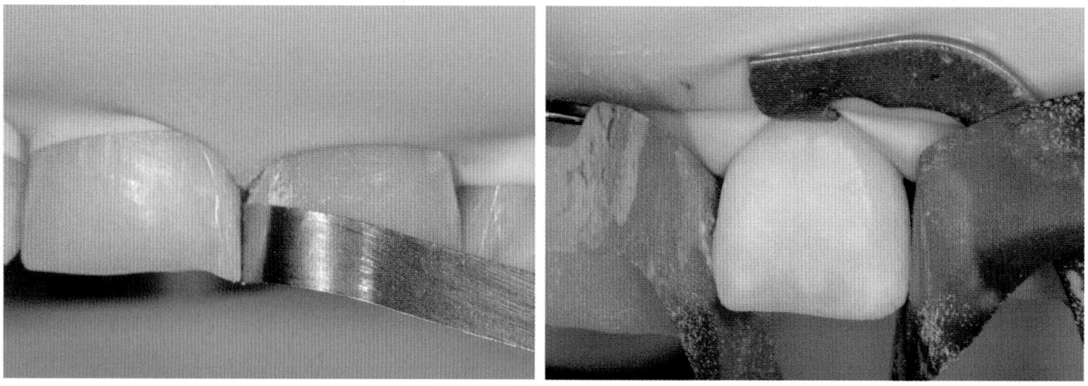

粘接前清洁邻面以去除隐藏的牙石是非常重要的，可以使用邻面砂条或进行喷砂。

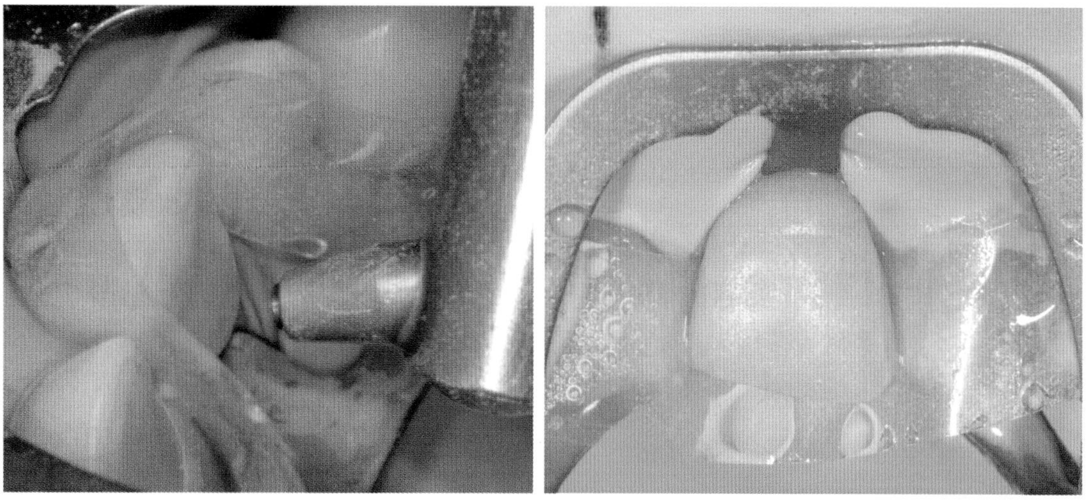

喷砂过程中要注意保护邻牙。

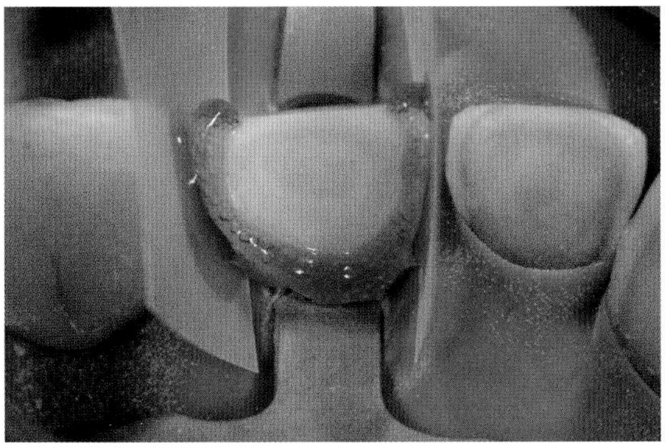
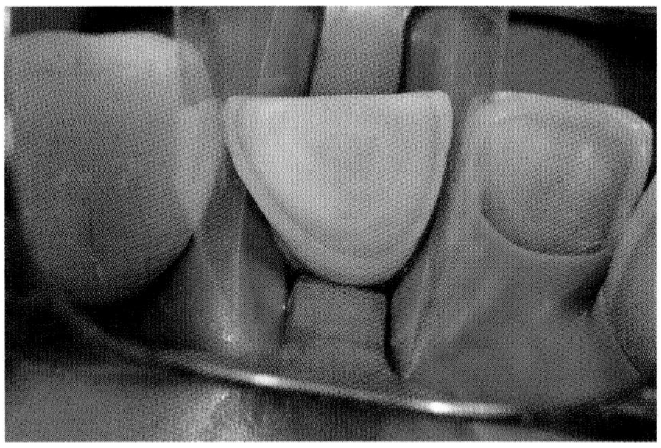

牙釉质表面磷酸酸蚀，树脂表面进行喷砂活化。

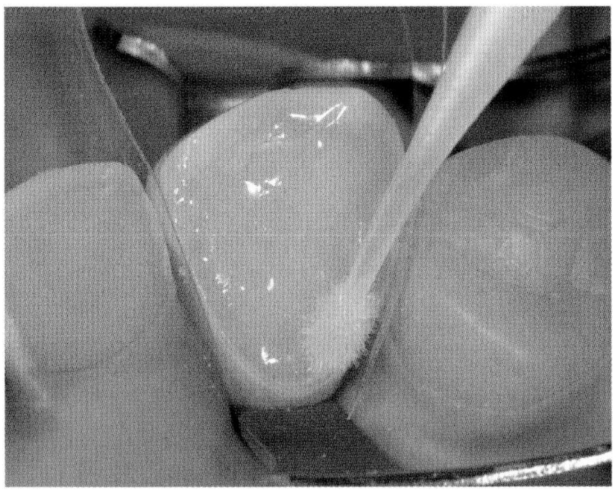
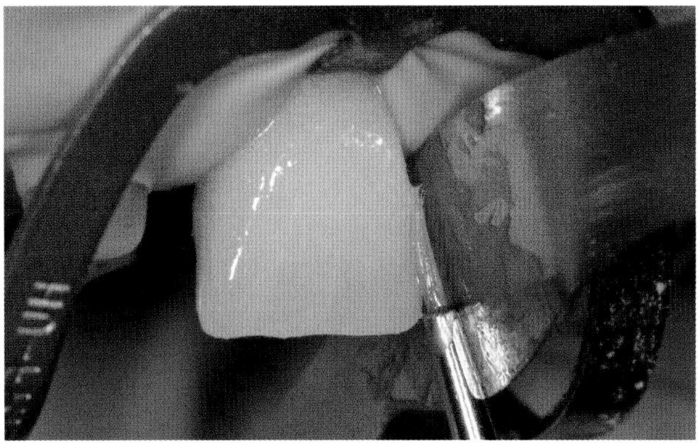

牙齿表面涂布粘接剂但不光照，修复体组织面放置树脂水门汀，然后将其就位于牙齿表面。

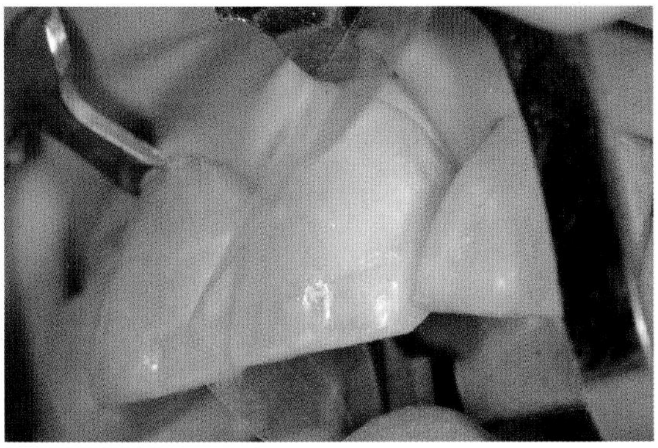
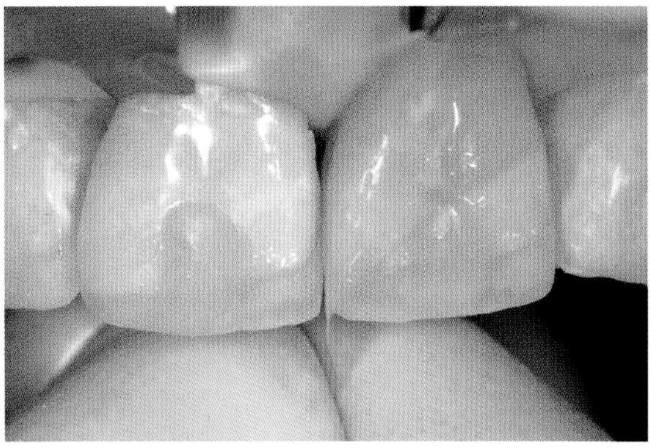

透明成型片可用于清除邻面溢出的多余树脂水门汀。

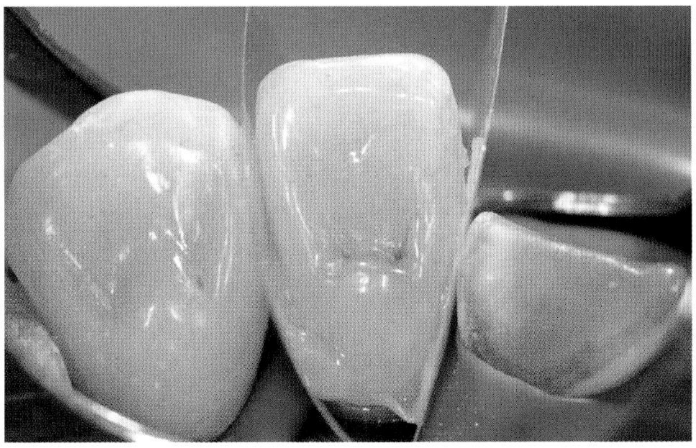
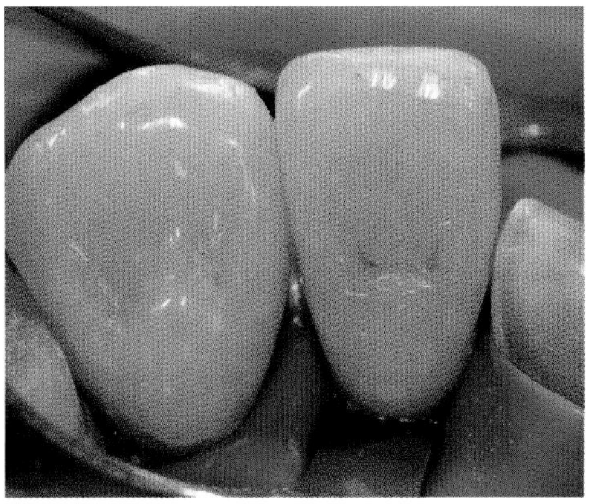

在光固化之前去除全部溢出的多余树脂水门汀。

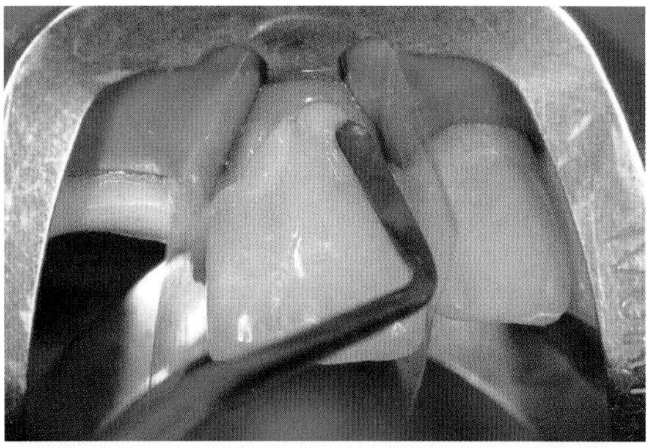

当前牙粘接性微创修复体稳定就位并初步固化后，必要时在唇侧进行直接树脂充填。

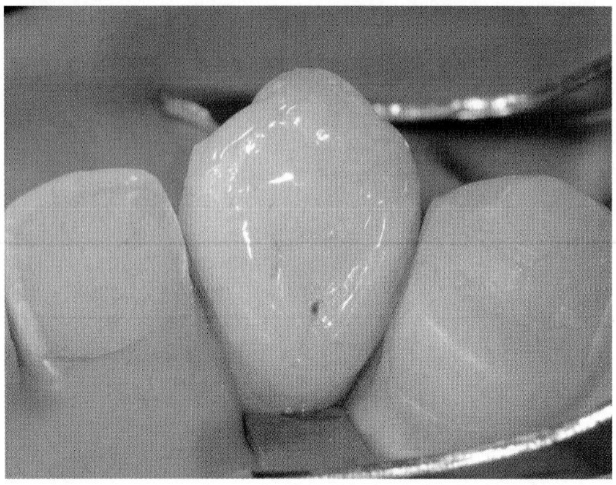

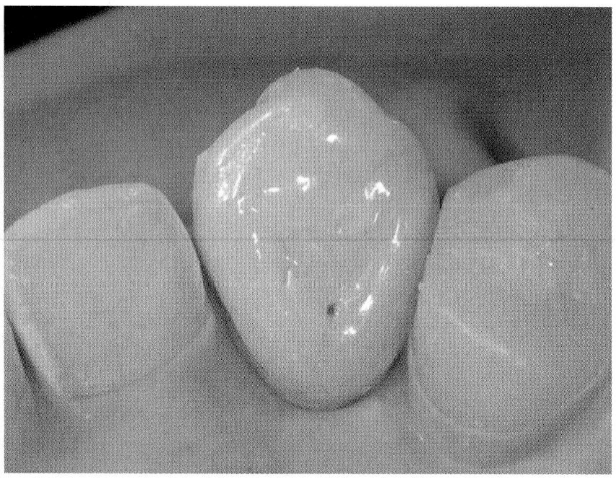

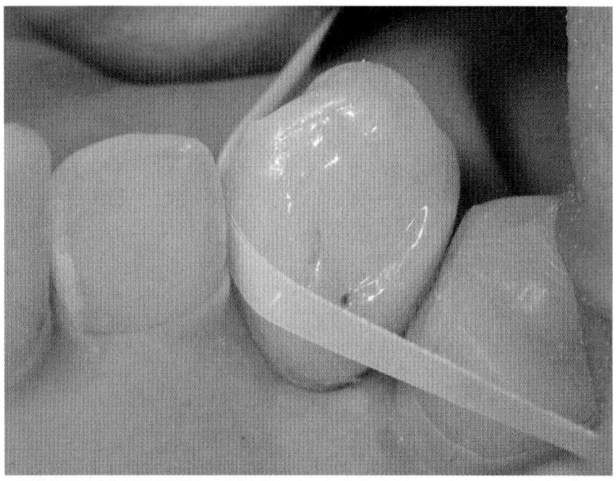

在粘接下一个修复体之前，临床医生必须对已戴入修复体的邻接区进行检查，因为在下一个修复体戴入之前更容易对不平整的邻面进行抛光。

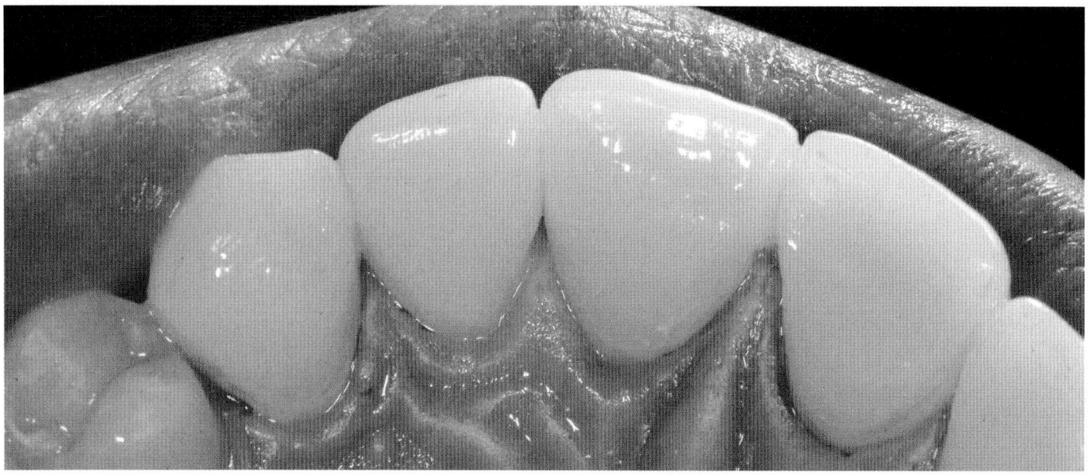

在取下橡皮障后，牙龈应该损伤较小。轻柔地去除多余的树脂水门汀，准备进行调𬌗。

5. 咬合调整

在完成上前牙修复后，应在AB段水平进行静态和动态的咬合调整。静态咬合调整的目标是获得前牙轻接触（B点），最大牙尖交错位时薄咬合纸能恰好通过。

一旦获得正确的静态咬合后，使用口香糖测试来检查动态咬合。可嘱患者咀嚼口香糖来检查患者是否自觉前牙接触（AB段）。后牙树脂殆贴面的咬合调整应尽量**避免在局麻下进行**。

如果口香糖测试时患者反馈前牙咬合接触过重，则需要将薄咬合纸放置于上下前牙之间，同时让患者咀嚼口香糖，以此来检查前牙的动态咬合。由于AB段呈铲形（**避免殆干扰**），AB段在咀嚼过程中应该没有接触，特别是对于水平型咀嚼者。在调磨切牙AB段的咬合接触时，临床医生还应关注对颌牙重建后的切缘厚度与高度以及3条下颌参考线（下颌切缘连线和B线）。在尖牙水平的动态咬合调整不完全去除AB段的咬合接触。但是，当未进行局部麻醉的患者反馈尖牙咬合过重时，就应该对其进行调整，直至患者自觉无殆干扰，并且尖牙能够较好地引导侧方运动，正如Lauret博士和Le Gall博士所述[8]。

同时应进行发音检查，嘱患者发“S”音，询问患者是否自觉前牙接触过重。嘱患者发“D-T”音，评估舌体是否能够适应修复体舌侧的增厚。增大音量能够提高患者的适应速度。在就诊结束之前，应对所有修复体进行抛光。

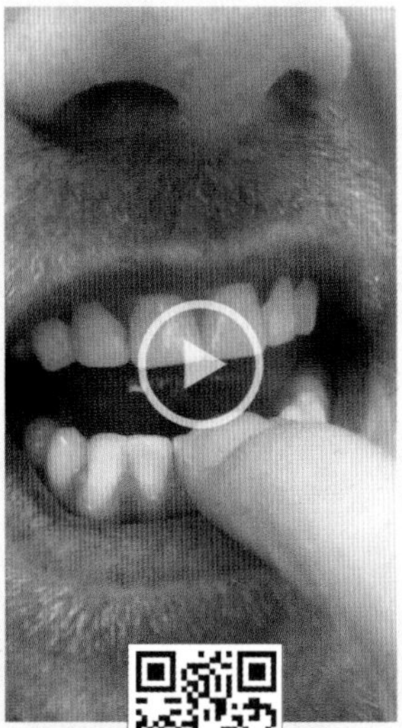

口香糖测试
（扫码观看视频V61）

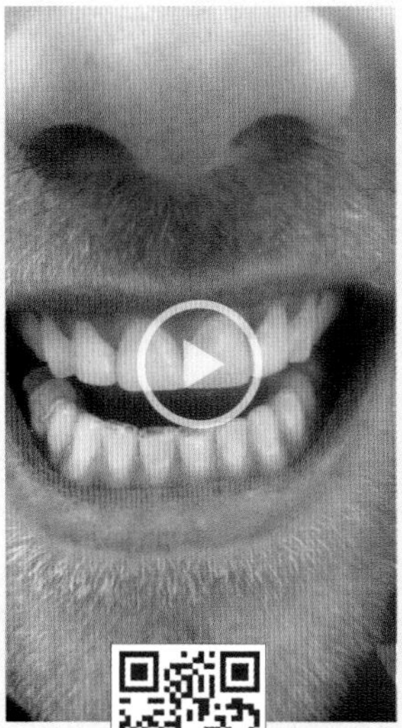

口香糖测试
（扫码观看视频V62）

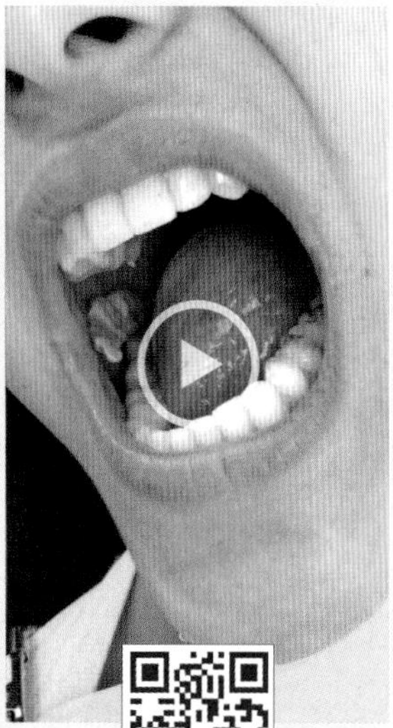

口香糖测试
（扫码观看视频V63）

至此，三步法结束……

参考文献

[1]Vailati F, Belser UC. Full-Mouth Adhesive Rehabilitation of a Severely Eroded Dentition: The Three-Step Technique. Part 1. Euro J Esthet Dent. 2008 Spring; 3(1):30-44.
[2]Vailati F, Belser UC. Full-Mouth Adhesive Rehabilitation of a Severely Eroded Dentition: The Three-Step Technique. Part 2. Euro J Esthet Dent. 2008 Summer; 3(2):128-146.
[3]Vailati F, Belser UC. Full-Mouth Adhesive Rehabilitation of a Severely Eroded Dentition: The Three-Step Technique. Part 3. Euro J Esthet Dent. 2008 Autumn;3(3):236-257.
[4]Kano P. Challenging Nature. Wax-up Techniques in Aesthetics and Functional Occlusion. Quintessence Publishing 2011.
[5]Thomas PK, Tateno G. Gnathological Occlusion. Denar Co. and Shorin Co., 1979.
[6]Planas P. Riabilitazione Neuro-Occlusale R.N.O. Seconda edizione. 1998 Muzzolini.
[7]Magne P. Immediate Dentin Sealing: A Fundamental Procedure for Indirect Bonded Restorations. J Esthet Restor Dent. 2005;17(3):144-154.
[8]Le Gall MG, Lauret JF. La function occlusale : Implications cliniques. 3° ed. NCahiers de prothèses éditions, 2011.

三步法时间表

初诊	1 小时
诊断饰面	1 小时
直接法后牙树脂 殆贴面修复4个要点	2 小时
1周	
复诊与修复准备	1.5 小时
1周	
粘接	3 小时

共计 8.5 小时

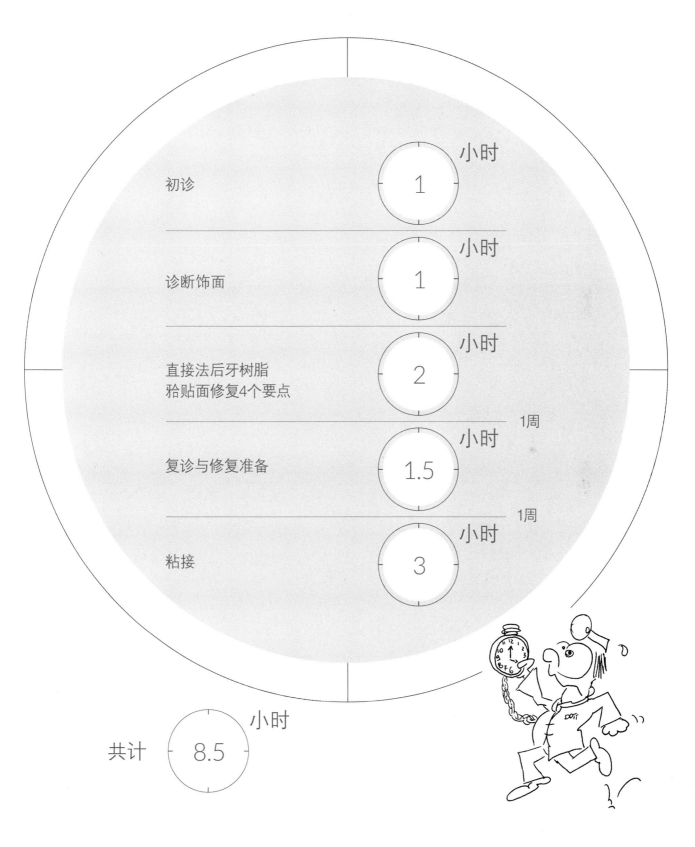

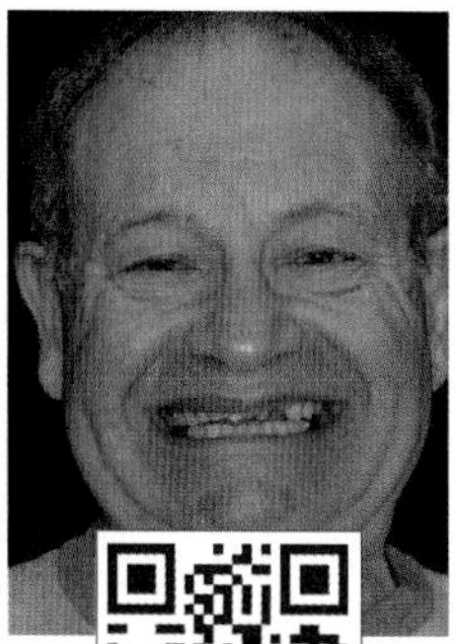

(扫码观看视频V64)

临床病例

67岁男性患者，水平型磨耗伴牙列重度酸蚀（ACE Ⅵ度）。

- 间接法CAD/CAM复合树脂高嵌体修复和种植临时修复
- 前牙无须牙体预备及桩核修复，直接进行树脂充填
- CAD/CAM复合树脂V型贴面（上颌）和唇侧贴面（下颌）修复
- CAD/CAM复合树脂马里兰桥修复（粘接于左侧尖牙）

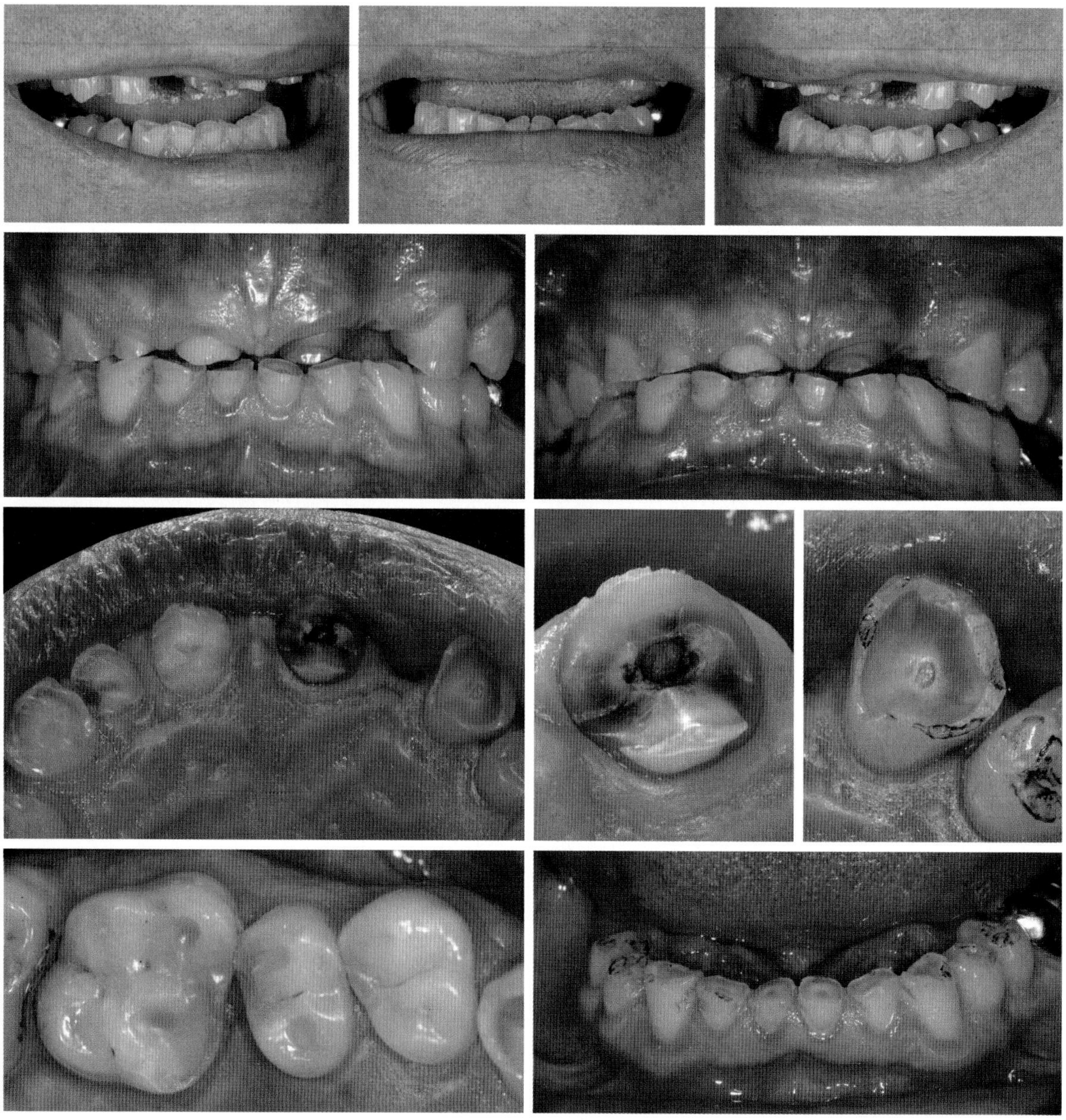

步骤一	步骤二	步骤三
诊断饰面	树脂殆贴面	前牙粘接性微创修复体

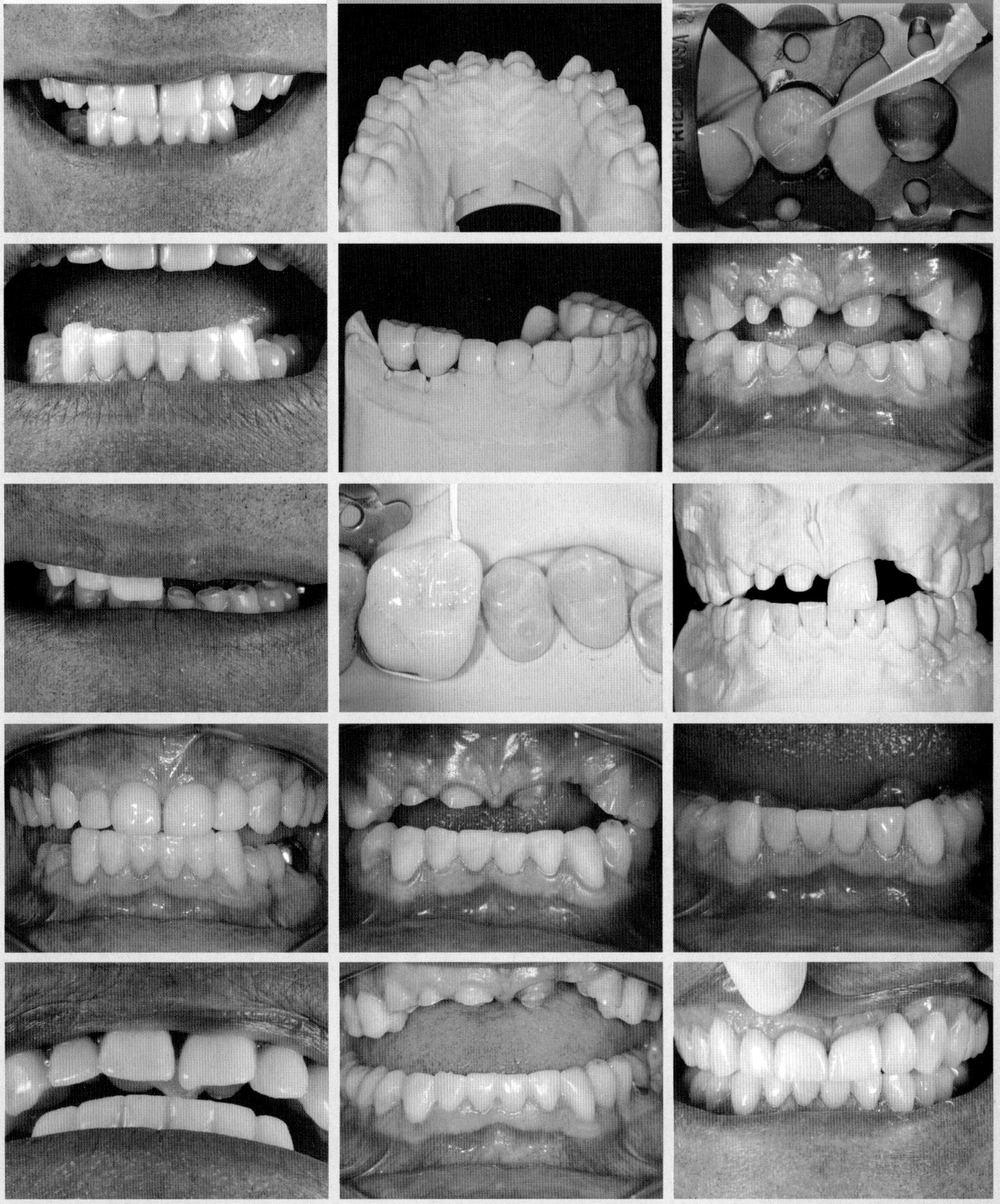

前牙去程序化	最终间接修复	V型贴面+马里兰桥

第4章

如何实现

HOW TO PLAN

数字化三步法

A DIGITAL 3STEP

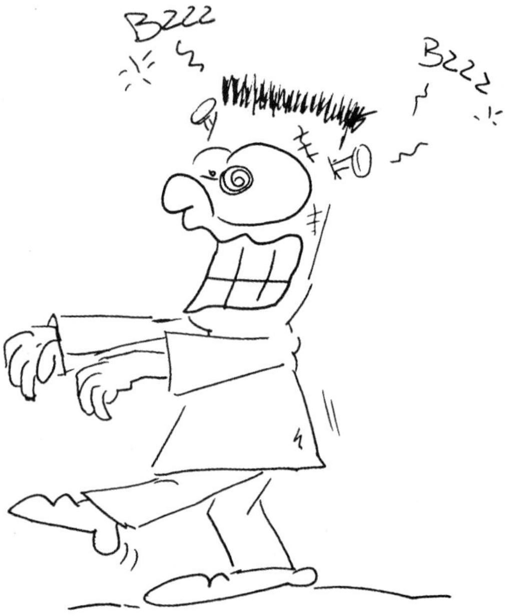
Bzzz
Bzzz

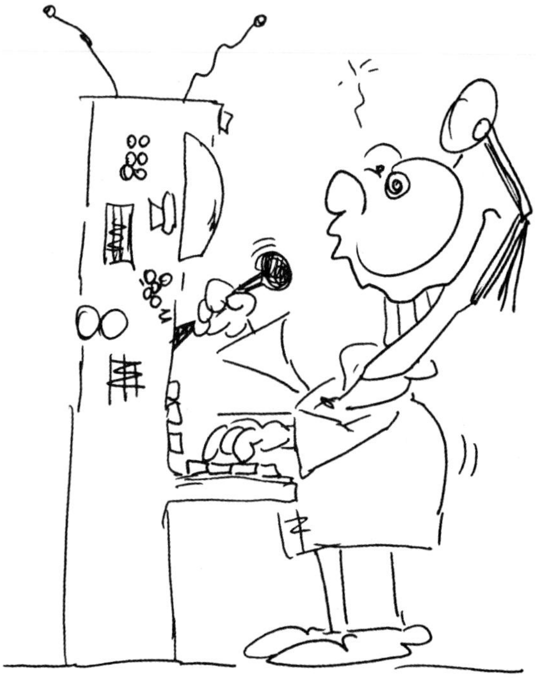

数字化
三步法诊疗流程

3STEP CONTROL
OF THE DIGITAL WORKFLOW

数字化技术已经颠覆性地进入了口腔诊疗流程中，它首先改革了口腔技工室，如今改变着口腔医生的工作。医生现在可以使用口内扫描仪来完成全牙列咬合重建。

数字化技术大大增加了各种可能性。

三步法诊疗流程起源于2011年，那时可使用CAD/CAM方法制作间接树脂殆贴面和前牙粘接性微创修复体。我们可以将实体蜡型数字化，进一步制作修复体。

如今，三步法流程可以是：

- **全数字化**流程（数字化印模和数字化诊断蜡型）
- **部分数字化**流程（传统石膏模型和数字化诊断蜡型）

牙科的未来属于数字化，那些今天可能还存在的问题（例如口内扫描仪的成本及3D打印模型的低精度等）未来将不复存在。

目前，三步法流程仍然采用首先使用石膏模型，再将其数字化的方法，以避免需要3D打印模型的情况。未来，随着3D打印技术的进步，快捷、高质量的模型打印将得以实现，而最终传统石膏模型也会被弃用。

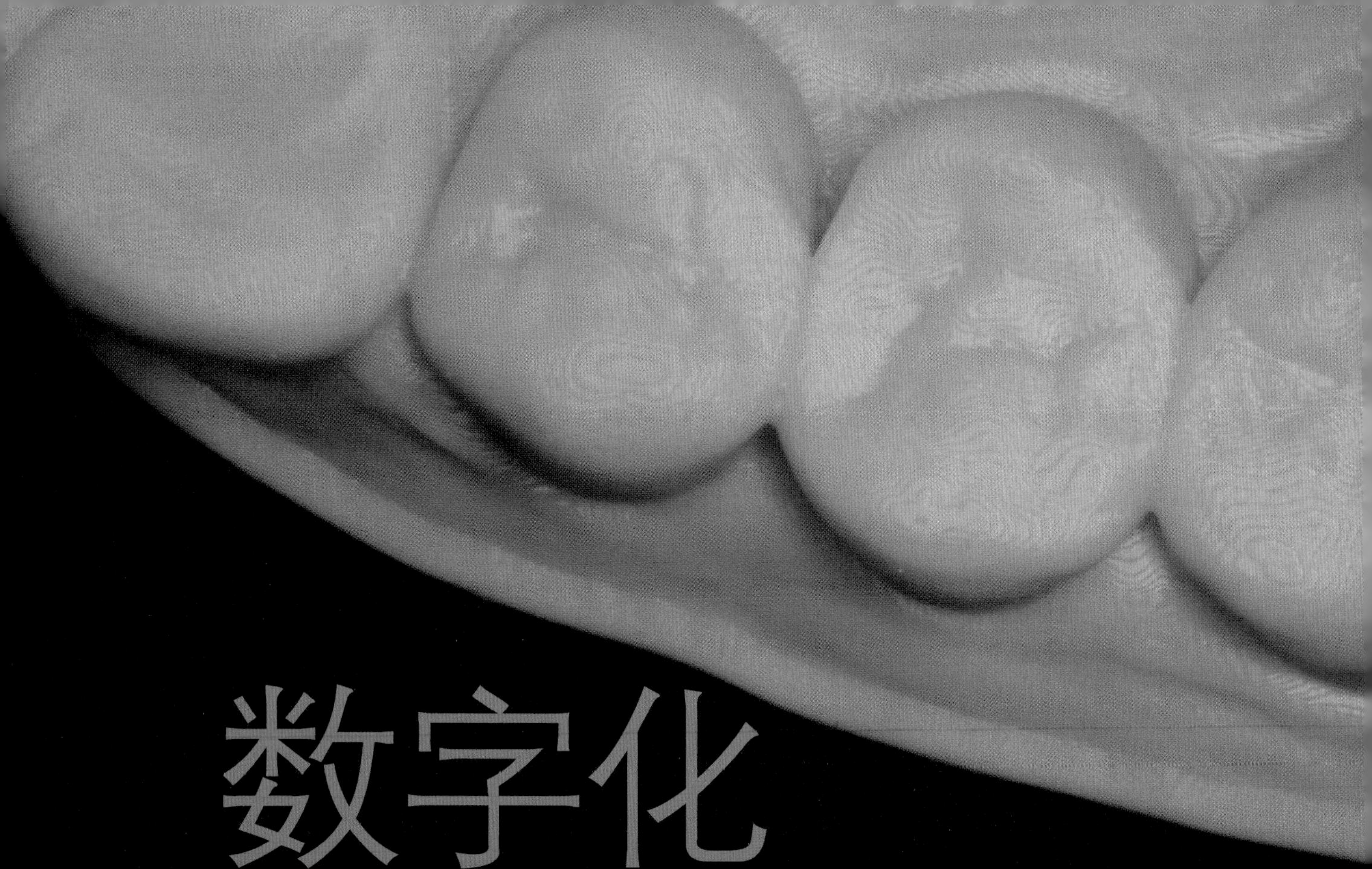

数字化

优势与问题

由于三步法要求临床医生与技师在诊疗流程中紧密合作，因此本章的目标是让他们掌握可以同步信息的数字化工具。相比于传统工作流程而言，数字化流程中临床医生的参与度更加重要，这是因为在数字化流程中，由技师完全主导是否共享信息。临床医生很少有机会接触到初始的数字化模型，而当他们拿到打印好的模型时往往为时已晚，这时进一步的改动会变得非常困难。

除此之外，打印的诊断蜡型缺乏打印区与剩余牙列颜色间的对比，因此很难进行分析。如果存在错误，也不能通过做“减法”来修整模型。同时，如果有临床医生要求查看这些数字化模型，技师常常会提供一段视频，他们认为视频能够很好地实现医技沟通。尽管录制视频相较不同角度的截屏照片（会在本章后续展示）可以更快地提供信息，但对于那些还未熟练分析实体诊断蜡型的医生来说，提供视频会让他们更加晕头转向。就像古典芭蕾舞演员需要多次重复练习同一个动作，最终才能完成整段舞蹈表演一样，医生需要通过使用不同角度的截屏照片来反复训练，以使眼睛更具有洞察力。在数字化三步法诊疗过程中，一些具体的截屏照片可以帮助整个治疗过程更加可控，并能提升最终治疗效果。

对于在三步法流程中这些具体的截屏照片，一些特定的参数需要被仔细分析。这些参数对于技师同样重要。当临床医生和技师都已经熟练掌握、分析这些参数后，才可以考虑通过录制视频来进行医技沟通。

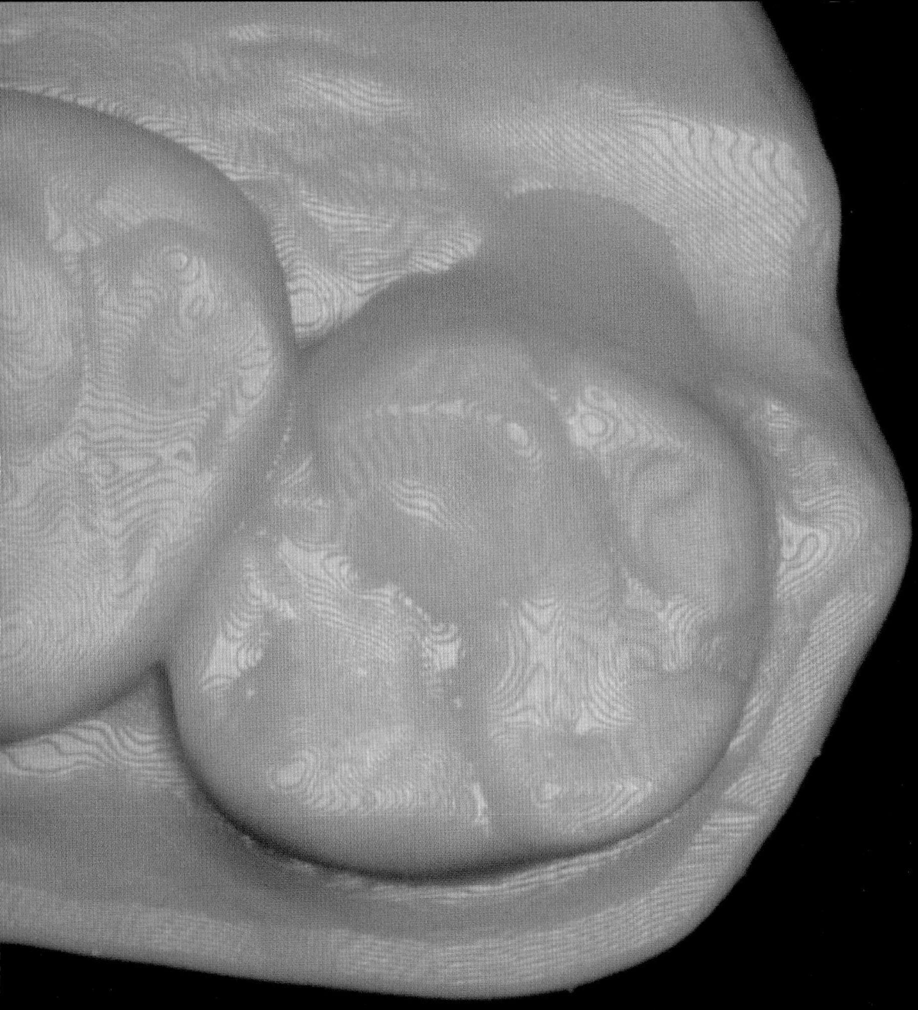

3D打印的模型是三步法中制作不同导板的必需品，例如制作诊断饰面成型阴模或透明硅橡胶阴模时都需要。3D打印模型可能带来一些精度误差，蜡型的边界是难以观察的，并且需更改蜡型只能采取增材方式（例如增加蜡）。

本章阐述了在三步法的每个步骤中，需要提供的最少截屏照片。技师可以以此轻松准备照片并实现与临床医生的沟通。时间宝贵，因此数字化的三步法沟通总是需要直中要害。这些截屏照片让临床医生可以看到整个流程，并能给出反馈，甚至是给出修改意见，因此可以避免让技师来做出所有决策。技师也应注意参考对侧同名牙，以做出与之相对称的修复体形态。

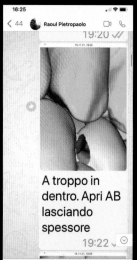

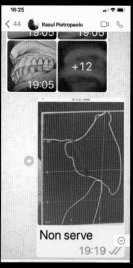

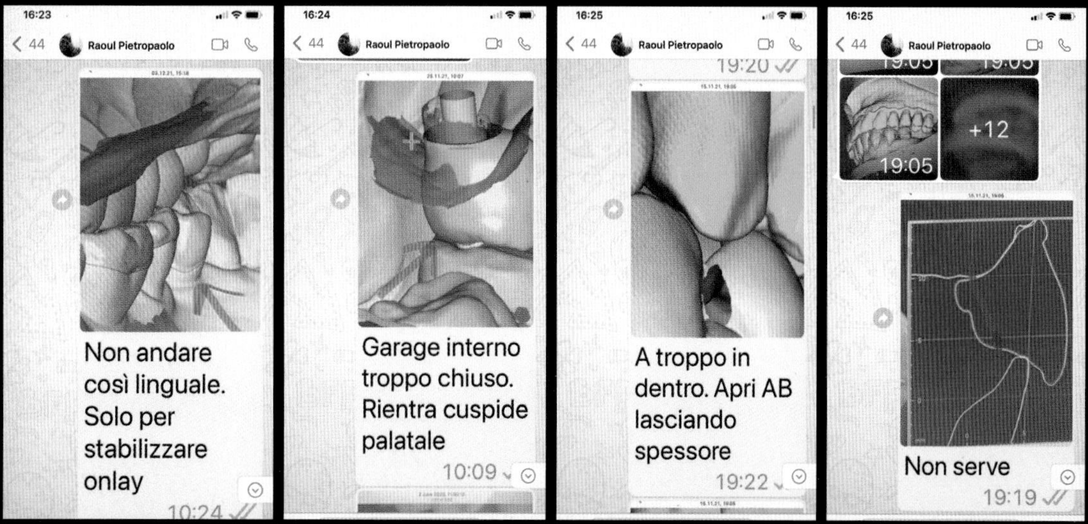

截屏照片可以在医技之间通过手机传送，临床医生可以直接在照片中标出修改部分，并将修改后的图片传递回技师。

全牙列咬合重建的功能目标是患者可以舒适地使用双侧后牙交替咀嚼。为了达到这一目标，左右侧牙齿的修复应该几乎是对称的。

在初诊时，临床医生需要如第2章中所述拍摄患者的数码照片及视频。当需要收集技工室数据时，临床医生需要决定采用哪种诊疗流程。在**全数字化诊疗流程**中，不需要临床医生向技师提供患者的上下颌藻酸盐印模、后牙蜡𬌗记录及面弓转移信息，而需要提供：

- 上下颌口内扫描数据（Intraoral Scans，IOS）
- 数字化咬合记录
- 面部扫描数据
- 扫描体

当在几位患者的案例中测试了全数字化三步法诊疗流程1年后，笔者倾向于回归到**实体初始数据收集**中。采用藻酸盐制取的上下颌印模在经过扫描后获得数字化模型，并随后进入数字化蜡型制作中。对于临床医生来说，实体模型的优点在于技师进行数字化模型分析时，可使用实体模型上半可调𬌗架。

上述流程中，可以通过双重质控提高治疗效果。因此，在更优异的3D打印机问世之前，推荐使用**部分数字化的三步法诊疗流程**。

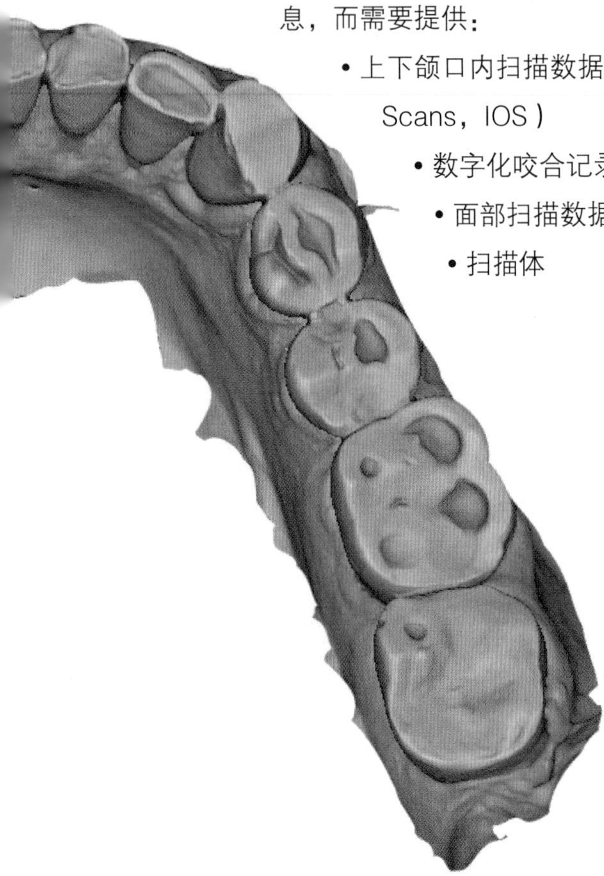

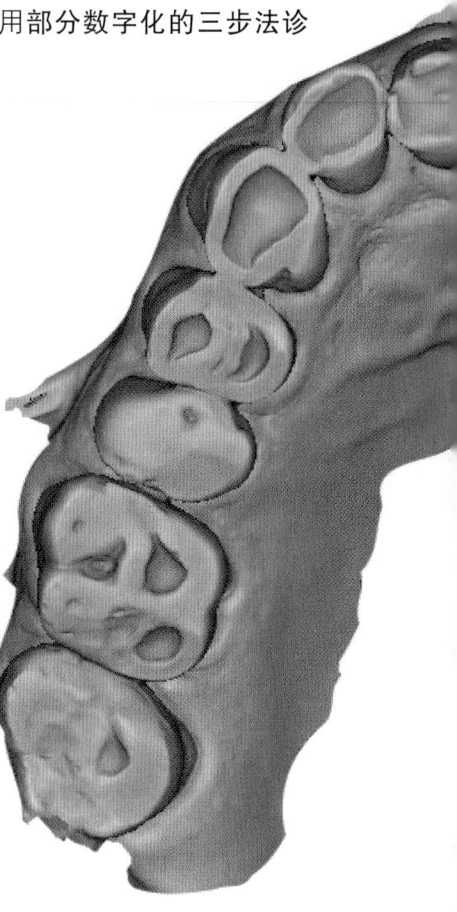

本章的目标并不是重复已提到的实体模型三步法诊疗流程（第3章），而是讨论数字化流程为三步法诊疗流程带来的问题和改进。本章将按照以下技工室步骤展开讲述：

（1）初始模型研究及模型摆正。

（2）前牙止点和咬合垂直距离的抬高。

（3）在打印诊断模型前设计唇颊面蜡型。

（4）后牙蜡型和树脂𬌗贴面的类型。

（5）前牙粘接性微创修复体的设计与制作。

D1 初始模型研究及模型摆正

与实体模型一样，在此阶段需要解决的主要问题之一是**如何在虚拟殆架中定位模型**。现代技术应该为这一难题提供更好的解决方案。就目前而言，在技师中存在两种态度：一种是在没有任何参照系的前提下完成所有工作流程（如同在传统诊疗流程中不使用面弓那样），另一种是通过大量影像学检查来确定骨组织（例如解剖标志点：鸡冠点）的形态和位置，以使模型正确放置于虚拟殆架上。

除了以上两种极端态度外，还有一些临床医生和技师了解到虚拟殆架与传统殆架有相似的局限性，因此需要收集更多的信息来完成工作。然而，他们应该认清现实：尽管可以使用面部扫描仪来将上颌牙列上殆架，但这些仪器之间的数据匹配问题仍然存在，并且仪器的性能还需要进一步提高。

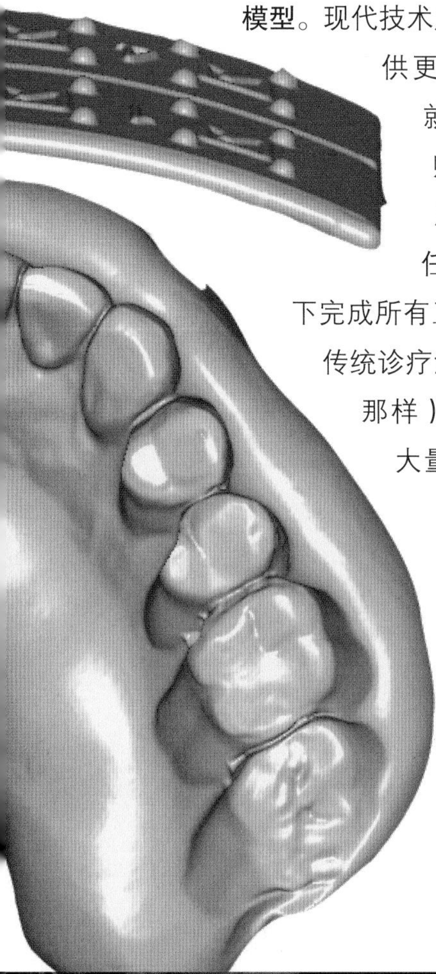

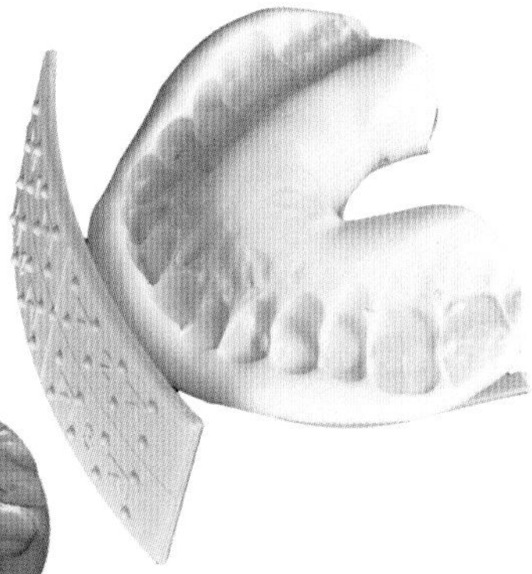

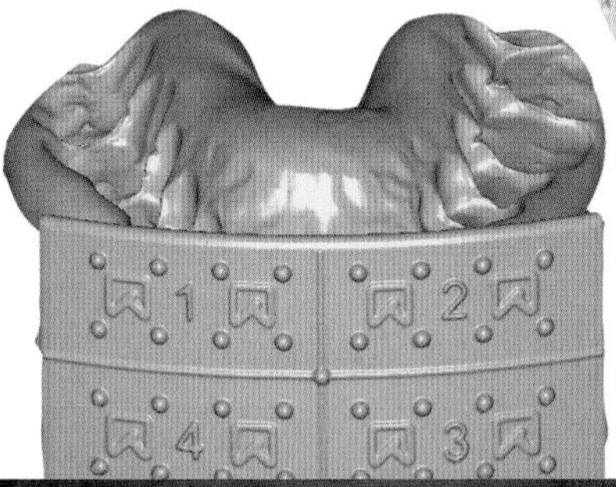

扫描体载有记录上颌牙列的油泥型硅橡胶印模材料，它是将患者面部及上颌牙列配准的必要物品。应将扫描体进行扫描后发送给技师。

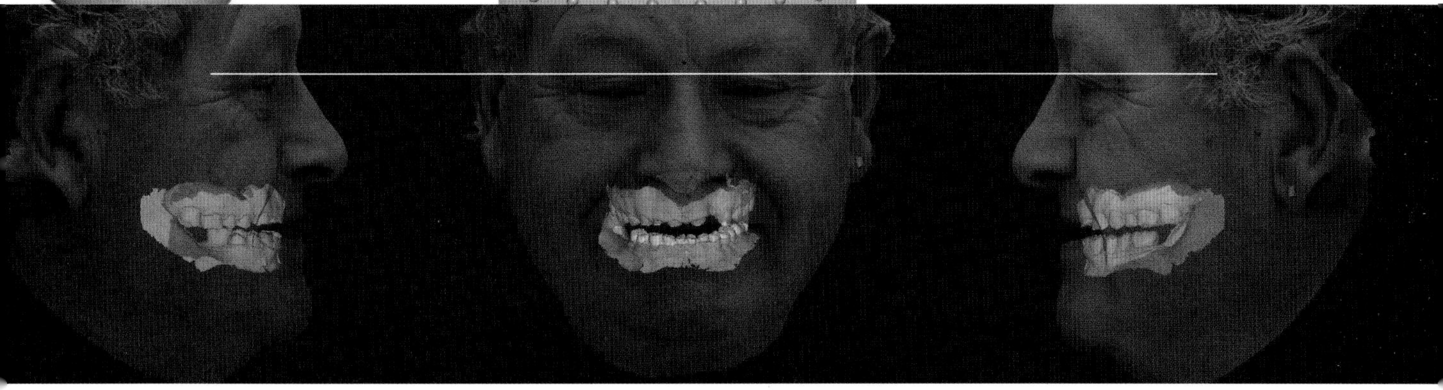

面部扫描仪可以辅助模型更好地在空间中摆放，特别是在矢状面上。当患者的头位平行于水平面时摆放上颌牙列。

另外，三步法旨在让临床医生意识到在虚拟空间中模型的位置通常只是通过眼睛观察来决定的，并且敦促技师参考患者头位处于水平面时的数码照片来摆放模型。

在**冠状面上可以实现“正中重叠”**，即患者的口内正面像与数字化上颌模型通过**两颗上中切牙**实现重叠。对于其远中的侧切牙来说，重叠的部分将大大减少，在后牙区重叠完全丧失。这样一来，上颌数字模型的位置往往不可靠，且后牙的位置会出现更多的问题和偏差。由于目前的技术还不能为这一视觉失真提供解决方案，因此意识到这一问题非常重要，并应同时在临床中使用诊断饰面来验证模型的位置。

上颌模型在冠状面上的位置对于美学十分重要，因为需要通过它获得上中切牙十字和上颌切缘连线。除此之外，其在矢状面上的位置对于功能性参数而言也十分关键，例如影响殆平面的倾斜角度及Spee曲线等。然而，实体殆架与虚拟殆架在矢状面放置上颌模型时均存在缺陷。

尽管精确度较低，仍应该尝试将数字化模型与45° 微笑像进行比较，以指出模型在矢状面上的偏差①。

一旦完成了以上步骤，这一“通过临床照片引导”的位置**应该被保存**，技师不但需要记录，还需要在制作诊断蜡型的过程中时常观察。这个最终配准的位置被称为**“确定位置”**，技师应该尽量避免在没有对齐控制的情况下移动数字化模型。

正中重叠

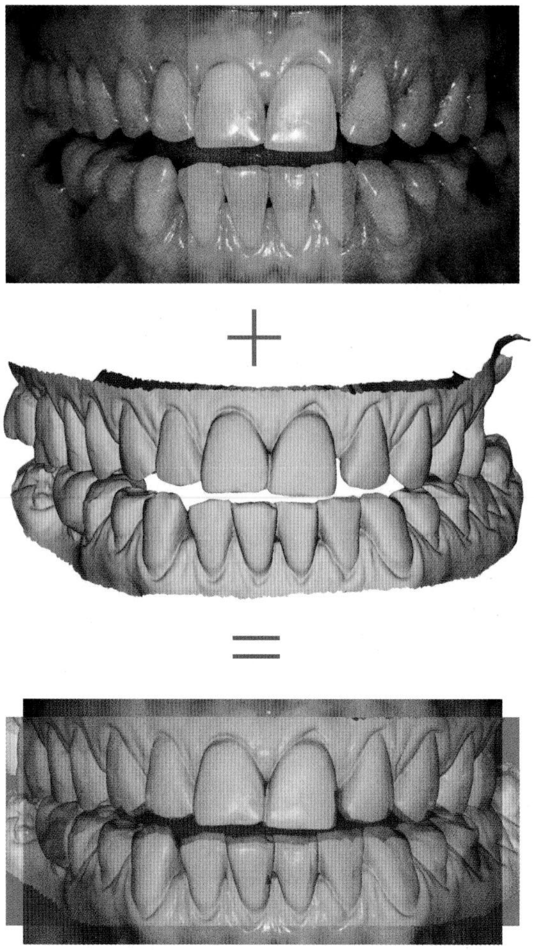

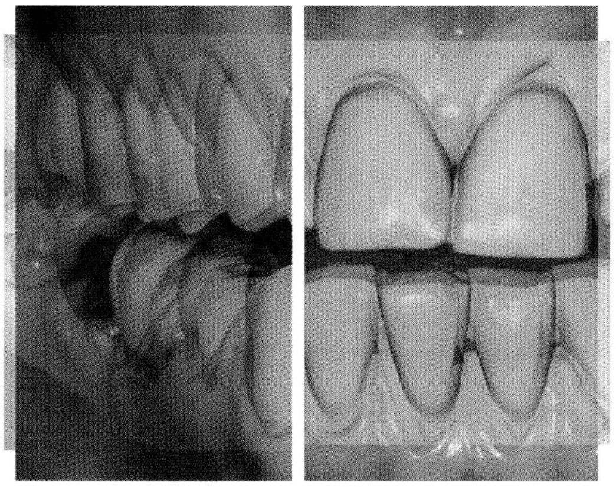

临床照片与数字化模型的截屏照片在冠状面上仅有两颗中切牙相互重叠，后牙的重叠并不匹配。

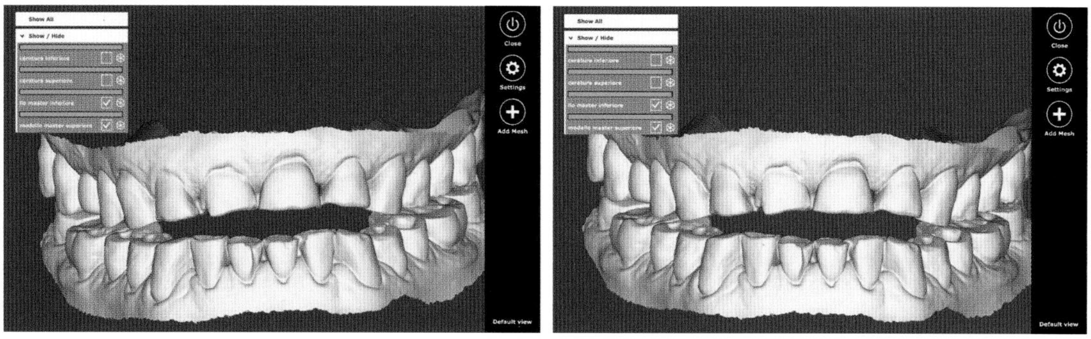

技师应该根据患者的头位来确定数字化模型的位置。正如在此病例中展示的一样，“确定位置”（不管是倾斜的还是垂直的）应在开始数字化蜡型设计之前进行。

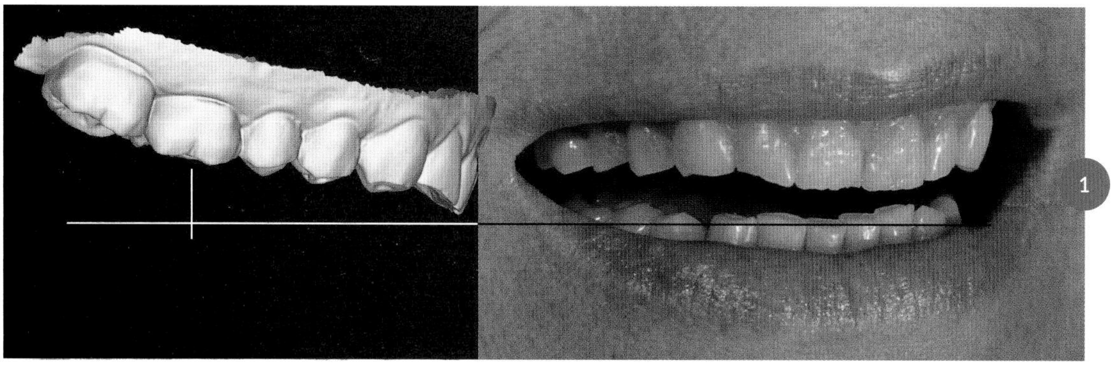

尽管精确度较低，模型的矢状向位置仍应该参考患者的45° 微笑像来确定。在此病例中，照片中显示患者上颌的倾斜角度与虚拟殆架上模型的位置之间有较大的偏差。即便使用了面部扫描仪，数字化模型仍然不能被正确地放置。此时，切牙倾斜度、殆平面以及Spee曲线的偏差就会变得十分显著。

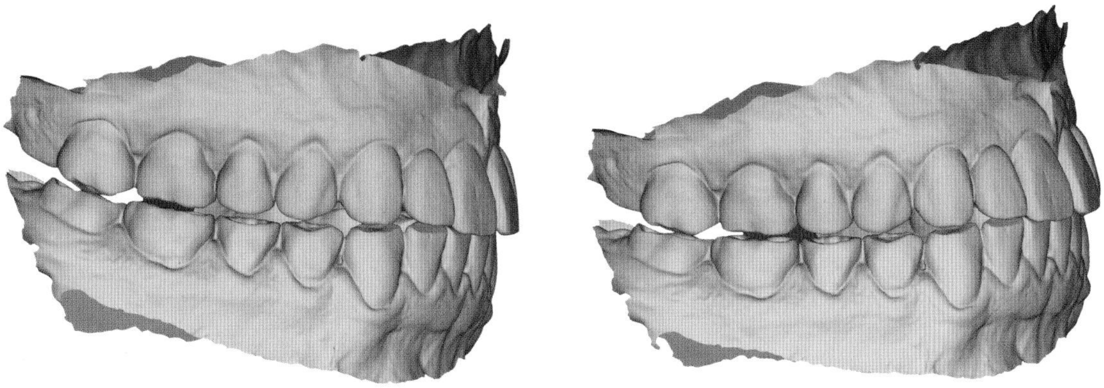

在左图技师展示的模型中，殆平面倾斜度相较于患者侧面微笑像显得较陡。发现这一问题后，经过调整，上下颌位置更接近于临床实际情况（右图）。这一位置称为“确定位置”。

在实体殆架中，模型的位置是固定的（如果未移动切导针的话）；而在数字化技术中，模型的位置可以在技师未察觉的情况下被轻易改变。

模型的“确定位置”应当总是在不同的平面（冠状面、矢状面）被记录。并且在制作修复体时，技师应当尽可能反复、仔细确认这一位置。

患者初次就诊后，**下颌**在虚拟𬌗架的位置可通过以下两种方法确定：

（1）最大牙尖交错位（MIP）。咬合垂直距离的抬高可以从这个位置开始。然而，虚拟𬌗架能否真实反映垂直距离抬高后下颌位置的变化是存疑的。

（2）在三步法后牙去程序化（见第140页）之后，通过扫描分开的上下颌，记录抬高垂直距离之后的数字颌位关系。

在传统诊疗流程和部分数字化流程中，最大牙尖交错位总是可以通过将上下颌模型放在一起来得到，即使此时已经抬高了咬合垂直距离。与之相反的是，在全数字化流程中，由于没有记录模型的最大牙尖交错位，因此无法在虚拟𬌗架中将模型在最大牙尖交错位对位。如果临床医生想要在全数字化流程中实现两种方法均能定位下颌，则需要**进行两次口内咬合记录扫描**，一次在最大牙尖交错位，另一次在抬高垂直距离以后。

正面校对

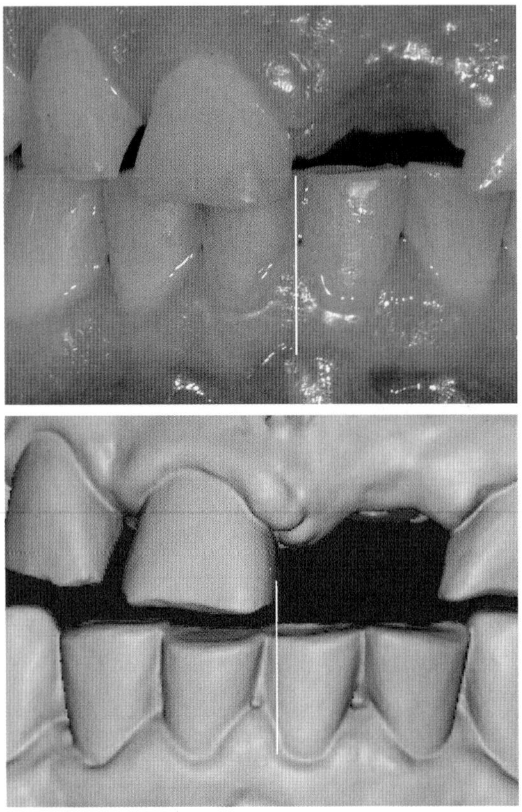

如果咬合关系并非在最大牙尖交错位下记录，则应对上下颌模型在正面的位置进行比较，以检查下颌位置是否有偏差。

当模型位置摆放正确后，技师可以截取以下初始截屏，成为**“数字卡片”**以供技师分析，并提供给临床医生以使他们参与到后续设计中：

D1：面部微笑像

D2：侧面像

D3：口内正面像

D4：咬合仰视像

D5：咬合颊面像

D6：下颌牙列像

D7：4个象限的后牙𬌗面像

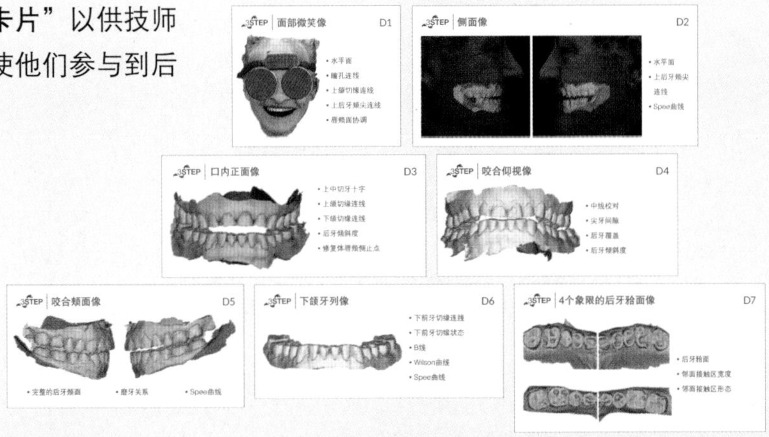

制作这些卡片

3STEP | 面部微笑像 D1

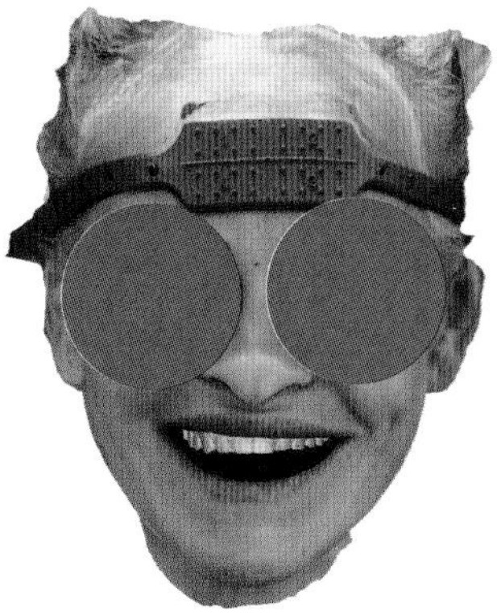

- 水平面
- 瞳孔连线
- 上颌切缘连线
- 上后牙颊尖连线
- 唇颊面协调

由于恢复美学效果是患者对治疗最重要的诉求，因此绘制3条上颌参考线（上颌切缘连线和左右上颌后牙颊尖连线）是非常必要的。这些线条代表着患者未来的正面微笑位置。然而，与传统诊疗流程相似，无法正确在空间中摆正上颌位置的风险仍然存在。因此，往往需要通过重叠上颌数字模型与患者正面像来进行检查。通过比较上颌数字模型与患者临床照片中的**上颌切缘连线和上中切牙十字**，可以使患者正面对齐情况得到校准。另外，在后牙水平，**上后牙颊尖连线往往因配准问题无法准确画出**，因此也突出了在临床中使用唇颊面诊断饰面来验证数字化设计的必要性。面部扫描仪的使用可以提供更多的信息，以便在后牙水平上定位上颌。面部扫描仪提供的患者面部截图应与患者面部微笑像进行比较，以获得数字模型中上颌切缘连线和上中切牙十字的信息。

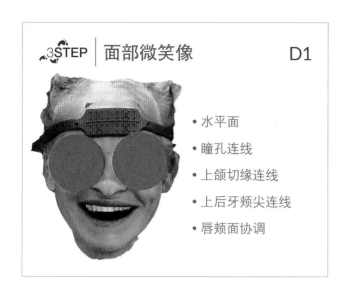

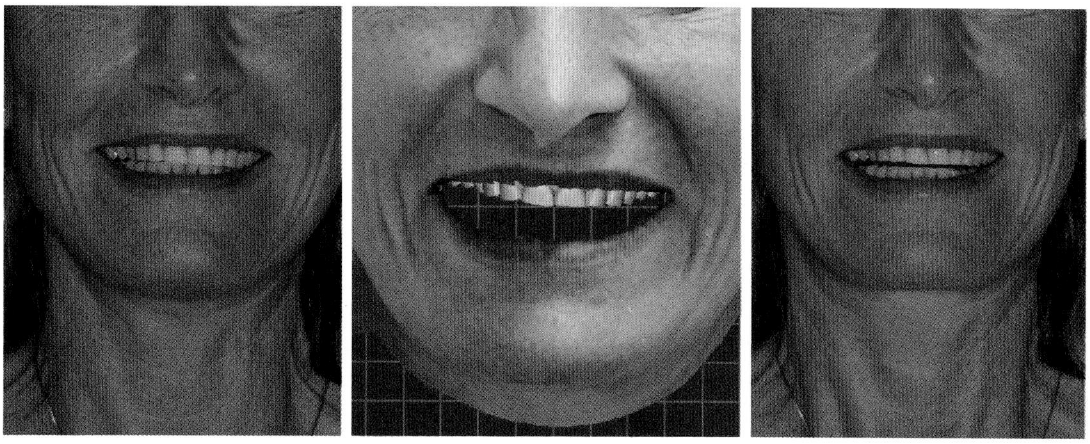

患者面部微笑像与面部扫描仪照片的比较。可以看到两者之间有差异，提示需要着重关注数据配准问题，特别是后牙区（比较患者临床照片与面部扫描仪照片，可观察到3条上颌参考线的位置不同）。

3STEP | 侧面像 D2

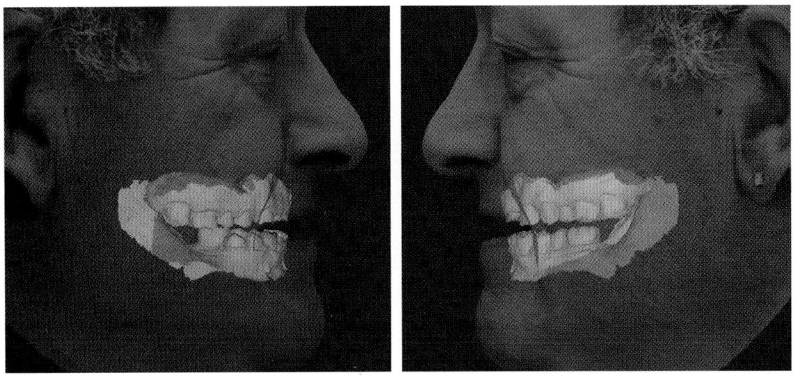

如前所述，由于各种类型的殆架均存在误差，在矢状面正确放置上颌（以及下颌）是十分困难的。然而，模型在矢状面的位置对于决定后牙的关键参数（例如牙尖高度、殆平面的位置、Spee曲线）是十分重要的。

使用面部扫描仪完成面部扫描后，如果由临床医生正确记录并由技师正确配准，可显示虚拟患者矢状面像与上下颌匹配的情况。虚拟患者的头部相对于水平面的方向可以提供殆平面及Spee曲线的原始信息。仅根据临床照片进行上颌的空间定位不是一种可靠的方法，且由于上颌第二磨牙被颊侧组织覆盖，因此通过侧面临床照片定位上颌在矢状面的位置是很难实现的。事实上，上颌第二磨牙是确定2条Spee曲线最重要的牙齿。此外，使用面部扫描仪同样存在一些局限性，应该意识到使用它们并不是完美的解决方案。

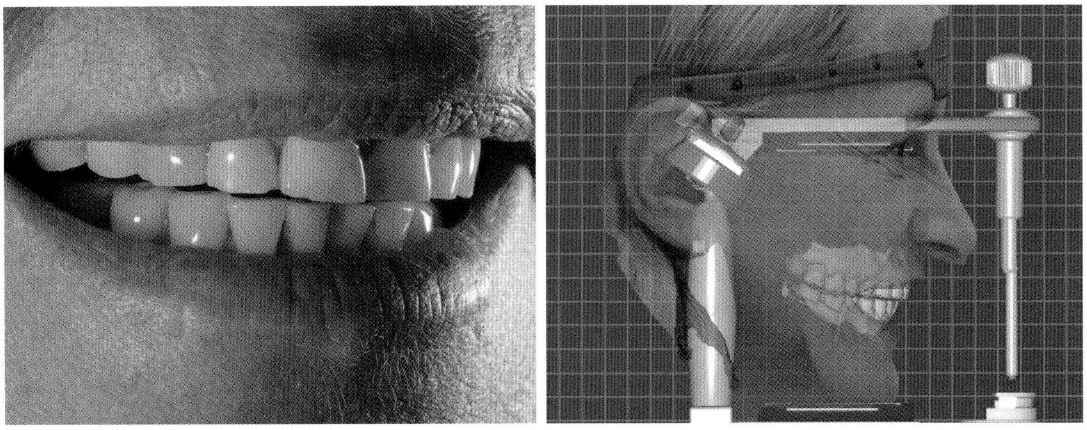

在矢状面上定位模型的位置十分复杂，如果仅通过与临床照片对比来实现定位是不准确的。希望未来有更高性能的面部扫描仪可以解决这一问题。

3STEP 口内正面像 D3

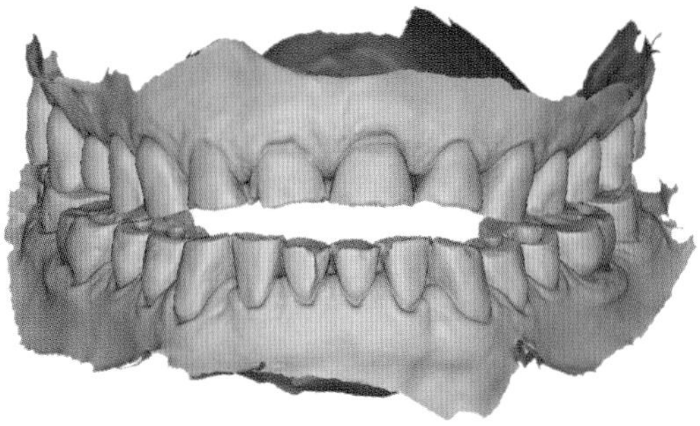

- 上中切牙十字
- 上颌切缘连线
- 下颌切缘连线
- 后牙倾斜度
- 修复体唇颊侧止点

遵循三步法诊疗流程，初始数字模型往往在后牙去程序化后、咬合垂直距离抬高的位置进行咬合记录。因此，数字模型将不处于最大牙尖交错位。这一上下颌牙列分开（基于后牙咬合记录）的正面照被称为“口内正面像”。技师应了解，目前所抬高的咬合垂直距离**不一定是最终修复时的垂直距离**。

为了得到“确定位置”，技师需要分析目前的上中切牙十字是否垂直，并使用上中切牙十字的水平臂来分析在重叠后的上中切牙间是否存在**大小的潜在不协调**。临床医生应该获得关于这些初始上中切牙十字的信息，随后与技师共同决定是否需要在制作诊断饰面前调整上中切牙十字。

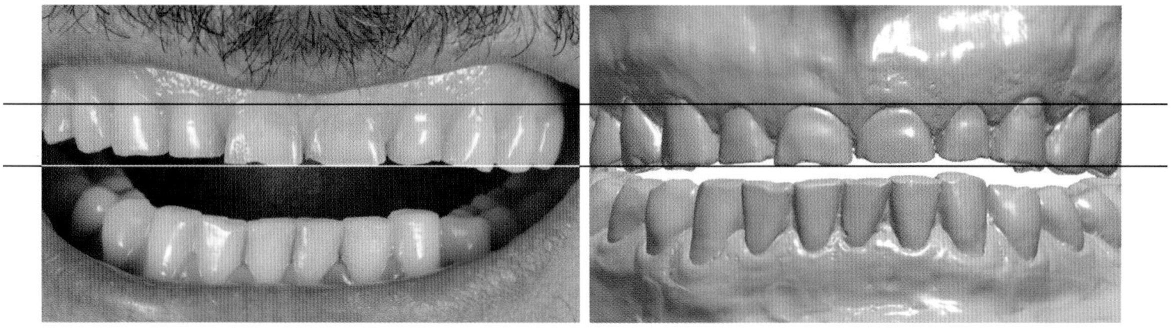

除了上中切牙外，使用临床照片是不可能完美对齐模型的。后牙时常无法重叠，且倾斜程度不一定相匹配。了解此局限性是十分必要的。

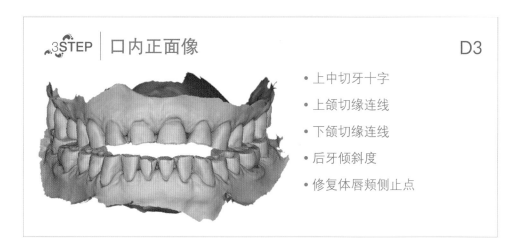

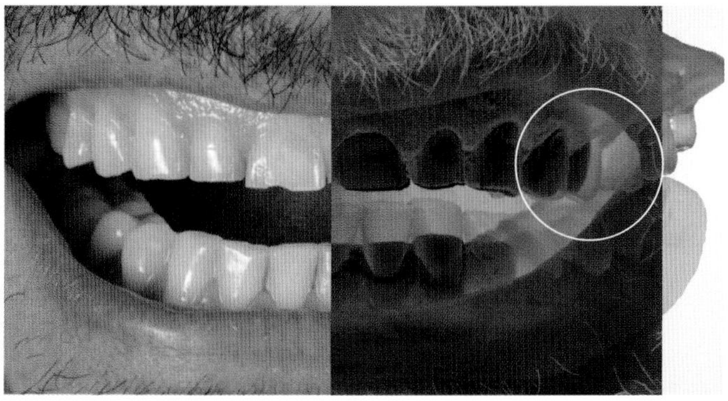

患者初始的上中切牙十字情况，其垂直臂（竖直或倾斜）、水平臂（比较上中切牙大小是否一致）应被分析并报告给临床医生。

3STEP | 咬合仰视像 D4

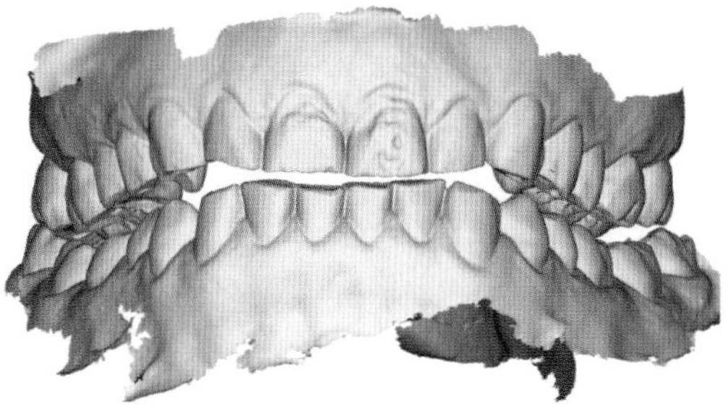

- 中线校对
- 尖牙间隙
- 后牙覆盖
- 后牙倾斜度

提供咬合仰视像的目的是更好地观察后牙"颊侧车库"和"前牙车库"（尖牙水平，例如尖牙间隙）。在切牙水平，"前牙车库"在矢状面截图上能够更好地被观察。由于过度翻转模型会使下后牙变得不可见，因此进行观察时只需少量翻转上下颌模型。咬合仰视像可以为观察上下颌对齐情况提供极佳的角度。同时，此照片还可观察咬合垂直距离的抬高给后牙"颊侧车库"带来的改变（例如后牙覆盖的改变）。此外，垂直距离抬高后尖牙间隙的改变也应予以分析。

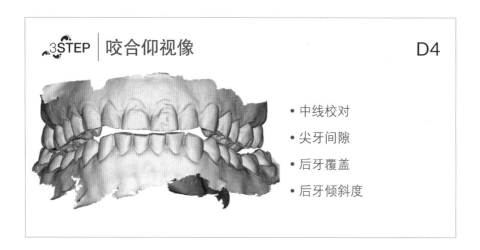

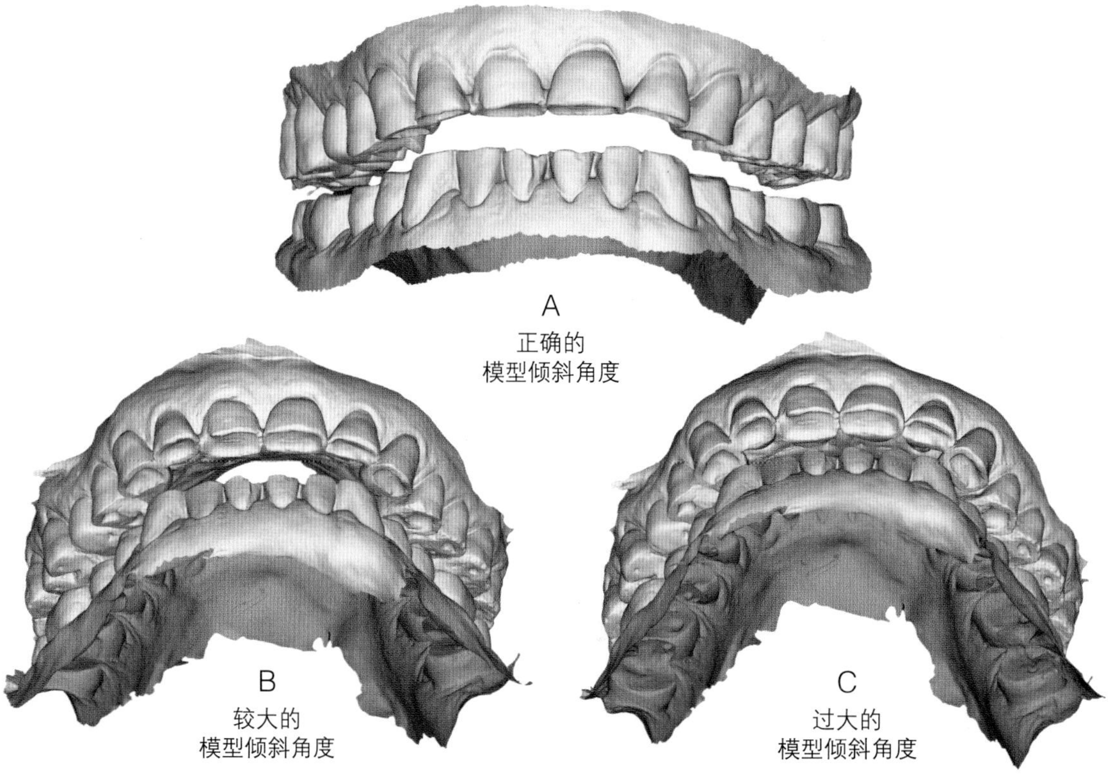

为了捕捉后牙关系的信息，只需要少量倾斜模型即可。正确的倾斜角度是截取此照片的必要条件。

3STEP | 咬合颊面像 D5

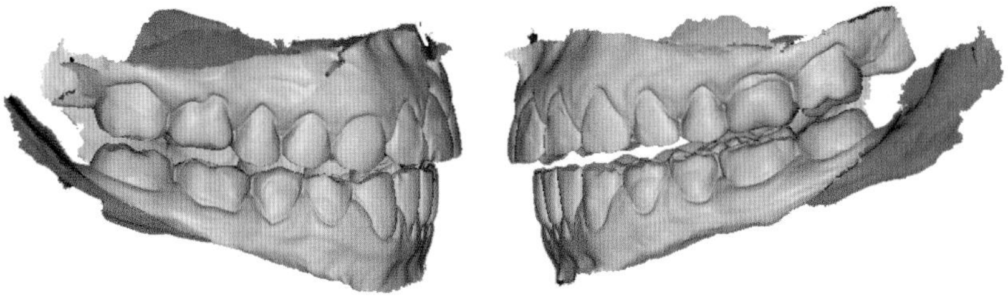

- 完整的后牙颊面
- 磨牙关系
- Spee曲线

在这些屏幕截图中，应注意颊面牙尖的相互交错情况，并观察抬高咬合垂直距离后其改变情况。一般而言，如果咬合垂直距离抬高量较大，则下颌旋转将使原有的磨牙关系从安氏Ⅰ类变成安氏Ⅱ类。在每侧的屏幕截图中，应捕捉到3颗后牙（2颗前磨牙和第一磨牙），可在无任何牙体阻挡下观察到这些牙的龈乳头。

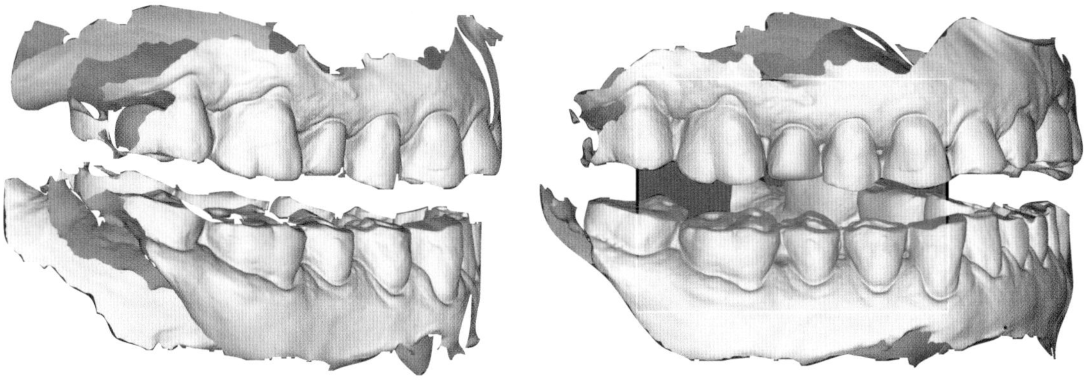

咬合颊面像应在能清晰地观察到后牙的龈乳头且无任何牙体阻挡的情况下截取。

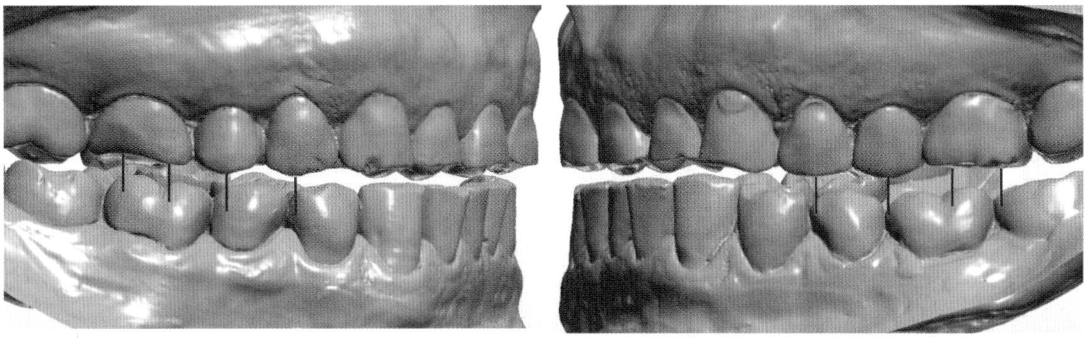

为了观察咬合垂直距离抬高后的牙尖交错情况，可从上颌牙尖绘制垂线来观察与下颌的关系。

3STEP | 下颌牙列像 D6

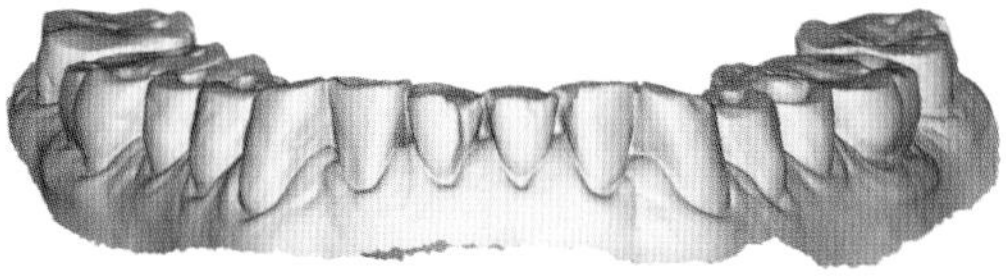

- 下前牙切缘连线
- 下前牙切缘状态
- B线
- Wilson曲线
- Spee曲线

截取下颌牙列并不是为了与临床照片相比较来校正下颌模型在虚拟殆架的位置。这一校正是十分困难的，不仅是由于在冠状面重叠下颌牙列不甚精确，而且随着开口程度的不同，下颌的位置将会出现相应变化。此截图的重要性在于训练临床医生在未来咬合调整中的洞察力，使医生在冠状面熟悉完整下颌的形态，结合Spee曲线来评估最初的3条下颌参考线，以及结合Wilson曲线分析后牙的倾斜角度。技师在截取这一图片时应保证下颌的位置对应于患者面向水平面、小开口的位置。

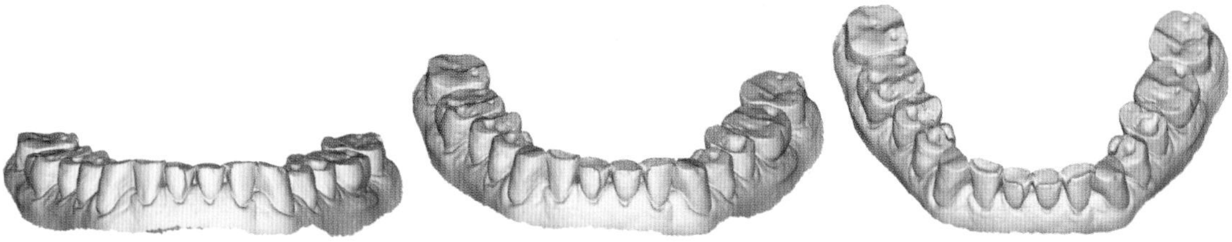

相比上颌牙弓位置可以通过瞳孔连线来摆正，下颌的位置摆正非常困难，这是由于随着开口度增加，下颌位置发生了改变。临床医生应尽可能熟悉在冠状面、接近最大牙尖交错位时下颌牙的形态，以便在后续的咬合调整中作为参考。

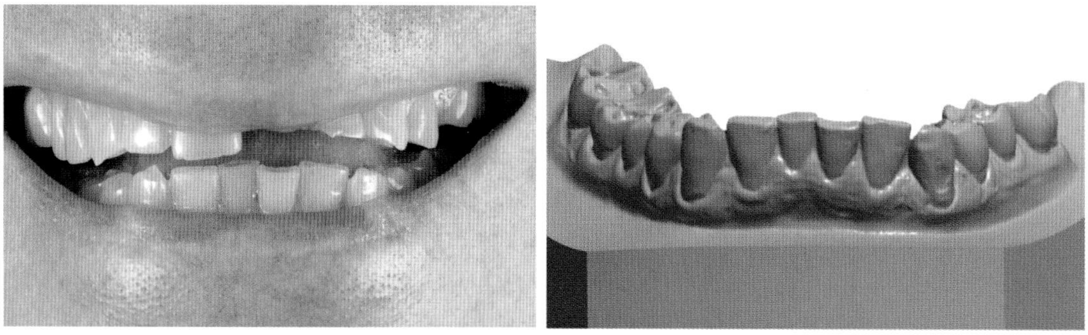

下颌临床照片对于了解下颌切缘连线和B线非常必要。患者下颌切缘连线过高，导致只能使用少量的树脂来完成下颌切缘的直接修复。这一过高的下颌切缘连线不容易在数字模型截图中被察觉到，这是因为这些截图可能是在下颌不当的倾斜角度下（例如过度开口时）截取的。

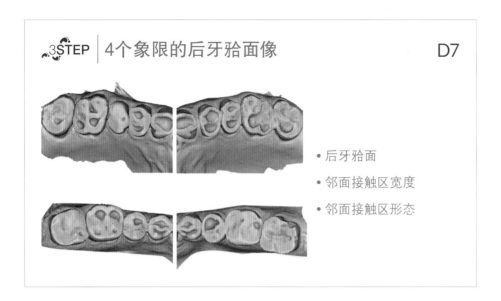

3STEP | 4个象限的后牙殆面像 D7

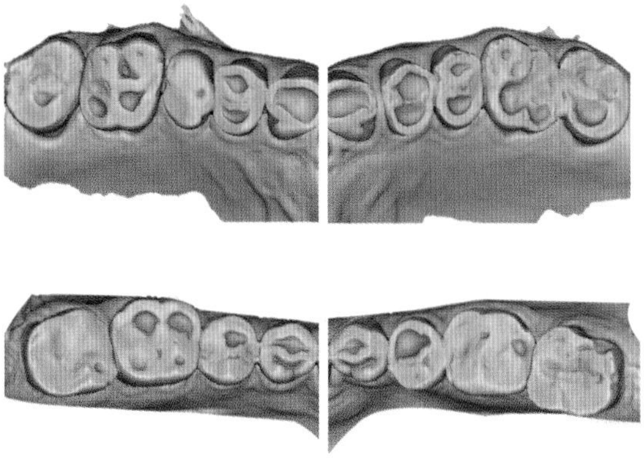

- 后牙殆面
- 邻面接触区宽度
- 邻面接触区形态

后牙初始情况的照片对于制作树脂殆贴面十分重要。虽然临床医生可能更关注粘接树脂殆贴面的牙体组织是否有龋坏或旧充填体，但技师应更重点检查邻面接触区的情况：包括是否不规则及邻面接触区的宽度。

1. 不规则

如果将来计划使用初始模型制作**间接**树脂殆贴面修复体，此时邻面接触区不规则、在印模上难以辨认时，不建议在此模型上制作**最终**修复体，除非在解决这些不规则形态后，再次进行印模制取。

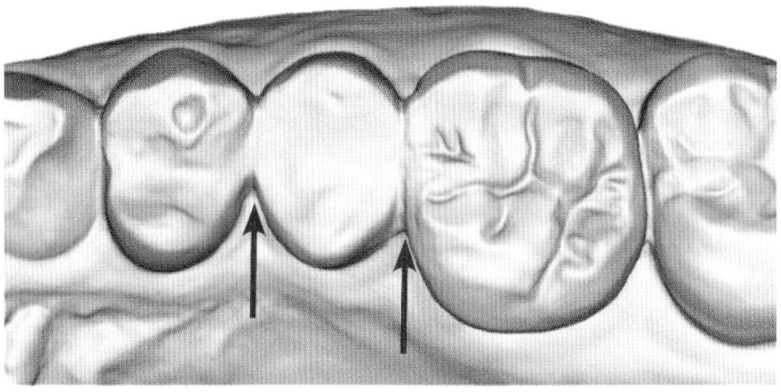

不清晰的邻面接触区

2. 宽度

在现有邻面接触区非常宽的情况下，**直接法**制作树脂殆贴面将较难获得敞开的邻面接触，因此这种方式不适合作为最终修复。额外的临床干预是必要的，这将使患者花费额外的时间和费用（包括后牙升级等）。这些信息在开展三步法诊疗流程前应该与患者讨论清楚。**了解**现有的邻面接触区状况对于设计新的后牙支持是非常重要的。

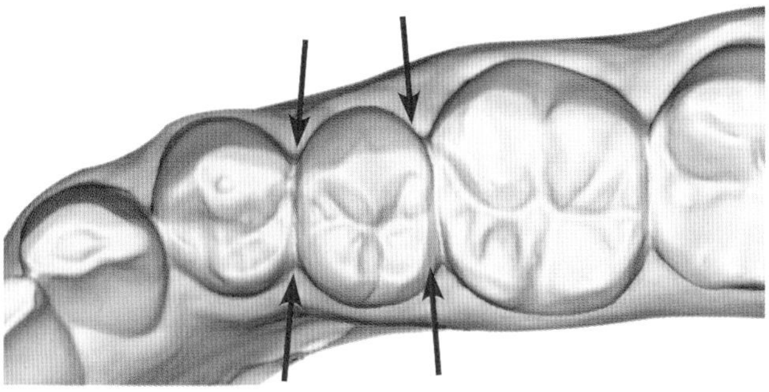

过宽的邻面接触区

D2 前牙止点和咬合垂直距离的抬高

三步法诊疗流程始于制作2颗上中切牙的诊断蜡型，这一步被称为“建立前牙止点”（见第188页）。如果下前牙无须修复，则前牙止点是**通过修复单颌牙建立的**；如果下前牙也需要修复，则前牙止点是**通过修复双颌牙建立的**。与常规观念不同的是，美学和功能重建设计也可以**仅从一颗上中切牙开始**。在耗时最少的同时，许多临床参数也都能够得到较好的观察。相较于实体蜡型而言，直接基于牙齿模型库设计得到的蜡型（即使能够轻松地去除）会降低技师发现问题的能力。在三步法中，诊断蜡型遵循的原则是“少即是多”。

前牙止点是“前牙车库”的一部分，且前牙止点的形态决定了其他前牙切缘的位置。除此之外，前牙止点还用于确定**重建的咬合垂直距离**，以及仅通过修复干预（例如制作前牙粘接性微创修复体）可获得前牙咬合接触的最大可抬高的咬合垂直距离。

当通过前牙止点使上下颌模型相互对位时，可以分析此时创造的后牙修复空间。如果此时后牙需要更多的颌间距离，而现有的前牙止点不能够满足时，咬合垂直距离可以根据后牙需求来增加。随后，可以在第一磨牙上完成后牙止点的蜡型（单颌或双颌）（见第199页）。在此情况下，三步法诊疗流程将使患者的前牙区呈现开𬌗状态，且只能在完成前牙粘接性微创修复后得以纠正。由于这一决定十分重要，因此技师应与临床医生共同决定。临床医生需要先观察前牙止点的形态，并结合后牙空间一起分析（例如重建的咬合垂直距离是否足够等）。为了分析前牙止点，两张屏幕截图应提供给临床医生：

1. **矢状向剖面**。
2. **腭面像**。

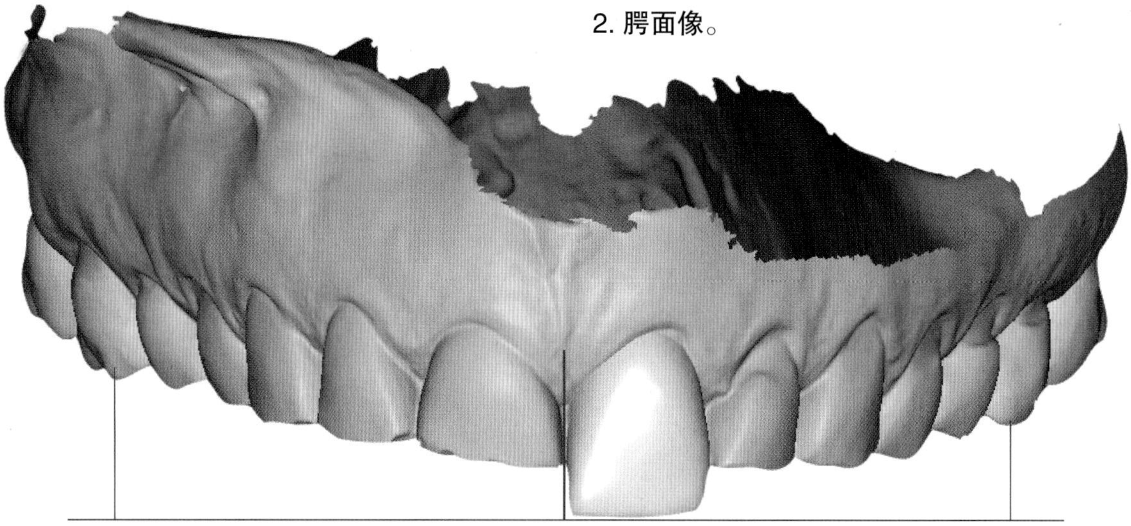

在此截图中，仅有一颗中切牙根据上颌切缘连线和上中切牙十字完成设计。这颗中切牙与相邻的中切牙相比，其形态及增加的切端长度都十分容易辨认。除此之外，如果此上颌位置是患者的头位处于水平位时的位置，其双侧E线则不对称。所有这些信息需要在临床上通过诊断饰面来进一步确认。

3STEP | 矢状向剖面 D8

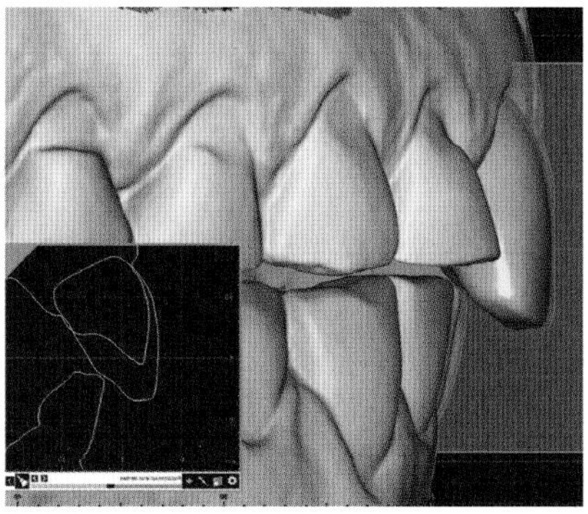

- 切牙间隙
- AB段
- A缘厚度
- 唇面包绕

在第一张屏幕截图中，截取一颗已经完成修复的上颌中切牙的矢状面，包括其对颌牙。在截取时，应让模型位于患者头位处于水平位时的位置，从而更好地观察前牙覆殆/覆盖和前牙倾斜度。矢状位截图可以极大地突出数字化模型相较传统模型分析的优势，因此应该作为常规分析手段。在此视图上可观察许多参数，例如前牙磨耗的类型（水平型磨耗或垂直型磨耗）、未修复的A点位置（合适/唇倾/内收）、AB段、切牙间隙以及设计的“前牙车库”（开放/封闭）。“前牙车库”不应为封闭的，特别是对于水平型咀嚼者。每次覆殆及前牙切端厚度的增加均应通过增加咬合垂直距离及前牙覆盖来进行补偿。

在初始模型评估时，前牙止点建立后，可以根据磨耗类型与治疗目标讨论最合适的前牙粘接性微创修复体类型。目标B是在咬合垂直距离抬高后通过增加腭侧厚度来获得咬合接触。目标C是延长前牙粘接性微创修复体腭侧边缘至牙颈部。目标A是增加现有临床冠的长度，目标F是修复体唇侧边缘延伸至牙颈部。

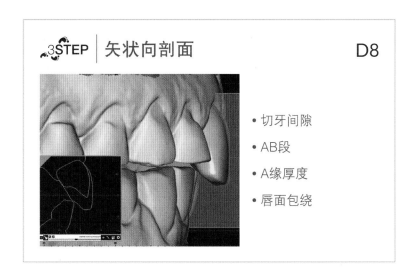

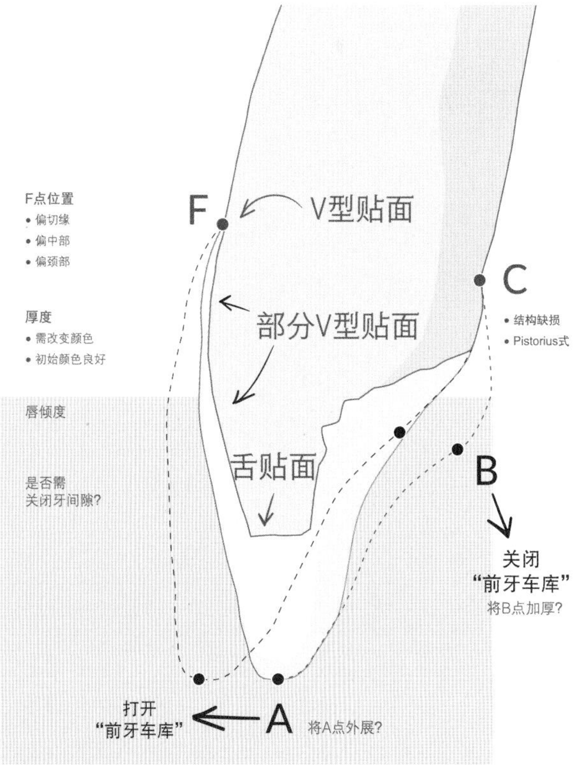

3STEP | 腭面像 D9

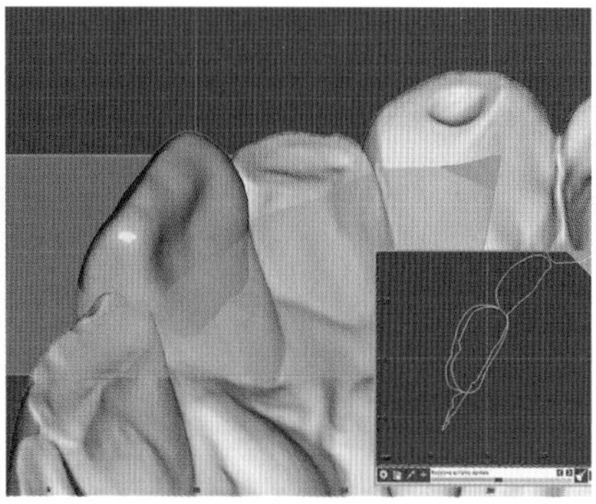

- 切端厚度
- AB段
- B点
- 是否为Pistorius式?
- 近远中斜面
- C点

第二张截图是腭面像，它可以辅助评估前牙止点的腭侧厚度，即BC段，帮助临床医生基于可清洁性及发音等因素评估未来前牙粘接性微创修复体的形态。如果前牙止点的形态能满足厚度及功能的要求，临床医生应该通过观察前牙在模型上获得咬合接触时后牙的修复空间来接受（或拒绝）相应抬高的咬合垂直距离。这一截图应该在上颌模型有一定倾斜角度时被截出，以观察修复后的腭侧厚度，特别应与其他未修复的牙齿相比较。

临床医生应再次确认腭侧修复体的形态，特别注意边缘嵴处不要过厚（见第193页）。

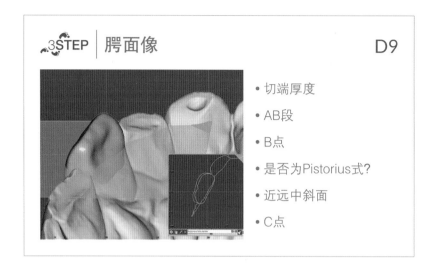

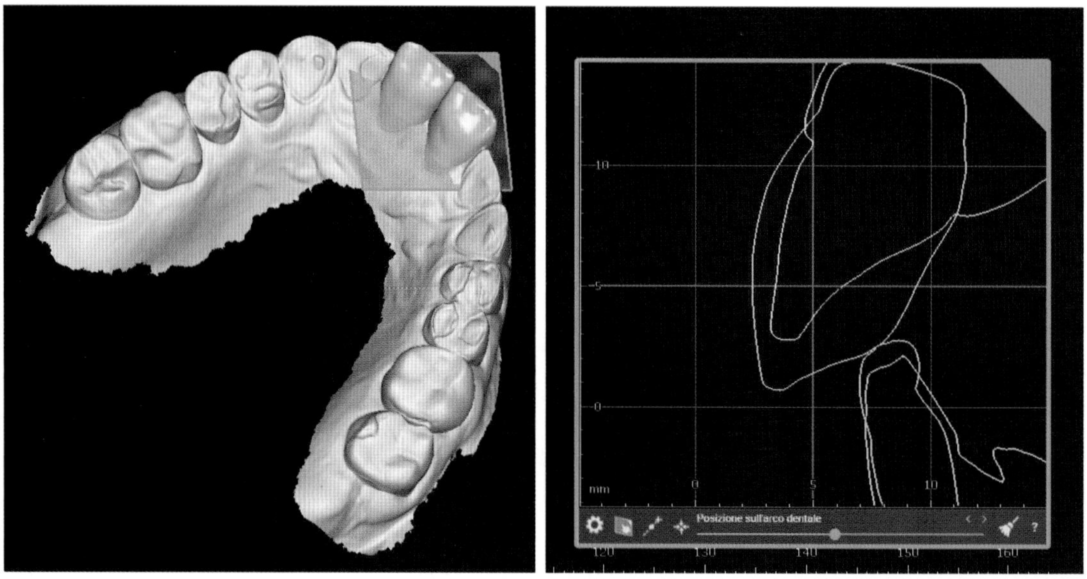

但是，腭面像总是不能很好地截出。矢状面截图可以用来获得未来前牙粘接性微创修复体腭侧的信息，但由于这一截图从牙齿正中的层面被截出，因此并不能用来分析边缘嵴的形态。

训练你的眼力

分析前牙止点及前牙粘接性微创修复体的目标A、目标B、目标C、目标F。

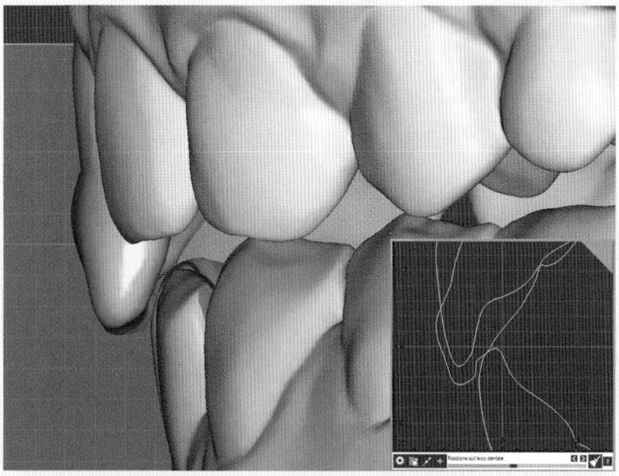

诊断蜡型止于唇面中央，此时应决定是否可使用V型贴面将修复体延伸至F点，而不是仅制作一个舌贴面。

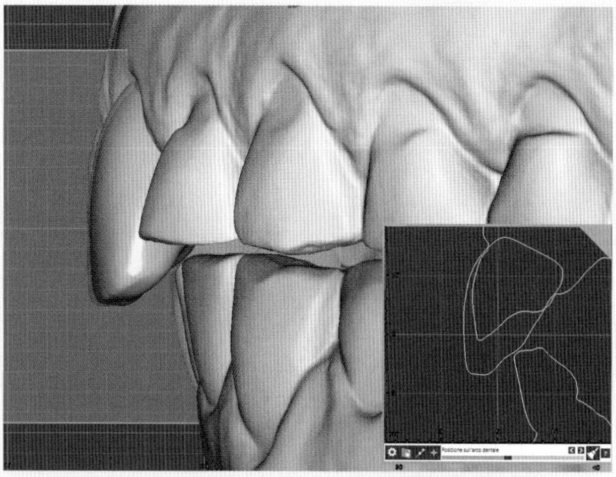

当目标C和目标F都已达成，此时的前牙粘接性微创修复体即为V型贴面。由于患者剩余牙体组织的唇面是完整的，因此应考虑唇面最终厚度，不应使前牙粘接性微创修复体过厚。

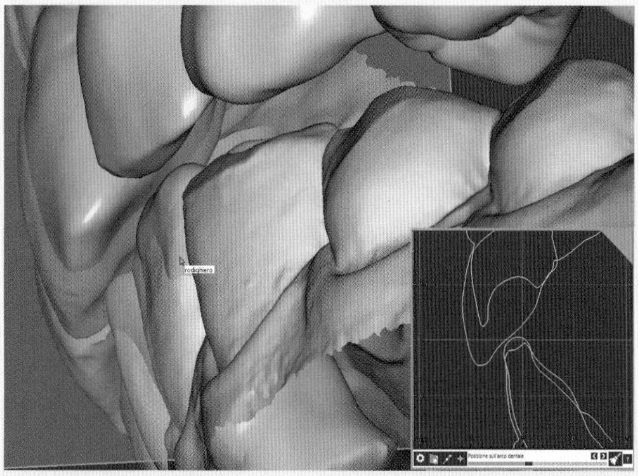

此病例建立了双重前牙止点，上颌制作V型贴面后，上下颌之间可见微小的间隙，通过下前牙修复（可考虑复合树脂直接粘接修复）恢复咬合接触。这一选择是否会导致过高的下颌切缘连线？

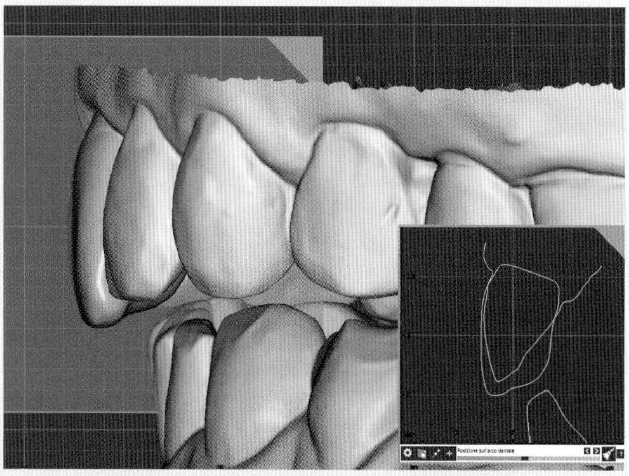

使用舌侧带有厚而长的隆突的V型贴面形成的单颌前牙止点。除了需要衡量腭侧形态是否可接受外，还需要考虑前牙咬合接触点的设计。可选择以下3种方案：降低咬合垂直距离；修复对颌牙；在前牙粘接性微创修复后使前牙保持开殆状态。

3STEP | 咬合舌面像 D10

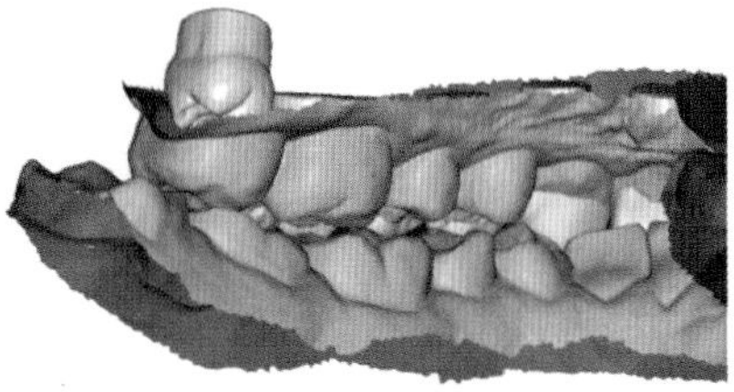

- 后牙腭面/舌面
- 上后牙腭尖高度
- 后牙修复间隙
- 可能的空间分配

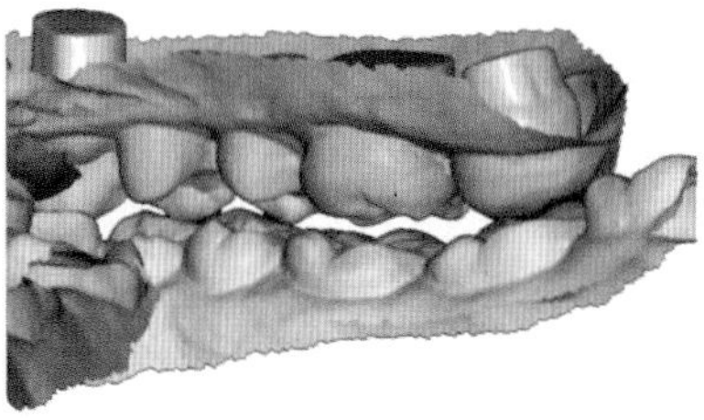

咬合舌面像提供了咬合垂直距离抬高后的舌侧视角。理想情况下，技师应该首先确定最合适的前牙止点，随后确定相应增加的咬合垂直距离。当模型初始位置位于最大牙尖交错位时，这是很容易理解的。但如果临床医生提供的咬合记录是在垂直距离抬高后的位置下记录的，那么技师可以将其视为已确定的咬合垂直距离。如前所述，在初诊中后牙去程序化得到的咬合垂直距离并不是最终的咬合垂直距离。技师需要在前牙止点数字化设计完成并建立前牙咬合接触后，再次调整下颌的位置，同时截取咬合舌面像来分析可用的后牙空间。

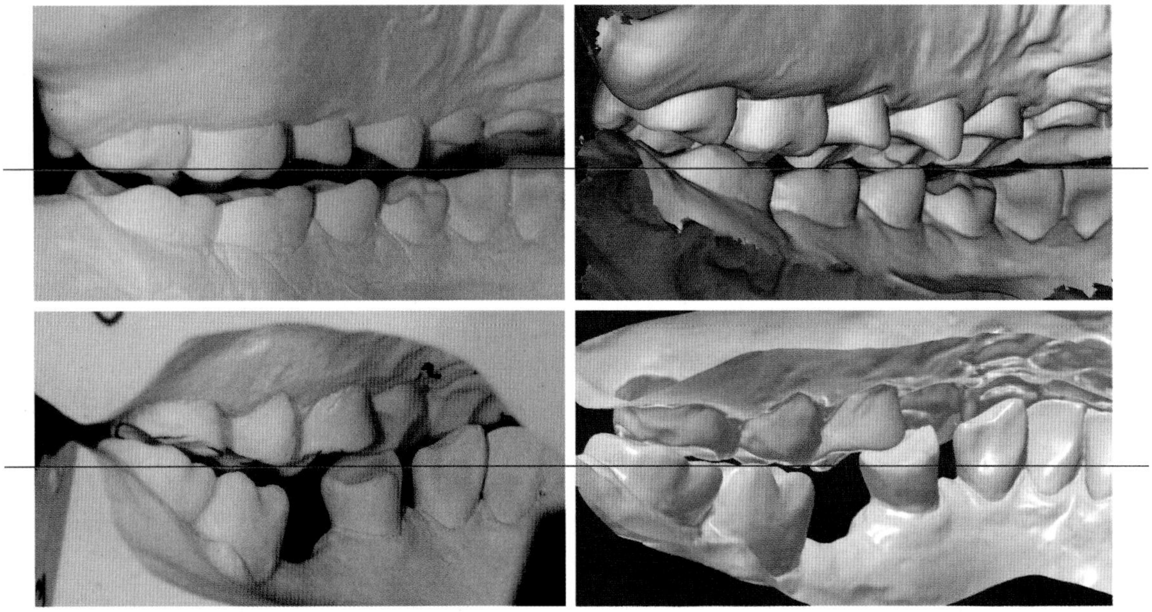

同一位患者石膏模型与数字化模型咬合舌面像的比较。相比数字化模型而言，石膏模型的图像采集是更容易的，且牙齿形态能够被更好地分析，但石膏模型不能提供较好的可视景深。

截取咬合舌面像并不容易，技师需要选择正确的角度。否则此截图则不能很好地在重建的咬合垂直距离下为临床决策提供帮助。理想情况下，应该综合分析此图片与横截面图（见第402页）。

咬合舌面像可以观察后牙的颌间距离，通过这张图片，技师可以让临床医生参与到树脂殆贴面及后续后牙升级的设计中。在开始制作唇颊面诊断蜡型前，必须对咬合垂直距离抬高带来的后牙空间改变进行分析。以上均是需要考虑的内容。

新的后牙支持设计

技工室"头脑风暴"

（1）创造的后牙空间对于制作后牙修复体是否足够?

（2）后牙的修复空间如何分配?

（3）树脂殆贴面应选择哪种修复类型? 直接还是间接?

（4）最终修复体应采用哪种材料? 瓷材料还是树脂材料?

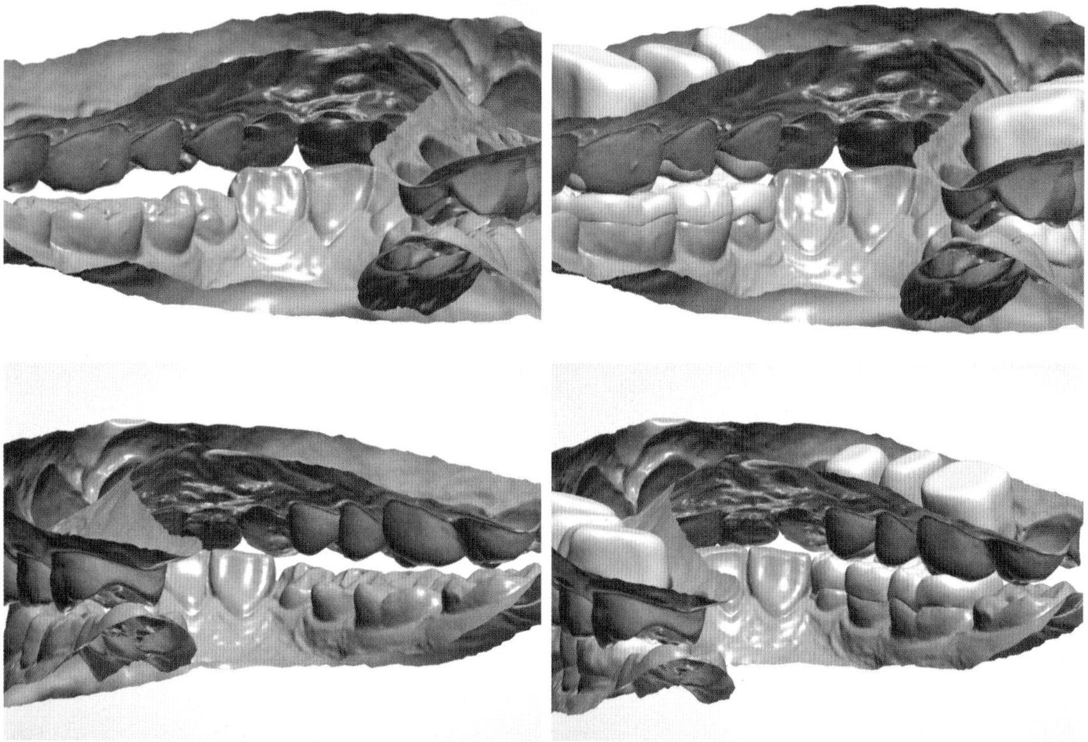

咬合舌面像对于设计树脂殆贴面的类型、将抬高咬合垂直距离后获得的修复空间进行分配、牙齿的原始位置分析等十分重要。然而，咬合舌面像的截图并非总能被正确提供，如图所示。这时应该利用横截面图进行分析（见第402页）。

D3 在打印诊断模型前设计唇颊面蜡型

在与临床医生讨论决定前牙止点及重建的咬合垂直距离后，接下来技师应完成唇颊面诊断蜡型的制作，并按照设计的前牙止点方案，使AB段处于开放状态。上后牙的诊断蜡型同样需要制作，形成后牙的唇颊面形态。

如第3章（见第200页）所述，三步法诊疗流程的技工室步骤一包括制作除第二磨牙外的所有上颌牙的诊断蜡型。但是，在步骤一中仅制作唇颊面的诊断蜡型，这是因为殆面的形态将在后续步骤二中，经过临床验证唇颊面诊断蜡型的各项参数后确定。三步法诊疗流程最初的“半牙”蜡型在**传统流程中具有极大的优势**，这是因为在初诊后，患者此时可能并没有做出决定是否接受治疗计划，而相较制作全口蜡型，技师将花费更少的时间来完成这一步骤。除此之外，所有的临床参数也还需要再次验证，例如咬合垂直距离的抬高以及下颌的最终位置等。然而，在数字化流程中，这样逐步推进的诊断蜡型制作则**不再具有优势**，因为此时形态完好的牙齿可以从不同的数据库中轻松得到。因此数字化方法的趋势是制作更加完整的数字化诊断蜡型，而非遵循三步法**逐步**制作。然而，技师应当深知，逐步制作蜡型的目的不仅

制作全牙列数字化诊断蜡型并无必要，它们将使临床医生工作复杂化

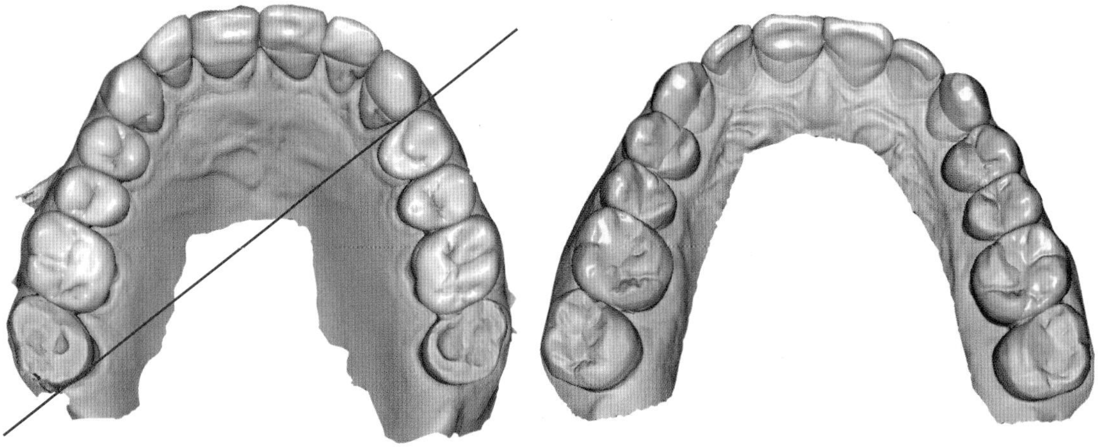

很关键的一点是，从牙齿模型库中快速形成的初始数字化诊断蜡型需要再投入大量的时间使之个性化。在数字化流程中，三步法的逐步诊断蜡型制作是一项劣势，因为技师需要人工依次去除牙齿腭侧的修复体。然而，采用完整的诊断蜡型，在制作诊断饰面时会使临床医生的工作大大复杂化，因此并不建议这样做。

是为了方便传统流程中的蜡型制作，更多是为了在制作唇颊面诊断饰面时便于**临床操作**。对于前牙而言，如果邻牙腭侧尚未修复，则可便于临床医生做出关于前牙止点厚度的正确决策。另外，如果尖牙及侧切牙的腭侧也尚未修复，则在前牙使用咬合板去程序化时不会产生咬合偏斜。事实上，此时的咬合接触点只会存在于两颗已修复的中切牙上。最后，未修复的腭侧也将便于诊断饰面在不损伤薄弱的切端的前提下被去除。

在后牙区域，不修复腭尖的蜡型可以帮助诊断饰面成型阴模以牙支持的形式就位于口内，减少材料的过度堆积，且有利于诊断饰面的去除。综合以上所有临床情况考虑，**逐步制作诊断蜡型的方法在数字化流程中仍需要被严格遵守**。当未来三步法软件可以直接提供这样的“半牙”数字化诊断蜡型时，这一不便的技工室流程将得以改进。在此之前，仍推荐临床医生通过严密地质控，使数字化诊断蜡型按照三步法指南进行制作，最初不进行腭侧的修复。

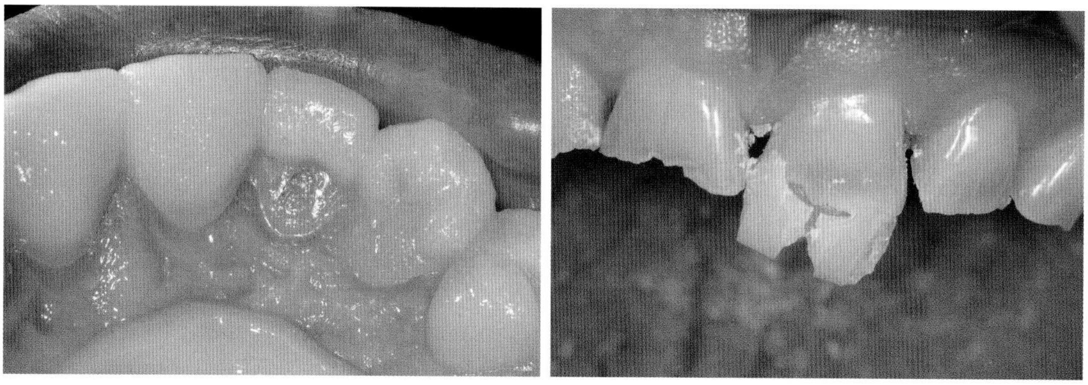

三步法的唇颊面诊断蜡型对于提升诊断饰面的临床制作速度是非常重要的。数字化三步法流程不应对传统的三步法概念做出大量改变。

当唇颊面诊断蜡型完成后，在打印模型及制作诊断饰面成型阴模之前，技师需要将以下数字卡片传递给临床医生。

D11-面部微笑像
D12-口内正面像
D13-咬合仰视像
D14-咬合颊面像
D15-下颌牙列像
D16-上颌质控照

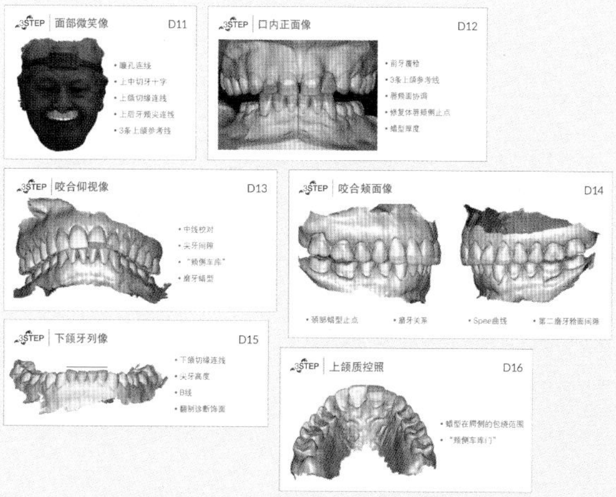

制作这些卡片

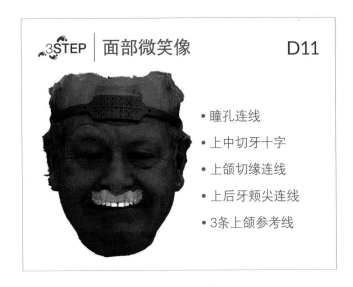

3STEP | 面部微笑像 D11

- 瞳孔连线
- 上中切牙十字
- 上颌切缘连线
- 上后牙颊尖连线
- 3条上颌参考线

上颌唇颊面诊断蜡型的目标是正确地恢复上颌切缘连线、上中切牙十字和左右上颌后牙颊尖连线，并保证“车库”保持开放。将面部扫描数据与数字化诊断蜡型数据拟合，可帮助观察3条上颌参考线是否与患者的面部相协调。

上颌切缘连线（与瞳孔连线平行）和上中切牙十字垂直臂（两颗上中切牙的邻面接触区）是最重要的两条美学连线。其余牙齿，尤其是后牙的位置，不论在传统𬌗架还是虚拟𬌗架中，即便使用所有先进的技术也不能被100%地确定。临床验证总是非常必要的：在口内，通过唇颊面诊断饰面确定美学效果及各参考平面，并通过口香糖测试对后牙树脂𬌗贴面修复后的功能进行验证。

NO

不能仅制作6～8颗牙的诊断蜡型

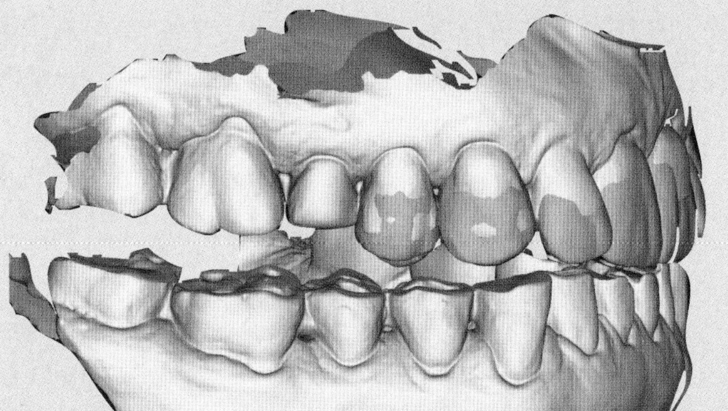

如果上后牙需要修复，那么它们的形态需要在诊断饰面阶段进行评估。仅完成6～8颗牙的诊断蜡型及诊断饰面，对于评估设计的𬌗平面位置（上后牙颊尖连线）、微笑时唇颊面是否协调都是不够的。

3STEP | 口内正面像 D12

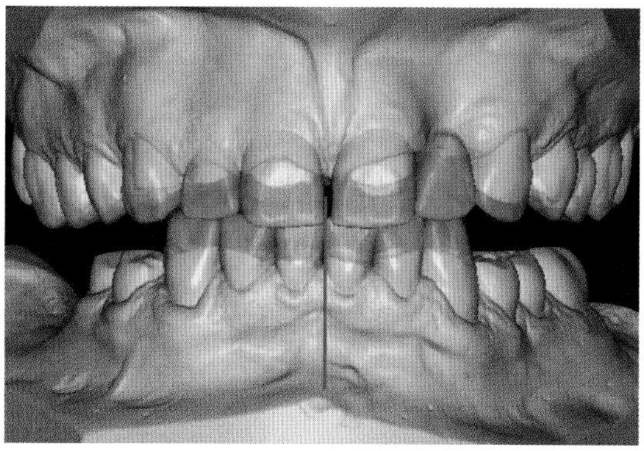

- 前牙覆聆
- 3条上颌参考线
- 唇颊面协调
- 修复体唇颊侧止点
- 蜡型厚度

口内正面像展示了患者头部处于水平位时的上颌位置，此时下颌模型通过前牙止点与上颌模型接触。这对于观察上中切牙十字及正面校对十分关键，可验证前牙通过诊断饰面去程序化后，上下颌的相对位置与最初记录的是否一致。如果后牙需要修复，则诊断蜡型应该完成到上颌第一磨牙。未制作到上颌第一磨牙的诊断蜡型（前提是上后牙需要被修复的情况下）不能展示最终修复后的唇颊面协调性以及上后牙颊尖连线的位置。除此之外，如果仅制作前牙的诊断饰面，患者也不能给出3条上颌参考线是否和谐的相关意见。

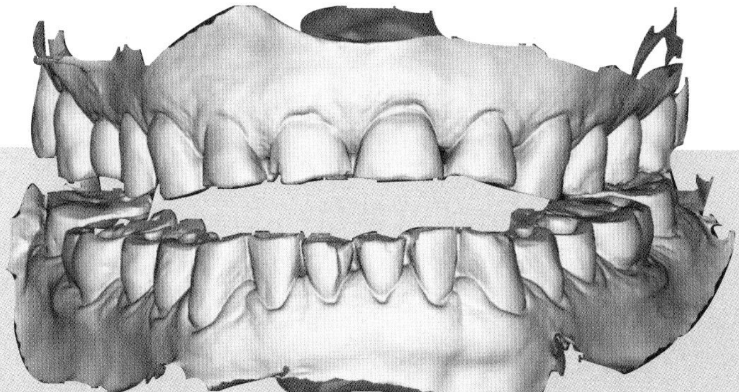

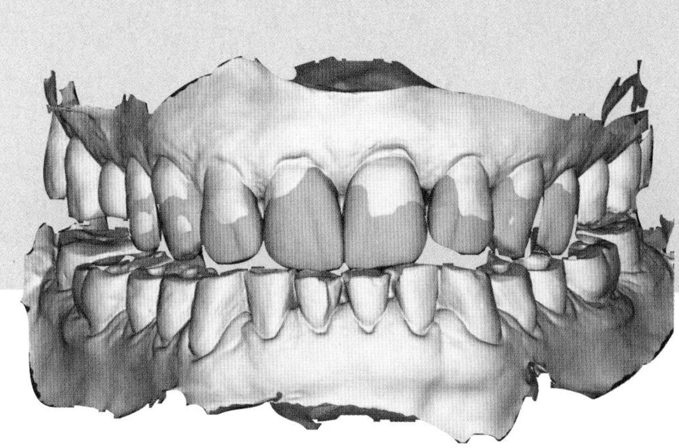

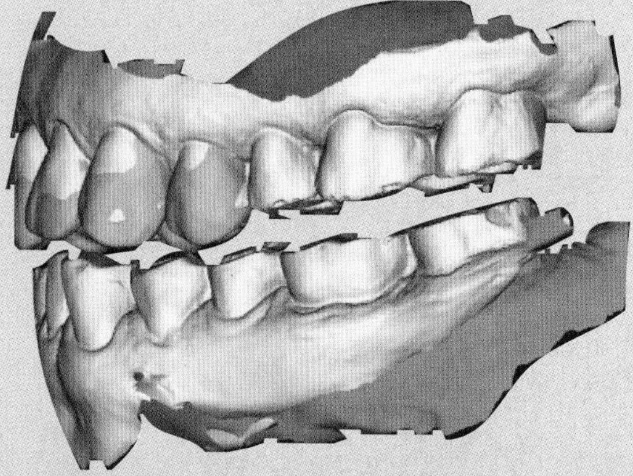

通过诊断蜡型的图片，临床医生应该关注技师是否遵循了三步法治疗流程的**微创目标**。为避免不必要地磨除健康牙体组织，如果非原有牙齿过突，诊断蜡型应包绕唇颊面。如果对诊断蜡型存有疑问，推荐略增大唇颊面蜡型的厚度和包绕范围，因为治疗设计中是对唇侧进行“加法”包绕。如果牙齿在制作诊断饰面后过突，则可在口内直接磨除部分诊断饰面，轻松完成“减法”调磨。应尽量避免在唇颊面中部设计诊断蜡型的止点，或设计非常薄的包绕。除了患者反映不适外，对于增加唇颊面厚度的唯一限制存在于邻接触水平，此处应尽量避免形成**颊侧“死角”**以使菌斑在此堆积。

上颌第一磨牙的诊断蜡型不建议包绕颊面。这一牙位常常会制作全包绕的诊断蜡型以避免在牙齿数据库中获得全冠蜡型后再手动减蜡。如不采用全冠类修复体而选择粘接类修复体（例如殆贴面/高嵌体）修复这一牙位，此类包绕颊面的设计将会给牙体预备带来困难，特别是当存在邻面洞型需要修复时将会更加困难。因此，如果第一磨牙颊侧是完好的，则诊断蜡型不需要延伸至其颊面。在制作诊断饰面时，需要与患者沟通第一磨牙未修复的颊面与修复体边缘交界可见的情况。

诊断蜡型边缘的位置可以帮助医生进行最终修复体的选择（上前牙选择舌贴面或V型贴面，上后牙选择高嵌体或殆贴面等）。

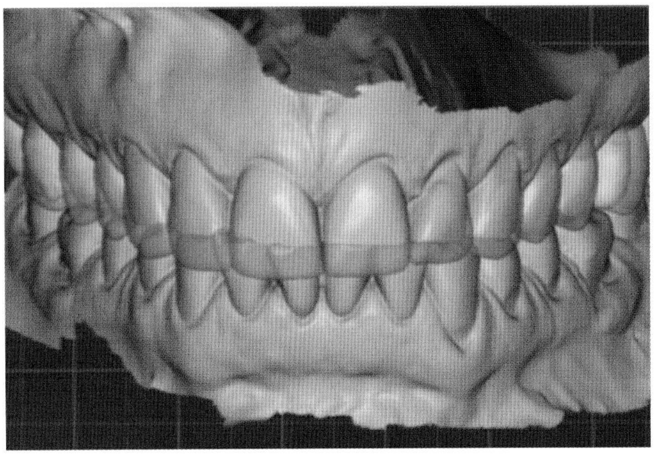

诊断蜡型的唇侧边缘应考虑到最终修复体的情况。建议将唇侧的蜡型略增厚，因为如果患者接受，则可在牙体预备时保留更多健康牙体组织。

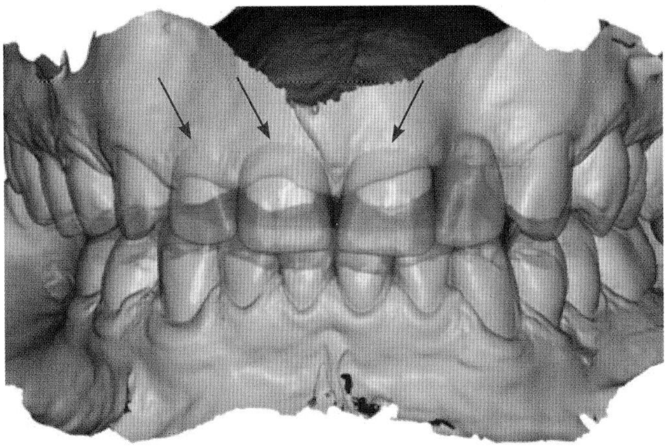

得益于数字化诊断蜡型可透视的效果，临床医生可以观察诊断蜡型是否覆盖过多牙龈（可能需要进行牙冠延长术），以及切牙大小及位置的偏差。

3STEP 咬合仰视像 D13

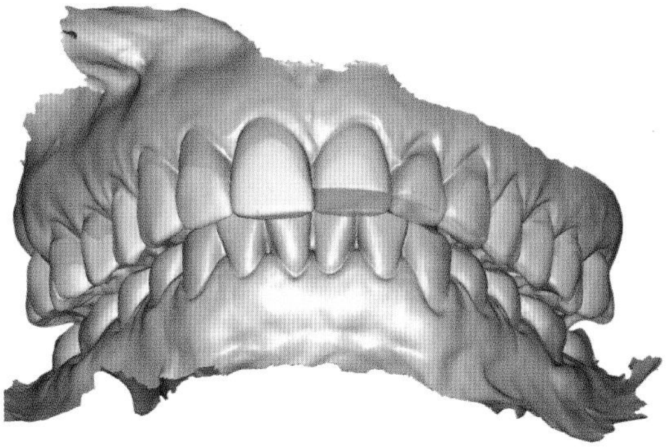

- 中线校对
- 尖牙间隙
- “颊侧车库”
- 磨牙蜡型

在咬合仰视像中，当蜡型制作完成后，应再次评估经过部分修复后的尖牙间隙（AB段），观察其是否对称打开，以及与对颌牙的接触（B点）是否容易获得。如果上后牙颊尖的蜡型已制作至最大厚度，则可以为“颊侧车库门”提供信息。将其与未修复的下颌牙放在一起，可以进行后牙树脂殆贴面的设计。

最后，此图对于分析**不同咬合记录下的中线对齐是否发生变化**是非常重要的，包括最大牙尖交错位，咬棉卷进行后牙去程序化后得到位置，以及前牙咬合板去程序化后得到的位置。

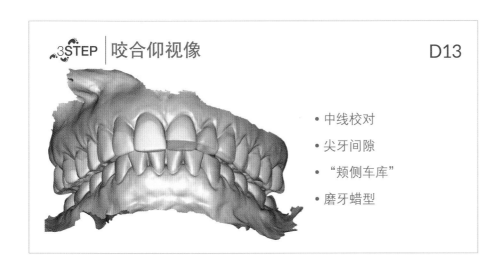

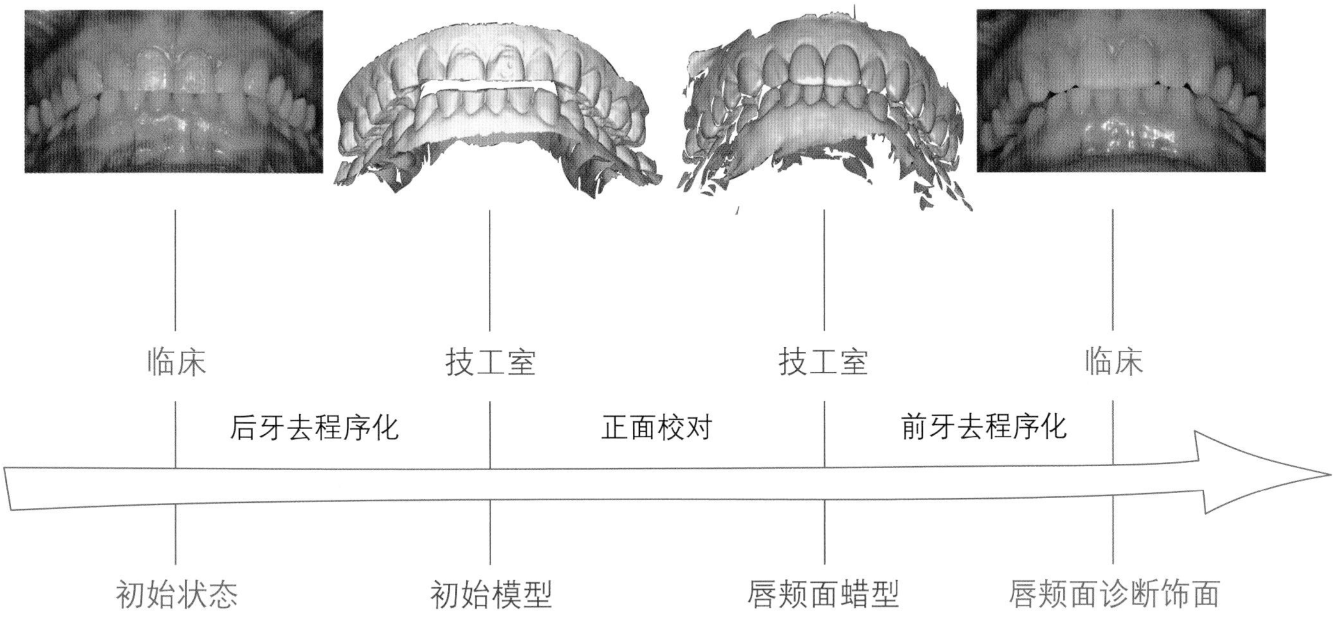

在三步法实施过程中，可以利用咬合仰视像很好地从冠状面上观察和比较下颌对齐的情况。

3STEP | 咬合颊面像 D14

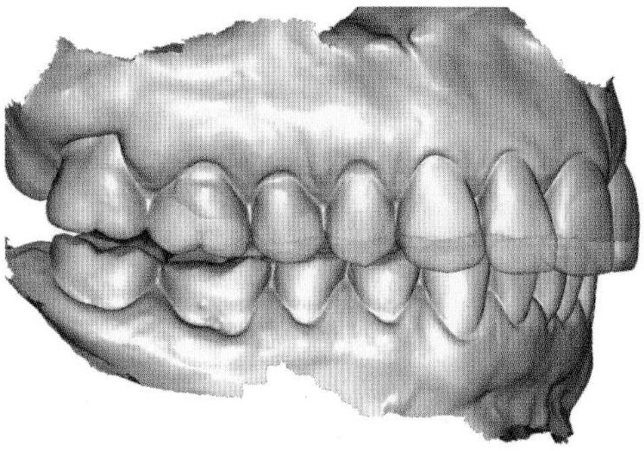

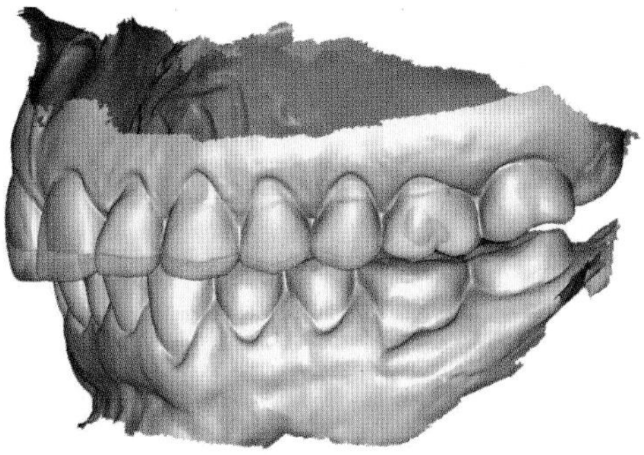

• 颈部蜡型止点　• 磨牙关系　• Spee曲线　• 第二磨牙殆面间隙

这张图片显示了新的Spee曲线（与未修复的上颌第二磨牙进行对比）以及上颌蜡型的牙尖与对颌牙的潜在接触情况：尖对尖或牙尖对至对颌两牙尖之间。在蜡型制作过程中，目标是改善尖对尖关系或接受尖对尖关系，同时避免过度延长上颌牙尖。此外，从该视角可以对后牙颊面蜡型的延伸范围进行控制。最后，应参考未修复的上颌第二磨牙殆面间隙大小来选择其修复体类型（复合树脂直接修复或高嵌体）。

树脂殆贴面蜡型

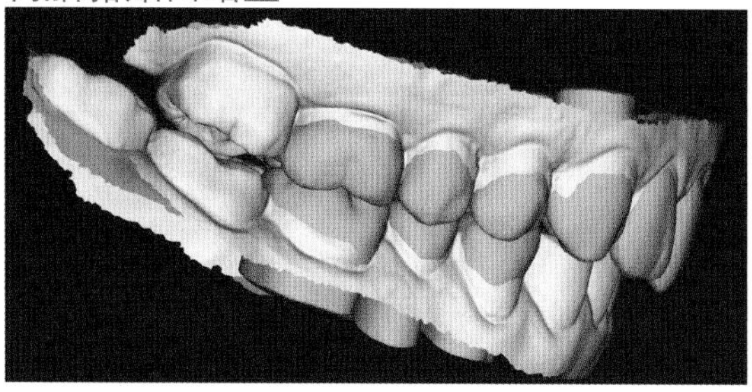

直接法制作树脂殆贴面所用的模型

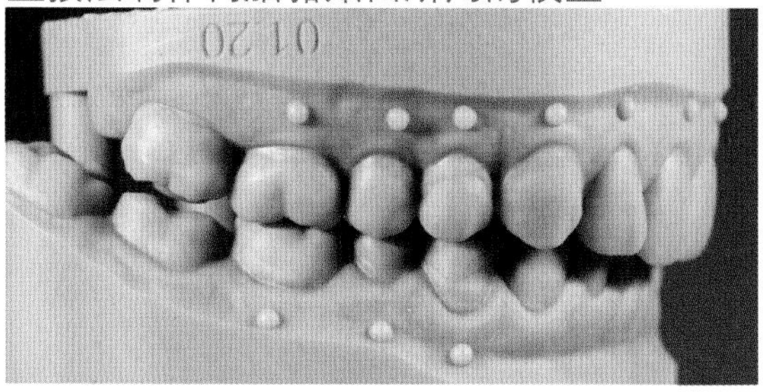

树脂殆贴面修复后

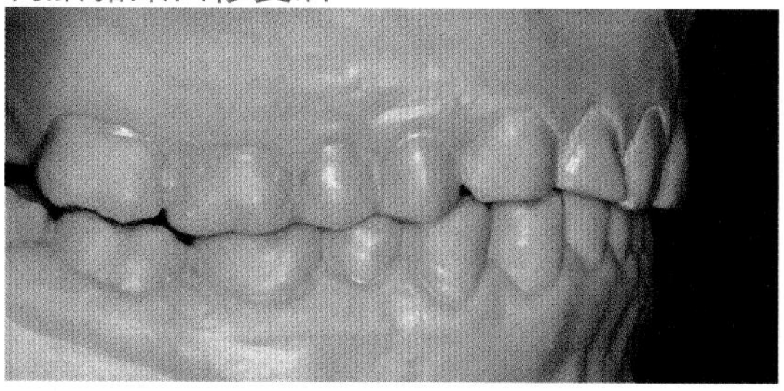

前牙粘接性微创修复体蜡型

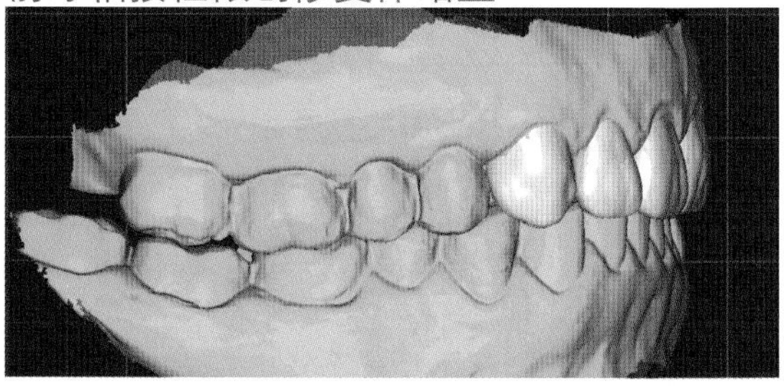

此病例在数字化设计过程中出现的几个错误说明了对数字化流程进行三步法控制的必要性。其中包括以下错误：模型在矢状面上的倾斜角度错误、过长的切缘和下颌位置错误（形成尖对尖关系）等。通过后牙树脂殆贴面的增材和大量咬合调整，咬合关系得到了纠正，但这往往需要过长的椅旁时间，是临床难以接受的。

3STEP 下颌牙列像 D15

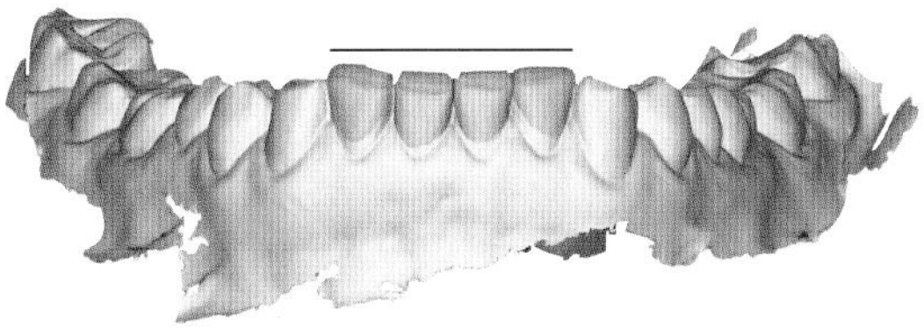

- 下颌切缘连线
- 尖牙高度
- B线
- 翻制诊断饰面

如果下前牙参与形成前牙止点，则需要提供此图。临床医生可以通过比对蜡型上的下颌切缘连线和未修复的下后牙来决定后牙咬合面的后续修复。此外，临床医生必须决定如何将下前牙的诊断蜡型翻制到口内。如果下前牙修复范围较大，诊断饰面将是最合适的方法，该方法需要一个打印的下颌模型和一个油泥型硅橡胶成型阴模。如果是仅覆盖小范围牙齿的切缘，则直接手动堆塑复合树脂更为方便快捷，不需要粘接程序，只需要将树脂在口内光固化。

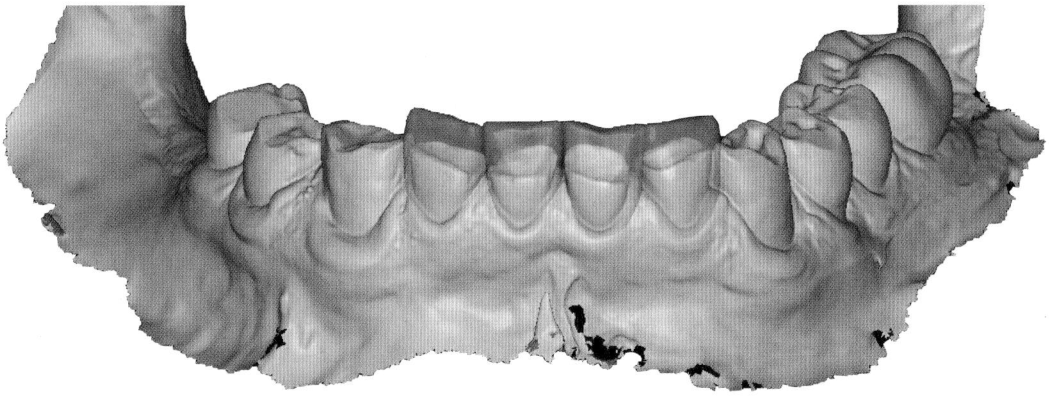

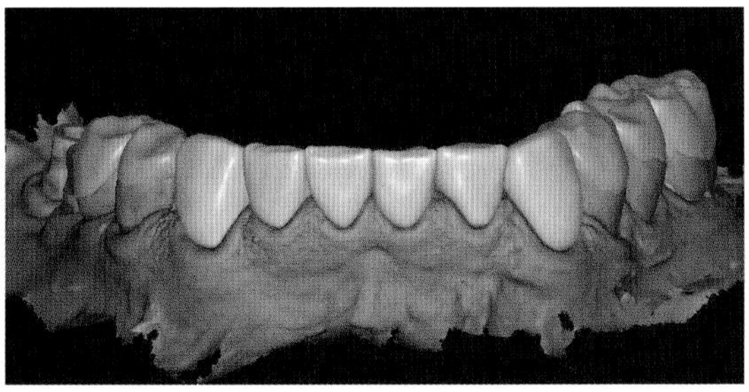

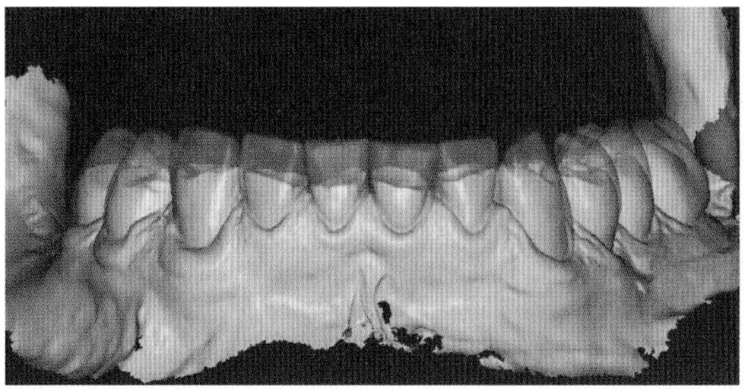

将4颗设计好的下切牙调至透明，能帮助技师比较下颌切缘连线与未修复天然牙的关系，尤其是尖牙。但是，如果制作传统全口蜡型则难以对此进行分析。

3STEP | 上颌质控照 D16

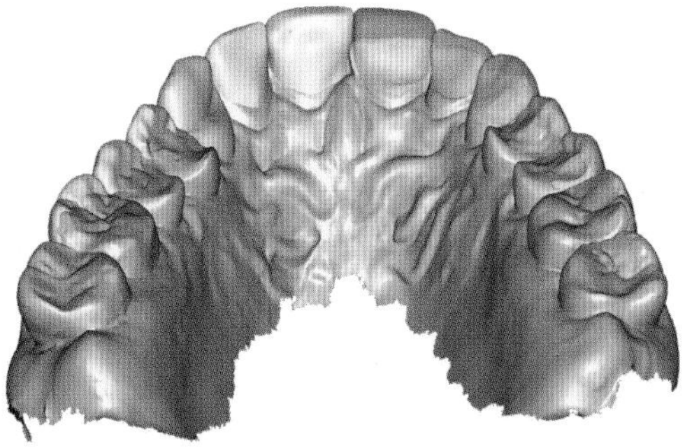

- 蜡型在腭侧的包绕范围
- “颊侧车库门”

诊断饰面应尽可能包绕唇颊侧（除了第一磨牙），而过多的腭侧包绕是不推荐的。唇颊面数字化蜡型应该只修复上颌牙的唇颊侧。如前所述，数字化流程的全牙列设计使得许多技师可以提供殆面完全修复好的蜡型。因此，上颌质控照是至关重要的，因为这是临床医生确认所有腭尖和前牙腭面（除前牙止点以外）蜡型都已被移除的最后机会。与传统工作流程相同，一旦上颌模型被打印出来制作诊断饰面成型阴模，模型将不能进行修改。如果数字化诊断蜡型被修改，则需要重新打印模型，这会浪费大量时间且不能在诊断饰面复诊当日完成。上颌质控照的屏幕截图应以一定角度（不垂直于殆面）截取，以便能看到修复后颊尖的倾斜度。

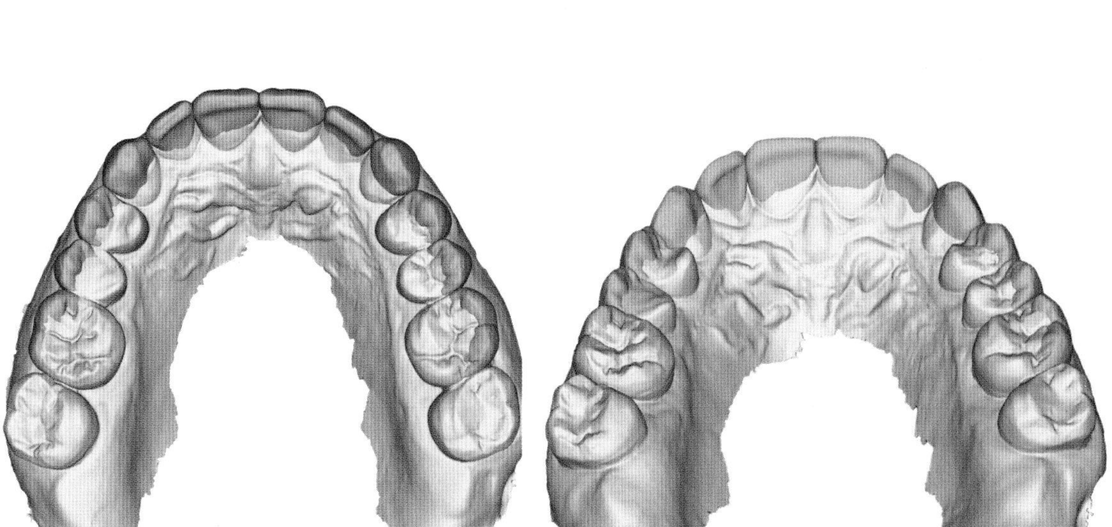

上颌质控照中，模型应该有一定的倾斜度，以便能观察到颊尖的厚度和倾斜度，参照右侧截图。

唇颊面诊断蜡型

技工室操作指引

（1）在患者头位处于水平位时，通过重叠中切牙将上颌放置于正确位置。

（2）基于平直的上颌切缘连线和上中切牙十字修复一颗上中切牙。

（3）在双侧上中切牙唇面最突点的水平上测量其大小，来确定最大尺寸偏差。

（4）如果下前牙需要修复，则应修复下前牙，并调整下颌切缘连线（除了尖牙）。

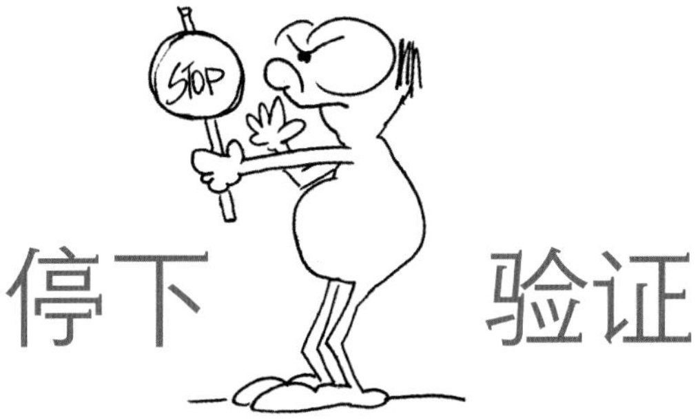

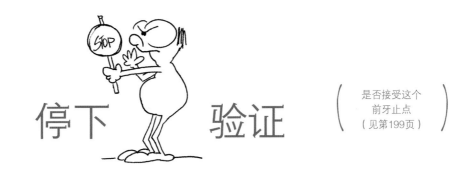

是否接受这个
前牙止点
（见第199页）

（5）修复其他上前牙（除了腭侧面）。

（6）继续制作上后牙的蜡型，但仅制作颊尖蜡型，不包括腭尖，将“颊侧车库门”修复至最终形态。

（7）如果下前牙仅需要修复切缘，则移除颈部多余的蜡。

（8）考虑最终修复体类型的同时，决定蜡型唇颊侧边缘的位置。

（9）不要把上颌第二磨牙包含在内。

（10）不要修复下后牙。

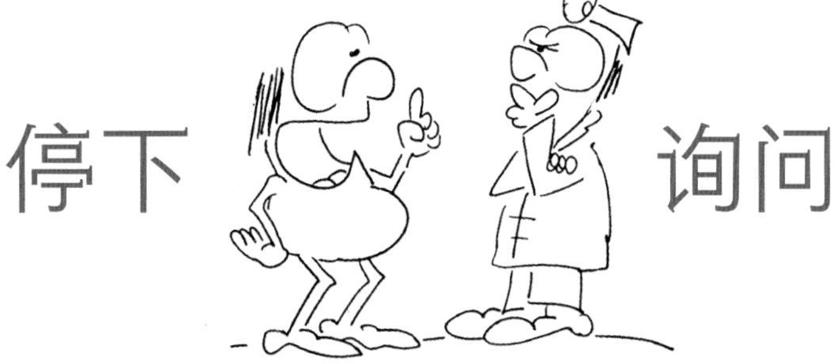

D4 后牙蜡型和树脂殆贴面的类型

技工室步骤二遵从第3章中讲述的规则进行“后牙车库”的修复。目标是获得一个仅需要少量咬合调整的树脂殆贴面，使患者在新的后牙支持水平上有最大的舒适度。为了减少静态咬合调整（例如使下颌居中，使咬合接触点分布均匀），在确定的咬合垂直距离上正确记录咬合后，技师应当使用诊断饰面复诊环节取得的咬合记录，小心地**重新将下颌模型上殆架**。

接下来，诊断蜡型将继续向两颗前磨牙和第一磨牙的殆面推进。遵从三步法，殆架仅用以观测正中运动，而非正中运动直接在患者口内进行评估。动态的咬合调整也需要控制在最少，为此，“后牙车库”需要按照后牙功能形态正确设计。

技师在制作“后牙车库”的过程中，应时刻注意避免**4种错误**（见技工室步骤二，第250页）。在给患者制作树脂殆贴面之前，这些错误也可以被临床医生检查出来。然而，由于数字化后牙蜡型的二维特性，评价它并不容易，尤其对于临床医生或那些更加熟悉实体蜡型的人而言。从表面上看，每个数字化蜡型都很完美，但许多错误可能被隐藏，这将使得后面的调殆复杂化。但是数字化蜡型与传统蜡型相比，其主要优势在于可以被移除、变透明，最重要的是可以观察截面。

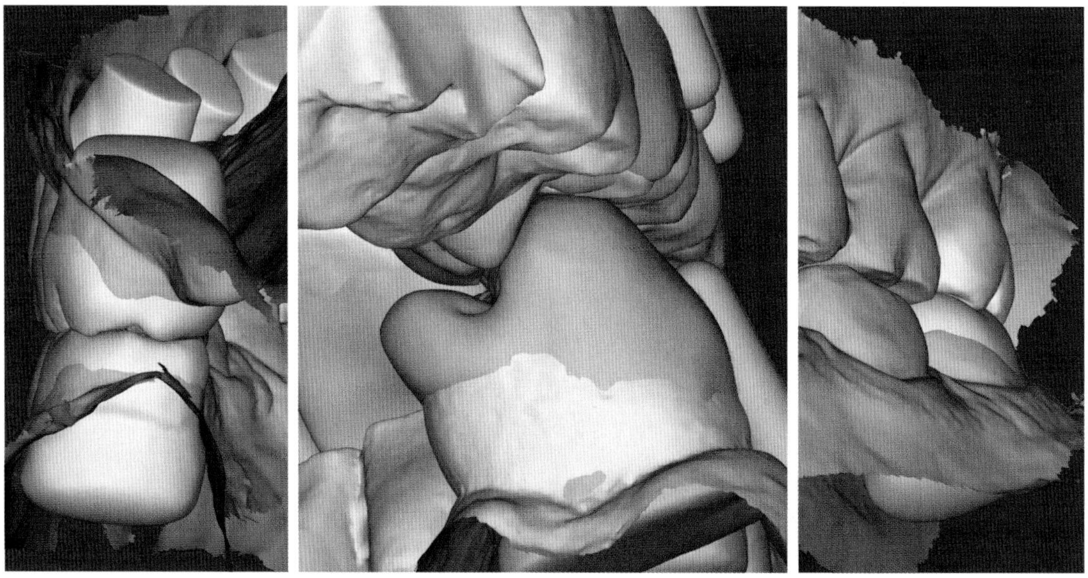

数字化蜡型中的错误应该在技工室阶段而不是在患者口内被纠正。

后牙蜡型的质控

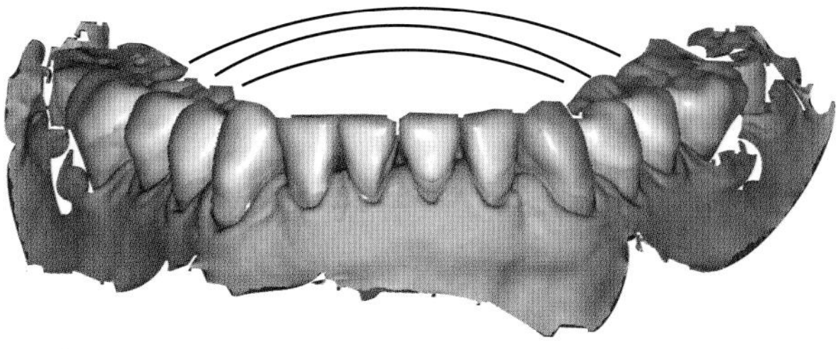

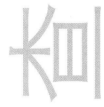

对侧

比较对侧同名牙（例如双侧下颌第一磨牙）：它们的牙尖高度是否一致？牙齿倾斜度是否一致？

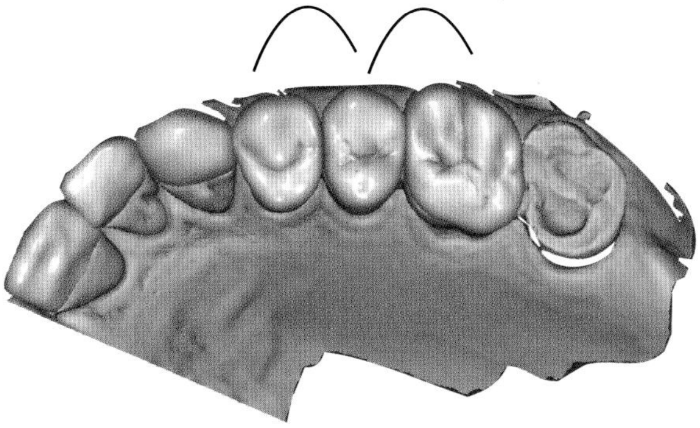

邻牙

参照牙弓位置、Spee曲线和Wilson曲线，对同一象限里的牙齿进行比对。

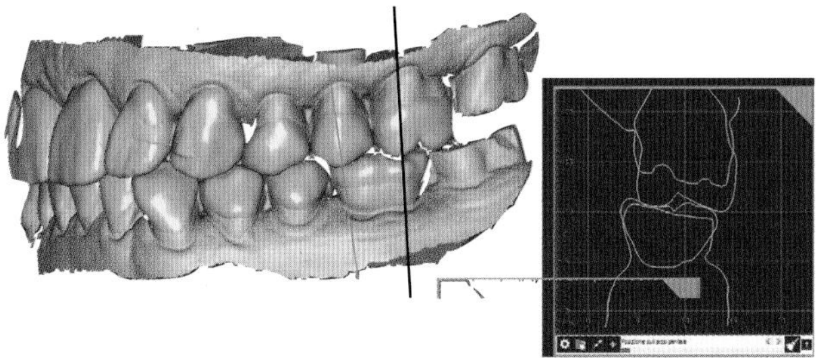

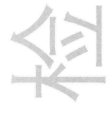

对颌牙

检查咬合接触点，以及“颊舌侧车库”的形态。

后牙数字化蜡型制作完成后，技师可以截取以下图片，成为“数字卡片”传递给临床医生。临床医生需要进行后牙数字化蜡型评估的训练，借此对调𬌗更加得心应手。

D17-横截面图
D18-口内正面像
D19-咬合仰视像
D20-咬合颊面像
D21-咬合舌面像
D22-下颌牙列像
D23-4个象限的后牙𬌗面像

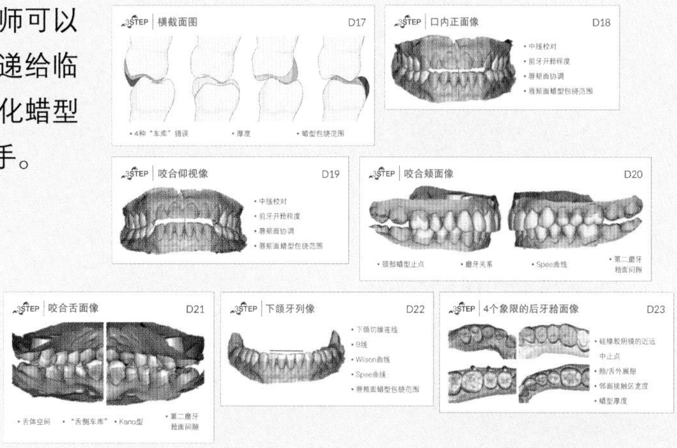

制作这些卡片

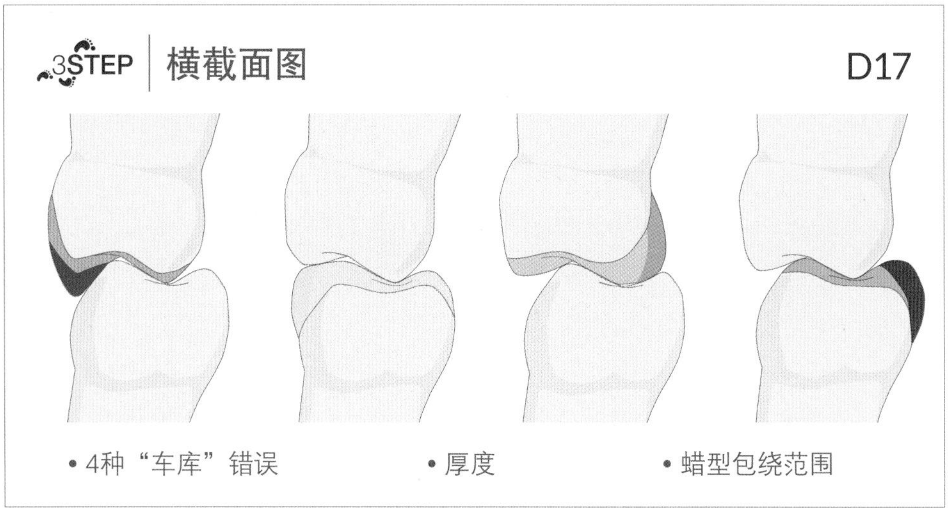

在诊断饰面复诊阶段，上牙颊侧牙尖需要从美学角度进行临床验证（例如上后牙颊尖连线等）。现在需要将美学和后牙的功能结合起来。从唇颊面蜡型推进到后牙蜡型的过程中，技师不应该改动颊尖的位置和形态，因为这是在诊断饰面时已被验证过的。在传统蜡型中这不是一个问题，但在数字化蜡型上，此问题需要引起重视。技师需要格外小心，因为有许多工具可以轻易移动数字化蜡型，产生丢失已验证数据的风险。一旦完成第一磨牙和两颗前磨牙的三步法蜡型制作（见第255页），应该及时获取后牙“颊舌侧车库”的截图，即横截面图。这张横截面图对于衡量“车库”和“汽车”之间的初始水平向关系十分重要，可以体现出抬高咬合垂直距离是否改善了二者之间的关系，同时体现蜡型是如何补偿水平向偏差的。应在每颗上后牙都截取此图，截取方向应通过牙尖中点并尽可能垂直殆面。

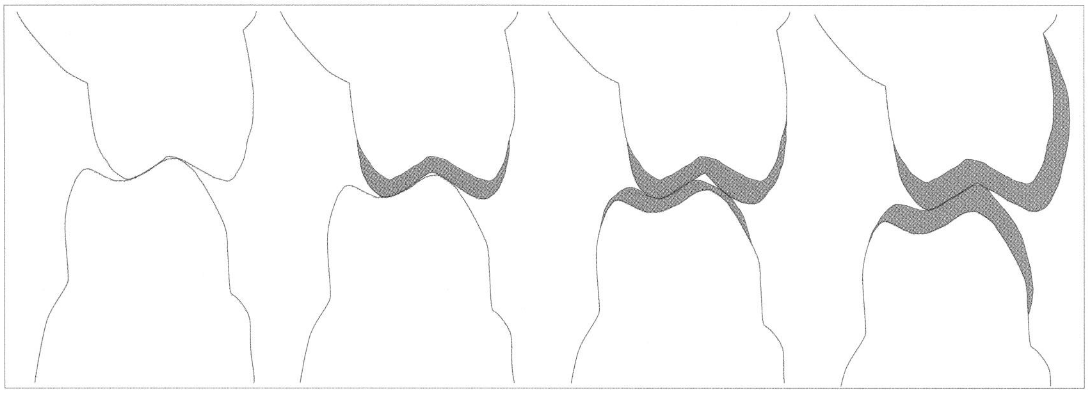

“车库”和“汽车”的初始水平向关系正确，随着咬合垂直距离的抬高，相应设计的修复体的厚度和包绕范围。

4种“车库”错误

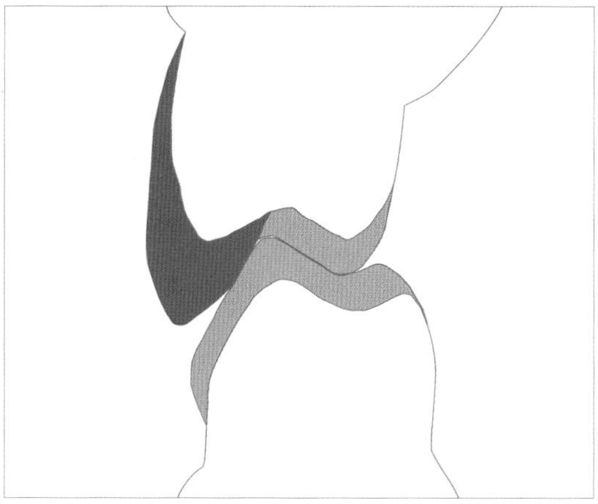

V型错误：颊尖过度加长。这种错误很常见，因为很多情况下都需要增加上颌牙的长度。尤其在尖对尖关系和水平型咀嚼者中，这种错误会导致“颊侧车库”过于封闭，修复体颊侧折断的风险较高。

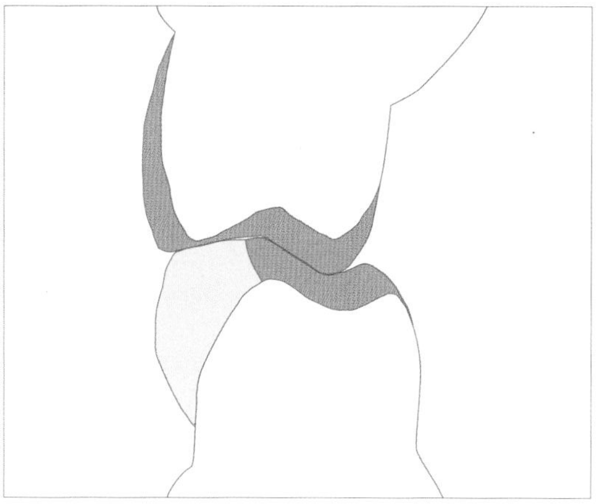

B型错误：下颌牙颊侧过厚，可能与修复体形态不佳、备牙量不足或下颌种植体位置偏颊侧有关。下颌Wilson曲线的曲度减小将导致“颊侧车库”过于封闭，导致在咀嚼时颊尖出现殆干扰。

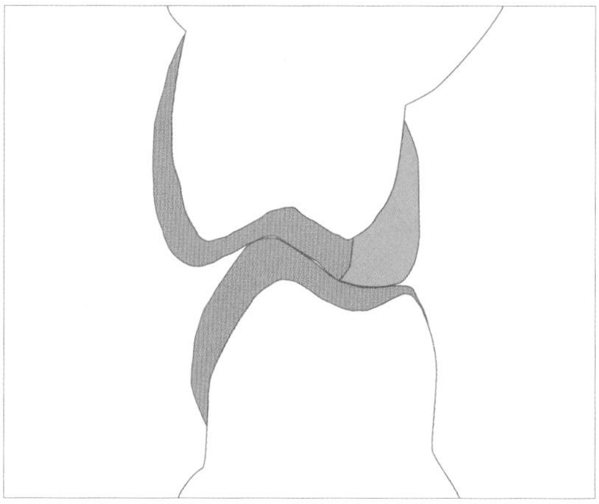

P型错误：上颌磨牙舌尖过厚，Wilson曲线曲度丧失。导致“舌侧车库”过于封闭，从而出现咬舌、磨牙舌尖受力过大等情况。这一错误常发生于牙齿磨耗以及修复空间不足时。

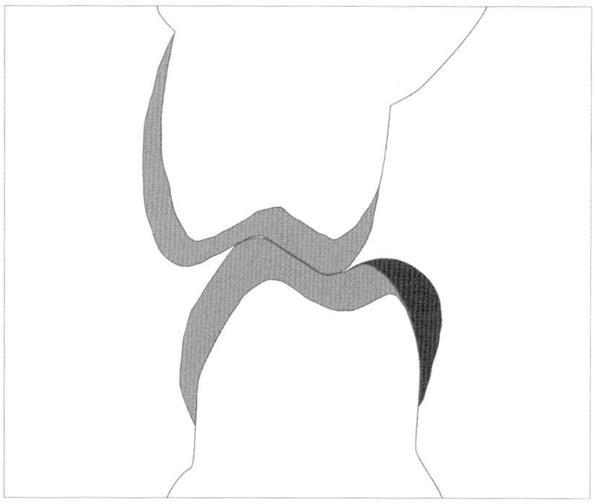

L型错误：下后牙过宽，占据舌体空间。只有当对颌牙偏向腭侧时，才可能设计将下后牙舌尖加宽。除此之外，由于舌体空间通常十分有限，修复体舌侧过宽将导致患者即刻出现不适。

训练你的眼力

确认未修复牙的初始位置、修复体的厚度、所设计的“颊舌侧车库”以及其中可能发生的4种“车库”错误。

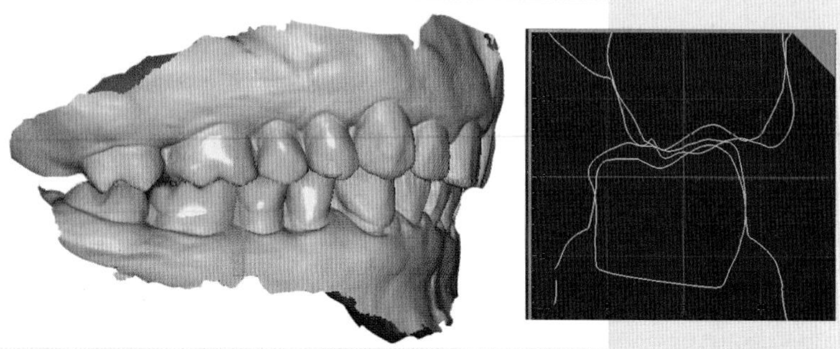

最终修复体过薄。
数字化蜡型边界不清晰。
L型错误。

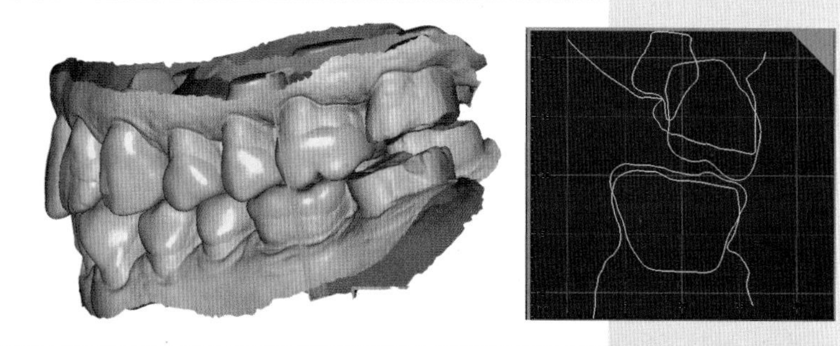

上后牙舌尖未位于对颌牙中央窝，与对颌牙无接触。
下后牙修复体过薄。
“颊侧车库”过于封闭。

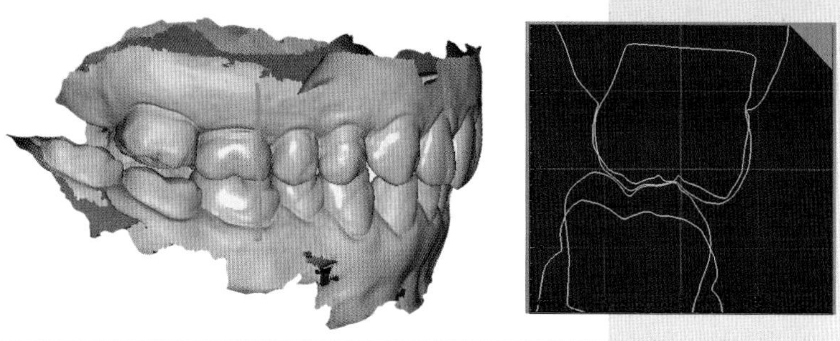

正确的“颊侧车库”。
上后牙颊面无须加蜡。
上后牙修复体极薄。

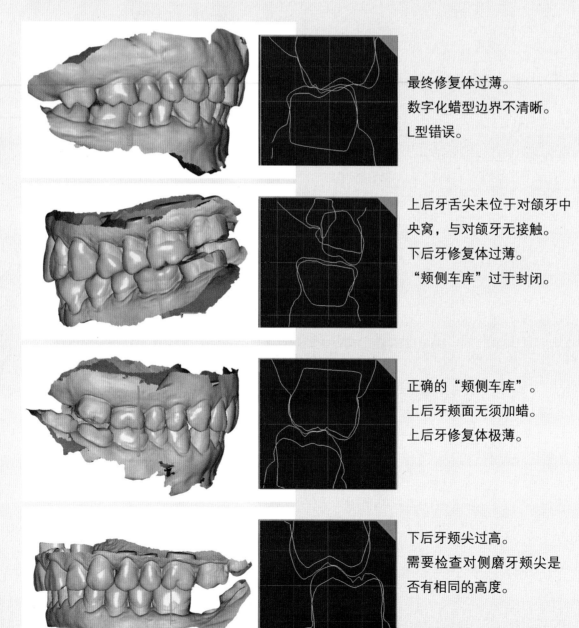

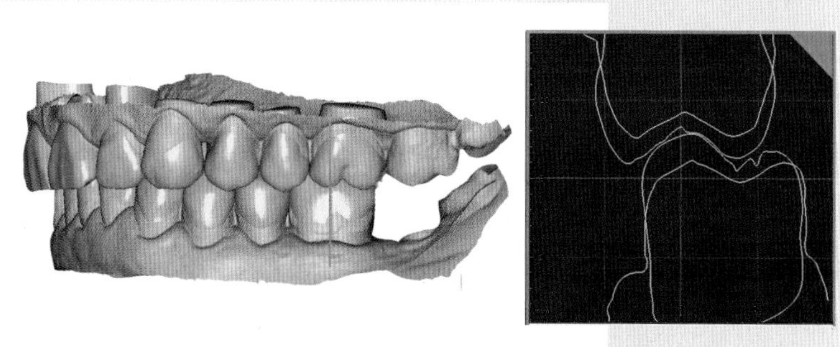

下后牙颊尖过高。
需要检查对侧磨牙颊尖是否有相同的高度。

3STEP 口内正面像 D18

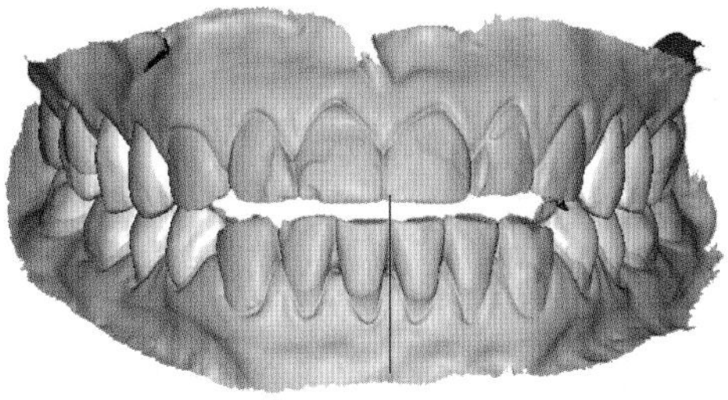

- 中线校对
- 前牙开骀程度
- 唇颊面协调
- 唇颊面蜡型包绕范围

数字化移除6颗前牙蜡型后，需要截出口内正面像，这样可以清晰看到新的后牙支持下**前牙开骀的程度**。

后牙树脂骀贴面修复后出现的前牙开骀，需要评估其对发音和美观的影响。某些患者由于职业原因（例如律师、演讲者）可能无法接受在前牙粘接性微创修复前的过渡期出现发音问题。对于这种情况，应该在树脂骀贴面修复同期给上前牙制作临时修复体。

口内正面像对于正面校对而言也很重要。应从中切牙近中外展隙画一条垂直线，以指示设计的树脂骀贴面对应的下颌对齐情况。从而在调骀过程中引导临床医生将下颌位置“居中”（见第284页）。

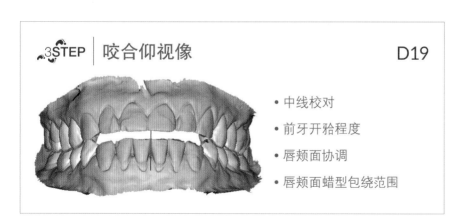

3STEP 咬合仰视像 D19

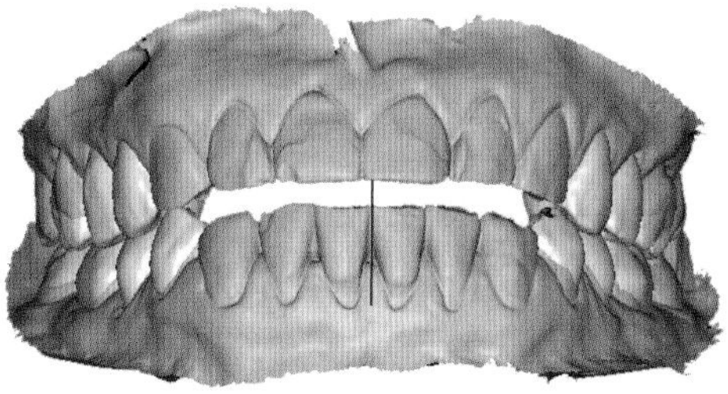

- 中线校对
- 前牙开骀程度
- 唇颊面协调
- 唇颊面蜡型包绕范围

通过这张截图，可以分析“颊侧车库”的覆盖。结合横截面图，可以确认可能存在的水平向偏差。抬高咬合垂直距离和设计的后牙修复体可能会改善上下牙弓之间的初始水平向关系，但也有可能使之变差（见第243页）。去除前牙蜡型后留存这张截图是必要的，这样可以更容易观察第一前磨牙。需要牢记的是，截取时的视角应该以能够看清楚下后牙形态为佳。最后，这张截图也能更好地辅助正面校对。

3STEP | **咬合颊面像** D20

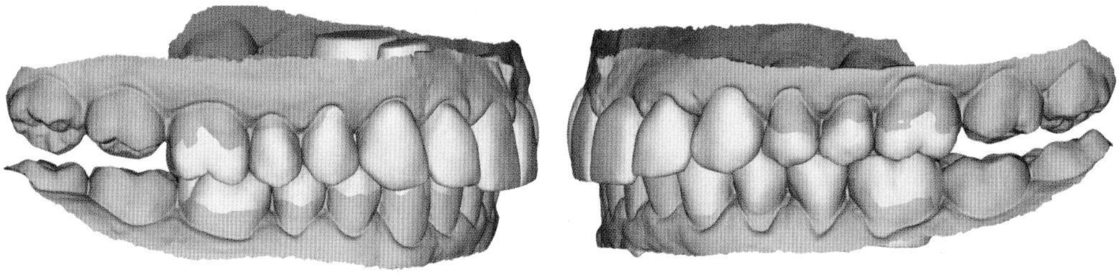

• 颈部蜡型止点　• 磨牙关系　• Spee曲线　• 第二磨牙殆面间隙

前述两种截图（口内正面像、咬合仰视像）应该移除前牙蜡型，但对于咬合颊面像，应该呈现所有牙的蜡型以便评估Spee曲线的曲度。临床医生也应该注意最终的牙尖交错情况，因为与其他磨牙关系相比，安氏Ⅰ类患者可以在树脂殆贴面戴入时简化调殆过程。评估未修复的第二磨牙的殆面间隙后，临床医生也可以告知患者其未来的治疗方式（例如，不予修复，等待牙齿自行萌出以建立咬合，或者进行直接/间接修复）。最后，应对第一磨牙和前磨牙蜡型的**颈部伸展范围**进行检查，与诊断饰面不同，在后牙直接树脂殆贴面修复时，其蜡型的颊侧延伸范围应保持在最低限度，尽可能远离颈1/3。

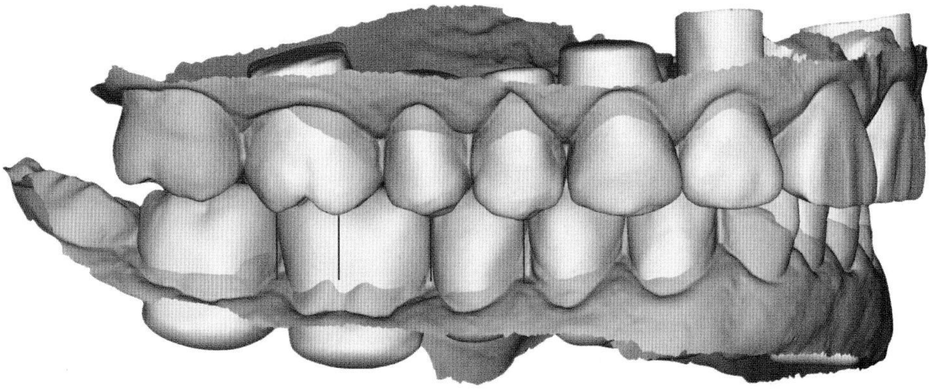

修复第二磨牙会使得颌间距离难以观察，但在此时应清楚，在设计的咬合垂直距离下，当三步法治疗完成后，应如何修复第二磨牙。

咬合舌面像 D21

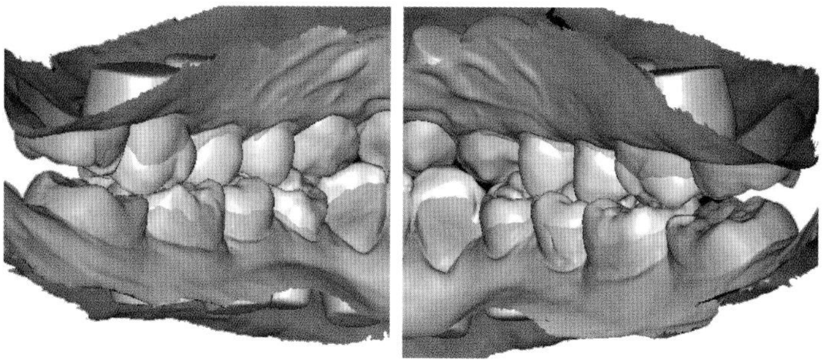

- 舌体空间
- “舌侧车库”
- Kano型
- 第二磨牙殆面间隙

带有后牙蜡型的实体模型，其咬合舌面像对评价“舌侧车库”而言十分重要。但是在数字化蜡型中，这一视角经常被技师错误截取。此外，截图的景深并不总能足以保证正确的视角。所以，这些截图必须与信息更丰富的横截面图一起观察。

下颌牙列像 D22

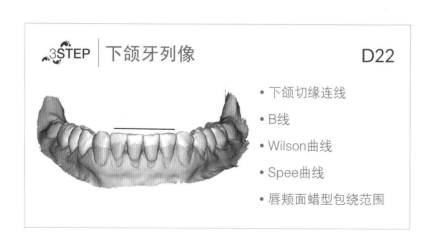

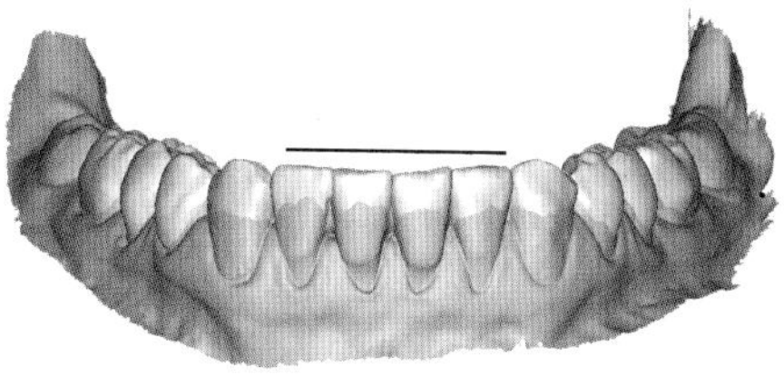

- 下颌切缘连线
- B线
- Wilson曲线
- Spee曲线
- 唇颊面蜡型包绕范围

这张截图是验证3条下颌参考线所必需的。同时也能帮助临床医生对设计的新的后牙支持形态更加熟悉，进而有利于临床调殆。此图需要在下颌非常接近最大牙尖交错位时截取。建议对后牙修复形态的对称性进行最终把关。最重要的是应确认3条下颌参考线是否协调，以及B线是否具有相似的高度以评估殆平面的角度。另外，通过比较双侧下后牙的倾斜度，可以审视和评估所设计的Wilson曲线。

3STEP | 4个象限的后牙殆面像 D23

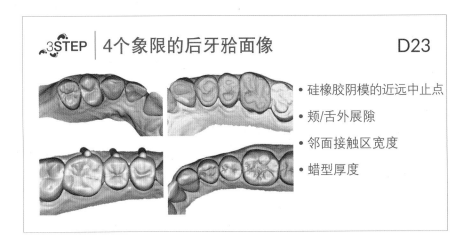

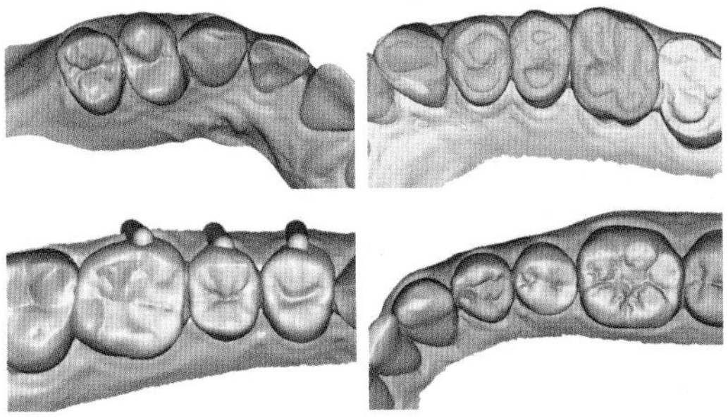

- 硅橡胶阴模的近远中止点
- 颊/舌外展隙
- 邻面接触区宽度
- 蜡型厚度

通过这些截图观察蜡型的最终厚度，对于确认树脂殆贴面的类型是十分重要的。最终修复类型也需要结合第3章讨论到的其他要素决定（见第254页）。

正如第409页所述，使用数字化蜡型和打印模型不能保证制作出来的直接法树脂殆贴面有敞开的邻接触点。这意味着未来很可能需要后牙升级，患者需要为此增加治疗费用。

后牙蜡型

技工室操作指引

（1）利用诊断饰面对应的咬合垂直距离下的咬合记录将下颌模型重新上殆架。

（2）完成前磨牙和第一磨牙的殆面蜡型。

（3）不要改变临床验证过的上后牙颊侧牙尖。

（4）非必要不制作第二磨牙蜡型。

（5）确保“颊侧车库”是开放的，并且其空间被牙尖三角嵴占据。

（6）避免上颌腭尖过厚。

（7）不要侵占舌体空间。

停下 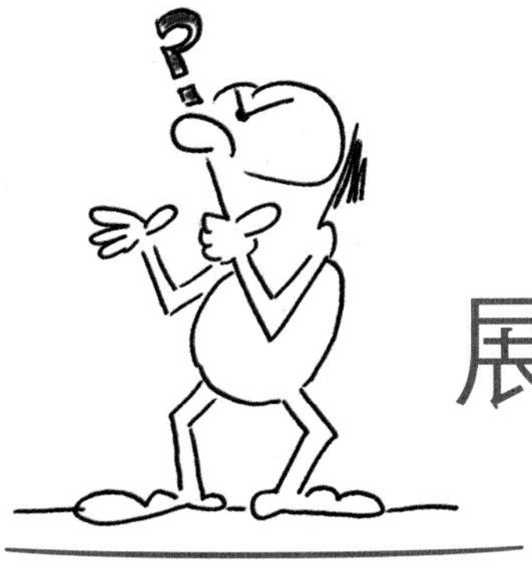 展示

直接法制作树脂骀贴面

如果准备用直接法制作树脂骀贴面来实现新的后牙支持，需要在数字化蜡型的打印模型上制作透明硅橡胶阴模。如前所述，即使是最佳数字化流程下获得的打印模型所制作出的透明硅橡胶阴模，也不如制作优良的传统蜡型。其受限于打印模型的质量，有时也因为数字化蜡型设计的误差。使用精密3D打印机可以获得高质量的打印模型，但只有某些可以负担此费用的技工室才有条件购买。因此，现阶段高质量的打印模型成本高且难以在短时间内获得。大多数技师使用的是**性能较差的3D打印机**，因此模型的细节复制能力差。因为透明硅橡胶阴模从蜡型上复制的细节对于形成敞开的邻面接触点至关重要，因此**使用低精度的3D打印模型无法实现最终的直接修复**。这对于许多不能支付间接修复体进行全口咬合重建的患者来说，是一个不利的消息，因为他们正是依靠最终的直接法制作树脂骀贴面来降低整体的治疗费用。

一个成功制作的传统蜡型可以为直接法制作树脂骀贴面带来便利，这样的树脂骀贴面由于具备敞开的邻接，可成为最终修复体。这就是为什么在一些病例中我们仍然使用传统方法来完成三步法流程，尤其是对于咬合垂直距离抬高受限和最终需要通过直接法制作树脂骀贴面的情况。相比于打印模型而言，一个在印模制取和模型灌注都很精良的情况下获得的实体模型，在细节呈现上更有优势。骀面形态和颊舌侧外展隙可以被更好地复制，蜡型在有经验的技师手中也将有非常高质量的呈现。

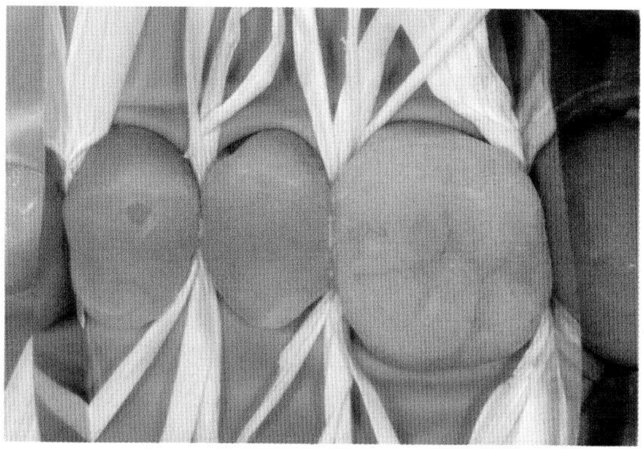

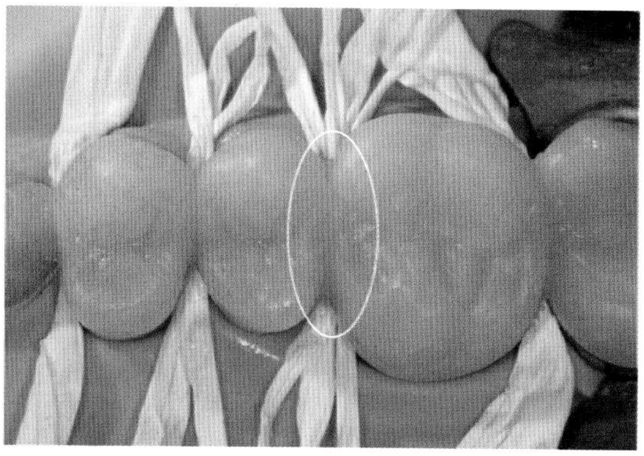

由于打印模型的精度受限，邻面边界并不是很清晰。因此，在数字化流程中，大部分患者在直接法树脂骀贴面修复后，需要进行后牙升级以改善邻面接触区。

尽管将来可能会开发出高性价比的3D打印机，使用打印模型仍然存在以下不足：

（1）在打印模型上，因为缺乏颜色区分，蜡型的边缘和厚度无法明确界定。

（2）透明硅橡胶阴模制作前最后的“减法”调改往往不准确。

（3）仅通过查看打印模型，很难确定放置在透明硅橡胶阴模中的复合树脂的量。

使用打印模型的好处在于龈缘更加清洁（没有石膏瘤）。数字化蜡型不必担心磕碰撞击，而且数字化资料的保存不占据物理空间。

打印模型以制作透明硅橡胶阴模之前，需要**检查数字化蜡型的错误**。考虑到数字化工作流程中蜡型十分容易被移除，必须为透明硅橡胶阴模设置硬组织止点。应在模型打印之前纠正相关错误，否则模型打印后将难以修改。实际上，在打印模型上，只有“加法”修改（例如加蜡）是可以正确实现的。临床医生**必须**在打印模型之前拿到截图，而这在临床和技工室繁忙的日常工作中很可能被忽视。

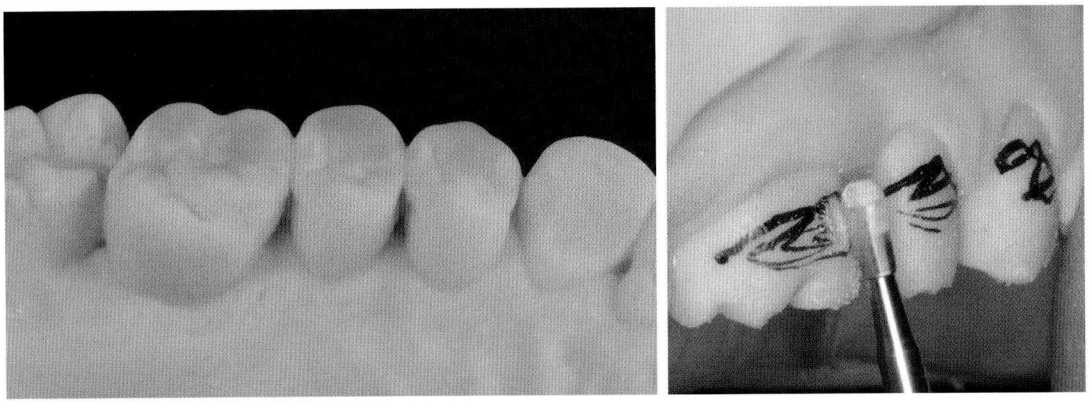

在打印模型上，只有“加法”调改是精确的，“减法”调改可行，但不精确。

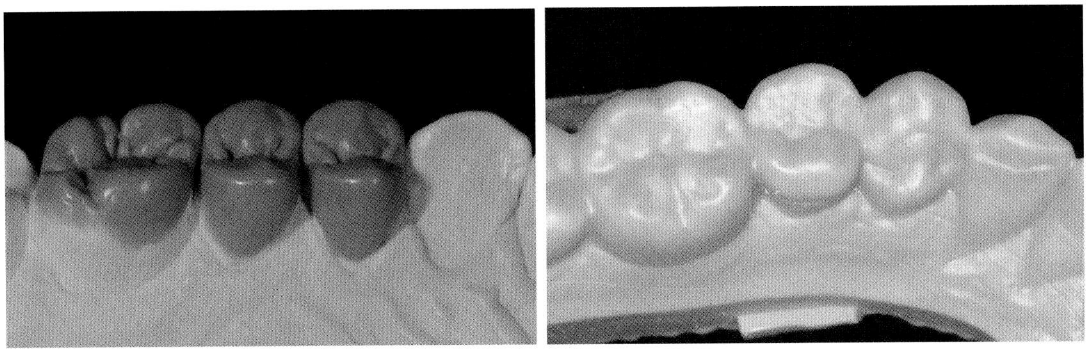

使用透明硅橡胶阴模直接法制作树脂殆贴面，需基于极佳的模型和精确的蜡型，这样才可能获得敞开的邻面接触点。目前技工室常规使用的3D打印机不能在殆面及颊舌侧外展隙处提供足够精确的细节。值得期待的是，未来可能会有更多高品质且价格较低的3D打印机问世。

检查清单

打印模型以进行直接法树脂殆贴面修复之前

（1）透明硅橡胶阴模的近远中止点上没有蜡。

（2）蜡型没有延伸至牙颈部。

（3）殆面及颊舌侧外展隙的边界尽可能清晰。

验证后牙蜡型之后，技工室将打印出模型来制作透明硅橡胶阴模。在进行直接法树脂殆贴面修复的当日，临床医生需要**通过截图来判断蜡的厚度**，以此来决定透明硅橡胶阴模中复合树脂的放置量。技师将调整好每个象限的视角，并把蜡型调至几乎透明。数字化流程的优势是可以移除蜡型或使蜡型透明，甚至获得模型的截面以便更好地分析蜡型厚度和修复体的殆面形态。这些能在数字化三步法流程中良好施行的方法，在传统工作流程中是无法实现的。

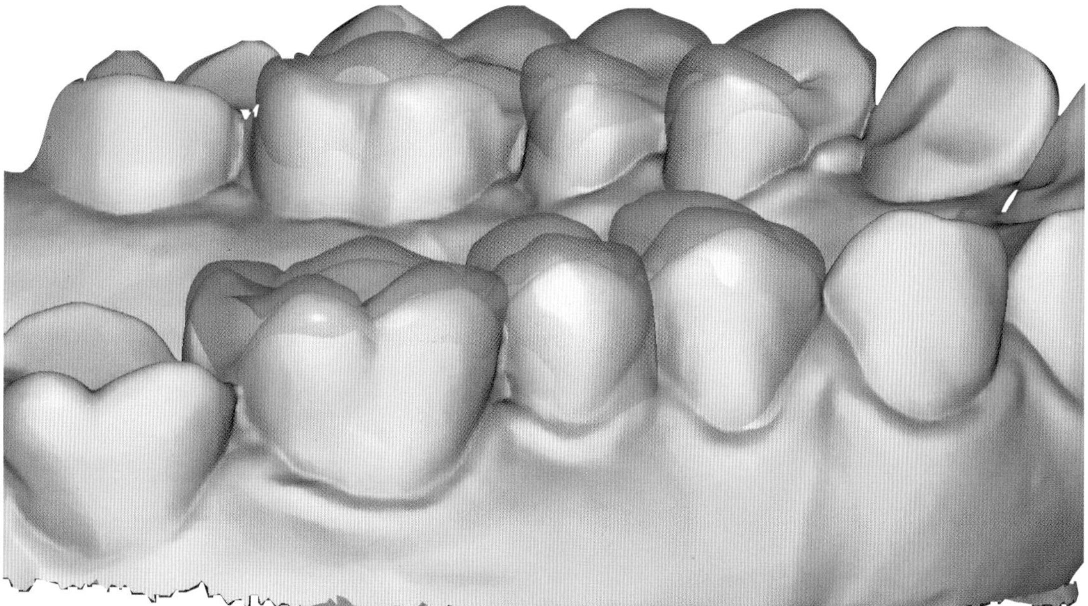

因为打印模型没有颜色区分且不能去除蜡型来评估厚度，因此无法通过打印模型直接判断需要在透明硅橡胶阴模里放置多少复合树脂。所以，需要截屏图片来显示蜡的厚度。

D5 前牙粘接性微创修复体的设计与制作

与传统工作流程相同，在树脂殆贴面修复后，需要安排复诊与修复准备。在这次复诊时，根据所选的前牙粘接性微创修复体进行上前牙的牙体预备。理想情况下，如果有需要，下前牙应提前修复，以便技师获得最终的下颌切缘连线。数字化工作流程中，临床医生将对上下牙列进行口扫，在树脂殆贴面决定的新的最大牙尖交错位下进行咬合记录。尽管可以再次使用最初的面部扫描数据将新模型与瞳孔连线相关联，但使用临床照片对于上颌切缘连线进行校对也是必要的。

自从CAD/CAM复合树脂上市以来，我们所有的前牙粘接性微创修复体都通过CAD/CAM技术数字化加工制作。以前，需要传统制作蜡型而后数字化扫描。当前，三步法的步骤三可以实现全流程数字化。

在最终修复体制作之前，对修复设计进行质控是必要的，这需要以下几张截图：

- 矢状向剖面
- 口内正面像
- 咬合仰视像

在验证这些截图之后，技师最后可以推进到前牙粘接性微创修复体的制作部分，三步法的数字化流程得以完成。

3STEP | 矢状向剖面 D24

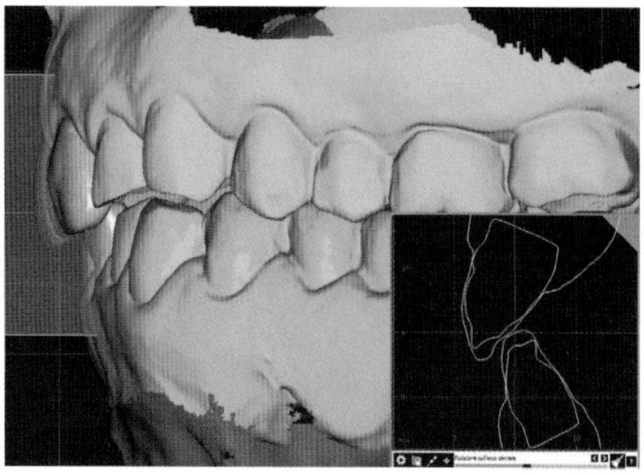

- 切缘厚度
- AB段
- 唇面厚度
- 唇面包绕范围

观察中切牙的矢状向剖面是验证新的后牙支持下前牙可获得的空间的一种好方法。这张图展示了中切牙粘接性微创修复体的设计，因为咬合垂直距离及下前牙修复体可能较最初的三步法设计有轻微的改动，其前牙止点可能与最初设计不同。在矢状向剖面图中，可以在前牙粘接性微创修复体交付制作之前看到A点、B点、C点的最终位置。最终需要检查BC段的腭侧厚度，避免形成舌侧“死角”。最后，如果需要达成目标F（见第312页），前牙粘接性微创修复体的唇面厚度也需要评估。

3STEP 口内正面像 D25

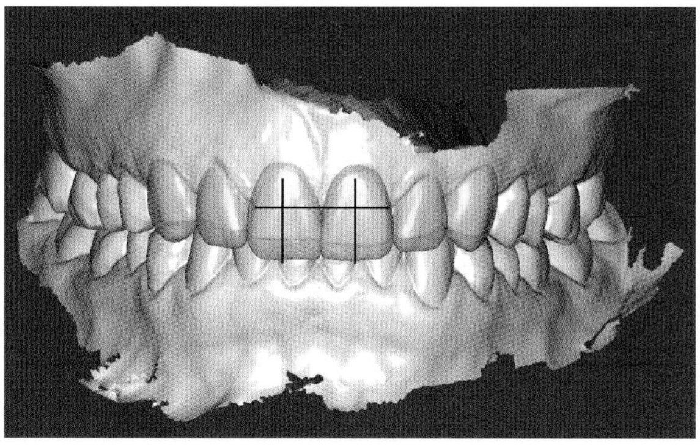

- 上颌切缘连线
- 上中切牙十字
- 中切牙大小
- 修复体唇侧止点

这张图可以观察将来前牙粘接性微创修复体的唇面延伸范围、两颗中切牙的大小及两者之间存在的差异。修复体必须有**轻微的透明度**，这样才可以看到下面的基牙。此外，还要利用上中切牙十字的垂直臂（穿过两颗上中切牙的邻面接触点的垂线）来进行美学控制。

3STEP 咬合仰视像 D26

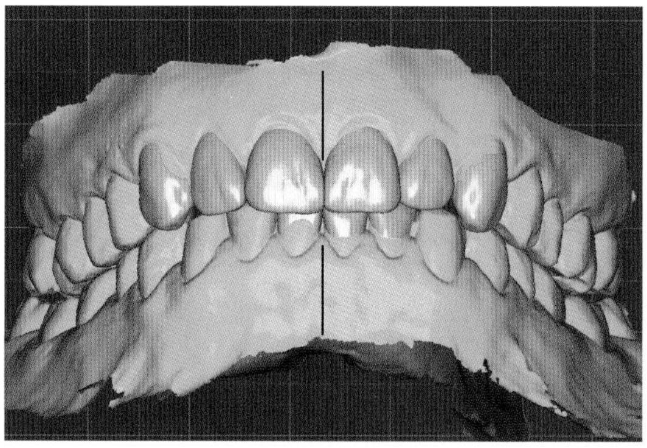

- 尖牙间隙

可以通过这张图观察尖牙间隙，这对于动态调𬌗（口香糖测试）十分重要。如前所述，尖牙间隙应呈开放状态，其AB段与对颌牙不直接接触。双侧尖牙间隙应该有相同的空间和倾斜度。在前牙粘接性微创修复和三步法完成以后，应最终再对后牙树脂𬌗贴面的“颊侧车库”进行检查，以确认是否需要额外的调𬌗来纠正B型错误和V型错误。

第5章

接下来

WHAT NEXT

完成全口咬合重建

Completion of the full-mouth rehabilitation

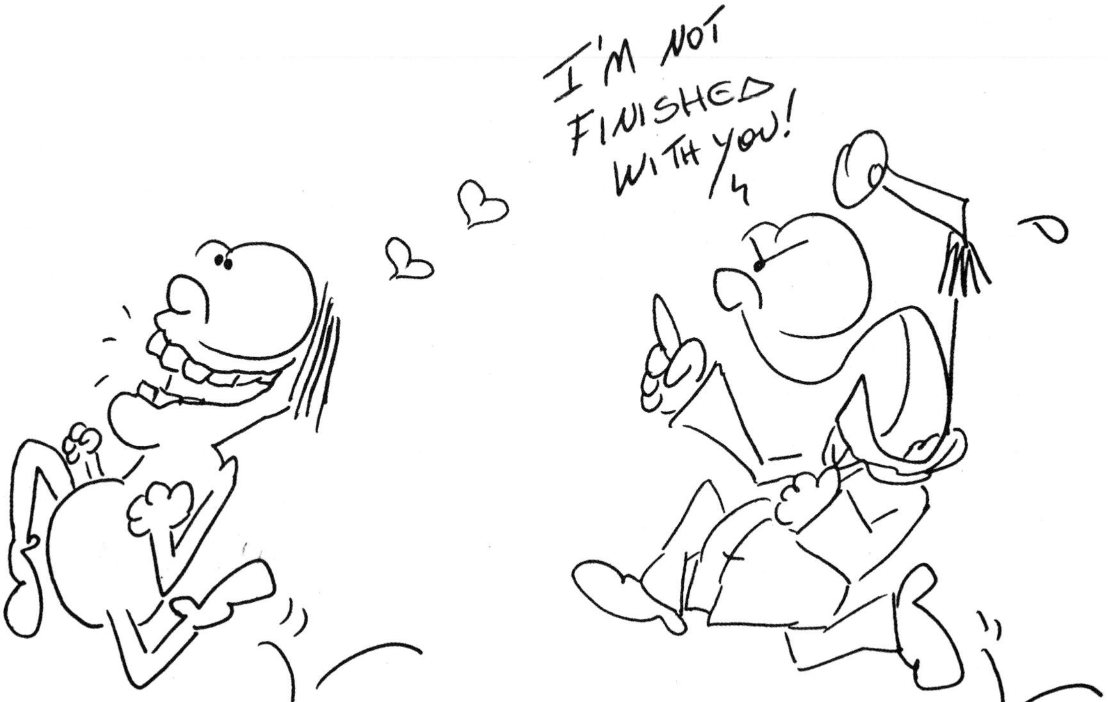
I'M NOT FINISHED WITH YOU!

三步法
临时修复后

AFTER THE PROVISIONAL 3STEP

单颗牙或6颗前牙的修复是最容易被接受的治疗方案。但是三步法针对的情况通常需要对更多的牙齿进行修复，因此治疗费用也是需要考虑的问题。为了说服患者接受更全面的重建修复，我们有必要设计一些可以“升级”的治疗方案，这样可以把整个治疗过程分为好几步。在前面所写的三步法完成之后，可以为前牙和后牙进行“修复升级”。

使用两个瓷贴面进行前牙粘接性微创修复以改善前牙美观的前牙升级技术，被称为“双重贴面技术”。后牙升级中包含了使用临时性树脂殆贴面对后牙进行修复。在三步法已建立稳定咬合关系的情况下，分象限或1/6区段或逐牙去除树脂殆贴面，并进行后牙最终修复体的制作。

对于需要全口咬合重建且预算有限的患者来说，在制订治疗计划的过程中可能会出现的错误是将过多的预算用于前牙修复。当使用三步法完成前牙升级后，由于在此节点已经花费了绝大部分的费用及时间，患者会产生治疗已经结束的错觉。

有些患者可能会要求保留临时性树脂殆贴面，不再进行后牙升级。正确的做法是使用前牙粘接性微创修复体满足患者的美观诉求，并且在后牙升级完成后再进行前牙升级。可以向患者介绍双重贴面技术，但与此同时前牙粘接性微创修复体也能达到令人满意的美观效果。

三步法永久修复

临床要求

对于部分患者来说，三步法可以作为最终治疗（终末三步法），无须再进行额外的修复：首先，树脂殆贴面粘接于健康牙体组织表面（例如，不存在不良修复体或龋坏），并且邻接触点进行了适当的打开。其次，未进行树脂殆贴面修复的第二磨牙，如果殆面牙体组织完整，则不需要进行额外的修复治疗；由于上下颌之间存在很小的间隙，第二磨牙会萌出至建立咬合接触。最后，前牙粘接性微创修复后获得令患者满意的美观效果。如果满足以上要求，可以通过三步法完成患者的全口咬合重建。

树脂殆贴面

永久修复

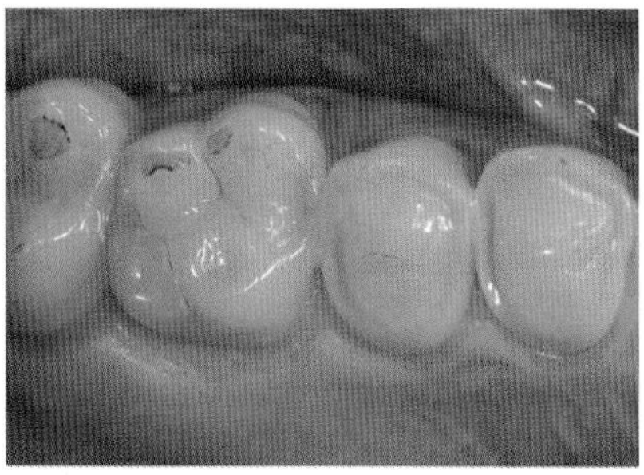

基牙牙体组织完整

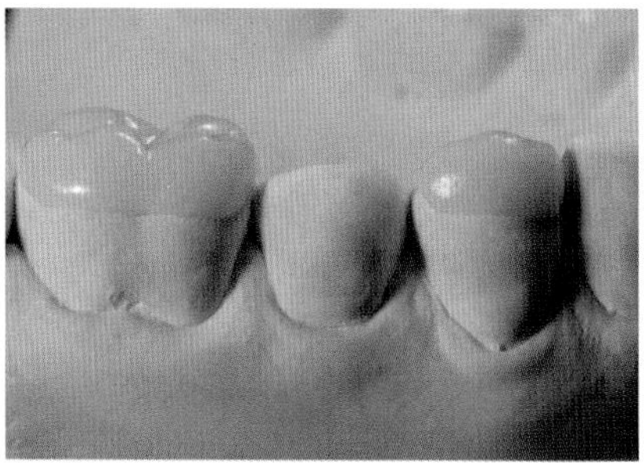

独立的间接修复体

第二磨牙

牙体组织相对完整/存在较小的咬合间隙

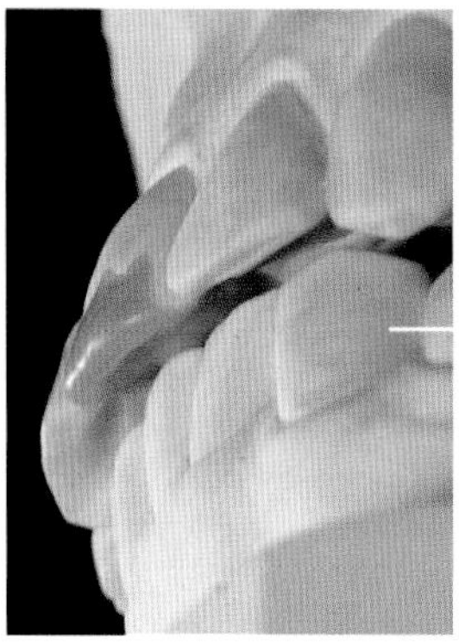

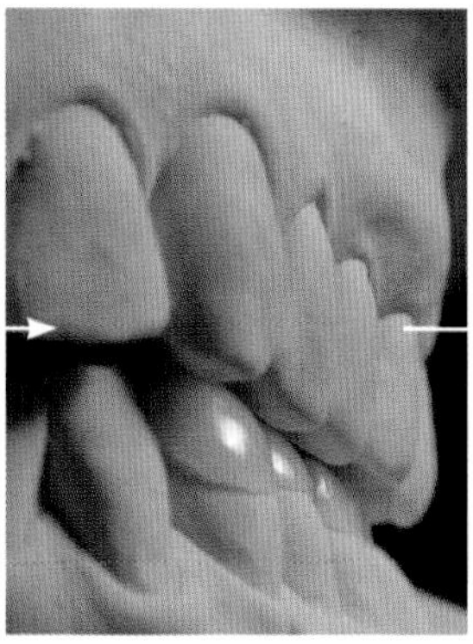

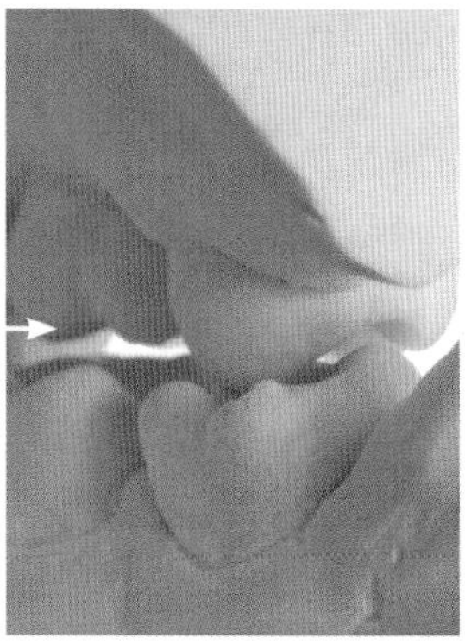

前牙粘接性微创修复体

患者对修复效果满意

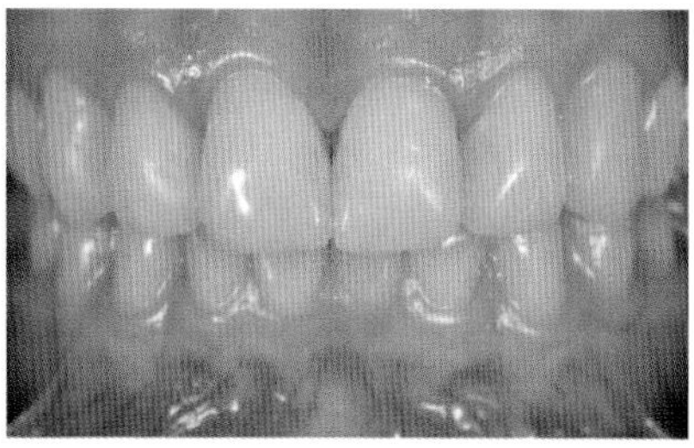

三步法临时修复

特点

但是，对于其他患者，三步法仅仅是完成全口咬合重建治疗的开始（三步法临时修复），前牙和/或后牙仍需要额外的升级。

三步法临时修复是治疗的第一步，目的是稳定患者的咬合，保护牙髓和暴露的牙本质。前牙粘接性微创修复常可作为最终的治疗，后期考虑美观因素可再进行修复升级。而后牙在三步法修复后，通常还需要再进行额外的修复干预。后牙升级的原因主要包括：去除龋坏、去除不良修复体、建立正确的邻接关系。最后，第二磨牙通常需要进行修复，并作为后牙升级的一部分。

树脂殆贴面

临时修复

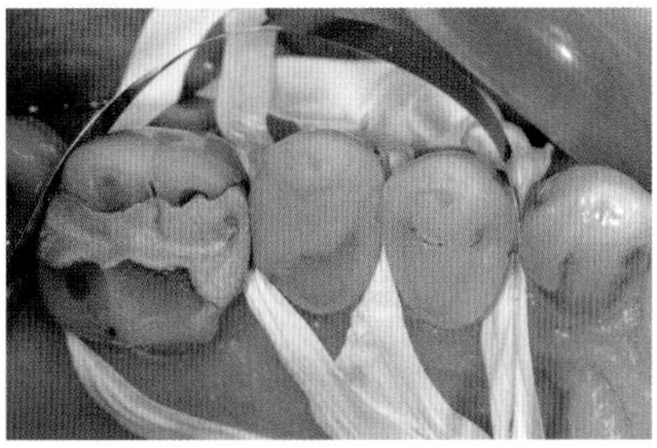
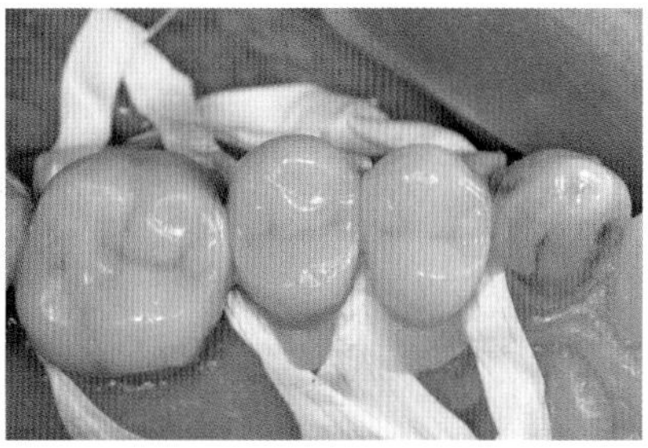

第二磨牙

牙体组织不完整/存在较大的咬合间隙

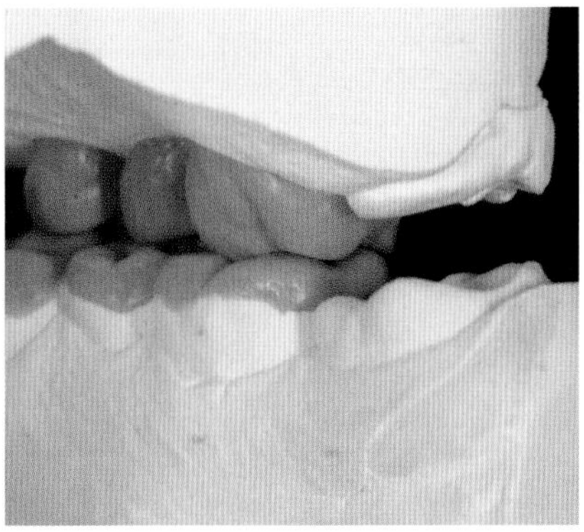
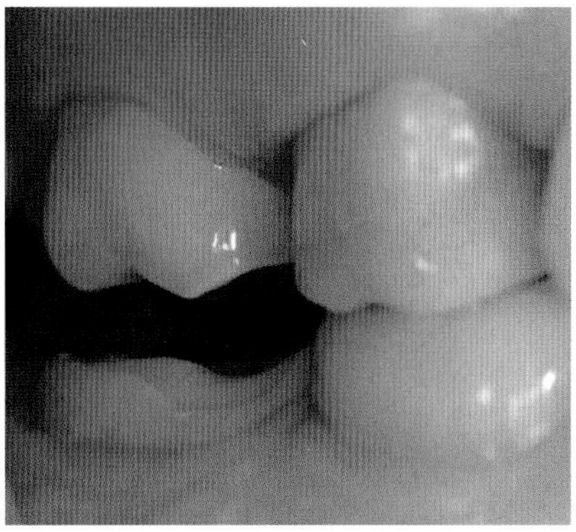

前牙粘接性微创修复体

患者对美学效果不满意

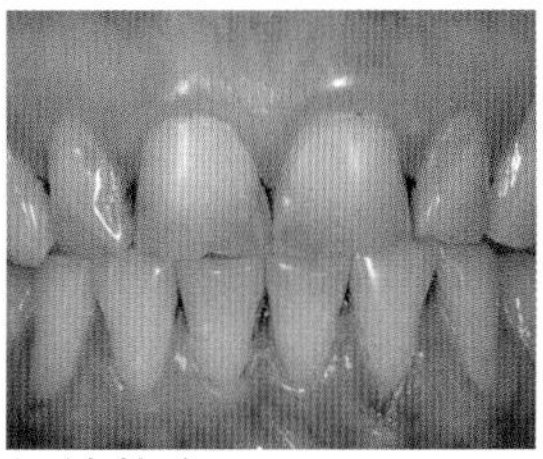
初始状态

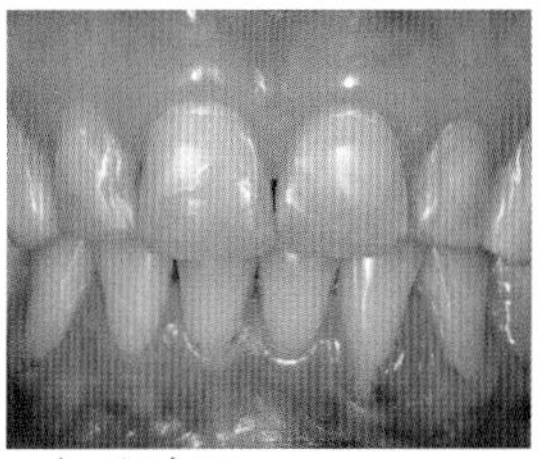
6个舌贴面

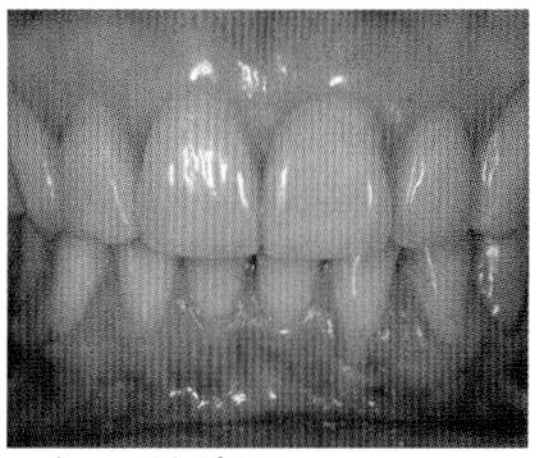
4个双重贴面

前牙升级

前牙升级包括在三步法完成后，使用额外的贴面修复上前牙唇侧。这种治疗通常是针对舌侧（BC段）存在严重缺损的酸蚀症患者。

对形态呈三角形，同时牙体组织存在酸蚀缺损的患牙进行全包绕修复时，可能需要进行选择性的牙髓治疗。使用舌贴面修复的优点是能够很好地修复舌侧缺损、加固切端、保护牙髓，其缺点是通常不能提供很好的美观效果，特别是对于ACE Ⅳ级及以上的患者，唇侧边缘较为明显。因此，三步法完成后，上前牙唇侧需要进行贴面修复来改善美学效果。贴面唇向就位可以最大限度保存牙体组织。但是，如果考虑前牙升级，临床医生必须确认患者能够同时承担后牙升级的费用，而后牙升级常常会被患者误认为重要性不如前牙。当患者预算有限时，最好通过前牙粘接性微创修复使前牙获得较好的美观效果，从而可以在后牙最终修复升级完成后再确定是否进行前牙升级。

舌贴面和牙体预备

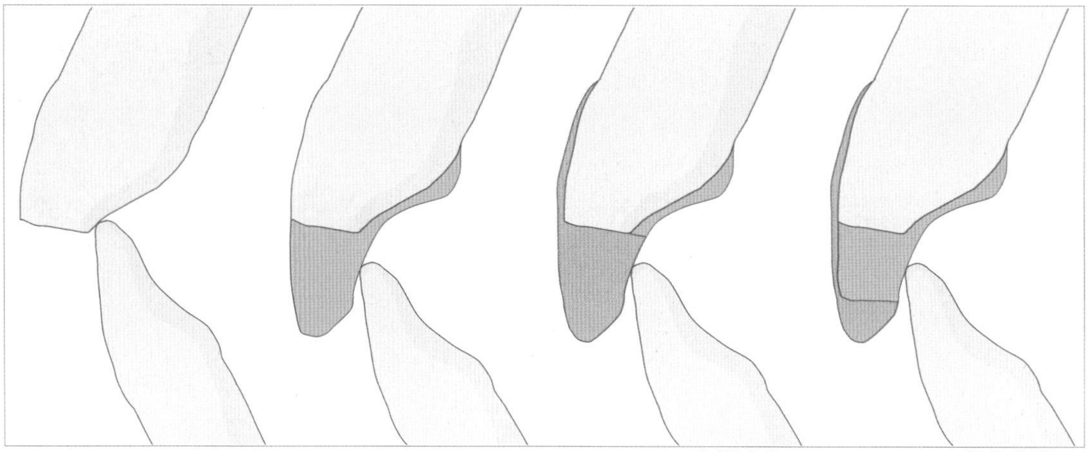

全部去除　　部分去除

全部去除	前牙粘接性微创修复体全部去除后，再使用瓷贴面恢复牙齿的长度
部分去除	前牙粘接性微创修复体部分去除后，再使用瓷贴面恢复牙齿的长度

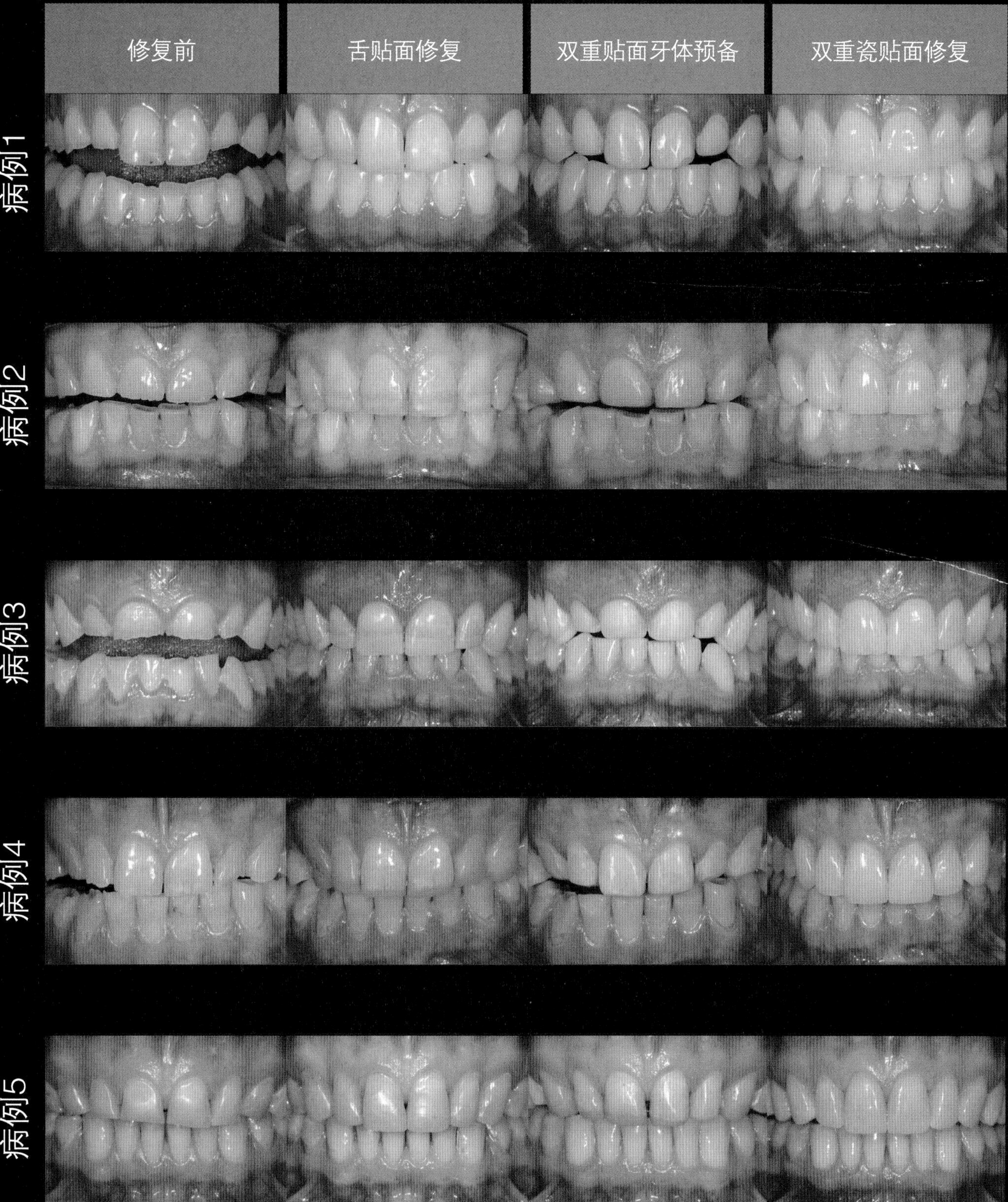
修复前
舌贴面修复
双重贴面牙体预备
双重瓷贴面修复
病例1
病例2
病例3
病例4
病例5

前牙升级应从治疗最初开始设计

选择前牙升级通常是由于患者出于美观原因想使用瓷材料进行修复，或者担心树脂材料发生老化。患牙舌侧存在明显缺损，且牙齿形态为三角形，使用一个单独的修复体（例如全冠）修复将会导致剩余牙体组织产生医源性的过度损伤。对于此类患者，在全冠牙体预备完成后，通常需要进行选择性的牙髓治疗。为了最大限度保留剩余牙体组织、保存活髓，双重贴面是最适合的选择。患者常常会向医生质疑此选择的合理性，因为其花费是一个单独全冠的2倍。但是，如果因使用全包绕的修复体类型而导致伴随了其他干预，例如选择性根管治疗、牙冠延长术、桩核修复等，费用上的差别就相对不大了，这时就可以向患者提出此类“加法”治疗的方案。

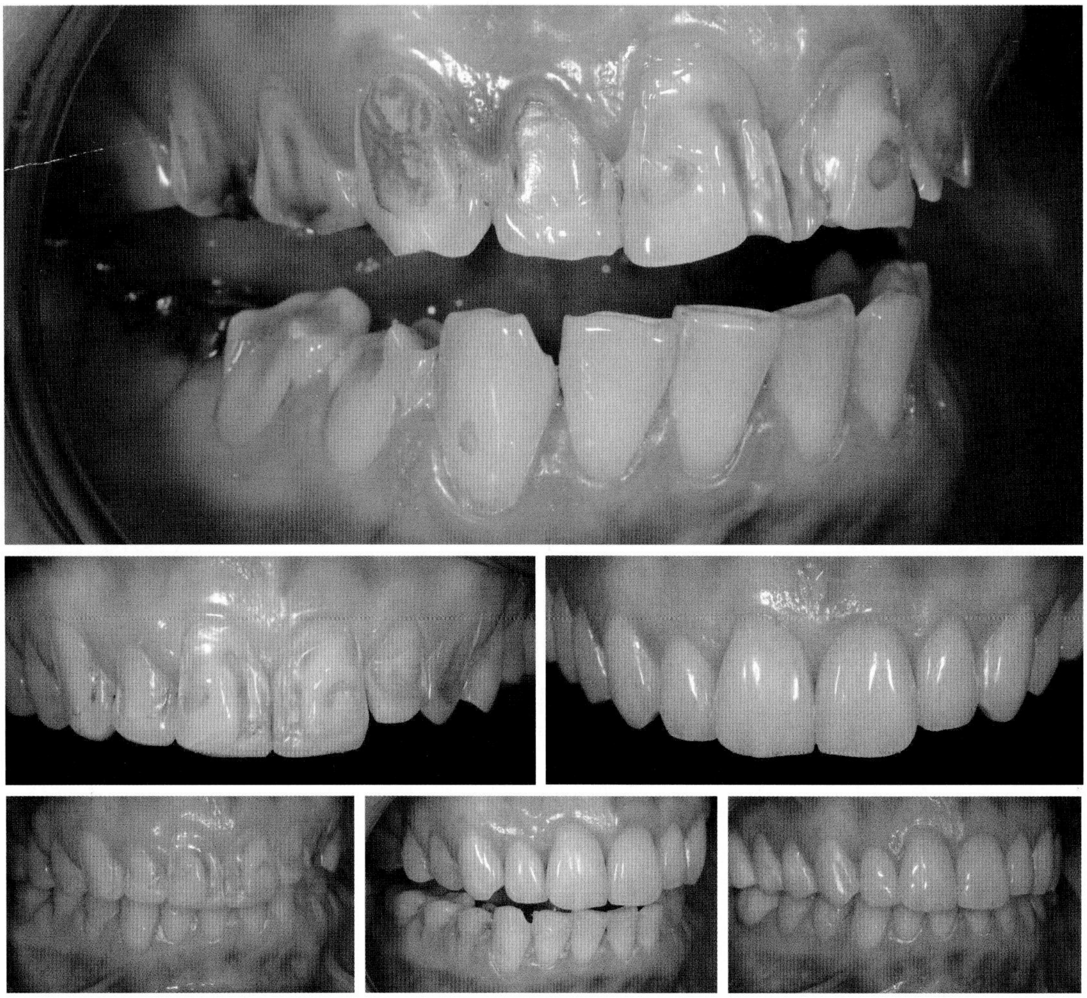

患者患有严重的酸蚀症，首先通过直接法树脂殆贴面和6个舌贴面获得稳定的咬合。接下来，前牙进行修复升级，使用6个长石质瓷双重贴面修复。最后，通过后牙逐个区段修复升级完成全口咬合重建（此病例与L.Grutter博士共同完成）。

前牙粘接性微创修复美学效果不理想的病例进行前牙升级

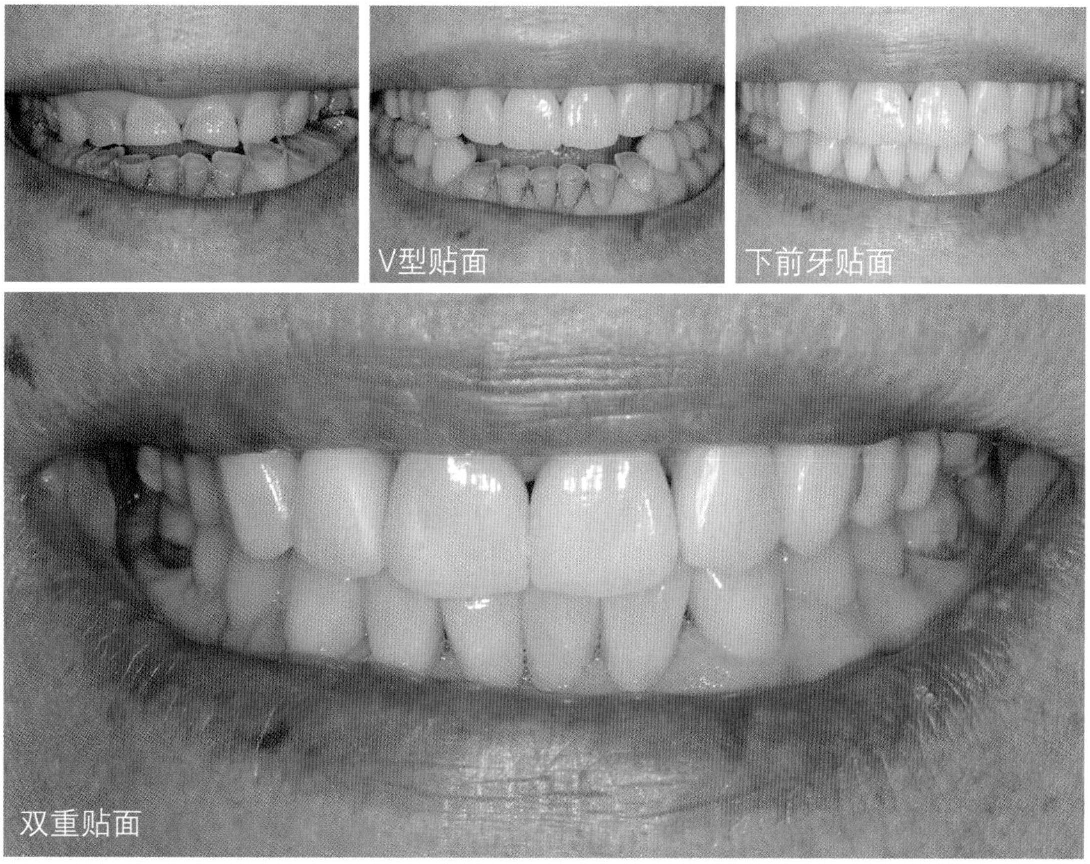

患者的6颗上前牙使用V型贴面修复，患者自觉修复体亮度不够，特别是在下前牙全瓷唇侧贴面修复完成后。在三步法修复完成后，立即进行前牙升级（双重瓷贴面）来满足患者的美学需求。

如果患者对前牙粘接性微创修复体的美学效果不满意，可考虑使用双重贴面进行修复升级。这种后期制订的修复方案必须要经过仔细评估，一方面出于对费用增加的考虑，另一方面出于对咬合重建修复材料的整体考虑。例如，如果使用直接法制作树脂殆贴面来提供后牙支持，而前牙设计使用瓷材料恢复咬合接触，此时树脂材料修复后牙就**不是理想的选择**。由于前后牙区磨损的速度不同（后牙区更快），可能会出现垂直距离的降低，从而导致前牙瓷修复体接触过重。为了避免过度的功能负荷，应建议患者将现有的后牙树脂修复体更换为与前牙类似的材料，从而获得相同的磨损速度。但是，使用瓷材料进行前牙双重贴面修复的同时恢复后牙支持，费用会非常高。尤其是在最初设计方案时，因预算限制选择了直接法树脂殆贴面修复，此时再建议患者进行全口修复升级，患者可能不容易接受。如果一开始没有设计使用瓷材料进行后牙升级，患者完全没有准备为此支付费用，这时可能会容易造成医患矛盾。

为避免后续增加大量的时间及费用，同时还能解决功能问题，一个可能的替代方案是选择**CAD/CAM复合树脂材料**而不是瓷材料进行双重贴面修复。因为随着时间推移，此方案基于患者的功能需求进行调整更为容易，更适合当下因牙齿磨耗求诊的人群。过去，患者大多数因为酸蚀症求诊。近年来，大多数医生面对的是因为副功能导致磨耗的人群，这类患者需要进行长期的咬合控制和调整。考虑到材料自身调整的可能性有限，瓷材料不是此类患者修复的最佳选择。相反，CAD/CAM复合树脂材料是适应性更强的材料，其缓冲能力更强，更能抵抗功能性干扰。此外，考虑到副功能人群修复失败的可能性更高，CAD/CAM复合树脂修复体更容易进行修理甚至更换，不需要因颜色匹配而去除相邻的修复体。

近年来，得益于舌贴面形态的改进（例如，增加唇侧包绕）以及V型贴面的应用，唇侧边缘的过渡较之前得以改善，其美观效果不再是决定是否需要前牙升级的主要考虑因素。但是，对于美观要求较高的患者，临床医生应知道前牙粘接性微创修复体戴入后尚可通过修复升级进一步提高美学效果。

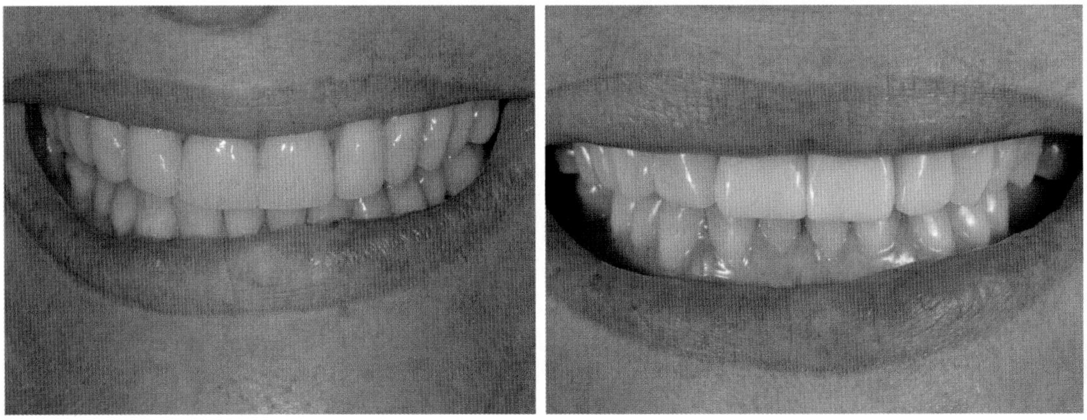

此开放型磨耗患者最开始选择的前牙粘接性微创修复体是CAD/CAM复合树脂V型贴面。3年后，患者对前牙颜色不满意，认为修复体的颜色不够白，要求进行前牙升级。去除V型贴面的唇侧部分，使用6个颜色很白的超薄双重贴面进行修复。考虑到副功能造成的磨耗及切端崩瓷的风险，双重贴面选择的是CAD/CAM复合树脂材料。

对于计划进行前牙升级的病例，需要安排患者复诊进行诊断饰面的制作，以最终确定双重贴面的形态。技师会在最初的唇颊面诊断蜡型的基础上，结合调整后的后牙支持来进行最终的蜡型制作。为给技师提供使上颌前后牙颜色过渡得更好的机会，而将4颗前磨牙同时进行牙体预备的方案应谨慎考虑。因为在修复体制作期间只有第一磨牙提供稳定的咬合支持，患者的**咬合存在不稳定的风险**。

全瓷唇侧贴面的粘接参照Pascal Magne教授建议的步骤（Pascal Magne, et al. Int J Periodontics Restorative Dent 2000; 20:440–57）。所有修复体使用树脂水门汀进行粘接（BF2，Micerium）。

修复前

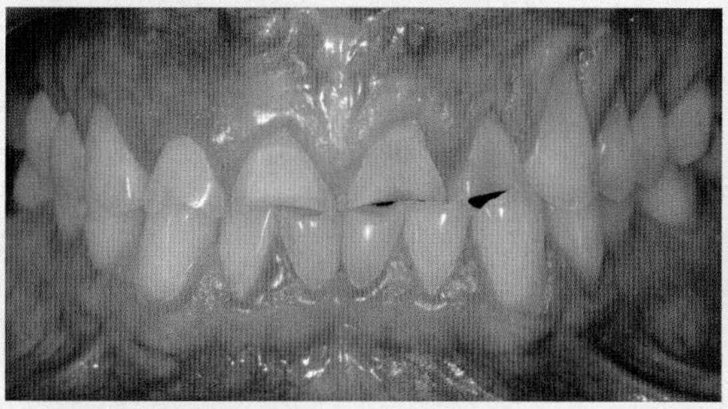

诊断饰面

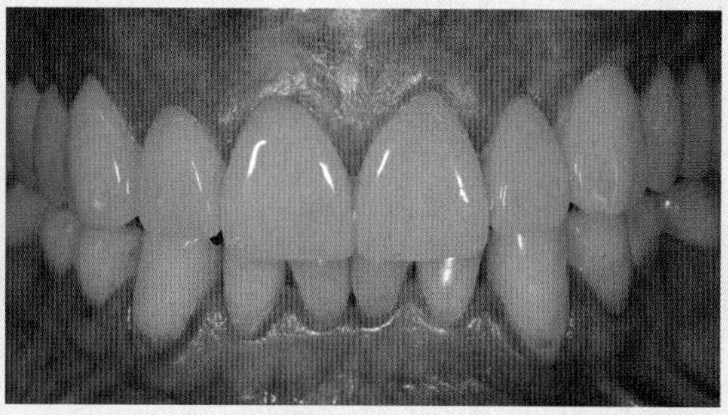

树脂殆贴面修复

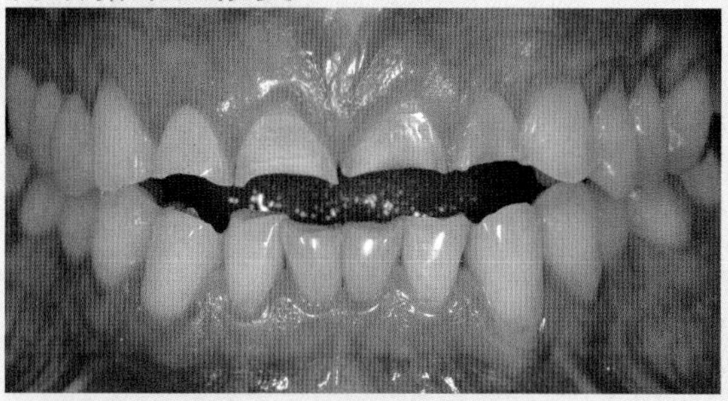

舌贴面+复合树脂直接修复

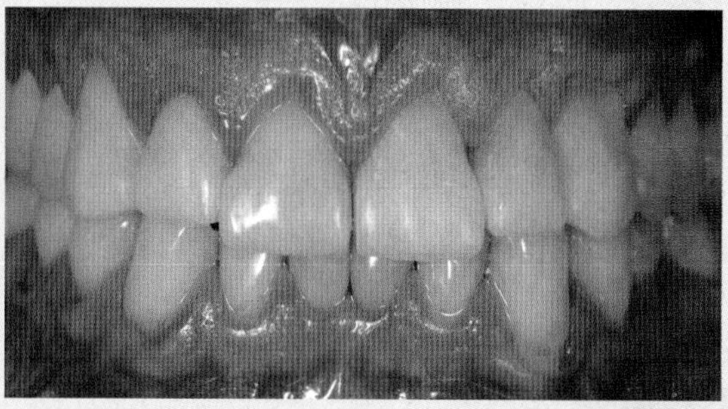

6个双重瓷贴面的诊断饰面

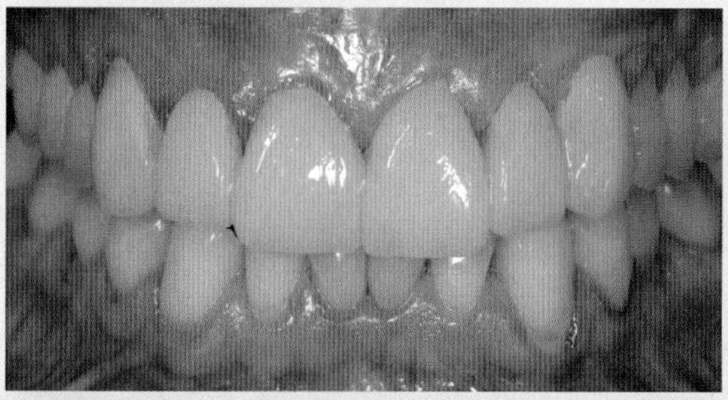

牙体预备（诊断饰面全部去除）

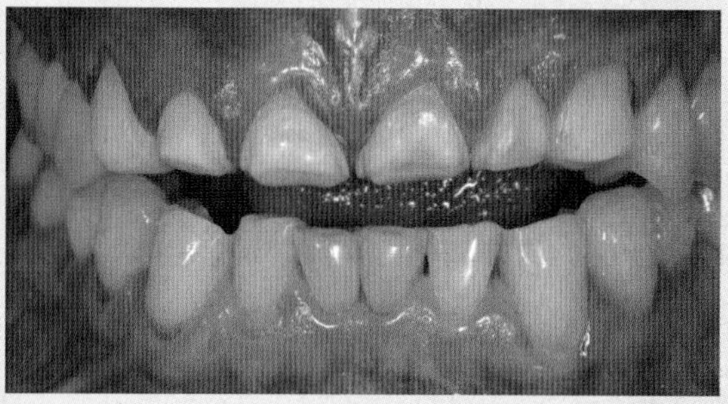

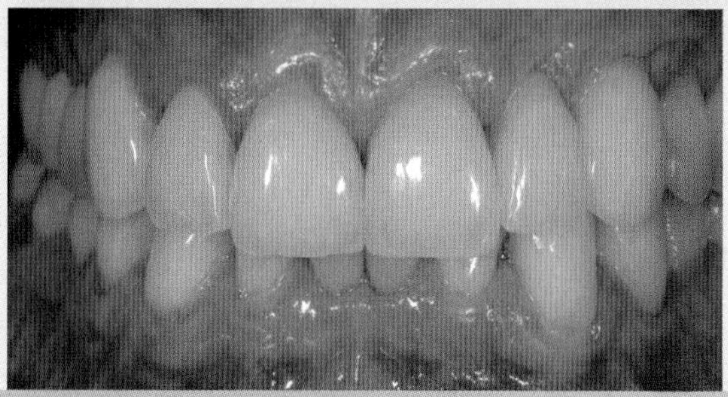

在后牙升级完成后进行前牙升级，从而使最终的颜色、唇侧边缘的过渡和3条上颌参考线的位置更为理想。但是，右上后牙的颜色没有进行很好的匹配，因为这是此技师首次使用二硅酸锂增强型陶瓷（见14年后复查的图片）进行修复体的制作。

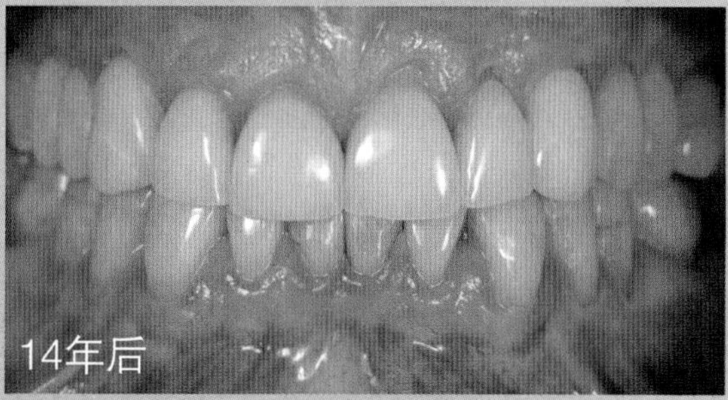

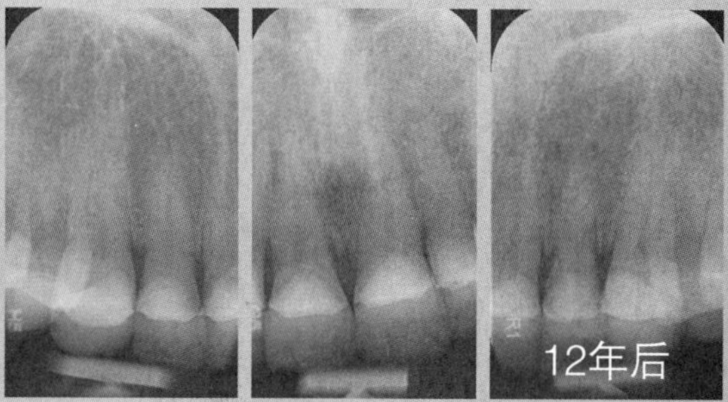

后牙升级

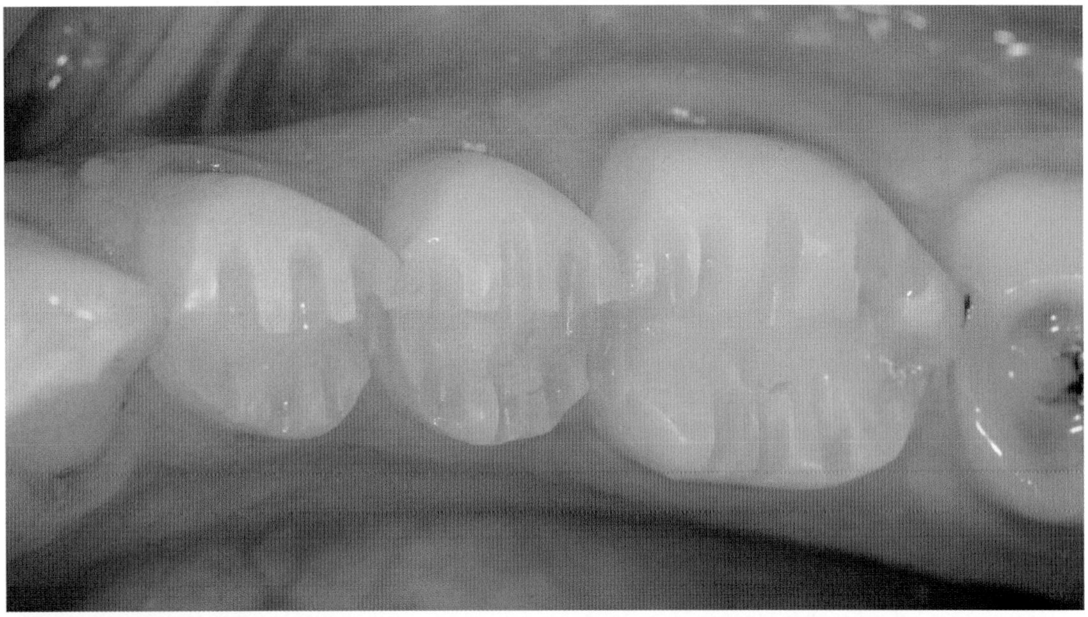

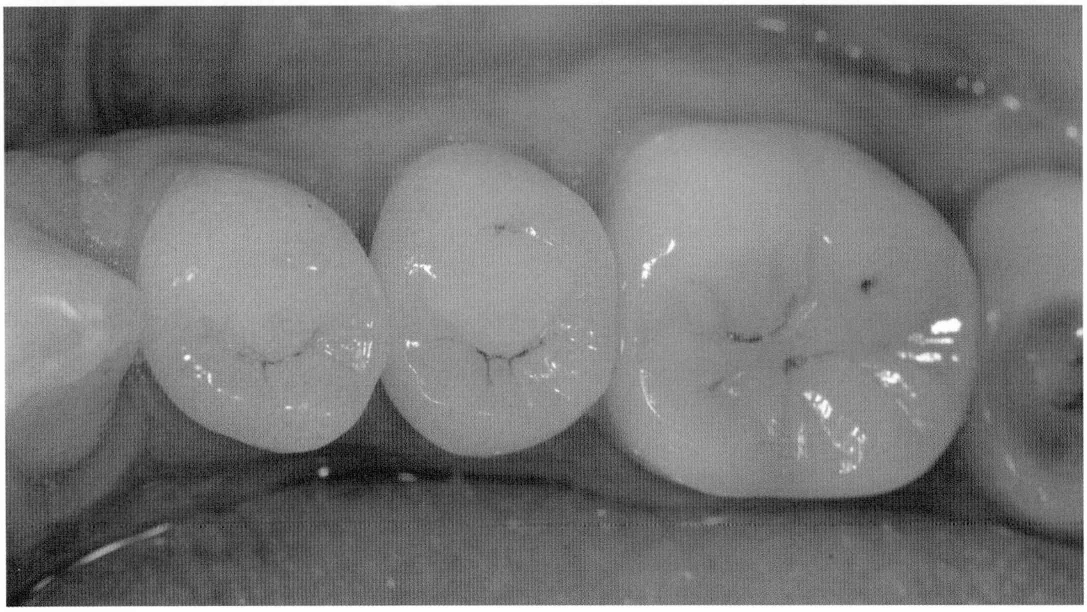

对于那些已经通过三步法形成了稳定咬合的患者，在后牙树脂殆贴面的基础上，还可以进一步进行后牙升级。

患者通常并不情愿为后牙修复投入过多的时间与金钱，因为他们多数是为了前牙来就诊的。如何在咬合重建的过程中既保证修复效果又尽量减少花费，是三步法在整体治疗方案的设计中面临的一大挑战。可以先通过后牙临时性树脂殆贴面让患者获得稳定的咬合，将全牙列的咬合重建修复拆分成几个阶段，最后根据患者的具体情况和意愿决定是否要进行后牙升级。

如果患者需要等待一段时间再进行升级修复，医生需要仔细检查临时修复体下方**有无龋坏**。有些患者在临时修复后，会因为咬合的稳定和美观的改善，就认为治疗已经结束了。

在传统的修复过程中，牙体预备后制作的临时修复体常常存在形态与颜色不佳、边缘不密合等问题，患者很容易理解“这就是临时的”。但在三步法中，临时性的树脂殆贴面由于粘接良好、边缘密合、形态逼真，常常让患者忘记了这只是一个过渡性的修复体。因此，在完成三步法临时修复后，医生经常要**提醒**患者进行后牙升级，但患者可能并不愿意。这不仅是因为升级修复意味着更多的时间和费用，还因为升级修复的过程经常需要做“减法”（例如，在局麻下进行龋病治疗、全冠牙体预备、去除旧充填物、根管再治疗等）。在三步法的治疗中，患者已经体会到了“加法”修复治疗的舒适（无痛、快速的治疗过程），就更不愿意接受传统的“减法”治疗了。由于三步法的治疗周期很短（一般2周就能完成步骤二和步骤三），对于原有的修复体，只要足够坚固，即使不够完美，医生也可以利用它们在其上制作树脂殆贴面。在患者适应了新的咬合之后，就可以开始升级修复了。可以是单颗牙齿修复，也可以是一个象限一起修复。与前牙不同的是，后牙升级的方式有很多种，例如复合树脂直接修复、高嵌体、全冠等 1，各种方式的步骤也各不相同。因此，后牙升级比前牙更复杂，需要的时间也更多。医生需要根据病例的不同，为每颗牙齿选择最合适的修复方式：

（1）保留树脂殆贴面。

（2）将树脂殆贴面全部替换为间接修复体。

（3）部分替换，通过复合树脂直接修复获得更好的邻接触关系。

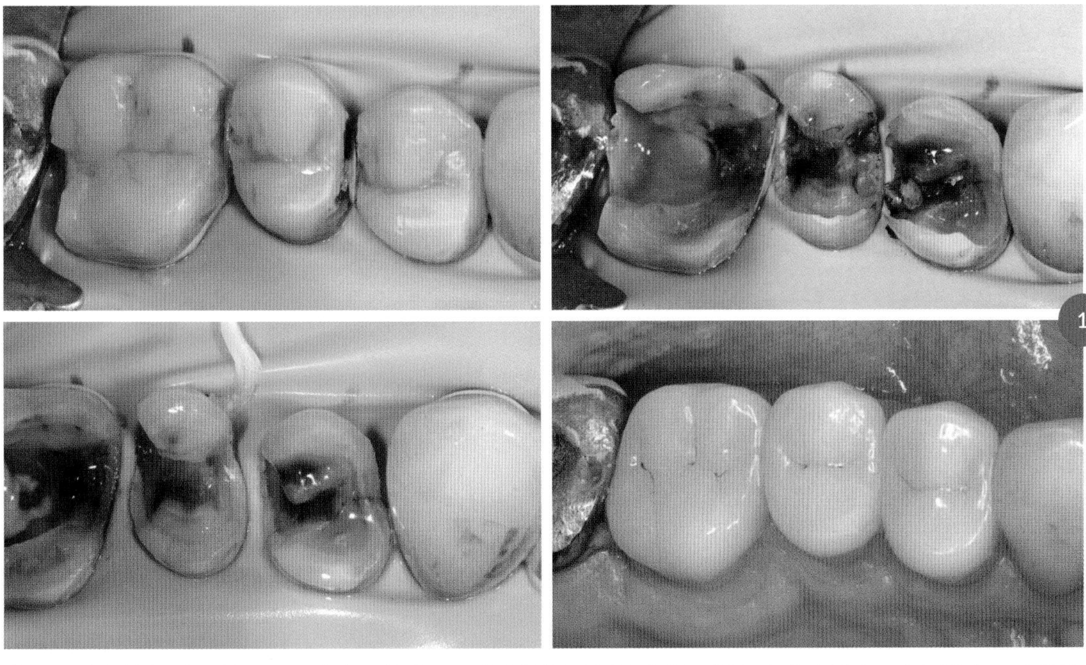

1

在后牙升级修复时，并不是一个象限的所有牙齿都要同时进行修复。例如在此病例中，为了避免一次就诊时间过长，第二磨牙的牙冠并没有同时进行拆除更换。需要注意的是，在很多咬合功能紊乱的患者中，后牙的旧修复体可能存在形态不佳的问题。

龋病的处理

三步法治疗理念并不鼓励永久地将龋坏组织留在树脂𬌗贴面下方。如果患牙已有深龋，为避免进一步发展影响牙髓健康，应当在开始三步法之前尽快治疗龋齿。如果患牙仅是早期龋坏，也可以暂缓治疗龋病，先进行三步法的治疗。这样做似乎有悖生物学原则，但是它也有充分的理由：

（1）对于前牙已有重度磨耗、随时可能发生牙髓坏死或切缘折断的病例而言，在完成所有龋坏治疗前尽快开始三步法有助于保护前牙。

（2）能降低整个治疗方案的费用。使用直接法树脂𬌗贴面修复，然后通过直接粘接修复进行后牙升级，可在去除邻面龋坏的同时打开邻面接触区，这是花费最低的方式。

（3）抬高咬合垂直距离能获得更好的邻接触关系。在牙列重度磨耗的病例中，牙齿临床冠过短，牙齿邻面也非常小。在这种情况下，抬高垂直距离前，要想通过Ⅱ类洞直接树脂充填来治疗邻面龋坏是很难的。因为邻接触区太小了，难以恢复理想的邻接触关系。而抬高垂直距离以后，牙齿就能获得更多的邻面修复空间。

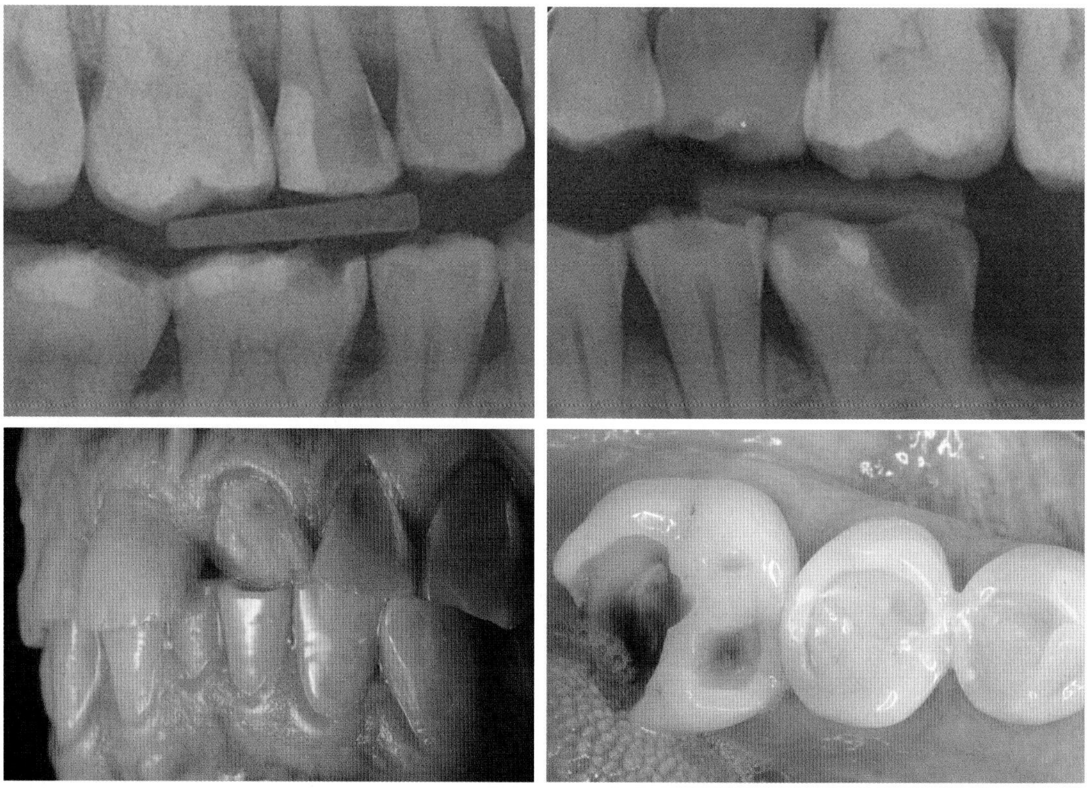

这样的情况是不能直接开始三步法治疗的。虽然前牙的缺损很严重，但后牙多发的严重龋病更需要优先处理。可以通过封闭暴露的牙本质来保护前牙的牙髓，这也是唯一能采用的治疗方法。在不抬高垂直距离的前提下恢复前牙切端会出现𬌗干扰。

有些医生可能会担心，临时修复体下方的龋病会继续进展。需要注意，三步法的治疗过程只有2周，完成之后就可以立刻开始后牙升级，同时治疗龋齿。但在每个病例的治疗过程中都存在患者在前牙升级后决定停止治疗、不再升级修复的可能 ❷。如果是传统的“减法”修复，患者长期戴用临时修复体，可能出现更糟糕的结果。但是在三步法中，后牙的树脂𬌗贴面是由粘接良好的复合树脂做成的，不用担心脱粘接，龈上边缘也能减少牙周病的发生。但是，不进行后牙升级可能导致后牙的咬合支持不足、垂直距离降低，从而引起前牙咬合负担过重。此外，由于树脂𬌗贴面的邻接触没有打开，长期戴用可能造成邻面龋坏的进展。因此，医生应该坚持说服患者继续完成后牙升级，可以给患者展示治疗前的照片，告诉他们还有龋病和不良充填体需要进一步处理。

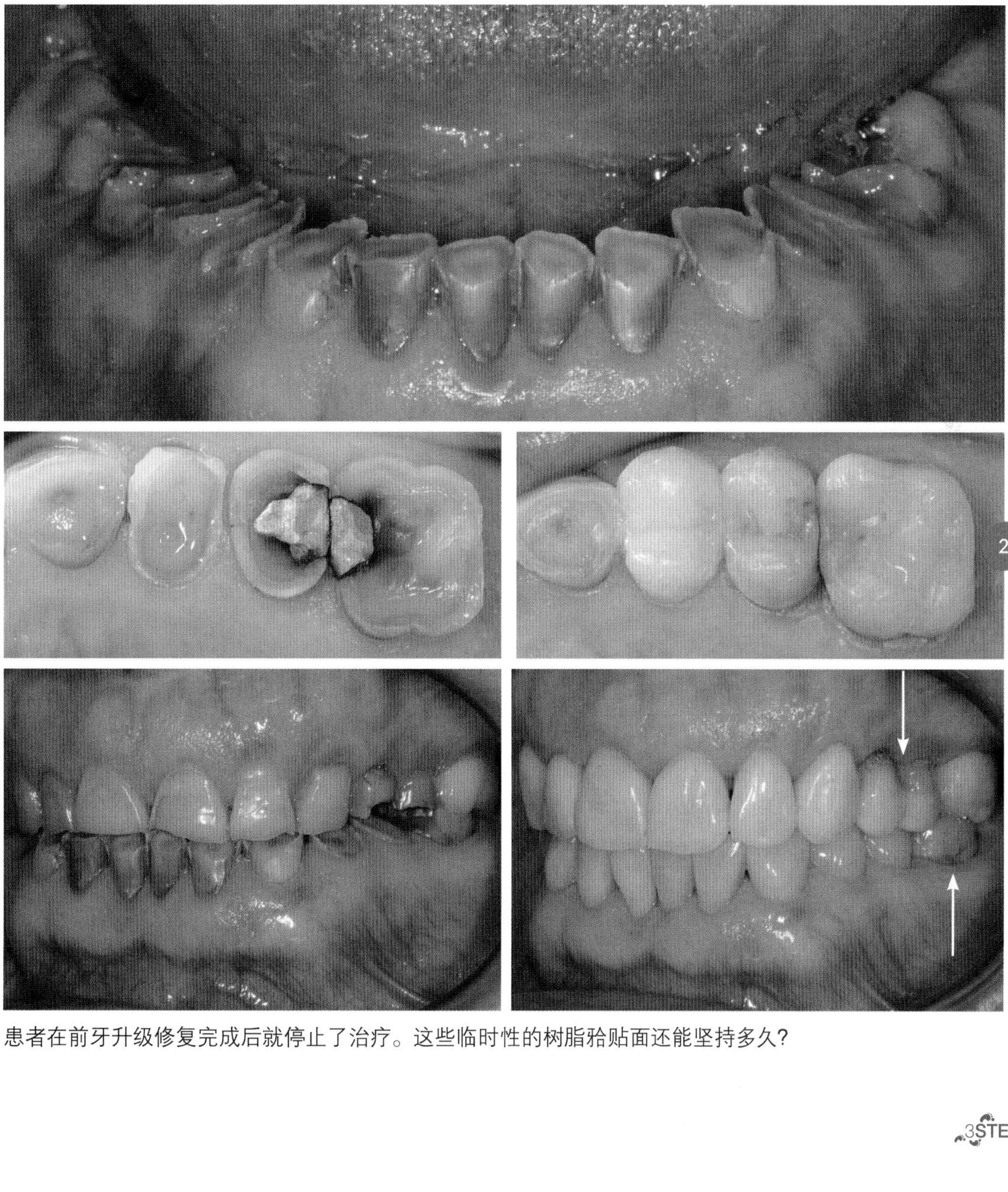

2

患者在前牙升级修复完成后就停止了治疗。这些临时性的树脂𬌗贴面还能坚持多久?

更换不良的旧修复体

后牙有很多种修复方式，如何进行选择？这里提供了一些参考。如果新的咬合是建立在原有的存在问题的旧修复体上的，医生需要做的是在治疗开始之前就对逐颗牙进行判断，哪些修复体是需要在三步法完成后拆除重新修复的。

如果拆除旧修复体需要局部麻醉，根据治疗原则最好不要与制作树脂殆贴面同时进行。尤其是对于全冠和固定桥，无法准确评估修复体下方基牙的缺损情况，最好是在三步法完成后再进行拆除 3。单纯通过X线片和修复体边缘的检查并不能准确判断基牙剩余的牙体组织能否作为树脂殆贴面的支撑。

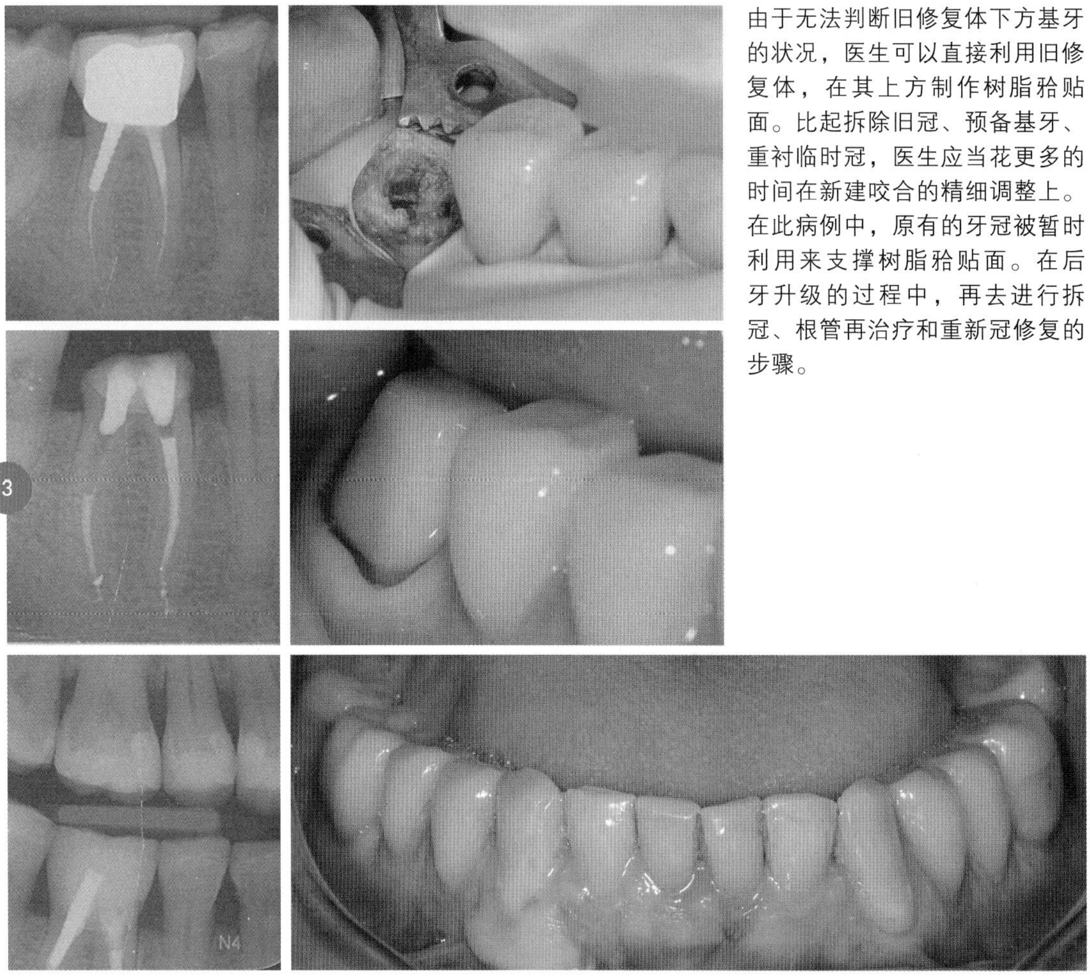

3

由于无法判断旧修复体下方基牙的状况，医生可以直接利用旧修复体，在其上方制作树脂殆贴面。比起拆除旧冠、预备基牙、重衬临时冠，医生应当花更多的时间在新建咬合的精细调整上。在此病例中，原有的牙冠被暂时利用来支撑树脂殆贴面。在后牙升级的过程中，再去进行拆冠、根管再治疗和重新冠修复的步骤。

后牙临时修复体

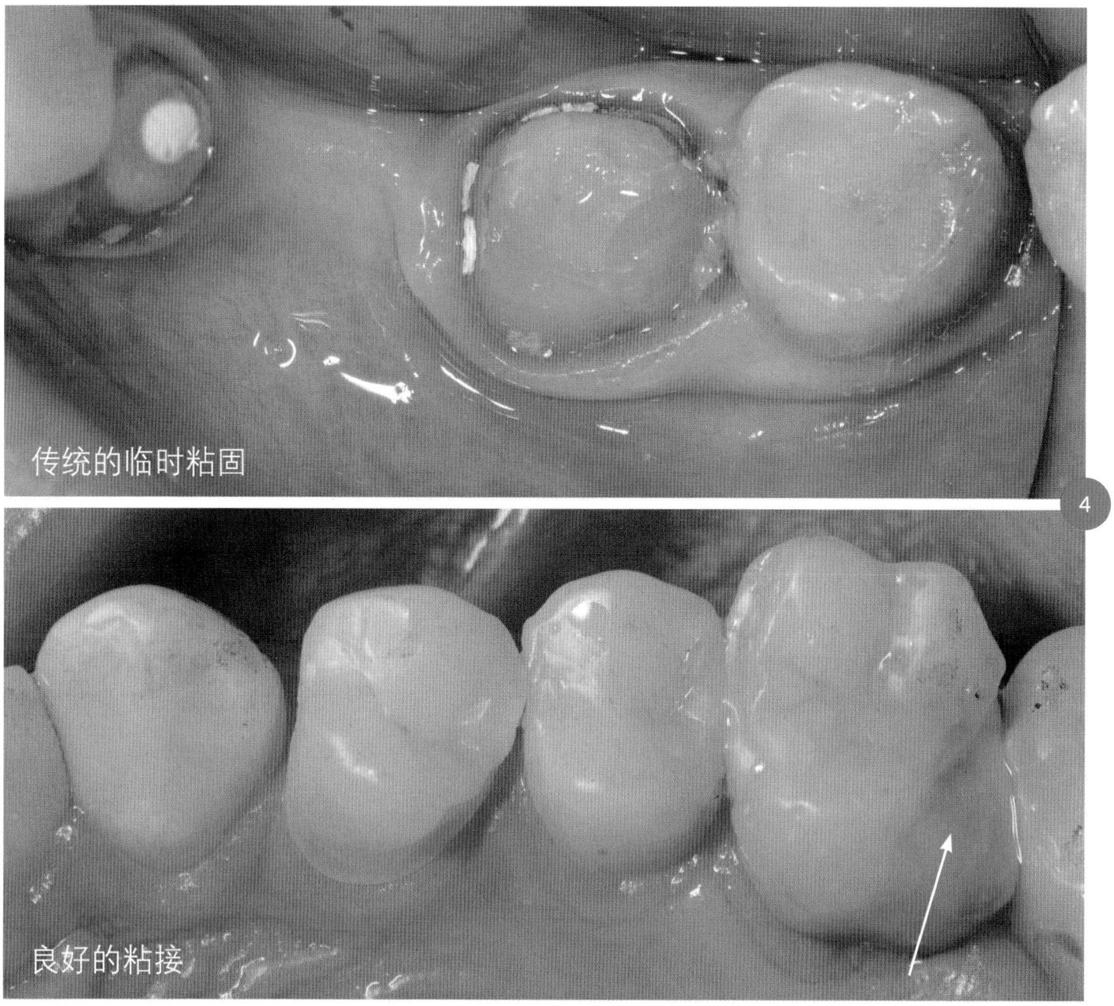

如果基牙形态不佳，传统的临时粘固很容易造成临时修复体脱粘接，这时医生很难判断这种情况是不是由殆干扰造成的。但如果是良好粘接的树脂殆贴面，发生折断就说明是咬合负担过重或有殆干扰。

制作树脂殆贴面的主要目的是尽快建立并验证新的咬合关系，因此没有必要在此过程中引入一些不确定的因素。利用原有的修复体能减少拆冠后给患者咬合带来的不稳定，也能避免在操作过程中打麻药。除此之外，一旦患者不接受新的咬合关系，保留旧修复体还能避免对患者咬合造成不可逆的改变。

在旧修复体上制作树脂殆贴面**不会存在临时性粘接**，会更加稳固。如果临时修复体不稳定，患者在咀嚼时会改变自然的咬合习惯，还要特别注意防止它脱落。而且如果临时修复体脱落，医生也无法判断是因为咬合问题，还是因为基牙固位不佳、临时粘接不牢。保留旧修复体，虽然并不完美，但仍可以给树脂殆贴面提供更好的支持。这样患者不用小心翼翼地咀嚼，对新建咬合的验证也能更加准确 4。

如果患牙上存在一些旧的充填体，医生需要决定是将其全部去除（例如银汞充填物），还是部分去除（例如复合树脂充填物）。去除现有直接树脂充填体的决定依病例具体情况而定。如果充填体粘接良好，那么只需要部分去除。但是，在近远中龈外展隙的部位，由于橡皮障隔离困难，原来的粘接效果难以保证，那就最好将充填体全部去除。如果患者说前一次充填时没有上橡皮障，即使X线片看不出任何缺陷，也最好全部去除后重新修复。根据笔者的经验，很多边缘微渗漏在X线片上是看不出来的。

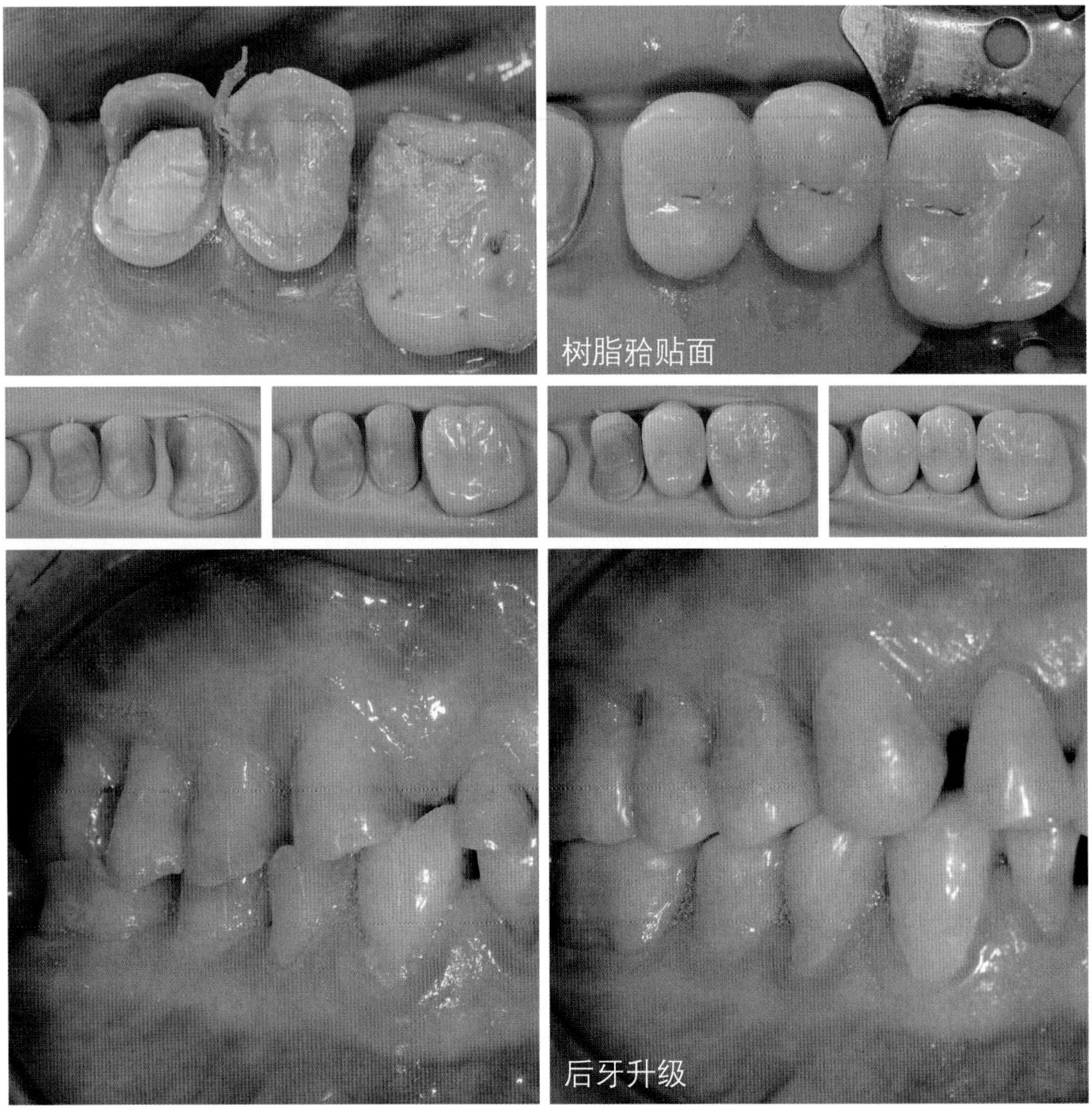

85岁患者，牙列重度酸蚀磨耗。按照三步法首先通过临时的间接树脂殆贴面（12个CAD/CAM树脂高嵌体）抬高了咬合垂直距离。在给患者做了6个上前牙的舌贴面（唇面进行了复合树脂直接粘接修复）后，开始后牙升级。以一个象限为单位，将树脂殆贴面和牙齿上原有的充填体全部去除，然后制作了CAD/CAM二硅酸锂增强型玻璃陶瓷高嵌体。修复完成后，如果仍有活动性酸蚀（例如患有胃食管反流病），患者还需要佩戴“雨伞”殆垫，并使用再矿化牙膏。

后牙全瓷修复

在进行后牙最终修复时，修复体应当选择哪种材料，尚未有定论。全瓷材料和复合树脂材料各有优点，不分伯仲。在水平型咀嚼者的病例中，医生需要在口内调殆，去除前后牙的殆干扰，以保证最终修复体在患者口内舒适、稳定。为了避免在椅旁花费大量时间调改，技师需要在经过功能验证后准确复制树脂殆贴面形态，而医生在最终修复时也最好分不同象限或1/6区段分别进行后牙升级。

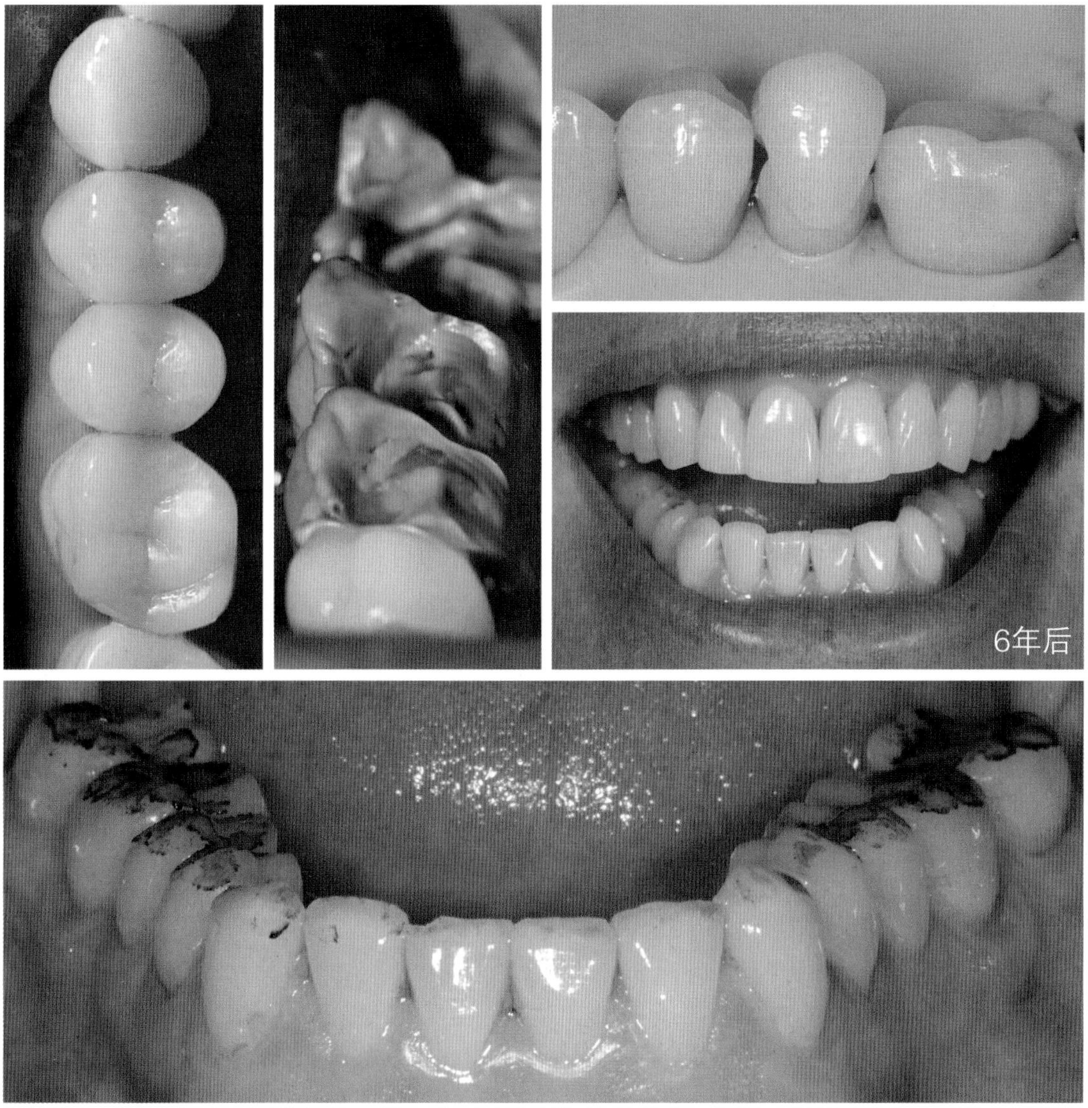

此患者接受了全瓷咬合重建修复，但是治疗并没有按照三步法的流程。在给患者进行口香糖测试时发现有殆干扰，由于患者原来是水平型磨耗，这些瓷修复体上的殆干扰需要被尽快磨除。有必要给患者制订严格的定期复诊计划，因为每次复诊都能检查出新的殆干扰。这些修复体仅考虑了美观，但忽略了功能要求。尽管每次复诊都尽量磨除殆干扰点，但在患者修复后第6年，前牙的双重贴面仍然出现了裂纹。

后牙直接粘接修复

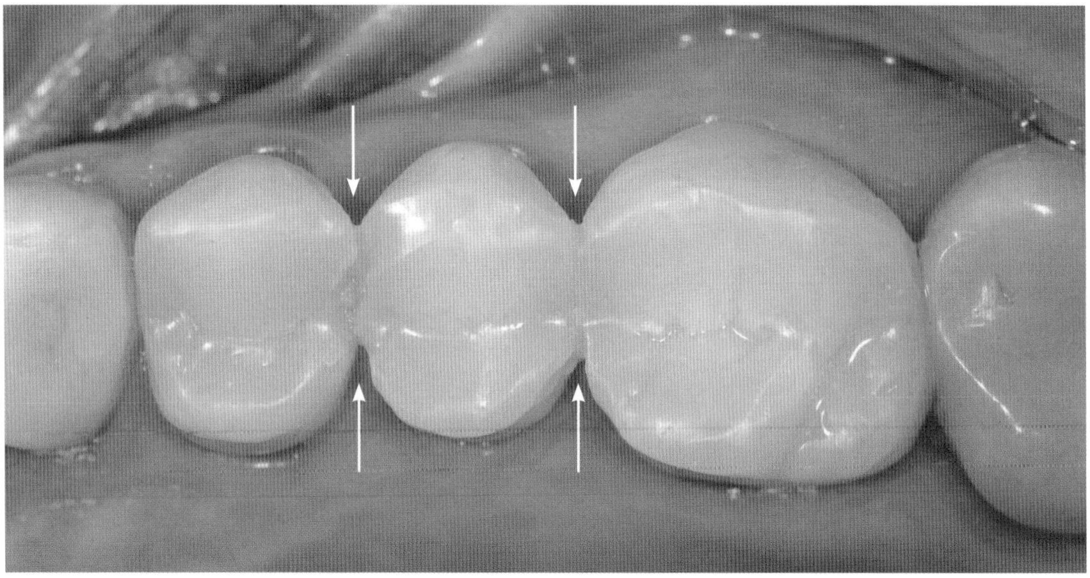

后牙直接法升级通常是打开邻接触区，采用复合树脂材料对邻面进行Ⅱ类洞充填修复，并同时处理边缘的缺损和之前未治疗的龋病。咬合垂直距离已经通过树脂殆贴面得到了抬高，这样会比较容易恢复邻面的外形。相比于间接修复（例如高嵌体），直接粘接修复费用更低、牙体预备量更小，尤其适用于后牙修复空间较小的患者。然而，这种用直接树脂殆贴面恢复殆面形态所使用的复合树脂材料，是所有全包绕的修复体中耐久性最差的一种。

直接法升级有以下3种情况：

（1）**提前计划好的**（例如，有龋损未治疗或有旧充填体脱落）。

（2）**有预期的**（例如，树脂殆贴面的邻面较厚且宽，无法在较长一段时间内自行打开获得良好的邻接触关系）。

（3）**计划之外的**（例如，患者无法负担更进一步的**间接**后牙升级，要求减少花费并保留树脂殆贴面为最终的修复体）。

在使用三步法修复后，患者可能会对这种费用低的修复方式十分满意，因而在治疗中临时改变主意，选择花费更少的升级修复方式。所以，在进行树脂殆贴面修复时，最好在粘接前先进行牙本质封闭，这样在进行后牙直接法升级时，粘接良好的树脂殆贴面才能得以保留。

在进行粘接前，通常需要使用金刚砂车针对牙体组织进行少量预备和粗化，但前提是患者不会因此发生牙齿敏感。如果患者牙本质暴露过深，在进行粗化的过程中可能出现牙齿敏感，那么就跳过此步骤，不再进行牙本质粗化和封闭，而非在局麻下进行上述操作。如前所述，最好**不要**在局麻下粘接树脂殆贴面，因为这样在检查咬合时患者的感觉和反馈都可能不准确。

如果使用技师加工制作的修复体替代树脂䦃贴面，例如高嵌体、贴面、全冠等，这种后牙升级方法就被称为**“间接法升级”**。患牙原有的树脂䦃贴面，如果在粘接时没有进行牙本质封闭，需要全部去除；如果之前已经粘接良好，并做了牙本质封闭，也可以部分保留。

如果患牙有邻面龋需要治疗，应尽快开始，这时可以选择直接法升级；而间接法升级有时因为一些原因可能需要等待一些时间，例如：

- **费用**：患者可能会因为费用问题要求暂缓治疗
- **功能**：在患者咀嚼的过程中树脂䦃贴面可以通过自行调磨达到最佳咬合状态，并且进行功能的检验。所以，需要让患者戴着树脂䦃贴面适应一段时间，尤其是对一些有咬合功能不协调的患者
- **美观**：如果前牙准备进行双重贴面修复，那么后牙升级需要等前牙升级完成后再进行。上颌切缘连线、前牙唇面厚度都确定之后，E线与后牙颊面突度才能更好地确定

在后牙间接法升级过程中，有两大问题需要重点关注：需要同时修复的牙齿数量和最终修复材料的选择。

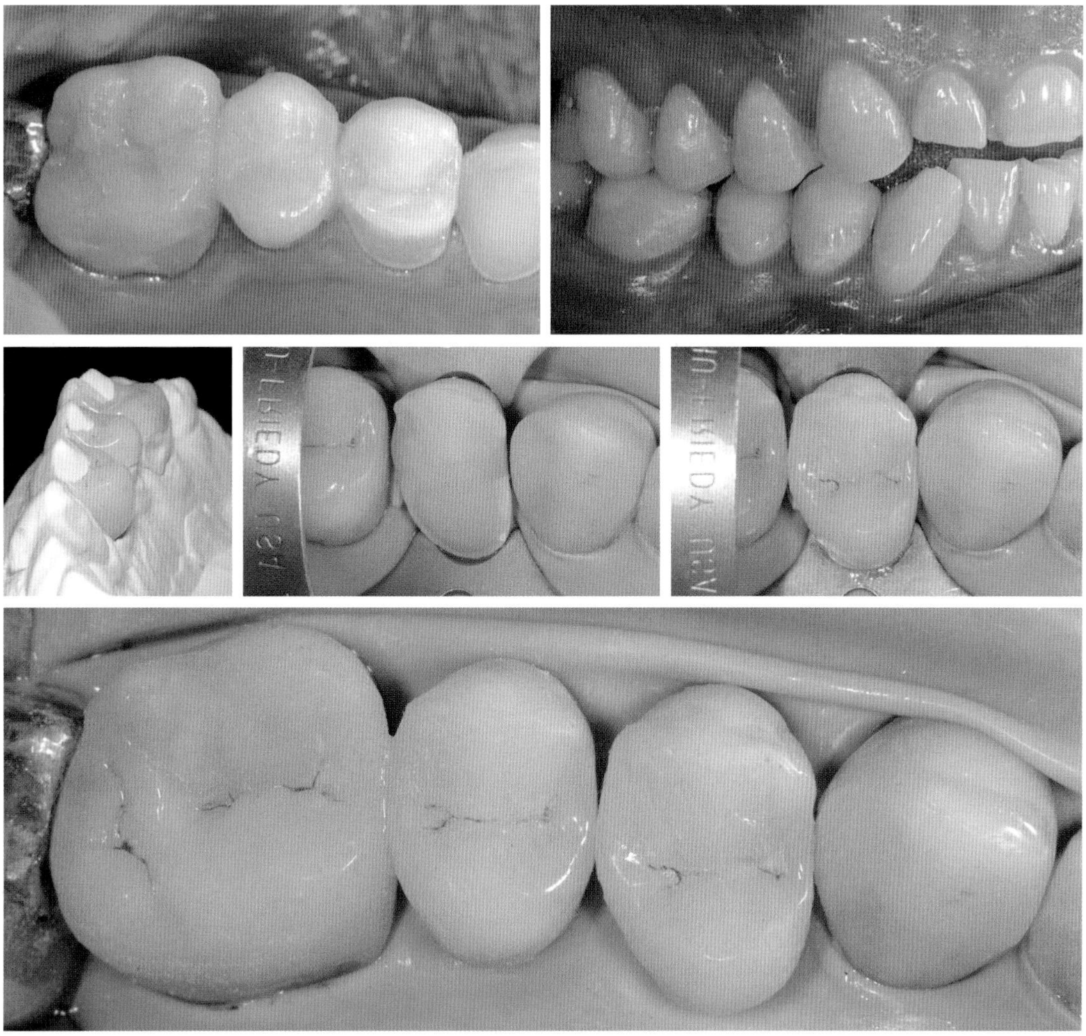

与单颗牙的修复不同，全牙列的咬合重建更加复杂，因为它改变了咬合关系，可能造成患者咬合不稳定。下颌居中且后牙能够提供稳定支持，是保证咬合稳定的重要前提。因此，三步法建议在后牙升级时，如果需要替换树脂殆贴面，最好是逐象限或1/6区段进行，尽量降低咬合不稳定的风险。由于间接修复通常需要两次就诊，一次是牙体预备并制取印模，一次是修复体的试戴与粘接，那么完成后牙4个象限的修复需要8次就诊。一次修复涉及的牙齿越多，咬合不稳定的风险就越大。一次完成所有后牙的全瓷修复，风险最大，也最不推荐。因为后牙的全瓷粘接修复体无法进行粘接前的咬合检查，只能在粘接后调殆，而这个过程将花费很多的椅旁时间。尤其在局麻的情况下，调殆的难度更大，也更不准确。所以医生应当根据患者个性化的咬合特点，将树脂殆贴面调改成最佳的形态，在制作最终修复体时技师也应尽可能复制其殆面的形态（包括殆平面的位置、补偿曲线和牙尖高度等）。因此，最理想的情况就是由一个功能性最弱的象限开始的替换，这样对侧的咬合能为技师和患者提供参考。

区段治疗

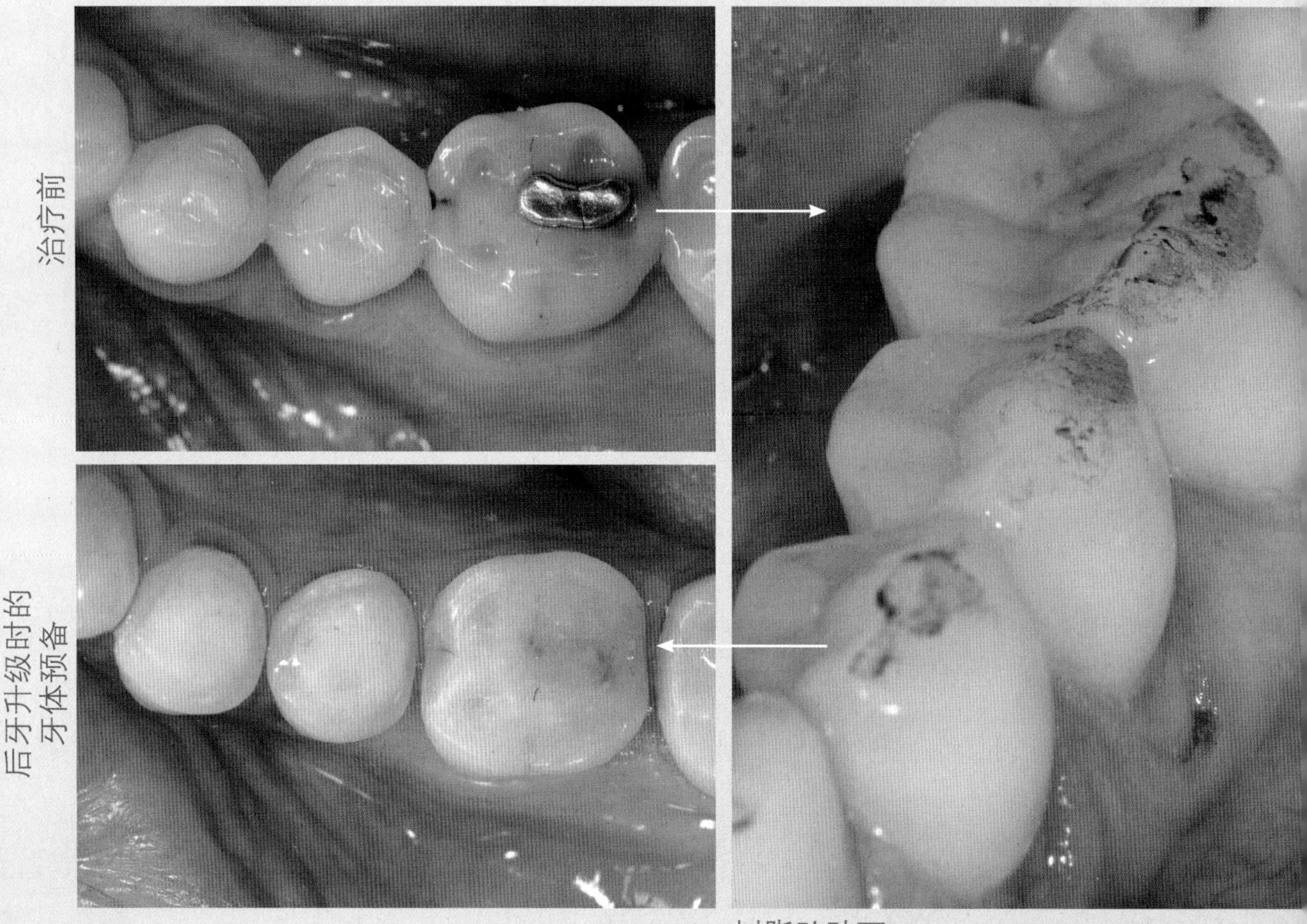

树脂殆贴面

除此之外，当确定最终修复体使用全瓷材料进行制作后，对颌牙原有的树脂殆贴面能帮助降低调殆的难度，在出现殆干扰时，也能起到很好的缓冲作用。

在去除树脂殆贴面的过程中，如果需要去除龋损或旧充填体，可以进行局部麻醉。但是根据Pascal Magne教授提出的即刻牙本质封闭理论，在戴牙时不需要再进行局麻，否则可能影响调殆的准确性。

即使是进行同一种修复治疗，医生每次操作所需的椅旁时间也不尽相同。这与医生的经验有关，也会影响最终的治疗效果。例如，在进行修复体粘接时，使用橡皮障肯定会花更多的时间，因为在橡皮障下每次只能粘接一颗牙。而不使用橡皮障隔离则会快很多，如果使用双重固化水门汀，可以同时粘接多颗牙。

即便如此，在三步法理念中，我们仍然要严格进行粘接（按照Pascal Magne教授的粘接理念）。只有这样，在修复体折断或脱落时，才能确定它不是因为粘接不良，而是因为咬合问题造成的。因此，在三步法中，粘接修复体最快的方式是使用透明硅橡胶阴模（直接法），而其他间接修复体的粘接都需要花比较长的时间。

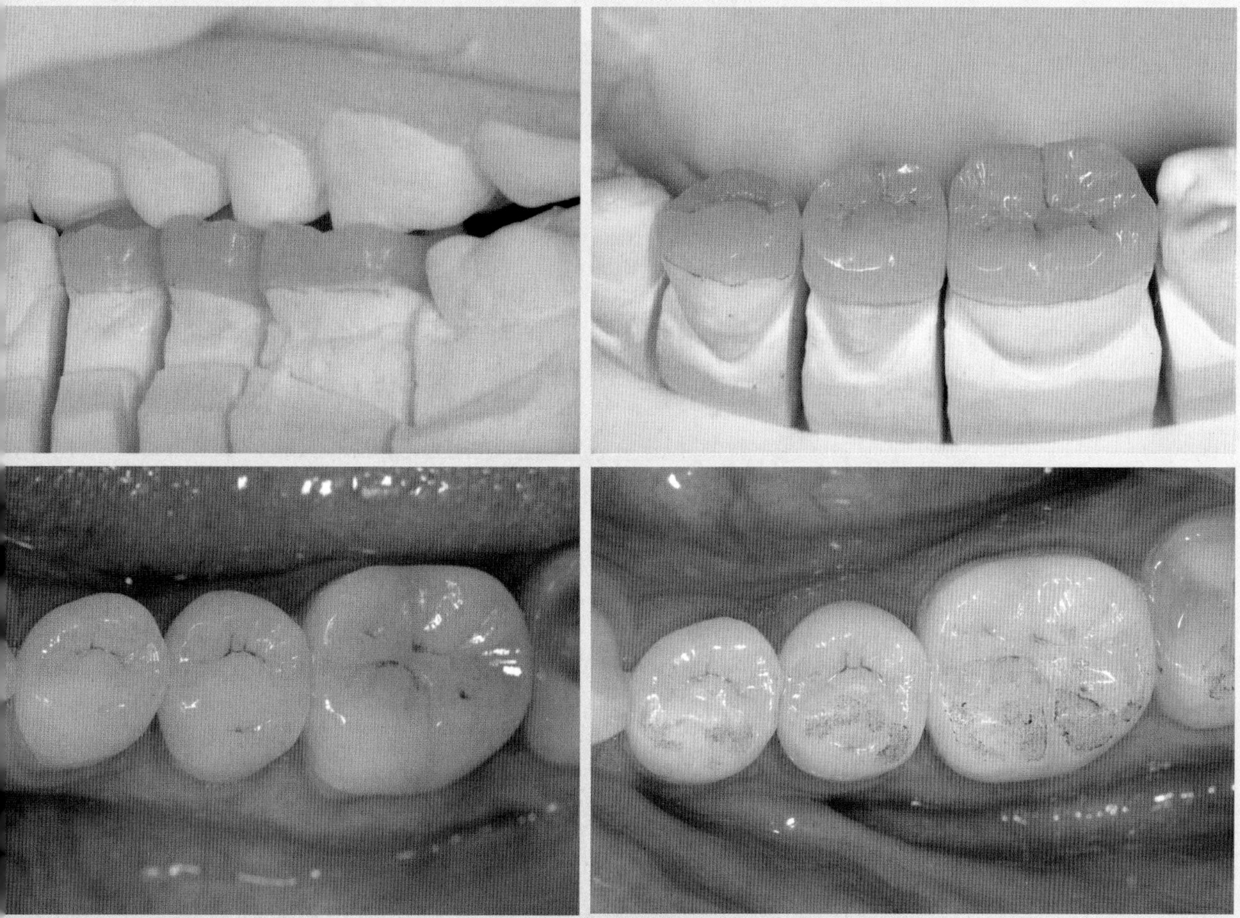

全瓷高嵌体

修复升级的顺序

前牙→后牙

简单来说，**前牙升级**的主要目的是再制作一个修复体（例如全瓷贴面）来改善前牙唇面的美观，这种方法被称为“双重贴面”。而**后牙升级**则是在已经通过三步法建立、患者适应后的稳定的咬合基础上，去除原来的树脂殆贴面，换成新的修复体。三步法提供的是一个全局的视角和计划，而全牙列分区进行修复升级则能通过尽可能多的牙齿接触维持稳定的咬合关系。因此，不建议同时进行前后牙升级，因为这样会丧失三步法形成的稳定咬合关系。**理想情况是应该先修复前牙，再修复后牙**。上前牙唇面修复完成后，前牙的最终形态、唇面突度（唇颊面协调）和切缘位置（3条上颌参考线）也就最终确定了，接下来，其他牙齿的形态也都能以此为依据进行设计和修复了（后牙升级）。

5

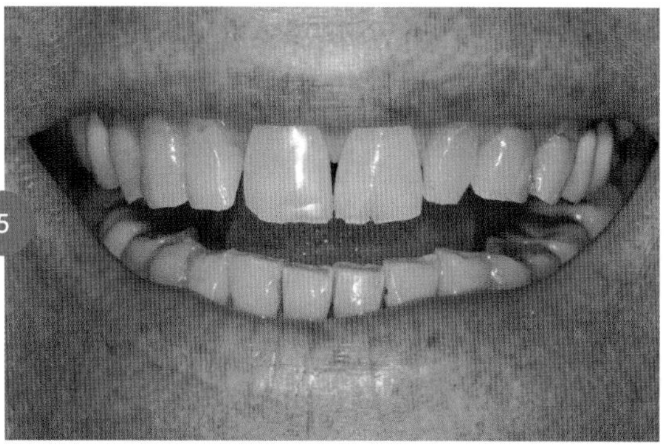

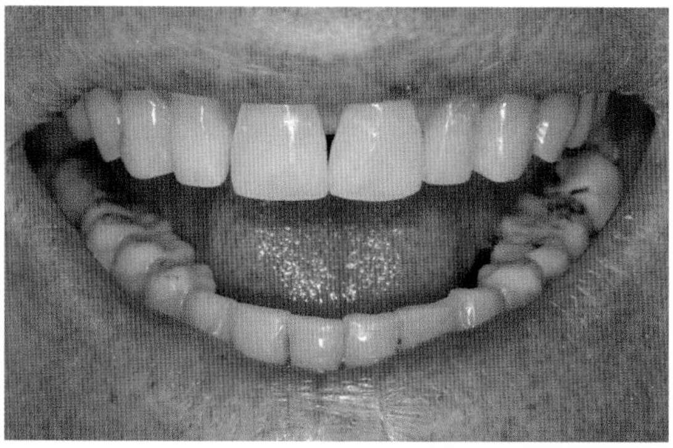

三步法修复结束

后牙→前牙

如果先修复后牙再修复前牙，患者可能会**不满意**，因为大多数患者会希望先看到前牙美观的效果，再进一步完善后牙的修复。制作精良的后牙树脂殆贴面常因良好的舒适性而造成患者难以理解其需要被替换的原因。有的患者在完成前牙的修复升级后，就不再继续修复后牙了，这是很危险的，为了避免这种情况，医生也可以先修复后牙再修复前牙。在完成了三步法的治疗后，医生先不对前牙做进一步的美学修复，在前牙美观没有得到彻底改善的情况下，患者中途放弃咬合重建治疗的风险才能降低。对整个口颌系统的稳定而言，后牙的咬合重建比前牙的美学修复更重要，但患者往往没有足够的意识。因此只能由医生来主导治疗的顺序，直到后牙的修复升级完成，再开始前牙修复，患者才能更心甘情愿地为更重要的后牙咬合重建投入时间和费用 5。

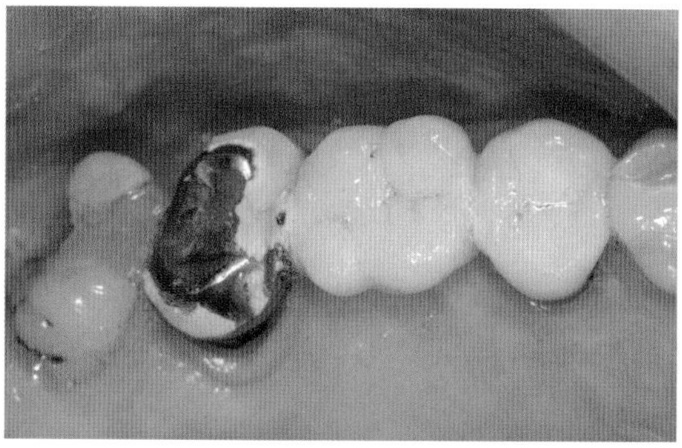

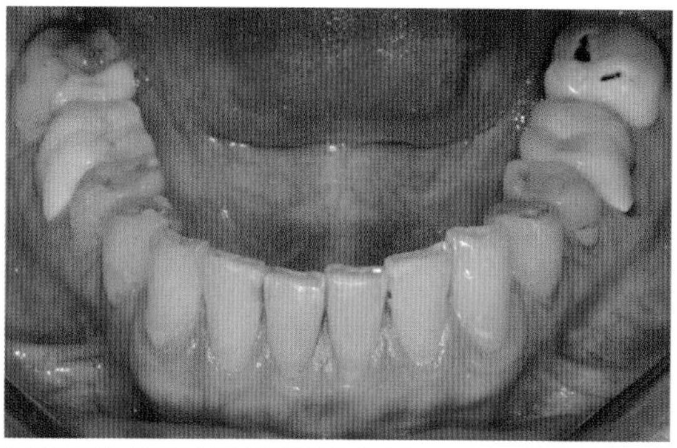

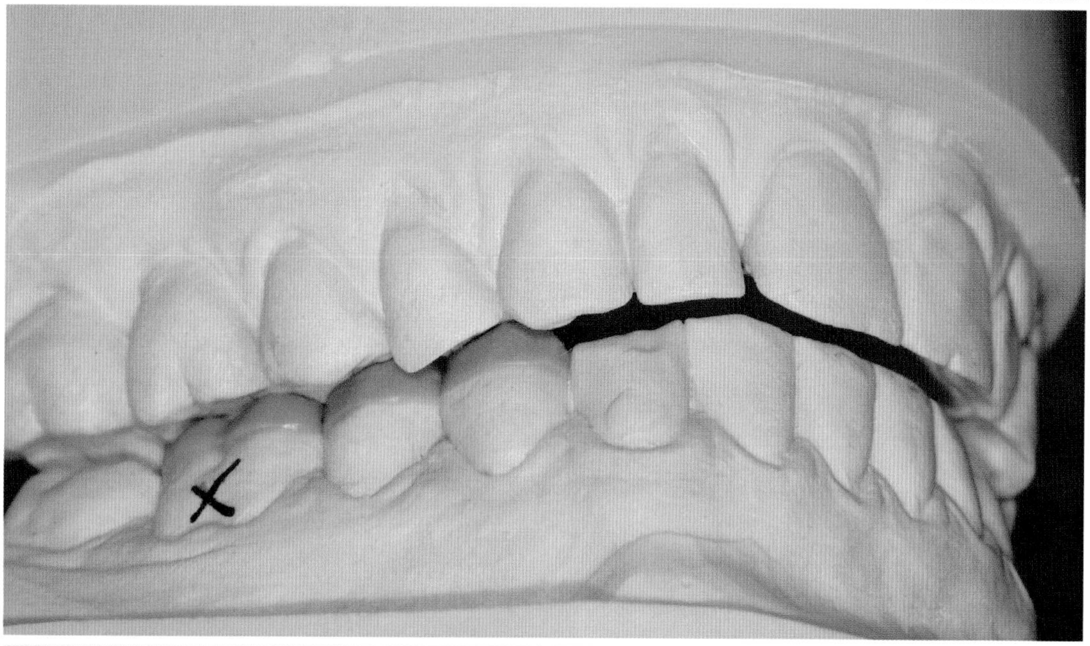

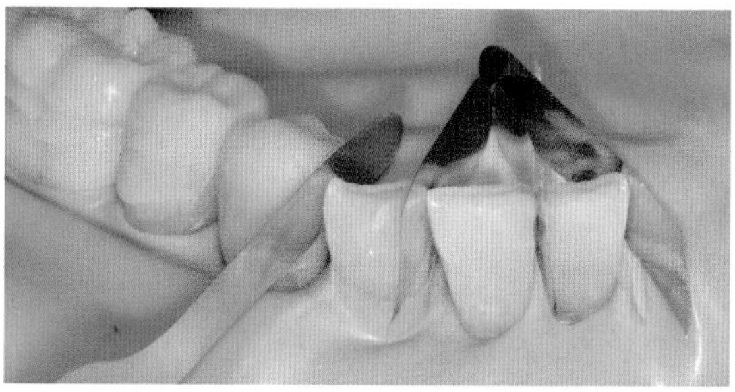

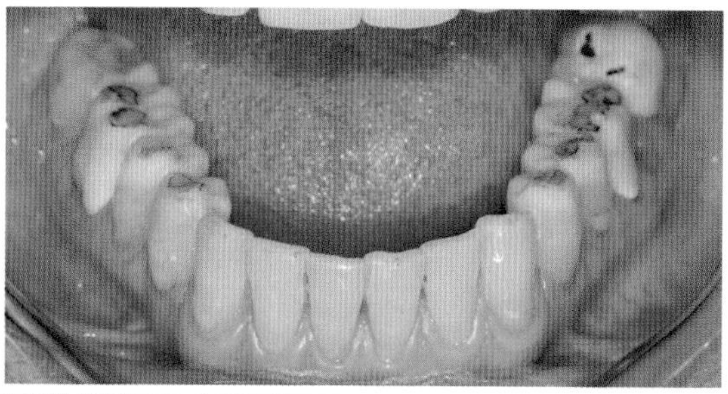

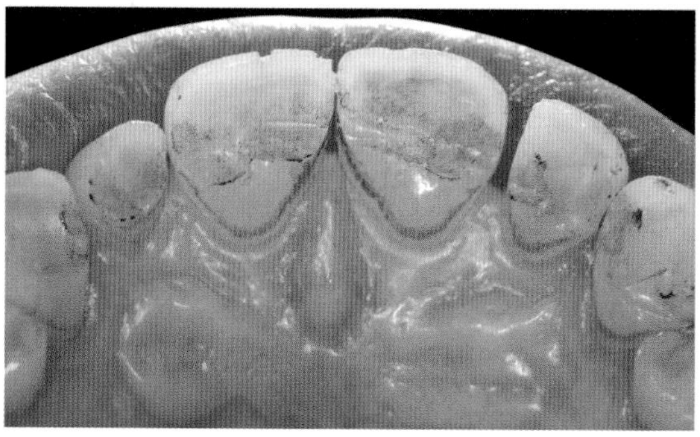

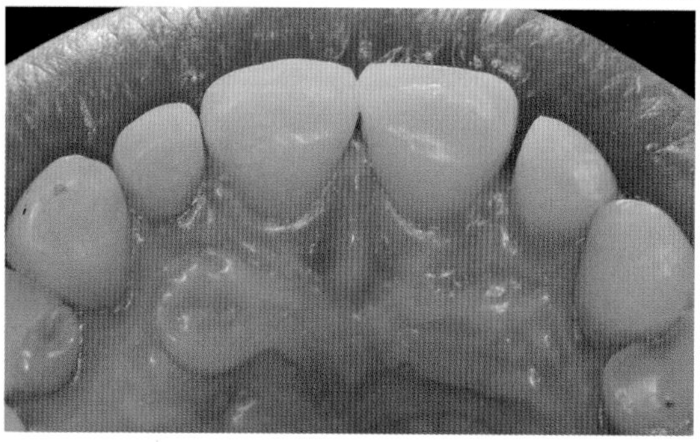

患者就诊的主诉是改善前牙美观，但是通过检查分析，发现只有在抬高咬合垂直距离的前提下才能恢复前牙切端的外形。因此，对患者来说最可行的方案就是上颌或下颌后牙直接法制作树脂殆贴面，上颌6颗前牙舌贴面修复。当患者要求将前牙更换为全瓷修复体时被医生拒绝，因为比起前牙来说，后牙更需要进一步修复治疗。

是否佩戴殆垫

在完成了全部的升级修复后，医生还需要判断是否需要让患者佩戴殆垫。佩戴殆垫可以起到以下3个方面的作用：

1. 对功能性殆干扰起到保护作用：密歇根（Michigan）殆垫

如果怀疑患者有夜磨牙，或使患者想要尽量延长修复体寿命，可以戴用密歇根（Michigan）殆垫。

2. 牙齿再矿化：“雨伞”殆垫

如果患者存在活动性的酸蚀症，可以根据酸蚀的强弱程度选择白天或夜间戴用“雨伞”殆垫1小时。这种殆垫是热塑型殆垫，上下颌牙列各一副，与漂白牙托相似。使用时需要在殆垫里放入再矿化牙膏，例如GC公司的护牙素。

3. 预防前牙过长：密歇根（Michigan）殆垫

尤其是对于闭锁型深覆殆患者，密歇根（Michigan）殆垫能帮助阻止深覆殆加重。

如果既有可能发生前牙过长，又有酸蚀症，可以让患者在夜间戴用密歇根（Michigan）殆垫的同时放入再矿化牙膏，以抵消酸性物质和夜间唾液分泌不足对牙齿造成的伤害。

有些患者在修复后必须佩戴殆垫，即使是在升级修复之前，也应及时佩戴殆垫。对于这类患者，在更换后牙修复体之后，密歇根（Michigan）殆垫可能会无法就位。此时，最好在完成上牙修复体后再制作殆垫，这样能保证殆垫顺利就位，下颌修复体完成后只需再调整殆垫的咬合即可。

患者在完成全部修复后需要进行一次牙周洁治，以后每年还需定期复查，监控是否有殆干扰和/或酸蚀进展。

A B C

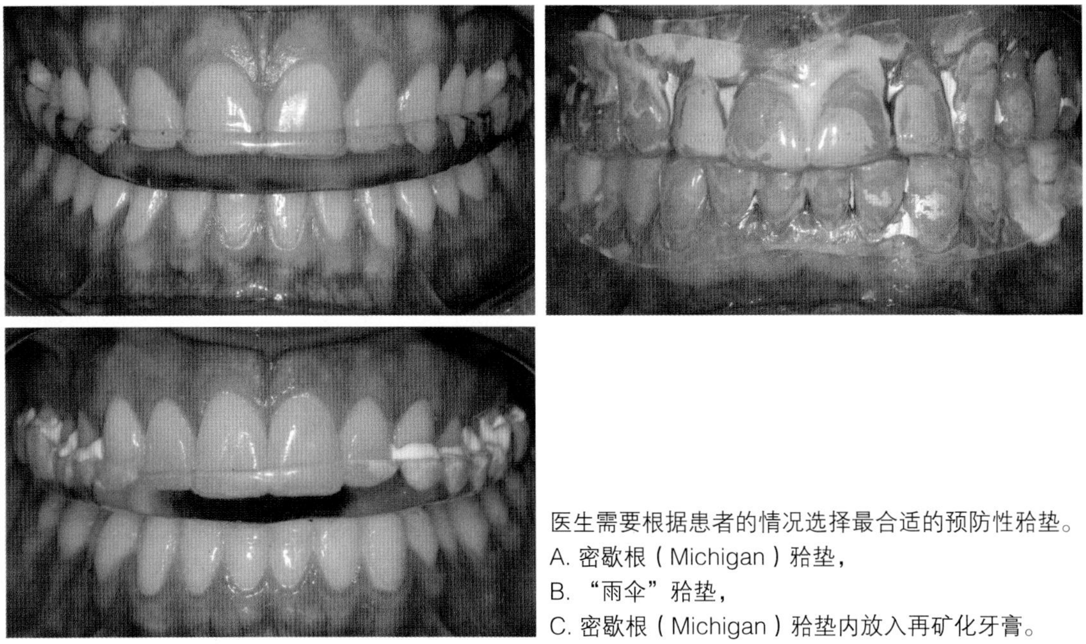

医生需要根据患者的情况选择最合适的预防性殆垫。
A. 密歇根（Michigan）殆垫，
B. “雨伞”殆垫，
C. 密歇根（Michigan）殆垫内放入再矿化牙膏。

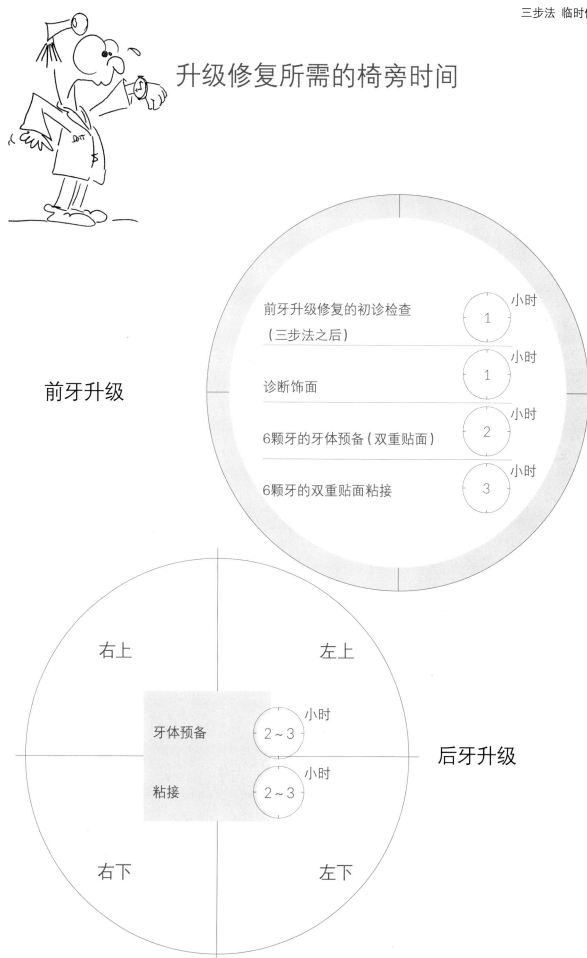

升级修复所需的椅旁时间

前牙升级

前牙升级修复的初诊检查
（三步法之后）
1
小时
诊断饰面
1
小时
6颗牙的牙体预备（双重贴面）
2
小时
6颗牙的双重贴面粘接
3
小时

后牙升级

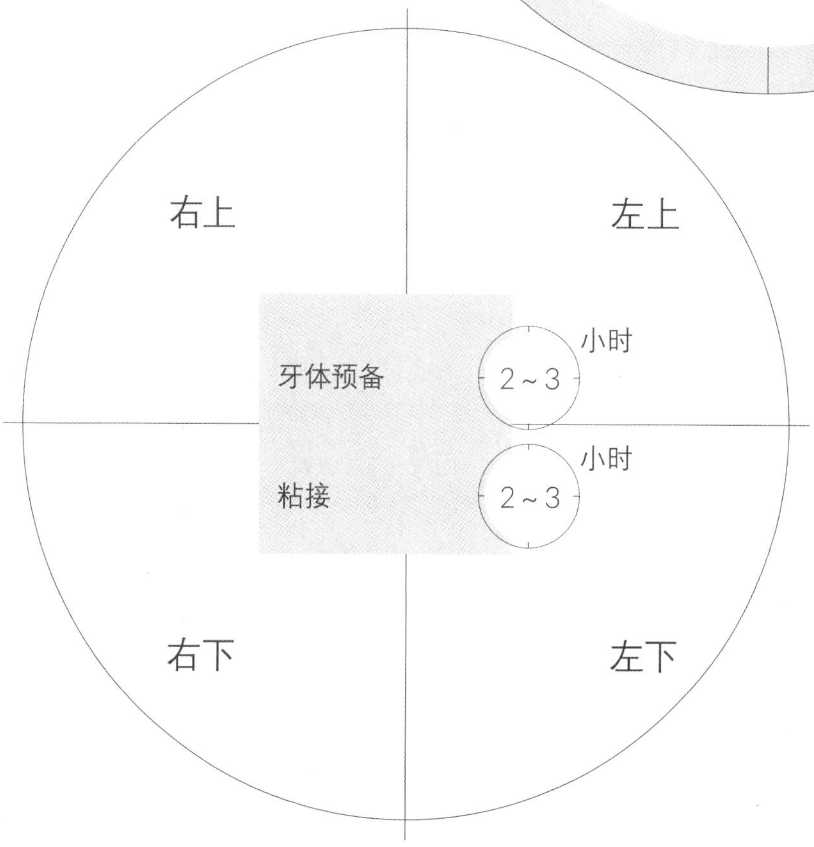
右上
左上
牙体预备
2～3
小时
粘接
2～3
小时
右下
左下

临床病例

病例1　全牙列粘接修复重建

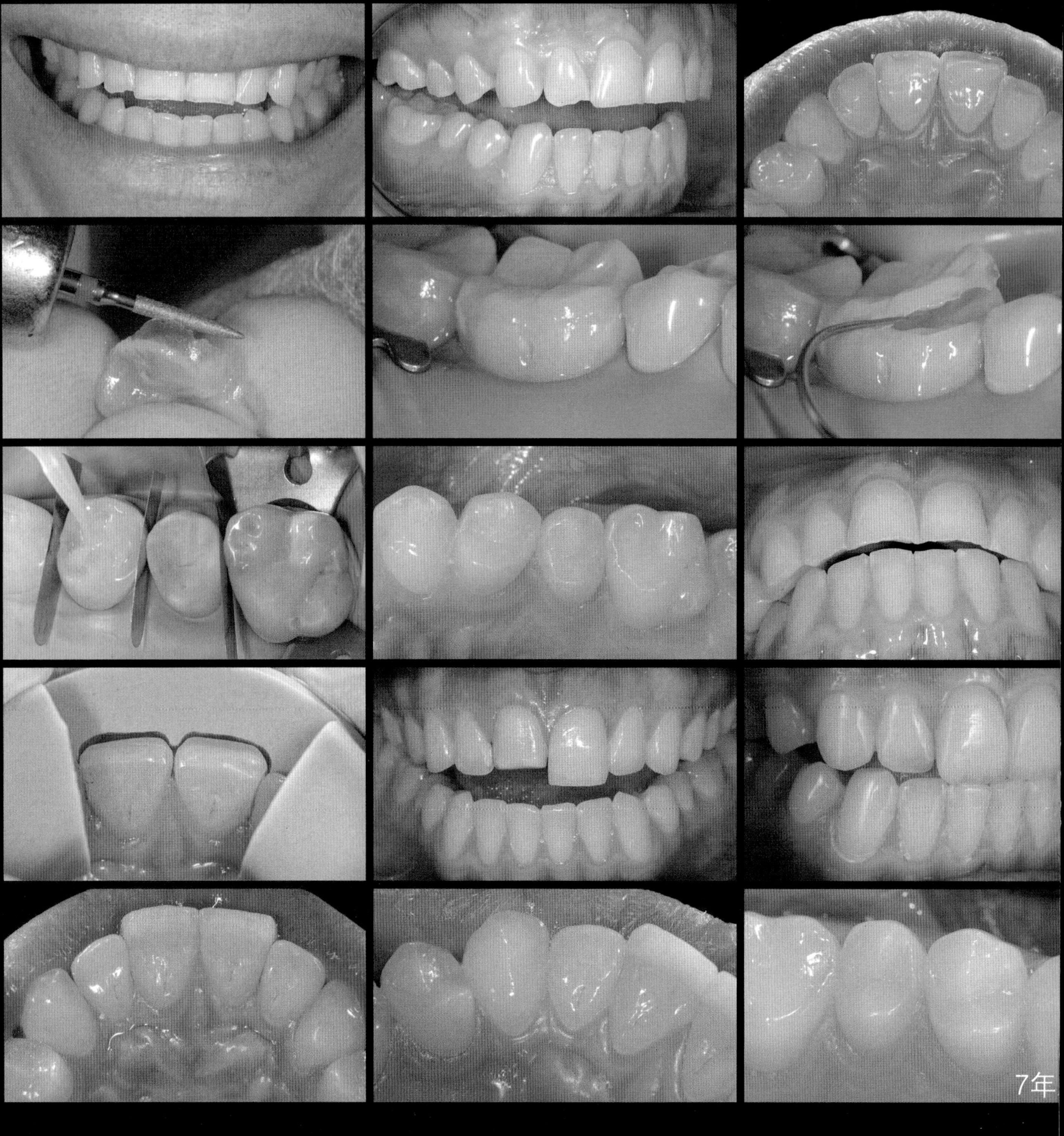

后牙修复体	间接修复体，上下颌均为全瓷修复体
前牙粘接性微创修复体	6个舌贴面
前牙升级	2个长石质瓷双重贴面
后牙升级	无

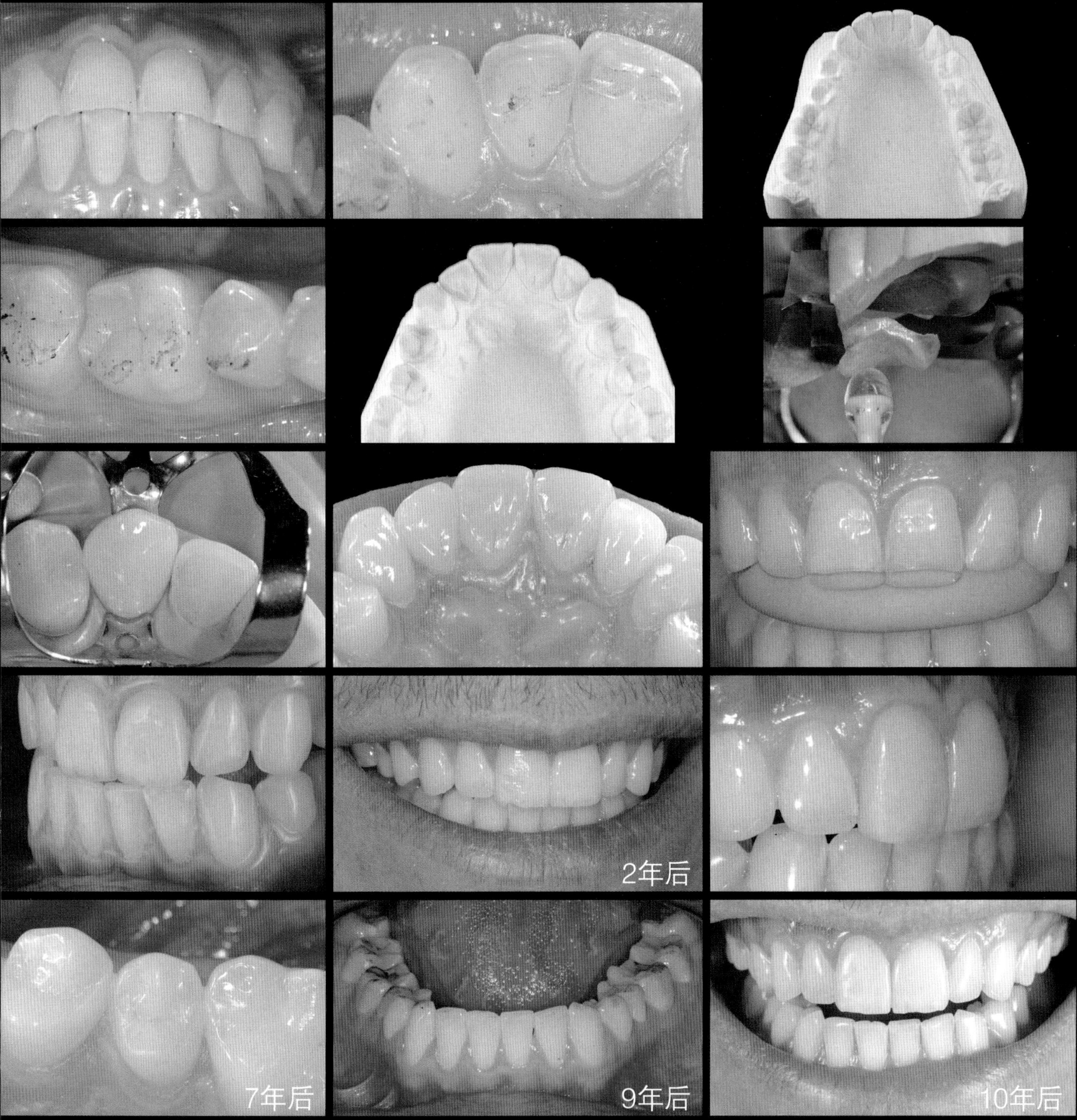

临床病例

病例2　全牙列粘接修复重建（该病例与G. Vaglio博士共同完成）

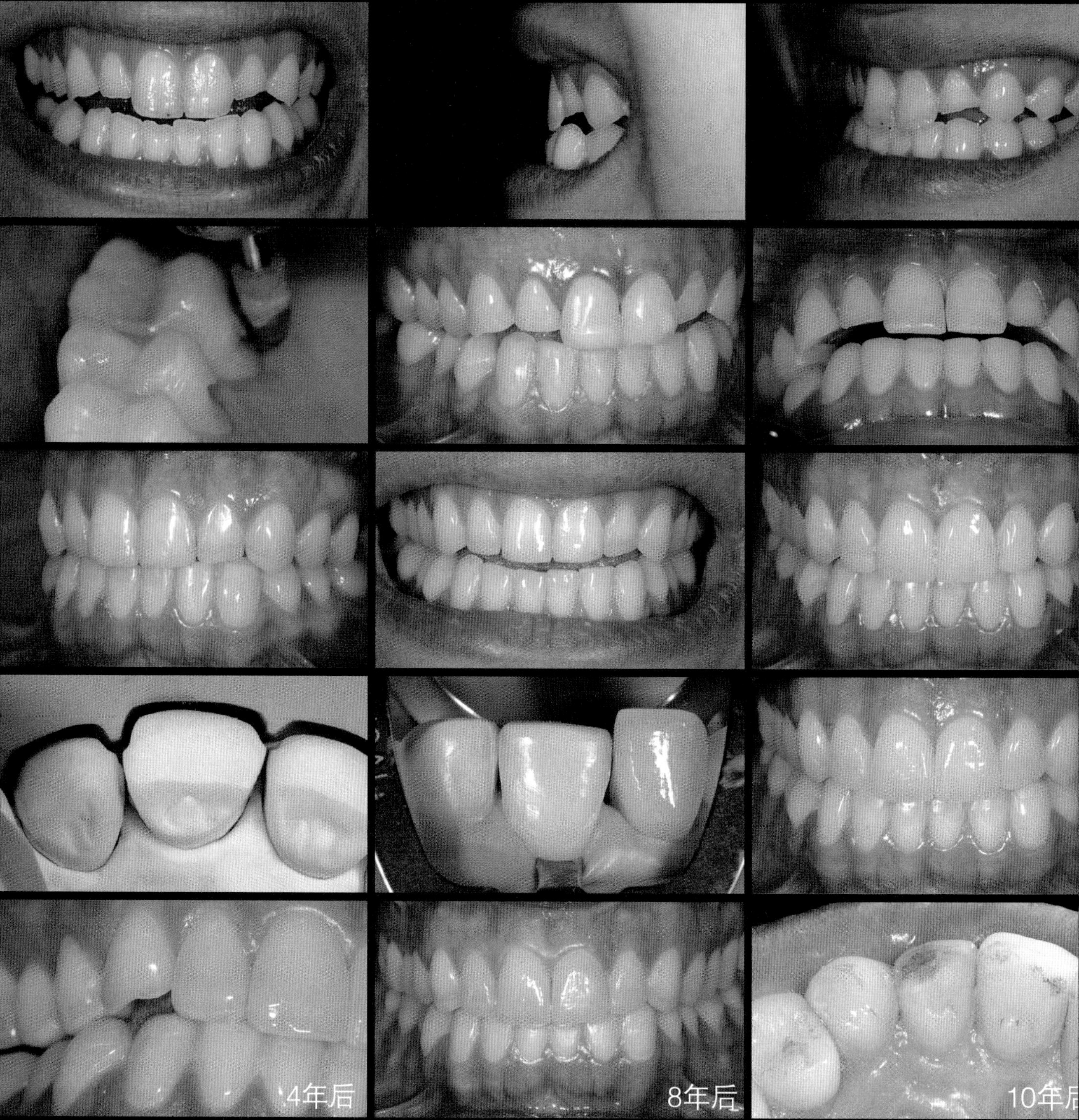

后牙修复体	上下颌
前牙粘接性微创修复体	6个舌贴面
前牙升级	4个长石质瓷双重贴面
后牙升级	上颌全瓷高嵌体，下颌CAD/CAM复合树脂高嵌体

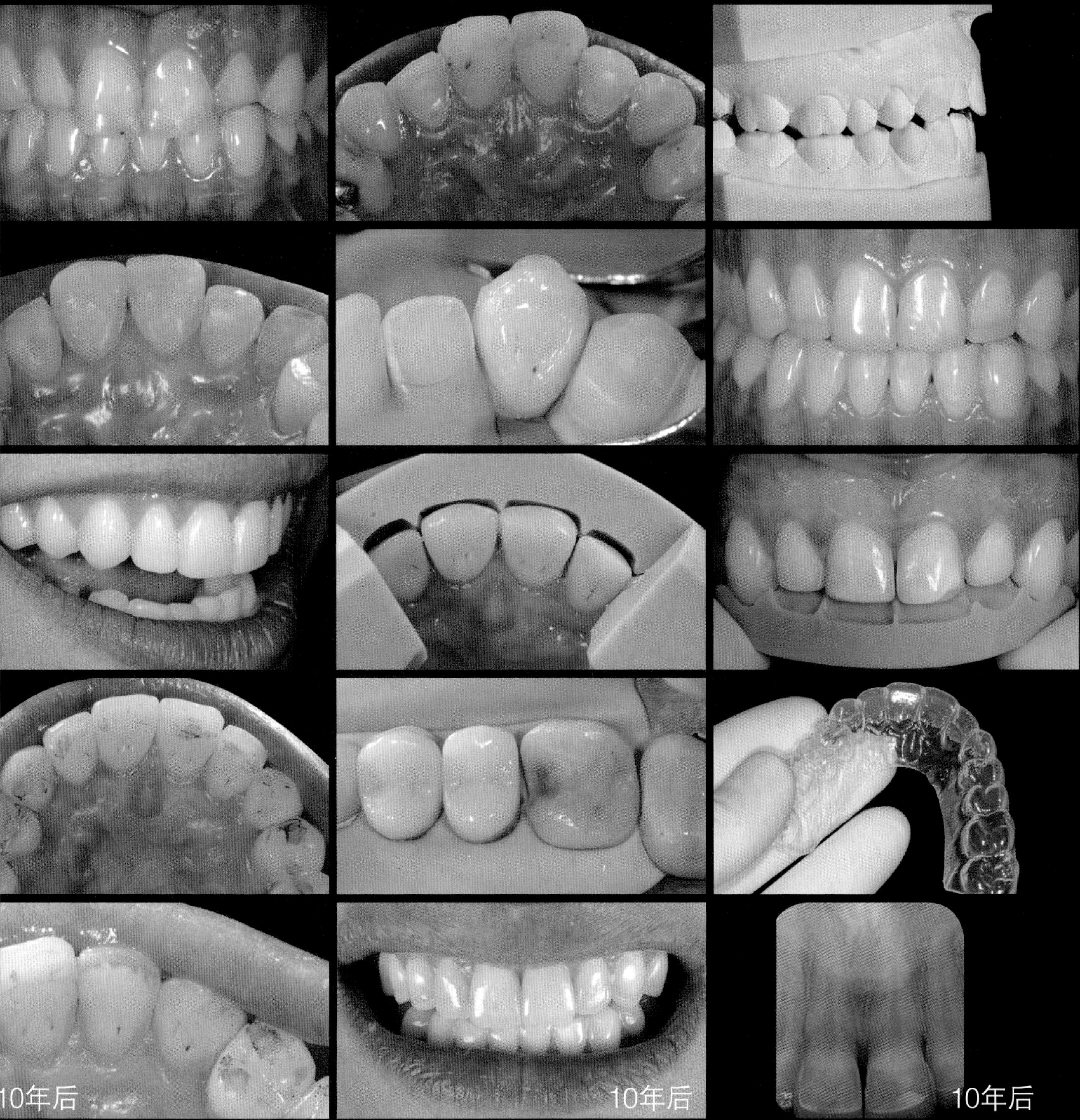

临床病例

病例3　全牙列粘接修复重建

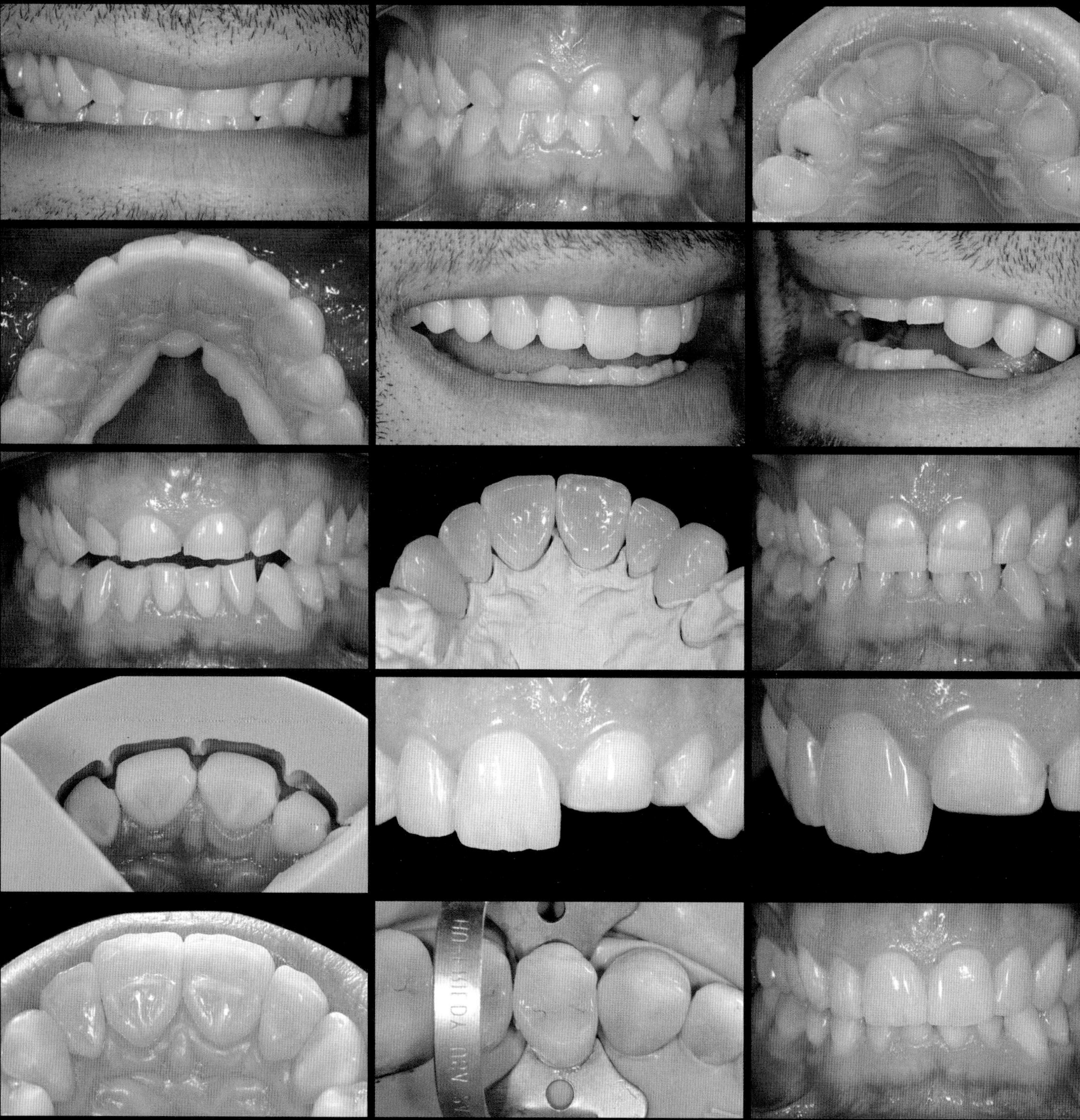

后牙修复体	上下颌
前牙粘接性微创修复体	6个舌贴面
前牙升级	4个长石质瓷双重贴面
后牙升级	上颌全瓷高嵌体， 下颌CADCAM复合树脂高嵌体

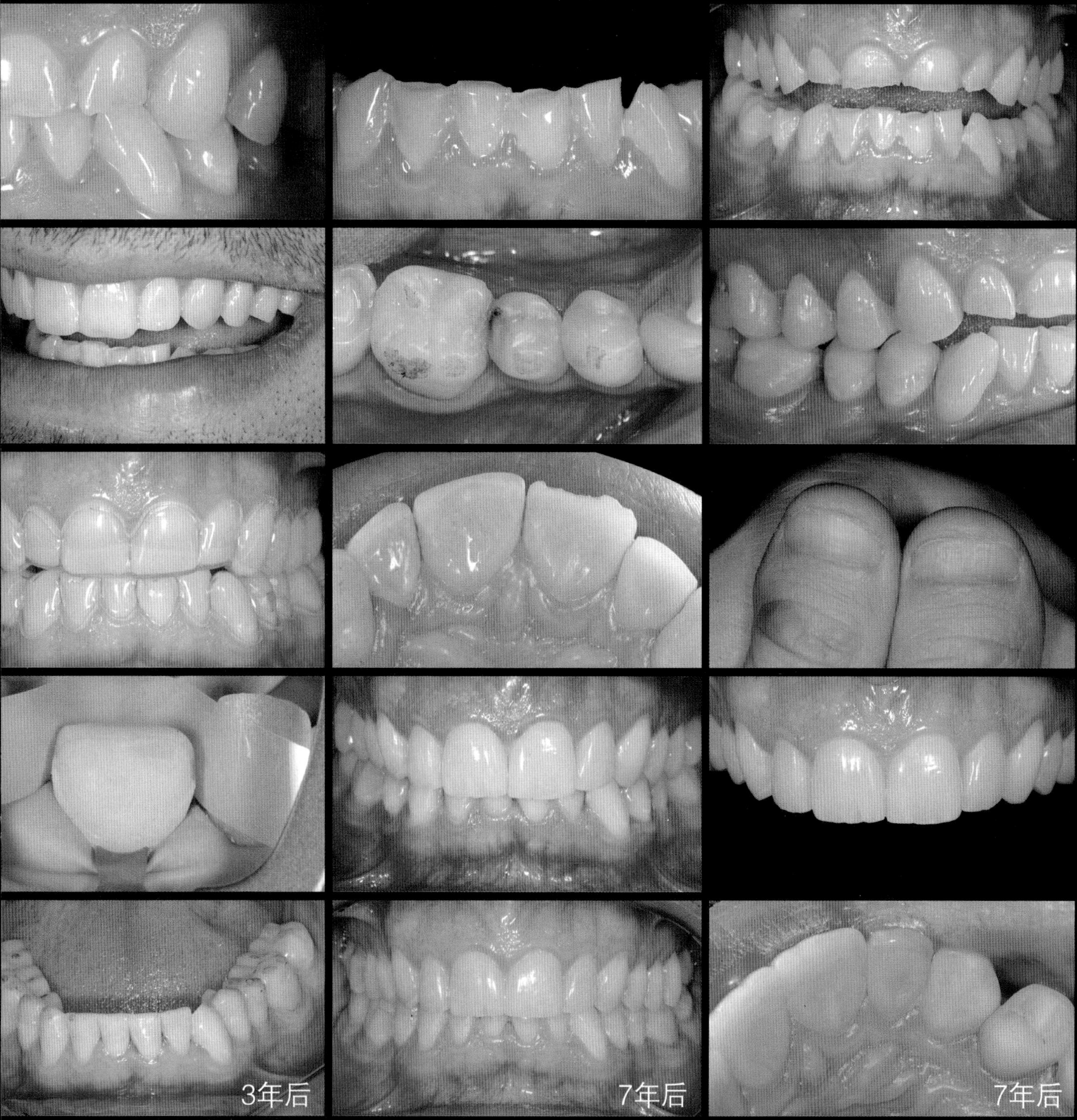

更多精彩病例详解

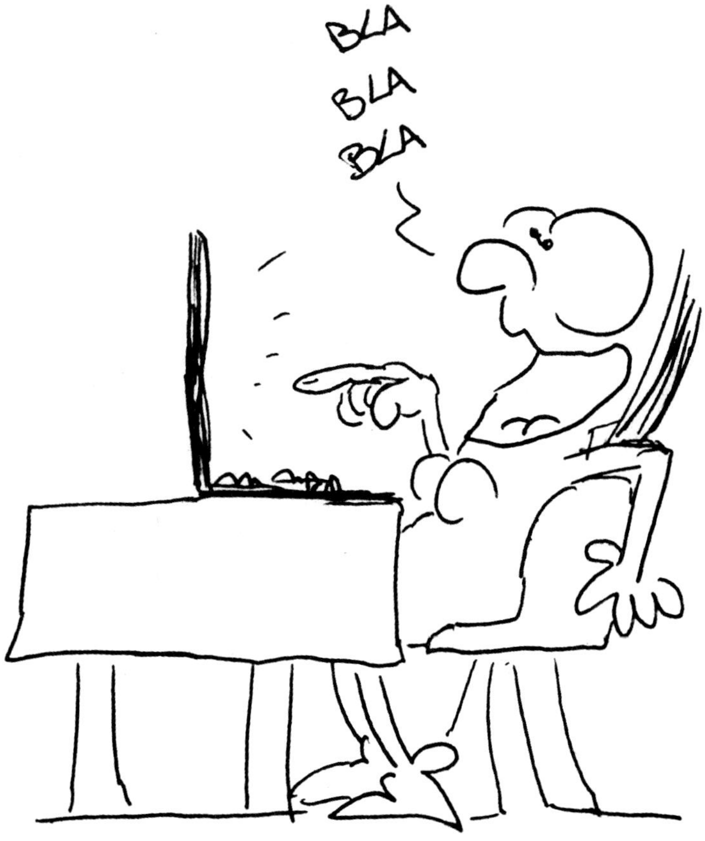

由于本书版面有限，还有很多病例的照片没有办法与大家分享。

大家可以登录网站：https://3stepadditiveprosthodontics.edrapublishing.com/获取更多精彩病例。笔者会通过视频的方式进行病例讲解。

患重度酸蚀症且拒绝传统修复治疗的老年患者

1

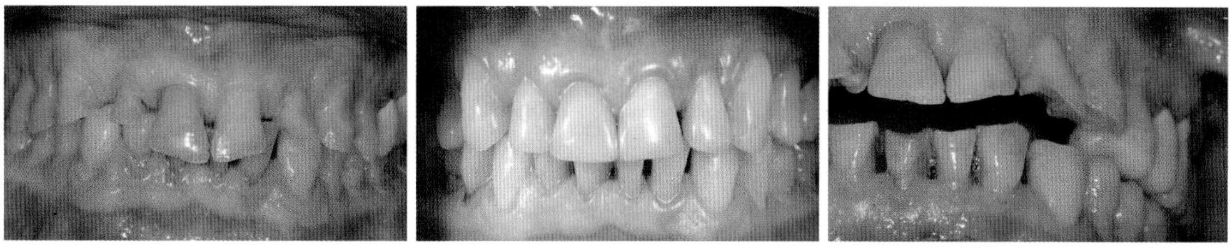

（扫码观看视频V65）

使用全瓷材料进行开放型磨耗伴重度酸蚀症患者的前牙区重建

2

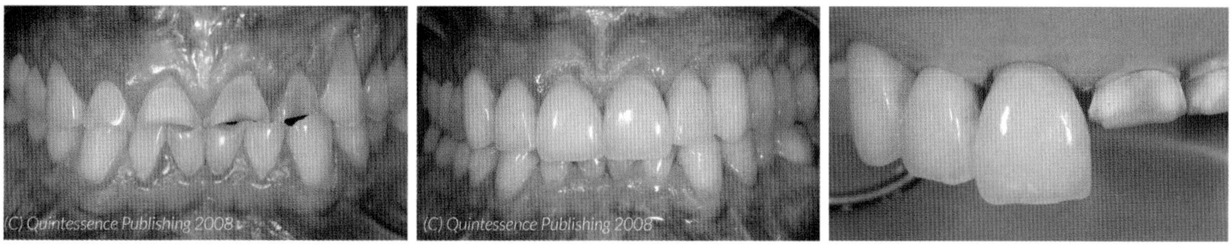

（扫码观看视频V66）

不愿改变前牙外观的、存在前牙𬌗干扰的患者

3

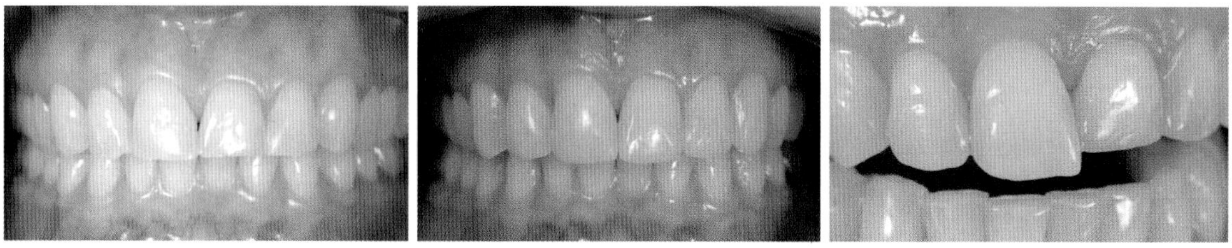

（扫码观看视频V67）

使用单纯舌贴面修复仅留存极薄牙釉质的缺损严重的切端

4

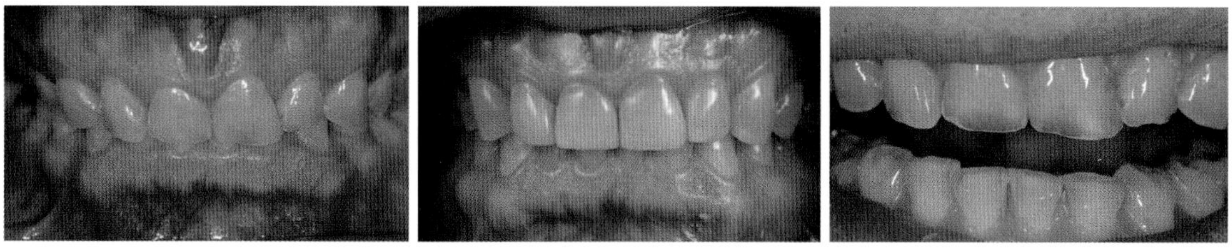

（扫码观看视频V68）

当咬合创伤解除后已发生牙龈退缩区域的变化

5

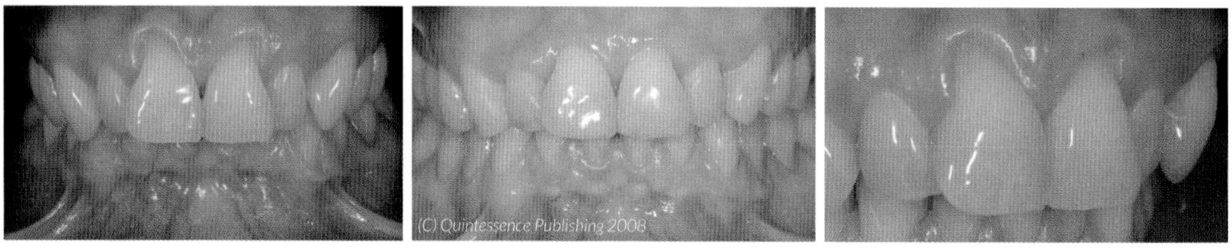

（扫码观看视频V69）

失败的软组织移植与切对切的咬合关系

6

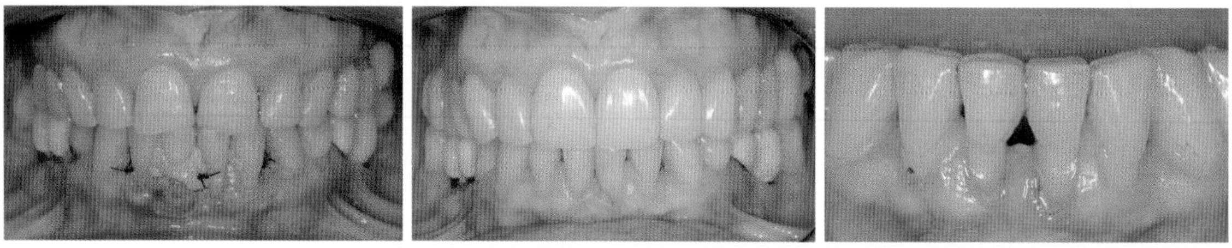

（扫码观看视频V70）

正畸治疗后咬合不稳定

7

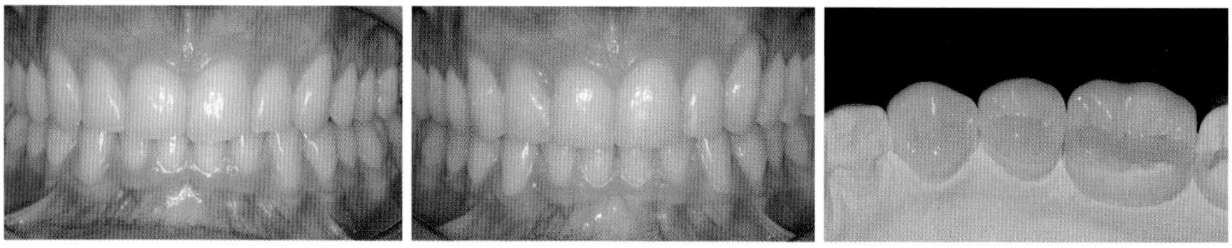

（扫码观看视频V71）

三步法联合可摘局部义齿修复

8

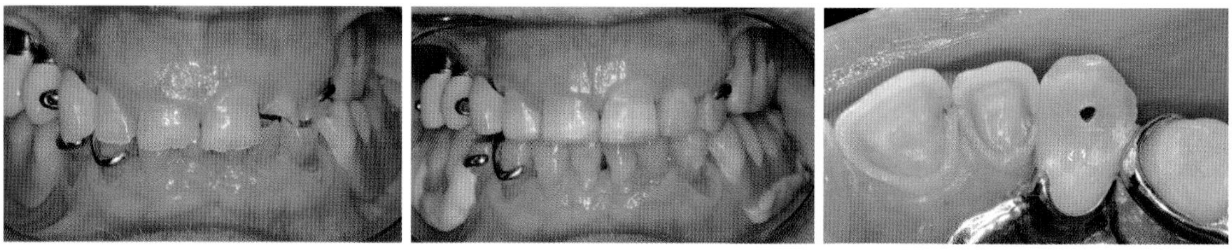

（扫码观看视频V72）

全数字化三步法（后牙树脂𬌗贴面及V型贴面）

9

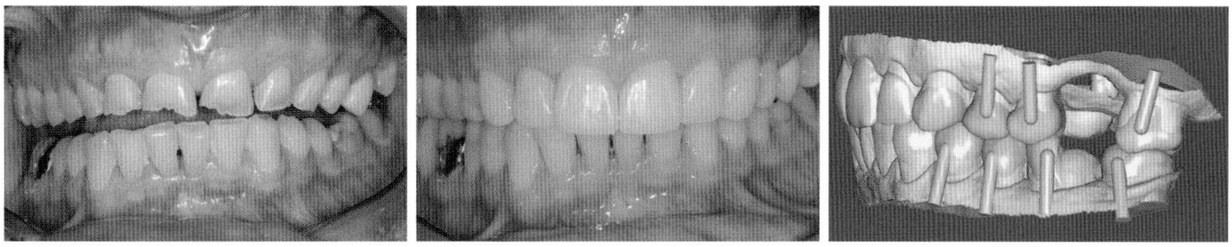

（扫码观看视频V73）

三步法替代正颌手术改善重度错𬌗畸形

10

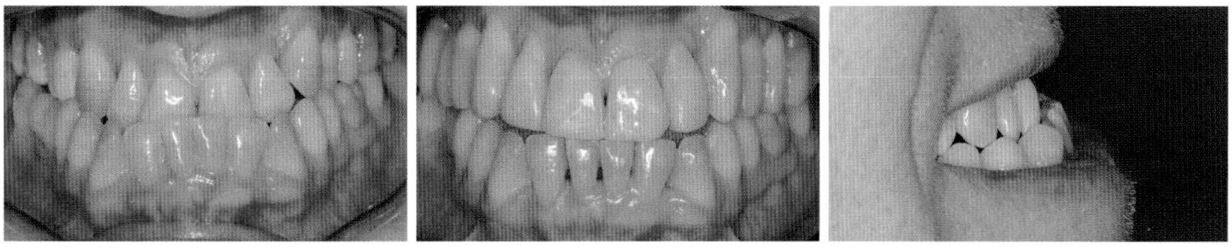

（扫码观看视频V74）

28颗牙的全冠修复vs无须进行局部麻醉的19颗粘接修复体修复

11

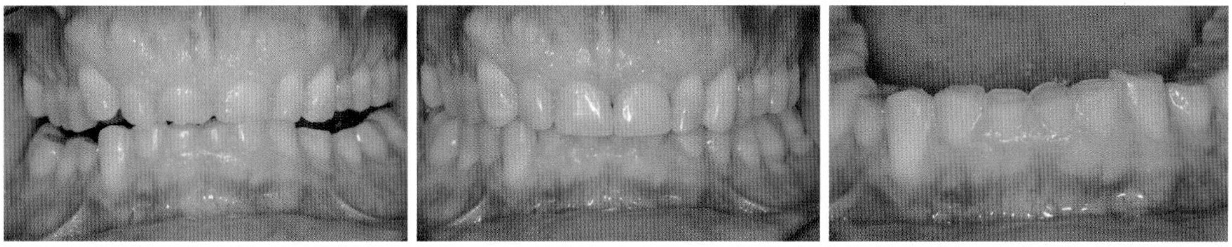

（扫码观看视频V75）

重度深覆𬌗患者因缺乏后牙咬合支持导致正畸治疗失败

12

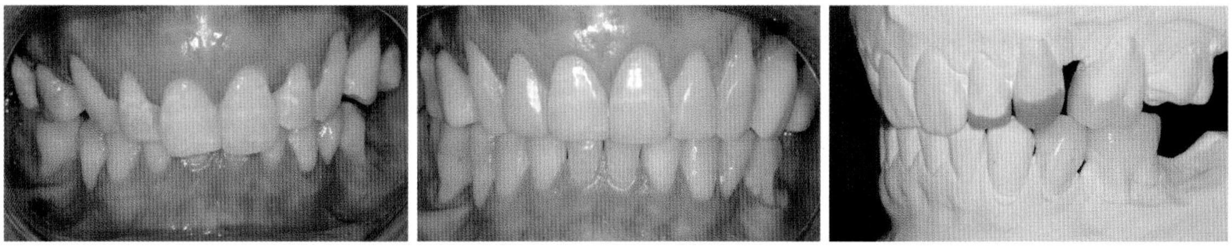

（扫码观看视频V76）

13

重度紧咬牙且修复后未佩戴殆垫

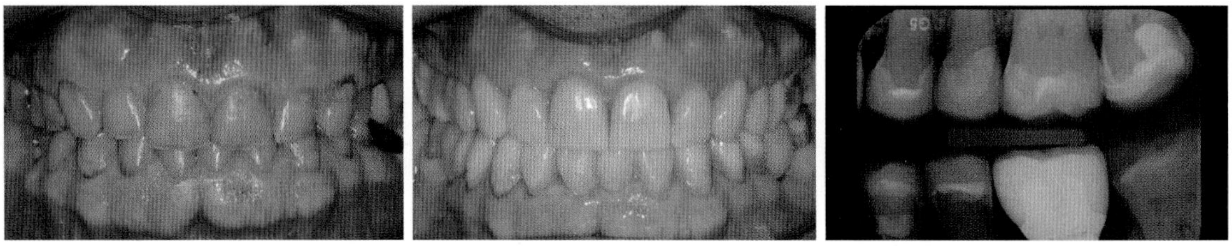

（扫码观看视频V77）

14

闭锁型磨耗患者修复后前牙没有咬合接触

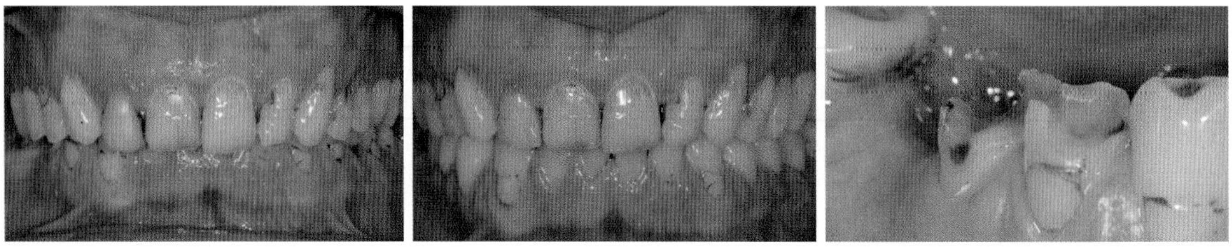

（扫码观看视频V78）

15

在开放型磨耗患者后牙金属修复体上直接制作后牙树脂殆贴面

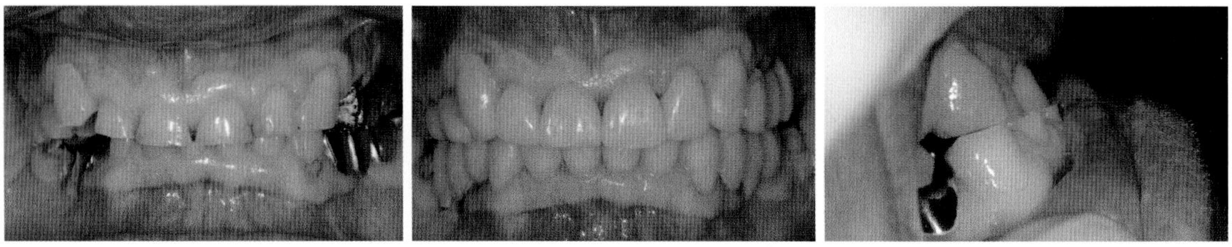

（扫码观看视频V79）

16

第一例三步法的患者美观欠佳的双重贴面

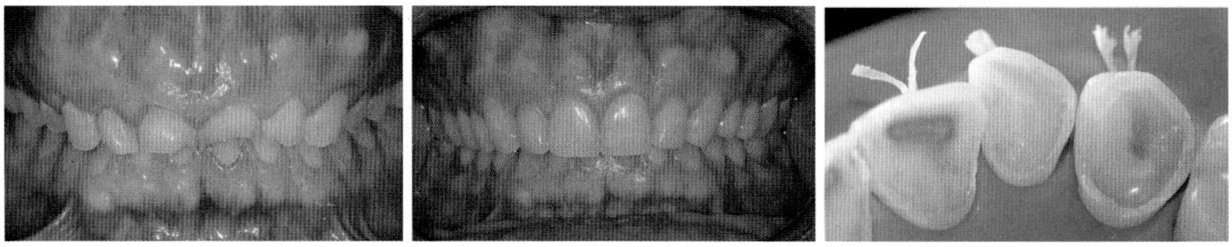

（扫码观看视频V80）

上前牙严重缺损，V型贴面修复前的外形

17

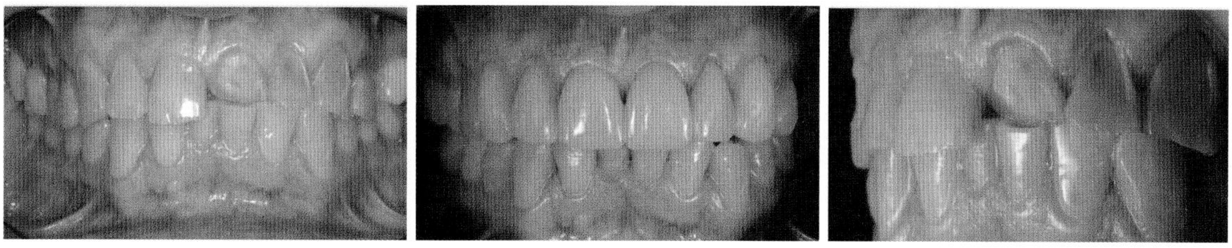

（扫码观看视频V81）

颊面厚且平坦的“兔牙”型患者使用氧化锆冠进行种植修复

18

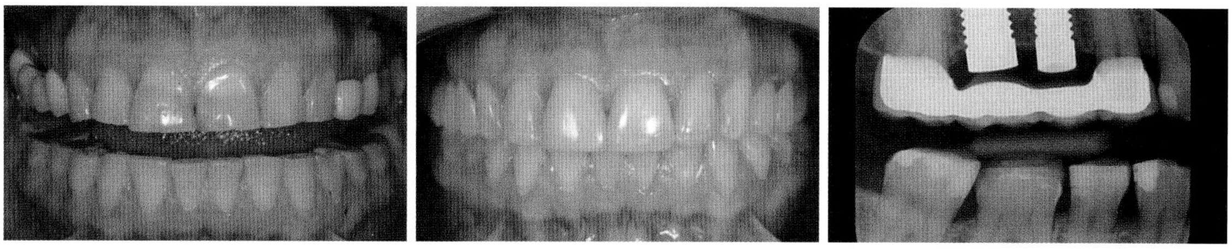

（扫码观看视频V82）

前牙扇形移位，无咬合接触，从种植修复到全口咬合重建

19

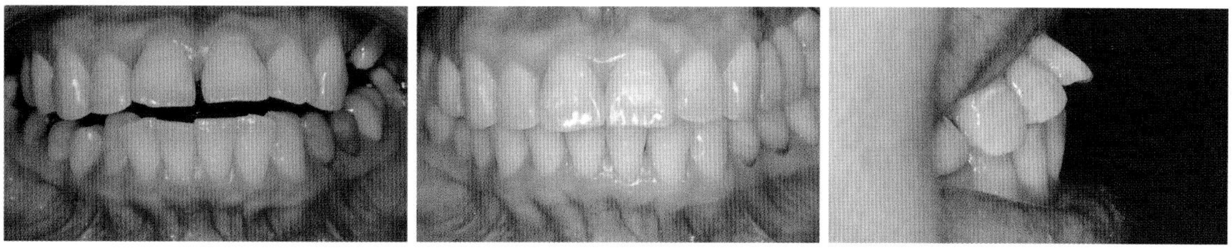

（扫码观看视频V83）

重度牙科恐惧症患者使用CAD/CAM复合树脂单端固定桥修复

20

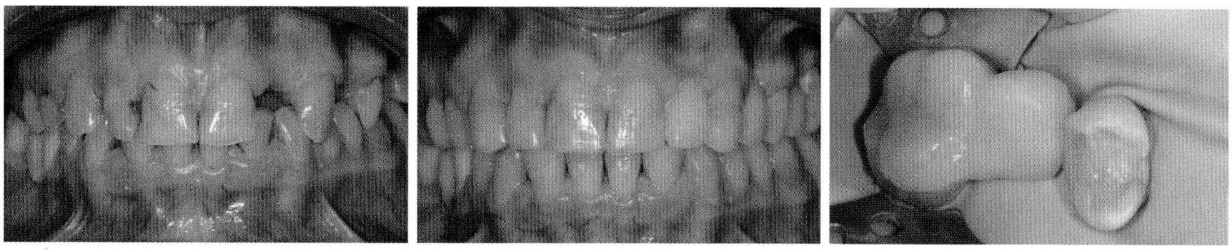

（扫码观看视频V84）

使用V型贴面修复变色牙，前牙升级修复后患者失联

21

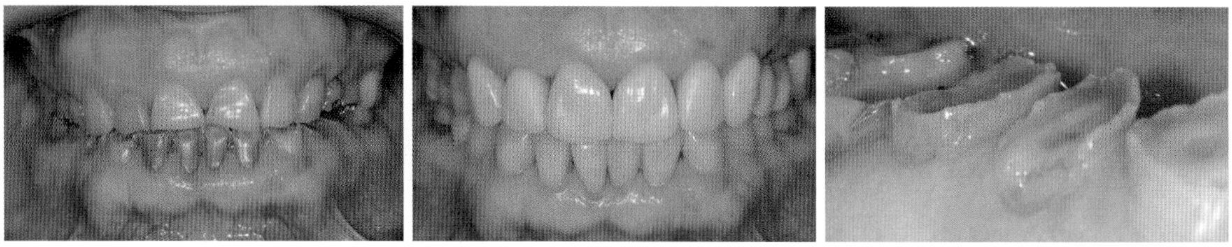

（扫码观看视频V85）

下颌习惯性前伸，没有时间来就诊的患者

22

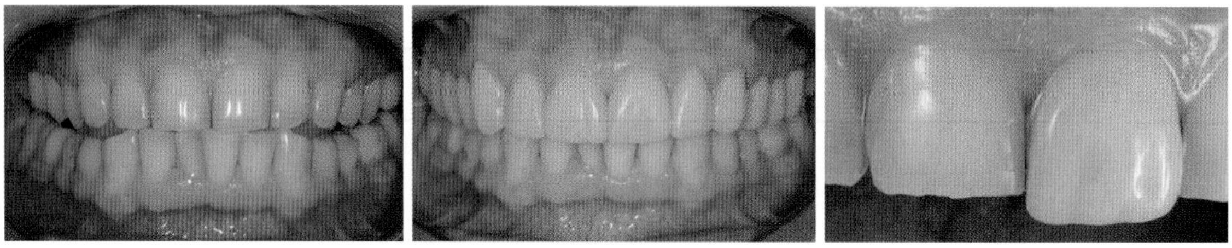

（扫码观看视频V86）

早期发现上前牙舌贴面的𬌗干扰

23

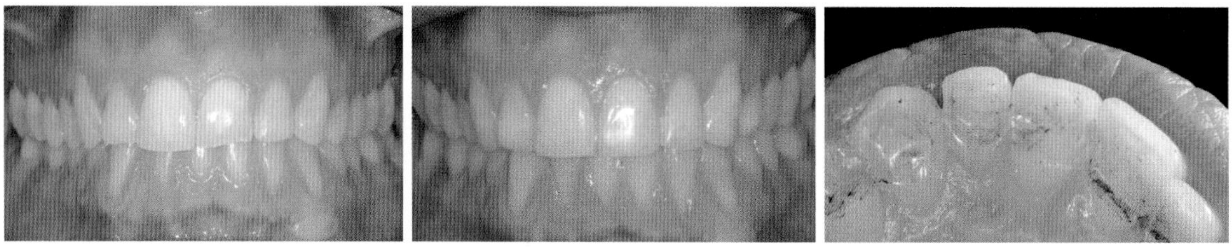

（扫码观看视频V87）

牙齿形态厚且平坦的开放型磨耗患者，下颌进行CAD/CAM复合树脂贴面修复

24

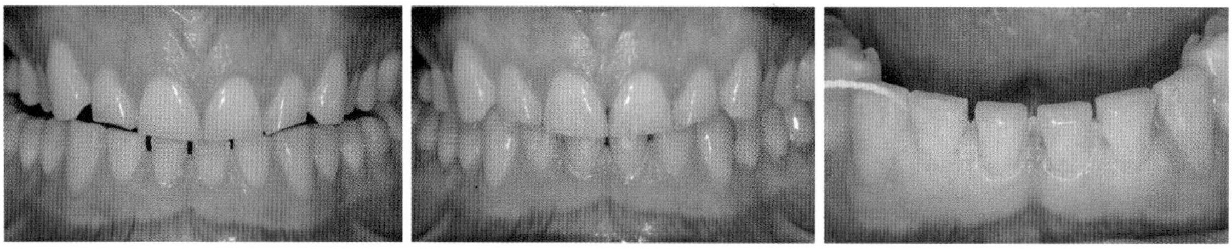

（扫码观看视频V88）

重度酸蚀、塌陷的殆平面，前牙散在间隙

25

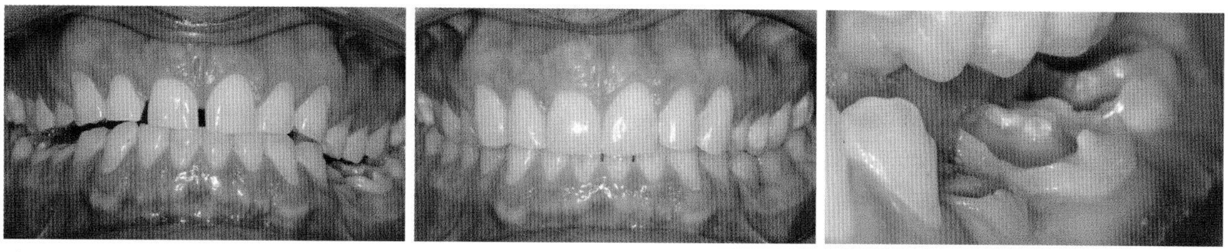

（扫码观看视频V89）

第一例V型贴面

26

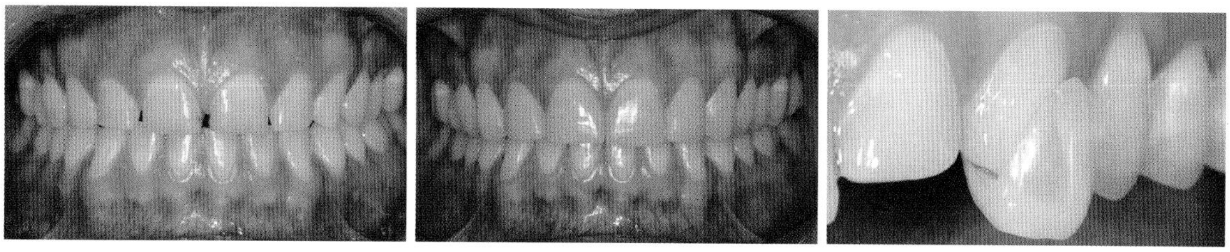

（扫码观看视频V90）

第一次进行口香糖测试，使用全瓷修复体进行全口咬合重建治疗前牙反殆

27

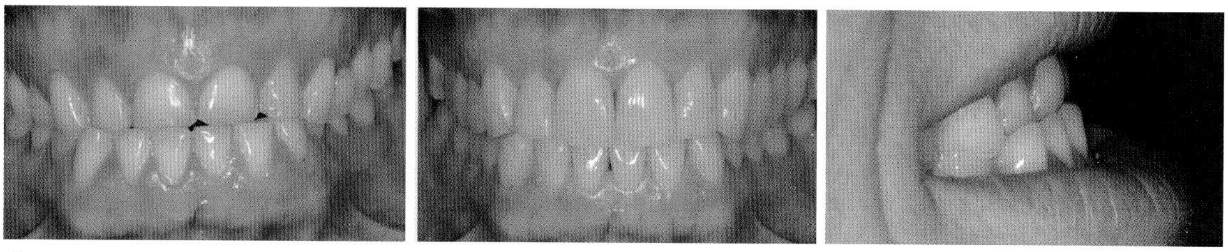

（扫码观看视频V91）

磨牙症的误诊，10年无效佩戴密歇根（Michigan）殆垫

28

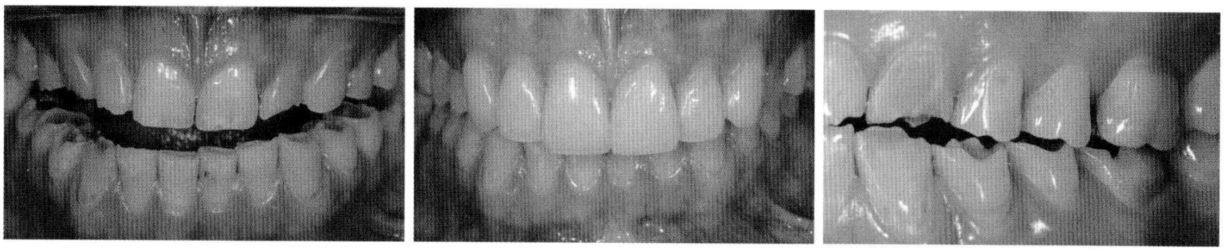

（扫码观看视频V92）

三步法里程碑

时间	创新
2004年4月7日	后牙颊侧的诊断蜡型
2005年3月18日	通过透明硅橡胶阴模制作后牙诊断饰面
2006年5月3日	舌贴面
2006年7月18日	双重贴面
2006年9月19日	后牙升级
2011年11月15日	后牙CAD/CAM修复体
2011年12月6日	前牙CAD/CAM修复体
2014年2月11日	前牙L型贴面
2017年5月30日	前牙V型贴面

在开创三步法的过程中，笔者在很多患者身上进行了多次尝试。

下面这些照片记录了三步法经典步骤的“初次尝试”。这些病例照片看似“漏洞百出”，但却是三步法理念发展的必经之路。

病例照片　　变革与进步

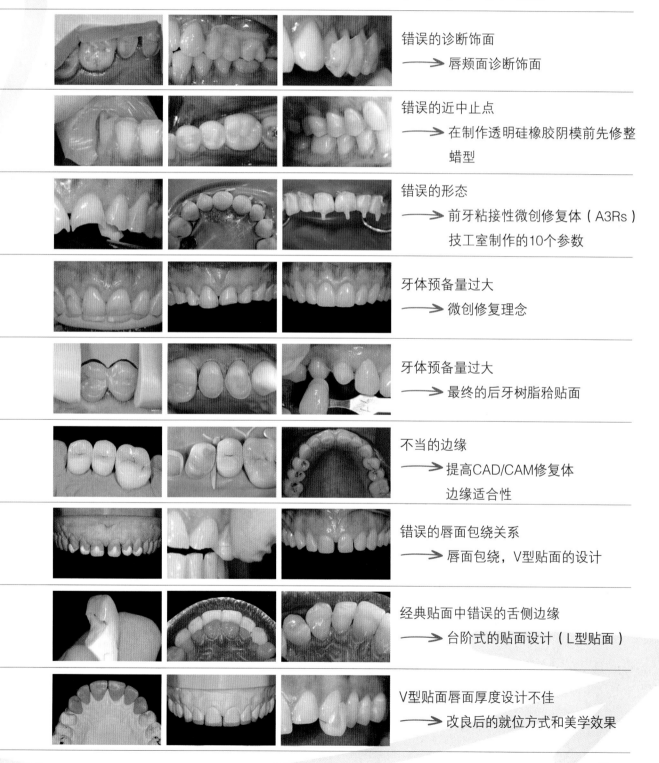

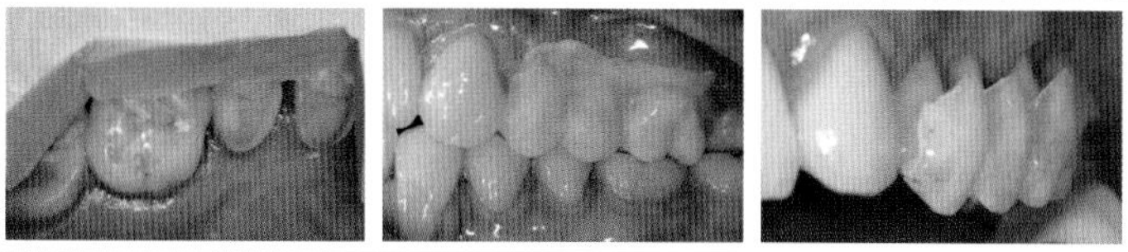

错误的诊断饰面

——> 唇颊面诊断饰面

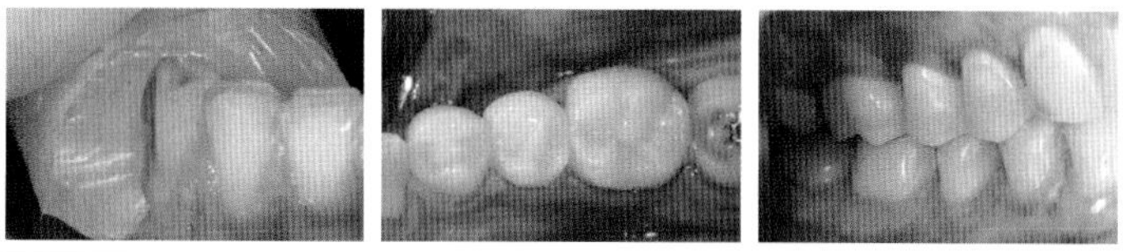

错误的近中止点

——> 在制作透明硅橡胶阴模前先修整蜡型

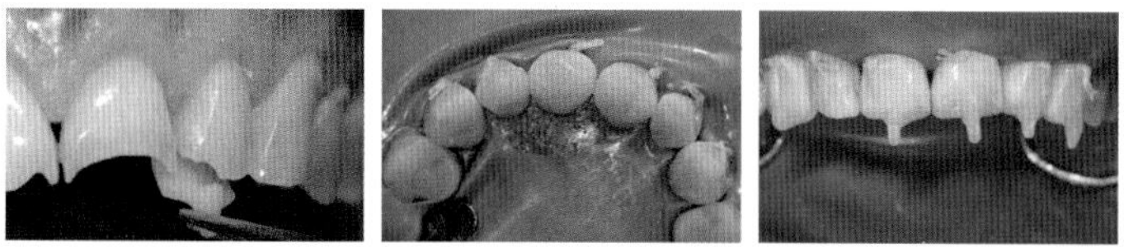

错误的形态

——> 前牙粘接性微创修复体（A3Rs）技工室制作的10个参数

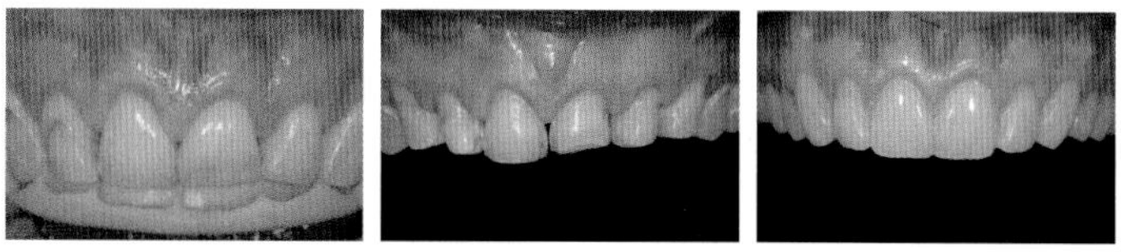

牙体预备量过大

——> 微创修复理念

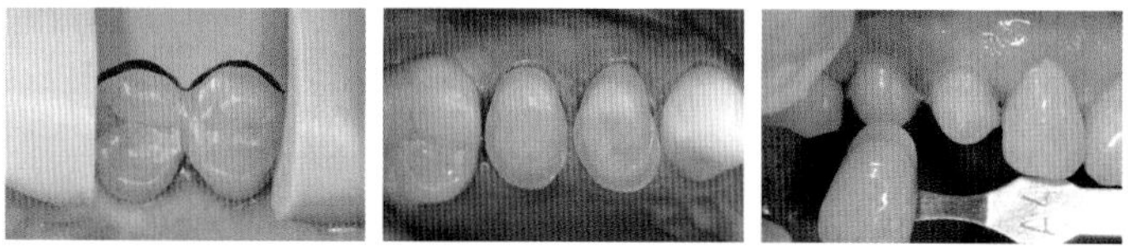

牙体预备量过大

——> 最终的后牙树脂𬌗贴面

不当的边缘

——> 提高CAD/CAM修复体边缘适合性

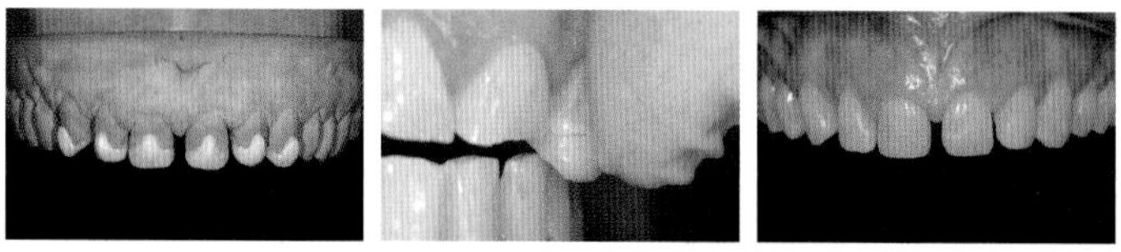

错误的唇面包绕关系

——> 唇面包绕，V型贴面的设计

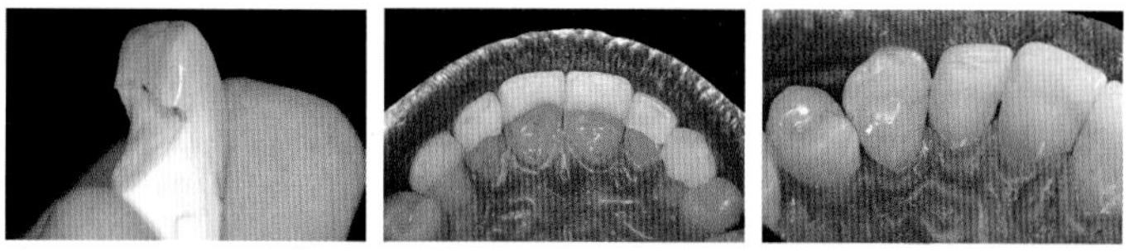

经典贴面中错误的舌侧边缘

——> 台阶式的贴面设计（L型贴面）

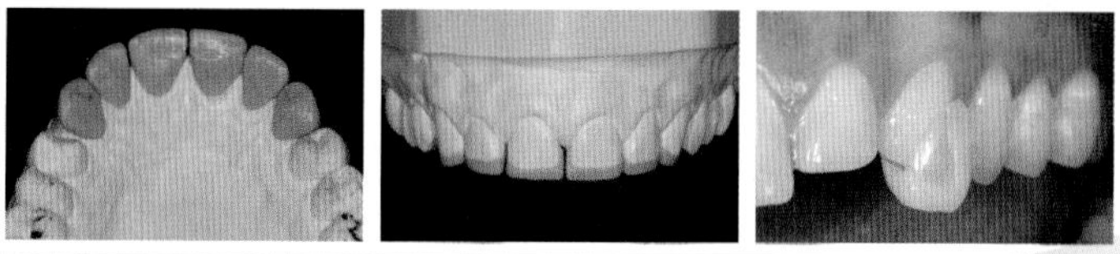

V型贴面唇面厚度设计不佳

——> 改良后的就位方式和美学效果

如何做好三步法

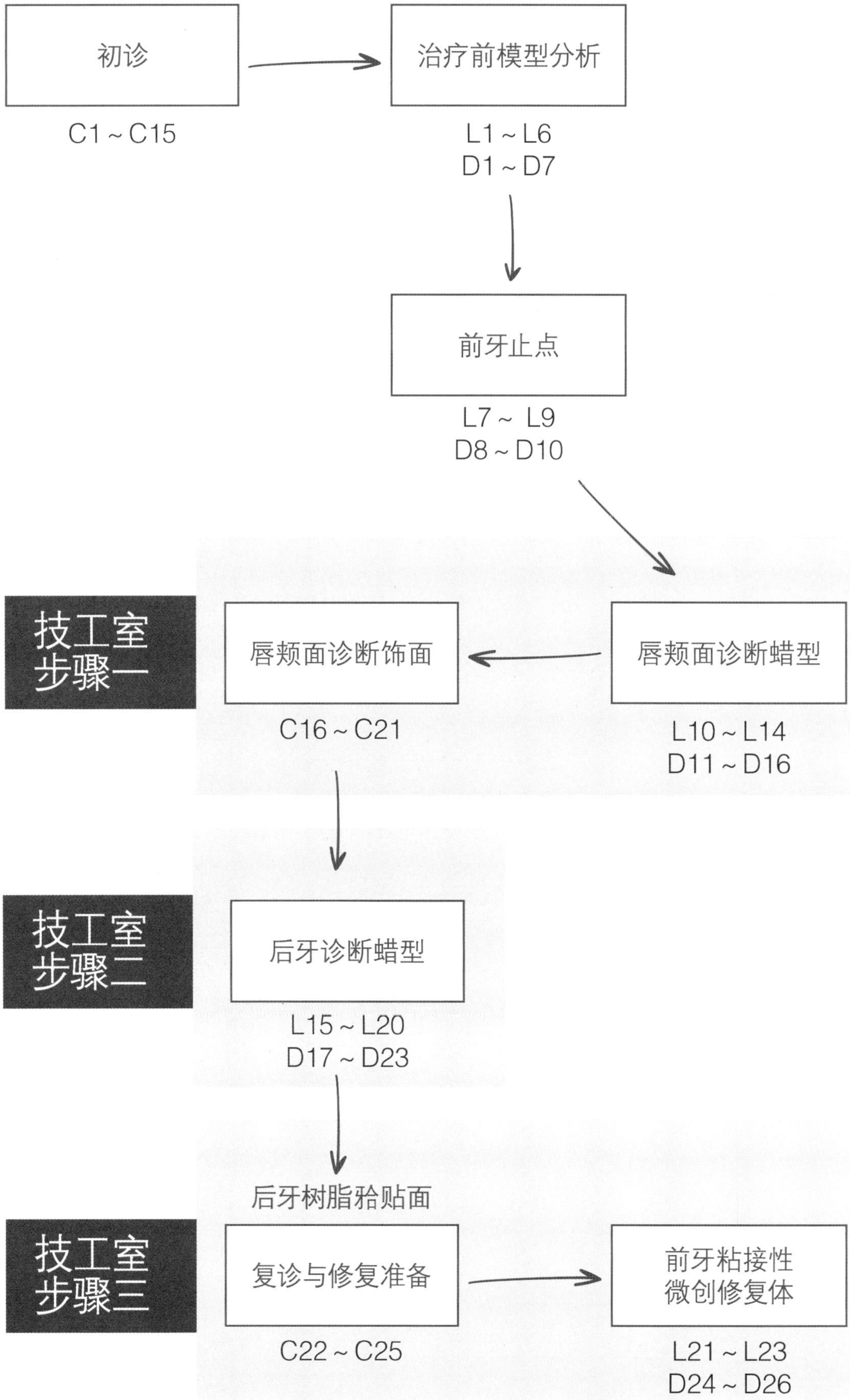
初诊
C1～C15
治疗前模型分析
L1～L6
D1～D7
前牙止点
L7～ L9
D8～D10
唇颊面诊断蜡型
L10～L14
D11～D16
技工室
步骤一
唇颊面诊断饰面
C16～C21
技工室
步骤二
后牙诊断蜡型
L15～L20
D17～D23
后牙树脂殆贴面
技工室
步骤三
复诊与修复准备
C22～C25
前牙粘接性
微创修复体
L21～L23
D24～D26

医技沟通照片集

THE CARDS

医生、技师、数字化

Clinical, Laboratory, Digital

初诊

C1～C15

3STEP | 面部微笑像　C1

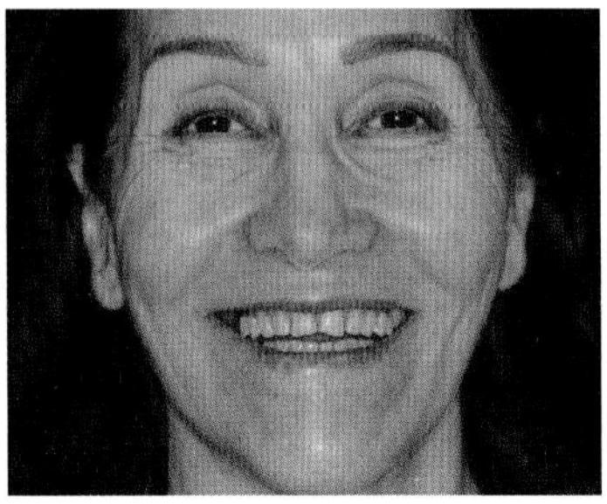

- 水平面
- 瞳孔连线
- 上颌切缘连线
- 上中切牙十字
- 上后牙颊尖连线
- 唇颊面协调

3STEP | 正面微笑像　C2

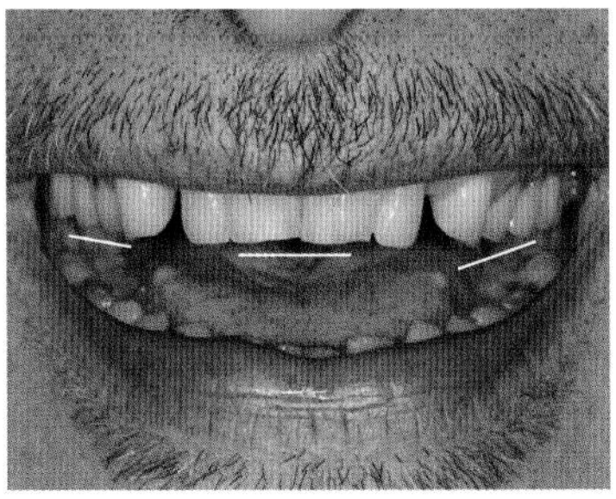

- 上中切牙十字
- 上颌切缘连线
- 上后牙颊尖连线
- 下唇
- 唇颊面协调

3STEP | 45° 张口微笑像　C3

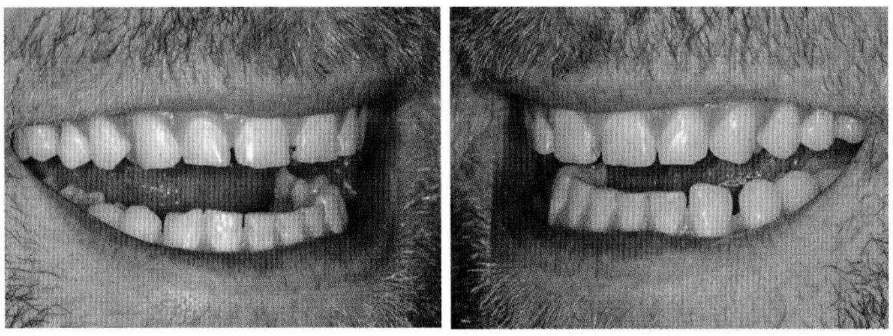

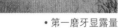

- 上颌切缘连线
- 上后牙颊尖连线
- 第一磨牙显露量

3STEP | 侧面像　C4

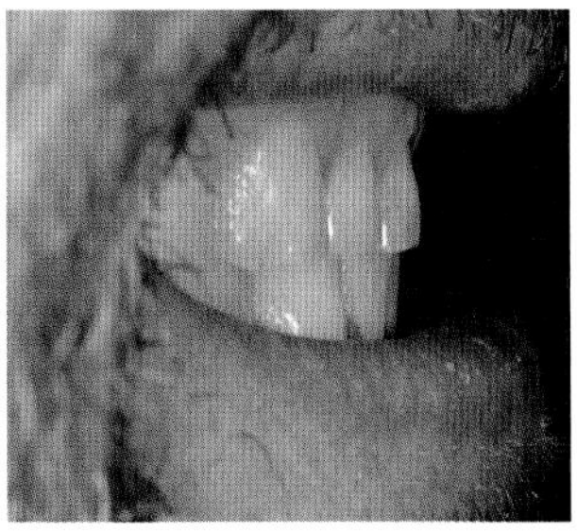

- “前牙车库”
- 切牙倾斜度
- 前牙覆盖

3STEP | 上颌牙列与面部像　C5

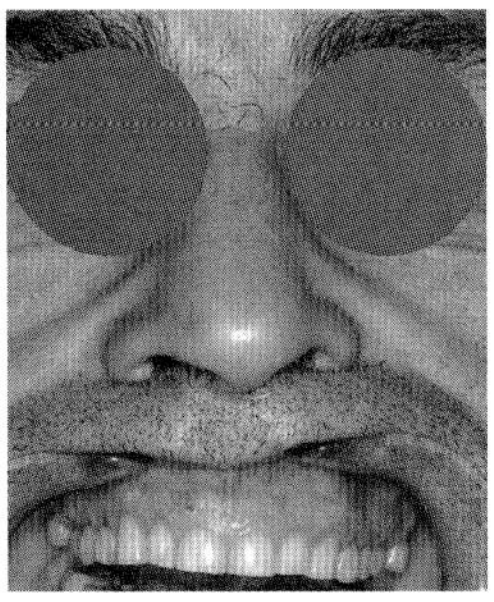

- 瞳孔连线
- 上颌切缘连线
- 上中切牙十字
- 上后牙颊尖连线

3STEP | 正面咬合像　C6

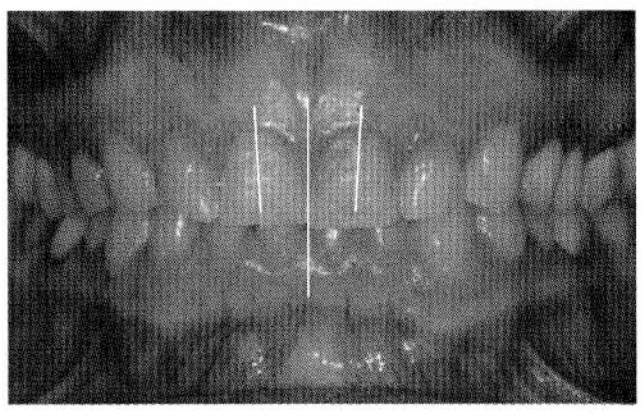

- 龈缘水平
- 上中切牙丨字与上颌切缘连线
- 前牙覆殆
- 后牙倾斜度
- 修复体唇颊侧止点

正面小张口像 C7

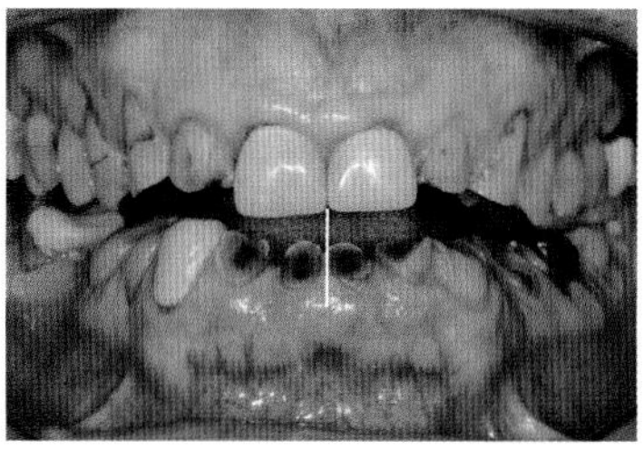

- 上下牙列的对齐关系
- 下颌切缘连线

下颌牙列正面像 C8

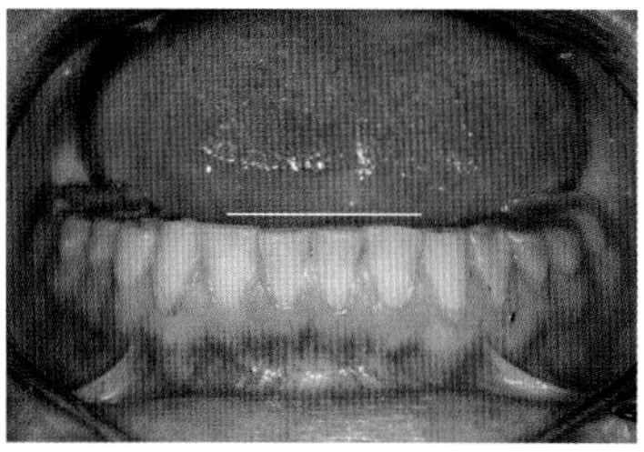

- 下前牙切缘状态
- 下颌切缘连线
- B线
- 舌体
- Wilson曲线
- Spee曲线

咬合仰视像 C9

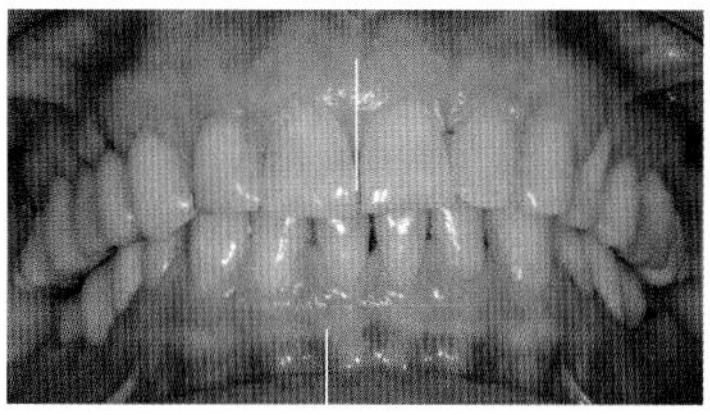

- 中线校对
- 尖牙间隙
- “颊侧车库”
- 后牙倾斜度

左右侧方咬合像 C10

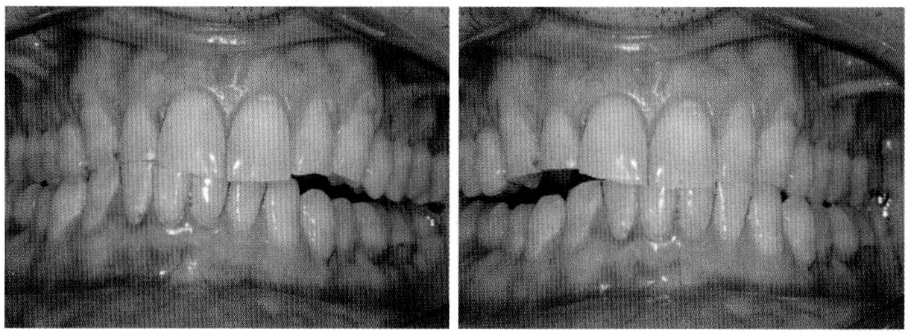

- 尖牙保护殆或组牙功能殆
- Planas角度
- 非功能侧殆分离

前伸咬合像 C11

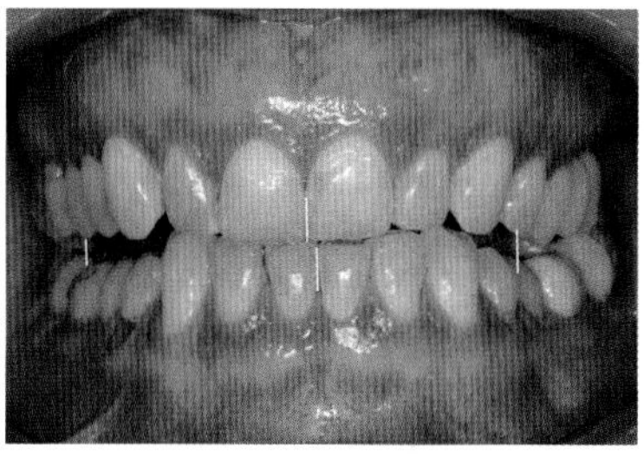

- 上下牙列的对齐关系
- 前伸时后牙殆分离

4个象限的后牙殆面像 C12

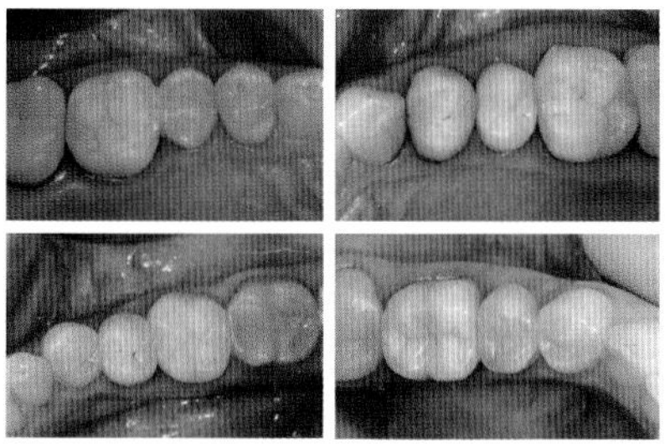

- 后牙殆面
- 邻面接触区的宽度

上前牙腭侧像 C13

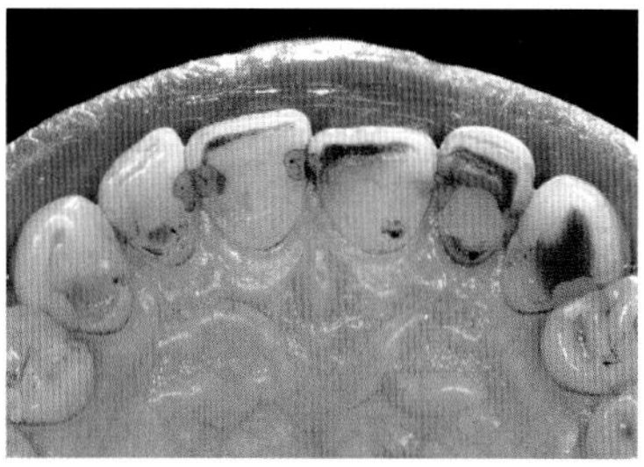

- 牙本质暴露
- B点
- C点
- 龋病
- 旧充填体

上颌牙列殆面仰视像 C14

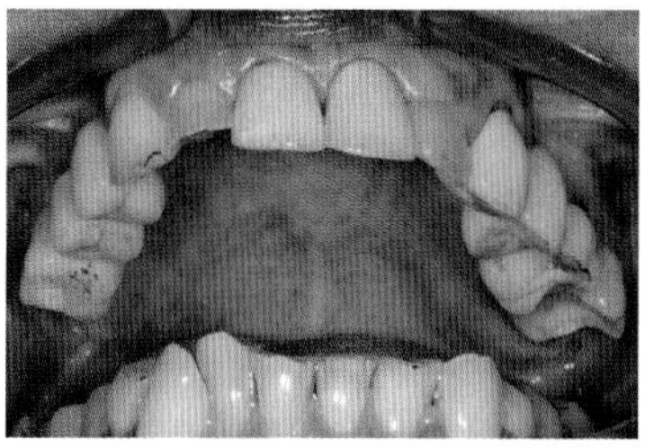

- 上后牙腭尖
- 咬合接触点

下颌牙列殆面俯视像 C15

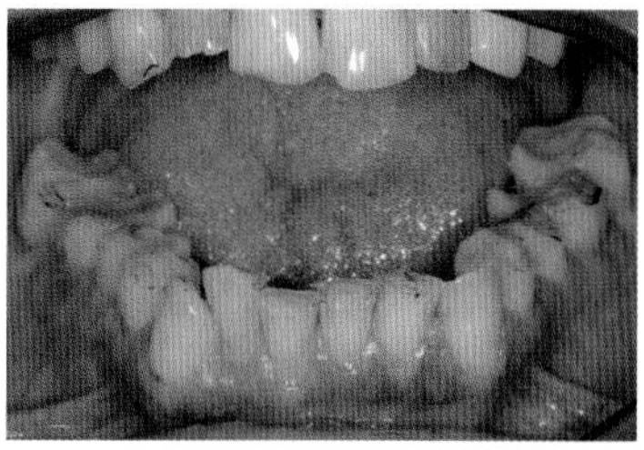

- 咬合接触点

初诊模型

L1～L6

3STEP 正面咬合像 L1

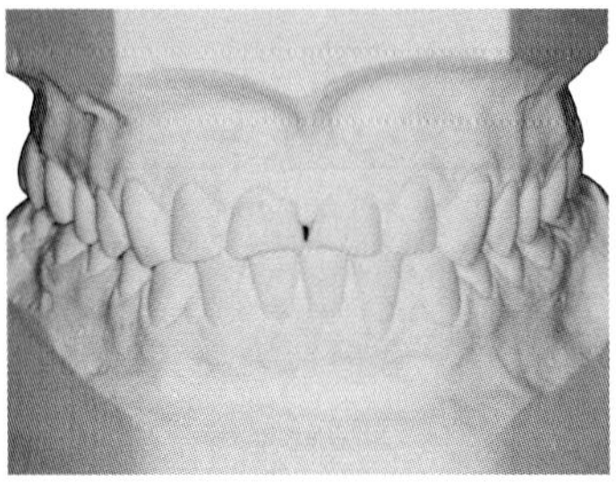

- 龈缘位置
- 上中切牙十字
- “前牙车库”
- 后牙倾斜度
- 修复体唇颊侧止点

3STEP 咬合仰视像 L2

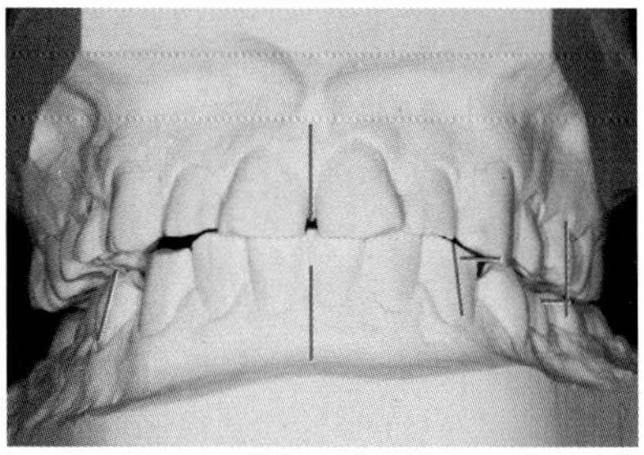

- 中线校对
- 尖牙间隙
- 后牙覆盖
- 后牙倾斜度

3STEP 咬合颊面像 L3

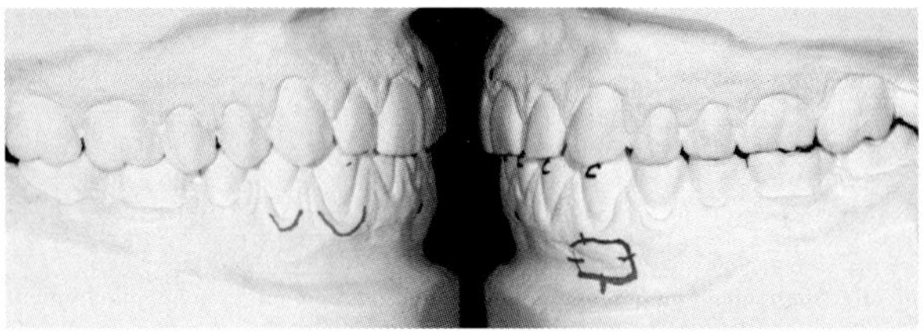

- 后牙颊面
- 磨牙关系
- SPEE曲线

3STEP 咬合舌面像 L4

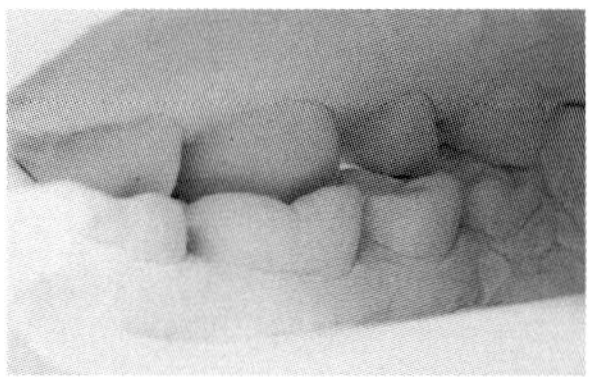

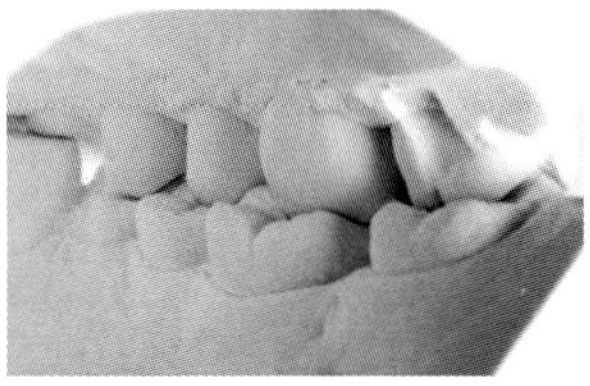

- 后牙腭面/舌面
- 上颌后牙腭尖高度
- 尖牙线
- “舌侧车库”

3STEP 下颌牙列 L5

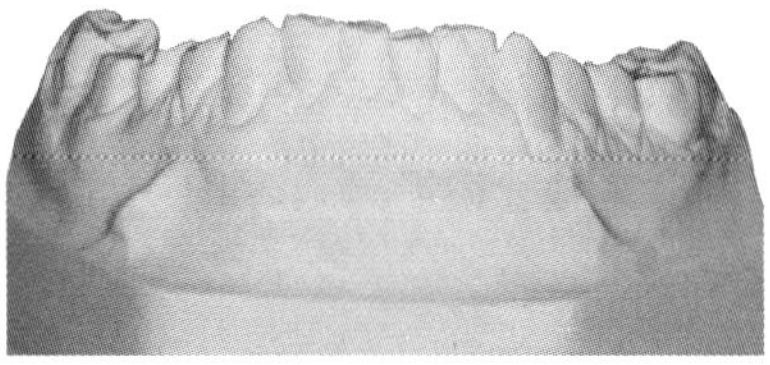

- 下前牙切缘状态
- 下颌切缘连线
- B线
- Wilson曲线
- Spee曲线

3STEP 上颌牙列 L6

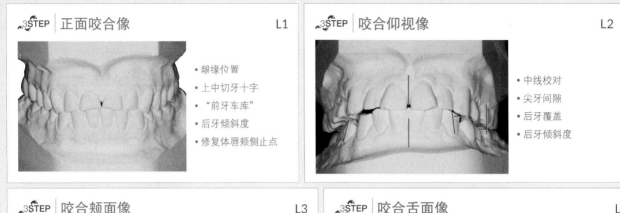

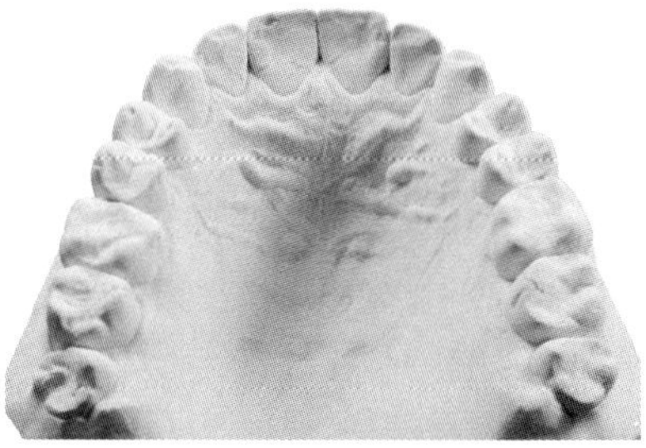

- 前牙磨耗
- 后牙殆面

前牙止点

L7～L9

3STEP 前牙止点矢状面观 L7

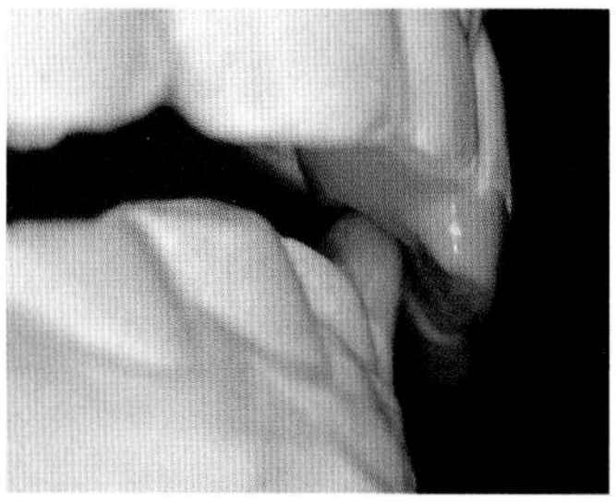

- 切端间隙
- AB段
- 切端厚度
- 唇面包绕

3STEP 前牙止点腭面观 L8

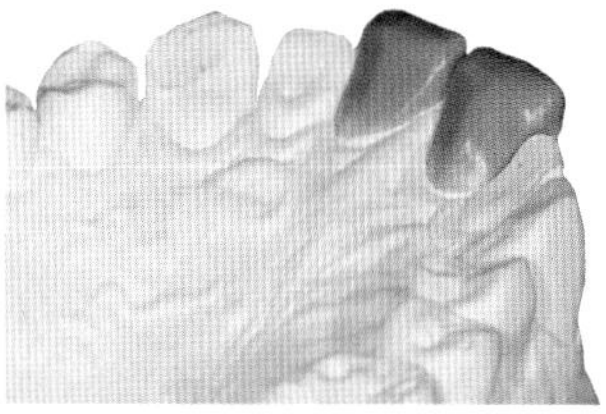

- 切端厚度
- AB段
- B点
- 是否为Pistorius式?
- 近远中斜面
- C点

3STEP 咬合舌面像 L9

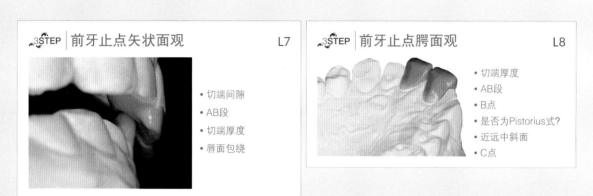

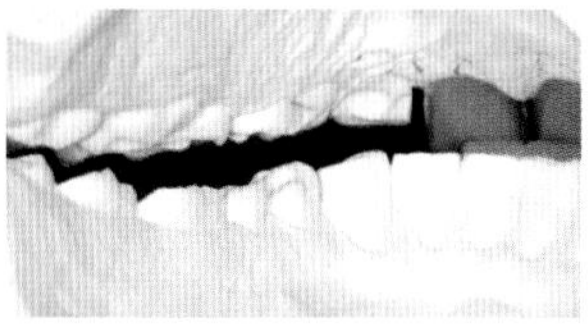

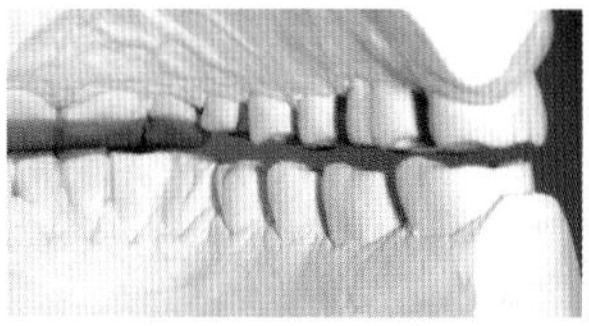

- 后牙修复间隙
- 可能的空间分配

唇颊面诊断蜡型

L10～L14

3STEP　正面咬合像　L10

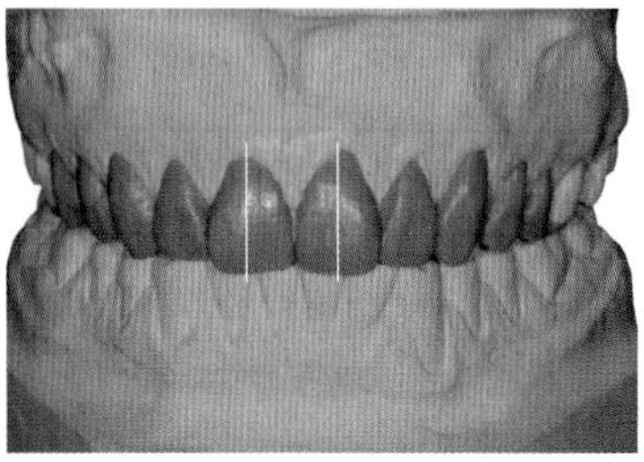

- 前牙覆𬌗
- 修复体唇颊侧止点
- 蜡型厚度

3STEP　咬合仰视像　L11

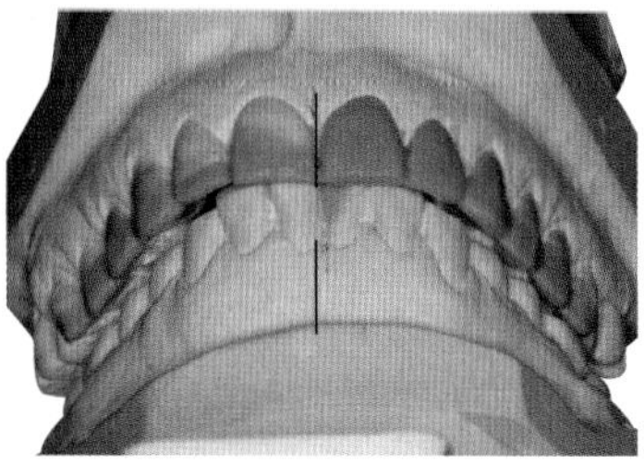

- 中线校对
- 尖牙间隙
- 后牙覆盖
- “后牙车库”
- 唇颊面蜡型止点

3STEP　咬合颊面像　L12

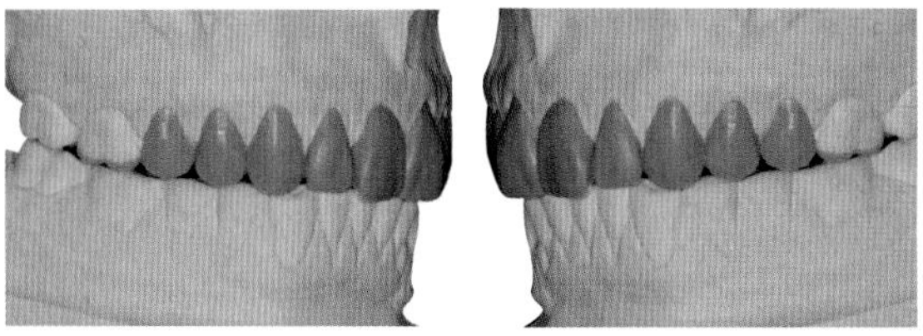

- 颈部蜡型止点
- 新的牙尖关系
- SPEE曲线

3STEP　下颌牙列　L13

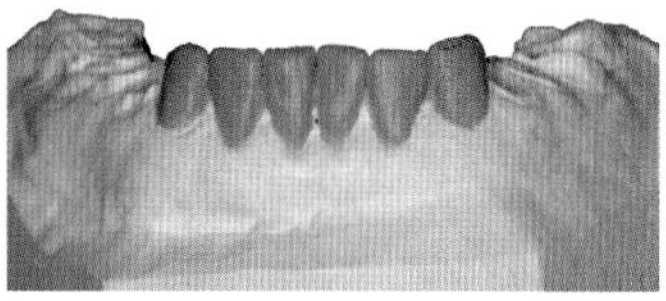

- 下颌切缘连线
- 尖牙高度
- B线
- 翻制诊断饰面

3STEP　上颌质控照　L14

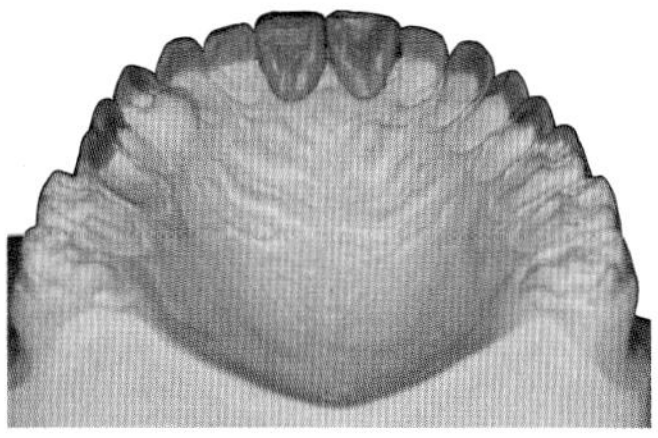

- 唇颊面蜡型
- “颊侧车库”

唇颊面诊断饰面

C16~C21

3STEP 正面微笑像 C16

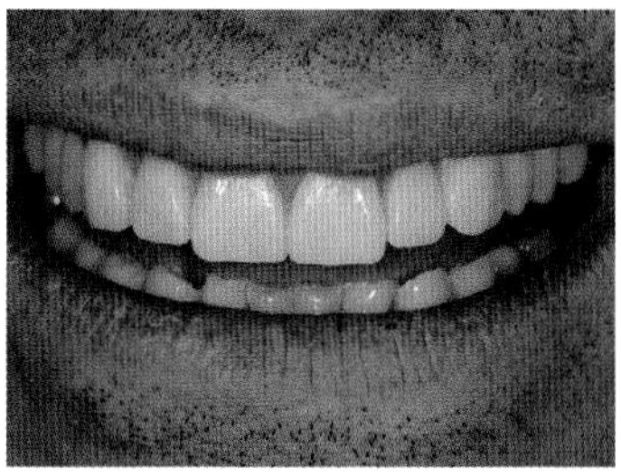

- 上中切牙十字
- 上颌切缘连线
- 上后牙颊尖连线
- 下唇
- 唇颊面协调

3STEP 45° 微笑像 C17

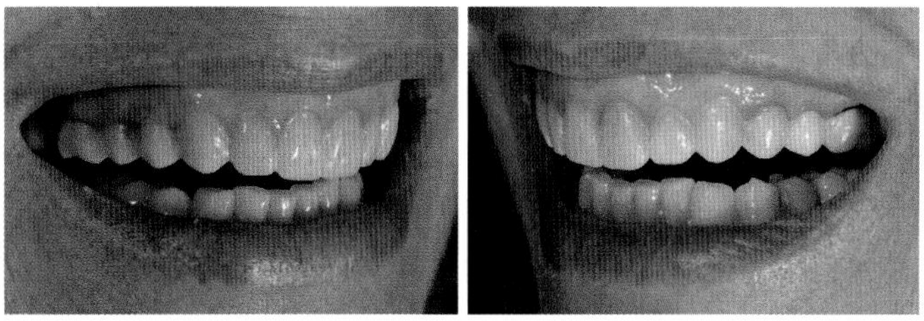

- 上颌切缘连线
- 上后牙颊尖连线
- 第一磨牙显露量

3STEP 口内正面像 C18

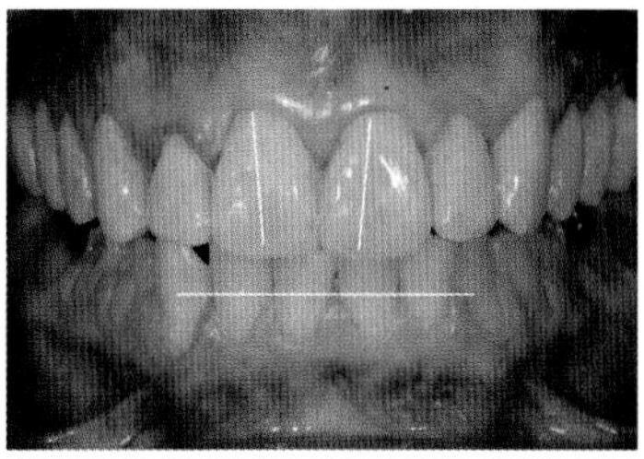

- 龈缘位置
- 上中切牙十字
- 前牙覆𬌗
- 后牙倾斜度
- 修复体唇颊侧止点

3STEP 咬合仰视像 C19

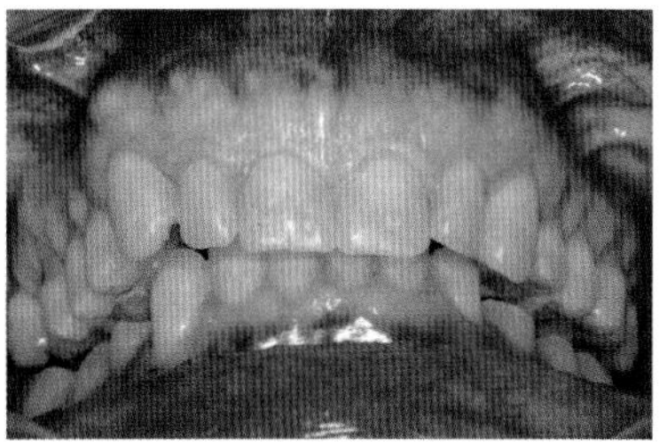

- 中线校对
- 尖牙间隙
- 后牙覆盖
- 后牙倾斜度

3STEP 下颌牙列 C20

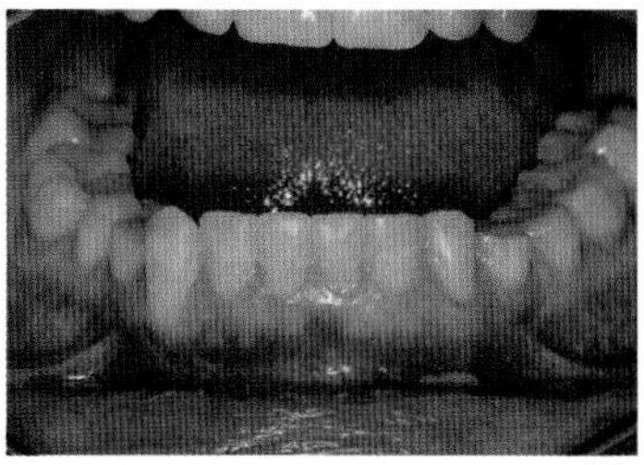

- 下颌切缘连线
- B线
- 下前牙修复后的形态

3STEP 上颌牙列与面部像 C21

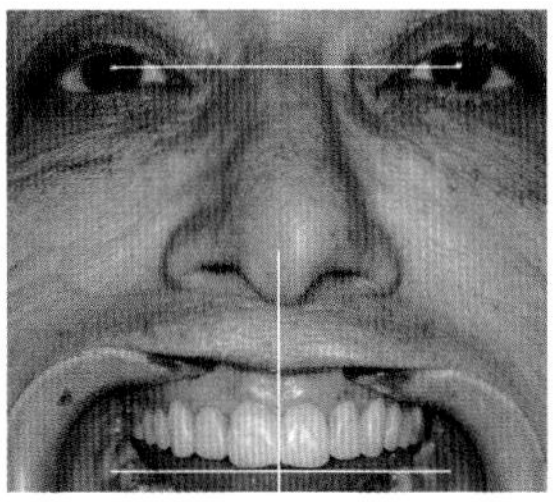

- 瞳孔连线
- 上中切牙十字
- 上颌切缘连线
- 上后牙颊尖连线
- 唇颊面协调

后牙诊断蜡型

L15～L20

3STEP | 正面咬合像　L15

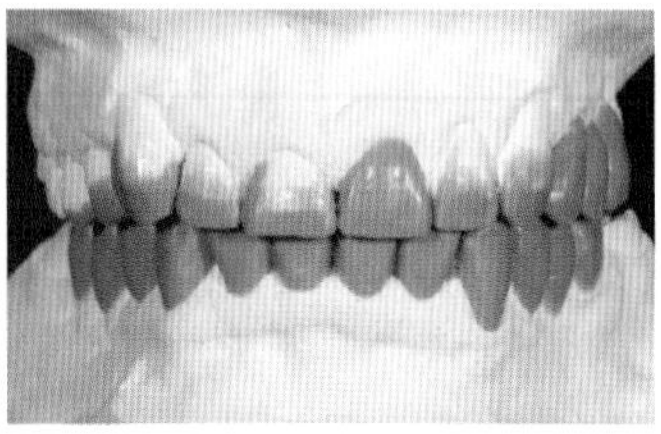

- 前牙覆殆
- 后牙倾斜度
- 修复体唇颊侧止点

3STEP | 咬合仰视像　L16

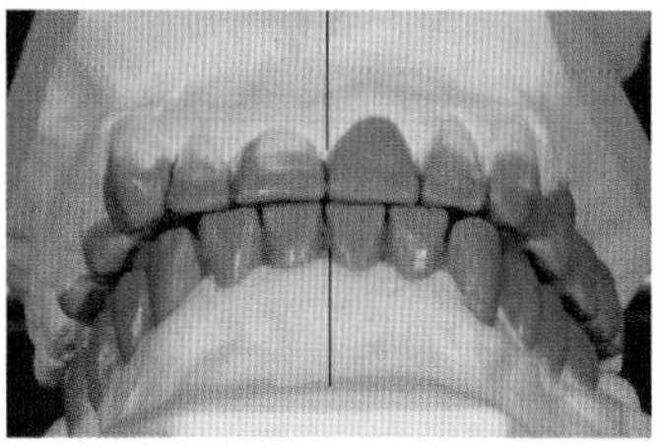

- 中线校对
- 尖牙间隙
- “后牙车库”
- 后牙倾斜度

3STEP | 咬合颊面像　L17

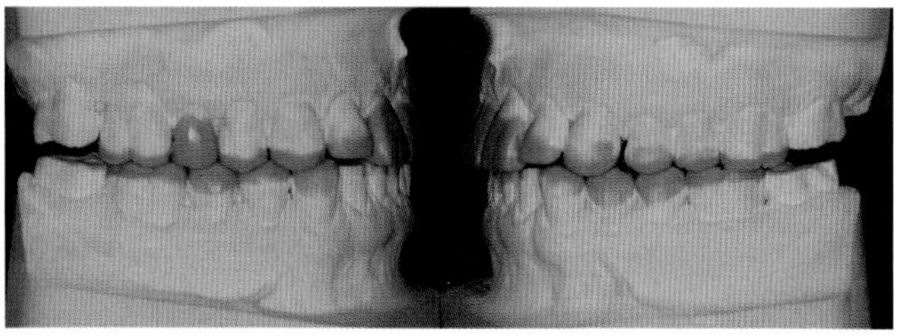

- 颈部蜡型止点
- 磨牙关系
- SPEE曲线
- 第二磨牙殆面间隙

3STEP | 咬合舌面像　L18

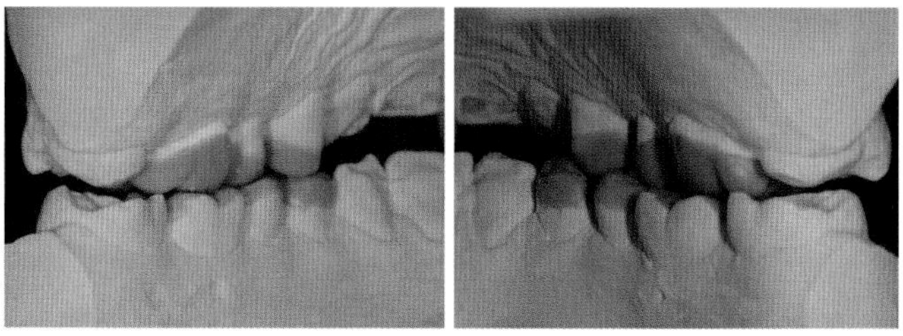

- “舌侧车库”
- 舌体空间
- Kano型
- 第二磨牙殆面空间

3STEP | 上下颌双侧后牙　L19

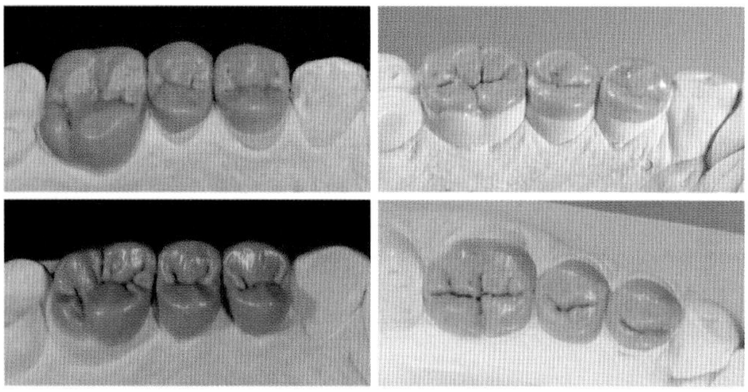

- 透明硅橡胶阴模止点
- 邻面接触区宽度
- 蜡型厚度

3STEP | 下颌牙列　L20

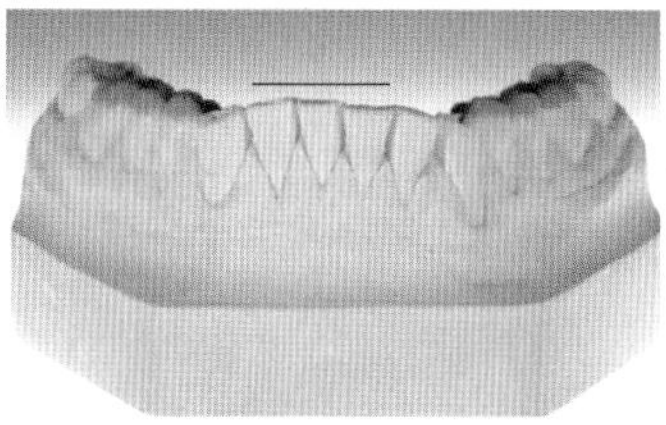

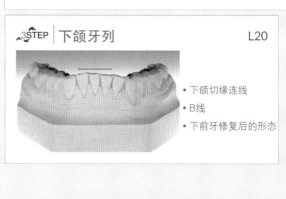

- 下颌切缘连线
- B线
- 下前牙修复后的形态

复诊与修复准备

C22～C25

3STEP | 面部微笑像 C22

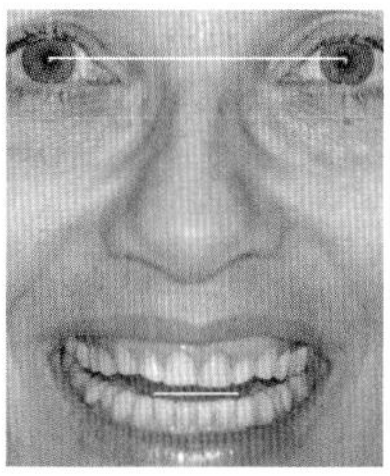

- 瞳孔连线
- 中线
- 上颌切缘连线
- 上后牙颊尖连线
- 唇颊面协调

3STEP | 45° 微笑像 C23

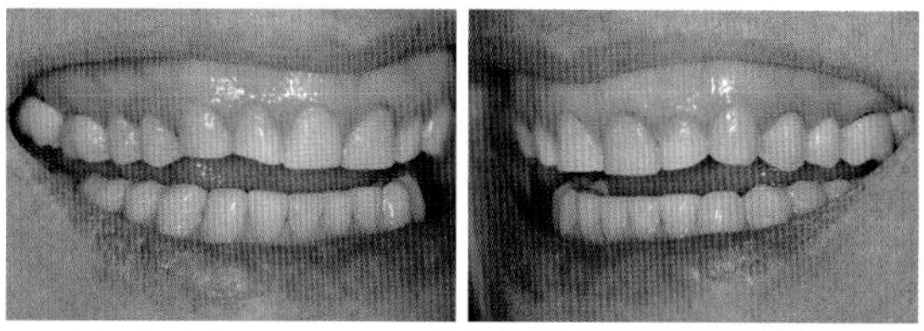

- 上颌切缘连线
- 龈缘位置
- 上后牙颊尖连线

3STEP | 咬合仰视像 C24

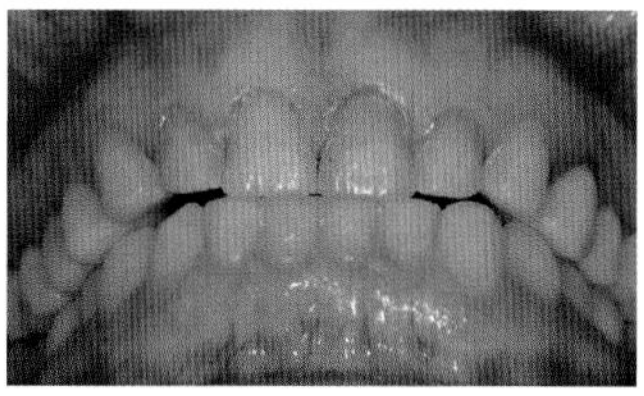

- 中线校对
- 尖牙间隙
- 后牙覆盖

3STEP | 正面咬合像 C25

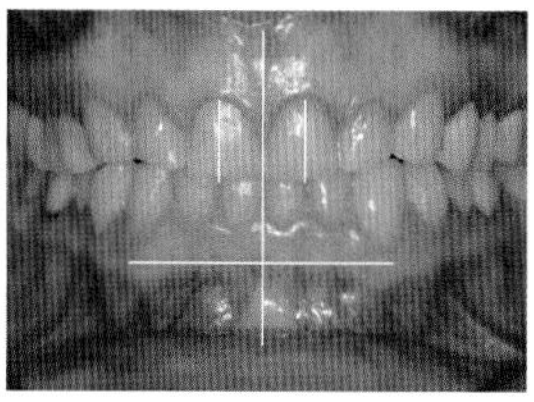

- 上中切牙十字
- 龈缘位置
- 前牙覆𬌗

前牙粘接性微创修复体

L21~L23

3STEP 修复体正面像 L21

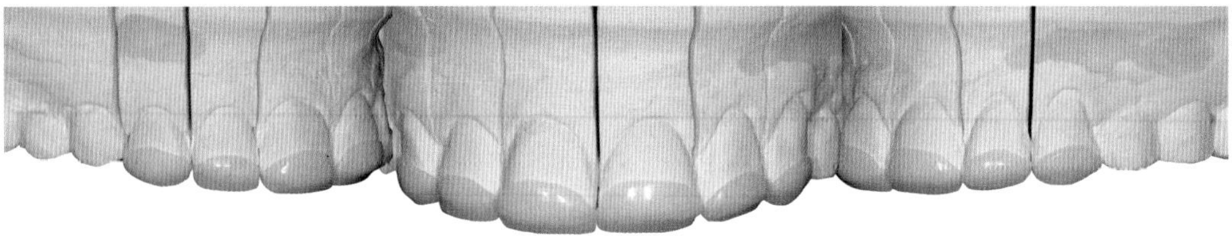

切端就位突 唇侧包绕 A点长度 外展隙形态

3STEP 咬合像 L22

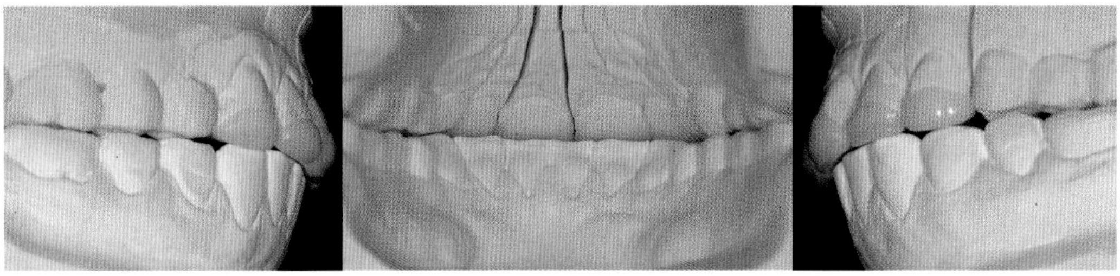

A缘 AB段 B点 舌隆突形态 "前牙车库"是否开放

3STEP 修复体腭面像 L23

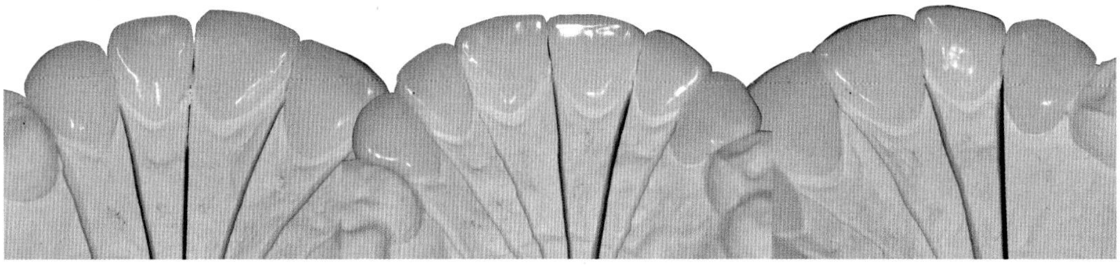

近远中邻面接触区 BC段 C点 舌面

数字化 初诊模型 D1~D7

3STEP 面部微笑像 D1

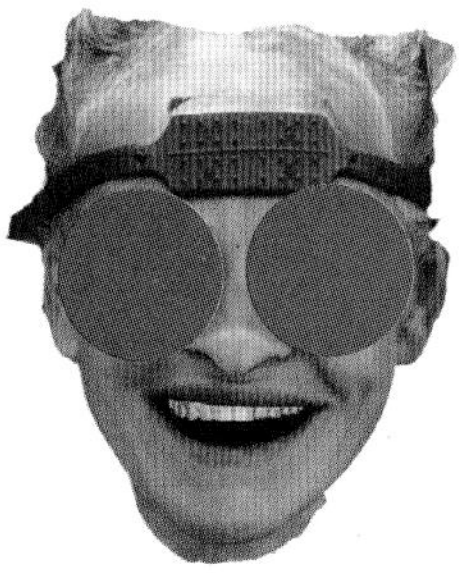

- 水平面
- 瞳孔连线
- 上颌切缘连线
- 上后牙颊尖连线
- 唇颊面协调

3STEP 侧面像 D2

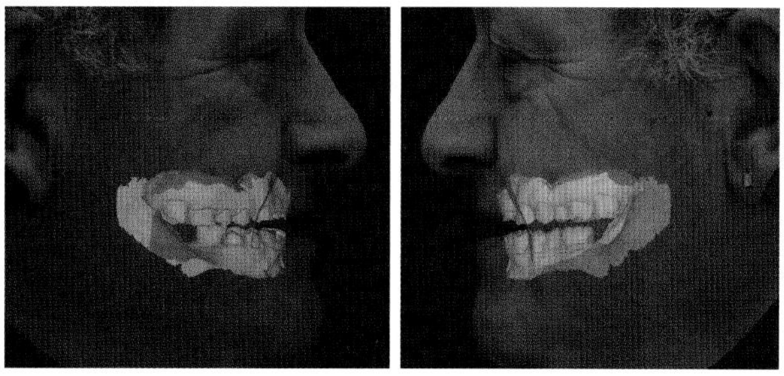

- 水平面
- 上后牙颊尖连线
- Spee曲线

3STEP 口内正面像 D3

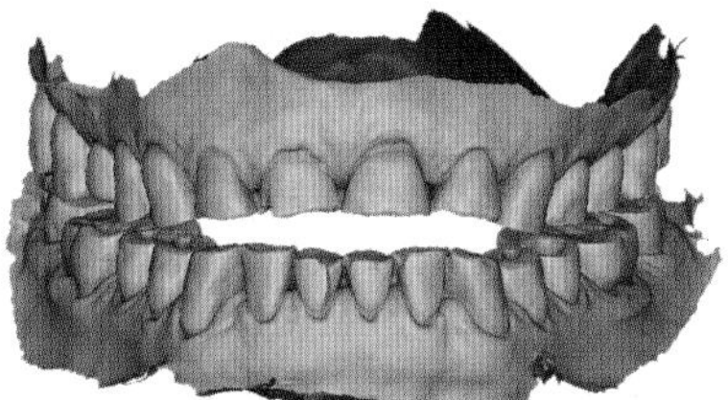

- 上中切牙十字
- 上颌切缘连线
- 下颌切缘连线
- 后牙倾斜度
- 修复体唇颊侧止点

3STEP 咬合仰视像 D4

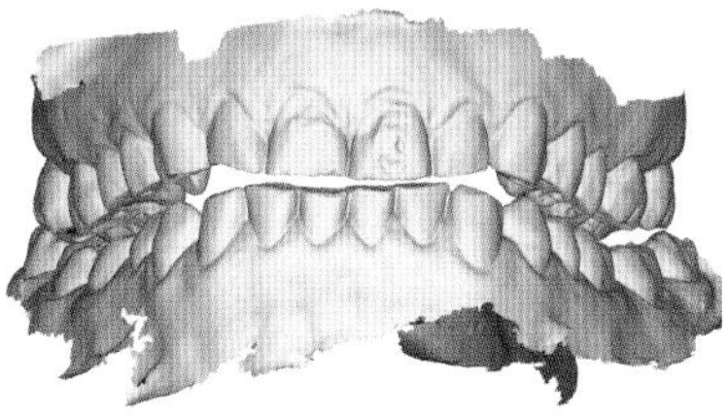

- 中线校对
- 尖牙间隙
- 后牙覆盖
- 后牙倾斜度

3STEP 咬合颊面像 D5

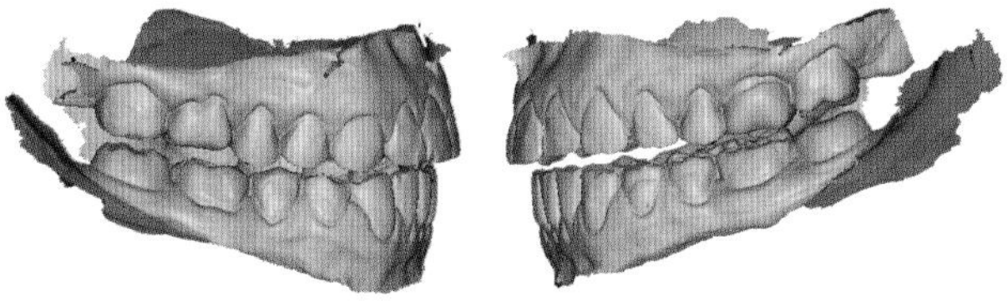

- 完整的后牙颊面
- 磨牙关系
- Spee曲线

3STEP 下颌牙列像 D6

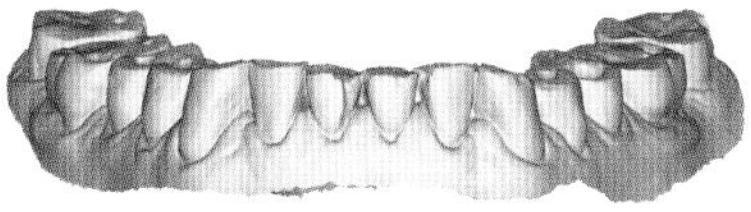

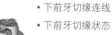

- 下前牙切缘连线
- 下前牙切缘状态
- B线
- Wilson曲线
- Spee曲线

3STEP 4个象限的后牙殆面像 D7

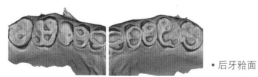

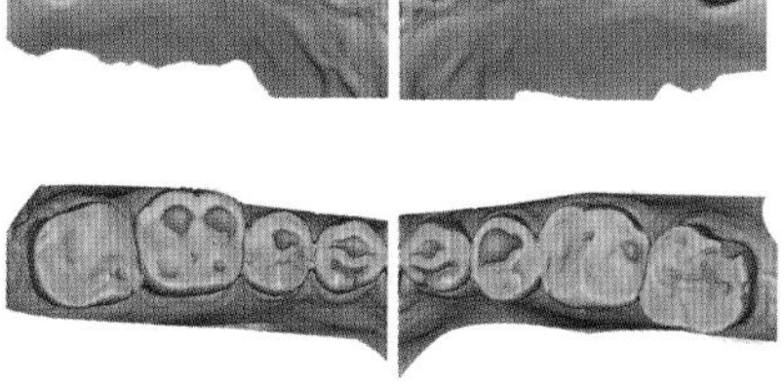

- 后牙殆面
- 邻面接触区宽度
- 邻面接触区形态

前牙止点

D8～D10

3STEP | 矢状向剖面　D8

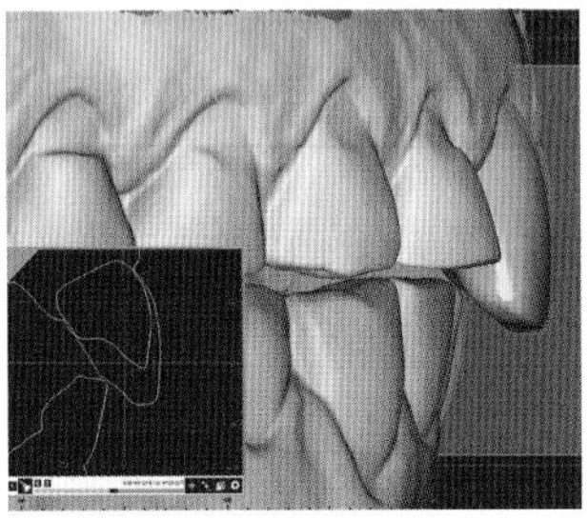

- 切牙间隙
- AB段
- A缘厚度
- 唇面包绕

3STEP | 腭面像　D9

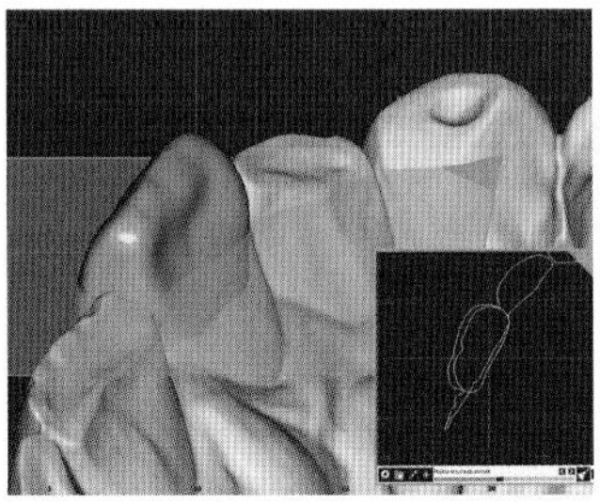

- 切端厚度
- AB段
- B点
- 是否为Pistorius式?
- 近远中斜面
- C点

3STEP | 咬合舌面像　D10

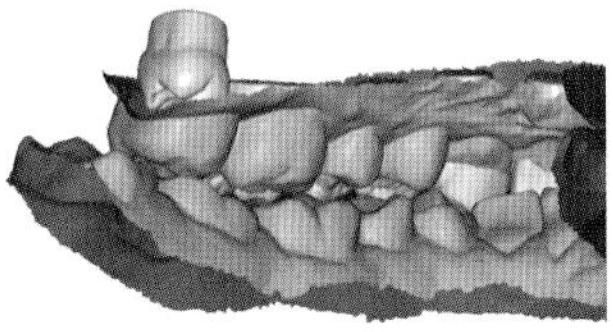

- 后牙腭面/舌面
- 上后牙腭尖高度
- 后牙修复间隙
- 可能的空间分配

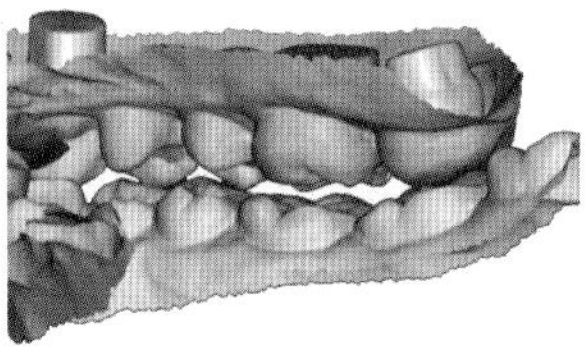

唇颊面诊断蜡型

D11~D16

3STEP | 面部微笑像 D11

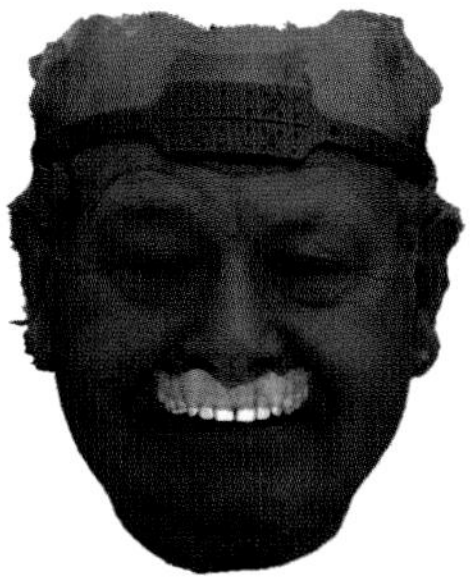

- 瞳孔连线
- 上中切牙十字
- 上颌切缘连线
- 上后牙颊尖连线
- 3条上颌参考线

3STEP | 口内正面像 D12

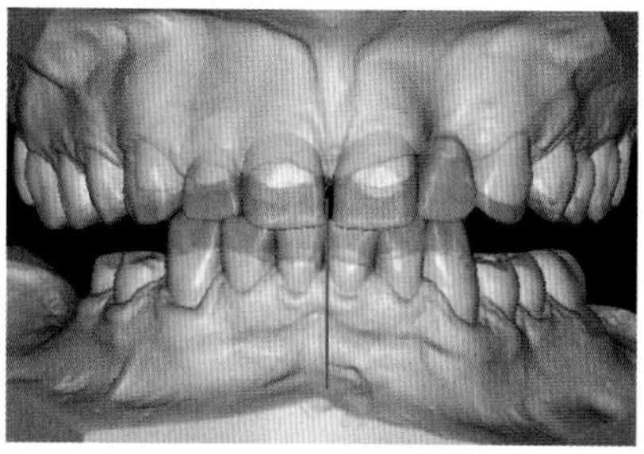

- 前牙覆𬌗
- 3条上颌参考线
- 唇颊面协调
- 修复体唇颊侧止点
- 蜡型厚度

3STEP | 咬合仰视像 D13

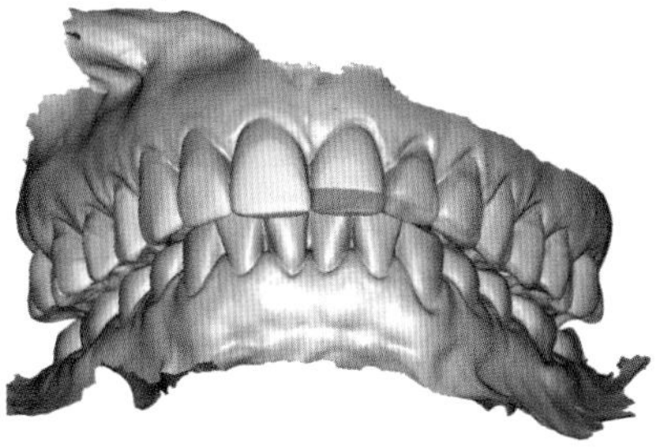

- 中线校对
- 尖牙间隙
- “颊侧车库”
- 磨牙蜡型

3STEP | 下颌牙列像 D15

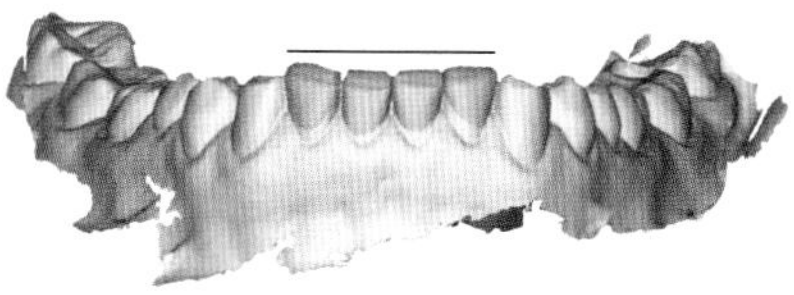

- 下颌切缘连线
- 尖牙高度
- B线
- 翻制诊断饰面

3STEP | 咬合颊面像 D14

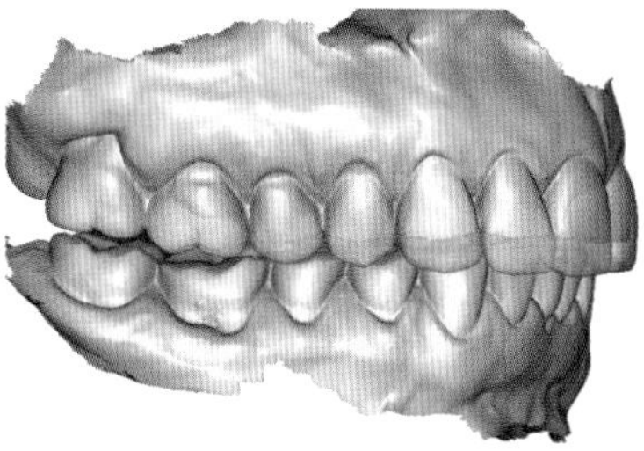

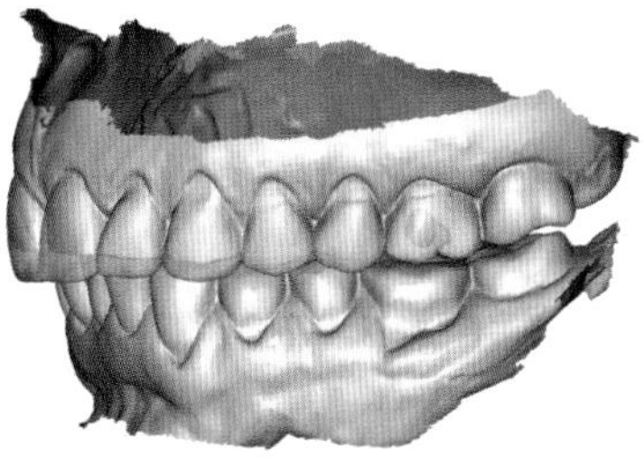

- 颈部蜡型止点
- 磨牙关系
- Spee曲线
- 第二磨牙𬌗面间隙

3STEP | 上颌质控照 D16

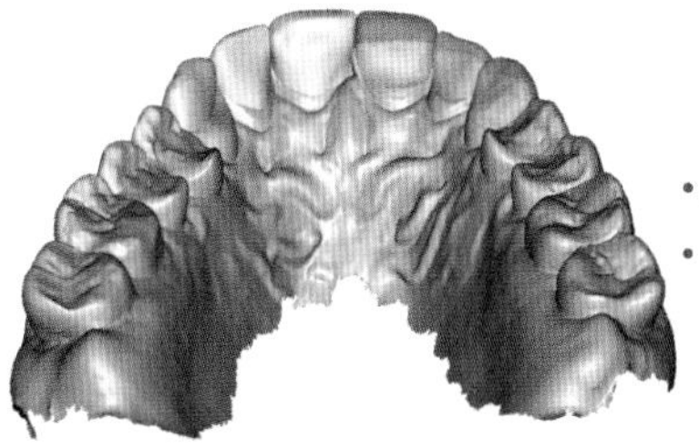

- 蜡型在腭侧的包绕范围
- “颊侧车库门”

后牙诊断蜡型

D17～D23

3STEP 横截面图 D17

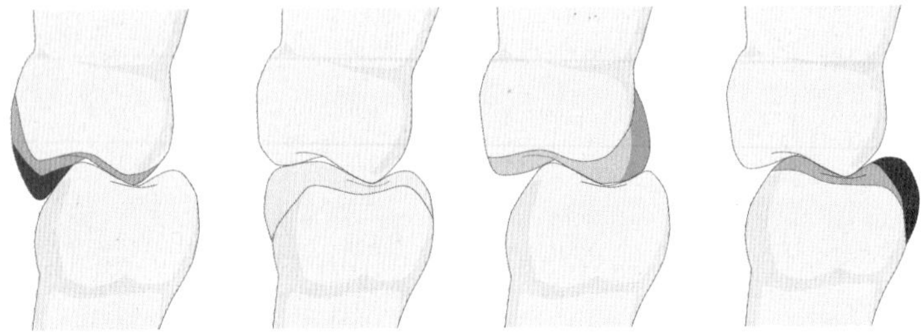

- 4种“车库”错误
- 厚度
- 蜡型包绕范围

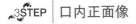

3STEP 口内正面像 D18

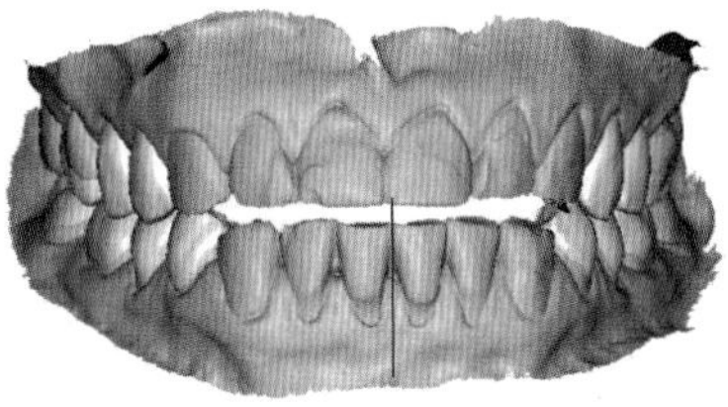

- 中线校对
- 前牙开殆程度
- 唇颊面协调
- 唇颊面蜡型包绕范围

3STEP 咬合仰视像 D19

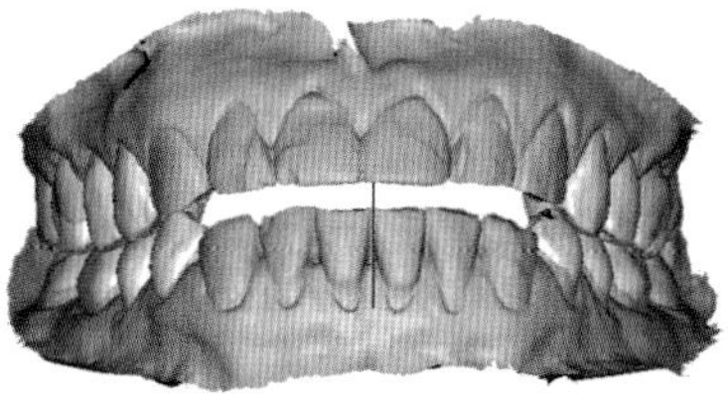

- 中线校对
- 前牙开殆程度
- 唇颊面协调
- 唇颊面蜡型包绕范围

3STEP 咬合颊面像 D20

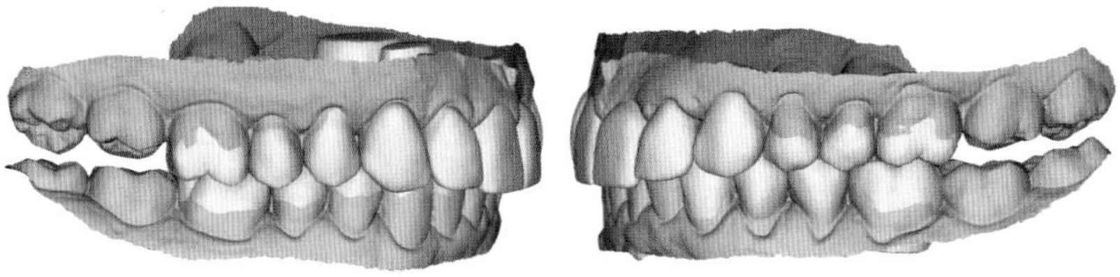

- 颈部蜡型止点
- 磨牙关系
- Spee曲线
- 第二磨牙殆面间隙

3STEP 咬合舌面像 D21

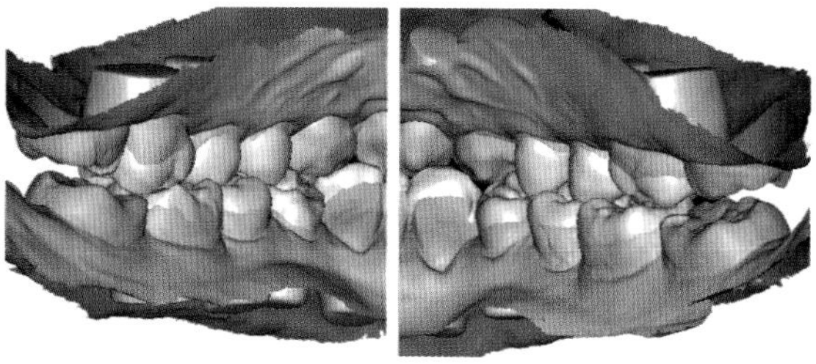

- 舌体空间
- “舌侧车库”
- Kano型
- 第二磨牙殆面间隙

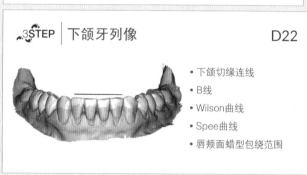

3STEP 下颌牙列像 D22

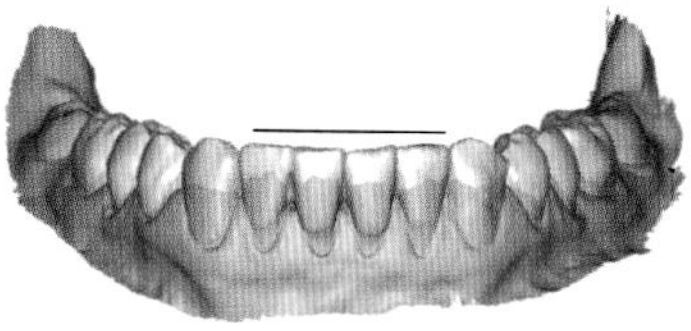

- 下颌切缘连线
- B线
- Wilson曲线
- Spee曲线
- 唇颊面蜡型包绕范围

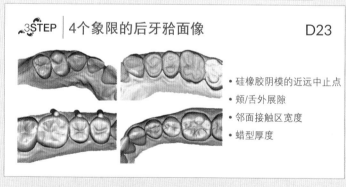

3STEP 4个象限的后牙殆面像 D23

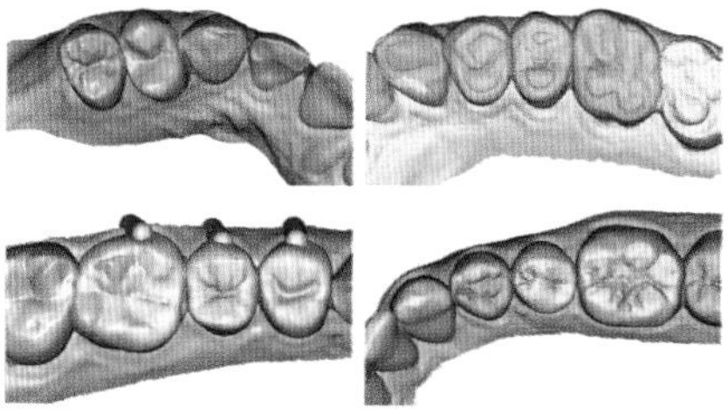

- 硅橡胶阴模的近远中止点
- 颊/舌外展隙
- 邻面接触区宽度
- 蜡型厚度

前牙粘接性微创修复体 D24～D26

3STEP　矢状向剖面　D24

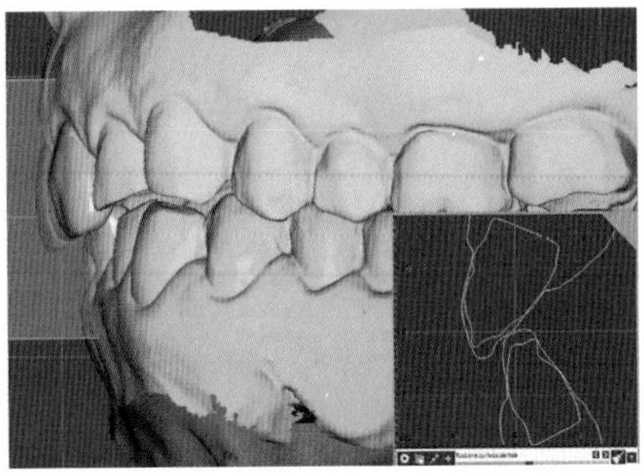

- 切缘厚度
- AB段
- 唇面厚度
- 唇面包绕范围

3STEP　口内正面像　D25

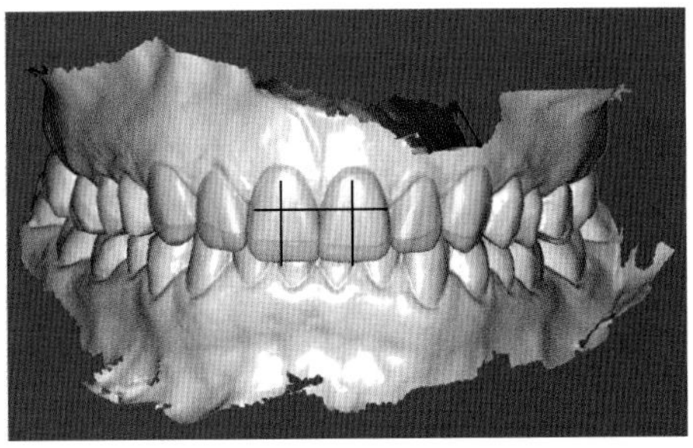

- 上颌切缘连线
- 上中切牙十字
- 中切牙大小
- 修复体唇侧止点

3STEP　咬合仰视像　D26

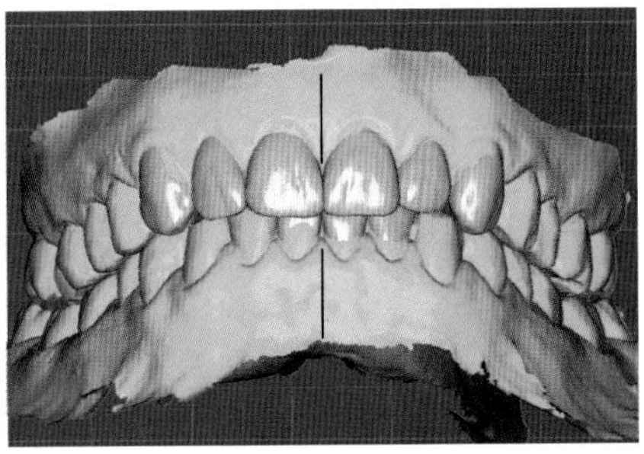

- 尖牙间隙

名词释义

A缘
上前牙的切缘。

前牙粘接性微创修复体
用于修复上前牙的粘接性修复体，例如舌贴面、V型贴面、L型贴面，以及双重贴面。

AB段
上前牙腭侧从咬合接触点到切缘之间的区域。该区域如果外形设计不佳，很容易在下颌运动过程中出现殆干扰。

ACE分级
一种酸蚀分级方法，用于评价上前牙酸蚀缺损的程度。

“前牙车库”
代表上前牙（“车库”）与下前牙（“汽车”）之间的覆殆覆盖关系。

前牙止点
通过实体蜡型或数字化方法设计上颌中切牙的腭侧形态，用于评估重建的咬合垂直距离是否合适。

前牙咬合板
使用诊断饰面重建上颌两颗中切牙的腭侧（与其对颌牙）形态，让患者后牙脱离接触、去程序化，并记录在此垂直距离时下颌的位置。

前牙升级
经过三步法完成上前牙粘接性微创修复体（A3Rs）治疗后，如果想提高前牙的美学效果，可进一步在唇面进行瓷贴面修复（双重贴面）。

B线
下后牙颊尖的假想连线。

B点
上前牙腭侧的正中咬合接触点。

BC段
上前牙腭侧从咬合接触点到颈部之间的区域，这一区域一般不会产生殆干扰。

C点
上前牙腭侧最靠近颈部龈缘的点。

尖牙间隙
从咬合仰视的角度观察，上尖牙AB段与对颌牙唇面之间的空隙。如果AB段与对颌牙唇面之间无空隙，则说明“前牙车库”过于封闭。

“汽车”
下颌。

“死角”
如果两个相邻的前牙修复体边缘嵴都非常厚，龈乳头处会形成较大的邻外展隙，引起菌斑堆积、不易清洁。

棉卷定位法

一种快速的后牙去程序化的方法，将棉卷放置于船面上，观察下颌在张口和闭口时运动路径是否相同。如果路径相同则将棉卷去除，记录第一个咬合接触点。在此测试过程中，患者需要正坐在牙椅上。

上中切牙十字

在双侧上中切牙水平确定的假想十字线。其垂直臂通过双侧中切牙邻接触点，其水平臂位于双侧上中切牙的中1/3水平，从而对双侧上中切牙的宽度进行比较。

横截面图

数字化诊断蜡型的观察平面，其垂直于船平面，以示上下颌相对后牙的关系（“后牙车库”）。

尖对尖关系

从后牙矢状面观察，上下颌相对前磨牙牙尖相对，而不是上颌牙尖与下颌牙尖分开。

直接法制作树脂船贴面

粘接于后牙表面的树脂修复体，以在抬高的垂直距离上建立新的后牙支持。其通过将预热的复合树脂置于透明硅橡胶阴模内在口内直接制作而成，从而对后牙诊断蜡型进行复制。

前牙双重止点

在实体模型或数字化模型上制作诊断蜡型时，不仅重建双侧上中切牙的形态，同时也制作下颌中切牙的蜡型，以建立前牙止点。

双重贴面

一种前牙粘接性微创修复体，其使用两个贴面修复上前牙。首先在三步法中，舌侧进行树脂舌贴面修复。后期在前牙升级时，唇侧进行（瓷）贴面修复。

美学控制

通过在冠状面上将模型与临床照片（微笑像）进行比较，判断上颌模型在船架上的位置是否准确反映了患者的头位。

E线

上后牙颊尖的假想连线。

开放型磨耗患者

水平型咀嚼者咀嚼肌功能活跃时牙齿会向此演化。其特征为牙齿加速老化，由于下颌习惯性前伸造成前牙切端缺损。

“颊侧车库”

为描述上下后牙颊尖之间咬合关系的一个类比。将上后牙颊尖比喻成“颊侧车库门”、下后牙颊尖比喻成“汽车”。它与“舌侧车库”共同组成“后牙车库”，以描述后牙颊舌侧牙尖之间的咬合关系。

正面校对

模型上船架后，上下颌中线之间的对应关系应与最大牙尖交错位时口内的对应关系对比。当两者存在偏差时，技师应和临床医生进行沟通确认。

确定位置

通过与患者头位处于水平位时的临床照片相比较，确定数字化模型的最终位置。

“车库门”

上颌。

水平型咀嚼者

一种咀嚼模式，患者在咀嚼过程中明显表现出两个循环，水平滑入和水平滑出。当食物被上颌牙的腭尖压碎时，下颌发生水平滑出，即下颌前伸并向近中移动。

医源性垂直型咀嚼者

下颌由于医源性干预（修复或正畸治疗）

而失去水平滑出能力的患者。这种咀嚼模式的改变与牙齿有关，与神经肌肉无关。可能是后牙（例如第一磨牙的位置或形态改变）或前牙（例如“前牙车库门”过于封闭）的原因。

闭锁型磨耗患者

垂直型咀嚼者咀嚼肌功能活跃时牙齿会向此演化。其特征为深覆𬌗加重和下颌后退。

切牙间隙

上切牙AB段与对颌牙之间形成的间隙。

间接法制作树脂𬌗贴面

技工室制作的用于抬高垂直距离的后牙修复体，例如𬌗贴面。

“舌侧车库”

上后牙舌尖与下后牙舌尖之间的咬合关系。

“猛犸象”型

上前牙修复体的腭侧形态过厚。

下颌切缘连线

下切牙切缘的假想连线。

咀嚼肌兴奋性检查（MMA）

在口香糖测试中，患者咀嚼时，临床医生将手放在患者的咀嚼肌（颞肌和咬肌）上，评估其收缩情况。可使用1～10的分级来评价肌肉收缩强度。如果肌肉收缩强度＞7，就可以被定义为亢进。

上颌切缘连线

上切牙切缘的假想连线。

混合分配

上下后牙都计划利用树脂𬌗贴面修复时，并非所有后牙都需要修复。有些牙齿由于某些原因（例如，无牙本质暴露且排列位置正常等）并不需要修复。

原发性垂直型咀嚼者

咀嚼时下颌不出现水平滑出的患者，其原因与医源性干预（例如，患者有正畸和/或修复重建治疗史）无关。

颈部测试

用于观察颈椎对下颌不同位置反应的一个初步筛查测试。将两个棉卷放置在后牙上，要求患者头部向左侧和右侧转动，将头部的转动与未放置棉卷时进行比较。当下颌位置正确时，头部转动得更好。该测试非常适合检测功能性偏斜的下颌。

单颌分配

将抬高垂直距离获得的颌间距离，仅用于修复上颌或下颌单个牙弓的全部后牙。在制作树脂𬌗贴面时，对颌牙不予修复。

舌贴面

一种使用树脂材料制作的前牙粘接性微创修复体，主要用来修复上前牙腭侧，并形成小范围的唇面包绕。

小指测试

用于评估咀嚼过程中髁状突与关节盘关系的一个初步筛查测试（例如口香糖测试），以检测关节弹响等问题。

Pistorius式

重建上前牙腭侧形态时，将腭侧中央部分加厚，形成长的隆突，从而使B点更接近对颌牙切缘，改善深覆𬌗。将腭侧加厚的同时，为使边缘嵴形态不至于过突（避免形成腭侧“死角”），加长的隆突的近远中将形成斜面的形态。

后牙升级

在完成三步法治疗后，将后牙的树脂𬌗贴面替换成最终修复体。更换树脂𬌗贴面的原因包括：陶瓷材料更适合作为后牙永久修复的材料；树脂殆贴面下方的牙体组织不完整；利用树脂殆贴面修复后的邻接触点不佳需改进。

“兔牙”型

上切牙唇倾。在前牙粘接性微创修复体设计时，此类牙不适合通过将唇侧加厚以达成目标F。

重建的咬合垂直距离

在殆架上基于前牙止点所确定的咬合垂直距离。此垂直距离代表通过咬合重建修复能抬高的最大量，超过这个量以后，前牙就无法形成理想的咬合接触了。

下颌习惯性前伸

以上前牙切缘缺损为特征，是4种前牙动态干扰之一。出现这种情况是由于患者在最大牙尖交错位时自觉不适，因此将下颌前伸，导致只有前牙切缘接触、后牙不接触。

L型贴面

一种包绕上前牙唇面和切端的贴面，其腭侧边缘形成一个小台阶。在粘接过程中，这个台阶能指引医生进行腭侧的直接法树脂充填，从而形成平滑的腭侧形态。

V型贴面

一种树脂材料制作的前牙粘接性微创修复体，呈“V”形，用于修复上前牙的唇面和腭面。

3条下颌参考线

下颌切缘连线（下切牙切缘的连线）与左右侧B线（下后牙颊尖的连线），用于评估后牙的位置是否正确（牙尖高度、殆平面、补偿曲线）。

3条上颌参考线

上颌切缘连线（上颌中切牙切缘的连线）与左右侧的E线（上后牙颊尖的连线），用于评估微笑时的美学效果。

外物因素

是4种前牙动态干扰的其中一种，上前牙切缘（A缘）因切割物体或局部咬合力过重（例如啃咬指甲）而出现缺损。

双颌分配

咬合垂直距离抬高后形成的空间用于上、下颌所有后牙的修复。

咬合仰视像

从仰视的角度（从下往上看）拍摄口内咬合像，用于观察和评估正中咬合时上下颌牙的覆殆覆盖关系。

V型切迹

下颌唇侧黏膜上的一个解剖结构，是下唇系带移行到附着龈的位置。

垂直型咀嚼者

指一种垂直向的咀嚼模式，患者的下颌仅表现出水平滑入。在食物团块（或口香糖测试所用的口香糖）所在的一侧，下颌接近最大牙尖交错位，但是随后没有水平滑出以及前伸。

唇颊面协调

患者自然微笑时，上颌牙唇颊面所形成的曲面是否协调美观。

鸣谢

Page IV © Maillotpoint-of-views. Ch

第1章
第45页
Vailati F, Carciofo S. CAD/CAM monolithic restorations and full-mouth adhesive rehabilitation to restore a patient with a past history of bulimia: the modified three-step technique. Int J Esthet Dent. Spring 2016;11(1); p. 6.

第48页
Vailati F, Gruetter L, Belser UC. Adhesively restored anterior maxillary dentitions affected by severe erosion: up to 6-year results of a prospective clinical study. Eur J Esthet Dent. Winter 2013;8(4); p. 524.

第60页
Vailati F, Carciofo S. CAD/CAM monolithic restorations and full-mouth adhesive rehabilitation to restore a patient with a past history of bulimia: the modified three-step technique. Int J Esthet Dent. Spring 2016;11(1); pp. 2, 3.

第65页
Vailati F, Carciofo S. CAD/CAM monolithic restorations and full-mouth adhesive rehabilitation to restore a patient with a past history of bulimia: the modified three-step technique. Int J Esthet Dent. Spring 2016;11(1); p. 7.

第2章
第150页
Vailati F, Carciofo S. Treatment planning of adhesive additive rehabilitations: the progressive wax-up of the three-step technique. Int J Esthet Dent. Autumn 2016;11(3); p. 5.

第3章
图8，第207页
Vailati F, Belser UC. Full-Mouth Adhesive Rehabilitation of a Severely Eroded Dentition: The Three-Step Technique. Part 3. Eur J Esthet Dent. Autumn 2008;3(3); p. 241.

图9，第207页
Vailati F, Belser UC. Full-Mouth Adhesive Rehabilitation of a Severely Eroded Dentition: The Three-Step Technique. Part 2. Eur J Esthet Dent. Summer 2008;3(2); p. 134.

第179页
Vailati F, Gruetter L, Belser UC. Adhesively restored anterior maxillary dentitions affected by severe erosion: up to 6-year results of a prospective clinical study. Eur J Esthet Dent. Winter 2013;8(4); p. 37.

第200页
Vailati F, Carciofo S. Treatment planning of adhesive additive rehabilitations: the progressive wax-up of the three-step technique. Int J Esthet Dent. Autumn 2016;11(3); p. 6.

第232页和第247页
Kano P. Challenging Nature. Wax-up Techniques in Aesthetics and Functional Occlusion. Quintessence Publishing 2011.

第260页和第261页
Vailati F, Carciofo S. CAD/CAM monolithic restorations and full-mouth adhesive rehabilitation to restore a patient with a past history of bulimia: the modified three-step technique. Int J Esthet Dent. Spring 2016;11(1); p. 16.

第269页
Vailati F, Bruguera A, Belser UC. Minimally Invasive Treatment of Initial Dental Erosion Using Pressed Lithium Disilicate Glass-Ceramic Restorations: A Case Report. QDT. 2012; p. 7.

第271页
Vailati F, Belser UC. Full-Mouth Adhesive Rehabilitation of a Severely Eroded Dentition: The Three-Step Technique. Part 2. Eur J Esthet Dent. Summer 2008;3(2); p. 140.

第352页和第353页
Vailati F, Composite Palatal Veneers to Restore a Case of Severe Dental Erosion, From Minimally to Non Invasive Dentistry: A 5 Year Follow-Up Case Report. Ital. J. Dent. Med. 2017; 2(1); p. 10; 30.

第422页
Grütter L, Vailati F. Full-mouth adhesive rehabilitation in case of severe dental erosion, a minimally invasive approach following the 3-step technique. Eur J Esthet Dent. Autum 2013;3(8); p. 15-17.

第449页
Vailati F, Belser UC. Full-Mouth Adhesive Rehabilitation of a Severely Eroded Dentition: The Three-Step Thechnique. Part 2. Eur J Esthet Dent. Summer 2008;3(2); p. 133.

第450页
Vailati F, Belser UC. Full-Mouth Adhesive Rehabilitation of a Severely Eroded Dentition: The Three-Step Thechnique. Part 3. Eur J Esthet Dent. Autumn 2008;3(3); p. 239.

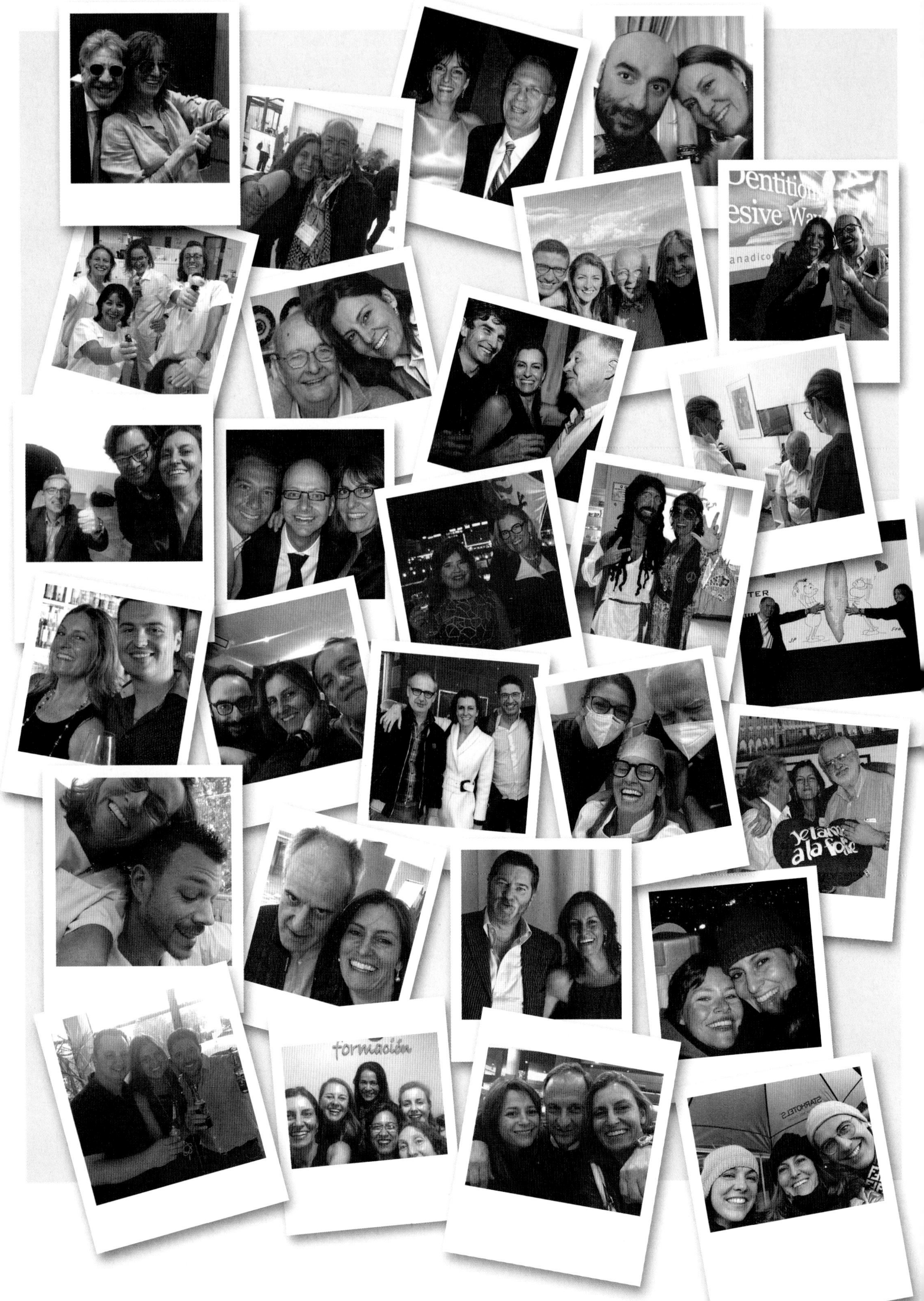
formación

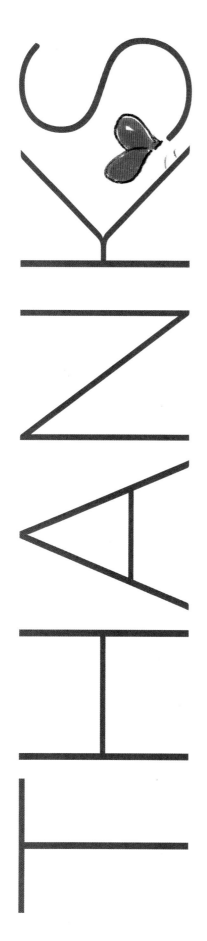

THANKS

感谢本书中出现的
所有患者：

FORTUNATO ALFONSI
ANA ARGENTE
JEAN PIERRE ATTAL
URS BELSER
JOAO BORGES
FRANCO BRENNA
AUGUST BRUGHERA
JOSEPH CANTARELLA
GUISELLE CAPITAINE
SYLVAIN CARCIOFO
NICHOLAS D. CHARLES
LEO COLELLA
ANGELO CONFALONI
STEFANO CORTI
CHANAZ DAMARDJI
LAURO DUSETTI
GIOVANNI FACCIN
MIRELA FERARU
DAVIDE FOSCHI
FABIO FRASCARIA
PATRICIA GATON
JELENA GAVRIC
LINDA GRUTTER
ALONSO HIDALGO/SALAS
PAULO KANO
GENIS KURTI
VINCENT LACOURTE
MARCEL LE GALL
JUAN LEGAZ
IGNAZIO LOI
PASCAL MAGNE
VINCENZO MARCHIO
PAULO MONTEIRO
ROMEO PASCETTA
ANTONELLO PAVONE
ALAIN PERCEVAL
RAOUL PIETROPAOLO
PEDRO PLANAS
BRUNO PORTELLI
FEDERICO PRANDO
VALENTIN PRECUP
GIUSEPPE PUMA
BEPPE RAMPULLA
MAURIZIO REALI
TOMMASO ROCCA
GIUSEPPE ROMEO
STEFANO ROTA
JOAO RUA
ESTHER RUIZ DE CASTANEDA
IRENA SAILER
VALENTINA SANGUIGNI
SUSANNE SCHERRER
PATRICK SCHNEIDER
ALWIN SCHÖNENBERGER
SIMONA SINISCALCHI
MARCO STOPPACCIOLI
ROBERTO TELLO
GIOVANNA VAGLIO
FABRIZIO VALSANGIACOMO
LORENZO VANINI
JAVIER VASQUEZ
GIUSEPPE VOCE

写在后面的话

本书就像是我的“孩子”。

本书共500多页，每一页的背后都包含着我们几位女士的共同努力：编辑Paola Sammaritano、艺术总监Cristina Belmondo和我自己。

合作一开始其实并不顺利。直至2022年1月，都还只有初稿。我们都感觉非常受挫，甚至一度想要放弃。但Edra出版社的Giorgio Albonetti给予了我们极大的鼓励，让我们决定再尝试一次。实际上，没有人能拒绝Giorgio。大家聚集在我家，进行了为期3天的封闭式工作，本书才初见雏形。但是那3天，其实是在笑声、美食和鲜花中度过的美好时光。

为了完成本书，还有其他人付出了很多的努力，在此我想一一感谢所有人的出色工作：Fortunato Alfonsi、Vincenzo Marchio、Antonello Pavone、Katja Lupnic、Roberta Carrera、Giuseppe Puma、Guisclle Capitaine和Condilo。

我们共度了愉快时光。

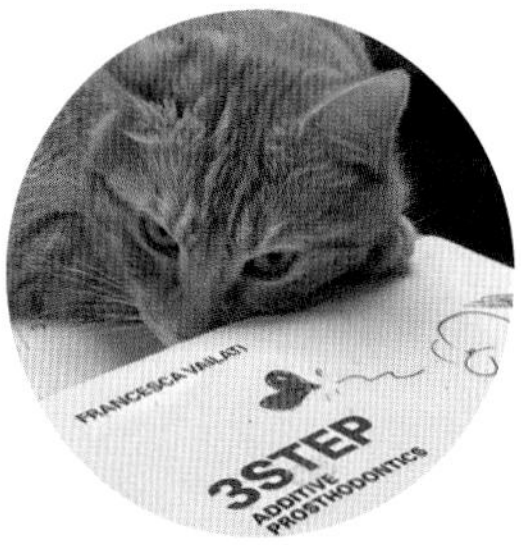

F

TACOS

LOCATION
· MIDDLE

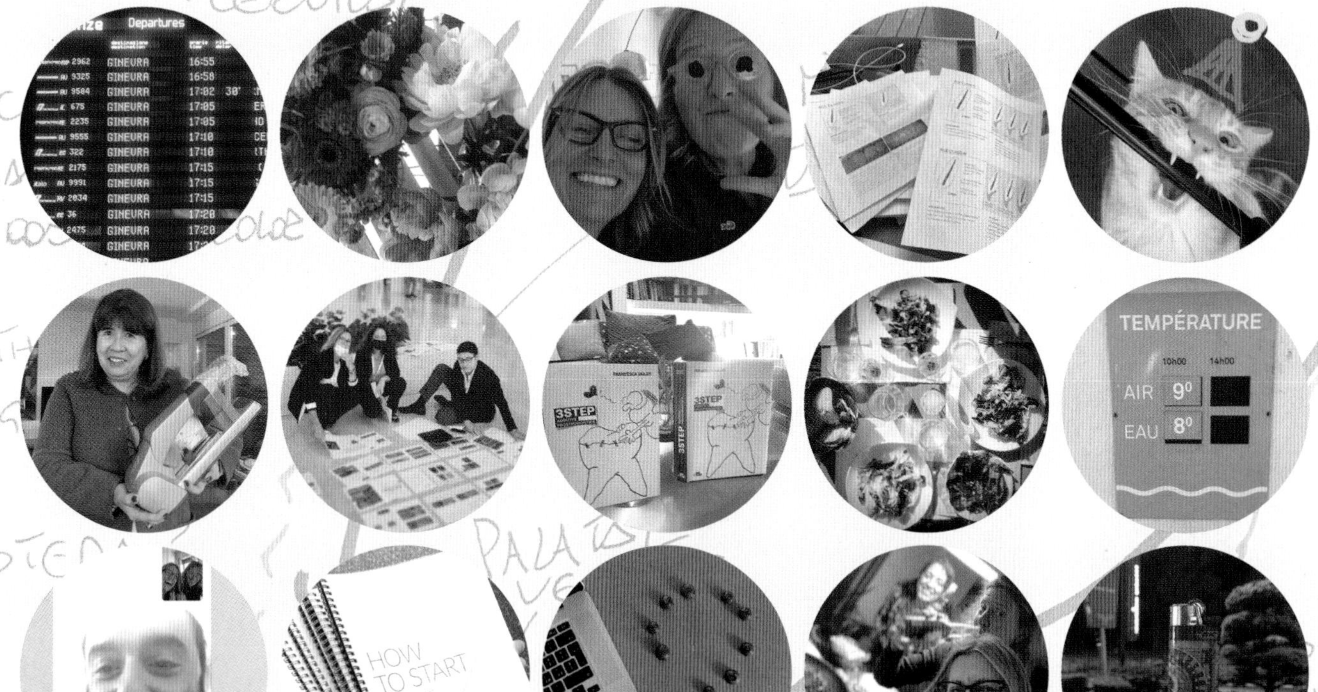

A

ANTERIOR
GARAGE
TO BE

A TO BE
FLARED?

THE END?

未完待续！

NEVER!

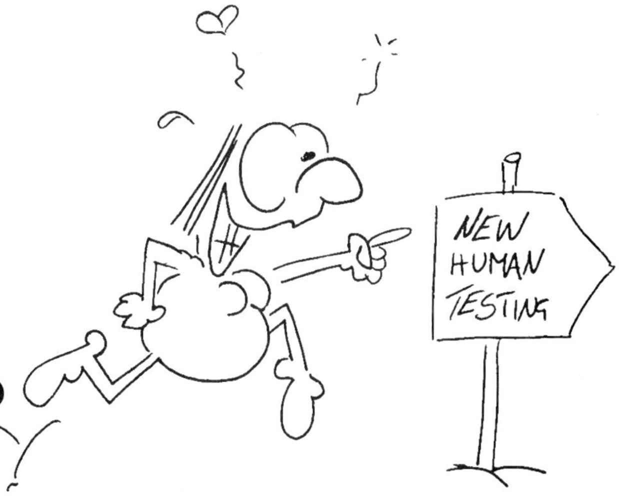